Puériculture
et
Pédiatrie

Ouvrage collectif réalisé
sous la direction de Louis Kremp

Puériculture et Pédiatrie

Cinquième édition

Éditions Lamarre
1, avenue Édouard-Belin
92500 Rueil-Malmaison

Ouvrage collectif réalisé
sous la direction de Louis Kremp

ISBN 2-85030-687-8

LISTE DES AUTEURS

ADAFER M., pédiatre, CHG, 02000 Laon.
ALLOVOR G., chirurgien orthopédiste, CHG, 60100 Creil.
ANSELLIN C., masseur-kinésithérapeute, cadre supérieur, CHU, 80000 Amiens.
BENHAMOU P.-H., pédiatre, gastro-entérologue, clinique de Boulogne, 75016 Paris.
BENKEMOUN M., stomatologue, 75016 Paris.
BERNARD J.-L., professeur des universités, hématologiste, hôpital pour enfant de la Timone, 13000 Marseille.
BOIDEIN F., neuropédiatre, hôpital Saint-Antoine, 59000 Lille.
BOILLY I., puéricultrice, CHU, 80000 Amiens.
BONY-TRIFUNOVIC H., pédiatre dibétologue, CHU, 80000 Amiens.
BOUDAILLIEZ B., professeur des universités, CHU, 80000 Amiens.
BOUHELIER P., psychologue, 74160 Neydens.
BOURGES-PETIT E., médecin des hôpitaux, cardiologue, CHU, 80000 Amiens.
CARON F.-M., médecin des hôpitaux, cardiologue, CHU, 80000 Amiens.
CAZENEUVE C., médecin des hôpitaux, néonatologiste, CHG, 02000 Laon.
CHANTEAU C., médecin des hôpitaux, anesthésiste, CHG, 02000 Laon.
CNEUDE F., néonatologiste, hôpital Saint-Antoine, 59000 Lille.
COLLET L.-M., professeur des universités, orthopédiste, CHU, 80000 Amiens.
COUSIN J., professeur de pédiatrie, hôpital Saint-Antoine, 59000 Lille.
CUINET F., puéricultrice, maternité Camille Desmoulin, 80000 Amiens.
DE BROCA A., médecin des hôpitaux, CHU, 80000 Amiens.
DEBARRE C., surveillante, pédiatrie, CHG, 02000 Laon.
DELAMEZIÈRE G., maître de conférence, psychologue, université Picardie Jules Verne, 80000 Amiens.
DESCHAMPS J.-P., pédiatre, professeur des universités de santé publique, CHG, 54000 Nancy.
DELOBEL B., professeur agrégé de cytogénétique, hôpital Saint-Antoine, 59000 Lille.
DEVIN E., surveillante, néonatologie, CHG, 02000 Laon.
DEVOLDÈRE C., médecin des hôpitaux, CHG, 80100 Abbeville.
DJEDDI D., pédiatre, néphrologue, CHU, 80000 Amiens.
DRUON D., médecin des hôpitaux, CHG, 02200 Soissons.
DUSOL F., pédiatre, oncologue, hôpital Saint-Antoine, 59000 Lille.
EL KOHEN R., pédiatre, hôpital Saint-Antoine, 59000 Lille.
FEGHALI D., pédiatre, urgentiste, Hôtel Dieu, Beyrouth.
FOURE H., masseur-kinésithérapeute, cadre de santé, CHU, 80000 Amiens.
FREMAUX M.-P., diététicienne, CHU, 80000 Amiens.

Gallet M., médecin des hôpitaux, CHU, 80000 Amiens.
Gerbaka B., professeur de pédiatrie, Hôtel Dieu, Beyrouth.
Gervoise D., infirmière, CHU, 80000 Amiens.
Gilabert F., puéricultrice, maternité, CH, 02000 Laon.
Godefroy M.-C., surveillante, néonatologie, CHU, 80000 Amiens.
Goussen R., puéricultrice, CHG, 02000 Laon.
Gronnier P., médecin des hôpitaux, hôpital Saint-Antoine, 59000 Lille.
Hibon S., puéricultrice, CHG, 62170 Montreuil.
Jéliu G., professeur émérite, hôpital Sainte-Justine, Montréal.
Kabeya K., pédiatre, CHU, 80000 Amiens.
Kalach N., pédiatre, gastro-entérologie, hôpital Saint-Antoine, 59000 Lille.
Khoury M., médecin des hôpitaux, CHG, 02000 Laon.
Klink R., médecin des hôpitaux, allergologue, CHG, 02000 Laon.
Kremp L., médecin des hôpitaux honoraire, 02000 Laon.
Kremp O., professeure agrégée de pédiatrie, hôpital Saint-Antoine, 59000 Lille.
Krim G., médecin des hôpitaux, réanimation néonatale, CHU, 80000 Amiens.
Lajarrige C., médecin des hôpitaux, CHG, 02000 Laon.
Le Borgne J.-M., anesthésiste des hôpitaux, CHG, 02000 Laon.
Lefevre R., médecin des hôpitaux, néonatologiste, CHG, 62200 Boulogne.
Legrand D., surveillante, réanimation, CHU, 80000 Amiens.
Leké A., pédiatre, médecin des hôpitaux, CHU, 80000 Amiens.
Lemaire J.-P., médecin des hôpitaux, CHG, 60000 Beauvais.
Lepreux G., puéricultrice, maternité, CHG, 02000 Laon.
Lombardo J.-C., médecin ophtalmologiste, 02000 Laon.
Mackamo-Lucas L., pédiatre, CHG, 60000 Beauvais.
Madelin J.-C., médecin des hôpitaux, 60300 Senlis.
Maingourd Y., maître de conférence de physiologie, cardiologie, CHU, 80000 Amiens.
Mambie J.-J., médecin des hôpitaux, CHG, 02000 Laon.
Modiano P., professeur agrégé, dermatologue, hôpital Saint-Antoine, 59000 Lille.
Morinaux M.-F., sage-femme, CHG, 60000 Beauvais.
Mourman M., pédiatre, médecin de PMI, 75020 Paris.
Moutemy G., pédiatre, CHG, 02000 Laon.
Nassif D., cardiologue, CHU, 80000 Amiens.
Omanga Leké M.-L., médecin des hôpitaux, CHU, 80000 Amiens.
Oosterlinck É., surveillante, hôpital Saint-Antoine, 59000 Lille.
Rey J.-M., médecin des hôpitaux, CHG, 60200 Compiègne.
Roussey M., professeur des universités, hôpital sud, clinique médicale infantile, 35000 Rennes.
Sagnier B., infirmière, CHG, 60000 Beauvais.
Saygili A., cardiologue, faculté de médecine, Ankara, Turquie.
Sukno S., neuropédiatre, hôpital Saint-Antoine, 59000 Lille.
Vittu G., professeur de pédiatrie, néonatologiste, hôpital Saint-Antoine, 59000 Lille.

SOMMAIRE

PARTIE VII : TECHNIQUES

PARTIE VIII : L'ALIMENTATION

PARTIE IX : ÉTHIQUE ET PÉDIATRIE

PRÉFACE

Convention sur les Droits de l'Enfant

Le 20 novembre 1989, l'Assemblée Générale des Nations Unies (ONU) adoptait la Convention Internationale des Droits de l'Enfant qui reconnaît aux enfants des droits fondamentaux. À ce jour, 182 pays se sont engagés à l'appliquer.

En France le Parlement a décrété le 20 novembre comme journée nationale de défense des droits de l'Enfant.

Pour autant rien n'est réglé et beaucoup reste à faire pour améliorer la situation des enfants en France et dans le monde ; cette convention doit notamment se traduire par autant de devoirs des sociétés à l'égard des enfants.

LES DROITS (extraits)

Tout enfant a un droit inhérent à la vie, et les États assurent au maximum la survie et le développement de l'enfant.

Tout enfant a droit à un nom et à une nationalité dès sa naissance.

Lorsque les tribunaux, les institutions de protection sociale ou les autorités administratives prennent des décisions qui concernent les enfants, la considération primordiale doit toujours être l'intérêt supérieur de l'enfant, l'opinion de l'enfant doit être dûment prise en considération.

Les États s'engagent à garantir à chaque enfant la jouissance de ses pleins droits sans discrimination ni distinction d'aucune sorte. En particulier, les filles doivent jouir des mêmes droits que les garçons.

Les États prévoient pour les enfants qui sont sans famille une protection de remplacement convenable. La procédure d'adoption doit être soigneusement réglementée et les États s'efforcent de conclure des accords internationaux pour assurer des garanties et la légalité de la procédure lorsque les parents adoptifs ont l'intention d'emmener l'enfant à l'étranger.

Les enfants handicapés ont droit à un traitement, une éducation et des soins spéciaux.

Les enfants ne doivent pas être séparés de leurs parents sauf en vertu d'une décision prise par les autorités compétentes dans l'intérêt des enfants.

Les États doivent faciliter la réunification des familles en autorisant l'entrée ou la sortie de leur territoire.

La responsabilité d'élever l'enfant incombe d'abord aux parents, mais les États leur accordent l'aide appropriée et assurent la mise en place d'institutions qui veillent au bien-être des enfants.

Les États, la collectivité et les parents protègent les enfants contre les brutalités physiques ou mentales, la négligence ou l'abandon, contre la violence et l'exploitation sexuelle.

Les États protègent les enfants contre l'usage illicite des drogues et contre l'utilisation des enfants pour la production ou le trafic de drogues.

Les enfants appartenant à des populations minoritaires ou autochtones pourront avoir leur propre vie culturelle, pratiquer leur religion et employer leur langue librement.

Tout doit être mis en œuvre pour empêcher l'enlèvement et la traite des enfants.

L'enfant a le droit de jouir du meilleur état de santé possible. Les États assurent l'accès aux soins médicaux à tous les enfants, en mettant l'accent sur la prévention, l'éducation sanitaire et la réduction de la mortalité infantile.

L'enseignement primaire est gratuit et obligatoire, la discipline scolaire doit respecter la dignité de l'enfant.

L'éducation a pour but de préparer l'enfant à la vie dans un esprit de compréhension, de paix et de tolérance.

Les enfants doivent avoir du temps pour le repos et le jeu ainsi que l'accès aux activités culturelles et artistiques dans des conditions d'égalité.

Les États protègent l'enfant contre l'exploitation économique et tout travail susceptible de compromettre l'éducation ou de nuire à leur santé ou leur bien-être.

Aucun enfant de moins de 15 ans ne peut participer à des hostilités ; les enfants touchés par un conflit armé doivent bénéficier d'une protection spéciale.

Les enfants victimes de mauvais traitements, de négligence ou ayant été mis en détention doivent bénéficier d'un traitement ou d'une formation appropriée en vue de leur guérison et de leur réadaptation.

Ni la peine capitale ni l'emprisonnement à vie ne doivent être prononcés pour les infractions commises par des personnes âgées de moins de 18 ans.

Les enfants impliqués dans des infractions à la loi pénale ont droit à un traitement qui contribue à développer leur sens de la dignité et de la valeur personnelle et vise à faciliter leur réinsertion sociale.

Les enfants en détention doivent être séparés des adultes, ils ne doivent subir ni tortures ni traitements cruels ou dégradants.

Les États doivent faire largement connaître les droits énoncés dans la Convention, aux adultes comme aux enfants.

INTRODUCTION

Les soins à l'enfant et l'émergence du nouveau rôle de l'infirmière

La fin du XXe siècle sera considérée comme une période charnière, critique en ce qui concerne la prestation des soins de santé auprès des enfants.

Plusieurs raisons peuvent être invoquées : l'évolution du concept d'enfant, de ses droits et privilèges, une meilleure connaissance de son développement et de ses besoins affectifs et enfin l'évolution du rôle de l'infirmière face au corps médical et face au patient.

Durant des siècles, l'enfant des sociétés occidentales a été soumis à des traitements cruels sous couvert de l'autorité paternelle – dont le caractère absolu n'était ni discuté, ni contesté. Le père avait droit de vie et de mort sur ses enfants qui étaient souvent considérés comme une gêne ou même parfois comme l'incarnation du péché ou du mal qu'il fallait corriger.

Le XVIIe siècle a vu se prolonger la pratique de la mise en nourrice de très jeunes enfants et nourrissons pour permettre aux mères de travailler ou de mener une vie mondaine considérée comme essentielle. Cela se soldait par une mortalité infantile très élevée dépassant 59 % dans certains cas. Cette pratique a duré plusieurs décennies jusqu'à ce que l'État s'en soucie.

Au XVIIIe siècle, le petit enfant désigné sous le terme de « poupard » était considéré comme un jouet amusant mais non comme un être humain à part entière. Il n'était pas irremplaçable, ni unique. Une sorte d'indifférence et d'insensibilité permettait sans doute aux mères de supporter l'éloignement et la mort de leurs enfants. La précocité du décès d'un grand nombre d'enfants servait de cuirasse sentimentale et expliquait peut-être l'absence des parents à l'enterrement de leur enfant.

Le dernier tiers du XVIIIe siècle a vu s'opérer un changement radical dans les mentalités. Une prise de conscience de l'importance de la population apparaît et l'enfant prend une valeur marchande qu'il s'agira de protéger, en vue d'une force de production future utile à l'État. Le rôle de la mère est valorisé afin de l'inciter à prendre soin de sa progéniture en évitant les services mercenaires et l'abandon. L'allaitement maternel redevient « moderne » et est considéré comme signe de l'affection maternelle. Les écrits officiels et médicaux valorisent l'amour maternel et le rôle essentiel de la mère.

L'emmaillotement disparaît progressivement : le nourrisson fait connaissance avec la liberté corporelle, les échanges avec la mère deviennent possible ainsi qu'une interaction empreinte d'intérêt et de tendresse réciproques.

L'enfant est plus considéré comme une source de joie, de fierté et sa survie préoccupe ses deux parents. La responsabilité maternelle est de mise. Elle sera progressivement transformée en culpabilité au XXe siècle.

Parallèlement à ce changement très progressif des mentalités face à l'enfant, les connaissances que l'on a de sa croissance et de son développement se raffinent sous l'influence de Freud, Binet, Piaget, Gesell et de Bowlby.

La proximité et l'intensité des échanges entre la mère et son enfant dans les premières années de la vie sont considérées comme les assises incontournables de sa personnalité et le gage des apprentissages futurs. Le caractère néfaste des séparations en bas âge est de plus en plus reconnu (travaux de Spitz). Le concept d'individualité précoce et de tempérament variable émerge grâce aux travaux de Brazelton et de Stella Chess.

Aux changements de concept qui valorisent l'individualité de l'enfant comme partenaire social dans les stades les plus précoces de son développement viennent se superposer des changements démographiques et socio-économiques dont on ressent les effets contribuant à l'émergence de nouvelles morbidités psychosociales : la famille se nucléarise, la famille élargie s'effrite, la pauvreté devient plus contraignante dans les familles monoparentales, les fractures sociales s'exacerbent.

L'enfant du XXe siècle est donc considéré dès la naissance comme un être à part entière dont les potentialités et la santé seront soutenues par les efforts conjoints des parents, des structures socio-sanitaires de l'État. Les législations appropriées viennent nommer et protéger les droits de l'enfant, soulignant ainsi l'intérêt et l'ingérence de l'État dans certaines situations où la sécurité et le développement de l'enfant sont compromis.

La pédiatrie et les soins aux enfants prennent véritablement leur essor vers le milieu du siècle, qu'il s'agisse de la pratique généralisée des immunisations, de la percée que constitue l'accès aux antibiotiques, de la connaissance plus complète de la physiologie du nouveau-né, des progrès de la génétique, tout concourt à de meilleurs traitements pour la santé de l'enfant dont la mortalité atteint dès taux extrêmement faibles et inégalés jusqu'à présent.

Enfin, au décours de la dernière guerre, la notion de santé évolue. En 1946, l'OMS en donne la définition suivante : « La santé est un état de complet bien-être physique, mental et social, et ne consiste pas seulement en une absence de maladie ». Cette définition, malgré son caractère utopique a l'avantage d'établir les liens entre la santé individuelle et collective d'une part et le lien socio-économique d'autre part. Pour le développement accompli de l'enfant, c'est admettre la nécessité de la prise en compte de son aptitude à vivre en harmonie avec son milieu. De là, naît le concept de pédiatrie sociale. Robert Debré disait : « la pédiatrie sociale n'est pas une discipline, c'est un état d'esprit ». État d'esprit qui consiste à souhaiter avoir une vision globale de l'enfant dans son environnement en s'intéressant aux influences sociales, politiques, géographiques, culturelles et familiales sur sa santé.

C'est dans ce contexte de prouesses médicales, chirurgicales et d'avancées psychosociologiques que nous nous situons actuellement. Médecins et soignants se côtoient dans les structures hospitalières, les centres de PMI, les CAMSP, les cliniques privées, les établissements et services pour enfants, voire les établissements scolaires. L'objectif de promotion et de restauration de la santé est partagé par tous. Cependant les rôles professionnels, tant des pédiatres que des soignants, ont déjà beaucoup évolué depuis le début du siècle.

Insérés initialement et encore parfois aujourd'hui dans une structure hautement hiérarchisée, les infirmières étaient cantonnées dans un rôle d'exécutantes des prescriptions médicales. Leur participation dans les activités diagnostiques ou les plans de traitement des enfants demeurait très marginale.

L'apport de nouvelles techniques, hautement spécialisées, nécessitant formation, technicité, surveillance continue, initiative, responsabilité directe a bouleversé les méthodes.

Du fait de la prestation continue des soins eux-mêmes, la connaissance de l'enfant par l'infirmière, de son milieu, de ses réactions est souvent meilleure que celle du médecin.

Le temps est révolu où, en milieu hospitalier, le médecin décidait seul, en démiurge. Le travail en équipe est devenu incontournable, l'infirmière ou la puéricultrice y ont une place spécifique

Ainsi, **l'émergence du nouveau rôle de l'infirmière** et de l'infirmier se dessine progressivement :

leur acte infirmier est axé sur la qualité et l'excellence

ils ne sont plus dans une situation de dépendance à l'égard du corps médical mais ils doivent contribuer par leur compétence, leur technicité, leur sens aigu de l'observation, leur créativité et leurs initiatives à animer une équipe consacrée au traitement et à la prévention des maladies chez l'enfant d'aujourd'hui.

Ils s'associeront au corps médical dans une approche globale à l'égard de l'enfant ; ils seront des médiateurs précieux auprès des parents. Ils sauront non seulement participer à l'accueil de ceux-ci, leur permettant de se familiariser avec les structures, les normes, les horaires évitant ainsi qu'ils se sentent étrangers à l'équipe et développent un sentiment de méfiance ou des réactions d'inhibition.

Bien souvent, sur demande des parents, ils auront l'occasion de reformuler auprès d'eux les informations reçues du médecin ou de l'interne, des les retranscrire en langage courant sans en déformer le sens. Il n'est pas rare, en effet, que des malentendus naissent de l'incompréhension d'un discours médical souvent exprimé en langage trop technique et érodent ainsi la confiance à l'égard de l'équipe médicale. Ce rôle est très délicat et ne pourra s'exercer que dans un climat préalable d'échanges avec le pédiatre, échanges se situant dans des réunions régulières où l'infirmière ou l'infirmier sont entendus, écoutés, sans que le médecin perde son rôle de décideur. Ces réunions permettent d'ajuster éventuellement la thérapeutique en fonction d'informations nouvelles, de discuter de décisions délicates en fin de vie, de maintenir la cohésion au sein de l'équipe.

En dehors des rôles venant d'être mentionnés, la puéricultrice, l'infirmière ou l'infirmier sauront veiller à ce que l'environnement de l'enfant conserve les points de repère qui lui sont familiers, favorisant ainsi la continuité par rapport à la maison. Une attention particulière sera accordée aux familles culturellement différentes, les particularités alimentaires seront respectées dans la mesure du possible. La présence et la participation des parents aux soins quotidiens seront considérées comme appartenant à la routine hospitalière et seront facilitées le plus possible.

Tous ces rôles, le soignant d'aujourd'hui saura les assumer et contribuer à créer, maintenir ou restaurer le climat de confiance, ingrédient essentiel du processus thérapeutique en milieu hospitalier.

À l'extérieur de l'hôpital, la santé de l'enfant est encore plus difficile à appréhender en dehors des signes patents de maladies communes. Les signes d'appel, révélant une situation de détresse, peuvent aller du simple retard de croissance au troubles du caractère ou encore aux difficultés scolaires. L'infirmière et l'infirmier devront savoir décrypter sans affoler inutilement l'entourage et là encore , c'est par l'analyse, la réflexion, la concertation qu'ils pourront rendre service à l'enfant.

Cette mutation du rôle de l'infirmière ou de l'infirmier comporte cependant des pièges qu'il convient d'éviter soigneusement. Si leur compétence doit être assurée par une formation appropriée et maintenue grâce des activités de formation continue, elle s'alimentera aussi dans la capacité d'observation de l'enfant, dans la connaissance précise des signes et des symptômes et du décodage des réactions parfois troublantes telles que le mutisme, la colère, etc. le rôle de médiatrice obligé auprès des parents ou du médecin et parfois inconfortable et procède d'une double allégeance dont il faut respecter l'essentiel. Côtoyer quotidiennement la souffrance de l'enfant, de ses parents, observer parfois les limites de l'intervention médicale peut conduire à des réactions de défense inappropriées (cynisme, surprotection de l'enfant, désinvestissement, etc.) Il est donc essentiel aussi de trouver des modes de protection ou de ressourcement qui devraient se rencontrer au sein de l'équipe et dans le partage des difficultés vécues.

Il existe également des situations complexes où l'observation des interactions parents/enfants qui est requise peut poser des dilemmes d'ordre éthique, des situations où les demandes parentales engendrées par la fatigue, la souffrance, sont excessives et frôlent, soit une demande d'acharnement thérapeutique, soit une demande, voilée ou non, d'euthanasie. Là encore, les réponses se situent dans le partage et la discussion au sein de l'équipe.

La présence dans un service de pédiatrie d'un nourrisson souffrant de négligence sévère ou de blessures non-accidentelles peur inciter l'infirmière ou la puéricultrice à se distancer des parents maltraitants ou négligents. Ces réactions fréquentes ne peuvent que contribuer à maintenir les parents dans un isolement extrême, peu propice au changement.

Plus généralement, l'éthique aujourd'hui, partiellement héritée de la morale chrétienne, est considérée comme une dimension incontournable de la bonne pratique médicale. Les puéricultrices, les infirmières, les infirmiers vont contribuer par leurs observations personnelles, leur réflexion en groupe à mieux cerner les éléments de la biographie de l'enfant et de la familles, susceptibles d'éclairer ou de soutenir les décisions difficiles concernant l'enfant et les soins à prodiguer.

Nous croyons que chacun des chapitres de ce précis de puériculture et de pédiatrie pourra aborder de façon plus spécifique ce rôle renouvelé du soignant dans le monde médical moderne où le travail en équipe remplace obligatoirement un régime médical autarcique, démodé et voué à plus ou moins long terme à une disparition complète.

C'est à ce prix que la vie hospitalière pourra entrer dans la modernité et que les professions de médecin et d'infirmière sauront garder leurs titre de noblesse.

Gloria JÉLIU

RÉFÉRENCES

BADINTER Élisabeth, *L'amour en plus*, Éd. Flammarion, Paris 1980.

BRAZELTON T. , CRAMER B., *Les premiers liens*, Éd. Stock/Laurence Pernoud/ Calmann-Levy, 1991.

KÉROUAC S., PÉPIN J., DUCHARME F., *La pensée infirmière* ; Québec : éd. Études Vivantes, 1994.

KREMP O., « Qu'est-ce que la Pédiatrie Sociale » ; *Soins Pédiatrie Puériculture* n° 12, 1998.

MANCIAUX M., LEBOVICI S., JEANNERET O., SAND E.A., TOMKIEWICZ S., *L'enfant et sa santé ; aspects épidémiologiques, biologiques, psychologiques et sociaux* ; Paris : Doin,1987.

FORMARIER Monique, « L'enfant hospitalisé au cœur des soins infirmiers », *Infirmières d'aujourd'hui*, Paris : éd. Centurion, 1994.

SHORTER E., *Naissance de la famille moderne*, Coll. Points ; Paris : Seuil, 1981.

OMS : Office Mondial de la Santé.

La puéricultrice, l'infirmière, l'infirmier ont un rôle propre dont le cadre légal est précisé en France par les textes du Code de la santé publique.

partie I

Pédiatrie sociale

Qu'est-ce que la pédiatrie sociale ?

Odile Kremp

Au confluent de la médecine, des sciences humaines sociales et de la démographie, la pédiatrie sociale pose un regard globalisant sur l'enfant et met en œuvre une réelle approche disciplinaire pour une prise en charge optimale.

Il n'est pas question de l'opposer à la pédiatrie traditionnelle, mais, face aux développements de techniques de soins de plus en plus sophistiquées, à la parcellisation de la pédiatrie en « sur- » ou « sous- » spécialités (telle la gastro-entérologie, la cardiologie, la néphrologie, la neurologie...), aux objectifs de rentabilité des investissements que nécessitent les services techniques, il paraît fondamental de conserver une vision globale de l'enfant.

En effet, la santé de l'enfant, être en plein devenir, est différente de celle de l'adulte ; elle nécessite une référence constante et impérative au contexte social, familial et culturel pour répondre à ce besoin de sécurité affective, socle indispensable au développement harmonieux d'une personnalité qui se met en place et se structure.

La pédiatrie sociale s'attache donc à étudier la santé globale de l'enfant de la période prénatale à l'adolescence, en prenant en compte :

— les processus de sa croissance et de sa maturation physique, sensorielle et psychique, en interaction avec son environnement social, familial, géographique ;

— les menaces qui pèsent sur sa santé au regard des infections, handicaps, accidents, maltraitances, pollution, guerres... ;

— les indicateurs de santé, c'est-à-dire les causes de mortalité et de morbidité ;

— les institutions propres à chaque pays, telle l'école, la justice, l'hôpital, la PMI...

Elle s'intéresse aux concepts de vulnérabilité familiale et sociale au regard de nouvelles approches : l'éthique, la résilience, la promotion de la santé, la qualité de la vie.

Cette perception est volontairement pluridisciplinaire et s'appuie sur la communauté.

chapitre 1

Michèle Mourman

La maternité et la petite enfance : pré-requis

Coordination autour de l'enfant

La politique de santé est partie en 1945 d'un besoin de survie et de redressement de la France.
Au fil des ans, les textes de loi contenus dans le Code de la santé publique ont permis de donner une structure de santé publique pour la mère et l'enfant :
— la protection maternelle et infantile ;
— la Santé scolaire ;
— l'Aide sociale à l'enfance ;
— les intersecteurs de pédopsychiatrie ;
— l'enfance handicapée ;
— le Service d'action sociale, qui travaille avec ces différentes organisations.
Ces institutions, qui feront l'objet de cette partie, doivent être coordonnées et :
— considérer l'enfant comme un tout biologique, psychologique, affectif ;
— sauvegarder autant que possible le maintien de l'enfant dans son cadre de vie naturel ;
— suivre l'enfant sans rupture dans la continuité de son développement depuis la période prénatale jusqu'à l'entrée dans la vie adulte ;
— adapter les solutions à l'évolution de l'enfant en évitant les catégorisations prématurées et rigides.
La santé globale de la famille et de l'enfant est un tout.
Depuis 1945, les institutions créées et définies dans le Code de la santé et le Code de la famille et de l'Aide sociale (CFAS) ont évolué et leurs buts se sont affinés. Elles se doivent d'être proches de la population, de connaître les besoins spécifiques de chaque communauté et, à tous les niveaux, d'informer, de faire progresser par une éducation de la santé qui puisse être intégrée par la famille ou l'école.

Elles se doivent de privilégier la période où la jeune mère et son enfant s'adaptent l'un à l'autre. La jeune mère est alors particulièrement réceptive aux conseils, tant des groupes familiaux que des professionnels de la santé.
« La reconnaissance des enfants est le meilleur présage de leur avenir heureux. »

Quelques exemples de données chiffrées

La société change, l'environnement de l'enfant fait partie intégrante de son développement. Quelques données chiffrées permettent de suivre une partie de ces évolutions.
En France, la population totale est de 60 millions d'habitants (recensement INSEE 1999). En 1997, 26 % de la population avait moins de 20 ans (contre 34 % en 1901).
Dans les pays en voie de développement, plus de 50 % de la population a moins de 20 ans.

→ Taux de mortalité infantile

Le taux de mortalité infantile est un indicateur de santé exploité mondialement. Il reflète les conditions de naissance, ainsi que les conditions de vie de l'enfant jusqu'à 1 an. En 1982, alors que la France métropolitaine avait encore un taux de mortalité infantile de 9,4 ‰, la Guyane avait un taux de 130 ‰, la Turquie de 210 ‰, le Maroc de 330 ‰ et le Sénégal de 530 ‰.
En 1995, le taux de mortalité en France était de 4,9 ‰.

→ Taux de nuptialité

Le taux de nuptialité (nombre de mariages pour 1 000 habitants) est en diminution. Il était de 6,2 ‰ en 1980, de 5 ‰ en 1990 et de 4,3 ‰ en 1995 (source INSEE).

→ Nombre de familles monoparentales

Alors qu'en 1985, l'INSEE recensait 851 000 familles monoparentales, ce qui représentait 8 % des familles ; en 1995, celles-ci étaient estimées à 1 084 000, soit 10 % des familles. Cela révèle une forte augmentation (source INSEE). À

Paris, le taux est passé de 18,6 % en 1982 à 29,8 % en 1990. La plupart des familles monoparentales vivent dans une grande pauvreté (source INSEE). Or, la qualité de la vie familiale est d'une grande importance pour la santé des enfants et des jeunes.

Mortalité infantile

L'étude de la mortalité infantile est un exemple complet de l'intérêt que peut apporter une étude chiffrée de la santé, son analyse, la législation proposée et les services de droit commun mis à la disposition des parents et des enfants.

Définitions

Afin d'être sûr de bien utiliser le même langage, nous pensons qu'il est utile de redéfinir, en début de ce chapitre, un certain nombre de termes (*tableau 1.1*).

Tableau 1.1 – Visualisation et association des différents types de mortalité (D'après LAUGIER J., GOLD F., *Abrégé de néonatalogie*, Masson.)

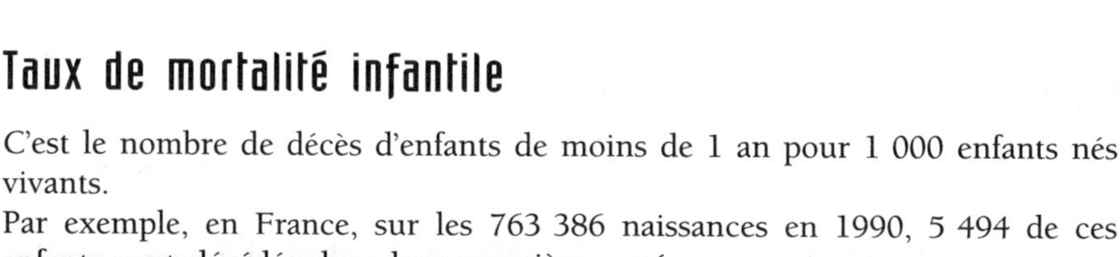

Taux de mortalité infantile

C'est le nombre de décès d'enfants de moins de 1 an pour 1 000 enfants nés vivants.
Par exemple, en France, sur les 763 386 naissances en 1990, 5 494 de ces enfants sont décédés dans leur première année.
Dans ces conditions, le taux de mortalité infantile en 1990 est donc :

$$\frac{5\,494}{763\,386} \times 1\,000 = 7{,}2\ ‰$$

En 1995, sur les 729 609 naissances, 3 545 de ces enfants sont décédés dans leur première année.

Le taux de mortalité infantile en 1995 est donc :

$$\frac{3\ 545}{729\ 609} \times 1\ 000 = 4{,}9\ ‰$$

Taux de mortinatalité

C'est le nombre des mort-nés pour 1 000 naissances totales (nés vivants et mort-nés).

Taux de mortalité néonatale précoce

C'est le nombre de décès d'enfants âgés de moins de 7 jours pour 1 000 enfants nés vivants.

Taux de mortalité néonatale

C'est le nombre de décès d'enfants de moins de 28 jours pour 1 000 enfants nés vivants.

Taux de mortalité périnatale

C'est le nombre de décès d'enfants âgés de moins de 7 jours et mort-nés pour 1 000 naissances totales (nés vivants et mort-nés).

Taux de mortalité postnéonatale

C'est le nombre de décès d'enfants âgés de 28 à 365 jours pour 1 000 naissances d'enfants nés vivants.

➡ Évolution de la mortalité infantile en France

Alors qu'en 1945, 1 enfant sur 4 mourait avant l'âge de 1 an dans certaines régions de France, le taux de mortalité infantile était de 108 ‰ pour l'ensemble du territoire.

Il passe successivement à 37,2 ‰ en 1955, 17,9 ‰ en 1970, et, après 1986, en dessous de 8 ‰. Il est à 4,9 ‰ en 1995.

Il est intéressant de faire apparaître graphiquement chacun des taux que nous avons définis afin d'en mieux dégager l'évolution *(tableau 1.2)*.

Tableau 1.2 – Valeur des taux de 1955 à 1995

Année	Mortalité infantile (0 à 365 jours)	Morti-natalité (mort-nés)	Mortalité néonatale précoce (0 à 7 jours)	Mortalité périnatale (mort-nés à 7 jours)	Mortalité néonatale (0 à 28 jours)	Mortalité post-néonatale (28 à 365 jours)
1955	37,2 ‰	16,5 ‰	15,5 ‰	32,0 ‰	19,7 ‰	17,5 ‰
1960	27,2 ‰	17,0 ‰	14,3 ‰	31,3 ‰	17,6 ‰	9,6 ‰
1965	21,6 ‰	15,2 ‰	12,6 ‰	27,8 ‰	15,0 ‰	6,6 ‰
1970	17,9 ‰	13,3 ‰	10,1 ‰	23,4 ‰	12,5 ‰	5,4 ‰
1975	13,9 ‰	10,9 ‰	7,3 ‰	18,2 ‰	9,2 ‰	4,7 ‰
1980	10,1 ‰	8,6 ‰	4,3 ‰	12,9 ‰	5,8 ‰	4,3 ‰
1985	8,3 ‰	7,3 ‰	3,4 ‰	10,7 ‰	4,6 ‰	3,7 ‰
1990	7,2 ‰	5,9 ‰	2,4 ‰	8,3 ‰	3,6 ‰	3,8 ‰
1995	4,9 ‰	5,3 ‰	2,1 ‰	7,4 ‰	2,9 ‰	2,0 ‰

➡ Facteurs de l'évolution

La baisse de la mortalité infantile est le témoin de l'évolution des conditions sanitaires et de la prise en charge des mères par les médecins libéraux ou la PMI, ainsi que de l'élévation du niveau de vie.

Grâce à ces facteurs, nous voyons que la mortalité infantile a fortement diminué puisque, de 1955 à 1995, elle a été divisée par 7,4.

En 1970, une politique de périnatalité a permis une amélioration des conditions de la naissance. Le nombre d'enfants handicapés a diminué.

En 1990, on pensait avoir atteint un chiffre minimum en dessous duquel il n'était pas possible d'avoir de meilleurs indicateurs. Une des principales causes de la mortalité infantile restait **la mort subite du nourrisson**. Les recherches menées en la matière par l'hôpital Béclère à Clamart ont conduit à demander aux parents, entre autres, de ne plus coucher le bébé sur le ventre mais sur le dos ou sur le côté. Le nombre de bébés décédés de mort subite est passé de 1 405 en 1989 à 539 en 1995 et le taux de mortalité infantile est passé de 7,5 ‰ en 1989 à 4,9 ‰ en 1995.

La mortalité néonatale reflète une bonne prise en charge pédiatrique, puisque, pour la même période, elle a été divisée par 6,7.

La mortalité néonatale précoce témoigne de la meilleure surveillance de l'accouchement et de la prise en charge néonatale par l'équipe pédiatrique. Elle est divisée par 7,3.

La mortalité périnatale s'est trouvée réduite de 4,3 fois pendant les mêmes années.
La mortinatalité est liée aux progrès de l'obstétrique (réduction de 3,1 fois).
Le taux de mortalité périnatale est supérieur à celui de la mortalité infantile.

➡ Causes de la mortalité infantile

Pathologies de la grossesse

Il peut s'agir :
— de syndrome vasculorénal ;
— de placenta prævia ;
— de décollement placentaire ;
— d'incompatibilité Rhésus ;
— d'infection ;
— de diabète.

Malformations congénitales

Elles peuvent être liées à :
— des aberrations chromosomiques ;
— des viroses ou infections bactériennes ;
— la toxoplasmose, les parasitoses ;
— des médicaments ;
— des irradiations.

Prématurité

(Voir « Étiologies de la prématurité », chapitre 20.)

Hypotrophie

Elle peut être due :
— à l'extrême jeunesse de la mère ;
— au tabac ;
— à l'alcool ;
— à l'hypertension artérielle ;
— à une infection génitale.

Souffrances de l'enfant à la naissance

Elles peuvent être liées à :
— une dystocie ;
— une détresse respiratoire ;
— une souffrance neurologique ;
— un ictère, une anémie, un risque infectieux...
(Voir chapitre 19.)

Après la naissance

La mortalité infantile est due :
— à la mort subite du nouveau-né ;
— à des accidents et intoxications.
En 1995, les principales causes de décès au cours de la première année étaient : les anomalies congénitales, les pathologies du domaine périnatal, les états morbides non définis, dont la mort subite. Cela représentait 80 % des décès enregistrés.
Alors qu'auparavant, le taux de mortalité infantile était inversement proportionnel au niveau socioprofessionnel des parents, actuellement, ce sont les enfants d'étrangers ou les enfants nés hors mariage qui présentent le plus de risques de décéder au cours de la première année.

➡ Exemples de pathologies du nouveau-né

Certaines pathologies sont en dehors de toute possibilité thérapeutique ; c'est le cas des anomalies chromosomiques découvertes à la naissance.
D'autres nécessitent des soins immédiats. Ce sont :
— les enfants nés **prématurément**, avant 37 semaines (5 %) ;
— les enfants **hypotrophiques** pesant moins de 2 500 g (6 %) ;
— les enfants **transférés**, c'est-à-dire soignés dans un autre lieu, un autre service du même hôpital ou un autre hôpital (5 %).
Malgré les progrès de la médecine néonatale, ces chiffres n'évoluent pas. Il est difficile de savoir si l'hypotrophie, qui est un signe de pauvreté, est due à une augmentation de celle-ci ou à une augmentation des grossesses multiples induites. Les grossesses multiples sont des causes fréquentes de prématurité et d'hypotrophie.
Ces enfants petits, nés avant terme, sont à risque de maltraitance, surtout s'ils ont été transférés, c'est-à-dire séparés de leur mère pour aller dans une unité de soins intensifs. Une surveillance et un **suivi particulier** doivent être instaurés. Les puéricultrices de PMI ont un rôle primordial à jouer auprès de ces enfants.

Prévention de la mortalité infantile

Autour de la naissance

Examen prénuptial

Cet examen était autrefois orienté vers la détection de la tuberculose et des maladies vénériennes. Il a maintenant pour objectif l'éducation pour la santé.
Les examens demandés sont, pour les femmes de moins de 50 ans :
— sérologie, rubéole, toxoplasmose (en l'absence de documents écrits considérant l'immunité comme acquise) ;
— groupage sanguin ABO ;
— Rhésus standard, recherche d'anticorps irréguliers en cas de besoin.
« À l'occasion de l'examen médical prénuptial, après information sur les risques de contamination, un test de dépistage de l'infection par le virus de l'immunodéficience (sida) est proposé aux futurs conjoints. »
Le médecin communique les résultats à la personne examinée, par écrit dans les cas graves. Lorsque les antécédents le nécessitent, il oriente vers une consultation spécialisée.
Il commente la brochure d'information délivrée par la mairie.

Protection des femmes enceintes

Déclaration de grossesse

Elle doit être faite à la Caisse d'allocations familiales (CAF) au cours des 14 premières semaines de la grossesse. Un carnet de santé de maternité de la Sécurité sociale sera envoyé à chaque assurée. Un carnet de suivi médical de la grossesse sera obligatoirement donné à chaque femme enceinte, il contient de précieux renseignements et conseils.

Examens prénataux obligatoires

Ils sont au nombre de sept. Chaque examen doit comporter :
— examen clinique, pression artérielle ;
— recherche de l'albuminurie, de la glycosurie ;
— sérologie toxoplasmique si l'immunité n'est pas acquise.
Le premier examen doit avoir lieu avant la fin du 3e mois de grossesse. Les autres doivent être pratiqués tous les mois, à partir du 1er jour du 4e mois, jusqu'à l'accouchement.

- **Avant la fin du 3e mois (premier examen de grossesse) :**

— dépistage de la syphilis, rubéole, toxoplasmose ;
— groupe sanguin (ABO Rh et Kell) si la patiente ne possède pas de carte de groupe sanguin complète (deux déterminations) ;
— recherche d'anticorps irréguliers si Rhésus négatif (identification, titrage si recherche positive).
« À l'occasion de l'examen médical du premier examen prénatal, après information sur les risques de contamination, un test de dépistage de l'infection par le virus de l'immunodéficience est proposé à la femme enceinte. »

- **Au 6e mois (quatrième examen de grossesse) :**

— dépistage de l'antigène HBS ;
— numération globulaire ;
— recherche d'anticorps irréguliers si Rhésus négatif (identification, titrage si recherche positive).

- **Aux 8e et 9e mois (sixième et septième examens de grossesse) :**

— deuxième détermination du groupe sanguin au 8e ou 9e mois ;
— recherche d'anticorps irréguliers si Rhésus négatif (identification, titrage si recherche positive).
L'échographie est pratiquée de façon courante et peut détecter malformations, hypotrophies... En général, trois échographies sont conseillées (4e, 12e et 24e semaine).

Examen postnatal

Il doit être effectué dans les 8 semaines qui suivent l'accouchement.

Mesures sociales

Les examens obligatoires peuvent être pratiqués gratuitement dans les centres de PMI et remboursés à 100 % par la Sécurité sociale.
À partir du 6e mois de grossesse, tous les examens sont remboursés à 100 % chez le médecin traitant.
Les examens prénatals ouvrent les droits à l'allocation pour jeune enfant, versée à partir du 5e mois de grossesse jusqu'aux 3 ans de l'enfant sous conditions de ressources.
Le congé de maternité est de 16 semaines, plus deux s'il y a naissances multiples. À partir du troisième enfant, le congé de maternité est de 16 semaines. Les indemnités journalières, versées par la Sécurité sociale, correspondent à 90 % du salaire.
Il y a maintien du contrat de travail pendant la grossesse et les 14 semaines qui suivent l'accouchement (plus deux s'il y a naissances multiples ou trois enfants ou plus).

➡ À la naissance

Depuis 1972, les maternités doivent répondre à certaines normes en ce qui concerne médecins, personnel hospitalier, matériel, bloc opératoire, réanimation. Ces normes ont été renforcées en 1999.
Depuis 1975, un pédiatre doit être attaché à chaque maternité.
La surveillance médicale comporte plusieurs volets :
— déclaration de la naissance à la mairie ;
— délivrance d'un carnet de santé.
Le carnet de santé doit être délivré par la mairie à chaque déclaration de naissance. De petit format jusqu'en 1970, il a vu sa taille évoluer suite à la politique de périnatalité mise en place par le gouvernement et à l'obligation d'établir les certificats de santé à partir de 1975.
« Il est strictement confidentiel, établi au nom de l'enfant, remis aux parents ou aux personnes titulaires de l'autorité parentale ou aux services à qui l'enfant est confié.
« Nul ne peut en exiger la communication.
« C'est un document qui réunit tous les événements médicaux survenus depuis la naissance.
« Il constitue un lien entre les différents médecins qui interviennent pour la surveillance préventive et les soins[1]. »

➡ Après la naissance : surveillance régulière

Il y a 20 visites médicales obligatoires :
— 9 au cours de la première année ;
— 3 au cours de la deuxième année ;
— ensuite, 2 par an.
Seules 3 de ces 20 visites, assorties d'un certificat de santé, donnent droit à une allocation. Le droit à l'allocation pour jeune enfant est ouvert pendant les trois premiers mois et plus si les ressources ne dépassent pas le plafond.
Les visites du 8e jour, 9e mois et 24e mois sont l'origine d'un certificat de santé qui sera envoyé au médecin-chef de PMI.

1. Première page du carnet de santé.

Examens

Le premier examen sera l'occasion de l'établissement d'un certificat appelé « premier certificat de santé », ou « certificat du 8e jour », qui comportera deux parties :
— la première est un feuillet administratif qui permet de faire parvenir, grâce à un système d'autocopie, une attestation à la Caisse d'allocations familiales ;
— la deuxième porte sur les renseignements médicaux, énumérés par ordre chronologique :
- grossesse ;
- état de santé de l'enfant à la naissance ;
- déroulement de la 1re semaine ;
- BCG sur indication particulière ;
- nécessité éventuelle d'une surveillance médicale particulière.

Cette deuxième partie mentionne les anomalies congénitales.
Le certificat de santé est envoyé au médecin-chef de PMI sous couvert du secret médical.
Le certificat de santé de 1987 apportait des modifications par rapport au précédent, surtout pour tout ce qui concernait l'état civil de l'enfant. Le certificat de 1996 approfondit les critères de surveillance de la grossesse.
Après son retour dans le milieu familial, l'enfant devra être suivi par un service de PMI, un pédiatre ou un médecin ayant des connaissances en pédiatrie.

Calendrier des 20 examens

La loi prévoit 20 examens au cours des six premières années selon le calendrier suivant :
— **1er examen** : à la sortie de la maternité ;
— 2e examen : à la fin du 1er mois ;
— 3e examen : à la fin du 2e mois ;
— 7e examen : à la fin du 6e mois ;
— **8e examen** : au cours du 9e mois ;
— 9e examen : au cours du 12e mois ;
— 10e examen : au cours du 16e mois ;
— 11e examen : au cours du 20e mois ;
— **12e examen** : au cours du 24e mois ;
— 13e au 20e examen : semestriellement, au cours des quatre années suivantes.

Lors du 8e examen est établi un certificat médical, souvent appelé « certificat du 9e mois », conçu selon le même principe que celui de la première semaine.
Il y apparaîtra notamment les vaccinations, l'examen de l'enfant : poids, taille, périmètre crânien, développement psychomoteur, hospitalisations éventuelles, affections invalidantes si c'est le cas.
Lors du 12e examen est établi un « certificat du 24e mois » sur le même principe que celui du 9e mois.

Surveillance médicale régulière de l'enfant avec le carnet de santé

À la naissance, la maternité remplira les premières pages sur la grossesse et les conditions de l'accouchement. Le pédiatre remplira le certificat du 8e jour : il est très important de connaître le message que la maternité veut transmettre.
La surveillance régulière de l'enfant sera notée sur les pages suivantes :
— poids, taille, périmètre crânien ;
— examen clinique ;
— développement psychomoteur, éveil ;
— alimentation, vaccinations.
Il faudra insister, particulièrement, sur la date de l'introduction de la farine et noter la prise de vitamine D et de fluor.
Au 4e mois, un examen plus complet sera pratiqué : on pourra demander une échographie des hanches et vérifier la vision et l'audition.
Les certificats des 9e et 24e mois seront pratiqués en temps voulu.
Un examen plus approfondi sera également effectué entre 3 et 4 ans et ensuite entre 5 et 6 ans.

chapitre 2

Michèle Mourman

La protection maternelle et infantile

La protection maternelle et infantile est née de l'ordonnance du 2 novembre 1945. Elle avait pour but de restreindre le taux de mortalité infantile (108 ‰ en 1945).
La conjugaison de l'activité de ce système, du travail concerté de l'ensemble du corps médical et de l'élévation du niveau de vie a abaissé ce taux à moins de 5 ‰ après 1995. Dès lors, les objectifs du service se sont affinés et ils visent maintenant à promouvoir « la santé, considérée globalement, dans la rencontre d'un individu avec son environnement physique, social et psychoaffectif ».

Présentation de la PMI : mission et organisation

Mission

Elle a pour mission d'organiser :
— des mesures de prévention médicale, psychologique, sociale et d'éducation pour la santé en faveur des futurs parents et des enfants ;
— des actions de prévention et de dépistage des handicaps des enfants de moins de 6 ans, ainsi que de conseil aux familles pour la prise en charge de ces handicaps ;
— la surveillance et le contrôle des établissements et services d'accueil des enfants de moins de 6 ans, ainsi que des assistantes maternelles (loi du 18 décembre 1989, « Protection-promotion de la santé de la famille et de l'enfance ») ;

— des actions d'accompagnement psychologique et social des femmes enceintes et des jeunes mères de famille, particulièrement les plus démunies (loi du 29 juillet 1998 relative à la lutte contre les exclusions).
C'est un service de santé publique de la future mère, de la mère et du jeune enfant. Comme on pourra le constater, la PMI a un rôle de coordination important de tous les services autour de la petite enfance. Toutes ces missions ne peuvent être exercées qu'en pluridisciplinarité.

Organisation

Le service de PMI était et est toujours un service départemental. Depuis la loi sur la décentralisation (1983), il est placé sous l'autorité du président du conseil général.
Le président du conseil général est secondé par des directeurs. Le service de PMI fait partie d'une direction que l'on pourrait appeler « direction médico-sociale du conseil général ». Chaque département a choisi une dénomination différente pour cette direction ; ce peut être, par exemple, Direction des interventions sociales dans la Somme, Direction des interventions et des affaires sociales dans l'Aisne, Direction de la vie sociale dans les Hauts-de-Seine...
« Le service de PMI est placé sous la responsabilité d'un médecin qui travaille avec des médecins, puéricultrices, sages-femmes, psychologues, éducatrices de jeunes enfants, auxiliaires de puériculture en collaboration avec des assistantes sociales ou inspecteurs chargés des services de l'Aide sociale à l'enfance[1]. »
Le conseil général a comme budget, pour la PMI, une dotation globale de fonctionnement qu'il répartit selon ses objectifs. Ceux-ci peuvent varier d'un département à l'autre dans le cadre du Code de la santé. Le conseil général peut prendre à sa charge des actions nouvelles en faveur de la petite enfance.

Activités de la PMI

Par ces actions, la PMI est le promoteur de l'éducation des familles et leur conseiller. En améliorant la stabilité et la qualité du milieu de vie du jeune enfant, elle contribue à la prévention des inadaptations et s'inscrit dans une politique globale de santé mentale.

---

1. Loi du 18 décembre 1989.

➜ Champ d'action : les consultations et actions de prévention

Les consultations et actions de préventions médico-sociales sont à la disposition de toute la population.

Pour les futurs parents : la planification des naissances

Les futurs parents peuvent se rendre dans les centres de planification familiale et d'éducation familiale. Les activités qu'ils exercent sont définies par le décret du 6 août 1992 :
— consultations médicales relatives à la maîtrise de la fécondité ;
— diffusion d'informations et d'actions individuelles et collectives de prévention portant sur la sexualité et l'éducation familiale, organisées dans les centres et à l'extérieur de ceux-ci en liaison avec les autres organismes et collectivités concernées ;
— préparation à la vie de couple et à la fonction parentale, entretiens de conseil conjugal et familial ;
— entretiens préalables à l'interruption volontaire de grossesse (IVG) ;
— entretiens relatifs à la régulation des naissances faisant suite à une IVG.
Les examens prénuptiaux peuvent être pratiqués gratuitement dans certains centres de PMI.
Les consultations médicales seront remboursées par la Sécurité sociale. Il existe des possibilités de conventionnement pour la prise en charge gratuite des mineurs et des personnes en difficulté.
Les informations non médicales sont prises en charge par la PMI.
Les maladies sexuellement transmissibles peuvent être détectées et soignées[1].

Pour les futures mères : les consultations prénatales

Les consultations prénatales sont obligatoires et gratuites dans les centres de PMI et remboursées ailleurs à 100 % par les caisses de Sécurité sociale. À partir du 6e mois de grossesse, elles sont toutes remboursées.
Dans certains centres de PMI, une animation de groupe de futures mères peut être proposée.
Ces consultations sont souvent des points d'ancrage pour les sages-femmes de PMI à domicile.

---

1. Loi du 23 janvier 1990.

Pour les enfants : les consultations

Les consultations de 0 à 6 ans sont également gratuites dans les centres de PMI. Ce sont des lieux de travail en équipe pour les personnels médico-sociaux.
La consultation médicale se passe de façon classique. On procède à un examen physique et on relève pour chaque enfant : poids, taille, périmètre crânien et développement psychomoteur. Les vaccinations seront également pratiquées, le carnet de santé régulièrement tenu à jour. Les certificats de santé seront établis. Les conseils diététiques sont appréciés. Si besoin, des orientations peuvent être proposées. Des informations sur l'accès aux soins sont données.
La salle d'attente de la consultation devient le plus souvent un lieu d'animation :
— éducation sanitaire ;
— groupe de mères ;
— démonstration de cuisine ;
— gymnastique du tout-petit ;
— groupe d'éveil, halte-jeu.
La participation d'une psychologue y est très appréciée.

➡ Exploitation des certificats de santé

Les connaissances sur le développement de l'enfant, les maladies, la mortalité permettent d'établir les certificats de santé, base des statistiques PMI.
Les certificats sont envoyés par les médecins qui les ont établis au médecin départemental de PMI. Ils sont ensuite triés et exploités soit manuellement, soit par des procédés informatiques. Le résultat de cette exploitation est double :
— une visée statistique permettant non seulement de suivre la santé des enfants, mais aussi de prévoir une politique de santé, car seuls des points de repères précis et chiffrés permettent d'évaluer les besoins d'une région ;
— un suivi individuel pour les enfants pouvant poser problème et qui sera demandé soit au médecin de PMI, soit au médecin traitant de l'enfant, soit à des puéricultrices ou assistantes sociales, ainsi qu'il est indiqué sur le certificat de santé.
Lors de cette exploitation, il est particulièrement veillé à ce que l'intégrité du secret médical soit préservée.

➜ Visites à domicile

Les visites à domicile sont proposées plus particulièrement à des familles vulnérables du fait de problèmes médicaux ou sociaux.
Après la déclaration de grossesse, l'avis est examiné selon les départements par l'assistante sociale, la puéricultrice ou la sage-femme de PMI.
Les éléments médicaux et sociaux sont tout particulièrement étudiés et la famille peut être prise en charge.
Tous les intervenants seront particulièrement attentifs à la relation qui s'établit entre la mère et son enfant.
Le travail de partenariat est indispensable au niveau de la petite enfance : PMI, hôpitaux, services sociaux, CAMSP.

➜ Formes de prises en charge

Prises en charge par les sages-femmes de PMI

Elles interviennent soit à partir des avis de grossesse, soit à la demande des maternités ou des futures mères. Elles travaillent en étroite relation avec les médecins traitants.
Leur rôle premier est la prévention de l'accouchement prématuré. Pendant leurs visites régulières, elles examinent les futures mères, détectent toute anomalie de la grossesse. Elles peuvent alors diriger les parturientes vers le centre hospitalier ou la clinique où elles sont suivies.
Elles rassurent les futures mamans, calment leurs angoisses et préparent la venue de l'enfant. La relation mère-enfant est établie et, par la suite, elle sera le plus souvent bonne.
Une travailleuse familiale peut être proposée pour aider la maman en cas de grossesse difficile ou d'enfant posant problème : prématurés, grossesse multiple...

Prises en charge par les puéricultrices de PMI

Les puéricultrices de PMI proposent leurs services aux familles, parfois avant la naissance, mais le plus souvent suite aux certificats de santé de maternité ou, également, à l'avis de naissance que le service de l'état civil leur fait parvenir.
La puéricultrice veille à dispenser une éducation sanitaire par l'apprentissage de certains gestes, aide la nouvelle mère à surmonter son angoisse, lui montre comment vêtir un enfant, préparer un biberon, et, en relation avec le médecin, suit l'évolution du régime.

Elle veillera à ce que les vaccinations soient pratiquées.

Prises en charge par les assistantes sociales

Elles peuvent informer, conseiller la famille, expliquer les différentes prestations auxquelles celle-ci a droit, l'aider à accomplir certaines démarches. Il doit s'établir une relation de confiance.

→ PMI et modes de garde

Le service de protection maternelle a une place originale dans le domaine de la prévention de la maltraitance.
Le service de la PMI doit participer à des actions de prévention de la maltraitance en liaison avec les services du département *(voir « Coordination autour de l'enfant », chapitre 1).*
Il est important que puissent se développer des actions en amont. Le travail d'accompagnement parental en prénatal et dès le temps de la maternité est reconnu comme essentiel pour les familles en grande vulnérabilité.
« Il incombe au service de protection maternelle et infantile » d'engager les familles au bon suivi de leurs enfants et, en cas où « il constate que la santé et le développement de l'enfant sont compromis ou menacés de mauvais traitement », le service en avise le médecin du service qui prend les mesures nécessaires et avise le président du conseil général (service de l'Aide sociale à l'enfance). Chaque département a signalisé ses propres circuits de signalement *(voir chapitre 6).*

Action sur les modes d'accueil

Le taux d'activité féminine *(tableau 2.1)* croît pour les 15-64 ans. Il diminue chez les plus jeunes et augmente considérablement pour les femmes de 24 à 49 ans. C'est à cet âge qu'elles ont le plus d'enfants jeunes.

Tableau 2.1 – Évolution du taux d'activité féminine selon la tranche d'âge entre 1988 et 1998 (en %)

Tranche d'âge	15-64			18-24			24-49		
Année	1988	1993	1998	1988	1993	1998	1988	1993	1998
Taux d'activité féminine	57,7	59,6	61,6	43,7	36,2	31,9	72,8	77,3	79,2

En conséquence, le problème de l'accueil des enfants est de plus en plus important.
La PMI assure l'agrément et le contrôle des établissements d'accueil (crèches, haltes-garderies, jardins d'enfants) et des nourrices appelées « assistantes maternelles » depuis la loi du 17 mai 1977. La loi de juillet 1992 a renforcé certaines obligations.
Le décret du 1er août 2000 a mis à jour les textes concernant l'accueil de l'enfant. Il ne s'agit plus de modes de garde bien définis mais d'établissements d'accueil des enfants de moins de 6 ans.

Établissements et services d'accueil des enfants de moins de 6 ans

« Les établissements et services d'accueil des jeunes enfants veillent à la santé, à la sécurité et au bien-être des enfants qui leur sont confiés, ainsi qu'à leur développement. Ils concourent à l'intégration sociale de ceux de ces enfants ayant un handicap ou atteints d'une maladie chronique. Ils apportent leur aide aux parents afin que ceux-ci puissent concilier leur vie professionnelle et leur vie familiale. » (Décret du 1er août 2000.)
Ils se doivent d'accompagner les parents dans leur fonction éducative et de favoriser le développement, l'éveil et la socialisation des enfants de moins de 6 ans.
Les conditions de travail des parents ont évolué : instabilité, horaires plus étendus, etc. La création de structures innovantes doit être favorisée.
Ce décret établit un référentiel commun aux structures d'accueil en harmonisant le plus possible les normes applicables.

Organisation

Pour ouvrir, les établissements d'accueil doivent avoir un avis ou un arrêté d'ouverture délivré par le président du conseil général, après avis du médecin de la PMI. Il fixe le nombre d'enfants à admettre, détermine les normes auxquelles doivent répondre les locaux ainsi que le nombre et la qualité du personnel diplômé, donne son accord au projet d'établissement (projet éducatif et projet social) et au règlement intérieur. Les parents doivent être partie prenante de ces projets.

Différentes sortes d'établissement d'accueil

Les **crèches** sont des établissements d'accueil régulier et non permanent. Elles accueillent pendant la journée les enfants de moins de 3 ans dont les parents

travaillent, à temps plein ou à temps partiel, ou sont à la recherche d'un emploi ou en formation. Il existe plusieurs sortes de crèches :
— les crèches collectives ou traditionnelles dans lesquelles les enfants vivent en collectivité ; chaque unité d'accueil ne doit pas dépasser 60 places ;
— les crèches parentales dans lesquelles un groupe de parents constitue une association, participe aux activités et assure la gestion de la crèche ; elles ne peuvent pas dépasser 20 places ;
— les crèches familiales : elles regroupent des assistantes maternelles agréées qui accueillent à leur domicile d'un à trois enfants ; la capacité d'accueil est limitée à 150 places par crèche familiale.
Les **autres établissements** :
— les haltes-garderies sont des établissements d'accueil occasionnel conçus pour accueillir des enfants qui ne sont pas scolarisés (éventuellement jusqu'à 6 ans) et dont les parents n'ont pas ou que peu d'activité professionnelle ;
— les établissements multi-accueil associent différentes formules au sein d'une même structure ;
— les structures passerelles répondent aux besoins d'enfants entre 2 et 3 ans qui ne sont pas accueillis à l'école maternelle ;
— les jardins d'enfants sont destinés aux enfants de 2 ans à moins de 6 ans. Ils peuvent atteindre 80 places.
Pour tous ces établissements, il peut y avoir un surnombre d'enfants inscrits de plus de 10 % dans certaines conditions. Il sera tenu compte de la moyenne des enfants présents sur un temps donné et non du nombre de places.

Personnel

Il doit comprendre :
— une directrice, docteur en médecine ou puériculteur(trice) ayant plus de 5 années d'expérience pour tout établissement de 60 places et plus ;
— les établissements de moins de 40 places peuvent être dirigés par un éducateur de jeunes enfants justifiant de 5 ans d'expérience professionnelle auprès d'enfants de moins de 3 ans, à condition qu'une infirmière ou une puéricultrice fasse partie du personnel.
Dans ces deux éventualités, le personnel sera choisi en fonction des complémentarités :
— un agent pour 5 enfants qui ne marchent pas ;
— un agent pour 8 enfants qui marchent.
La moitié au moins du personnel doit être du personnel diplômé (auxiliaire de puériculture).
D'autres certificats et brevets ont été reconnus. L'ensemble des personnes répondant à ces deux séries de conditions ne doit pas être inférieur aux trois quarts des effectifs (arrêté du 26 décembre 2000).

Le plus souvent, la directrice est aidée par une adjointe, une ou plusieurs éducatrices de jeunes enfants, un psychologue. Dans les crèches familiales, une secrétaire est nécessaire.
Un médecin, qualifié en pédiatrie, participe aux actions de promotions de santé, organise le recours aux urgences médicales, prononce les admissions, assure le suivi préventif des enfants.
Dans les crèches, les frais d'accueil sont payés à la directrice selon un barème établi en fonction des revenus familiaux.

Assistantes maternelles

Assistantes maternelles employées par des particuliers

Elles pratiquent un accueil « non permanent ».
En dehors des crèches, ces assistantes maternelles employées par des particuliers sont appelées assistantes maternelles « libres ». Elles constituent de loin le mode d'accueil le plus utilisé.
C'est la PMI qui a pour tâche de former les assistantes maternelles à titre non permanent. Celles-ci ont à suivre une formation de 60 heures en 5 ans.
Elles doivent ensuite être agréées par le président du conseil général. Pour cela, une enquête doit être effectuée au domicile de l'assistante maternelle, de préférence par l'assistante sociale et la puéricultrice du secteur. Un dossier médical est établi et sera examiné par le médecin de PMI. L'agrément de l'assistante maternelle sera valable pour une durée de 5 ans, renouvelable après réexamen du dossier et après avoir satisfait à certaines conditions de formation. Elles sont agréées pour un nombre d'enfants déterminé de jour, ou de jour et de nuit.
L'équipe chargée de l'enquête essaiera d'apprécier surtout les qualités éducatives de l'éventuelle future assistante maternelle, mais aussi l'hygiène de l'habitat, la sécurité et la santé physique et mentale de toute la famille.
Les assistantes maternelles peuvent avoir un employeur tel que la crèche familiale. D'autres employeurs peuvent également être à la recherche d'assistantes maternelles, par exemple les PTT pour les agents qui travaillent en brigade.

Assistantes maternelles employées pour un placement familial

Elles pratiquent un accueil « permanent ».
Il peut s'agir de placements thérapeutiques pour des enfants malades ou de placements spécialisés pour des enfants dont les parents sont malades. L'Aide sociale à l'enfance recrute également pour les enfants dont les parents sont en difficulté sociale. Ces placements sont à temps complet.

C'est l'employeur qui doit assurer la formation des assistantes maternelles à titre permanent. Celles-ci ont à fournir une attestation de 120 heures de formation en 3 ans lors du renouvellement de leur agrément.

Autres lieux au service des jeunes enfants et de leurs parents

Relais assistantes maternelles

C'est un lieu de rencontre et d'échange pour les assistantes maternelles, les parents et les enfants. C'est un organisme d'information et de décloisonnement.

Lieux d'accueil enfants-parents

Ce sont des espaces de parole, de rencontre et d'échange qui ont pour objectifs de rompre l'isolement social des mères et de prévenir des situations de négligence, voire de maltraitance.
Ces deux lieux ne sont pas réglementés car les enfants y sont avec leurs parents ou leur assistante maternelle. Pour avoir un financement de la CAF, ils doivent remplir certaines exigences.

Bilan des enfants de 3-4 ans scolarisés en maternelle

Le service départemental de PMI établit des liaisons avec le service de Santé scolaire. Le bilan est réalisé dans le cadre de l'école maternelle.
En 1994, le taux de scolarisation était :
— 2 à 3 ans : 34 % ;
— 3 à 4 ans : 99 % ;
— 4 à 5 ans : 100 %.
Il est important qu'un bilan approfondi soit pratiqué vers 3-4 ans. Il sera individuel, se fera en présence des parents et permettra de dépister les infirmités, en particulier sensorielles : troubles de l'audition et de la vision. Les strabismes auront, la plupart du temps, été détectés auparavant. Bien sûr, on vérifiera l'état de la dentition avec les conseils d'hygiène qui s'y rapportent, ainsi que l'état des vaccinations.
L'examen somatique sera consigné sur le carnet de santé et les examens physique et psychomoteur seront complétés par une évaluation des possibilités de langage, du développement affectif, intellectuel et mental, ainsi que de l'adaptation de l'enfant à son cadre de vie.

À cet âge, on peut encore intervenir, par un soutien judicieux, pour les enfants de milieu défavorisé ou ne parlant pas encore français. Cela leur permettra d'aborder le cours préparatoire dans de bonnes conditions.

chapitre 3

Michèle Mourman

La Santé scolaire

« Service de promotion de la santé en faveur des élèves. »

Mission

« Le service public d'éducation contribue à l'égalité des chances. Le droit à l'éducation est garanti à chacun afin de lui permettre de développer sa personnalité, d'élever son niveau de formation initiale, de s'insérer dans la vie sociale et professionnelle, d'exercer sa citoyenneté[1]. »

Organisation

Institué par l'ordonnance du 18 octobre 1945 et repris par l'article L. 191 du Code de la santé publique, le service de Santé scolaire, service relevant de l'Éducation nationale, est organisé au niveau de chaque département. Ce service est composé de médecins, d'infirmiers, d'assistants sociaux, de secrétaires médico-sociales et de psychologues. Ses objectifs ont évolué ; en effet, la scolarité s'est allongée et il est désormais important de veiller à la future intégration professionnelle des jeunes[2].
Sont considérées comme prioritaires la surveillance médicale des écoliers et l'éducation pour la santé.

1. Loi du 10 juillet 1989, art. 1.
2. Loi du 10 juillet 1989.

➡ Surveillance médicale de l'écolier

On n'examine plus systématiquement, comme autrefois, tous les enfants, tous les ans, mais on pratique des examens approfondis à certains âges clés. Ces examens, au nombre de quatre, s'appellent des bilans.

Bilans

Premier bilan

Il se fait à l'âge de 3-4 ans et a déjà été pratiqué à l'école maternelle.

Deuxième bilan

Il est obligatoire[1].
Il est effectué en dernière année de maternelle ou à l'entrée en cours préparatoire. Il sera pratiqué en présence des parents, après avoir pris connaissance des dossiers de la PMI. Il s'agit de repérer, si ce n'est déjà fait, non seulement les handicaps, mais aussi les déficits mineurs, sensoriels ou moteurs, ou des problèmes psychologiques. Comme à l'occasion de chaque bilan, il permettra également de vérifier l'état vaccinal et d'établir la courbe de croissance.
Il concernera :
— les éléments sociaux familiaux ;
— les éléments cliniques :
  - vision, audition ;
  - langage ;
  - motricité, latéralisation ;
  - orientation spatiale ;
— les éléments psychiques :
  - affectifs et caractériels ;
  - mentaux et intellectuels.

Une conclusion proposera soit un passage en cours préparatoire, soit une orientation vers une attente ou un passage en Commission de circonscription préélémentaire (CCPE).

Troisième bilan

Il doit être systématique. Il se fait au cours du deuxième trimestre du cours moyen 2e année.
Les mêmes éléments que lors du bilan précédent seront recherchés ; on insistera sur les manifestations prépubertaires *(voir « Développement pubertaire », chapitre 10, et « Anomalies de la croissance et de la puberté »,*

---

1. Code de la santé publique, art. L. 191.

chapitre 41) et la statique vertébrale *(voir chapitre 40)*. On en profitera pour faire une prise de pression artérielle, vérifier les vaccinations et classer les enfants dans un groupe d'éducation physique.
Les conclusions de ce troisième bilan seront transmises aux parents et éventuellement une réunion de synthèse aura lieu entre le directeur de l'école, le médecin scolaire, le psychologue scolaire et l'assistante sociale pour envisager le passage en sixième.

Quatrième bilan

Il doit être systématique. Il s'impose dans le cadre de la procédure d'orientation à l'issue du collège.
Il a lieu en fin de classe de troisième. Il aide à faire le choix vers une orientation professionnelle.
Lors de ce bilan, on veillera à ce que la croissance et la puberté soient harmonieuses et on détecte les aptitudes aux sports.

Élèves des établissements professionnels

Dans le cas de la réglementation d'hygiène et de sécurité du Code du travail[1], le médecin scolaire donne un avis sur l'aptitude du jeune à travailler sur des machines dangereuses.

Élèves des classes spécialisées

Ces élèves doivent avoir un bilan médical annuel.

Examens médicaux à la demande

Dans les autres classes, outre les bilans dont nous venons de parler, un examen médical pourra être demandé par l'enseignant. Une collaboration entre le service de Santé scolaire, les professeurs et les autres membres de l'équipe éducative pourra apporter une plus grande efficacité dans les actions médicales de dépistage et de prévention.

Éducation pour la santé

Une étroite collaboration entre le personnel de santé et le personnel enseignant permettra de mettre sur pied des actions d'éducation sanitaire telles que

---

1. Code du travail, art. R. 234-11 à 21 et art. L 234-2 et 234-3.

les clubs de santé, dans lesquels seront proposées des recherches « rencontre vie-santé », ou une action prioritaire qui pourra changer chaque année.
Ces clubs ou actions prioritaires seront proposés dans les établissements, mais leur mise en pratique dépendra de l'initiative et de la motivation que chaque membre de l'équipe pourra y apporter.
Les sujets le plus souvent demandés sont : le corps et son fonctionnement, le sida, la sexualité, la grossesse et le contrôle des naissances, le tabac, la drogue, l'alcool *(voir « Prévention et éducation pour la santé », chapitre 8)*.

➡ Autres actions

Le médecin de santé scolaire est interpellé en priorité pour les problèmes d'enfants en danger détectés dans l'école ou le collège dont il est chargé. Il sera le cas échéant amené à rédiger un certificat médical qui devra être le plus précis possible.
Il sera contacté pour tout problème infectieux grave, tel que les méningites, toxi-infections alimentaires, tuberculose d'un enfant ou du personnel, dermatoses, évictions scolaires.
Il travaille en continuité avec ses partenaires dans le respect du secret médical.

➡ Suivi particulier pour certains enfants

L'intégration des enfants handicapés sera facilitée.
Les problèmes des enfants en difficulté seront particulièrement suivis.
Les élèves s'orientant vers l'enseignement technique ou professionnel seront surveillés de façon plus régulière.

Orientations

Toutes ces actions seront discutées au niveau de la CCPE pour le primaire ou de la Commission de circonscription du second degré (CCSD) qui proposera aux parents des orientations dans le cadre de l'Éducation nationale par délégation de la Commission départementale d'éducation spéciale (CDES).
Dans le cas où l'enfant ne peut rester dans le cadre de l'Éducation nationale, son dossier sera transmis à la CDES qui l'étudiera à son tour *(voir « L'enfance handicapée », chapitre 4)*.

chapitre 4

Maroun Khoury
Michèle Mourman

L'enfance handicapée

Définition

D'après l'OMS, « un handicapé est un sujet dont l'intégrité physique ou mentale est passagèrement ou définitivement diminuée ».
Le handicap est défini comme la limitation sociale imposée à un individu par l'incapacité à exercer certaines tâches ou fonctions, elle-même liée à une déficience organique. La distinction de ces trois éléments, proposée par Wolf, rend compte du fait qu'une même déficience peut avoir des conséquences très variables selon les circonstances et le milieu où vit le sujet.
Chez l'enfant, lorsque le traitement étiologique d'une déficience n'est pas possible et entraîne une incapacité fonctionnelle plus ou moins importante, toutes les tentatives et les mesures prises pour tenter de limiter les incapacités par l'éducation et de diminuer le handicap par une orientation appropriée ou une action sur le milieu sont difficiles à réaliser.
Il existe des handicapés mentaux, physiques ou sensoriels (*voir chapitre 45*).

Dépistage, accueil et orientation

Dépistage

Le dépistage doit être le plus précoce possible, la rédaction des certificats de santé extrêmement minutieuse.

Accueil

L'accueil de l'enfant et la révélation du handicap sont des moments très importants dans la vie de la famille. Face au douloureux problème qui leur est révélé, les parents doivent se sentir soutenus.
« La manière de communiquer le diagnostic aux parents est déterminante pour l'avenir de l'enfant... Communiquer seulement ce qui est certain, préserver l'avenir et orienter les parents. »
La circulaire ministérielle du 29 novembre 1985 est intéressante par ses instructions et conseils appropriés.
La circulaire du 6 mars 1986 est très importante en ce qui concerne l'accueil de l'enfant polyhandicapé.

Orientation

Un réseau devra se créer autour de la famille :
— médecin de famille ;
— hôpital où est suivi l'enfant ;
— consultation spécialisée ;
— centre d'action médico-sociale précoce (CAMSP) ;
— services sociaux ;
— PMI ;
— CDES.
Il s'agira d'un accompagnement pas à pas, d'un soutien affectif qui ne négligera pas toutes les découvertes techniques qui permettraient d'améliorer l'état de l'enfant. On évitera l'aggravation au cours de la croissance.

Centres d'action médico-sociale précoce

Maroun Khoury

Dès que l'on parle d'enfant handicapé, le spectre de la déchéance se profile sur le devenir de l'individu.
Les centres d'action médico-sociale précoce (CAMSP), qui ont été créés par la loi du 30 juin 1975 et la circulaire du 9 juin 1976, ont pour mission de lutter contre ces attitudes fatalistes et d'apporter des comportements nouveaux dans la prise en charge des enfants à risque de handicap.

➔ Mission

Les CAMSP ont pour mission la prévention, le dépistage, la coordination et la prise en charge en cure ambulatoire des enfants de moins de 6 ans ayant une déficience sensorielle, motrice ou mentale. Ils ont une double mission, préventive et curative, prenant en compte la globalité des problèmes de l'enfant et de sa famille afin d'assurer une guidance parentale et une meilleure adaptation sociale.

➔ Organisation

Les CAMSP peuvent être privés ou publics, spécifiques ou polyvalents.
Le budget du CAMSP provient pour 80 % de la Caisse régionale d'Assurance maladie, pour 20 % du département.
La prise en charge d'un enfant s'effectue après accord de la Caisse régionale d'Assurance maladie dont il dépend. Le CAMSP doit aussi fournir un rapport trimestriel d'activité aux autorités de tutelle.

➔ Fonctionnement

Après l'accueil de l'enfant dans le cadre du CAMSP, un premier bilan est effectué par les différents intervenants.
Suite à ce bilan une réunion de synthèse a lieu en présence de tous les intervenants médico-sociaux, éducatifs et scolaires. Au cours de cette synthèse est décidé un projet de prise en charge. Ce projet thérapeutique est élaboré aussi en accord avec les familles.

➔ Prise en charge de l'enfant

En fonction de ce projet, l'enfant peut être pris en charge différemment :
— en coordination et l'enfant continue à être intégré dans son milieu scolaire avec des prises en charge en libéral, en kinésithérapie ou en orthophonie, le CAMSP jouant un rôle de coordination et d'orientation ;
— au niveau du CAMSP, par des prises en charge pluridisciplinaires comportant des interventions de psychologue, psychomotricien, orthophoniste, kinésithérapeute, éducateur spécialisé, ergothérapeute tout en favorisant le plus possible l'intégration scolaire.
Le projet de prise en charge est étudié en fonction de l'intégration scolaire de l'enfant et des capacités de la prise en charge, de la situation géographique et du milieu familial.

➡ La guidance parentale

Une guidance parentale est importante, faisant partie intégrante de la prise en charge de l'enfant dans sa globalité.
Des bilans réguliers sont refaits (deux à trois par an) afin de :
— refaire le point sur l'évolution de l'enfant ;
— rediscuter le schéma thérapeutique initial ;
— proposer un nouveau projet en fonction de l'évolution de la situation.

➡ Coordination

Une coordination étroite est effectuée avec le secteur de la PMI, le service Enfance et famille, le service social et de sauvegarde afin de suivre l'évolution de l'enfant et de sa famille dans le cadre de la prévention et du suivi de la prise en charge *(figure 4.1)*.
La coordination se fait aussi avec l'Éducation nationale pour l'intégration des enfants, soit à temps complet, soit à temps partiel, afin d'améliorer la sociabilité et de permettre à l'enfant de ne pas être exclu.
L'intégration doit avoir un but précis en accord avec le psychologue scolaire et l'instituteur qui, d'ailleurs, participent aux réunions de synthèse et à l'élaboration du projet individuel.
Les CAMSP participent aussi aux CCPE afin de faciliter l'intégration.

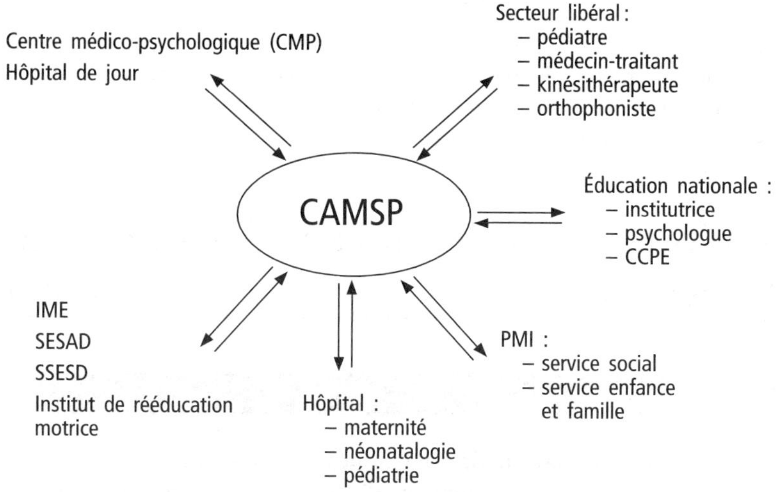

Figure 4.1 – Coordination autour du CAMSP

➜ Orientation

Les CAMSP ont aussi un rôle de relais vers les autres structures adaptées de la petite enfance comme :
— des classes normales de l'Éducation nationale ou des CLISS (classes d'intégration scolaire), les classes d'adaptation ;
— des IME (Institut médico-éducatif) ;
— des centres de rééducation motrice ;
— le secteur psychiatrique (CMP, hôpital de jour).
Ces orientations sont faites en coopération et avec accord de la CDES.

➜ Types de pathologies rencontrées au CAMSP

On rencontre les pathologies suivantes :
— anomalies génétiques : trisomie 21, X fragile, syndrome d'Angelman... *(voir partie III)* ;
— infirmité motrice cérébrale, IMC *(voir chapitre 45)* ;
— problèmes sensoriels tels que cécité, surdité, avec ou sans troubles associés ;
— polyhandicaps ;
— troubles graves du langage, du comportement ;
— enfants autistiques.

➜ En conclusion

Les CAMSP se retrouvent au carrefour de la petite enfance handicapée que ce soit pour le diagnostic, la prise en charge de l'enfant et de sa famille ou la coordination avec les différentes structures afin de mieux intégrer l'enfant dans son milieu familial et scolaire.

Loi d'orientation en faveur des personnes handicapées

Michèle Mourman

➜ Termes

La loi d'orientation en faveur des personnes handicapées (juillet 1975) a mis au point un certain nombre de moyens d'aide qu'il est important de connaître.
Cette loi vise à assurer :
— la prévention, le dépistage le plus précoce possible ;

— l'orientation des handicapés vers des structures appropriées ;
— la révision périodique des mesures prises ;
— une aide sous forme d'une allocation d'éducation spéciale.

Enfants suivis

Elle oblige l'éducation de tous les enfants et adolescents handicapés et la gratuité de l'éducation spéciale.
Cette loi ne s'adresse pas aux cas sociaux qui ont leurs propres établissements, « sauf éventuellement le cas où, du fait de ces difficultés, les enfants présentent des déficits ou troubles nécessitant la mise en œuvre d'une éducation spéciale ou d'un projet thérapeutique[1] ».

Commissions

Des commissions étudient les dossiers :
— Commissions de circonscription en cas de handicap léger avec maintien possible dans les structures de l'éducation avec soutien ;
— Commissions départementales d'éducation spécialisée (CDES).
S'il y a orientation vers un établissement spécialisé, le prix de journée sera pris en charge. Une allocation d'éducation spéciale (AES) sera versée selon le taux d'incapacité.
Pour les adultes, cette commission d'orientation s'appelle la Commission technique d'orientation et de reclassement professionnel (COTOREP).

Commissions départementales d'éducation spécialisée

Missions

La CDES a été créée par la loi de 1975 en faveur des handicapés. Elle a pour mission :
— la reconnaissance du handicap, ainsi que l'attribution de l'AES et des cartes invalidité ;
— l'orientation des enfants.

1. Circulaire du 30 octobre 1989.

Organisation

Composition de la Commission d'éducation spéciale

Elle est composée de 12 membres nommés par arrêtés préfectoraux.
La CDES est présidée alternativement par l'inspecteur de l'Éducation nationale et par le directeur de la DDASS.
Les membres sont : l'inspecteur d'académie, le directeur de la DDASS, un inspecteur de l'Éducation nationale, un inspecteur DDASS, un médecin de la DDASS, des administrateurs (un de la Caisse d'allocations familiales, un de la Mutualité sociale agricole, un de la Caisse primaire d'Assurance maladie), un représentant d'une association de parents d'élève, un représentant d'une association des parents d'enfants handicapés, un directeur d'établissement spécialisé privé et un directeur d'établissement public.

Équipes techniques

Ces équipes préparent les dossiers. À Paris, elles sont organisées par handicap :
— l'équipe « handicap moteur » ;
— les équipes handicaps « mental et psychologique » ;
— les équipes sensorielles, auditive et visuelle ;
— l'équipe « maladies organiques ».

Demandes

Elles peuvent être formulées par toute personne ayant connaissance d'un enfant présentant un handicap. Les demandes émanent essentiellement des écoles, mais aussi de la PMI, des CAMPS, des hôpitaux. Les enfants en difficulté dans le milieu scolaire sont d'abord orientés à l'intérieur du système par la CCPE pour le primaire et la CCSD pour le secondaire. S'ils ne peuvent rester dans le circuit de l'Éducation nationale, ils sont proposés à la CDES. Le handicap doit être reconnu.

Prestations

Allocation d'éducation spéciale

L'allocation d'éducation spéciale (AES) dépend du taux d'invalidité (à partir de 50 %). Elle est due aux parents et, si l'enfant est en établissement, celui-ci devra décompter les jours d'absence pour que les parents puissent y avoir droit.

Carte d'invalidité

Elle est octroyée systématiquement si l'invalidité est reconnue.

Indemnité de transport en voiture

Elle est payée par la préfecture sur avis de la CDES. Celle-ci n'est versée qu'à partir du domicile des parents vers l'établissement.

➡ Orientation

La CDES ne peut imposer une orientation aux parents, mais elle peut l'imposer à un établissement, **en fonction des places disponibles** bien sûr.
Les orientations se font vers les établissements et services d'éducation spéciale. Certains d'entre eux disposent d'un Service de soins et d'éducation à domicile (SSESD), d'un Institut de réadaptation (IRPP), d'un Institut médico-éducatif (IME), d'un Institut médico-professionnel (IMPRO)...
Lorsqu'un enfant est orienté vers un établissement et que celui-ci ne correspond plus, c'est l'établissement qui doit en avertir la CDES et proposer un nouvel accueil.
Les hôpitaux de jour et hôpitaux spécialisés ne relèvent pas de la compétence de la CDES.

Différences entre SSESD et CAMSP

Le CAMSP a une activité de bilan diagnostique de dépistage et d'orientation que n'a pas le SSESD. Le tableau suivant *(tableau 4.1)* synthétisent les différences existant entre ces deux services.

Tableau 4.1 – Différences entre SSESD et CAMSP

	SSESD	CAMSP
	Service de soins et d'éducation à domicile	Centre d'action médico-sociale précoce
Textes de référence	Loi de 1975 en faveur des personnes handicapées : annexe XXIV (reprise de textes antérieurs de 1956)	Décret 76-389 du 15 avril 1976 (création)
Âge	0 à 20 ans	0 à 6 ans

	SSESD	CAMSP
Conditions de prise en charge	Dossier rempli par les parents ; sera présenté à la CDES qui statuera sur le degré de handicap et l'orientation de l'enfant	Demande des parents. Accès direct par la PMI, la maternité, la néonatalogie...
Objectifs	Prise en charge thérapeutique et éducative de l'enfant handicapé dans ses lieux de vie	Prise en charge globale la plus précoce possible des enfants en difficulté et/ou handicapés pour prévenir le handicap et/ou le sur-handicap
Public	Pour enfants handicapés intellectuels, moteurs, sensoriels ou polyhandicapés	Les CAMSP sont le plus souvent polyvalents. Dans certaines grandes villes, ils peuvent aussi se spécialiser
Prise en charge financière	Budget payé au prix de journée. Pas à la charge des parents, 100 % Assurance maladie	Budget global. Rien à la charge des parents, financé à 80 % par l'Assurance maladie et 20 % par le conseil général du domicile des parents

Le double financement pour les CAMSP permet aux Conseils généraux (PMI) d'avoir un regard sur ces établissements qui devraient être des services de proximité et souples. Les 20 % du budget du CAMSP payés par le département ont pour vocation la prévention, les 80 % du budget payés par l'Assurance maladie ont pour vocation le traitement et les soins.

Dans la pratique, il est parfois difficile de distinguer ces deux structures pour les enfants de moins de 6 ans.

Le CAMSP travaille rarement à domicile, sauf s'il existe des puéricultrices dans l'équipe. Dans les lieux de vie, le CAMSP se situe, comme le thérapeute, comme soutien de l'intégration sociale.

Pour les plus grands, le SSESD travaille beaucoup sur l'intégration scolaire et collabore avec les intersecteurs de pédopsychiatrie. Il travaille à domicile (travail éducatif) et dans les lieux de vie de l'enfant, dont il soutient l'intégration.

Bibliographie

Loi d'orientation du 30 juin 1975 relative aux institutions sociales et médico-sociales.

Circulaires n° 669/PME du 9 juin 1976, 76-838 du 13 septembre 1976 relatives aux centres d'action médico-sociale précoce.

Deschamps J.-P., Manciaux M., Salbreux R. *L'Enfant handicapé et l'école*. Paris : Flammarion ; 1981.

chapitre 5

Michèle Mourman

La santé mentale en faveur des enfants et adolescents

Quelques dates

Pour ouvrir cette partie, il nous a semblé utile de rappeler quelques dates importantes dans le domaine de la santé mentale :
— 1789 : les aliénés sont confiés à la médecine ;
— 1838 : loi sur les placements d'office ; les structures sont loin des villes ; les constructions vont s'ériger jusqu'en 1970 ;
— 1960 : naissance des secteurs de psychiatrie ;
— 1972 : circulaire créant les intersecteurs de pédopsychiatrie.

Objectifs

Prévenir l'apparition des troubles.
Assurer le dépistage précoce et le bilan diagnostique avant que s'installent les troubles graves.
Traiter le plus précocement possible les malades.

Organisation

La loi sur la décentralisation a attribué la compétence sur la santé mentale à l'État.
Un secteur de psychiatrie adulte couvre trois intersecteurs de pédopsychiatrie.

Moyens

Les intersecteurs de pédopsychiatrie développent les consultations de diagnostic et de traitement en ambulatoire, en centres médico-pédagogiques (CMP) ou en hôpitaux de jour.
Les lits d'hospitalisation « jour et nuit » ont été réduits, il devient très difficile de faire soigner un enfant ou un jeune dont la famille est en difficulté.
Le personnel est composé essentiellement de pédopsychiatres, psychologues, infirmiers psychiatriques, travailleurs sociaux, secrétaires.
Les problèmes de santé mentale sont souvent des problèmes globaux, ce qui demande, pour être efficace, de travailler en concertation et même en équipe avec les services médicaux et sociaux extérieurs au service de santé mentale.
Dans la pratique, les intersecteurs de pédopsychiatrie se sont organisés selon les besoins ressentis et la plupart ont créé des unités de prévention précoce pour les tout-petits. Certains se sont plus spécialisés dans l'accueil des adolescents.

chapitre 6

Michèle Mourman

L'Aide sociale à l'enfance

L'Aide sociale à l'enfance (ASE) est un service départemental chargé de mettre en œuvre des actions de prévention, d'aide ou de protection pour tous les enfants ou adolescents qui en ont besoin.

Missions et organisation

Missions

La loi du 6 janvier 1986 définit pour l'ASE les missions suivantes :
— apporter un soutien matériel, éducatif, psychologique aux mineurs confrontés à des difficultés sociales ;
— organiser des actions collectives ;
— mener en urgence des actions de protection ;
— pourvoir aux besoins des enfants confiés ;
— organiser un recueil d'informations relatives aux mineurs maltraités...
La loi n° 86-17 du 10 janvier 1989 relative à la prévention des mauvais traitements précise toutes ces missions.

Organisation

Loi de décentralisation

Depuis la loi sur la décentralisation du 7 janvier 1983, l'Aide sociale à l'enfance est placée sous la responsabilité politique et financière du président du conseil général dans le cadre des textes officiels.
L'État conserve une fonction de tuteur pour les pupilles de l'État (enfants sans famille).

Historique

Autrefois, c'était un service d'administration chargé de recueillir et d'élever les enfants « trouvés » ou abandonnés par leurs parents (les enfants « de l'Assistance »).
Ce fut ensuite le service dans lequel étaient placés les enfants après évaluation sociale ou à la demande des familles (les enfants de la DDASS).

Activités de l'ASE

Il ne s'agit plus de placer, mais tout d'abord d'aider les enfants dans leur milieu familial.

➡ Aide aux enfants en difficulté

Prévention

Les formes d'aide sont de quatre sortes.

➡ Accueil dans les centres maternels

Accueil de la future mère ou de la jeune mère avec son bébé.
La jeune femme reçoit un accompagnement personnalisé pour elle-même ou son enfant, pour sa vie de couple ou de mère célibataire.
Son séjour doit lui permettre de trouver une aide matérielle, de rompre l'isolement, de former un projet d'insertion et d'acquérir une certaine autonomie.

➡ Aide financière

Elle est assurée par :
— les allocations mensuelles ;
— un secours exceptionnel.

➡ Travailleuses familiales à titre éducatif

➡ Action éducative en milieu ouvert

L'ASE est un service de prévention. Avec l'accord des parents, et même parfois à leur demande, une action éducative peut être mise en place par des assis-

tantes sociales ou des éducateurs spécialisés : il s'agit alors d'une Action éducative en milieu ouvert (AEMO) administrative.
Elle est le plus souvent exercée par une association liée à l'ASE par convention.

Protection

Dans la mesure où un enfant est considéré comme étant en danger, intervient un personnage principal : le juge pour enfants.

Juge pour enfants

Si l'enfant est en danger dans sa sécurité, sa santé, sa moralité, c'est le juge qui prend une mesure adaptée. Là encore, il évitera le placement à tout prix en aidant la famille grâce à une AEMO judiciaire (le consentement de la famille est souhaité, mais n'est plus indispensable). Parallèlement, d'autres aides pourront être proposées.
Si le maintien dans la famille ne s'avère pas possible, le juge pourra prendre une mesure de garde en confiant l'enfant physiquement à l'ASE. L'ASE pourra alors placer l'enfant selon son âge et son évolution soit dans une famille d'accueil, soit dans un établissement.
Le juge peut placer un enfant directement ou chez un tiers digne de confiance (en général la famille).

Loi du 6 juin 1984

Depuis la loi du 6 juin 1984 (droit des usagers), les rapports de la famille avec l'ASE sont définis. Et le service doit s'efforcer de recueillir, à chaque fois, l'adhésion de la famille.
Désormais les familles ont le droit :
— d'être informées ;
— d'être assistées de la personne de leur choix ;
— d'être associées à toute décision concernant leur enfant ;
— de bénéficier d'une réévaluation régulière de la situation.
Les enfants ont également le droit d'être associés aux mesures qui les concernent.

Pupilles de l'État et adoption

La loi

La loi définit le statut des enfants qui n'ont plus de famille : les pupilles de l'État.

Leur situation doit être examinée tous les ans.
Un projet d'adoption doit être formulé devant le conseil de famille.

Adoption

Les enfants peuvent être adoptés par plusieurs voies. Pour les petits, elle est le plus souvent plénière.
Plusieurs cas se présentent.

Mère ayant accouché « sous X » : accouchement anonyme

Il s'agit d'une femme qui n'a pas souhaité élever son enfant, enfant souvent non désiré et posant trop de problèmes. Elle en est bien consciente et ne souhaite pas lui laisser de filiation.
Elle accouche « sous X », c'est-à-dire que son nom n'est pas enregistré : l'enfant portera trois prénoms. Elle a 2 mois pour revenir sur sa décision, ensuite l'enfant sera adoptable et confié à un couple qui remplit les conditions matérielles, affectives et éducatives évaluées par toute une équipe.

Consentement à l'adoption

La filiation est connue à la naissance, mais les parents (le plus souvent mère seule) signent un consentement à l'adoption. Pendant 2 mois, les parents peuvent reprendre leur enfant. Au-delà, il sera adopté et la filiation naturelle ne sera pas connue.
Le consentement à l'adoption peut être reçu par un notaire ou le Tribunal de grande instance si l'enfant est âgé de plus de 2 ans.

Enfant déclaré abandonné par la Justice (art. 350)

Ce sont en général des enfants plus grands, pour lesquels les parents ne se sont pas manifestés depuis plus de 1 an. L'ASE demande au juge de les déclarer abandonnés. Ces procédures sont longues, les enfants sont adoptés plus tard.
L'adoption peut être simple pour des enfants plus âgés. La filiation est, dans ce cas, connue et conservée. Il y a double filiation.
Le nombre de couples qui souhaitent adopter un enfant est très important par rapport au nombre d'enfants adoptables qui diminue tous les ans.

chapitre 7

Michel Roussey
Michèle Mourman

Situations particulières

Les enfants victimes de sévices

Pré-requis

Le problème des enfants victimes de sévices est déjà ancien, mais leur nombre apparaît aujourd'hui croissant, ceci étant essentiellement le fait d'un dépistage plus attentif. La fréquence exacte des faits est difficile à préciser essentiellement pour deux raisons : d'une part, la notion de sévices est sujette à interprétation et donc à variation d'incidence, suivant l'expansion que l'on donne au concept de violence à enfants ; d'autre part, le diagnostic exact n'est pas toujours porté, par méconnaissance ou ignorance des faits de la part du médecin ou des services sociaux ou par non-déclaration à cause de la crainte des conséquences judiciaires.
En 2000, 83 800 enfants étaient estimés en danger en France avec 57 % de signalement judiciaire. Parmi ces enfants, 18 300 auraient été maltraités : 6 600 par violences physiques, 5 500 par abus sexuels, 4 800 par négligences lourdes et 1 400 par violences psychologiques. Les enfants en risque de maltraitance auraient été au nombre de 65 000.

Définitions

En reprenant les définitions de l'Office décentralisé de l'Action sociale (ODAS), on distingue :
— d'une part **l'enfant maltraité** : c'est-à-dire celui qui est victime de violences physiques, cruauté mentale, abus sexuels, négligences lourdes ayant des conséquences graves sur son développement physique et psychologique ;

— d'autre part, **l'enfant en risque de maltraitance** : celui qui connaît des conditions d'existence risquant de mettre en danger sa santé, sa sécurité, sa moralité, son éducation ou son entretien, mais qui n'est pas pour autant maltraité.

Ces définitions, si précises soient-elles, ne mettent pas à l'abri d'un certain nombre de difficultés :

— il n'est pas toujours possible de faire la part entre un comportement volontaire et **un accident**. La présence d'éléments intentionnels dans le comportement des parents n'implique pas toujours l'absence d'éléments accidentels. Il y a souvent coexistence d'éléments intentionnels et d'éléments dus au hasard. Un événement ou un comportement, qui paraissent accidentels, peuvent être partiellement déterminés par des éléments intentionnels inconscients ;

— **le droit de correction parentale** étant reconnu dans la plupart des pays, il est souvent difficile de situer la limite entre le mauvais traitement et la correction autorisée ;

— pour **les sévices par omission**, la difficulté réside en ce que des conditions socio-économiques défavorables peuvent aboutir aux mêmes conséquences physiques que des négligences intentionnelles ;

— une autre difficulté est dans le fait qu'il est impossible d'éliminer **l'élément subjectif dans l'appréciation** de chaque cas, élément qui dépend de la psychologie, des normes éducatives et de la formation professionnelle de chaque personne amenée à s'occuper d'enfants suspects de mauvais traitements ;

— la notion de sévices est également variable selon **les cultures, les coutumes ethniques**. Ce qui est considéré comme un mauvais traitement par notre culture occidentale est considéré comme un traitement tout court par d'autres civilisations : ainsi la circoncision féminine pratiquée à la naissance ou entre 7 et 12 ans sur des fillettes originaires de certaines régions. S'il est excessif de l'assimiler à des sévices, l'OMS parle de « pratiques coutumières affectant la santé des enfants et des mères ». La présence en Europe de populations, africaines surtout, où ces coutumes ont encore cours pose de délicats problèmes de compréhension transculturelle ;

— d'autres difficultés de frontière dans la définition de sévices concernent **les sévices psychologiques ou moraux**. On a dit la difficulté de les repérer ; mais où commencent-ils ? Que dire des enfants déchirés entre des parents qui se les disputent ? Enjeu d'un conflit qui les dépasse, ils sont durement traumatisés. Que dire des enfants élevés dans des sectes religieuses selon des méthodes qui choquent l'opinion habituelle ?

On le voit, la notion de violences à enfants s'est élargie au fil des années. Il faut aussi y ajouter :

— **le syndrome de Munchausen par procuration** : il s'agit d'un désordre psychiatrique, de la part d'un des parents envers l'enfant, qui invente un diagnostic faussé pour que l'enfant soit hospitalisé et donc soumis à toute sorte d'examens traumatiques pour lui ;

— **les violences institutionnelles** : si les mauvais traitements se voient surtout au sein de la famille, aucune situation ne peut être exclue. On peut les rencontrer chez des assistantes maternelles, même agréées ou au sein d'institutions privées ou contrôlées par l'État. Il faut parfois qu'un scandale éclate pour que l'opinion s'indigne de certains agissements (coups, sévices psychologiques, non-respect de l'individualité et de la personnalité de l'enfant, de sa provenance ethnique, de sa maladie) de moniteurs ou directeurs à personnalité pathologique ;
— **les abus sexuels** : ils font l'objet d'un paragraphe spécifique un peu plus loin.
Les sévices à enfants comportent un triple aspect : médical, social et juridique.

Description clinique

Le diagnostic médical de maltraitance procède du même raisonnement que n'importe quel syndrome médical. Un enfant présente une association de symptômes qui doivent faire évoquer une maltraitance alors que, pris isolement, ils ne sont pas spécifiques.
L'enfant maltraité est habituellement (mais pas toujours) sale, négligé, avec un air misérable. Dans la majorité des observations, l'aspect négligé et la dénutrition concernent les enfants vivant dans une ambiance socio-économique défavorisée. Mais il existe aussi des sévices dans les milieux aisés et ils sont beaucoup plus difficiles à identifier.

Lésions tégumentaires et des muqueuses

Elles sont manifestement les plus fréquentes. Elles sont signalées chez 90 % des enfants battus et varient d'un sujet à l'autre.

Ecchymoses et hématomes

Ils ne sont évocateurs que par leur multiplicité et certaines localisations spécifiques : tronc, lombes, visage (en particulier au niveau du pourtour des yeux, souvent bilatéraux), cuir chevelu. Dans certains cas, leur forme et leur siège évoquent le type de traumatisme.

Plaies

Elles sont très polymorphes, mais permettent parfois de suspecter l'instrument en cause : sillons circulaires secondaires à une contention par liens, plaies curvilignes dessinant la boucle de la ceinture, cicatrices de brûlures de cigarettes, griffures par coups d'ongles, plaies linéaires secondaires à des coups de fouet ou de martinet, plaies par instruments tranchants ; les traces de morsure ne sont pas rares.

L'évolution rapidement favorable de ces lésions, en quelques jours d'hospitalisation, impose que l'on fasse systématiquement photographier l'enfant à son arrivée pour permettre ultérieurement une éventuelle expertise médico-légale.

Lésions de la muqueuse nasale

Elles se manifestent volontiers par la plaie du sillon gingival consécutive à la lacération du frein labial. Très caractéristique est la fracture du cartilage nasal complétée par une ulcération de son extrémité avec fonte de la cloison et affaissement de la pyramide nasale.
Les lésions des organes génitaux externes ne sont pas exceptionnelles. On a décrit la striction de la verge par un lien destiné à empêcher l'énurésie.

Alopécie

Elle se présente sous forme d'une plaque pseudo-peladique ou de zones de raréfaction de la chevelure secondaires à des arrachements brutaux et répétés des cheveux.
Toute lésion disparaissant en milieu hospitalier et réapparaissant en milieu familial doit être tenue pour suspecte.

Fractures

Les fractures sont, après les lésions tégumentaires, les lésions les plus fréquemment rencontrées. Leurs caractères cliniques et radiologiques sont fonction de l'âge de l'enfant.

Chez le nourrisson

La déformation grossière d'un membre est exceptionnelle, on note tout au plus un gonflement, une impotence ou une douleur à la mobilisation. La latence clinique est bien souvent totale ; c'est pourquoi il est très important de faire pratiquer une radiographie systématique du squelette, non seulement devant tout signe clinique pouvant évoquer une fracture, mais devant tout nourrisson porteur de lésions cutanées suspectes ou dont l'état général ou les conditions d'environnement laissent craindre la possibilité de mauvais traitements.
Les lésions osseuses particulières au nourrisson que l'on peut découvrir ont été décrites sous le nom de syndrome de Silverman. Cet ensemble lésionnel comporte des fractures multiples, d'âges différents, le plus souvent négligées, qui se répartissent en fractures diaphysaires banales, arrachements métaphysiques, décollements périostés avec hématomes sous-périostés. Ces deux derniers aspects particuliers s'expliquent par la structure de l'os en

croissance et par les mécanismes que l'on pense être responsables de ces fractures :
— **les arrachements métaphysaires** : le périoste à cet âge est solidement fixé par ses fibres sur la métaphyse et le cartilage épiphysaire des os longs. Lors de traumatismes indirects par torsion, élongation, broiement, striction forcée au niveau des articulations, ces fibres très solides ne sont pas déchirées, mais arrachent des fragments de métaphyse plus ou moins importants : petits arrachements métaphysaires cunéiformes ou arrachements métaphysaires complets ;
— **les décollements périostés avec hématome sous-périosté**. Le périoste étant très richement vascularisé, des fractures diaphysaires non immobilisées sont à l'origine d'hémorragies sous-périostées qui peuvent prendre un volume considérable si les traumatismes se répètent. Ces hématomes finissent par se calcifier de dehors en dedans, réalisant un véritable manchon sous-périosté. Bien immobilisées, ces fractures consolident sans problème et laissent très peu de séquelles.

Chez le grand enfant

Les fractures n'ont aucun caractère spécifique. C'est devant leur association à d'autres lésions significatives ou la découverte radiologique de cals de fractures anciennes qu'on sera amené à envisager la possibilité de mauvais traitements.

À tout âge

On peut rencontrer deux types de fractures qui sont toujours secondaires à un traumatisme direct :
— **les fractures du crâne** : fracture unique ou fractures multiples réalisant un véritable puzzle ; c'est l'absence de traumatisme invoqué qui fait soulever dans leur cas l'hypothèse d'une brutalité volontaire ou d'une négligence inavouée ;
— **les fractures de côtes** : elles peuvent être associées à une détresse respiratoire, mais, le plus souvent, elles sont muettes cliniquement et ne sont découvertes que par la radiologie systématique du squelette.

Lésions crâniennes et cérébrales

Il s'agit le plus souvent d'hématomes sous-duraux, se rencontrant surtout au cours de la première année de vie. Leur symptomatologie est caractéristique : augmentation du volume du crâne, convulsions, vomissements, troubles de la conscience, hémorragies rétiniennes *(voir chapitre 43)*.
Diagnostiquer un hématome sous-dural chez un nourrisson doit systématiquement faire rechercher l'origine traumatique. Celle-ci est évidente lorsqu'il y a une fracture du crâne, des fractures d'os longs ou de côtes ou des héma-

tomes associés. Elle est en revanche plus difficile lorsque les séquelles neurologiques restent isolées. Il ne s'agit pas alors d'enfants frappés à proprement parler, mais d'**enfants violemment secoués**. Du fait de la faiblesse des muscles du cou et du poids relativement élevé du crâne chez le jeune nourrisson, la tête ballotte dans tous les sens, entraînant la rupture des « veines ponts », formations fragiles qui se dirigent du cerveau à la dure-mère.
Que ce soit un traumatisme crânien direct ou des secousses, une hémorragie méningée et des contusions cérébrales plus ou moins étendues peuvent également se voir. Une échographie transfontanellaire et surtout un examen tomodensitométrique crânien ou une imagerie par résonance magnétique cérébrale permettent toujours de visualiser ces lésions, voire de les dater.
Leur pronostic est grave, mettant en jeu la vie à court terme et laissant des séquelles définitives, neurologiques, sensorielles ou psychologiques.

Lésions oculaires

Elles témoignent de violences répétées au niveau de l'extrémité céphalique sous forme de coups ou de secousses et accompagnent souvent les lésions cérébrales. Elles consistent en **décollement de rétine**, **hémorragies rétiniennes ou sous-conjonctivales**. Un examen ophtalmologique doit être systématique en cas de suspicion de sévices à enfant ; il faut savoir rechercher les hémorragies rétiniennes en périphérie de la rétine, car elles peuvent de ce fait être invisibles à un fond d'œil rapidement fait sur pupilles mal dilatées. Leur aspect à centre pâle suggère des mauvais traitements.

Lésions viscérales

Elles sont exceptionnelles (1 à 2 %) et très diverses selon la nature et le siège du traumatisme (rupture ou fissuration hépatique, splénique, rénale). Certaines localisations sont par elles-mêmes évocatrices de possibilité de mauvais traitements lorsqu'elles sont rencontrées chez un jeune enfant de moins de 5 ans. Ce sont surtout les organes fixes de la partie médiane et supérieure de l'abdomen qui sont lésés (duodénum, pancréas, jéjuno-iléon, mésentère), alors que les causes traumatiques accidentelles entraînent plutôt des lésions des organes latéraux.
Ces lésions peuvent évoluer parfois à bas bruit et ne se révéler que quelques jours après le traumatisme. Il faut savoir y penser lorsque, chez un jeune enfant ne pouvant pas répondre à un interrogatoire, on constate l'existence d'un ventre douloureux, d'une altération de l'état général sans symptômes nets de péritonite ou d'occlusion, et que les renseignements fournis par l'entourage sont vagues et contradictoires.

Symptômes témoins d'une pathologie carentielle

Retard staturo-pondéral

Les enfants maltraités sont souvent dénutris. Cette dénutrition peut être isolée et rendre le diagnostic difficile. On y parviendra devant un bilan étiologique négatif et la reprise spectaculaire du poids pendant quelques jours d'hospitalisation *(voir « Malnutrition », chapitre 31, et chapitre 41)*.
Il existe également des enfants qui ne grandissent plus, c'est-à-dire chez lesquels on note un fléchissement ou une cassure nette de leur courbe de poids et de taille contemporaine d'un événement ou d'une modification de la vie familiale.
En l'absence de prise de poids, ces enfants peuvent devenir de véritables nains, ce **nanisme psycho-social** correspond en effet à un blocage de sécrétion de l'hormone de croissance. À l'opposé, une séparation avec le milieu familial ou une prise en charge appropriée entraîne un rattrapage tout à fait spectaculaire de la croissance *(voir « Le développement psychologique de la naissance à l'adolescence », chapitre 10)*.

Retard du développement psychomoteur

Ce sont les nourrissons qui ont un retard de toutes leurs acquisitions psychomotrices que l'on aurait vite fait d'étiqueter encéphalopathes. Ils ont le regard triste, une tonsure occipitale témoin d'un maintien au lit permanent. Ils ont parfois des signes d'hospitalisme (balancement). Là encore, on peut assister à une récupération tout à fait spectaculaire après séparation du milieu familial.

Troubles du comportement

Ils peut s'agir de troubles du comportement parfaitement isolés, sans retard dans le développement, troubles qui peuvent ne pas être spectaculaires ou même trompeurs :
— **la conduite d'évitement** : ce sont des nourrissons qui se détournent du visage de leur mère alors qu'en revanche, ils pourront facilement accrocher un regard étranger. Ce comportement non gratifiant et même agressif pour la mère ne fait que renforcer la difficulté pour celle-ci de rentrer en relation avec son enfant ;
— **la vigilance gelée** : il s'agit d'un comportement qui dénote une maîtrise, un contrôle des affects tout à fait prématuré et anormal eu égard à l'âge des enfants. Ce sont notamment des petits nourrissons qui sont capables d'arrêter de rire ou de pleurer, de suspendre leur activité, de rester de longs moments sans bouger, habituellement après une remontrance maternelle ;
— **l'attachement sans discrimination** : il s'agit d'un comportement qui peut être très trompeur. Ce sont en effet des nourrissons entre 1 et 2 ans qui, au

lieu de pleurer et de fuir au contact d'un visage étranger, se précipitent au contraire dans les bras de quiconque se trouvant là. Ce sont des enfants faciles, affectueux, gratifiants pour les soignants ; mais en fait, on s'aperçoit qu'ils sont incapables d'établir une relation suivie et vont de bras en bras sans discrimination ;

— **l'instabilité**, l'agitation excessive, l'agressivité : ces symptômes peuvent être une autre forme d'expression d'une maltraitance psychologique et physique ajoutées.

Conduite d'évitement et vigilance gelée aboutissent dans la deuxième et la troisième année de vie à des enfants totalement apathiques et inhibés s'isolant sur eux-mêmes. Ils auront tendance à garder ce même type de comportement en collectivité et sont incapables de nouer une relation de confiance aussi bien avec les enfants de leur groupe qu'avec les adultes.

➡ Éléments du diagnostic et du pronostic

Diagnostic

Le diagnostic de lésions traumatiques est en général établi sans difficultés. Le diagnostic de mauvais traitements est beaucoup plus difficile. Il se fonde sur trois éléments principaux :

— **le caractère et l'association des lésions** : aucune lésion prise isolément n'est spécifique. En revanche, certaines localisations, certains aspects, certaines associations doivent retenir l'attention ;

— **la régression des lésions** : l'épanouissement de l'enfant après séparation de l'environnement habituel de l'enfant ;

— **les données de l'interrogatoire** : la négation de tout traumatisme ou l'aveu d'un traumatisme sans rapport avec la nature ou l'importance des lésions ; la contradiction d'un interrogatoire à un autre ; la discordance entre l'interrogatoire du père et de la mère et parfois de la nourrice ; la facilité avec laquelle on évoque la responsabilité d'un tiers (membre de la fratrie ou animal) ou un trouble du comportement de l'enfant, des troubles de l'équilibre, une fragilité capillaire, qui ne sont pas retrouvés à l'examen de l'enfant. Il faut savoir qu'un interrogatoire direct et précis des familles ou des nourrices est ressenti comme accusateur et n'aboutit en général à aucun résultat. Il rend habituellement impossible toute action thérapeutique ultérieure au sein de la famille.

Pronostic

L'enfant victime de mauvais traitements est un enfant en danger :

— il est menacé de mort : selon les statistiques, on estime à 3-4 % le taux de mortalité secondaire à des mauvais traitements ;

— il est menacé de séquelles définitives : neurologiques, orthopédiques, dysmorphiques, staturo-pondérales et psychomotrices. Son épanouissement psychologique et affectif peut être compromis pour toujours ;
— enfin, il est menacé de récidives : certaines études estiment de 50 à 60 % le taux de récidives quand aucune mesure de protection de l'enfant n'a été prise.
Le problème reste donc d'évaluer cette notion de danger. Or, il n'y a pas forcément de parallélisme entre l'importance des lésions somatiques et le danger encouru par l'enfant en restant dans son milieu habituel familial ou nourricier. Cette évaluation difficile nécessite un abord pluridisciplinaire de chaque cas associant médecins, travailleurs sociaux, pédopsychiatres.
Pour établir un pronostic, on peut s'appuyer sur quatre éléments principaux.

Caractéristiques propres à l'enfant

Ce sont habituellement des enfants jeunes, de moins de 3 ans, plus souvent des garçons. Il s'agit de cas d'« enfants cibles » dont les membres de la fratrie sont normalement traités. Les motifs de cette agression élective sont parfois facilement retrouvés : enfant adultérin, enfant présentant un handicap moteur, sensoriel ou intellectuel, enfant né prématurément, séparé dès la naissance par un séjour en centre spécialisé, enfant difficile à élever et pour lequel la mère vit un sentiment d'échec et de culpabilité, enfant séparé longtemps ou à plusieurs reprises de son milieu familial à la suite de placements en nourrice ou en collectivité. Le retour de l'enfant dans sa famille s'accompagne toujours de troubles du comportement : anorexie, énurésie, trouble du sommeil, hostilité, manifestations auxquelles les parents répondent par une incompréhension qui peut prendre le masque d'un rejet ou de manifestations agressives.

Personnalité des parents

Les parents maltraitants sont rarement des malades mentaux caractérisés (schizophrènes ou déséquilibrés agressifs). L'alcoolisme est fréquemment retrouvé : intoxication occasionnelle responsable d'acte impulsif incontrôlé, mais qui peut se reproduire, ou intoxication chronique responsable de négligence ou d'abandon de l'enfant. La débilité mentale est fréquemment évoquée, mais ce diagnostic repose trop souvent sur des éléments subjectifs et superficiels.
En revanche, on relève souvent dans le comportement des parents à l'égard de leurs enfants certains traits caractéristiques : l'inaffectivité, l'intolérance à la frustration, l'incapacité de supporter les servitudes occasionnées par la présence de leur enfant ou à percevoir les besoins de celui-ci. Or, on retrouve fréquemment chez ces parents des conditions gravement perturbantes dans leur propre enfance (carence massive, dissociation familiale, placements institutionnels). Ils ont été eux-mêmes l'objet de frustration affective précoce,

voire de séquelles physiques, et sont incapables d'avoir une relation satisfaisante avec leur propre enfant.

Environnement socioculturel

La majorité des enfants appartiennent à des milieux défavorisés au niveau socio-économique (chômage, surpeuplement, transplantation, isolement) où les situations familiales complexes sont fréquemment retrouvées (mères célibataires, concubinages successifs avec enfants de plusieurs lits, placements multiples des enfants en institution ou chez des nourrices clandestines de mauvaise qualité).

Il apparaît cependant que les mêmes troubles de la personnalité des parents conduisent à un pourcentage de « passages à l'acte » agressifs variables selon les conditions de vie et le niveau socioculturel. Ainsi, le surpeuplement abaisse le « seuil de tolérance » à l'encontre des manifestations d'activité ou d'agitation d'un enfant qui, dans un autre cadre de vie, seraient considérées comme tolérables. De même, lorsque la pauvreté culturelle interdit de décharger son agressivité sur un mode symbolique ou verbal, la violence devient le mode d'expression privilégié. Enfin, dans certains groupes ethniques ou sociaux, la sévérité des châtiments corporels fait partie des normes culturelles et n'implique pas nécessairement un rejet affectif.

Toutefois, il faut garder à l'esprit que la prépondérance apparente de ces familles défavorisées s'explique peut-être par le fait qu'elles sont plus exposées à la surveillance des services sociaux et de la police que les milieux plus favorisés où les sévices ne sont pas exceptionnels, souvent plus subtils et en tout cas mieux dissimulés. C'est également dans ces milieux que l'on rencontre le plus souvent des névroses graves pouvant expliquer les troubles relationnels et les sévices.

Périodes et situations à risques

Plutôt que de rechercher à dépister des « familles à risque élevé » (approche biaisée et qui risque d'étiqueter les personnes ainsi identifiées), on insiste aujourd'hui sur les périodes ou les situations à risques dans le cycle de la vie familiale : modification du statut matrimonial, survenue d'une grossesse ou d'une naissance non désirée, changement de domicile, retour en famille d'un ou plusieurs enfants placés, déménagement, perte d'emploi, problème psychiatrique aigu...

Pris isolément, les différents indices portant sur l'enfance des parents, l'histoire de la famille, ses difficultés, l'état de santé de ses membres, les problèmes éventuels avec des énigmes n'ont peut-être pas grande signification. Mais leur regroupement dans le temps et l'espace leur donne beaucoup plus de sens et valide la notion de risque, car la plupart de ces indices traduisent une demande d'aide ; il faut savoir les interpréter, même *a posteriori*.

acte infirmier

Conduite à tenir en présence d'un enfant victime de sévices

On ne peut prendre une décision en face d'un enfant victime de sévices ou suspect de l'être que si on connaît bien les organismes chargés de la protection de l'enfance, ainsi que la législation concernant ce problème.

Structures assurant la protection de l'enfance

■ DAS (Direction des affaires sociales du conseil général)

Les services concernés sont d'une part la PMI et d'autre part le service de l'Aide sociale à l'enfance (ASE), qui s'adresse à une population plus spécifique de familles en difficultés. Ces deux services dépendent des services départementaux de la DAS du conseil général, c'est-à-dire du conseil général. L'ASE a deux buts principaux :
• procurer une aide financière matérielle et morale aux familles dépourvues de moyens suffisants ;
• recueillir les différentes catégories d'enfants dépourvus totalement ou partiellement de soutien familial telles que les enfants recueillis temporaires, les enfants confiés en garde provisoire ou définitive par ordonnance judiciaire, les enfants trouvés, les enfants abandonnés, les enfants dont les parents ont été déchus de la puissance parentale, les enfants orphelins.
Ce service dispose, pour exercer ses fonctions, d'établissements propres (pouponnières, internats) et d'un réseau de placements familiaux.

■ Le juge des enfants

Il a le privilège exceptionnel et unique en droit français de se saisir, d'instruire et de juger. Il est chargé des affaires de mineurs délinquants ou en danger, c'est-à-dire des mineurs dont la santé, la sécurité, la moralité ou l'éducation sont compromises dans leur milieu familial. Il peut se saisir lui-même de tout cas qui lui a été signalé et qu'il estime être de son ressort.
Toute personne (membre de la famille, voisin, personnel de l'école, médecin, IDE, travailleur social, personnel de police) peut signaler un cas directement au juge des enfants ou mieux au procureur de la République. Ce dernier appréciera s'il y a lieu ou non de poursuivre pénalement les parents en saisissant un juge d'instruction et informera le juge des enfants pour les mesures de protection de l'enfant. Le plus souvent, les cas sont signalés par l'intermédiaire des différents services de la DAS.
Il existe, dans certains départements, des **brigades de protection des mineurs**. Ce sont des services spécialisés de la police judiciaire dont l'originalité est de comprendre parfois un personnel féminin dont les cadres ont une formation de travailleur social. La brigade de protection des mineurs est alertée au même titre que le juge des enfants par une personne. Elle effectue une enquête dans la famille et auprès de toute personne susceptible de connaître les conditions de vie de l'enfant et transmet le résultat de cette enquête au Parquet.

Le juge des enfants dispose aussi de **services sociaux spécialisés** près des tribunaux pour enfants qui effectuent sur sa demande des enquêtes sociales approfondies, pouvant comprendre un bilan médico-psychologique. Il édicte des mesures de protection et d'assistance éducative. Il peut décider soit de remettre le mineur à ses parents, soit de le confier à un autre membre de la famille ou à toute autre personne digne de confiance, soit à un établissement d'enseignement, d'éducation, de rééducation ou de cure, soit au service de l'ASE.

Ces mesures peuvent s'associer à une surveillance par un service d'observation, de rééducation ou d'action éducative en milieu ouvert (AEMO). Elles ont l'avantage d'assurer la protection immédiate de l'enfant tout en cherchant à améliorer la situation familiale. Le juge des enfants peut également, dans certains cas, nommer un tuteur aux prestations sociales, si celles-ci ne sont pas utilisées dans l'intérêt de l'enfant.

Dans les cas particulièrement sévères, la chambre civile du Tribunal de grande instance peut déchoir les parents de l'autorité parentale (art. 378 du Code civil). Les mesures prises par le juge des enfants ont comme caractéristique essentielle d'être révisables à tout moment.

■ Législation répressive concernant les auteurs de sévices

Les adultes responsables de sévices à enfants peuvent être condamnés par le Tribunal correctionnel ou la Cour d'assises. Les peines qu'ils encourent sont variables selon la gravité des lésions de l'enfant et la nature des liens les unissant à celui-ci. Les parents responsables de sévices peuvent être condamnés à des peines d'amende ou de prison assorties ou non de sursis ; dans les cas graves, ils peuvent être, au surplus, déchus de la puissance parentale. Dans la pratique, la juridiction à l'encontre de ces parents se veut plus éducative que répressive.

Conduite à tenir

C'est rarement le médecin qui signale un enfant maltraité aux autorités responsables. Les raisons de ce mutisme sont variées :

- **du point de vue juridique**, le médecin était autrefois pris entre deux obligations contradictoires : le respect du secret médical et l'obligation de dénoncer les crimes tentés ou consommés. Les articles 43 et 44 du Code de déontologie médicale précisent que le médecin doit être le défenseur de l'enfant malade et qu'il doit mettre en œuvre les moyens les plus adéquats pour protéger l'enfant s'il est victime de sévices ou de privations. Dans ce domaine, le secret professionnel par les personnes assujetties peut être levé (art. 226.14 du nouveau Code pénal). Le médecin n'est pas obligé de faire un signalement, mais il doit prendre toutes les mesures nécessaires pour protéger l'enfant, car il peut être poursuivi pour non assistance à personne en danger (art. 223.6 et 223.7 du nouveau Code pénal). En pratique, un signalement est souvent adressé aux autorités administratives (DAS du conseil général) ou judiciaires (Procureur de la république) ;
- en réalité, c'est plus par **méconnaissance des mauvais traitements**, par répugnance d'envisager l'hypothèse de sévices (qui bouleverse l'idée qu'il se fait de l'inconditionnalité des sentiments maternels), par crainte d'avoir un rôle accusateur et de

se voir refuser à tout jamais l'entrée dans cette famille, par crainte d'être impliqué dans une affaire juridique, que le médecin risque d'écarter tout soupçon et de limiter son action aux soins physiques.

L'article 226-14 s'applique donc aux IDE et impose le secret pour toutes les informations recueillies à l'occasion de l'exercice professionnel. L'obligation du secret connaît une force particulière dans le domaine médical. La loi fixe une obligation de dénonciation en cas de mauvais traitement, mais écarte de cette obligation les personnes soumises au secret professionnel. Pour l'IDE, il n'y a alors pas d'obligation, mais une simple autorisation de dénonciation. Elle peut néanmoins être poursuivie pour non-assistance à personne en danger si elle n'a pas pris des dispositions pour protéger l'enfant.

■ Conduite pratique

La situation du médecin traitant est particulière, car, de tous les gens qui vont s'occuper de « l'affaire », c'est le seul qui aura été choisi par la famille. Il se trouve donc dans une situation paradoxale où il doit sauvegarder l'enfant tout en essayant de garder l'écoute d'une famille en détresse. D'une manière générale, il est préférable que le médecin n'essaye pas de régler seul le problème et son action sera d'autant plus efficace qu'il se fera aider par les assistantes sociales polyvalentes, les puéricultrices et le médecin de PMI du secteur. Le service social pourra l'aider dans l'appréciation des données socio-économiques, des relations familiales, et trouver certains types d'aide dont pourrait bénéficier la famille.

En fait, tout enfant maltraité est en danger de mort et, dans la plupart des cas, une séparation du milieu familial, au moins temporaire, est souhaitable pour supprimer un état de crise. Le médecin traitant peut en général facilement convaincre de la nécessité d'une hospitalisation, de préférence dans un service de médecine pédiatrique, plutôt que dans un service chirurgical, car les médecins y sont plus à même d'aborder les aspects médico-sociaux et judiciaires.

L'hospitalisation répond à trois objectifs : assurer la sauvegarde immédiate de l'enfant ; permettre un diagnostic souvent difficile, à ne pas porter à la légère ; permettre au médecin traitant d'assurer son rôle auprès de la famille pour lui venir en aide sans la dénoncer puisque le passage à l'acte d'une mère ou d'un père reste malgré tout un signe d'appel. Le séjour à l'hôpital permet de se donner le temps de réfléchir, de rassembler les informations nécessaires à la prise de décision, de voir évoluer la situation sans engager l'enfant et sa famille dans une voie déterminée.

Sauf cas urgent, il faut éviter de dénoncer directement à la gendarmerie ou à la brigade des mineurs. En revanche, le médecin peut s'adresser directement au juge des enfants dont le rôle est avant tout de protéger l'enfant et non de réprimer ; une prise de contact peut débuter tôt dans une ambiance de concertation et non de dénonciation.

Ces derniers moyens de signaler un cas s'imposent lorsqu'une mesure d'autorité s'avère nécessaire pour assurer la protection immédiate de l'enfant. Elles peuvent aboutir à un retrait autoritaire de l'enfant ou à une « consigne » de l'enfant hospitalisé. La consigne est une mesure judiciaire obligeant les parents à maintenir l'enfant à l'hôpital ou en institution jusqu'à décision judiciaire.

Les conduites à tenir peuvent être résumées dans le *tableau 7.1.*

Tableau 7.1 – Circuit de signalement

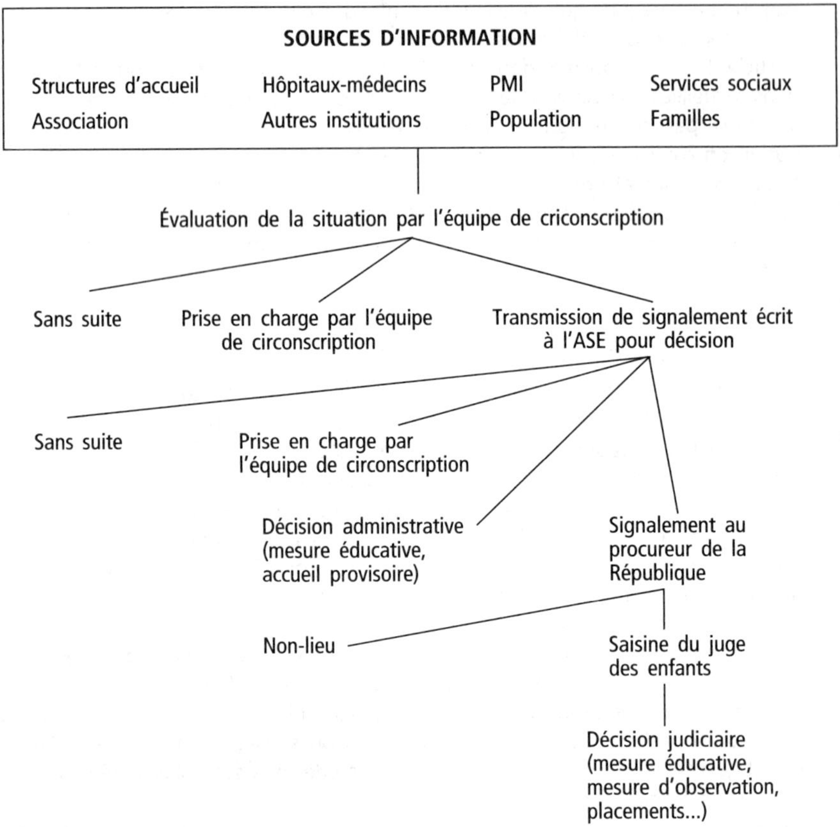

■ Mesures thérapeutiques

La grande presse, certaines associations privées font pression pour l'exécution des mesures pénales prévues par la loi à l'égard des parents, en invoquant en particulier « l'exemplarité de la peine ». En réalité, la sanction pénale à l'égard des auteurs de sévices, qui peut être parfois une nécessité légale, n'est jamais une solution positive pour l'enfant ; elle permet à la société de se donner bonne conscience et d'oublier aussitôt le problème.

La DAS du conseil général peut mettre en place un programme d'AEMO, mais cette solution n'est possible que si la famille est consentante et s'il existe un espoir raisonnable d'amélioration. En revanche, la famille est obligée de se soumettre à une AEMO édictée par le juge des enfants.

Une séparation temporaire du milieu familial est souvent nécessaire, mais n'a de sens que si, parallèlement, médecins et travailleurs sociaux en profitent pour chercher avec les parents des solutions aux problèmes qui ont abouti à une telle situation. Cette AEMO devra se poursuivre bien après le retour de l'enfant au foyer, car sa situation reste longtemps précaire.

Dans les cas les plus graves, quand une séparation définitive semble inévitable, il est souhaitable que l'enfant fasse l'objet d'une procédure d'abandon afin de lui permettre de retrouver un milieu familial normal par voie d'adoption.

■ Prévention

À côté de mesures sociales de portée générale (amélioration des conditions de logement, lutte contre l'alcoolisme, prévention des grossesses et des naissances non désirées, amélioration des structures sociales d'aide et de protection de la petite enfance), il existe une prévention plus spécifique dont une circulaire ministérielle de mars 1983 a rappelé les objectifs et les moyens :
• observation attentive des relations parents-enfants, et spécialement de l'attachement mère-enfant dès les premiers jours de la vie, avec intervention précoce et suivie des cas d'anomalies ;
• aide sociale et renforcée au moment des périodes connues comme à haut risque dans le cycle de la vie familiale ;
• création de lieux de rencontre et d'écoute pour les parents désemparés (par exemple, service téléphonique de type SOS), service national d'accueil téléphonique pour l'enfance maltraitée (SNATEM) : téléphone vert n° 119 ;
• enfin, prévention des récidives : elle est capitale, surtout lors du retour au foyer après placement.

Les enfants victimes d'abus sexuels

Michel Roussey

Pré-requis

Les abus sexuels se définissent comme la participation d'un enfant ou d'un adolescent mineur à des activités sexuelles qu'il n'est pas en mesure de comprendre, qui sont inappropriées à son âge et son développement psychosexuel, qu'il subit sous la contrainte par violence ou séduction, ou qui transgressent les tabous sociaux.
On distingue deux types d'abus sexuels :
— d'une part les abus extrafamiliaux avec un abuseur proche de la victime ou inconnu ;
— d'autre part, les abus intrafamiliaux (inceste).
On peut également distinguer trois types d'abus selon la gravité de l'acte :
— abus de la sphère sensorielle, du domaine de l'excitation (manifestations d'exhibitionnisme) ;
— abus du stade de la stimulation (attouchements) ;
— abus du stade de la réalisation (tentative de viol ou viol).

Le phénomène des abus sexuels est maintenant bien connu ; il est loin d'être marginal, touche toutes les classes de la société et concerne tous les pays. Il n'est pourtant pas évident que la prévalence des abus sexuels augmente. En revanche, leur visibilité a cru depuis une quinzaine d'années, avec une médiatisation importante. Or, cette grande visibilité s'accompagne d'effets pervers et de dérapages, notamment en Amérique du Nord, où on est sorti du déni pour rentrer dans une sorte d'hystérie collective avec augmentation croissante de faux-positifs. Nous vivons actuellement le même résultat en France, avec des fausses allégations d'abus sexuel, particulièrement dans le contexte de divorce des parents avec la garde des enfants et les droits de visite. Le plus souvent il s'agit d'attouchements ; l'examen physique est dès lors normal et tout repose sur la parole de l'enfant. Or, lorsqu'on a commencé à parler de ce type de problème, on a dit que l'enfant ne pouvait mentir et qu'il fallait systématiquement le croire ; ceci était déjà un peu moins valable chez l'adolescent, voire le préadolescent.

C'est bien sûr toujours vrai, à condition que le recueil de la parole de l'enfant soit fait de manière non suggestible, dès que possible dans le processus de l'enquête, ce qui est très difficile en pratique. Il a été constaté au Canada qu'un enfant était en moyenne interrogé 26 fois sur ce qu'il a révélé. Or, son discours pourra être progressivement contaminé par des questions suggestives et cela d'autant plus qu'il est plus jeune. Pourtant, il y a sans doute encore plus de faux-négatifs et d'abus non révélés que de faux-positifs.

Il semble en effet que l'on puisse retenir que 1 fille sur 8 et 1 garçon sur 10 sont victimes d'abus sexuels avant l'âge de 18 ans ; que 1 fille sur 25 et 1 garçon sur 33 seraient victimes de viol ou d'inceste. Dans 85 % des cas, l'enfant connaît son agresseur (parent, ami de la famille, voisin) ; dans 40 % des cas, c'est le père ou celui qui joue ce rôle ; 8 fois sur 10, les abus sont répétés. La grande majorité des abuseurs sont des hommes (97 %).

Les enfants de tous âges sont concernés, garçon ou fille ; ils sont généralement âgés de 4 à 11 ans ; 22 % ont moins de 6 ans.

Chez l'adolescent, et plus spécialement l'adolescente, il faut penser à des comportements incestueux devant certains actes de délinquance (fugue, absentéisme scolaire), lors de tentatives de suicide ou lors de certains troubles psychosomatiques.

➡ Conséquences d'une agression sexuelle chez l'enfant

Elles dépendent de plusieurs facteurs : du degré de préparation de l'enfant à un événement de ce genre et de la réaction de son environnement s'il en parle.

Si l'enfant a reçu une éducation sexuelle, n'a pas été effrayé par des histoires sexuelles et a un minimum de connaissances sur les agressions sexuelles, une

rencontre brève avec un étranger n'aura pas d'effets sérieux et durables. D'ailleurs dans ce cas, l'enfant réagira lui-même à cette situation.
À l'opposé, un enfant n'ayant reçu aucune éducation sexuelle, pour lequel le sexe est un sujet tabou et source de fautes et de péchés, aura plus facilement une réaction de panique suivie d'un sentiment d'anxiété et de culpabilité. Des réactions similaires peuvent apparaître si les parents ou l'environnement dramatisent l'événement. Ainsi, les réactions de la police ou de l'entourage causent souvent plus de troubles que l'événement lui-même.
Les enfants victimes de violences sexuelles présentent souvent un choc psychologique se traduisant par de l'anxiété, un état dépressif, des cauchemars, de l'insomnie qui nécessite une psychothérapie. Mais la durée de ces troubles et leur intensité dépendent essentiellement du comportement de l'entourage. Les incestes ont des effets plus sérieux et plus durables, surtout si l'inceste a commencé dès le jeune âge, se prolonge parfois plusieurs années, si l'agresseur est le père ou le beau-père, si l'événement est tenu secret pendant une longue période. La victime d'un inceste est habituellement envahie par un sentiment de culpabilité et de honte qui conduit à un état dépressif et à un comportement d'autodestruction ; devenue adulte, elle présentera souvent de sérieux problèmes sexuels.

acte infirmier

Conduite à tenir devant un enfant victime d'abus sexuel

Il faut naturellement intervenir, notamment dans tous les cas sévères. Cependant, le problème est complexe.
Dénoncer ces cas sérieux, c'est-à-dire un crime, à la justice entraîne systématiquement une action de routine : l'enfant va être questionné, examiné, par des policiers, des médecins, des travailleurs sociaux, des psychologues. En cas d'inceste, c'est la rupture avec la famille : l'enfant va être confié à une institution, le père emprisonné, la mère et les autres membres partagés entre le soutien à l'enfant et le soutien au père et très souvent eux-mêmes culpabilisés.
Il faut en premier lieu tenir compte de l'intérêt de l'enfant. Il est donc particulièrement recommandé que, lorsqu'un cas d'agression sexuelle est connu des autorités, une seule personne, un psychologue pour enfants, le prenne en charge.
Ce n'est qu'après une étude sérieuse du cas que la procédure criminelle de routine doit être mise en route.
L'arrestation et l'emprisonnement de l'agresseur ne doivent être considérés que dans les cas sérieux (viol) ou en vue de prévenir de nouvelles agressions. Toute intervention entraînant la rupture de la famille doit être pesée et, dans cette voie, les interventions constructives sous forme de surveillance des familles, de thérapie familiale peuvent être préconisées et sont souvent moins coûteuses qu'une mesure brutale de rupture.

En Angleterre, les interventions d'organismes privés ont été considérées comme une alternative valable à l'intervention d'institutions officielles. Ces organismes apportent une aide et une éducation parentale aux familles à risque. Ils ont l'avantage d'offrir une aide anonyme et discrète. Il est certes difficile d'évaluer la qualité de cette aide, mais si le cas doit par la suite être déclaré aux autorités, les familles sont mieux informées et préparées aux conséquences.

Conclusion

La prévention est naturellement préférable à l'intervention succédant à l'événement. Il faut éliminer ou réduire le nombre de personnes susceptibles de commettre de tels actes, ce qui est difficile.
L'amélioration des conditions de vie des familles ayant des jeunes enfants peut réduire le nombre des familles « dysfonctionnelles » qui favorisent l'inceste. La thérapie familiale et des conseils peuvent être offerts aux familles à risque. L'éducation sexuelle est, semble-t-il, la meilleure méthode préventive en abordant les problèmes sexuels en général, en éliminant les tabous qui entourent cette question et en informant l'enfant des circonstances dans lesquelles peuvent arriver les agressions sexuelles.

L'enfance immigrée

Michèle Mourman

Chez les immigrés primo-arrivants, les femmes sont déracinées. Elles sont jeunes, souvent d'origine rurale. Elles viennent de pays où l'hospitalité est de règle. Alors que, dans leur pays, c'est la communauté qui élève les enfants, en France elles sont souvent seules. La famille est nucléaire. La principale difficulté est l'incommunicabilité par le langage.
Le niveau socio-économique est fréquemment faible, d'autant qu'il n'y a, le plus souvent, qu'un seul salaire. Les conditions de logement sont généralement précaires, le nombre d'enfants important et, par conséquent, le travail de la mère pénible. Les grossesses sont rapprochées, mal suivies et souvent l'occasion de prématurité. La mortalité périnatale et infantile y est plus élevée que dans la population autochtone. « La nationalité d'origine des parents semble maintenant plus porteuse de différence que le groupe professionnel. » La France accueille « des arrivants dont le pays d'origine est de plus en plus éloigné et qui ont de ce fait de plus grandes difficultés d'adaptation » *(voir « Enfants déplacés », chapitre 10)*.
L'action de la PMI est très appréciée par cette population, l'accueil est bon et des interprètes facilitent la compréhension.

L'enfance et le saturnisme

Le saturnisme de l'enfant est une intoxication par le plomb. C'est une maladie de l'environnement.
On trouve le plomb dans les habitations vétustes, principalement dans les peintures écaillées, parfois dans les canalisations d'eau. L'essence au plomb est également un facteur d'intoxication.
L'intoxication au plomb donne des troubles digestifs, une anémie, mais aussi des troubles neuropsychologiques.
Il faut envisager des actions en amont et réduire les sources de plomb :
— apprendre aux familles à éviter que les enfants ne soient exposés, entre autres par le nettoyage humide des surfaces ;
— repérer les enfants à risque et faire des tests en laboratoire pour mesurer le taux de plomb dans le sang ;
— déclarer les enfants atteints (DASS ou PMI) ;
— obliger les propriétaires à faire des travaux (loi du 29 juillet 1998 relative à la lutte contre les exclusions).

L'enfance et le sida

Le sida

Séropositivité et sida

Le virus du sida est appelé VIH (virus de l'immunodéficience humaine). Il se transmet :
— par les sécrétions sexuelles d'une personne contaminée, c'est-à-dire porteuse du virus (sperme, liquide séminal ou sécrétions vaginales) ;
— entre toxicomanes par le sang contaminé ;
— par la transfusion sanguine de sang contaminé.
Il peut être transmis d'une mère contaminée à son enfant pendant la grossesse et, peut-être, lors de l'allaitement maternel *(voir « Voies de contamination » et « Infections virales néonatales », chapitre 25).*
Lorsqu'un virus pénètre dans le corps, celui-ci réagit en fabricant des « anticorps » dirigés contre le virus. Ces anticorps apparaissent progressivement dans le sang et une prise de sang permet à un laboratoire d'identifier les anticorps dans le sérum (sang dont on a filtré les globules rouges). Cela s'appelle un dépistage sérologique.

Ainsi, l'infection par le VIH déclenche l'apparition dans le sang d'anticorps dirigés contre le virus. La personne dont le sérum contient des anticorps est séropositive. Séropositivité ne signifie pas sida. Le sida est une maladie déclarée.
Une femme séropositive ou malade connue sera traitée pendant la grossesse. Le risque de transmission du virus est alors très faible. La présence du virus peut être décelée dès la naissance.

Origine et statistiques

On ne sait rien de précis sur les origines du sida. Il existerait des réservoirs de virus anciens. La propagation de la maladie a été favorisée par la plus grande facilité des voyages.
Le virus est fragile. Sa durée de vie n'excède pas quelques heures à l'air libre en milieu extérieur : il ne supporte pas l'air ambiant, la lumière, le sable.

➡ Le sida et l'accueil de l'enfant

Enfant et maladie

Quelle est l'espérance de vie pour un enfant contaminé par le virus du sida dès la naissance ?
Pour un enfant contaminé par le virus du sida, la maladie peut revêtir deux formes.

➡ Forme précocement sévère

Entre 1 et 12 mois débutent des infections graves et répétées et/ou une atteinte neurologique grave dominée par des atteintes motrices et cognitives évolutives handicapant gravement l'enfant. Cette forme de la maladie touche un tiers des enfants.

➡ Forme lentement évolutive

Les enfants sont quasi normaux durant les premières années de vie, sans signe moteur, mais avec, dans certains cas, un retard des acquisitions cognitives qui gênera la scolarité. La survie à 5 ans est supérieure à 90 %, mais inconnue à long terme.

à savoir

Un enfant né avec le sida a-t-il une chance de guérison ?
Le virus ne disparaît pas, mais il peut y avoir disparition des symptômes et maintien d'un équilibre immunitaire.

Contamination

à savoir

Y a-t-il un délai entre la contamination et la séropositivité pendant laquelle un individu est séronégatif ? Si oui, quelle en est la durée minimale et maximale possible ?
Pour l'adulte, la contamination la plus rapide est la transfusion. La durée minimale du délai entre contamination et séropositivité est de 3 semaines, mais il peut être de plusieurs mois.
Quels sont les risques de contamination d'un enfant dont l'un des parents est séropositif (père) ?
Pas de contamination directe père-enfant, entre frère et sœur, ou autres dans nos services ou ailleurs.

Transmission

à savoir

Quels sont les modes de transmission entre mère et enfants ?
Pendant la grossesse, à l'accouchement et par le lait maternel.
Peut-on attraper le sida par la salive, des morsures en crèches, des griffures, des plaies, les selles, les urines, à la piscine, au gymnase? Les insectes peuvent-ils être vecteurs de la maladie ? Le voyageur en pays d'endémie peut-il être contaminé ? Le fait de toucher ou d'embrasser un enfant séropositif comporte-t-il des risques ?
Non.
Chez le dentiste, l'acupuncteur ?
Risque très faible.
Par simple coupure ?
Risque très faible, s'il y a contact sang à sang.
Piqûre par seringue souillée abandonnée par des toxicomanes ?
Cela dépend depuis combien de temps l'aiguille de la seringue a été abandonnée, le virus ne vivant à l'air que quelques heures.

Accueil de l'enfant en collectivité

Dans les établissements, les problèmes posés sont les mêmes quels que soient la maladie ou le handicap de l'enfant. Le sida n'est contagieux ni entre les enfants, ni entre les enfants et le personnel et réciproquement. L'enfant est fragile ; il faut prendre des précautions pour qu'il ne se surinfecte pas. Un enfant séropositif peut être admis en collectivité (crèche, halte-garderie, école).
La collectivité ne présente pas d'augmentation de risque de développer un sida chez cet enfant. Les parents se confient à qui ils veulent, s'ils le veulent. Dans le cas où le médecin est au courant, il est dépositaire du secret médical. Seul

le personnel tenu au secret médical peut être informé. Il est parfois plus difficile de savoir que de ne pas savoir.
Un enfant malade du sida peut être admis à continuer à fréquenter la collectivité selon son état clinique.

à savoir

Quelle information peut être donnée au personnel s'occupant de l'enfant lors de l'annonce d'un cas de sida dans l'établissement ?
Une information large donnée par le médecin, la puéricultrice ou l'IDE avec l'aide des hôpitaux.
Est-il prévu une aide psychologique pour la famille d'un enfant séropositif ou atteint, pour l'équipe de l'établissement ? Si oui, quelles en sont les modalités ?
Les mères sont elles-mêmes séropositives, à risque de sida, quelle que soit la raison de la contamination. Il faut donc aider l'équipe de l'établissement à soutenir ces mères en difficulté, dont l'état de santé morale et physique peut être précaire.
Quelles aides financières et matérielles (aide-ménagère...) sont prévues pour les familles dont l'enfant est malade du sida ?
Aucune spécifique au sida, mais les mêmes que pour toute autre maladie chronique (CDES par exemple et prise en charge à 100 % par la Sécurité sociale).
Que se passe-t-il si le personnel oublie de donner le traitement à un enfant malade ? (Ce produit devant être donné régulièrement.)
Rien.
Le placement chez une assistante maternelle ou dans un établissement spécialisé peut-il être envisagé de préférence ?
Il n'existe pas en France d'établissement spécialisé pour accueillir les enfants atteints du sida. Ils pourront être accueillis, comme pour les autres enfants. Le mode de garde devra être discuté au cas par cas avec le médecin traitant.
Quelle est la position de l'administration quant à la présence d'un enfant atteint de sida en établissement ?
Aucune loi n'empêche l'admission d'un enfant malade en établissement. Pour les médecins, cela ne pose pas plus de problème que pour un enfant atteint d'une autre affection grave.

Précautions et conduite à tenir

Toutes ces mesures doivent être appliquées indistinctement pour tous les enfants.
Le personnel doit prendre des précautions pour ne pas infecter un enfant séropositif.
Quand un enfant se blesse ou saigne en collectivité, le personnel doit porter des gants, faire une occlusion de la plaie après désinfection au Dakin ou un autre antiseptique virucide, nettoyer les mains au savon. Le Dakin sur les mains de l'agent ne s'impose que s'il y a contact direct du sang sur la peau.
Les jouets doivent être nettoyés souvent à l'eau chaude et au savon.

En cas de seringues souillées trouvées dans un jardin, il n'y a pratiquement pas de risque de contamination, le virus ayant une durée de vie très courte ; en revanche, on ne recapuchonne plus les seringues après vaccination. Des services de ramassage de seringues usagées sont prévus par le département.

Informations d'ordre général

Elles doivent être diffusées et rediffusées, car aucun établissement n'est à l'abri d'un moment de panique.

➡ Prévention du sida

Parmi les maladies sexuellement transmissibles, le sida occupe une place particulière. C'est une épidémie récente que l'on ne sait pas encore guérir. Les traitements actuels, s'ils sont pris précocement et avec régularité, améliorent la durée et la qualité de vie des personnes atteintes.

Quelques chiffres

En France, le nombre de cas de sida déclarés a baissé ces dernières années. Il n'en est pas de même en Afrique, Asie ou Europe de l'Est où se produit actuellement une explosion de l'épidémie.
En 1997, 1 671 cas de sida ont été déclarés en France et on estime à 5 000 les nouvelles contaminations tous les ans (données 1995). Ce nombre de contaminations est encore trop important. Devant l'ampleur de ce problème de santé publique, le gouvernement a mis en place plusieurs types de mesures.

Développement de la prévention

Le législateur a proposé une formule déjà expérimentée à Paris et dans plusieurs départements. Des centres de prévention, dénommés Équipes mobiles d'intervention pour la prévention du sida ou EMIPS, doivent aller vers les populations les plus vulnérables, être à l'écoute, inventives, présentes.
Comme pour toute action médico-sociale, elles doivent être pluridisciplinaires et composées de médecins, assistantes sociales, éducateurs, secrétaires.
Ces équipes ont pour mission d'informer au niveau :
— des écoles, collèges, universités ;
— des établissements spécialisés ;
— des lieux d'accueil, d'hébergement ;
— des lieux de travail, auprès des prostituées... ;
— de la formation des personnels, des bénévoles, des stagiaires... ;

— des conseils ;
— des consultations.

Dépistage du sida

Les adolescents bien informés sont demandeurs de dépistage.

Modalités

Ce dépistage doit s'accompagner d'une consultation préalable personnalisée. Au cours de cette consultation, l'écoute et la mise en confiance sont primordiales, car une grande partie des actions suivantes en dépendront.
Il sera suivi d'une autre consultation de remise de résultat. Il est alors important d'obtenir l'adhésion du jeune, soit pour que les messages de prévention soient intériorisés, soit pour qu'un traitement puisse s'instaurer si le résultat est positif.

Où réaliser ce dépistage ?

Depuis 1988, chaque département doit mettre à la disposition de ses ressortissants au moins une consultation de dépistage anonyme et gratuite (CDAG). Depuis 1992, la possibilité de dépistage gratuit a été étendue à des institutions déjà existantes : les centres de PMI et les centres dispensaires de lutte contre les MST. Ce sont alors des Centres de dépistage gratuits (CDG). Ceux-ci doivent remplir certaines conditions et obtenir une autorisation par le préfet.
En ce qui concerne les jeunes, il est préférable de les orienter vers un centre de planification familiale, car ces centres sont plus adaptés aux problèmes particuliers à ces âges ; le prélèvement n'étant pas anonyme, un suivi pourra être mis en place si nécessaire et, avec accord du jeune, un travail avec la personne qui détient l'autorité parentale sera entrepris.
Ces centres sont maintenant habilités pour pratiquer le test de dépistage de l'hépatite C. La recherche de cette hépatite est particulièrement conseillée pour les jeunes usagers de drogue et chez les anciens transfusés. Un traitement peut être mis en place, cela retarde l'évolution de la maladie *(voir « Infections virales néonatales », chapitre 25)*.
« Devenir autonome, promouvoir la santé ne représentent pas une somme de connaissances ou de savoir-faire, mais le développement de compétences appuyées sur l'expérience et reconnues par l'entourage, une dynamique qui donne suffisamment confiance en soi pour se sentir capable d'affronter, avec le soutien du groupe ou de la communauté, les difficultés auxquelles chacun est confronté[1]. »

---

1. Cf. FORTIN J.

chapitre 8

Jean-Pierre Deschamps

Prévention et éducation à la santé

Promotion de la santé dans l'enfance et l'adolescence

Dans l'enfance et l'adolescence, toute action de santé est préventive...

Car qu'est-ce que « prendre soin » de l'enfant ? Bien sûr, c'est répondre à ses besoins immédiats (remarque-t-on souvent que, du point de vue étymologique, le mot « soin » est contenu dans le mot « besoin » ?). C'est s'assurer que les besoins physiques et psychologiques de son développement sont satisfaits et qu'on peut le soulager lorsqu'il souffre.

Mais ce n'est pas suffisant. Dans tout enfant, il y a un projet d'être humain adulte, il y a forcément un avenir qui se détermine précocement, un modelage progressif où toute expérience, heureuse ou malheureuse, s'imprimera, laissera une empreinte, profonde ou ténue selon les cas, les circonstances, la personnalité.

Le bon développement de l'enfant, pratiquement synonyme de sa bonne santé, est sans doute une assurance de bonne santé ultérieure. Santé mentale et santé physique sont ici pratiquement confondues. Le développement de l'enfant est un processus unique, à la fois totalement biologique et totalement affectif. Ainsi, la qualité des relations familiales autour de l'enfant détermine en partie son développement en taille et en poids, et, inversement, la façon dont, nourrisson il est alimenté, a une influence sur son développement psychologique.

Parler de prévention permet donc de mieux saisir la globalité de la personne de l'enfant et de comprendre que toute approche globale est, *ipso facto*, préventive.

Prévention de la maladie

➡ Aller « au devant » de la maladie

Quand on dit prévention, on pense d'abord à l'ensemble des moyens qui permettent d'éviter la maladie ou de limiter ses conséquences lorsqu'elle survient. De fait, le concept de prévention est lié au concept de maladie. Il est donc relativement étroit si l'on pense, par exemple, à la définition que l'Organisation mondiale de la santé, en 1946, a donné de la santé : un état de bien-être physique, mental et social, et pas seulement l'absence de maladie. On verra plus loin qu'à elle seule, la prévention ne peut assurer une bonne santé ; il faut lui associer les soins curatifs, bien sûr, mais également la « promotion de la santé », concept beaucoup plus positif et dynamique, répondant à une logique de santé et non plus seulement de maladie.

Parce qu'elle se réfère à la maladie, la prévention est évidemment associée à la médecine. On parlera ainsi de médecine préventive de l'enfant et de l'adolescent. Là encore, le concept apparaît restrictif : la prévention est une affaire de médecins, de professionnels de la santé. Promouvoir la santé, au contraire, est l'affaire de tous, à commencer par les enfants eux-mêmes et leurs parents.

De façon concrète, les différents moyens de la prévention correspondent aux étapes de l'histoire naturelle de la maladie :

une maladie n'apparaît que si sont réunies certaines conditions : la présence d'un agent pathogène (bactérie, virus, parasite, mutation génétique, processus dégénératif, prolifération cellulaire anormale...), mais aussi des conditions favorisantes : le « terrain » général, nutritionnel, génétique ou encore la résistance, elle aussi génétique ou acquise, aux agressions.

Une maladie naît et se développe d'abord dans une phase infraclinique, c'est-à-dire qu'elle ne détermine pas encore de symptôme et peut évoluer ainsi silencieusement pendant très longtemps : des années, parfois des décennies dans le cas des cancers et de certaines maladies chroniques.

Lorsque la maladie survient cliniquement, elle entraîne des symptômes qui la révèlent et qui déclenchent généralement le recours aux soins curatifs ; ces symptômes sont les témoins d'une déficience organique ou psychologique, que l'on traite. Mais la déficience amène souvent une « incapacité », difficulté à accomplir les actes de la vie quotidienne (se lever, manger, travailler, bouger...) et cette incapacité, si elle se prolonge, peut empêcher de mener une vie sociale normale : c'est le « handicap ». Si elle est particulièrement grave, la maladie peut aussi provoquer le décès, dans certains cas après une longue période de souffrance.

À chacune de ces trois grandes étapes correspond une stratégie de prévention différente.

Avant que la maladie ne débute, il est parfois possible d'agir sur des causes et ses facteurs favorisants. On parlera alors de **prévention primaire** ; en la mettant en œuvre, on diminuera le nombre de nouveaux cas de la maladie (les épidémiologistes disent que l'on diminue l'**incidence** de la maladie).
Avant même qu'elle n'apparaisse cliniquement, on peut rechercher la maladie par des mesures dites de **dépistage**, pour intervenir plus précocement et, en l'espèce, plus efficacement : on parlera ici de **prévention secondaire** (les épidémiologistes disent que l'on diminue le nombre total de cas de la maladie, c'est-à-dire la **prévalence**, en diminuant la durée de l'évolution).
Enfin, si la maladie est survenue, sans qu'on puisse l'empêcher ou la détecter précocement, on peut essayer d'éviter que la déficience n'entraîne une incapacité prolongée ou un handicap : il s'agira alors de **prévention tertiaire**. Lorsque la maladie entraîne le décès, il est aussi possible d'atténuer les souffrances terminales par des soins appropriés, dits **palliatifs** : certains parlent de **prévention quaternaire**, mais cette notion, plus récente, est assez peu répandue.

Prévention primaire

Vaccination

L'exemple le plus caractéristique de la prévention primaire est la **vaccination** *(voir « Les vaccinations », chapitre 10)*. C'est un exemple historique puisque c'est en 1796 que Jenner inocula pour la première fois à un jeune berger la sérosité prélevée sur le pis d'une vache atteinte de vaccine. L'immunisation à l'égard de cette maladie bénigne ayant la particularité d'être croisée avec celle de la variole, la vaccination antivariolique était née. Disposer d'un vaccin efficace est une chose ; pouvoir en faire bénéficier tous ceux qui en ont besoin en est une autre, finalement plus compliquée : il aura fallu presque deux siècles à l'humanité pour pouvoir éradiquer la variole.
Bien d'autres vaccins existent aujourd'hui. Après la géniale découverte de Jenner, ce sont les travaux de Pasteur et de ses élèves qui ont permis un développement décisif de la vaccination, et par là l'entrée de la médecine dans l'ère de la modernité.
Rien n'est pourtant jamais gagné de façon définitive en matière de vaccins. Certes, la variole est éradiquée, mais qu'on diminue les efforts en matière de vaccins contre la poliomyélite, le tétanos, la diphtérie, la coqueluche, la rougeole, et ces maladies devenues rares dans nos pays peuvent réapparaître. Il ne s'agit pas seulement de protéger individuellement des enfants : il faut protéger des populations, donc assurer une couverture vaccinale de 70 à 80 % des personnes, au moins. Pour atteindre de tels taux, on a autrefois rendu certaines vaccinations obligatoires ; on ne le fait plus aujourd'hui car, au nom d'une

soi-disant atteinte à la liberté individuelle, des personnes de mauvaise foi ont contesté l'utilité des vaccinations. Mieux vaut, en ce domaine comme dans beaucoup d'autres, convaincre que contraindre.
C'est le rôle de tout professionnel de santé, quel que soit son mode d'exercice, de s'enquérir, à chaque consultation, à chaque hospitalisation, de la situation vaccinale des enfants, de faire en sorte que les vaccins obligatoires ou recommandés soient bien faits, avec les éventuels rappels nécessaires, et que tous les actes vaccinaux soient bien notifiés sur le carnet de santé.
Et c'est une responsabilité sociale plus globale de faire bénéficier des vaccins les enfants des pays pauvres, qui paient encore aujourd'hui un tribut inacceptable à des maladies infectieuses évitables.

Action sur les facteurs de risque

D'autres maladies peuvent être évitées, mais rarement avec la quasi certitude d'efficacité que permet la majorité des vaccins.
Ainsi pour beaucoup de maladies chroniques, on peut agir sur les « **facteurs de risque** » : ces termes disent qu'on est ici dans une logique probabiliste. Mais les probabilités sont suffisantes pour agir.
On a pu montrer qu'un enfant nourri au sein avait moins de risque de développer plus tard des maladies allergiques graves, de devenir obèse ou d'être atteint d'athérosclérose. En effet, beaucoup de ces maladies du grand enfant et de l'adulte trouvent leur origine dans les conditions de vie de la petite enfance, et en particulier dans l'alimentation. On prend ainsi conscience du fait que la puériculture et la pédiatrie sont bien, par essence, préventives, et cela à très long terme.
Nourrir un enfant, aujourd'hui, ce n'est pas seulement assurer son bien-être et son développement immédiats. C'est préparer la santé d'un adulte. C'est une importante évolution de la diététique infantile.
Un autre exemple intéressant est celui de l'ostéoporose, maladie de l'adulte âgé, génératrice de nombreuses fractures invalidantes : on sait aujourd'hui qu'une quantité suffisante de calcium, donc de produits laitiers, absorbée par un enfant et par un adolescent, permet un niveau de minéralisation osseuse préventif de l'ostéoporose. Alors que la quantité de calcium absorbée à l'âge adulte n'a plus d'effet sur la minéralisation des os.

Dans le domaine de la santé mentale

Là aussi, on peut aussi parler de prévention primaire. La qualité des premières relations avec ses parents, et en particulier la mère, et donc l'ambiance de la naissance, la façon dont les parents sont guidés et rassurés, sont des facteurs de bon attachement affectif. Tout au long de la petite enfance, la qualité des

liens entre l'enfant et ses parents constituera un extraordinaire moyen de prévention des troubles psychologiques ultérieurs.
On voit, là aussi, quel peut être le rôle des professionnels de santé en prévention : aider à la préparation de la naissance, en assurer les bonnes conditions sur le plan affectif, se souvenir que le nouveau-né et le nourrisson sont avant tout des êtres de relation, que la façon de les tenir, de les nourrir, de leur parler est déterminante pour l'avenir de toute la personne.

➡ Prévention secondaire

On assimile volontiers la prévention secondaire au dépistage. Mais, à lui seul, le dépistage ne suffit pas à prévenir...

Définition

Il faut d'abord bien s'entendre sur la définition du **dépistage**.
Le dépistage est une mesure de santé publique qui s'adresse à toute une population. Il s'agit, par l'emploi d'un test simple, de désigner, dans cette population apparemment saine, ceux qui sont probablement indemnes de la maladie recherchée et ceux qui en sont probablement atteints. Le dépistage ne donne pas une certitude, mais seulement une probabilité. Il ne constitue pas un diagnostic.
La population doit être bien définie par son âge, éventuellement par le sexe ou bien par certaines caractéristiques biologiques ou génétiques (il est inutile, par exemple, de dépister la drépanocytose dans des populations de souche européenne).

à savoir

Le terme « dépistage » est souvent utilisé, à tort, pour désigner une démarche non systématique. Ainsi, lorsqu'un petit enfant est normalement suivi par un médecin généraliste ou un pédiatre, celui-ci vérifie son développement psychomoteur, sa vision, son audition. On ne peut pour autant parler de dépistage puisqu'il ne s'agit pas d'une mesure destinée à l'ensemble d'une population, mais seulement aux enfants qui auront été amenés au médecin. Il est préférable alors de parler de ***détection précoce****. Au contraire, un examen de l'acuité visuelle réalisé chez tous les élèves d'une école maternelle est bien une mesure de dépistage : le fait qu'un enfant soit soumis au test ne dépend ni de la décision des parents, ni de l'initiative de la personne qui fait l'examen, mais d'un programme plus global de santé publique. Les examens de santé systématiques à certains âges comportent également des procédures de dépistage systématique.*

Test de dépistage

Le **test de dépistage** doit répondre à des impératifs précis. Il doit être non invasif, non douloureux, acceptable par les sujets à qui il est proposé (n'oublions pas qu'il s'agit de personnes en bonne santé).
Il doit être capable de déterminer les sujets non atteints (« vrais négatifs ») de ceux qui le sont (« vrais positifs ») sans créer des « faux négatifs » (personnes ayant un test négatif alors qu'elles sont en fait porteuses de la maladie recherchée) et des « faux positifs » (porteuses ayant un test positif alors qu'en fait elles sont indemnes de la maladie).
La capacité à ne pas identifier de faux négatifs évalue la **sensibilité** du test ; la capacité à ne pas identifier de faux positifs évalue sa **spécificité**. Dans la pratique, aucun test de dépistage n'a une sensibilité et une spécificité de 100 %. Plus un test est sensible, moins il est spécifique. La sensibilité a une importance toute particulière : elle évite de rassurer à tort des personnes porteuses de la maladie, ce qui serait dramatique. Mais une spécificité trop faible amènerait à faire des examens de confirmation à de nombreux sujets : ce serait inquiétant et douloureux pour eux, coûteux pour la société.

Maladies dépistables

Toutes ces conditions font que les **maladies dépistables ne sont finalement pas nombreuses**. C'est dans la petite enfance, avant et après la naissance, que la liste est cependant la plus longue.
Citons par exemple :
— le dépistage *in utero* de la trisomie 21 *(voir « Le diagnostic prénatal », chapitre 16)* ;
— le dépistage *in utero* de certaines anomalies morphologiques ;
— le dépistage néonatal de la phénylcétonurie et celui d'autres erreurs congénitales du métabolisme *(voir « Rôle infirmier les jours suivant la naissance », chapitre 9)* ;
— le dépistage néonatal de l'hypothyroïdie et de l'hyperplasie congénitale des surrénales ;
— le dépistage néonatal de la surdité *(voir « Rôle infirmier à la naissance de l'enfant », chapitre 9, et chapitre 35)* ;
— le dépistage dit « polyvalent » (c'est-à-dire concernant simultanément plusieurs maladies) réalisé par les **examens de santé du petit enfant** (à la naissance, à 9 mois, à 24 mois), où l'on recherche les anomalies sensorielles et psychomotrices ; ces examens de santé donnent lieu à l'établissement d'un certificat de santé adressé au service départemental de Protection maternelle et infantile *(voir chapitre 2)* ;
— le dépistage des troubles de la vision à l'école maternelle ;
— le dépistage de la carie dentaire tout au long de l'enfance ;

— le dépistage de la scoliose avant l'adolescence.

Suites du dépistage

Les **suites du dépistage** sont évidemment fondamentales, puisque l'examen de dépistage ne donne qu'une probabilité de maladie. Il faut confirmer celle-ci (ou l'infirmer en cas de fausse positivité) et intervenir, si la maladie est confirmée, pour la traiter ou en diminuer les conséquences.
Les **examens de confirmation**, c'est-à-dire de diagnostic, doivent être disponibles, sinon le test de dépistage est inutile. Le patient repéré comme positif doit effectivement subir ces examens de diagnostic. Aucune décision de traitement ne peut être prise sur la seule base d'un examen de dépistage.
L'**intervention thérapeutique** auprès des sujets reconnus comme porteurs d'une maladie infraclinique est impérative. C'est elle qui donne tout son sens au dépistage.
À quoi, en effet, servirait-il de détecter précocement une maladie si on ne faisait rien pour la prendre en charge ? Il ne s'agit pas toujours de traitement curatif : la découverte prénatale d'une trisomie 21 ne donne pas lieu à un traitement de la maladie, mais elle permet la décision d'une éventuelle interruption de la grossesse ; la mise en évidence, à la naissance, d'une surdité congénitale, permet de donner très tôt aux parents des conseils pour communiquer avec leur enfant.
Dans beaucoup de cas cependant, c'est bien de traitement curatif qu'il s'agit : soigner une scoliose débutante, établir un régime sans phénylalanine à un nouveau-né phénylcétonurique avant que ne se soit installée une déficience mentale, traiter une carie encore peu profonde...
On se rend compte ainsi que sans soins curatifs, le dépistage ne peut rien prévenir : il n'y a donc pas d'opposition, ni même de discontinuité, entre les soins curatifs et la prévention. La prévention est une tâche fondamentale chez l'enfant et l'adolescent, mais il ne faut pas la séparer des soins curatifs. L'enfant a besoin que l'on prenne soin de lui, au sens le plus large du mot « soin », à la fois préventif et curatif.
Un vieux proverbe dit « mieux vaut prévenir que guérir » ; une version plus moderne serait plutôt « mieux vaut prévenir **et** guérir ». C'est tout le sens, en tout cas, de la prévention secondaire et du dépistage.

➡ Prévention tertiaire

Elle consiste à limiter les conséquences d'une maladie qui a déjà atteint son stade clinique : éviter les rechutes, limiter les séquelles, empêcher des conséquences fâcheuses pour l'éducation, la scolarité et l'intégration sociale de

l'enfant. D'une façon générale, elle recouvre tout ce que l'on appelle habituellement la **réadaptation**.
La prévention primaire se situe presque totalement du côté des soins curatifs. À nouveau ceux-ci et les soins préventifs deviennent dès lors indissociables.
Parler de prévention tertiaire a pourtant un intérêt : celui de rappeler que la prise en charge d'une maladie ne peut s'arrêter au traitement médical. Il faut toujours penser à l'accompagnement de l'enfant malade ou handicapé, et de sa famille, à sa scolarité, à son intégration dans des activités ordinaires de vie. Il faut aussi permettre à l'enfant malade, et notamment à l'enfant maladie chronique, d'être le plus autonome possible dans le traitement de sa maladie. C'est ce qu'on appelle aujourd'hui l'**éducation du patient**. On la réalise depuis longtemps auprès des enfants diabétiques, plus récemment pour les enfants allergiques, asthmatiques, insuffisants rénaux... Leur donner une plus grande responsabilité dans la gestion de leur maladie, c'est aussi de la prévention.

Éducation à la santé

Éduquer l'enfant à sa santé... Faire de la santé un objectif de l'éducation : depuis longtemps cette démarche est considérée comme fondamentale et d'une utilité évidente. Encore faut-il, en ce domaine, éviter les fausses évidences et les idées reçues.

➡ Définition

Brigitte Sandrin Berthon, dans son livre *Apprendre la santé à l'école* paru en 1997, écrit : « On admet que la santé n'est pas seulement l'absence de maladie ou de handicap. On admet que l'éducation n'est pas seulement la transmission de connaissances. Pour définir l'une et l'autre, on utilise les mêmes mots : épanouissement de l'individu dans ses dimensions physique, psychologique et sociale, autonomie, capacité d'adaptation à l'environnement et aux aléas de la vie. Il nous arrive donc de penser que le terme d'éducation pour la santé est un pléonasme : toute éducation digne de ce nom ne peut que promouvoir la santé, toute démarche de santé devrait avoir une dimension éducative. » Filiberto Castillo fait de « l'éducation à la santé une éducation à la vie » qui « constitue une partie de l'éducation générale et, en tant que telle (...) doit réunir les mêmes caractéristiques ».

Éduquer à la santé, c'est donc éduquer à la vie, c'est préparer un enfant à devenir autonome, responsable, capable de faire face aux aléas de la vie en préservant son bien-être et celui des autres.

➡ Ce que n'est pas l'éducation à la santé

Avant tout, il ne faut pas confondre **information sur la santé** et **éducation à la santé** ni même **conseils de bonne santé** et éducation à la santé.
Bien sûr, il faut que l'enfant soit informé sur le fonctionnement de son corps, sur les conditions de la bonne santé (la sienne et celle des autres), sur certaines maladies qui peuvent l'atteindre ou qui sont particulièrement fréquentes dans nos pays ou dans les pays plus pauvres. Cette instruction est nécessaire : elle est généralement dispensée à l'école, au collège, au lycée, dans le cadre de l'apprentissage des « sciences de la vie ».
Mais elle n'est pas suffisante. À elle seule, cette information ne peut pas permettre à l'enfant d'adopter des pratiques de bonne santé, ni d'exercer une responsabilité sur sa santé.
D'autre part, à l'école, mais surtout hors de l'école, par la télévision, les livres, les magazines ou les discours entendus dans sa famille ou échangés entre camarades, l'enfant est submergé par une masse d'informations sur la santé. Comment peut-il être critique vis-à-vis de l'information reçue ? Comment peut-il apprendre à trouver les bonnes sources d'information, à se documenter sur la santé ?
Ces questions, elles, constituent de vrais enjeux de l'éducation à la santé : moins informer que permettre à l'enfant de s'informer...
L'éducation à la santé ne peut se résumer à donner des conseils de bonne santé. Bien sûr, il en faut : il est bien de dire à l'enfant qu'il faut se brosser les dents et se laver les mains, comme on lui apprendra qu'il est bon de dire bonjour et de ne pas mentir. Mais les choses de la santé sont généralement plus complexes : elles sont liées aux traditions culturelles, aux usages familiaux, aux savoir populaires, aux modes de vie. Ce qui est vrai pour un enfant, ne le sera pas pour un autre élevé dans des conditions différentes. Au nom de l'éducation à la santé, on a parfois tendance à faire considérer comme *a priori* bons les comportements d'une certaines classe moyenne et donc à réfuter les différences, les choix de vie d'une autre nature et pourtant pas plus néfastes que ceux de la majorité.
L'éducation à la santé doit aussi éviter de se montrer culpabilisante pour l'enfant ou pour sa famille. Stigmatiser l'alcoolisme peut être cruel pour l'enfant dont un parent abuse de l'alcool ; dire à un enfant qu'il faut se coucher tôt et à heures régulières peut le mettre mal à l'aise si sa mère nettoie des bureaux entre 6 et 9 heures du matin ou entre 18 et 21 heures... ; dire à une mère de conserver les médicaments dans une armoire placée en hauteur et

fermée à clef peut constituer une impossibilité matérielle dans beaucoup de familles défavorisées et encore, le ferait-elle, cela n'empêcherait pas un petit de s'intoxiquer le jour où l'armoire est ouverte pour soigner un malade dans la maison.

Les familles, en fait, sont bien moins responsables qu'on ne le croit de leur mode de vie : le milieu culturel, les difficultés du quotidien imposent des pratiques qui ne relèvent pas de choix délibérés. Vouloir à tout prix, dans ces conditions, donner de bons conseils relève de ce qu'on a souvent appelé le « blâme de la victime », qui consiste à considérer implicitement que les gens sont responsables de comportements liés à des conditions de vie défavorables qu'ils subissent.

Conditions de l'éducation à la santé

C'est cependant à la responsabilisation que doit tendre l'éducation de l'enfant à la santé. En France, l'Éducation nationale parle maintenant de « **l'éducation à la santé et à la citoyenneté** ». Ce rapprochement des deux termes est très significatif. En donnant des conseils trop précis, on ne responsabilise pas, on n'aide pas à faire des choix. En donnant à l'enfant la possibilité d'une autonomie, on le prépare à sa vie de citoyen, responsable non seulement de lui-même, mais aussi des autres. En 1969 déjà, un groupe d'experts de l'Organisation mondiale de la santé avait défini l'éducation à la santé non seulement comme le moyen d'aider à adopter (ou à renforcer) des comportements de bonne santé, mais aussi comme la façon de développer chez les personnes le sens des responsabilités pour leur propre santé et celle de la collectivité, ainsi que leur aptitude à participer de manière constructive à la vie de la collectivité, de promouvoir le sens de la dignité et de la responsabilité de la personne en même temps que celui de la solidarité et de la responsabilité collective.

On voit à quel point l'éducation à la santé ne peut se résoudre à parler des maladies, ni à diffuser des messages de santé de façon « verticale » (le tabac, les accidents, l'alcool, la contraception) : il faut des approches plus horizontales, plus transversales. La santé est un concept global, et non pas une mosaïque d'éléments juxtaposés. Parler du tabac, c'est aussi parler de la liberté, de l'environnement, de la solidarité... Parler des accidents, c'est évoquer plus généralement la violence faite à soi-même et aux autres.

Il ne faut pas constamment chercher à délivrer des messages, venus de l'éducateur informé vers un enfant réduit à la passivité. Si l'on veut contribuer à la prévention des accidents, il est préférable de faire directement participer l'enfant à l'identification des risques décelables sur le trajet de l'école ou, avec ses parents, des dangers possibles de la maison. On peut alors demander à des groupes d'enfants de proposer eux-mêmes des solutions : on est bien alors dans une dynamique de responsabilité et de citoyenneté.

Une autre précaution importante est d'éviter de mettre l'enfant dans une situation paradoxale : par exemple lui apprendre la propreté dans des locaux scolaires sales et négligés, lui dire l'importance de boire de l'eau alors qu'il y a bien peu de fontaines à eau dans les établissements scolaires et que les distributeurs qu'on y trouve contiennent plutôt des boissons peu favorables à la santé.

En d'autres termes, il est préférable, souvent, d'améliorer l'environnement où évolue l'enfant que de lui donner des conseils en décalage par rapport à cet environnement. Les petits écoliers se lavent les mains et se brossent les dents volontiers à l'école lorsque les locaux sanitaires sont propres, bien éclairés et chauffés, avec de l'eau tiède, du savon, des serviettes, des gobelets. Nul besoin alors de leur faire en classe des leçons d'hygiène corporelle...

➡ Promotion de la santé

En 1986, à Ottawa, a été formulée un des grands textes fondateurs de la santé publique moderne. La charte d'Ottawa situe l'éducation à la santé, et plus globalement la prévention, dans une perspective plus globale appelée **promotion de la santé**.

La logique n'est plus ici celle de la maladie, mais bien celle de la santé. La promotion de la santé est considérée avant tout comme le moyen de permettre aux personnes et aux populations d'exercer un plus grand contrôle sur leur santé. La charte rappelle d'abord que la santé s'appuie sur des conditions préalables : la paix, l'éducation, un abri, de la nourriture, un revenu, un écosystème stable, le respect de la dignité. Il est bon d'avoir ces pré-requis à l'esprit pour éviter des erreurs, et notamment un centrage excessif sur la santé considérée comme une valeur essentielle alors que d'autres besoins, plus fondamentaux encore, ne sont pas satisfaits. Promouvoir la santé, c'est aussi, de la part des professionnels de santé, plaider activement pour des conditions de vie meilleures, plus de justice sociale et plus de respect des droits des personnes.

La charte d'Ottawa propose cinq grands axes d'intervention qui sont tout à fait cohérents dans ce contexte :

— développer des politiques publiques de bonne santé : pensons, pour l'enfant, à la politique de l'enfance, à l'action de Protection maternelle et infantile, mais aussi, plus localement, à l'organisation de la vie à l'école, aux rythmes scolaires... ;

— créer des environnements « supportifs » : à la fois un milieu physique sain, mais aussi un environnement social solidaire ;

— ré-orienter les services de santé vers plus de globalité, plus d'investissement dans la prévention, plus de souci de faire participer les usagers et de respecter leurs droits ;

— développer l'action communautaire, c'est-à-dire favoriser un développement social où chacun participe à la vie et au progrès du groupe et où la santé devient un objectif et un moyen du progrès social ;
— conférer aux personnes et aux groupes des aptitudes à agir en citoyens, à faire des choix de vie favorables à la santé.

La promotion de la santé est un concept nouveau ; elle donne aux professionnels de santé, quelle que soit leur fonction, un rôle passionnant d'accompagnement des personnes dans la réalisation de leurs potentialités. Elle se situe bien dans la large perspective ouverte en 1946 par l'Organisation mondiale de la santé : un état de bien-être physique, mental et social.

Conclusion

Michèle Mourman

L'enfant, le jeune et leurs parents peuvent trouver dans la cité de nombreuses réponses à leurs besoins de santé. Les structures existent, il n'a pas été possible de les énumérer toutes.
Pourtant, ce n'est que dans la relation personnelle avec l'autre, en le reconnaissant tel qu'il est, en entamant une relation de confiance, que les messages que nous leur adresseront pourront être entendus.
La plupart des problématiques ne sont pas seulement du ressort de la médecine, mais il faut pouvoir tenir compte de l'environnement social, affectif, économique. Le médecin ne pourra pas prendre en charge des problèmes tels que celui des conduites à risque sans avoir l'appui d'un réseau de travailleurs socio-éducatifs, ainsi que d'équipes médicales et psychiatriques proches de la population.
Les enfants et les jeunes ont plus de ressources que nous ne le pensons. À nous d'avoir la compétence nécessaire pour les aider et leur donner la capacité de rebondir dans les nombreuses mutations qu'ils vivront.
« Pour obtenir la guérison, il faut viser le bonheur ; si l'on vise la guérison, on obtiendra la réduction des risques ; mais si l'on ne vise que cette dernière, on court un risque qui lui, ne sera pas réduit : celui de n'obtenir que la gestion de la misère. Ceci vaut pour l'individu comme pour la collectivité[1]. »

Abréviations

AEMO	Action éducative en milieu ouvert
AES	Allocation d'éducation spéciale
AP-HP	Assistance publique – Hôpitaux de Paris
ASE	Aide sociale à l'enfance
BCG	Bacille de Calmette et Guérin (vaccin contre la tuberculose)
CAF	Caisse d'allocations familiales
CAMSP	Centre d'action médico-sociale précoce
CAPP	Centre d'action psychopédagogique
CCASS	Centre communal d'action sociale
CCPE	Commission de circonscription préélémentaire et élémentaire
CCSD	Commission de circonscription du second degré
CDAG	Centre de dépistage anonyme et gratuit
CDES	Commission départementale d'éducation spéciale
CDG	Centre de dépistage gratuit
CMP	Centre médico-pédagogique

---

1. Carpentier J. (médecin généraliste, membre de la Commission des stupéfiants et psychotropes), *Sauvegarde de l'enfance*, 1998.

CMPPP	Centre médico-psychopédagogique
CMS	Centre médico-social
COTOREP	Commission technique d'orientation, de reclassement professionnel
CPAM	Caisse primaire d'Assurance maladie
CROSS	Commission régionale d'organisation sanitaire et sociale
DDASS	Direction départementale des affaires sanitaires et sociales
DGS	Direction générale de la Santé
DRASS	Direction régionale des affaires sanitaires et sociales
EMIPS	Équipe mobile d'intervention pour la prévention du sida
EMP	Externat médico-pédagogique
IDE	Infirmier(ère) diplômé(e) d'État
IMP	Institut médico-pédagogique
IMPRO	Institut médico-professionnel
INSEE	Institut national de la statistique et des études économiques
INSERM	Institut national de la statistique et de la recherche médicale
IRPP	Institut de réadaptation psychopédagogique
MSA	Mutualité sociale agricole
OMS	Organisation mondiale de la santé
PFS	Placement familial spécialisé
PMI	Protection maternelle et infantile
SSESD	Service de soins et d'éducation à domicile

Bibliographie

BOURILLON A., BOURDAIS M. *Pédiatrie pour le praticien*. Paris : Masson ; 1997.

DINH Q. C. « Les inégalités de la mortalité infantile s'estompent ». *Économie et statistique* ; 314.

FORTIN J. « Promouvoir la santé des adolescents. Utopie ou révolution culturelle ? ». Intervention au CIPS ; décembre 1997.

partie II

L'enfant

chapitre 9

Louis Kremp

Le nouveau-né

Pré-requis : de la conception à la naissance

Louis Kremp

➡ Introduction

L'aventure inouïe et merveilleuse de l'enfant, de sa conception à sa naissance, est fort complexe : le hasard et l'environnement interviennent tour à tour dans l'enchaînement d'un programme d'événements au calendrier rigoureux. Mais l'être humain ainsi induit sera unique dans ses caractéristiques biologiques et psychiques.
C'est artificiellement, par obligation d'enseignement et de clarté, que les caractéristiques physiques et psychiques de l'enfant et de son développement sont étudiées séparément, depuis la fécondation de l'œuf jusqu'à l'âge adulte (ontogenèse). En effet, l'être humain, à travers les nombreuses modifications et épreuves subies, résulte de la synthèse toujours remise en question d'un potentiel (l'**inné**), favorisé par un environnement physique, psychique, affectif et culturel qui conditionne l'**acquis**.

Conception

➡ Sur le plan moléculaire

La fusion d'un gamète mâle (ou spermatozoïde) avec un gamète femelle (ou ovocyte) réalise la fécondation et entraîne le développement de l'œuf fécondé, ou zygote, sans que le nombre de ses chromosomes excède les 23 paires nécessaires (*voir partie III*).
L'enfant est déjà nettement déterminé sur le plan génétique puisque les gamètes mâle et femelle apportent, grâce aux chromosomes, leur message héréditaire. L'ensemble des gènes obtenus, non pas simplement par une moitié des gènes du père et de la mère mais par un véritable mélange et « réappareillage »

au hasard des chromosomes, donnera le génome : le génome du fœtus est donc déterminant pour son développement.

Sur le plan psychosocial

Chaque enfant qui naît a déjà une histoire et, dans la dynamique de son développement et de son bien-être, les interactions physiques et psychosociales sont constamment présentes.
Aussi, les soins à donner aux enfants ne se résument pas à de simples gestes techniques, aussi performants soient-ils.

Vie intra-utérine

Développement de l'œuf

À partir de la fécondation dans la trompe, l'œuf va s'implanter dans l'utérus et se développer pendant 38 semaines jusqu'à la naissance.
Très rapidement, les cellules se divisent en deux groupes :
— l'un externe, le trophoblaste, sera à l'origine du placenta ;
— l'autre, central, deviendra l'embryon.
Cette croissance intra-utérine comprend ensuite deux périodes.

• Période embryonnaire

D'une durée d'environ 2 mois, elle est caractérisée par l'individualisation de l'embryon (4 premières semaines), puis par la mise en place des principaux organes qui prennent forme : embryogenèse, organogenèse, morphogenèse caractérisent cette période embryonnaire.
Dès la 2e semaine, les cellules se répartissent en trois couches superposées qui s'enroulent les unes dans les autres :
— la couche externe ou **ectoderme** donnera naissance à la peau, au cerveau, et à l'ensemble du système nerveux ;
— la couche interne ou **endoderme** sera à l'origine des systèmes digestif et respiratoire ;
— la couche intermédiaire ou **mésoderme** donnera les muscles, les os et le système circulatoire.
C'est grâce aux gènes du développement (Edward Lewis) que les cellules embryonnaires vont donner des organes spécifiques de chaque espèce : ils déterminent les axes antéropostérieur et dorsoventral de l'embryon, puis ses segments successifs.
Le cœur se met à battre vers le 25e jour.
Pendant la période embryonnaire, une agression de l'œuf, quelle que soit son origine, entraîne une **embryopathie** et risque d'aboutir à une malformation congénitale grave, voire à la mort.

• Période fœtale

Elle commence à partir du début du 3e mois : l'embryon, dont l'essentiel des organes est formé, devient fœtus. À part le cœur, ses organes ne sont pas fonctionnels. Ils vont subir des processus de maturation et de croissance caractérisés par l'augmentation de la taille des cellules, leur multiplication et leur différentiation. Toutes les cellules contiennent l'intégralité du programme génétique de l'enfant à venir, mais chacune n'exprimera qu'une partie de ses gènes, fabriquant soit l'hémoglobine, soit les protéines spécifiques à chaque organe. Certaines cellules se développent intensément, d'autres beaucoup moins, d'autres enfin vont disparaître. La mort cellulaire programmée (apoptose) est en effet indispensable au développement embryonnaire, tant pour faire disparaître les tissus ancestraux qui n'ont plus de fonction (la queue par exemple) que pour affiner les détails morphologiques (les doigts de la main).

Une agression sévère à l'époque fœtale entraîne une **fœtopathie** avec des anomalies de croissance (hypotrophie) ou des lésions tissulaires particulièrement redoutables quand elles atteignent le système nerveux.

➡ Croissance

Pendant 38 semaines, l'embryon puis le fœtus se sont développés dans un milieu qui, en principe, les mettait à l'abri de toute agression. Nourriture et oxygène lui ont été fournis grâce au placenta, par l'intermédiaire du cordon ombilical avec sa veine et ses deux artères. Les nutriments principaux sont :

— le **glucose**, aliment énergétique exclusif ; il est responsable de la formation des réserves de graisses et de glycogène pendant le troisième trimestre ;

— les **acides aminés** qui permettent la synthèse des protéines et des acides nucléiques ; cette croissance est programmée grâce à des activités enzymatiques et hormonales propres au fœtus et relativement autonomes de celles de la mère.

Le placenta sert donc à la fois de poumons, d'intestin et de reins ; nourriture, eau, oxygène, anticorps passent du sang maternel au placenta, du placenta au cordon ombilical, tandis que les déchets métaboliques empruntent le chemin inverse. Malheureusement, certains toxiques (l'alcool, le tabac, les drogues) consommés par la mère franchiront la barrière placentaire, de même que certains agents infectieux tel le toxoplasme, les cytomégalovirus, le VIH, etc. Il est probable que la mère, lorsqu'elle connaît de fortes émotions durant sa grossesse, communique au fœtus, par les variations hormonales qui en résultent, une partie de son anxiété.

Le développement du système nerveux central et la mise en place des fonctions immunitaires sont particulièrement importants à connaître chez l'être humain.

• Système nerveux central (SNC)

En place très précocement, il se développe tout au long de la vie fœtale et même pendant les premières années de la vie extra-utérine : c'est ce qui lui donne à la fois un potentiel énorme de développement spécifique à la race humaine et une vulnérabilité dramatique. Les deux types de cellules qui constituent le système nerveux ne se développent pas parallèlement.

■ Les neurones

Ils se multiplient grâce à un facteur de croissance nerveuse, jusqu'à la fin du deuxième trimestre de la vie intra-utérine, et leurs interconnexions (synapses interneuronales) se développent plusieurs années encore.

■ Les cellules gliales

Elles prolifèrent plus tard, au cours du dernier trimestre de la grossesse, et leur multiplication se prolonge jusqu'à l'âge de 2 ans.

■ La myélinisation

Elle est fonction des cellules gliales, continue jusqu'à l'âge de 4 ans.
Ces deux derniers phénomènes sont essentiellement responsables de l'augmentation rapide du poids du cerveau dans la seconde moitié de la grossesse et les 18ers mois de la vie.
Vers le 6e mois de la vie intra-utérine, les différentes parties du cerveau sont en place. On distingue six couches de profondeur croissante au niveau du cortex cérébral ; à chaque couche correspond un type particulier de connexion. En surface, on distingue des aires correspondant à une fonction spécifique (vision, audition, langage, motricité, etc.).
Durant la dernière partie de sa vie intra-utérine, le fœtus entend, sent, goûte et ressent peut-être quelques émotions comme ont pu le montrer les travaux de ces vingt dernières années. C'est ainsi qu'on insiste sur :
— l'aptitude à la reconnaissance du langage et en particulier à la voix de sa mère qui lui parvient nettement à travers le liquide amniotique ; mais il peut se familiariser à d'autres voix, celle du père notamment ;
— la réceptivité de sons, surtout de basse fréquence provenant de l'extérieur ;
— la vision de certaines couleurs ;
— la reconnaissance des saveurs sucrées à la déglutition du liquide amniotique en fonction de l'alimentation maternelle ;
— l'alternance de phases d'éveil et de sommeil révélées par l'enregistrement des ondes cérébrales ;
— l'existence d'un sommeil paradoxal, état qui correspond à une activité onirique chez l'enfant et l'adulte !

à savoir

Le développement du système nerveux, et du cerveau en particulier, ne s'achèvera que bien longtemps après la naissance et c'est une spécificité de l'espèce humaine qui explique ses particularités dans le domaine du langage, de la pensée et de l'innovation. Contrairement aux singes les plus évolués, dont le cerveau est formé à 70 % dès le début de la 1re année, le cerveau de l'humain ne parviendra à ce chiffre que dans sa 3e année (Stephen Jay Gould). Cette prolongation de la jeunesse (néoténie) et cette plasticité qui en résulte semblent les facteurs essentiels des capacités du cerveau humain.

• Fonctions immunitaire, cellulaire et humorale

Sur le plan cellulaire, le thymus est rapidement mature (11e semaine).
Les autres structures lymphoïdes sont en place dès la 25e semaine et les fonctions humorales dès la 24e semaine, avec l'apparition des plasmocytes dans la rate et des ganglions lymphatiques.
Mais si l'immunocompétence est très précoce dans l'espèce humaine, le nouveau-né reste néanmoins immunologiquement immature par absence de sensibilisation active : il est donc très vulnérable aux infections néonatales et en particulier aux infections Gram– *(voir « Moyens de défense du nouveau-né contre l'infection », chapitre 25).*
En conclusion, le milieu dans lequel se développe l'embryon, puis le fœtus, n'est pas hermétique : l'enfant est toujours plus ou moins dépendant du bien-être ou du mal-être de sa mère, que ce soit là aussi sur le plan biologique ou psychique.

Remarque

Comme tout individu, le fœtus est génétiquement unique : depuis les premières semaines de la vie, il possède à la surface de ses cellules des marqueurs du « soi », ou « antigènes d'histocompatibilité », qui le distinguent à la fois de son père et de sa mère. En quelque sorte, vis-à-vis de sa mère, c'est un corps étranger qui devrait être « rejeté ». On a pu établir que cette tolérance, réservée uniquement à la période de gestation, est due au fait que les antigènes d'histocompatibilité, ceux que sa mère devrait reconnaître comme étrangers, ne s'expriment pas à la surface externe du placenta. À l'exception d'un seul : HLA-C, qui a pour rôle, non pas de stimuler, mais au contraire de désarmer les défenses maternelles **(voir chapitre 25).**

Sémiologie fœtale

Odile Kremp

Si l'interrogatoire (date des dernières règles, date de la perception des premiers mouvements actifs) et l'examen clinique de la femme enceinte (hauteur utérine, auscultation des bruits du cœur fœtal) restent très importants pour apprécier la croissance du fœtus, depuis quelques années de nombreuses techniques de surveillance se sont développées qui permettent maintenant de caractériser la croissance, la vitalité et la maturité du fœtus, et donc d'établir une véritable sémiologie fœtale (signes liés au fœtus).

➡ Techniques

• Radiographie

Elle n'est plus guère utilisée. Elle permet cependant de voir les points d'ossification du fœtus et d'avoir ainsi une idée de son terme en fin de grossesse. Elle peut également aider au diagnostic de certains nanismes et de certaines anomalies osseuses constitutionnelles.

• Ultrasons

Employés depuis le début des années 70, ils ont révolutionné l'approche du fœtus en permettant de le voir, puis d'apprécier son hémodynamique. Les ultrasons sont à la base de deux techniques, l'échographie et l'effet Doppler.

■ Échographie

C'est maintenant un examen de routine utilisé pour la surveillance de toutes les grossesses. Les futurs parents reviennent souvent de la première consultation avec la photo du fœtus. On la réalise généralement par voie transabdominale, mais on peut aussi la faire par voie vaginale.

Au début du premier trimestre

La première échographie confirme l'existence d'une grossesse intra-utérine, indique l'âge du fœtus, le nombre de fœtus, l'insertion du placenta. Elle donne une vision dynamique du fœtus (premiers battements cardiaques à 7 semaines, mouvements du tronc vers 8 semaines, des membres vers 9 semaines). L'anatomie peut être précisée : mesure du diamètre bipariétal à 11 semaines, ainsi que des diamètres thoracique et abdominal.

À partir du deuxième trimestre

Les structures cérébrales sont bien visibles et on peut déjà soupçonner des anomalies cardiaques, digestives, génito-urinaires, de la colonne vertébrale, une hernie diaphragmatique. On peut également mesurer la croissance des membres (longueur du fémur).
Le sexe peut être reconnu dès la 14e semaine chez les garçons et vers la 22e semaine chez les filles. L'échographie permet de guider les ponctions de liquide amniotique ou de sang fœtal, d'apprécier la qualité des mouvements fœtaux, des mouvements oculaires.

Au troisième trimestre

Toutes les structures sont bien visibles. On peut identifier un hydramnios (excès de liquide amniotique) ou un oligoamnios (quantité insuffisante de liquide amniotique) et apprécier les réactions du fœtus aux stimuli auditifs, lumineux et tactiles.

à savoir

Le nombre d'échographies recommandées et remboursées en France au cours d'une grossesse normale est actuellement de trois :
— la première à 11-12 semaines, pour apprécier l'âge gestationnel, la vitalité fœtale et le nombre de fœtus, et dépister précocement certaines malformations et/ou une pathologie maternelle associée ;
— la deuxième entre 19 et 22 semaines, dite « échographie morphologique », pour dépister les malformations ;
— la troisième vers 31-32 semaines pour apprécier la croissance fœtale, la position du placenta et les annexes.
Des échographies supplémentaires peuvent être réalisées, sur entente préalable, en cas de pathologie gravidique maternelle ou fœtale.

■ Effet Doppler

Il permet la détection des bruits du cœur fœtal, ainsi que leurs variations, et il est souvent couplé à l'enregistrement des contractions utérines (cardiotocographie). Plus récemment, le Doppler pulsé, couplé à l'échographie, permet d'étudier les vaisseaux fœtaux et utérins, en évaluant leur débit et leurs résistances circulatoires. On peut ainsi détecter assez précocement des anomalies de vascularisation du placenta et de la circulation cérébrale du fœtus.

• Biochimie maternelle

Certaines substances dosées dans le sang et les urines maternelles sont un reflet de l'homéostasie fœtale (la salive maternelle et le liquide amniotique sont utilisés plus rarement). Le dosage de l'hormone placentaire lactogène dans le sérum ou le dosage de l'œstriol dans le sang et les urines reflètent la vitalité fœtale ; ils n'ont plus actuellement qu'une valeur limitée. L'élévation du taux d'alpha-fœtoprotéine dans le sérum maternel est le témoin d'anomalies du tube neural (*voir « Le diagnostic prénatal », chapitre 16*). Lorsqu'il est réalisé entre 16 et 17 semaines d'aménorrhée, le dosage de la β-hCG permet, s'il est élevé, de suspecter une trisomie 21 et de poser l'indication d'un caryotype fœtal.

• Amniocentèse

Elle a été la première technique « invasive » utilisée pour appréhender la santé fœtale. Elle consiste à prélever du liquide amniotique à travers la paroi abdominale et utérine. Elle est habituellement réalisée à partir de la 16e semaine de grossesse, après repérage échographique du placenta. Mais, dans certains cas, elle peut être réalisée plus précocement. Entre les mains expertes, les risques sont minimes. Un grand nombre de substances peuvent être dosées dans le liquide amniotique. Les indications principales de l'amniocentèse sont celles du diagnostic prénatal de maladies génétiques *(voir « Diagnostic prénatal », chapitre 16)*. Mais on peut aussi y doser la bilirubine pour surveiller les incompatibilités Rhésus fœto-maternelles *(voir chapitre 23)*, les phospholipides témoignant de la maturité pulmonaire, la créatinine, le sodium et l'osmolarité reflétant le fonctionnement rénal du fœtus.

• Biopsie du trophoblaste

Il s'agit de la ponction de villosités choriales ; elle consiste à prélever, entre 8 et 10 semaines de grossesse, des cellules au niveau de l'insertion du placenta sur l'utérus. Elle est utilisée pour rechercher une anomalie fœtale en tout début de grossesse *(voir « Diagnostic prénatal », chapitre 16)*.

• Amnioscopie

Elle consiste à regarder la couleur du liquide amniotique à travers les membranes et n'est possible que si le col de l'utérus est perméable. Elle n'est utilisable qu'après 36 semaines de gestation.

• Prélèvement de sang fœtal

Effectué au niveau des veines du cordon ombilical, il nécessite une grande dextérité. L'échantillon ne doit pas être contaminé par du sang maternel. On le réalise essentiellement pour le diagnostic prénatal *(voir « Diagnostic prénatal », chapitre 16)*, mais aussi pour diagnostiquer l'atteinte infectieuse du fœtus en cours de grossesse (toxoplasmose, rubéole).
On peut également prélever du sang au scalp pendant l'accouchement, essentiellement pour monitorer les gaz du sang.
Des prélèvements d'urine du fœtus et des biopsies cutanées peuvent être également réalisés sous contrôle échographique.

• Résonance magnétique nucléaire

Elle n'a encore été utilisée qu'à titre expérimental pour le fœtus, elle ne se développera que si son innocuité est prouvée.

➡ Résultats

• Croissance du fœtus

Sa surveillance repose sur l'examen clinique de la mère, la mesure des différents diamètres à l'échographie. Un retard de croissance peut être détecté précocement si on est sûr de l'âge de la grossesse. Sa cause est quelquefois mise en évidence par le Doppler pulsé, permettant d'envisager un traitement. Les garçons sont plus gros que les filles.

● Vitalité et bien-être fœtal

On peut les évaluer grâce à différentes mesures. Nous avons déjà parlé des dosages hormonaux.

■ La corrélation entre les mouvements fœtaux perçus par la mère et ceux enregistrés par échographie

Elle semble témoigner du bien-être fœtal. Les variations journalières sont irrégulières, mais il existe généralement un pic d'activité dans la soirée, et l'activité fœtale est à son maximum vers la 31e-32e semaine dans les grossesses normales.

■ L'observation des mouvements respiratoires

Ils surviennent pendant environ 30 % du temps pendant les dix dernières semaines, avec des périodes d'apnée qui peuvent durer jusqu'à 2 heures. Ils sont signes de bonne santé, mais ils nécessitent 2 heures d'observation continue pour que l'on puisse affirmer que leur absence n'est pas liée à une période de repos physiologique.

■ L'étude du rythme cardiaque fœtal

Elle porte : sur la fréquence cardiaque de base (qui varie de 120 à 150 battements par minute près du terme et qui, avant 34 semaines, est au maximum à 160 par minute), sur sa variabilité à court terme et à long terme au cours du temps (l'absence d'oscillations, ou rythme plat, est inquiétante), et sur l'observation des variations rapides. Les accélérations sont contemporaines des mouvements et les décélérations ont une signification variable suivant le contexte, mais elles traduisent souvent l'hypoxie et l'acidose. Différents scores existent.

La classification de Caldeyro-Barcia

C'est la plus utilisée. Elle définit les ralentissements par rapport au décalage entre le fond de la bradycardie et le sommet de la contraction. Dans un premier temps, on observe des DIPS 1 : bradycardie transitoire dont le fond a un décalage de 3 à 20 secondes par rapport au sommet de la contraction utérine. Ils sont dus, par un mécanisme réflexe, à la compression de la tête. S'ils se répètent, ils peuvent traduire un traumatisme pouvant aboutir à une souffrance fœtale aiguë. Si la souffrance s'aggrave, on observe des DIPS 2, caractérisés par un décalage allant de 20 à 60 secondes. Ils sont liés à l'hypoxie fœtale. Le score de Krebs Fisher prend en compte tous les paramètres caractérisant le rythme cardiaque fœtal en les étudiant sur 30 minutes.

Le profil biophysique de Manning

Il tient compte de la réactivité cardiaque fœtale, du nombre de grands mouvements fœtaux, de la présence de mouvements respiratoires, du tonus fœtal (extension, flexion), et de la quantité de liquide amniotique.

● Maturité fœtale

Elle est importante à connaître lorsque apparaissent des critères de souffrance fœtale, car le degré de maturité va conditionner les décisions obstétricales.

■ La maturité osseuse

Elle peut s'apprécier par la radiographie : le point de Béclard (point d'ossification fémoral inférieur) apparaît vers 35-37 semaines ; le point de Todt (tibial supérieur) vers 37-38 semaines ; le point huméral supérieur vers 38 semaines. Mais la radiographie est surtout utilisée après la naissance.

■ La maturité pulmonaire

Elle s'apprécie par le rapport lécithine/sphingomyéline (L/S), qui sont deux phospholipides sécrétés par les cellules pulmonaires. Lorsque L/S est supérieur à 2, le poumon est mature et possède du surfactant, il y a donc peu de risque de maladie des membranes hyalines (MMH) ; lorsque L/S est inférieur à 1,5, il existe un risque important de détresse respiratoire *(voir chapitre 20)*. D'autres études peuvent être faites également sur les lipides du liquide amniotique.
Un taux de créatinine dans le liquide amniotique supérieur à 20 mg est aussi un signe de maturité fœtale si la créatininémie maternelle est normale.

■ Des états « comportementaux » de veille et de sommeil

Ces états commencent à être décrits chez le fœtus, notamment par Prechtl, aux Pays-Bas, comme il l'avait fait chez le nouveau-né *(voir « Le développement psychologique de la naissance à l'adolescence », chapitre 10)*.
L'étude simultanée des mouvements oculaires, des mouvements respiratoires et du rythme cardiaque fœtal montre qu'ils s'associent de manière rythmée et caractéristique dès 36 semaines de gestation et qu'ils tarderaient à apparaître dans les retards de croissance intra-utérins.

➡ L'aventure de la naissance et l'adaptation des différentes fonctions

Louis Kremp

Vivant dans un milieu clos, baignant dans le liquide amniotique, nourri et oxygéné grâce au placenta par l'intermédiaire du cordon ombilical, le fœtus va devenir nouveau-né en bravant brutalement les épreuves dangereuses. Dans cette aventure, quatre modifications sont importantes : modifications respiratoire, circulatoire, régulation par le rein du milieu intérieur, contrôle énergétique avec apparition de la thermorégulation.

Poumon

Il n'a pas de rôle chez le fœtus, néanmoins, il se prépare à ses fonctions futures.

Au niveau des tissus

Bronches et bronchioles se multiplient, les capillaires s'insinuent entre les alvéoles, de plus en plus nombreuses. Il existe déjà des mouvements et des automatismes de ventilation qui n'entraînent pas l'envahissement de la trachée et des bronches par le liquide amniotique, sauf dans les cas de souffrance fœtale ; la lumière de la trachée et des bronches est néanmoins remplie d'un liquide pulmonaire qui sera évacué à la naissance, à la fois par compression au moment du passage dans la filière pelvienne et par résorption au niveau des lymphatiques du poumon.

Au niveau chimique

Le poumon sécrète une substance, le surfactant, qui a pour rôle d'empêcher les alvéoles de « se dégonfler » complètement au moment de l'expiration, emprisonnant ainsi un air résiduel et favorisant les échanges gazeux entre l'intérieur de l'alvéole et l'intérieur des capillaires sanguins.

Circulation fœtale

Le débit cardiaque est assuré à 50 % par les ventricules gauche et droit, tous les deux à la même pression chez le fœtus *(voir chapitre 20)*.

Le sang oxygéné *(figures 9.1 et 9.2)* est fourni au fœtus par la veine ombilicale et provient du placenta. Les vaisseaux du placenta, côté fœtus, font donc partie de la circulation fœtale, ils occupent un espace important dans le système puisqu'ils reçoivent 60 % du débit cardiaque. Grâce au canal d'Arantzius, qui se jette dans la veine cave inférieure (VCI), le sang du cordon arrive rapidement dans la grande circulation par l'intermédiaire de l'oreillette droite (OD). Le canal d'Arantzius se fermera à la naissance en laissant un cordon fibreux. Mais les poumons du fœtus ne recouvrent qu'une petite partie du flux sanguin fœtal : d'une part, la résistance des vaisseaux pulmonaires est importante ; d'autre part, il existe des courts-circuits appelés *shunts* qui ramènent directement le sang de la petite circulation dans la grande. Il s'agit du trou de Botal ou foramen ovale et du canal artériel *(voir figure 33.5, chapitre 33)*. De ce fait, 12 % seulement du débit cardiaque fœtal passe dans les poumons. Enfin, témoin de leur besoin important en oxygène, le cerveau et le cœur sont privilégiés.

Au moment de la naissance, le nouveau-né, séparé de sa mère, devra brutalement se passer du placenta, mettre en route sa fonction respiratoire et

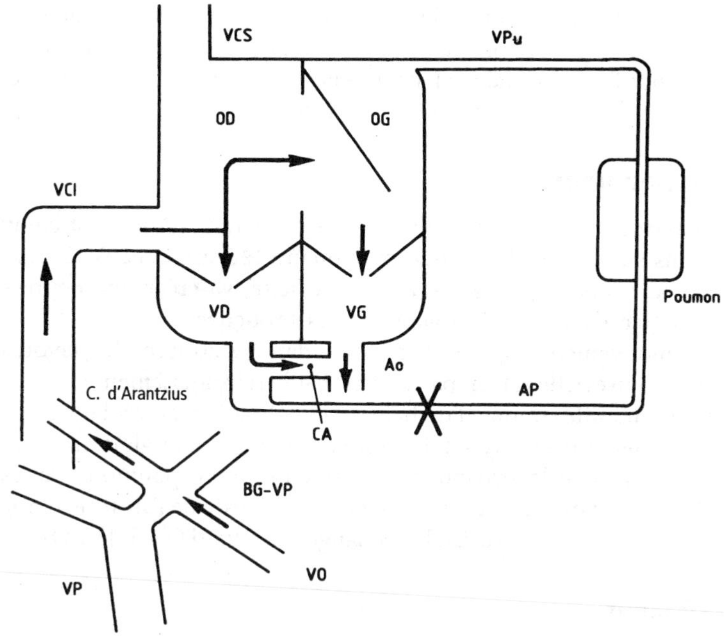

Figure 9.1 – Vascularisation fœtale

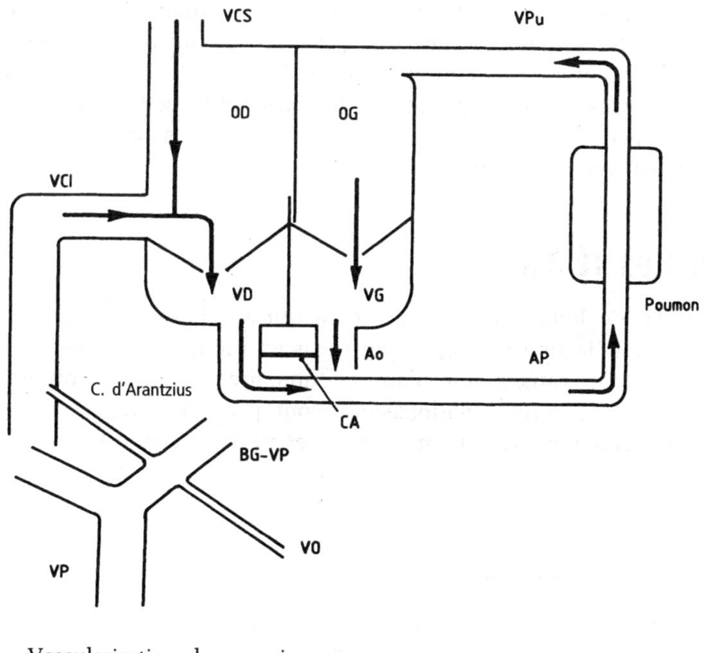

Figure 9.2 – Vascularisation du nourrisson

modifier sa circulation pour isoler la petite circulation, qui oxygénera le sang au niveau des poumons, et la grande circulation, qui oxygénera les tissus. Dans les conditions normales et habituelles, le placenta joue son rôle jusqu'à ce que les autres mécanismes soient en place.

Côté poumons

Lors du passage dans la filière pelvienne de la mère, le thorax est comprimé et les poumons sont vidés du liquide pulmonaire (40 mL chez l'enfant à terme). Le thorax, une fois dégagé grâce à son élasticité, va créer une dépression qui favorise l'entrée d'air dans la trachée et les bronches.
Le premier mouvement respiratoire survient dans les 20 secondes, favorisé par les stimulations sensorielles et, en particulier, par le refroidissement inévitable (l'enfant sort tout mouillé comme d'un bain). Le déplissement alvéolaire se produit, il est brutal ; puis la première expiration survient sur une glotte plus ou moins fermée, ce qui favorise la distribution de l'air dans tout le poumon et la résorption du liquide pulmonaire ; grâce au surfactant, une partie de l'air reste emprisonnée dans les alvéoles, ce qui favorise les échanges gazeux d'O_2 et de CO_2.

Côté cœur

Du fait de la dépression thoracique, du sang afflue aux poumons par le ventricule droit. Les alvéoles, qui se déplissent, diminuent la résistance des parois des vaisseaux et le sang circule plus facilement. Le retour de ce sang dans l'oreillette gauche augmente la pression, ce qui a pour conséquence de plaquer la valvule de Vieussens contre le trou de Botal et de le fermer. La ventilation régulière s'installe, le canal artériel va se fermer sous l'influence de la contraction des fibres musculaires formant ses parois, stimulée par la pression d'oxygène qui augmente.

Régulation rénale

Pendant la vie fœtale, c'est le placenta qui se charge d'équilibrer le milieu intérieur, mais le rein se prépare au relais en mettant en place ses différentes fonctions aux niveaux glomérulaire et tubulaire. L'équilibre ionique (sodium, potassium) et l'équilibre acidobasique sont pris en charge dès la naissance, mais cette régulation est encore limitée et ne peut répondre à des situations d'exception.

Contrôle énergétique

Il doit prendre en charge, essentiellement, la lutte contre le refroidissement (surtout en produisant de la chaleur à partir des réserves, plus particuliè-

rement celles de la « graisse brune », située surtout autour des gros troncs artériels, du cou, et de la région interscapulaire, mais aussi celles de glycogène et de lipides accumulées dans les dernières semaines de gestation).
Le nouveau-né, qui baignait dans le liquide amniotique, naît comme sortant de l'eau, et l'évaporation, si on n'essuie pas l'enfant, déclenche une déperdition calorique considérable. Si l'on n'y prend pas garde, en un quart d'heure, la température d'un nouveau-né peut descendre de 37 à 33 °C dans une pièce où il fait 20 à 23 °C.

acte infirmier

Conduite à tenir auprès du nouveau-né en salle de travail

Gilberte Lepreux, Messaouda Adafer

Le plus souvent, l'infirmière qui assiste à l'accouchement voit l'enfant apparaître la tête la première ; il paraît cyanosé. L'accoucheur dégage l'épaule antérieure, puis la postérieure : à ce moment précis, le nouveau-né jaillit de la filière, les bras écartés, en même temps que le thorax se dilate, et il pousse son premier cri. On le recueille alors sur une serviette chaude, on le sèche et on l'allonge entre les jambes de sa mère, tandis qu'il continue à crier en agitant la tête et les membres.
Le rôle de l'infirmière doit être conduit avec précision et rapidité.
Le bébé restera à la maternité près de sa maman si, dès sa naissance, il respire, crie et ne présente aucun problème. C'est le cas habituel de l'enfant né à terme, c'est-à-dire aux alentours de 40 semaines d'aménorrhée *(voir « Critères de maturation », chapitre 18).*
Toutefois, en attendant la naissance, la puéricultrice aura dû préparer le matériel nécessaire pour une réanimation d'urgence et vérifier son bon fonctionnement *(voir chapitre 19).*
Dès sa naissance, le bébé, séché, dans un champ stérile, est couché sur le ventre de sa maman qui le caresse, l'embrasse : c'est le premier contact.

Soins à administrer

Section du cordon :

- avant de le couper, on attend ordinairement qu'il ne batte plus ; on pose ensuite deux pinces l'une près de l'autre, à 10 centimètres de l'ombilic, et on coupe entre les deux. Le nouveau-né est définitivement séparé de sa mère. On recouvre alors la mère, qui commence à avoir froid ; on met le nouveau-né dans une autre serviette chaude et sèche et on s'occupe du pansement ombilical ;
- lorsque le cordon est sectionné, le bébé est placé sur la table de réanimation le temps d'effectuer les premiers soins.

Évolution du score d'Apgar à 1 minute, 5 minutes, 10 minutes de vie *(tableau 9.1).*

Tableau 9.1 – La cotation du score d'Apgar

Paramètres	0	1	2
Fréquence cardiaque	Nulle	< 100/min	> 100/min
Respiration	Nulle	Irrégulière	Efficace
Tonus	Hypotonie globale	Flexion des membres	Mouvements actifs
Réactivité (à l'aspiration)	Nulle	Grimaces	Vive
Couleur	Pâleur ou cyanose diffuse	Corps rose, extrémités cyanosées	Rose

Désobstruction des fosses nasales (permet de dépister une imperforation des choanes), de la bouche, de la gorge. Passage d'une sonde dans l'œsophage pour vérifier sa perméabilité par le test à la seringue *(voir « Malformations du tube digestif », chapitre 27).*

Oxygénation si nécessaire.

Prise de la température rectale (36 à 37 °C). Elle permet de dépister une imperforation anale.

Évolution de la glycémie en effectuant un Dextrostix® : prélever une goutte de sang au niveau du talon et lire le résultat 45 secondes plus tard à l'aide d'un lecteur de glycémie (normale : 0,40 g/L).

Noter la présence d'urines : elles doivent être émises avant la 48ᵉ heure.

Noter la présence de méconium, qui doit être éliminé avant la 36ᵉ heure.

Soins des yeux : instillation de 1 à 2 gouttes de collyre antibiotique dans chaque œil, en prévention de l'ophtalmie purulente pouvant entraîner la cécité.

Soins du cordon :

• la pince de Bar est placée à 1 cm de l'ombilic, puis le cordon est sectionné au-dessus. Après avoir vérifié la présence de deux artères et d'une veine, on désinfecte et effectue le pansement ombilical ;

• la tranche de section et le moignon du cordon sont désinfectés à l'aide d'une compresse imbibée d'un antiseptique, type chlorhéexidine, puis recouverte d'un pansement : il s'agit d'une compresse sèche maintenue à l'aide d'une bande étroite de crêpe élastique (le maintien avec une compresse pliée en diagonale étant souvent insuffisant).

Injection de vitamine K pour prévenir la maladie hémorragique du nouveau-né (5 mg par voie intramusculaire en dose unique ou, en gouttes buvables, 5 gouttes/24 heures durant 48 heures).

Prise des mensurations : poids, taille, périmètres crânien et segment supérieur *(figures 9.3, 9.4 et 9.5).*

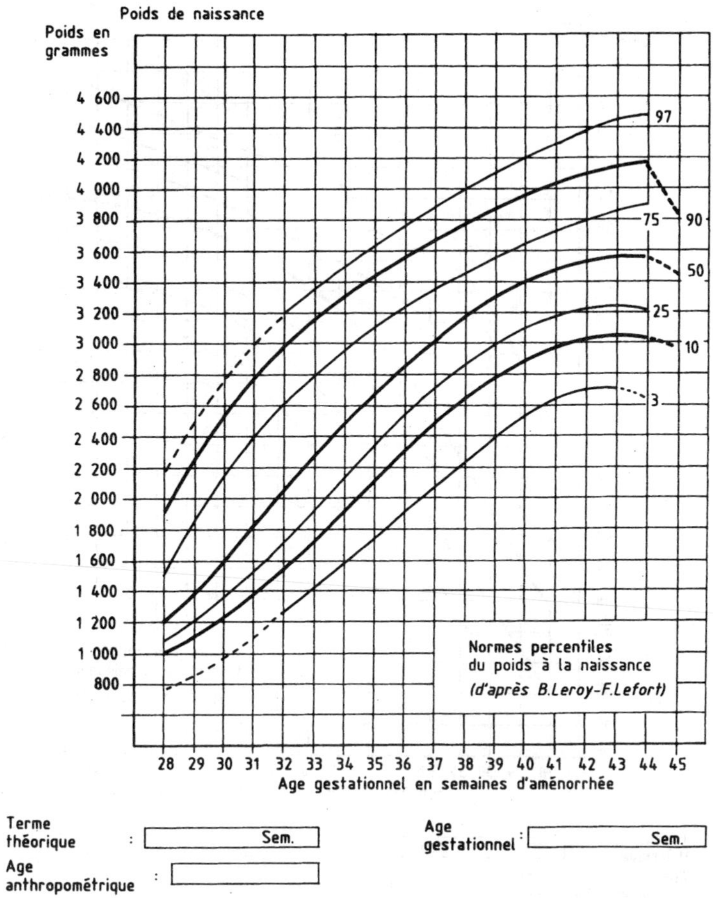

Figure 9.3 – Poids à la naissance en fonction du terme

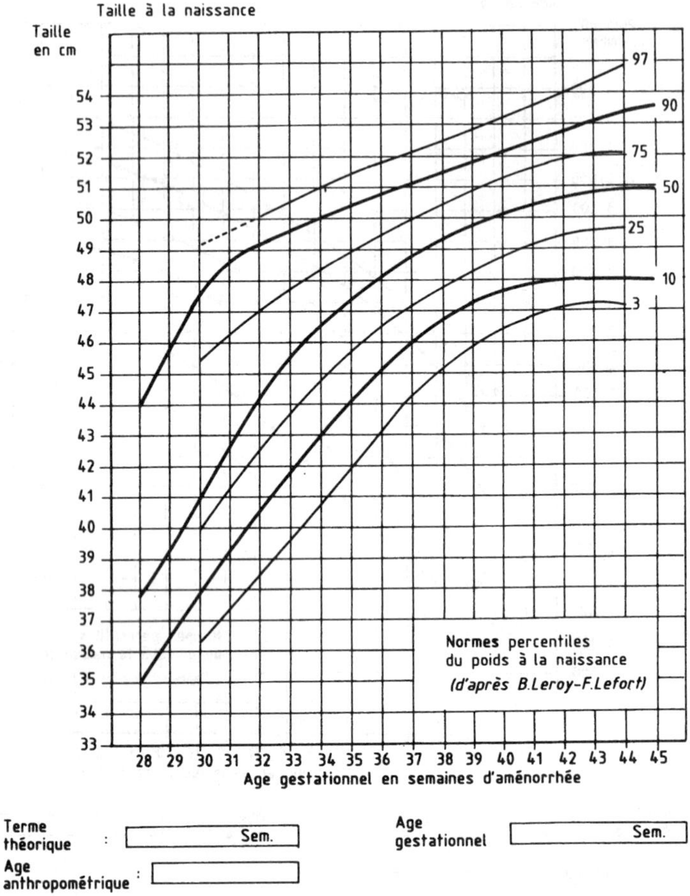

Figure 9.4 – Taille à la naissance en fonction du terme

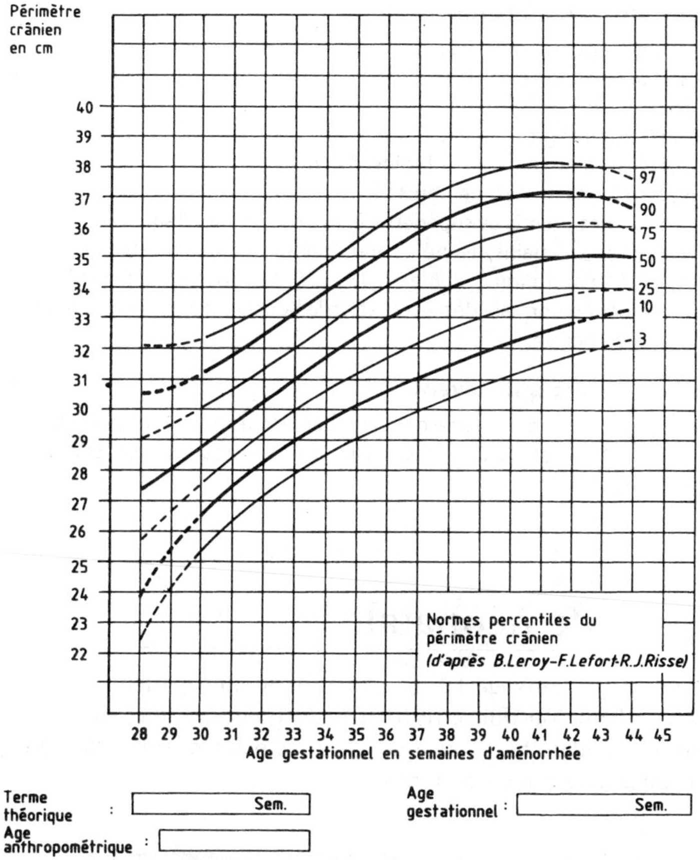

Figure 9.5 – Périmètre crânien à la naissance en fonction du terme

Examen succinct pour repérer toute anomalie : malformations évidentes, luxation de hanches.

Toilette rapide pour enlever le sang séché, sans trop insister sur le *vernix caseosa* qui a un rôle protecteur. Le *lanugo*, duvet de petits poils fins, est présent au niveau du front, des épaules et du dos. Des angiomes capillaires sont fréquents au niveau du front (aigrette), des racines du nez, des paupières et de la région occipitale ; ils disparaissent au cours de la première année. Des taches bleues ardoisées (tache mongoloïde) sont banales, surtout chez les enfants de parents de pays méditerranéens. Des petits amas sébacés, au niveau du nez (milium), sont dénués de signification pathologique *(voir chapitre 38)*.

Le bébé est habillé, installé confortablement dans son berceau, la tête sur le côté pour l'aider à évacuer ses mucosités, puis placé près de sa maman. Si celle-ci désire le nourrir, la mise au sein sera faite en salle de travail, ce qui favorisera la montée laiteuse.

Examen succinct à la naissance

Entre le moment où l'enfant quitte le sein maternel et celui où il repose tranquillement dans son berceau, une vingtaine de minutes se sont écoulées pendant lesquelles il faut apprécier :

- la disparition progressive de la cyanose ;
- la liberté de la respiration, la facilité du cri ;
- l'agitation parallèle des membres ;
- l'extension des membres supérieurs à la moindre mobilisation du tronc ;
- le *grasping* des mains, le bon tonus général, la maturation neurologique *(voir « Critères de maturation », tableaux 18.1, 18.2 et 18.3, chapitre 18)* ;
- la conformation normale des lèvres et de la bouche, des organes génitaux, de l'anus ;
- l'absence de hernie.

Dans les heures qui suivent

Laisser le nouveau-né au calme dans son berceau à l'abri du bruit et de la lumière trop violente, du froid et de la chaleur trop vive. Le laisser baver, crier. Il est d'ailleurs souvent très calme.

La période néonatale

Louis Kremp

Les dix premiers jours de la vie représentent une période d'adaptation délicate. Cette adaptation doit être immédiate pour certaines grandes fonctions : respiratoire, circulatoire, thermique. D'autres peuvent supporter quelque délai : fonction digestive, crise hormonale.

➡ Adaptation respiratoire

La première respiration, le premier cri, nous l'avons vu, sont déclenchés par l'anoxie, et sans doute aussi par la sensation de froid et les excitations thoraciques au moment du passage. Les premières respirations entraînent le déploiement des alvéoles et, en quelques minutes, le nouveau-né acquiert son rythme physiologique de 36-40 mouvements respiratoires à la minute. Cette mise en route implique :

— l'intégrité des centres nerveux (perturbés chez l'hypotrophique ou le traumatisé) ;

— l'intégrité des voies aériennes, qui ne doivent pas être obstruées par du liquide amniotique ou des mucosités.

→ Adaptation circulatoire et sanguine

Avant la naissance, le sang oxygéné gagnait la grande circulation par la veine ombilicale et le canal d'Arantzius, en court-circuitant presque complètement le foie et la circulation pulmonaire. Dès la section du cordon, le sang emprunte son trajet définitif, petite et grande circulations. Le rythme cardiaque est alors de 120 à 130 battements par minute ; la pression artérielle maximale de 5 à 7 cmHg *(figures 9.1 et 9.2)*.

Nombre de globules rouges

Le jour de la naissance, il atteint 5 à 6 millions/mm^3 ; ce chiffre (polyglobulie) diminue peu à peu pour atteindre 4,5 à 4 millions vers le 10e jour. La destruction des globules rouges en excès entraîne une augmentation des pigments sanguins (hypercholémie), qui peut être assez élevée pour donner à l'enfant une teinte jaune très spéciale : l'ictère *(voir chapitre 24)*.

Nombre de globules blancs

De 18 à 20 000 à la naissance, il tombe en quelques jours à 12 000.

→ Adaptation thermique : la thermorégulation

La température du nouveau-né normal au moment de la naissance est égale ou supérieure de 0,3 °C à celle de la mère : 37,8 °C. En quelques minutes, elle tombe à 36 et même 35 °C pour remonter, vers la 10e heure, à 37 °C et s'y maintenir. Quelques irrégularités peuvent survenir cependant en rapport avec la déshydratation (du 4e jour) et la température ambiante.

→ Adaptation neurologique

À la naissance, le développement du système nerveux, en particulier de l'écorce cérébrale, est loin d'être terminé *(voir « Le développement de l'œuf », chapitre 1)*. Mais le nouveau-né est doué de réflexes extrêmement nombreux et compliqués dont il convient de connaître les principaux :

— réflexe de la succion ;

— réflexe de Moro : un stimulus brusque (bruit, secousse, modification de la direction de la tête par rapport à l'axe du corps) provoque un mouvement d'abduction et d'extension des quatre membres (surtout net aux membres supérieurs) ;

— réflexe de préhension (*grasping reflex*) : l'enfant referme avec force ses doigts sur un objet mis en contact avec la peau de la paume de sa main ;
— réflexe de la marche : l'enfant soutenu verticalement et incliné en avant fait plusieurs pas ;
— réflexe des points cardinaux ; réflexe du redressement, etc. ;
— réflexe tonique des muscles du cou ;
— réflexe d'allongement croisé des membres inférieurs.
L'examen neurologique doit être complété par l'étude des conduites ou réactions neuromotrices qui sont des attitudes motrices :
— très organisées et très régulées ;
— existant dès la naissance, même si le nouveau-né ne les utilise pas spontanément ;
— disponibles avant tout apprentissage ;
— à mettre en œuvre dans certaines conditions.
Ces preuves actives du bilan neuromoteur sont au nombre de 13 et ont été longuement décrites par Le Métayer dans *Motricité cérébrale*. Quatre d'entre elles sont particulièrement intéressantes à rechercher chez tout nouveau-né à terme ou même prématuré. Ce sont :
— la réaction en balancier des membres inférieurs ;
— la réaction en suspension latérale ;
— la réaction des pieds et des orteils en position appui-accroupi ;
— le redressement sur le membre supérieur.
Deux autres épreuves ont été décrites par Albert Grenier :
— la réaction latérale d'abduction, dont le grand intérêt est le fait que cette épreuve est en corrélation, selon son auteur, avec un pronostic de marche ;
— l'épreuve de motricité libérée.

➡ Adaptation rénale

Les reins fonctionnent dès avant la naissance, comme le prouvent ces nouveau-nés qui urinent à l'instant même de leur naissance. Cette urine peut d'ailleurs contenir de l'albumine. Vers les 3e-4e jour, au moment de la déshydratation et de la chute de poids physiologique, on peut constater une oligurie de plusieurs heures, les couches restant sèches. Vers le 10e jour, l'excrétion d'urines atteint 100 à 200 cm^3.

➡ Adaptation alimentaire

Pendant les 3 premiers jours, le nourrisson doit vivre sur ses réserves ; le colostrum purge mais n'a pas grande valeur nutritive ; les ferments digestifs ne sont pas sécrétés de façon active et le tube digestif est stérile.

La première selle apparaît soit aussitôt après la naissance, soit quelques heures plus tard. Elle est composée d'une matière molle, visqueuse, inodore, d'une couleur vert foncé presque noire, qu'on appelle *méconium*.
Pendant les premiers jours, la sensibilité et la motricité du tube gastro-intestinal sont excessives, d'où la diarrhée prandiale et les vomissements habituels, qui sont plus des syndromes physiologiques que des maladies. Si l'enfant est nourri au sein, l'adaptation alimentaire se fait très facilement.

→ Adaptation endocrinienne

Il est fréquent d'observer chez les nouveau-nés (garçons ou filles) un gonflement des seins qui apparaît vers le 5e ou le 6e jour. Ce gonflement, plus ou moins important, peut provoquer un écoulement de lait, appelé « lait de sorcière » dans certains pays. Il ne faut jamais appuyer sur ces seins gonflés, jamais tenter de faire sourdre ce « mauvais lait » : c'est la meilleure façon de provoquer l'apparition d'abcès. Il faut bander les seins si la congestion est intense, mais il est urgent de ne rien faire si elle est modérée.
Au gonflement des seins peuvent s'ajouter un écoulement sanguin vulvaire ou une hypertrophie des testicules. Cette « crise génitale », véritable « puberté en miniature », dure 3 ou 4 jours et ne laisse jamais de séquelles.

→ Organes des sens

Dès la naissance, l'œil de l'enfant perçoit la lumière vive, et ses oreilles les bruits extérieurs. La sensibilité de ses téguments au contact, au froid et au chaud existe aussi dès le 1er jour.
Mais l'éducation et le perfectionnement des fonctions sensorielles sont conditionnés par le développement du système nerveux central et ne s'opèrent que lentement.
L'enfant est sensible au bruit dès la naissance : le dépistage de la surdité (antécédents familiaux, embryopathie, anoxie, ictère intense) doit se faire dès la naissance. Il est pratiqué systématiquement dans certaines maternités (recherche du réflexe cochléo-palpébral avec un appareil émetteur de sons contrôlés).
Le nouveau-né de quelques minutes est en général très laid : il est cyanosé, sa tête est allongée en pain de sucre, déformée parfois par une volumineuse bosse séro-sanguine, les cheveux collés par le sang maternel ; sa peau est violacée, recouverte, surtout aux plis, de *vernix caseosa* qui fait penser au saindoux *(voir « Maladie de la peau chez le nouveau-né », chapitre 38)*.
En quelques heures, tout change : le minimum de toilette a été fait (cheveux, *vernix caseosa*), la peau de son visage est fraîche et rose, de petites traînées

violacées marbrent thorax et cuisses, la carnation des ongles tranche sur la cyanose persistante des extrémités. Son allure générale frappe les personnes qui ne sont pas habituées : tête énorme par rapport au reste du corps (1/4 de la taille totale), yeux noirs foncés difficiles à voir derrière des paupières souvent œdémateuses, tronc cylindrique, membres courts, ongles courts.

Le nouveau-né pèse en moyenne 3,250 kg et mesure 50 cm. Son tour de crâne est de 35 cm. Pendant les 3-4 premiers jours, la courbe de poids baisse rapidement (100 g/j en moyenne), puis elle remonte progressivement de 30 à 40 g/j. Au 10e-15e jour, l'enfant a repris son poids de naissance *(voir « Le développement pondéro-statural », chapitre 2).*

Pendant ces 10 à 12 jours, sa mère s'est reposée et le bébé s'est adapté à son nouveau genre de vie : il est prêt pour une nouvelle aventure.

acte infirmier

Actes et soins infirmiers les jours suivant la naissance

Gilberte Lepreux

Tâches à accomplir

Toilette complète avec soins du cordon. Noter toute anomalie : suintements, inflammations, odeurs (la chute du cordon se fait entre le 4e et 12e jour).

Toilette génitale : on peut noter l'apparition de petites pertes glaireuses, sanglantes chez la fille (dues à la présence d'hormones maternelles).

Toilette du siège : s'il y a irritation, après une toilette minutieuse, appliquer une pommade cicatrisante à chaque change.

Soins du cuir chevelu.

Soins minutieux des orifices (yeux, nez, oreilles).

Surveillance de la courbe de poids : perte de poids physiologique (1/10 du poids de naissance), puis reprise d'environ 30 g/j vers le 4e jour.

La surveillance de la courbe de température ne se fait plus systématiquement : il faut savoir repérer les signes :

- d'une hypothermie : enfant froid, violacé ;
- d'une hyperthermie : enfant geignard, hypotonique.

Surveillance de la présence d'urines : coloration normalement plus foncée en cas d'ictère.

Surveillance de l'aspect des selles (méconium les 2 premiers jours) qui deviennent jaunes, granuleuses ou plus liquides, jaune d'or si la maman allaite.

Surveillance de la coloration : apparition fréquente d'un ictère vers le 2e-3e jour. On peut en mesurer l'évolution à l'aide d'un appareil, le bilirubinomètre, pour éviter les prélèvements de sang *(voir chapitre 24).*

Surveillance du comportement du bébé : tenue, cris, trémulations peuvent être le signe d'une hypoglycémie (effectuer un Dextrostix®) ou d'une hypocalcémie (dosage de la calcémie).

Surveillance de son alimentation : au début le bébé est peu affamé, souvent gêné par des crachats.
Pour le bébé nourri au sein, faire téter 7 à 10 minutes chaque sein. Il est banal que le bébé ait le hoquet après la tétée.
Surveiller le sommeil. Le bébé dort environ 20 heures sur 24 : le changer de position à chaque change. La position sur le ventre est à proscrire.
Tenue de la feuille de surveillance.
Le matin du 4e jour : effectuer le prélèvement sur bandelette qui permet de dépister la phénylcétonurie (test de Guthrie), l'hypothyroïdie (par dosage de la TSH), l'hyperplasie des surrénales et la drépanocytose *(voir « Anémies », chapitre 23)* pour les populations à risque.

à savoir

Le dépistage de la drépanocytose repose sur les critères suivants :
- *si les deux parents sont originaires ou ont des origines familiales dans l'un des pays[1] où la fréquence de la drépanocytose est reconnue. Si le partenaire n'est pas connu et que la maman est à risque, on considérera, a priori, que ce partenaire est à risque ;*
- *si l'un ou l'autre des parents a connaissance de l'existence d'une anomalie de l'hémoglobine chez lui-même ou dans la famille ;*
- *chaque fois qu'un doute existe pour les critères 1 et 2.*

Chaque fois que l'un de ces critères est reconnu, mettre un ***R*** *au dos du carton de prélèvement.*

Durant le séjour à la maternité

Examen complet par le pédiatre en présence de la maman qui en profitera pour poser des questions.
Test auditif au cours de cet examen, à l'aide d'un babymètre.

À la sortie de la maternité

Remise du carnet de santé et du premier certificat de santé remplis par le pédiatre.
Ordonnance de vitamine D et de la médication nécessaire.
Explications écrites concernant la préparation des biberons ou conseils pour l'allaitement maternel et le sevrage.
Signalement à la puéricultrice de PMI de tout problème, de façon à assurer un meilleur suivi du bébé dans sa famille.

1. Origine géographique des populations concernées par la drépanocytose en France : tous les pays d'Afrique Noire, Afrique du Nord, Algérie, Tunisie, Maroc, Amérique du Sud (Brésil), Noirs d'Amérique du Nord, Cap-Vert, Corse, Grèce, Turquie, Antilles et Guyane, sud de l'Italie et Sicile, île Maurice, Madagascar, Réunion, Inde, Moyen-Orient, Liban, Syrie, Arabie Saoudite, Yémen, Oman, Portugal.

Remarque

« L'aide psychologique postnatale est maintenant une préoccupation du législateur puisqu'elle est envisagée par les décrets de périnatalité d'octobre 1998. Si l'organisation de cette aide repose sur l'utilisation des moyens existants (consultation gynécologique postnatale, consultations pédiatriques, rééducation périnéale, suivi à domicile), on peut envisager de nouvelles pratiques. Ce serait, à la maternité, la mise en place d'une salle spécialisée où s'effectueraient, en groupe de nourrissage, le nursing pédiatrique ou la prise de parole. Ce serait, à la sortie de la maternité, des prises en charge individuelle ou collective dans le cadre d'un réseau postnatal. Le but global de ces nouveaux dispositifs est de mettre en place les moyens cliniques nécessaires pour soutenir la mise en œuvre de processus psychiques de la maternité, de la paternité et de la naissance de l'enfant. » (Delaunois M.-M.)

Connaître les petits ennuis physiologiques

Œdèmes

Ils sont :
— partiels : sus-pubien, du dos de la main, des pieds, des paupières ;
— transitoires : durant 3 à 4 jours.

Ictère simple

L'ictère simple :
— atteint 20 % des nouveau-nés ;
— apparaît après 2 à 4 jours ;
— est précédé par une coloration rouge intense de la peau qui se mélange bientôt à des placards jaunes lui donnant un aspect jaune orangé, les muqueuses sont rarement atteintes, les urines sont de couleur normale ou légèrement foncées ;
— atteint son maximum vers le 7e jour, puis régresse et disparaît vers le 15e jour sans laisser de séquelles *(voir chapitre 24)*.

Desquamation physiologique

La peau se fendille et se détache par écailles, ou même par lamelles, sur le thorax et l'abdomen.

Larmoiement

Il est dû à une stase des larmes dans le sac lacrymal ; il disparaît en quelques jours, sinon il faut suspecter une imperforation du canal lacrymal *(voir « Pathologie des voies lacrymales », chapitre 47)*.

Conclusion

La naissance n'est pas qu'une aventure physiologique pour la mère et l'enfant, elle est également le point de départ d'une aventure psychologique pleine de risques, mais riche d'avenir *(voir « La relation précoce mère-enfant », chapitre 9)*.
Les mamans, surtout s'il s'agit d'un premier enfant, sont assez désarmées vis-à-vis de leur nouveau-né. Elles ne savent pas toujours assurer les soins les plus simples, se posent beaucoup de questions mais n'osent pas toujours les formuler.
L'enfant qui vient de naître ne correspond jamais tout à fait à celui que ses parents, et plus particulièrement sa mère, s'étaient imaginé ; une période d'adaptation est donc nécessaire pour :
— l'enfant, parce qu'il a changé brutalement de milieu ;
— les parents, et surtout la mère, afin qu'ils réalisent que cet enfant est l'aboutissement de leur rêve et de leurs attentes.
La maman, dans les jours et les semaines qui suivent la naissance, passe par une période dépressive plus ou moins importante, « le *blues* du post-partum » qu'il faut savoir anticiper et prévenir en lui apportant les références nécessaires.
Par l'intermédiaire de cours de puériculture, de démonstrations de soins, de programmes vidéo, de projections de diapositives, de documents, la puéricultrice aidera la maman et suscitera les questions.
Elle lui montrera que son bébé est réceptif, capable de reconnaître son odeur, son contact, sa voix : il écoute, regarde. Ainsi la maman prendra son enfant, lui parlera, s'en occupera, elle aura moins d'appréhension pour le toucher et le manipuler, la relation mère-enfant s'installera.
La maman sera capable, à sa sortie de la maternité :
— de s'occuper seule de son bébé ;
— de deviner ses besoins ;
— d'assurer un bon développement physique, mental et intellectuel à l'enfant ;
— de dominer ses craintes et ses angoisses éventuelles.

à noter

Actuellement, tout un courant essaye d'accompagner les jeunes mères, surtout quand elles sont isolées ou en difficulté, en faisant appel au « réseau ». « Le terme de réseau est un concept polysémique qui implique la notion d'une forme organisationnelle permettant de répondre à des problèmes complexes soumis à des changements et des fluctuations. Cela doit être un espace d'hybridation des statuts et des rôles avec des relations d'égalité et de réciprocité pour les intervenants qui ont initié le système. La séparation des lieux de vie (naissance, éducation, famille, travail) implique une coordination entre les différents acteurs qui interviennent dans tous ces lieux. Le cadre juridique a parfaitement orienté l'esprit des réseaux afin que les établissements de santé puissent développer des complémentarités avec les médecins de ville et les différents acteurs sociaux, tant dans le domaine du soin que dans celui de la prévention et de l'éducation. » (Delaunois M.-M.)

La relation précoce mère-enfant

Ginette Delamézière

« La parentalité est fondée autant sur le désir d'être mère [...] que sur celui d'avoir un enfant. Ce mélange entre le narcissique et l'objectal va jouer un rôle central dans l'équilibrage de l'identification parentale et dans l'efficience maternelle. »[1] Ainsi exprimées, la place et la fonction de parent s'avèrent le produit d'une alchimie subtile dont le résultat n'est jamais garanti d'avance.

Naissance de la parentalité

Premier point d'ancrage : la grossesse

Ce processus va pourtant débuter, pour la mère comme pour le père, dès l'annonce de la grossesse (premier point d'ancrage), dès que la parole circulante va arrêter différemment le regard de l'un vers l'autre et transcender cet état somatique physiologique. Ce travail psychique dépendra néanmoins de la fonction que la future mère accorde au père, étant toute prise elle-même dans l'enchevêtrement rémanent de l'enfant fantasmatique, de l'enfant imaginaire sur un espace psychique plus ou moins solide.

Eugénie Lemoine Luccioni[2] souligne à cet effet que, pour la mère, « le travail du temps, l'intervalle comblé par le ventre arrondi, les paroles [...] vont tapisser l'espace imaginaire d'un réel acceptable, vont préparer à la **coupure de la naissance**, tout en reconnaissant cet objet extérieur comme sien » et d'ajouter « c'est seulement au moment de la naissance – quand l'enfant réel prend à l'extérieur la place qu'il occupait à l'intérieur – que l'écart entre l'enfant imaginaire et l'objet réel ouvre son inquiétant hiatus. Non que l'enfant soit mieux ou moins bien que l'enfant rêvé, ni même qu'il soit fille ou garçon, il est seulement d'un autre registre, il est réel. »

Deuxième point d'ancrage : la naissance

Ceci amène alors à situer le deuxième point d'ancrage de ce processus au moment de la naissance, de la « révélation » de l'enfant. Cette inscription dans la réalité passe tant par le travail d'élaboration psychique que par les éprouvés sensoriels et concerne chacun des parents. L'enfant qui naît va d'ailleurs orienter le processus de fantasmatisation de ceux-ci, processus

---

1. Berry Brazelton T., Cramer B. *Les premiers liens*. Paris : Calmann-Lévy ; 1991.
2. Lemoine Luccioni E. *Partage des femmes*. Paris : Le Seuil ; 1976.

déjà entamé sur le temps de la grossesse par le seul fait de s'être adressé à lui comme à un être sensible, doué de mémoire, d'affectivité, de raison... B. This[1] ne s'exprime pas autrement lorsqu'il évoque les pères, leur remaniement psychique tout aussi laborieux et pouvant parfois entraîner, comme chez la mère, des troubles psychiques (dépression, décompensation psychotique...).

Processus d'identification

Indépendamment de ces statuts pathologiques particuliers, il faut admettre que les fonctions de père et de mère ne vont pas d'emblée de soi. Elles demandent non seulement un effort à la mesure de l'événement, mais également un réaménagement intriqué des histoires antérieures et soumises bien souvent au fait de la répétition. « La procréation représente, chez l'homme comme chez la femme, un moyen de [se] dépasser [dans] le sentiment d'être mortel et par là, chacun à leur manière, ils se trouvent (ré)unis dans l'investissement de l'enfant à venir. Aussi tout "raté" dans le déroulement de la grossesse les soumet à des épreuves supplémentaires. »[2]

Nous comprenons alors combien cet espace-temps, préalable à toute naissance, est précieux sur les enjeux de la relation précoce mère-enfant. La grossesse alimente à elle seule une somme de remises en compte de différentes relations à soi-même et aux autres, par la fécondation, la transformation de l'image du corps, les sensations kinesthésiques, l'avènement de la naissance et la production de « quelque chose » séparé de soi.

Tout avatar de la naissance (prématurité, problèmes somatique graves, malformations, etc.) entraînant une séparation médicalisée obligée constitue une menace sur la période sensible du post-partum où « le contact avec le corps de la mère est perçu comme apaisant pour le bébé, gratifiant pour la mère »[3]. Dans le même esprit, les paroles circulant autour de la mère dans les premiers jours de la naissance et marquant d'une ombre l'histoire de cet enfant risquent d'être reprises à distance par le discours maternel. Cette position identificatoire dans laquelle peut se trouver pris l'enfant alors qu'il est encore privé de langage expliquerait quelquefois un fonctionnement psychosomatique familial particulier.

---

1. THIS B. *Le père. Acte de naissance*. Paris : Le Seuil ; 1980.

2. CAVILLON DELAMÉZIÈRE G. *Le Traumatisme parental dans la prématurité. Devenir et représentation* [thèse]. Paris : université Paris V ; 1996.

3. STORK H. « La Vie psychique de l'enfant ». In : *Encyclopædia universalis* ; 1985. p. 1063-69.

Capacités et compétences de la mère et de l'enfant

Découverte mutuelle

Ce large détour donne ainsi sens aux enjeux d'une relation mère-enfant, **dont le dialogue est entamé bien avant la naissance**. Les jours et les semaines qui suivent sont une succession de découvertes où chacun des acteurs doit (normalement) renforcer ses capacités de confiance mutuelle, d'anticipation et de plaisir. L'interprétation dans ce système interactif est au premier rang, avec pour support le « corps à corps » mère-enfant que nécessitent les soins quotidiens de ce dernier.
Ces temps de maternage ont donc toute leur importance dans le développement des compétences maternelles, de la constitution du sentiment d'existence chez l'enfant (émergence du sens de soi). L'investissement libidinal « croisé » s'alimente des échanges réguliers avec l'enfant qui lui-même oriente, par ses rythmes et ses besoins, chacun des parents. Un système de communication précoce mère-enfant, parents-enfant s'élabore, mettant en jeu tant le corps, la représentation, que les affects (plaisir, déplaisir). De l'objet du regard au sujet de la parole, c'est en fait le dur labeur de chacun des parents qui aménagera tant l'identité de l'enfant que la leur.

Interactions mère-enfant

Dans un élan (normalement) soutenu par les rituels autour de la naissance et l'entourage socio-familial, qui reconnaît en l'enfant tel ou tel trait identificatoire, l'inscription dans la lignée se constitue et vient flatter la part narcissique parentale de la filiation. Ces paroles inaugurales, quelle que soit la culture, sont fondamentales dans le devenir libidinal de l'enfant. D. Widlocher[1] rappelle à ce propos : « toutes les observations psychanalytiques nous montrent un continuum entre les aspirations du jeune enfant et les désirs de l'adulte ». Encore faut-il que chacun ait entendu la demande et le désir de l'autre... La clarté du langage est ici primordiale dans la structuration des repères de l'enfant comme de ses parents.

à noter

Il s'agit bien d'un échange entre la mère et l'enfant où chacun des protagonistes joue un rôle ; tous les deux évolueront dans leur manière d'être et de réagir. Ainsi, le comportement de la mère peut avoir un retentissement sur le caractère de son bébé et, à l'inverse, l'enfant, par son tempérament (calme ou agité), aura une influence sur sa mère.

---

1. WIDLOCHER D. « L'Attachement ». In : *Textes de base en psychologie.* Colloque organisé par R. Zazzo ; 2e édition, Delachaux et Niestlé, Paris, 1991.

➡ Action, prévention

Qualité de la relation mère-enfant

Évaluer la qualité de la relation précoce mère-enfant fait partie des attributs des professionnels de la petite enfance (néonatalogie, PMI, crèche...). Si l'impression se base le plus souvent sur l'aspect clinique de l'enfant, son bon développement psychomoteur, etc., l'attention doit plus largement se porter sur l'entourage de la mère, le discours de cette dernière et la place du père dans la réalité, son comportement envers l'enfant, la représentation de celui-ci, etc., dans le souci de dépister précocement toute perturbation dans l'exercice du rôle parental.

Outils d'évaluation

Certains éléments d'un questionnaire[1] élaboré en ce sens au Canada peuvent favoriser un premier repérage périnatal. Cet outil explore différentes rubriques telles que :
— la grossesse : désirée ou non, avortement envisagé ?
— la période prénatale : choix du prénom de l'enfant, mode d'alimentation envisagé ?
— la période de l'accouchement : réactions émotives face à l'enfant (joie, tristesse, déception...), présence du père ?
— la période de post-partum : comportement vis-à-vis de l'enfant, recherche de proximité corporelle, du regard, traits identificatoires... ?
— la structure familiale : origine ethnique, réseau du soutien social des parents ?
— les connaissances sur le rôle de parent et expériences : relations des parents à leurs propres parents, grossesses antérieures, attentes des parents ?
— les relations entre les parents et l'enfant : caractérisations de l'enfant par les parents (chaleureux, froid...), degré de satisfaction des parents à l'égard de l'enfant, contacts physiques (le parent le prend-il dans ses bras, gestes de réconfort), modes de communication au sein de la famille, visites des parents lors de l'hospitalisation de l'enfant ?

Ces indicateurs, basés tant sur le comportement parental que les affects, nous semblent un bon outil évaluatif, voire préventif, dans une société où les familles sont facilement dispersées et prises « au dépourvu de la naissance[2] ».

---

1. JUAL CARPENITO L. *Diagnostics infirmiers*, 5e édition. Paris : Interéditions ; 1995.
2. *Ibid.*

acte infirmier

Importance des actes infirmiers

Sur les actes les plus « simples » repose parfois le devenir de certains « grands moments ». Si la grossesse, l'accouchement, la naissance et les semaines qui suivent font partie de ces derniers, la disposition particulière de **sensibilité** qui les caractérise justifie tant l'opportunité, l'habilité d'un accompagnement de la parentalité, que la prudence. Autrement dit, cet espace-temps fécond constitue un creuset où la majorité des actes et des paroles peut prendre valeur d'empreinte.

Sur un plan pragmatique :

- inciter au suivi médical de la **grossesse** et rappeler l'importance d'une hygiène de vie s'inscrit dans un registre de santé publique qui ne doit pas faire oublier la propre « représentation » des femmes sur l'accouchement et la naissance. Cette approche permet ainsi de mieux cerner la compréhension culturelle et psychoaffective de ces événements, d'éviter de plaquer un « savoir » professionnel là où, plus qu'ailleurs, les actes infirmiers et les prescriptions médicales ont besoin d'être clairs et intégrés par la patiente et sa famille pour être efficaces ;
- soutenir le processus de parentalité chez les femmes passe aussi par l'encouragement des soins et de l'attention portés à leur propre corps, anticipant par là ceux qu'elles accorderont, par la suite, à leur bébé ;
- dès la **naissance**, accompagner le contact précoce « peau à peau » entre la mère et l'enfant favorise les échanges sensoriels et raccourcit l'écart entre l'imaginaire et la réalité. La mise au sein, l'enfant sur le ventre de sa mère, les soins quotidiens étayent ce « passage » toujours délicat, qui plus est quand l'enfant est malade. Lorsque ces temps de découvertes sont entravés par des circonstances médicales, l'hospitalisation, l'encouragement participatif aux interactions avec le bébé joue un rôle fondamental dans la confiance ultérieure entre les différents acteurs ;
- les échanges avec les parents, durant le **séjour** et avant la sortie de la maternité, sur les rythmes de l'enfant, la diététique, l'éveil psychomoteur et affectif, les lieux « ressources » (pédiatrie, PMI, services sociaux, crèches...) aident généralement à mieux envisager le retour à domicile qui, parfois, peut leur paraître angoissant. Ils représentent également l'avantage de lutter contre les sentiments possible de solitude au décours de la naissance, variablement renforcés par la défaillance de l'entourage familial et/ou du contexte socio-économique. Ces types d'action peuvent figurer dans le cadre préventif des troubles de la relation précoce mère-enfant, et des risques secondaires de maltraitance.

Conclusion

La parentalité n'est pas une donnée innée, mais acquise, soumise à la sensibilité des rencontres individuelles et sociales, des événements de vie. Favoriser les premiers instants de découverte à la naissance, tant pour le père que pour la mère, ne peut que contribuer à renforcer chacun dans une dynamique familiale porteuse de promesses.

Tout professionnel de la santé peut, de fait, être acteur dans des registres larges et variés : accompagnement, prévention, voire protection de l'enfant... Quoiqu'il en soit, l'intervention ne peut se faire que dans le plus grand respect de chacun des sujets.

à savoir

Il convient de retenir que :
— la relation mère-enfant a commencé dès avant la naissance ;
— le premier et les premiers échanges sont importants ;
— la relation précoce mère-enfant contribue aux besoins fondamentaux de l'enfant que sont :
- *une relation affective stable et sécurisante ;*
- *un besoin précoce de communiquer ;*
- *une exigence de se sentir compris ;*
- *une nécessité de se sentir actif au sein des échanges ;*
- *un désir de découvrir à satisfaire.*

L'unité mère-enfant : pourquoi et comment ?

Christine Cazeneuve

L'unité mère-enfant : présentation *Christine Cazeneuve*

Pré-requis

L'implantation progressive des pédiatres dans les maternités et leur collaboration avec les équipes obstétricales ont permis l'amélioration de la prise en charge des nouveau-nés et contribué à la diminution de la mortalité et de la morbidité périnatales. Cependant, ces progrès ont médicalisé de plus en plus le nouveau-né, même normal, et provoqué une inflation du nombre des transferts.
De nombreuses études ont montré l'importance des premiers contacts entre l'enfant et ses parents et les troubles pouvant résulter d'une séparation précoce, avec augmentation de la maltraitance infantile. Ainsi, les services de réanimation néonatale se sont-ils progressivement ouverts aux parents pour favoriser l'établissement de liens précoces, quelle que soit la gravité de la pathologie de l'enfant. Mais les parents restent des visiteurs, et le personnel, malgré ses efforts, représente une concurrence de maternité. Parfois, la maternité est très éloignée du service de pédiatrie, et la mère ne voit pas son bébé

avant plusieurs jours, surtout si une césarienne l'empêche de se déplacer facilement.
Ainsi dès 1987, se sont créées en France des unités mère-enfant permettant de soigner à la maternité l'enfant maintenu auprès de sa mère. Il s'agit d'une véritable antenne du service de néonatalogie, placée au sein de la maternité et fonctionnant uniquement avec du personnel médical et paramédical compétent en néonatalogie. Certaines de ces unités se sont appelées « unités Kangourou » à la suite de l'expérience colombienne qui, débutée en 1979, a permis à des enfants de petit poids de survivre en étant installés nus contre la poitrine de leur mère 24 heures sur 24. Cette méthode a permis de pallier le manque de personnel et de matériel en Colombie. Elle a été reprise dans les pays industrialisés quelques heures par jour pour favoriser l'établissement de liens mère-enfant de qualité.

Quels enfants en unité mère-enfant ?

Les nouveau-nés hospitalisés en unité mère-enfant souffrent de pathologies ne mettant pas en jeu le pronostic vital : infection materno-fœtale asymptomatique ou pauci-symptomatique, ictère, hypocalcémie, nouveau-né de mère diabétique, prématurité supérieure à 34 ou 32 semaines, dysmaturité modérée.

Organisation pratique

L'unité proprement dite est un local situé au sein des chambres des suites de couches où les enfants regroupés la nuit sont surveillés par une infirmière. Cependant, dans la journée et lorsque l'état de l'enfant le permet, il reste dans la chambre de sa mère et c'est l'infirmière qui se déplace pour pratiquer les soins auprès de la maman. Ces chambres ne sont pas distinctes des autres chambres de suite de couches, contribuant encore à dédramatiser la situation. Le séjour de la mère peut être éventuellement prolongé au-delà des délais habituels, afin de lui éviter de rentrer à domicile sans son enfant.
Le matériel, outre les scopes, incubateurs, appareil de photothérapie, saturation transcutanée en oxygène, etc., comprend un matériel de réanimation pour prendre en charge tout enfant se dégradant brusquement.

Avantages de l'unité mère-enfant

Ils sont multiples :
— préserver le plus possible la relation physique de l'enfant avec sa mère, qui est souvent déçue et culpabilisée d'avoir mis au monde un enfant « imparfait » ;
— rendre à la mère confiance dans ses capacités et dans celles de son enfant en lui laissant sa place de mère ;

— permettre les visites des frères et sœurs, de la famille, des amis, ce qui est impossible en néonatalogie. Ainsi le séjour en maternité conserve-t-il son rôle social en permettant à la mère de présenter son enfant ;
— dédramatiser les soins en les pratiquant devant la mère, en la faisant participer et en expliquant chaque geste. Ainsi, même les mères jeunes et inexpérimentées, accompagnées dans les premiers jours, savent-elles adapter leurs soins à leur enfant prématuré ou de petit poids. Des permissions proposées à la mère permettent de préparer la sortie en douceur : soit elles sortent seules pour terminer les achats interrompus par l'accouchement prématuré, soit elles passent une journée à domicile avec leur bébé en attendant la sortie définitive. Ce séjour permet à certains enfants de sortir plus précocement, vers 34-35 semaines d'aménorrhée en terme corrigé.

Difficultés et limites de l'unité mère-enfant

Pour les soignants habitués à travailler en néonatalogie, la dispersion des enfants dans les chambres des mères nécessite beaucoup d'allées et venues et les empêche de surveiller chacun en permanence. À ce sentiment d'insécurité s'ajoute l'obligation d'expliquer chaque soin et de rassurer la mère, ce qui demande beaucoup de temps, de disponibilité et de patience. Les techniques et les exigences de surveillance et de soins doivent être les mêmes qu'en néonatalogie, et il n'est pas question de compromettre la sécurité. Une très grande souplesse entre la néonatalogie, l'unité Kangourou et les suites de couches permet de transférer facilement les enfants en fonction de leur état. Certaines mères sortent au bout de quelques jours, soit parce qu'elles ont déjà d'autres enfants à la maison, soit parce qu'elles supportent mal le séjour en maternité. Ceci est souvent vécu comme un échec par le personnel, et la mère est parfois qualifiée un peu précipitamment de « mauvaise mère ».
Inversement, les mères restent parfois plusieurs semaines avec leur bébé et il se crée alors des liens très étroits avec le personnel soignant. La mère a parfois des difficultés, en sortant de ce milieu protégé, à s'occuper seule de son bébé à domicile, et multiplie dans les premiers jours les appels téléphoniques à l'unité mère-enfant et les consultations en urgence en pédiatrie. Passé cette période de transition, la mère, rassurée, pourra assurer un suivi extérieur en PMI ou auprès du médecin traitant.
L'unité d'hospitalisation mère-enfant permet donc de préserver au maximum la relation mère-enfant pour des pathologies néonatales ne mettant pas en jeu le pronostic vital. Les soignants devront en permanence naviguer entre deux écueils, celui de mettre en jeu la sécurité de l'enfant en laissant un enfant instable auprès de sa mère et celui de médicaliser excessivement un enfant bien portant.

acte infirmier

L'acte infirmier dans une unité mère-enfant

Florence Gilabert

Pré-requis

Le rôle du soignant, encore plus qu'ailleurs, est de prendre en charge dans sa globalité l'enfant à soigner. Cela implique de prendre en compte tout son environnement et celui de ses parents. Afin d'avoir une concordance dans notre travail quotidien, des objectifs communs à l'équipe soignante ont été fixés :

- permettre à l'enfant, par un contact permanent, de ne pas être séparé de sa mère tout en bénéficiant d'une surveillance médicale et de soins adaptés ;
- tenir compte de la situation socio-économique, de l'état psychologique des parents afin de mieux cibler les actions de soins ;
- préparer la sortie de l'enfant avec ses parents et les partenaires extérieurs ;
- guider la mère et le père dans leur apprentissage du rôle de parents, tout en restant neutre.

Ces objectifs nous aident dans notre pratique quotidienne, mais chaque enfant reste différent. Dès lors, il est utile de se servir de la méthodologie de la démarche de soins infirmiers pour répondre correctement aux problèmes de santé des enfants, ceci afin de donner des soins de qualité.

Soins dans une unité mère-enfant

■ Pathologies rencontrées :

- nouveau-né de poids de naissance inférieur à 2 500 g ;
- enfant de mère diabétique ;
- surveillance après souffrance fœtale aiguë modérée ;
- suspicion d'infection ;
- ictère simple ;
- difficultés d'alimentation ;
- surveillance après prise de traitement spécifique chez la mère ;
- prématurité supérieure à 32 semaines.

■ Soins et surveillance

Soins techniques :

- surveillance de la fonction respiratoire et cardiaque ;
- surveillance glycémique ;
- gavages ;
- perfusion brève ;
- antibiothérapie intraveineuse ;
- surveillance de la thermorégulation ;
- photothérapie ;
- surveillance des fonctions digestives et urinaires ;
- soins d'hygiène ;
- alimentation à la tasse ;

- administration de traitement ;
- prélèvements (sang, urines).

Soins éducationnels :

- aide et soutien psychologique ;
- éducation des parents ;
- aide pour la mise en place de l'alimentation ;
- conseils et démonstration (toilette, préparation des biberons, sommeil...).

Nous effectuons des soins infirmiers préventifs, curatifs, de nature technique, relationnelle et éducative, qui sont de notre rôle propre ou sur prescription médicale. Lorsque nous recevons un enfant dans l'unité, les soins que nous effectuons sont ceux faits à n'importe quel nouveau-né, associés à une surveillance et des soins particuliers selon la pathologie.

Au début, nous effectuons la toilette et les changes du bébé pour permettre à la maman de se reposer, mais très vite, après quelques explications, nous nous effaçons afin de laisser tous ces soins aux parents.

L'enfant est souvent entouré d'appareils (seringue électrique, scope, incubateur...). Lorsque la maman est reposée, nous lui expliquons leur fonctionnement, leur but, les alarmes afin qu'elle devienne autonome. Très rapidement, la mère s'occupe entièrement de son bébé ; notre rôle est alors de proposer notre aide, mais de ne pas la forcer. Nous conservons certains soins plus traumatiques (prise de sang, pose de cathéter...), mais là encore les parents peuvent, s'ils le souhaitent, participer ou être présents.

En arrivant dans une unité mère-enfant, notre vision du soin ne peut que changer, car, à l'inverse du service de néonatalogie, les parents « imposent » leurs désirs. De plus, il faut apprendre à ne pas favoriser la technique mais plutôt le relationnel pour soigner l'enfant.

Par exemple :

- sortir de l'incubateur un prématuré pour le mettre peau contre peau ;
- accorder un biberon lorsqu'un prématuré de 34 semaines est en gavage...

C'est pour cela qu'il est nécessaire de se remettre en question régulièrement et surtout de travailler en équipe.

Coordination inter-équipe

Afin d'assurer les soins les mieux adaptés, il nous faut travailler en équipe pluridisciplinaire, c'est-à-dire avec l'ensemble du personnel de la maternité et du service de néonatalogie.

Nous pouvons très bien recevoir un enfant directement du bloc obstétrical, du service de suites de couches ou de néonatalogie. C'est pour cette raison qu'il faut que la coordination dans l'équipe soit optimale. Nous cherchons dans cette coordination à connaître et à faire connaître l'enfant à soigner : c'est-à-dire être capable de le prendre en charge dans toutes les dimensions du soin.

Le personnel de l'unité peut très bien répondre aux besoins de l'enfant, ainsi qu'à ceux de la mère, ou aller auprès d'autres professionnels rechercher les informations nécessaires. Comme nous accueillons des enfants ne présentant pas de risque vital, nous n'avons pas à effectuer de gestes de réanimation ; mais étant donné que l'état de santé d'un enfant peut très vite évoluer, il est nécessaire que nous continuions à nous former à ces techniques. Des échanges entre le personnel de l'unité et celui de néonatalogie peuvent être un bon moyen d'évoluer et de se former.

Dans l'équipe de l'unité, nous travaillons continuellement avec le dossier de soins infirmiers afin de pouvoir suivre correctement l'évolution de l'état de santé d'un enfant. Pour cela, il faut cibler nos transmissions. Généralement, on y retrouve les items suivants :

Cibles	Explications
Hygiène	Indique si la maman peut ou non faire la toilette, avec de l'aide ou seule Idem pour les changes, soins du visage, cordon
Relationnel	Ce que nous observons des relations entre la mère, le père et l'enfant sans aucune analyse ou jugement
Social	Prise en charge sociale, moyens de transport, logement, aides financières... des parents
Psychologie	État émotionnel des parents pendant la grossesse, au cours de l'accouchement et au cours du séjour Vécu des parents.
Comportement de l'enfant	Coloration, cris, pleurs, tonus...
Comportement des parents	Agressifs, soumis...
Élimination	Fonction urinaire et digestive
Alimentation	Mise en place de l'allaitement, succion, gavage, quantité des biberons
Thermorégulation	
Traitements	Certains sont donnés par les parents
Sommeil	
Examens	

Pour recueillir ces informations, il est nécessaire de travailler en partenariat avec une équipe pluridisciplinaire (pédiatre, gynécologue, sage-femme, IDE, auxiliaire de puériculture, kinésithérapeute...). Selon le type de profession exercée, une personne peut avoir un regard différent sur une situation et ces différents points de vue peuvent améliorer notre analyse de la situation.
Dès les consultations pendant la grossesse, un travail d'observation est mis en place. Mais ce travail de partenariat se fait surtout avec la sage-femme et l'IDE car, au moment de l'accouchement et pendant les jours qui suivent, la mère se trouve dans un état émotionnel particulier qui permet de déceler certains problèmes entre elle et son enfant *(voir partie IX)*.
La relation avec l'enfant et ses parents est donc primordiale pour soigner.

Relation enfant/parents/soignant

Notre principal objectif est que l'enfant puisse sortir rapidement en étant dans les meilleures conditions tant physiques que psychologiques. C'est pour cela qu'il est indispensable de définir la place de chaque personne dans la triade enfant/parents/

soignant. En tant que soignant, nous devons considérer l'enfant comme une personne à soigner mais ne pas trop l'investir, ceci étant réservé aux parents. C'est l'un des points les plus difficiles, car nous nous trouvons face à des parents qui ne maîtrisent pas très bien les soins à prodiguer, le matériel et surtout qui sont dans un état émotionnel particulier. Si nous ne nous remettons pas régulièrement en question, très vite nous empiétons sur le rôle parental. Nous risquons de ne pas favoriser les interactions entre l'enfant et ses parents, ce qui peut être lourd de conséquences. Le soignant n'est là que pour exécuter certains soins (prise de sang...), pour servir de médiateur entre le médecin et les parents et pour apporter conseils et confiance en soi aux parents.

Expliquer les soins de puériculture, la manipulation du matériel, faire participer en respectant les réticences, réserver les soins agréables aux parents nécessite temps, patience, compréhension et capacités d'adaptation à l'autre de la part du soignant. Il faut donc établir un dialogue avec les parents et ceci dès l'entrée dans l'unité, sans faire jouer ses sentiments. Il est important de rester neutre dans cette relation. Le soignant doit pouvoir expliquer à l'enfant les soins qu'il va recevoir, pourquoi sa maman ne peut le prendre en charge au début. Il faut favoriser le bien-être de l'enfant par un contact sur le corps de la maman, par de la musique douce, par des caresses... L'infirmière doit aussi, par une attitude d'observation, rechercher des facteurs qui lui indiquent dans quel état physique, psychique et relationnel est l'enfant afin de pouvoir au mieux adapter ses soins.

Avec les parents, il faut tout d'abord, tant dans la parole que dans les gestes, montrer que nous ne sommes pas là pour prendre leur place, mais bien pour les aider à trouver la leur auprès de leur bébé.

Comme il faut favoriser l'éducation des soins, il est utile d'établir une relation de confiance. Dans les petites unités, une relation presque familiale s'installe. Les parents nous appellent très vite par nos prénoms, se confient beaucoup.

Bien sûr, une maman peut se sentir plus à l'aise avec une puéricultrice particulière. Nous nous servons de ce *feeling* pour essayer de faire passer certaines informations afin d'être sûres d'être entendues.

Il est essentiel que les parents ne se sentent pas jugés dans leur parole, leurs actes et leurs comportements. Nous leur proposons notre aide, notre connaissance, mais ce sont eux seuls qui décident de les utiliser. Nous ne sommes donc dans cette relation que des médiateurs pour favoriser la création de liens entre l'enfant et ses parents. Car en fait, la première soignante reste la mère. Il est bon qu'elle puisse trouver, au retour à domicile, un soutien et des conseils pour éviter une trop grande différence : des partenaires extérieurs sont indispensables en relais.

Partenariat avec les services extérieurs

Afin d'assurer une continuité dans nos soins, nous travaillons avec des partenaires extérieurs qui prennent le relais à la sortie de l'enfant. Les principaux partenaires sont le service départemental de PMI, les médecins et pédiatres de ville et le service d'Aide sociale à l'enfance *(voir « Coordination autour de l'enfant », chapitre 1).*

■ Service départemental de PMI

Il est notre principal partenaire. Nous travaillons en collaboration étroite avec les puéricultrices et le médecin. Lorsque le séjour dans l'unité se prolonge, les mères se

trouvent désemparées lors du retour à domicile. Il est important qu'elles trouvent un professionnel compétent pour les aider.
C'est pourquoi une puéricultrice de PMI doit pouvoir venir régulièrement préparer la sortie de chaque enfant avec le personnel de l'unité et y rencontrer les parents et l'enfant. Des grilles d'évaluation sur le vécu relationnel et la biographie de la mère et de l'enfant sont des outils très utiles dans ce travail.

■ Médecins et pédiatres de ville

Lorsqu'un enfant sort de l'unité, le personnel s'assure qu'une prise en charge médicale est prévue par les parents. S'il y a un suivi particulier, nous prévenons le médecin pour qu'il puisse agir rapidement et être au courant du cas. Lui-même peut faire appel à nos services pour essayer de mieux cerner le cas de l'enfant à soigner.

■ Service d'Aide sociale à l'enfance

Le personnel peut avoir à faire face à des cas de maltraitance ou de risque important. Il doit donc travailler avec cette structure afin d'apporter une réponse adaptée au besoin de l'enfant.
Cette liste n'est pas exhaustive. D'autres structures peuvent être des partenaires tout à fait privilégiés (structure d'accueil du jeune enfant, CAMSP, autres services ou centres hospitaliers...).

➡ Conclusion

Être soignant dans une unité mère-enfant demande une très grande motivation. Car, même si les soins curatifs demeurent, ce sont les soins relationnels, préventifs et éducatifs qui restent les plus importants.
Notre rôle est donc d'observer, d'éduquer et d'aider la mère et le père dans leur apprentissage du rôle parental. Ceci va favoriser les interactions précoces et avoir une influence favorable sur la vie ultérieure de ces enfants nés avec quelques petits problèmes.

Bibliographie

Berry Brazelton T., Cramer B. *Les Premiers Liens*. Paris : Calmann-Lévy ; 1991.

Cavillon Delamézière G. *Le Traumatisme parental dans la prématurité. Devenir et représentation* [thèse]. Paris : université Paris V ; 1996.

Delaunois M.-M., Fontaine S. « Dispositions et dispositifs d'aide psychologique postnatale ». *Cahier de maternologie* 1999 ; 12 : 83-7.

Delaunois M.-M. « L'Esprit du réseau ». *Cahier de maternologie* 1999 ; 12 : 88-93.

Gaud G., Lapillonne A., Vachon H., Claris O., Salle B.-L. « Même courte, l'hospitalisation en néonatalogie perturbe la relation mère-enfant ». *Archives pédiatriques* 1997 ; 4 : 1153-4.

JUAL CARPENITO L. *Diagnostics infirmiers,* 5e édition. Paris : Interéditions ; 1995.

LEMOINE LUCCIONI E. *Partage des femmes.* Paris : Le Seuil ; 1976.

LEVY J.-P., *La Fabrique de l'homme.* Paris : Odile Jacob ; 1997.

RAIMBAULT G., MANCIAUX M., éd. *Enfance menacée. Analyses et prospectives.* Paris : Inserm ; 1991. p. 137-41.

SIZONENKO P. C., GRISCELLI C. *Précis de pédiatrie.* Paris : Payot-Doin ; 1996. p. 15-46.

STORK H. « La Vie psychique de l'enfant ». In : *Encyclopædia universalis* ; 1985. p. 1063-9.

THIS B. *Le Père. Acte de naissance.* Paris : Le Seuil ; 1980.

VAIVRE-DOURET L., PAPIERNIK E., RELIER J.-P. « Méthodes et soins kangourou ». *Archives pédiatriques* 1996 ; 3 : 1262-69.

VIAL M. « L'Unité de surveillance des nouveau-nés à la maternité dite "Les Kangourous" ». In : VIAL M. « Organisation d'une unité "Kangourous" ». In : PAPIERNIK E., CABROL D., PONS J.-C., éd. *Obstétrique.* Paris : Flammarion Médecine-Sciences ; 1995. p. 151-4.

VINCENT C., « L'Aventure de l'embryon ». *Le Monde* (site Internet du journal : www.lemonde.fr) [thèse]. Paris : université Paris V ; 1996.

WIDLOCHER D. « L'Attachement ». In : *Textes de base en psychologie.* Colloque organisé par R. Zazzo ; 2e édition, Delachaux et Niestlé, Paris, 1991.

chapitre 10

Rabih Klink

Le nourrisson, les âges préscolaire et scolaire, l'adolescent

Pré-requis : étude du développement et de la croissance

Rabih Klink

Dès la naissance, dès la conception même, l'enfant a sa personnalité, son originalité propre. Même si des jumeaux homozygotes ont le même poids, la même taille, le même aspect extérieur, ils diffèrent à certains points de vue : adaptabilité, mimique, langage.

L'étude du développement normal de l'enfant ne sera donc que l'étude d'un cas moyen. Certains auront une taille ou un poids supérieur ou inférieur à la moyenne, la première dent pourra apparaître à 4 ou à 14 mois, les premiers pas à 11 ou à 16 mois... Ni la mère, ni le soignant ne devront conclure que l'enfant est « très en avance pour son âge » ou « en retard » : c'est la vue d'ensemble qui compte.

La croissance des os en longueur s'effectue par l'intermédiaire des cartilages de croissance ou de conjugaison situés entre les diaphyses et les épiphyses. La multiplication des cellules sériées augmente la croissance des cartilages, puis leur calcification aboutit à leur maturation.

La taille définitive résulte de trois phénomènes différents, mais étroitement intriqués :

— la **croissance**, qui est un phénomène quantitatif avec augmentation des segments corporels en volume, en taille et en poids ;

— la **maturation**, qui est un phénomène qualitatif avec modification cellulaire, biologique et anatomique des tissus corporels. Cette maturation répond de la notion d'âge physiologique ;

— le **développement**, enfin, qui associe les phénomènes de croissance et de maturation et résume la taille définitive.

Étude de la croissance

Rabih Klink

Étapes d'une croissance normale

La taille adulte résulte de quatre étapes successives :
— la **première étape**, **prénatale**, est peut-être la plus importante : elle dépend de la nutrition fœtale (placenta) ; l'insuline et les hormones thyroïdiennes y jouent un rôle capital ; la taille à la naissance est d'environ 50 cm ;
— la **deuxième étape** recouvre les **deux premières années** de vie : la croissance est rapide avec une prise de 24 cm la première année et de 11 cm la deuxième ; le rôle de l'environnement et des facteurs nutritionnels est important ; la régulation hypophysaire joue un rôle partiel ;
— la **troisième étape, prépubertaire**, s'étend de la troisième année jusqu'à la puberté : la croissance y est régulière et d'environ 5 cm par année ; l'influence de l'hormone de croissance hypophysaire est capitale ;
— la **quatrième étape**, **pubertaire**, débute à un âge osseux de 11 ans chez les filles et de 12 ans chez les garçons : elle a une influence décisive sur la taille définitive ; l'hormone de croissance et les hormones sexuelles y exercent une influence majeure.

Facteurs de régulation de la croissance

Il existe un **déterminisme génétique** capital avec effet « permissif » des différents facteurs hormonaux et d'environnement.

Patrimoine génétique

Il est essentiel. Son mécanisme d'action est partiellement connu et semble se transmettre comme un ensemble multifactoriel de caractères héréditaires. Ce patrimoine génétique, **véritable potentiel génétique de départ**, explique les différences ethniques, raciales et familiales.

Facteurs endocriniens

Ils sont capitaux. La régulation hormonale est sous dépendance hypophysaire, assurée par l'hormone de croissance, les hormones thyroïdiennes, sexuelles et enfin corticostéroïdiennes *(voir chapitre 41)*.

Facteurs d'environnement

Ils sont très importants et variés : géographiques, climatiques...

Facteurs intra-utérins

Ils dépendent de l'état de santé de la mère et de l'irrigation placentaire. Ainsi, les maladies et les intoxications maternelles (hypertension artérielle, infection, tabagisme, alcoolisme), les malformations utérines et les infections fœtales ont-elles un impact majeur sur la taille de naissance.

Facteurs nutritionnels

La nutrition joue un rôle capital dans la croissance. La malnutrition est la première cause de retard de croissance dans les pays pauvres. Les malabsorptions, la malnutrition et la dysrégulation nutritionnelle sélective peuvent être responsables d'un retard de croissance vrai. Une nutrition optimale explique en partie, et parallèlement aux progrès de la médecine, « **l'accélération séculaire de la croissance** » avec un gain statural définitif important constaté depuis une vingtaine d'années dans les pays développés.

Influences psychoaffectives

Elles sont déterminantes. En effet, une carence psychosociale avec déficit affectif peut aboutir à un retard statural par mécanisme neuroendocrinien.

Méthodes d'étude

L'étude de la croissance repose sur la **biométrie clinique**.

Biométrie clinique

La mesure de la taille fournit un aspect ponctuel de la croissance avec notion d'âge **statural**. Cette mesure doit être rigoureuse. Avant 2 ans, le nourrisson est mesuré en position allongée ; après 2 ans, l'enfant sera mesuré debout.
L'étude de la vitesse de croissance fournit une notion dynamique très importante.
Le poids, les mesures des segments supérieurs et inférieurs et le périmètre crânien représentent les autres éléments déterminants de la biométrie.
Les valeurs recueillies seront reportées sur des courbes de référence qui sont, en France, les courbes de Sempé et Pédron établies d'après une étude longitudinale. Les distributions sont exprimées en écarts types ou déviations standards. Il se trouve que 66 % d'une population d'âge déterminé est, au point de vue taille, comprise entre deux chiffres : par exemple, entre 72,5 cm et 77,5 cm pour les garçons de 1 an. La moitié de la différence entre ces chiffres

correspond à ce que l'on appelle une **déviation standard (DS)**. On dit que la taille des garçons de 1 an est de 75 cm (± 2,5), 9 % des enfants normaux se trouvant entre + 2 DS et – 2 DS *(figures 10.1 et 10.2)*. Autrement dit, une taille est dite normale quand elle est entre + 2 DS et – 2 DS.

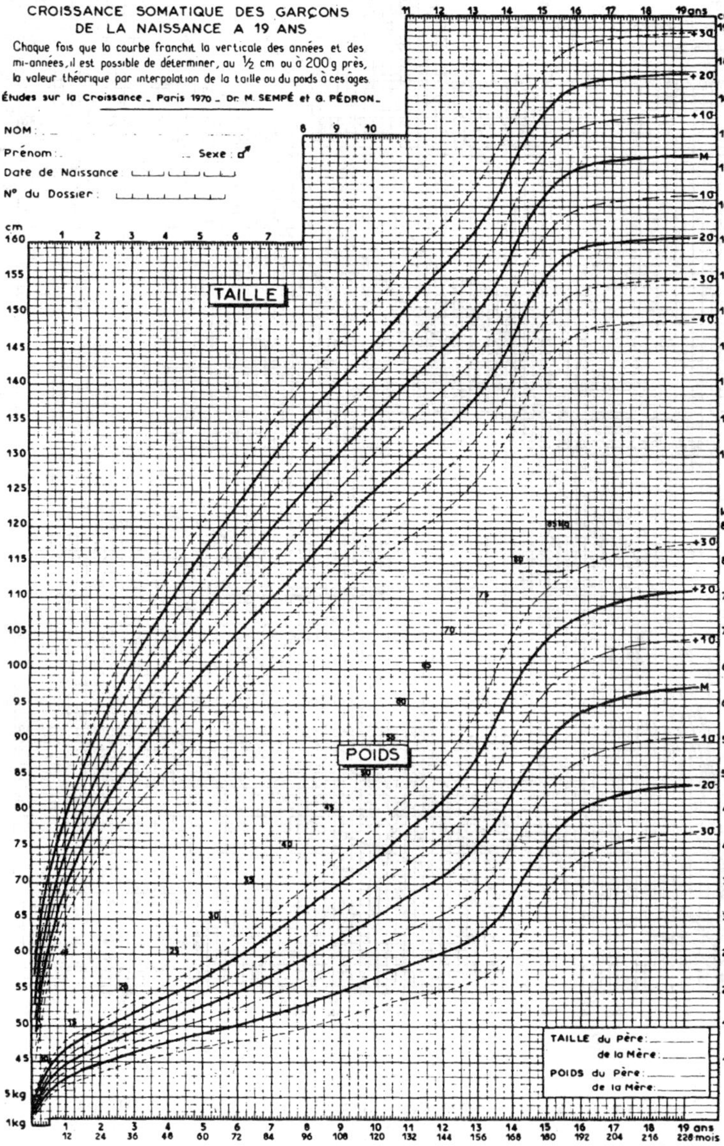

Figure 10.1 – Croissance somatique des garçons, de la naissance à 19 ans

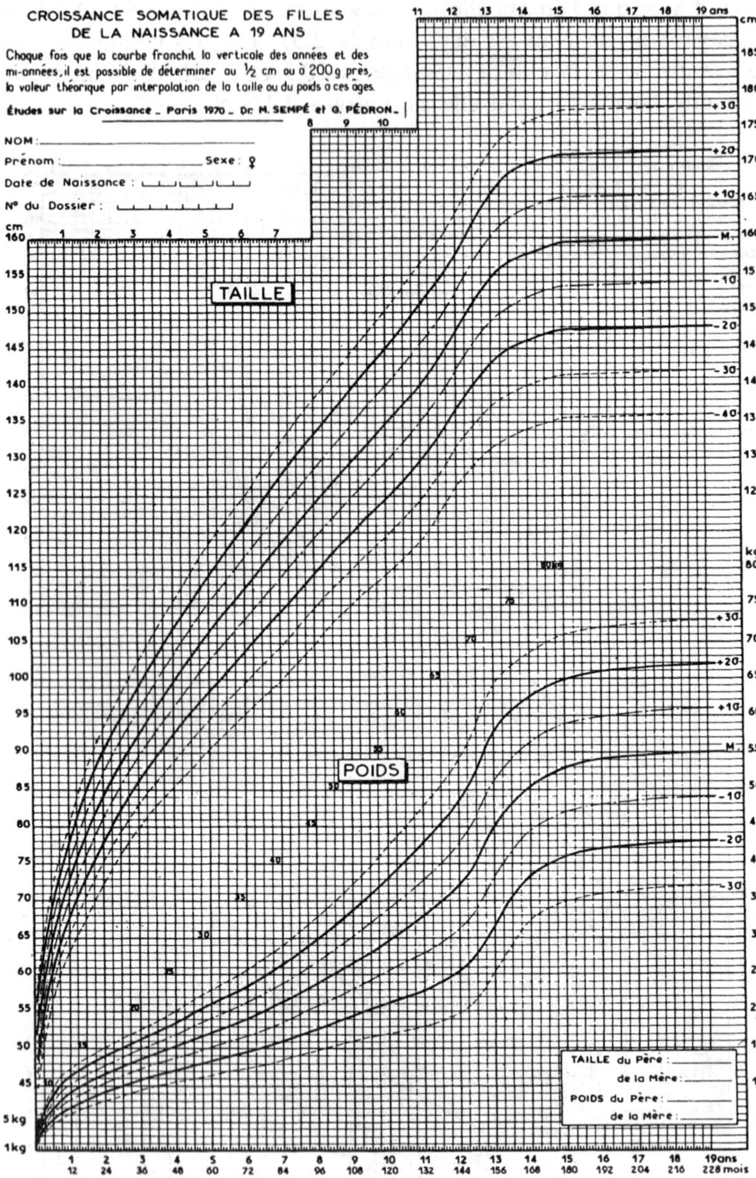

Figure 10.2 – Croissance somatique des filles, de la naissance à 19 ans

Détermination de la maturation physique

À côté de la biométrie clinique, **la détermination de la maturation physique** est essentielle. En effet, une taille définitive résulte d'une croissance et d'une maturation. La maturation physique indique le degré de progression vers un état de maturité finale et donne la notion d'**âge physiologique** qui est normalement en rapport avec l'âge civil.

Étude de la maturation osseuse

La détermination de la maturation physique repose sur **l'étude de la maturation osseuse**, avec étude de l'âge osseux, ou sur **l'étude de la maturation sexuelle** lors de la puberté.
L'étude de l'âge osseux repose sur la chronologie d'apparition radiologique des épiphyses et des os courts, ainsi que sur la disparition des cartilages de conjugaison. En pratique, l'âge osseux est étudié en comparant la radiographie de la main et du poignet gauches sur celle d'un atlas de référence : l'**atlas de Greulich et Pyle**. D'autres méthodes existent pour étudier cette maturation osseuse, comme l'indice de Risser.
Normalement, l'âge osseux correspond à **l'âge statural et à l'âge civil**.

➔ Le nourrisson

Développement pondéro-statural du nourrisson

Pendant les premiers mois de la vie, le développement pondéro-statural du nourrisson est extrêmement rapide. Alors que, de la naissance à la fin de la première année, sa taille s'accroît de 25 cm, il n'en gagne plus que 10 au cours de la deuxième année. Quant à son poids, il double à 5 mois, triple à 1 an, mais n'a que quadruplé à 2 ans.

➔ Taille

La croissance en taille est extrêmement rapide au début : 4 cm le premier mois, puis 3 et 2 cm les mois suivants. À 1 an, l'enfant a pris 25 cm (ce qui représente sur la naissance une augmentation de taille de 50 %). À 2 ans, il mesure 86 à 87 cm (*figures 10.3 et 10.4*).

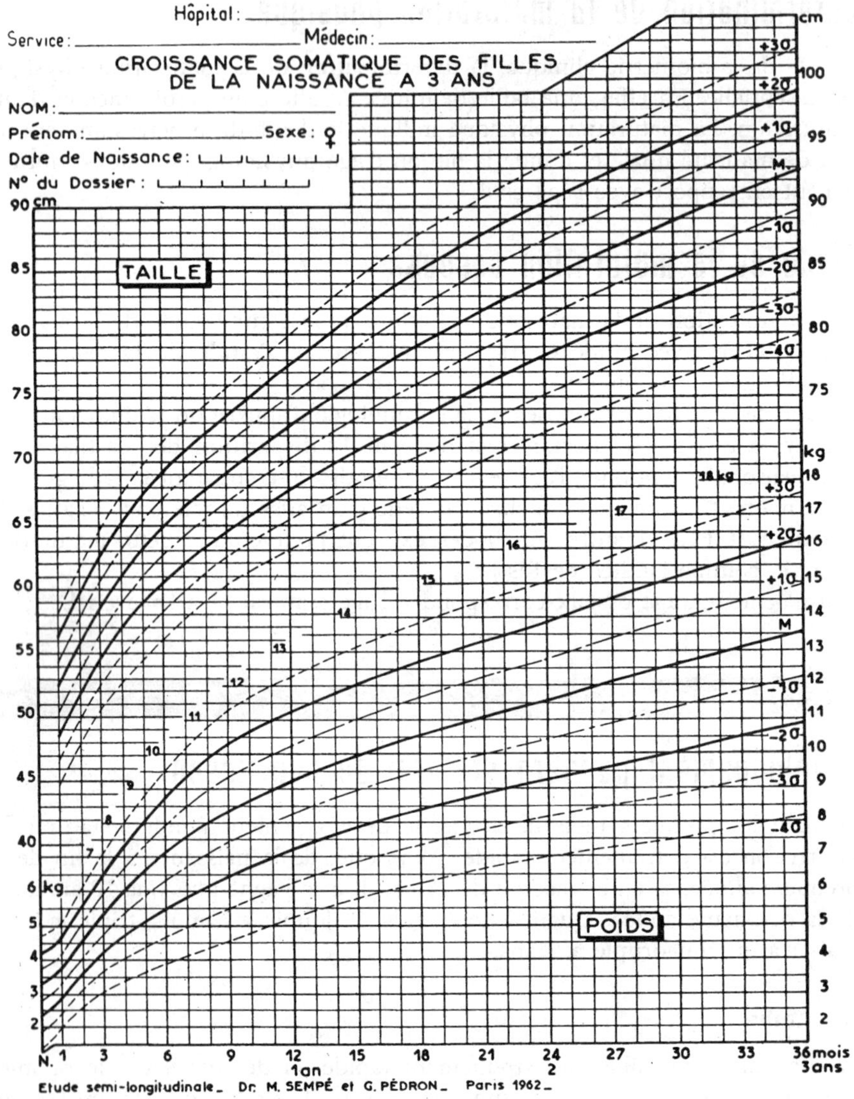

Figure 10.3 – Croissance somatique des filles, de la naissance à 3 ans

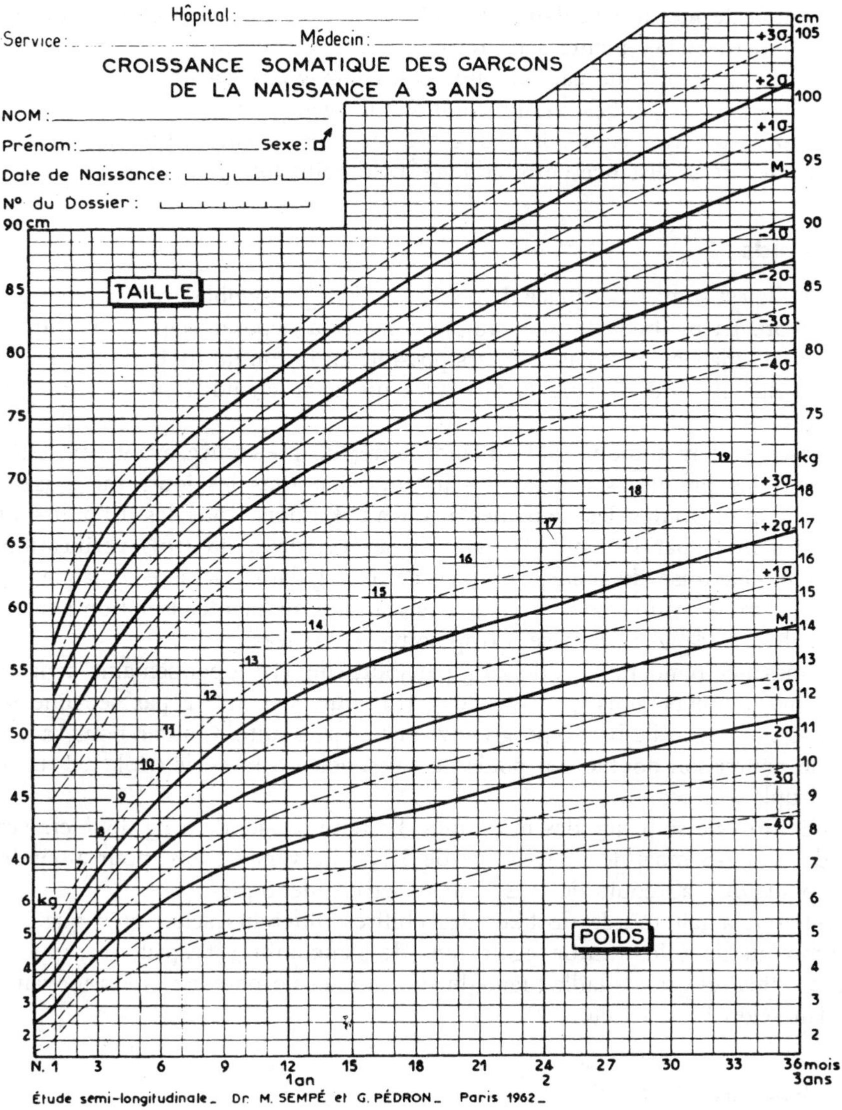

Figure 10.4 – Croissance somatique des garçons, de la naissance à 3 ans

Il est utile de mesurer l'enfant à 6 mois, à 1 an et à 2 ans. Cette mesure est extrêmement facile, même sans toise. Il suffit de coucher l'enfant sur une table, la tête maintenue par une aide contre un point fixe (livre) :
— on allonge les jambes en appuyant sur les genoux ;
— on pose un livre contre la plante des pieds et on enlève l'enfant ;
— on mesure la distance entre ce livre et le point fixe pour obtenir la taille.

Poids

Si la taille est souvent négligée, le poids est, dans l'ensemble, trop souvent une obsession. La méthode la plus simple consiste à déposer l'enfant nu sur un pèse-bébé, mais ce n'est pas toujours possible en raison du froid et de l'anxiété maternelle. Il suffit de faire la tare avec un lange chaud dont on entourera l'enfant nu.

La pesée se fera toujours à la même heure, de préférence avant une tétée. Pendant les premières semaines, elle aura lieu tous les jours ou tous les 2 jours, puis toutes les semaines jusqu'au 4e mois, tous les 15 jours ou tous les mois par la suite. Dans la 2e année, deux ou trois vérifications suffisent. La prise de poids n'est pas d'une régularité parfaite. Chaque fois qu'elle semble insuffisante, la mère a tendance à augmenter la ration alimentaire, d'où le danger des pesées trop souvent répétées.

La croissance pondérale est de 25 g par jour, soit 175 g par semaine pendant les trois premiers mois, puis de 20 g par jour, soit 150 g par semaine les 3 mois suivants. Elle baisse progressivement par la suite. Comme nous l'avons dit, le nourrisson double son poids de naissance à 5 mois, le triple à 1 an, le quadruple à 2 ans.

Ces chiffres ne sont que des moyennes. Le nouveau-né de 4 kg doublera son poids vers 7-8 mois, le nouveau-né de 2,700 kg vers 4 mois, pour atteindre des poids qui, au cours de la 2e année, seront identiques.

Il est tout à fait inutile de fixer des chiffres différents selon qu'il s'agit de garçon ou de fille. Inutile également de s'encombrer l'esprit de rapports extraordinaires ; poids-taille ; taille-buste ; surface corporelle ; ration moyenne de lait selon la taille, etc.

État nutritionnel

En dehors du poids et de la taille, il est un élément d'une importance capitale et trop souvent négligé : c'est l'état nutritionnel. Le nourrisson doit être agréable à regarder : tout rose et frais avec son aspect marbré au niveau des membres et parfois du thorax. Le tissu adipeux sous-cutané doit être consistant, la peau ne se laissant pas plisser, mais n'étant pas soufflée – sans bourrelets ! Les extrémités osseuses, fines, ne doivent pas être élargies. L'abdomen est proéminent pendant les premiers mois, mais cette saillie doit disparaître vers 18 mois.

Croissances segmentaires

Crâne

Sa circonférence doit être connue et mesurée (surtout dans les affections neurologiques). Les chiffres à retenir sont 35 cm à la naissance, 40 cm à 2 mois, 44 cm à 6 mois, 48 cm à 18 mois (*figure 10.5*).

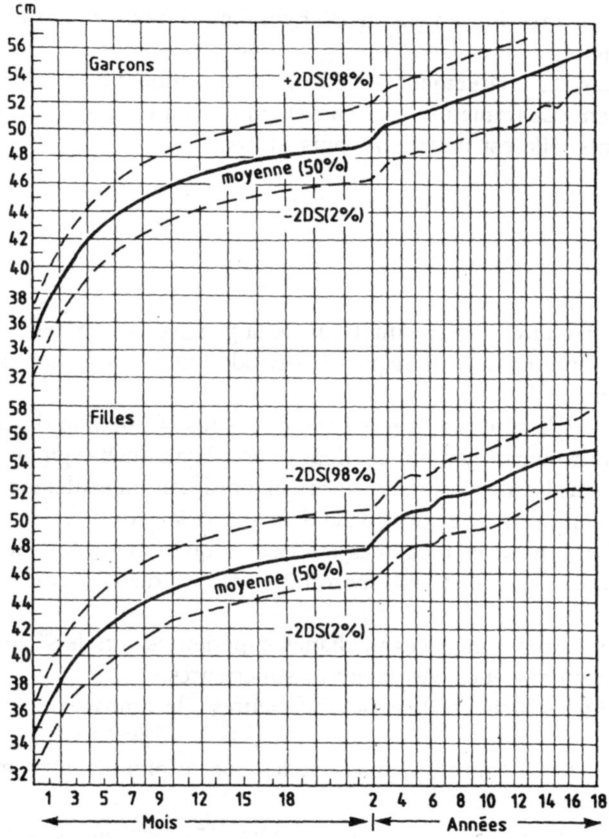

Figure 10.5 – Périmètre crânien en fonction de l'âge (D'après NELHAUS G. *Pediatrics* 1968 ; 41 : 106.)

Fontanelle

À la naissance, les os du crâne ne sont pas soudés et sont séparés par des espaces linéaires que l'on suit très bien au doigt : les sutures. Au confluent de ces sutures se trouvent des espaces plus larges, membraneux, appelés « fontanelles ». Alors qu'elles se ferment toutes aux environs de la naissance,

la fontanelle antérieure, ou grande fontanelle, reste ouverte plus longtemps. C'est la seule que l'infirmière doit connaître. Elle est située entre les deux parties non encore soudées de l'os frontal, en avant, et les deux pariétaux, en arrière. C'est un losange de 3 cm de côté environ. À l'état normal, en passant le doigt sur le crâne à ce niveau, on perçoit une sensation de tension très légère. Toute infirmière (et toute mère) doit savoir apprécier l'état normal de cette fontanelle, dont les variations ont une grande valeur du point de vue diagnostique : dépression en cas de déshydratation, bombement et tension en cas de méningite...
Cette fontanelle reste largement ouverte jusqu'à 6 mois ; elle se ferme ensuite progressivement. La fermeture est achevée en moyenne vers 15-18 mois. Chez certains enfants, elle est nettement plus précoce.

Dents

(Voir chapitre 28.)
Les follicules dentaires, qui, à l'intérieur de la gencive, « sécrètent » pour ainsi dire les dents, sont en activité depuis la période fœtale. Mais rien ne les révèle extérieurement.
Ce n'est que vers le 6e mois en moyenne que, sous la pression de la racine qui s'allonge, la couronne de la première dent va user la muqueuse gingivale, l'éroder et apparaître sous forme d'un mince liseré blanc affleurant seulement la gencive. Peu à peu, la couronne et le corps de la dent s'en dégageront.
Ce sont les deux incisives médianes inférieures qui sortent ainsi les premières au 6e ou 7e mois ; elles mettent environ 2 mois à se dégager complètement de la gencive.
Puis viennent les deux incisives médianes supérieures vers le 9e mois, suivies, vers le 10e, des deux incisives latérales supérieures.
À 1 an sortent les incisives latérales inférieures : le nourrisson possède alors 8 dents.
Vers le 14e ou le 15e mois apparaissent les quatre premières prémolaires, les inférieures en premier lieu.
Entre le 18e et le 20e mois sortent les canines (appelées souvent *œillères*, bien qu'elles n'aient rien à voir avec l'œil), dans un ordre irrégulier.
Vers 2 ans (souvent un peu plus tard) sortent les quatre dernières prémolaires. L'enfant possède alors les 20 dents qui constituent la première dentition.
En résumé :
— 6 mois : 2 dents ;
— 1 an : 8 dents ;
— 20 mois : 16 dents ;
— 24 à 30 mois : 20 dents.
Les mères accordent une grande importance au nombre de dents de leurs enfants. En fait, les dates d'apparition n'ont aucune valeur : certains enfants

naissent avec des dents (Guillaume le Conquérant, Louis XIV), d'autres n'ont leur première dent qu'après 1 an.

Thorax

Très étroit à la naissance (32 centimètres au niveau des mamelons, moins que la circonférence crânienne), le thorax se développe rapidement, atteignant 45 cm à 1 an, 48 cm à 2 ans.

Abdomen

Chez le nouveau-né, il est saillant. L'ombilic en marque assez exactement la demi-hauteur. Plus tard, tandis que le ventre devient plus plat, il tend à se rapprocher de la symphyse pubienne.

Membres

Ils sont très courts à la naissance par rapport au tronc, les membres inférieurs étant à peine aussi longs que les supérieurs. Pendant la première année, ils s'allongent notablement plus que le buste.

Développement viscéral

Appareil respiratoire

Le rythme respiratoire de 36 à 40 mouvements par minute à la naissance diminue progressivement pour atteindre 30 à 1 an et 25 à 5 ans.
Chez l'enfant normal, on peut observer une petite dépression sus-sternale à chaque inspiration et un petit battement des ailes du nez qui n'ont aucune signification pathologique.

Rythme cardiaque

Il passe de 120-130 battements par minute à la naissance, à 100-110 à 1 an, et 90-100 à 6 ans.

Foie

Il déborde très souvent les fausses côtes.

Système lymphatique

Il subit au cours de la vie de l'enfant une évolution très particulière. Réduit à la rate et aux ganglions profonds à la naissance, il s'hypertrophie progressivement jusqu'à l'âge de 6 ans, pour diminuer par la suite et arriver au niveau adulte vers 12 ans. Cette hypertrophie est fonction du terrain propre à l'en-

fant, mais aussi de l'alimentation et de l'hygiène de vie ; elle peut se manifester au niveau :
— des ganglions et de la rate ;
— des végétations adénoïdes ;
— des amygdales.

Tube digestif

Il s'adapte progressivement. Disons, en résumé, que la fréquence des repas tombe de six à quatre, celle des selles de six à une.

Sphincters

Répétons que le nourrisson :
— contrôle parfaitement bien ses matières à 15 mois ;
— contrôle partiellement les mictions diurnes au même âge ;
— ne se mouille plus le jour à 24 mois ;
— est sec la nuit à 2 ans si on le lève une fois ;
— est parfaitement réglé à 3 ans.
Ce ne sont là que des moyennes. Certaines mères, et surtout les nourrices expérimentées, mettent le nourrisson sur le pot dès 6 semaines ou 2 mois et obtiennent des résultats surprenants... mais le plus souvent transitoires. À l'opposé, certains enfants de plus de 3 ans peuvent avoir des « accidents » la nuit sans que cela révèle une maladie neurologique ou psychologique particulière.

Les âges préscolaire et scolaire

Entre les deux périodes de développement rapide de la première enfance et de la puberté se trouve une période d'adaptation et de calme physiologique que l'on a divisée bien artificiellement en âge préscolaire et âge scolaire. Ce n'est pas la date d'entrée en classe qui marque la séparation. Serait-ce l'apparition de la dent de 6 ans ? Ou le fait d'atteindre l'âge de raison ?

Développement pondéro-statural

Taille

L'accroissement annuel baisse progressivement (de 24 cm la 1re année, puis 11-12 cm la 2e année, il passe à 6-8 cm jusqu'à 7 ans, 4 à 5 jusqu'à 12 ans), pour augmenter à nouveau au moment de la puberté.

Le garçon croît d'abord plus vite que la fille, mais celle-ci le dépasse à 11 ans. Ils sont à égalité à 14 ans, puis le garçon la dépasse à nouveau nettement *(figures 10.1 et 10.2)*.

Poids

L'accroissement pondéral suit une évolution analogue : moins de 2 kg par an jusqu'à 6 ans ; 2,500 kg de 6 à 12 ans ; puis 3 à 6 kg jusqu'à 16 ans.

à noter

Quelques points de repères :
— à 5 ans : garçons et filles mesurent 1,07 m et pèsent 17,500 kg ;
— à 13 ans : les garçons font 1,15 m et pèsent 40 kg ; les filles, un peu plus.
Mais tous ces chiffres ne sont que des moyennes ; la taille des enfants a tendance à augmenter selon un coefficient d'augmentation séculaire. Les adolescents actuels sont déjà, pour la majorité, plus grands que leurs parents. La taille du jeune adulte moyen sera-t-elle de 1,80 m en l'an 2000 ? Faut-il voir dans ce fait le reflet d'une meilleure hygiène alimentaire ?

Croissances segmentaires

Crâne

Sa circonférence continue à augmenter, mais très lentement.

Dents

Vers 5 ou 6 ans, aux 20 dents de la dentition de lait s'ajoutent les quatre premières molaires définitives *(tableaux 10.1 et 10.2)*.

Tableau 10.1 – Dentition de lait

Ordre d'éruption	Dents	Dates
I	Incisives centrales inférieures	6ᵉ-7ᵉ mois
II	Incisives centrales supérieures	9ᵉ mois
III	Incisives latérales supérieures	10ᵉ mois
IV	Incisives latérales inférieures	12ᵉ à 14ᵉ mois
V	Premières prémolaires	15ᵉ mois
VI	Canines	18ᵉ à 20ᵉ mois
VII	Deuxièmes prémolaires	20ᵉ à 30ᵉ mois

Tableau 10.2 – Dentition permanente

Ordre d'éruption	Dents	Dates
I	Premières prémolaires	6 ans
II	Incisives centrales inférieures	6-7 ans
III	Incisives centrales supérieures	7 ans
IV	Incisives latérales	8 ans
V	Deuxièmes prémolaires	9 ans
VI	Canines	10 ans
VII	Premières molaires	11 ans
VIII	Deuxièmes molaires	12 ans
IX	Dents de sagesse	après 20 ans

Les premières dents de remplacement, qui se montrent à 6 ou 7 ans, sont les incisives inférieures médianes. Après que les incisives temporaires sont devenues branlantes, elles tombent un jour spontanément sous la pression de plus en plus forte des dents de remplacement qui ont usé leurs racines. Le même processus se répète pour toutes les autres dents.

Après les incisives inférieures médianes vient le tour des incisives médianes supérieures.

Puis, à 8 ans, les quatre incisives latérales sont remplacées ; à 9 ans, les prémolaires ; entre 10 et 11 ans, les canines ; à 11 ans, les secondes prémolaires.

En somme, l'ordre de sortie des dents de remplacement est le même que celui des dents temporaires.

À 12 ans sortent les deuxièmes molaires.

Les dernières grosses molaires, dites dents de sagesse, n'apparaîtront le plus souvent qu'après 20 ans.

Cage thoracique

La cage thoracique est peu développée, les membres sont longs et grêles, la robustesse est faible.

Développement pubertaire

L'étude de la maturation sexuelle est essentielle lors de la puberté. En effet, les hormones sexuelles ont un impact capital sur la croissance.

Au début, elles augmentent d'une façon spectaculaire la vitesse de croissance, puis elles accélèrent la maturation osseuse aboutissant à une soudure définitive des cartilages de conjugaison.

L'étude pubertaire clinique est basée sur les cinq stades pubertaires de Tanner, avec étude des organes génitaux externes (G) et de la pilosité pubienne (P) chez les garçons et étude du développement mammaire (S) et de la pilosité pubienne (P) chez les filles *(figures 10.6 et 10.7)*.
Un **stade I** correspond à un aspect infantile, un **stade V** correspond à un aspect adulte.
Les rapports puberté/croissance sont importants.

Chez la fille

La poussée pubertaire va permettre une prise d'environ 20 cm.
Vers l'âge de **11 ans**, le développement mammaire marque le démarrage de la puberté avec accélération de la croissance et prise d'environ 7,5 cm. Le sésamoïde du pouce apparaît.
À **12 ans**, la vitesse de pointe est atteinte avec la notion d'un sommet du pic.
Vers **13 ans**, les premières règles vont apparaître avec décélération de la croissance.
Vers **15 ans**, la croissance va s'arrêter avec un développement sexuel correspondant au stade V de Tanner.

Chez le garçon

La poussée pubertaire totale va aboutir à une prise de 20 à 25 cm.
Vers 12 ans, un volume testiculaire de 4 mL marque le démarrage de la puberté avec accélération de la vitesse de croissance et prise d'environ 9 cm. Le sésamoïde du pouce apparaît.
À 14 ans, le pic de vélocité est atteint.
Vers 17 ans, la croissance va s'arrêter avec un développement sexuel complet correspondant au stade V de Tanner.

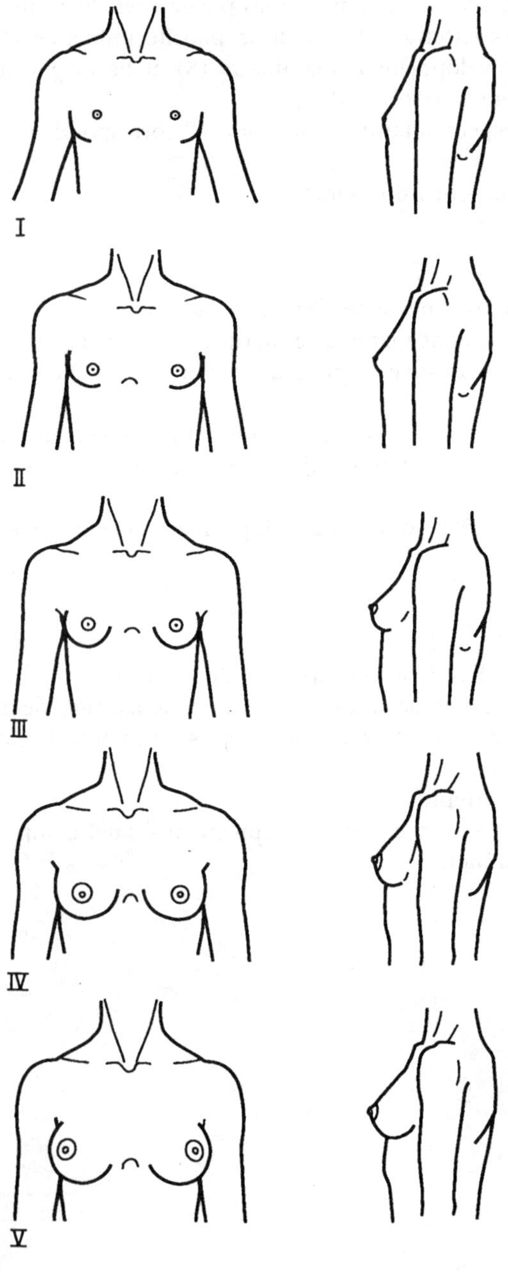

Figure 10.6 – Développement mammaire :
I Stade infantile.
II Bouton mammaire.
III Développement mammaire, élargissement des aréoles.
IV Développement complet des seins, bombement des aréoles en saillie en avant du sein.
V Stade adulte ; l'aréole se confond avec le contour du sein.

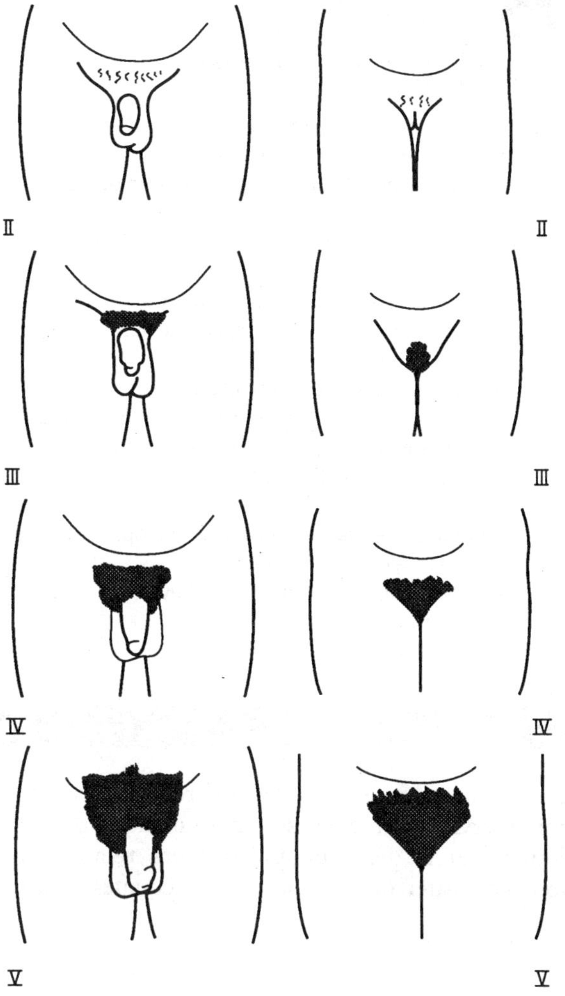

Figure 10.7
II Apparition de quelques poils pubiens épais.
III Poils pubiens épais et bouclés.
IV Garçon : pilosité adulte mais sans extension à la ligne blanche ni à la face interne des cuisses. Fille : pilosité proche de celle de l'adulte.
V Garçon : Disposition losangique. Fille : pilosité adulte avec large triangle à base horizontale.

acte infirmier

Examen du nourrisson et de l'enfant

L'examen systématique du nourrisson et de l'enfant, qui doit avoir lieu régulièrement, permet d'apprécier si le développement est normal ou non.

Il ne suffit pas de mesurer le poids, la taille et l'esprit pour affirmer qu'un enfant est en bonne santé !

Dans tous les examens systématiques auxquels participe l'infirmière, il est nécessaire d'apprécier :

- l'état de la peau : pâleur, impétigo, eczéma, piqûres d'insectes ;
- l'organe locomoteur : existence ou absence de cyphoscoliose, pieds plats, *genu valgum* ou *varum* ;
- le rythme respiratoire et cardiaque ;
- les dents (non seulement leur nombre, mais aussi leur qualité) ;
- le système lymphatique : ganglions, amygdales ;
- l'état digestif : constipation ou diarrhée, appétit (anorexie ou boulimie) ;
- la soif ;
- les organes génitaux : phymosis, ectopie testiculaire, pertes chez la petite fille ;
- les urines : albumine, sucre ;
- les organes des sens : acuité auditive, olfactive, visuelle de loin, de près, vision en relief, des couleurs.

Conclusion

Une bonne connaissance des différentes étapes de la croissance et des facteurs qui interviennent dans son déroulement permet une analyse objective des données et la détection précoce des retards, en particuliers staturaux, qui vont nécessiter des explorations adéquates et une thérapeutique précoce.

Les troubles mineurs du comportement

Jean-Michel Rey

Les troubles du comportement sont très fréquents chez les enfants normaux en dehors de tout handicap physique ou intellectuel et en dehors de toute maladie psychiatrique. Le comportement d'un enfant est la résultante de sa personnalité par rapport à son environnement, évidemment surtout familial. Lorsqu'un enfant a des difficultés dans ses relations et que celles-ci se révèlent génératrices d'angoisse, il va les exprimer par des anomalies de ses fonctions habituelles (sphincter, alimentation, activité motrice, sommeil, etc.). Ces

troubles déroutent les parents, dont les réactions inadaptées peuvent avoir pour effet de les aggraver. En présence de ces enfants, il faut donc, avant tout, bien analyser les conditions de vie et les relations à l'intérieur de la famille, ce qui permet en général de retrouver la cause du problème.
Il faut alors assurer des conseils éducatifs de bon sens, avec des paroles rassurantes, pour lever les inquiétudes et rompre des cercles vicieux qui s'établissent. On doit toujours s'efforcer de rassurer les enfants, car la plupart de ces troubles ont une évolution spontanément régressive si on ne les entretient pas.
Un bon conseil au bon moment permet d'éviter bien des médicaments.

Troubles sphinctériens

Énurésie

C'est un « pipi au lit » qui persiste après l'âge de 6 ans. En l'absence de troubles de la continence diurne, une cause urologique est très improbable et il est inutile d'envisager des examens complémentaires.

Énurésie primitive

C'est-à-dire que l'enfant n'a jamais été propre et, dans ce cas, on retrouve souvent une cause familiale.

Énurésie secondaire

Il y a réapparition d'un « pipi au lit » après une période de propreté. Dans les deux cas, il faut surtout rassurer la famille, car il ne s'agit pas d'une pathologie grave, et tout finit pratiquement par guérir, au plus tard à la puberté. L'enfant n'est en aucun cas responsable, n'a pas de mauvaise volonté, et ne doit pas être l'objet de réprimandes. Il faut toujours assurer une approche psychologique du problème à la recherche des facteurs affectifs ou relationnels en cause. Le plus souvent, il s'agit d'enfants maintenus, pour des raisons variées, dans un statut régressif de bébé. La prise de conscience du problème par l'enfant et sa mère amène souvent la guérison. Lorsqu'on est sûr qu'il n'y a pas de composante psychologique, on peut aider la guérison par des médicaments, en évitant les psychotropes. On propose actuellement des produits à activité antidiurétique (Minirin®). Les médicaments modifiant la contraction vésicale (Oxybutynine®, Ditropan®) sont réservés aux anomalies fonctionnelles documentées par radiomanométrie.

Encoprésie

C'est une incontinence consciente des matières fécales chez un enfant en bonne santé, sans maladie digestive ou neurologique. Elle est beaucoup plus rare, mais aussi beaucoup plus grave que l'énurésie.

➡ Encoprésie temporaire

Elle peut être associée à une constipation. Dans un certain nombre de cas, le simple traitement de la constipation entraîne la guérison. Mais, le plus souvent, il s'agit d'une « angoisse de la défécation ». L'encoprésie survient par regorgement sous l'empire de la nécessité réflexe. Dans ce cas comme dans le suivant, il s'agit d'un problème d'ordre psychologique, nécessitant un abord psychiatrique.

➡ Encoprésie épisodique ou durable

Elle peut être psychogénétique, sans constipation. On distingue le type « clochard », par négligence, et le type « délinquant », par opposition.

➡ Traitement

Il s'agit toujours d'un problème relationnel grave entre l'enfant et le couple parental, souvent évident, avec des erreurs éducatives ou affectives importantes. Si rien n'apparaît au premier abord, une observation psychothérapique est nécessaire avec, éventuellement, une hospitalisation et une séparation de l'enfant de sa famille. Dans tous les cas, il s'agit d'une prise en charge longue et difficile. Même après la guérison du symptôme d'encoprésie, il peut persister des troubles durables de la personnalité et du comportement.

➡ Troubles du comportement alimentaire

Anorexie

Il faut bien distinguer « l'anorexie nerveuse » de l'adolescente, maladie psychiatrique rare, mais grave *(voir « La médecine des adolescents », chapitre 10)*, de l'anorexie banale du nourrisson ou du petit enfant, très fréquente mais sans gravité. Dans ce dernier cas, il s'agit à l'évidence d'enfants en bonne santé, menus mais qui ne maigrissent pas et continuent à grandir, qui s'opposent à leur famille en refusant de manger au repas ou en vomissant si on les force. L'inquiétude familiale entraîne des réactions excessives d'agressivité ou de complaisance, avec un climat de drame et d'angoisse qui entretient le trouble.

Le traitement n'est pas médical. Les « fortifiants » et autres stimulants de l'appétit entretiennent les parents dans l'idée d'une cause organique. L'essentiel est de convaincre la famille, surtout la mère et la grand-mère, que le trouble n'existe pas et est entièrement entretenu par la pression exercée.

Boulimie

La boulimie et l'obésité qui en découle sont beaucoup plus difficiles à traiter. Il faut distinguer : boulimies familiales et psychogènes.

Boulimies « familiales »

Il s'agit d'enfants vivant dans des familles d'obèses, ayant des habitudes de bonne chère et de gourmandise pérennisées. Personne n'a conscience d'être malade et n'a donc envie de se soigner.

Boulimies psychogènes

On est en présence, le plus souvent, de jeunes adolescentes avec des problèmes relationnels ou affectifs importants, qui recherchent dans la nourriture et les sucreries des compensations à leurs angoisses.

Mérycisme

Le mérycisme est rare. Il se rencontre chez le nourrisson entre 6 mois et 18 mois. L'enfant fait remonter le contenu gastrique dans sa bouche, le vomit ou le ravale en partie. Ce jeu est incessant. L'enfant se concentre sur cette activité et semble absent. Il peut en résulter une perte de poids très importante avec un risque mortel, justifiant une prise en charge lourde en milieu hospitalier. Un trouble grave de la relation mère-enfant est souvent évoqué, mais pas toujours évident.
Le traitement est long et difficile avec quelquefois nécessité d'une épreuve de séparation.

Troubles du comportement moteur

Agitation psychomotrice

Le très jeune enfant, de façon tout à fait normale, remue beaucoup, change souvent d'activité, grimpe partout et fait du bruit. La persistance, voire l'exagération, de ces comportements à l'âge scolaire devient pathologique.
Les troubles de l'attention sont prédominants et ces enfants deviennent difficiles à accepter, tant en milieu familial que scolaire. Une attitude de rejet et de

régression en découle, qui aggrave le trouble. Il s'agit en effet le plus souvent d'une attitude réactionnelle à un mode de vie et à des relations affectives que l'enfant n'accepte plus.

La prise en charge est toujours difficile, du fait de l'impatience des parents qui sont souvent « nerveux », débordés, très occupés, peu affectueux, et qui souhaitent la disparition rapide du symptôme auquel l'enfant, lui, risque de tenir d'autant plus qu'il en fait finalement un instrument de pouvoir. Dans certains cas, l'agitation psychomotrice est en rapport avec un déficit mental ou sensoriel (surdité, malvoyance) ou avec un problème scolaire spécifique (dyslexie, par exemple), qui devront être diagnostiqués par une prise en charge adaptée.

Le traitement médical (methylphénidate : Ritaline®) peut être proposé dans les formes graves en association avec la psychothérapie. Ce traitement n'est pas dénué d'effets indésirables et de complications, notamment sur la croissance ; il ne doit pas être prolongé.

Tics

Le tic est un geste brusque, intempestif, répétitif, inutile, plus ou moins involontaire, qui intéresse de préférence les muscles de la mimique et de la communication gestuelle. Il peut s'agir également de tics vocaux ou verbaux (raclement de la gorge, exclamation).

Ils apparaissent chez des sujets émotifs, timides, anxieux, impulsifs ou faussement passifs, à l'agressivité refoulée. Ils irritent la famille, suscitent des sanctions, créent un climat de tension très défavorable. Souvent bénins, ils peuvent disparaître spontanément à l'aide de quelques conseils éducatifs et surtout si les parents cessent d'y prêter attention.

Dans quelques cas plus rares, ces tics entrent dans un ensemble de perturbations psychologiques (névrose obsessionnelle), nécessitant le recours à un traitement neuroleptique et à une prise en charge spécialisée.

Onychophagie

Le rongement des ongles est un tic particulier qui ne doit pas attirer l'attention ni être réprimé. C'est une habitude peut-être désagréable, mais non pathologique, qui soulage les tensions de l'enfant.

Rythmies

Les tics de balancement, ou rythmies, sont fréquents chez le jeune enfant. Ils consistent en balancements incessants, en rotation et en hochements de la tête. Ils surviennent souvent à l'endormissement ou quand l'enfant s'ennuie seul. Sauf chez les enfants débiles, dans les psychoses ou en cas de carence affective grave, ils ne présentent aucun caractère de gravité et vont disparaître tout seuls.

Succion du pouce ou de la tétine

Le très jeune nourrisson a un grand besoin de succion, qui doit être respecté et assouvi. Ce besoin peut persister au cours de la première enfance, surtout chez des sujets angoissés ou à grande demande affective. Il ne doit surtout pas être contrarié. L'évolution affective de l'enfant amènera sa disparition. L'utilisation d'un objet transitionnel (nounours, couverture, doudou) est souvent associée à la succion du pouce. Cette manie qui rassure l'enfant doit être également respectée. Les conséquences éventuelles sur l'articulé dentaire de ce comportement seront corrigées sans difficulté vers 12 ans par un traitement orthodontique.

Spasmes du sanglot

Les spasmes du sanglot sont très fréquents chez le nourrisson et le jeune enfant. Lors d'une contrariété, l'enfant crie, bloque sa respiration, se cyanose et perd connaissance. Ils ont toujours lieu en présence d'adultes inquiets, qui entretiennent cette manifestation par l'intérêt qu'ils lui portent.
Il faut surtout lever l'angoisse familiale en expliquant bien que cette crise très impressionnante est sans danger, déclenchée volontairement par l'enfant en vue d'un bénéfice affectif. Le seul traitement efficace est, en effet, l'indifférence *(voir « Diagnostic différentiel des convulsions », chapitre 50)*.

Troubles du sommeil

Chez le nourrisson

Les troubles du sommeil existent chez le nourrisson. Après avoir éliminé une cause médicale (poussée dentaire, problème infectieux, erreur diététique), on recherchera une erreur éducative. On calmera l'angoisse d'une jeune mère inexpérimentée qui veut endormir son enfant « de force ». On évitera qu'une mère inquiète fasse trop souvent irruption de façon intempestive ou obsessionnelle dans la chambre du bébé (peur de la « mort subite »).
De mauvaises conditions de logement (appartements exigus et bruyants, dans lesquels on ne peut isoler l'enfant) sont une cause actuelle des difficultés d'endormissement. À partir de l'âge de 3-4 mois, le bébé doit quitter si possible la chambre des parents et avoir une pièce où il pourra être isolé au calme.

Chez l'enfant petit

Les troubles du sommeil sont encore plus fréquents à partir de l'âge de la marche. Des angoisses de séparation sont souvent la cause initiale des troubles, très fréquents actuellement du fait des conditions de vie (mère qui travaille, vie en crèche, non-respect des rythmes de sommeil). L'enfant est réveillé tôt le matin, ne peut pas faire la sieste, est couché le soir alors qu'il n'a pas envie de dormir et désire profiter de la présence de ses parents, qui eux, malheureusement, sont fatigués et peu disponibles.

Chez l'enfant plus grand

Il va s'ajouter aux troubles précédemment cités des phénomènes d'opposition, ainsi que le désir de venir dans le lit de maman. Entre 3 et 6 ans, des peurs et des phobies empêchent également l'endormissement ou sont responsables de cauchemars.
Les médicaments (anxiolytiques ou sédatifs), si souvent prescrits, se révèlent le plus souvent inefficaces. Après avoir analysé les conditions de vie et corrigé les erreurs, il faut surtout conseiller aux parents disponibilité et fermeté. En effet, il est très important que les parents consacrent beaucoup de temps le soir à l'enfant pour le jeu et les câlins. C'est indispensable pour le rassurer et lui donner la quantité d'affection à laquelle il a droit. Un peu de fermeté n'est pas inutile pour éviter les caprices et les phénomènes qui s'y ajoutent. De petits « rituels » peuvent être utilisés en complément : porte de chambre ouverte, chanson ou histoire au coucher, objet transitionnel (nounours ou doudou).

Comportement sexuel

Les jeux érotiques et la masturbation sont des activités normales, sans perversité chez le garçon comme chez la petite fille. Une grande curiosité envers le sexe est également fréquente et banale. Les adultes ne doivent donc rien dramatiser. Ils ne doivent surtout pas adopter une attitude répressive et culpabilisante, très néfaste pour l'avenir de l'enfant.

Le développement psychologique de la naissance à l'adolescence

Patricia Bouhelier

➡ Introduction

Le développement psychologique, de la naissance à l'adolescence, est un sujet extrêmement vaste et complexe.

Depuis plus d'un siècle, le développement affectif, intellectuel et social de l'enfant a fait l'objet de nombreux travaux de recherche et de théories qui ont profondément influencé l'idée même que nous nous faisons de l'enfance. On peut citer, parmi beaucoup d'autres, les travaux de Freud, fondateur de la psychanalyse, de Piaget et de l'école genevoise de psychologie génétique, de Wallon, Freud et de Spitz sur les enfants élevés en pouponnière et sur les conséquences de l'hospitalisme, de Bowlby, théoricien de l'attachement, dont les travaux ont montré les effets pathologiques de la séparation mère/enfant.

Aujourd'hui, ce domaine intéresse tout un chacun, particulièrement les parents, mais aussi des praticiens d'horizons divers, des mondes de l'éducation, de la santé, du social, de la culture. Des chercheurs de disciplines variées se passionnent pour les questions soulevées par l'étude du développement. Une quantité impressionnante de livres et d'articles sur ce sujet sont publiés chaque année. Certains des résultats de ces recherches sont connus du grand public.

Ce chapitre se propose donc simplement de donner au lecteur, et plus particulièrement à l'infirmière-puéricultrice, **quelques points de repère très généraux** (et donc nécessairement quelque peu schématiques) sur le développement de l'enfant et de l'adolescent.

Les points de repère proposés ici sont souvent **de nature comportementale**. Ainsi, de 1 à 30 mois, nous avons repris, en grande partie, des éléments du test d'évaluation quantitative du développement psychomoteur mis au point par Gesell et adapté en France par Brunet et Lezine en 1967.

À partir de 3 ans, nous reprenons des repères de développement du *Lippincolt Manuel of paediatric nursing*.

Ces repères sont donnés à titre **indicatif** : étant observables, ils pourront renseigner l'infirmière sur le développement de l'enfant.

Néanmoins, il faut bien entendu garder à l'esprit que ce sont des comportements observés à des **âges moyens.**

Or, même dans le cadre du développement normal, il existe entre les enfants des différences dans leur rythme de développement.

Le développement psychologique harmonieux est un **processus dynamique** dépendant de différents facteurs :

— l'intégrité physique ;

— les conditions de l'environnement (conditions sociales de vie de la famille, bonne stimulation du milieu et, surtout, possibilités d'expérimentation offertes à l'enfant) ;
— les facteurs psychologiques (ressources et fragilités psychologiques de l'enfant et de sa famille, histoire familiale, attentes parentales vis-à-vis de l'enfant, climat affectif).

L'évaluation psychologique du développement de l'enfant doit tenter de dégager le rôle de ces différents facteurs et d'analyser leurs interactions complexes sur un **processus en cours**. Pour cela, le clinicien s'appuie sur des repères comportementaux concernant le développement, mais deux autres sources d'information très importantes lui sont nécessaires :
— l'une d'entre elles provient de ses **capacités à mobiliser l'enfant**, au cours de leurs rencontres, à lui faire tenir un rôle actif, puis à utiliser, comme source de connaissance, ce qu'il aura pu **ressentir dans ses relations avec l'enfant et avec ses parents** ;
— l'autre provient de sa connaissance de **différentes théories du développement**.

Les constructions théoriques vont, en effet, organiser et donner un sens aux observations.

Cette évaluation demande donc une formation spécifique et de l'expérience.

➡ Vie intra-utérine et premiers jours de vie

La profusion des recherches de ces trente dernières années sur les compétences des nouveau-nés, et particulièrement celles de Brazelton (un pédiatre américain intéressé par la psychanalyse), ont montré comment, dès ses premiers jours de vie, le bébé est un véritable **partenaire interactif** capable de provoquer des réponses chez son entourage et de contrôler en partie sa relation avec lui.

Les compétences sensorielles du nouveau-né jouent d'ailleurs un rôle important dans les **liens d'attachement** entre ce dernier et ses parents. Les travaux de Fraiberg, par exemple, sur les bébés aveugles ont montré que ces derniers étaient moins souvent pris dans les bras par leur mère que les bébés voyants. En effet, ils n'envoient pas les signaux visuels et comportementaux habituels (suivre du regard, tendre les bras) qui font qu'une mère répond à son bébé.

Vision

Au 5e mois de vie fœtale, il y a perception de la brillance, réflexe de contraction pupillaire.

Dès sa 1re semaine de vie, le bébé perçoit l'espace en trois dimensions.

Tenu en position verticale, lorsqu'on approche vers lui un objet mobile, il se défend en interposant ses mains entre l'objet et son visage.
Dans les bras, un bébé est à 20 cm environ du visage de la personne qui le porte. À cette distance, il voit bien ; au-delà, comme il n'accommode pas encore, ce qu'il voit est flou. À 3 mois, il est capable d'accorder sa vision à la distance.

Odorat

C'est un sens très développé qui joue un rôle important dans la reconnaissance par l'enfant de sa mère et dans leur attachement réciproque.
À 2 jours, si on présente à un bébé différentes odeurs de lait maternel, il est capable de reconnaître l'odeur du lait de sa mère.
L'odeur maternelle est apaisante : ainsi, un vêtement que la mère a porté, placé sur l'oreiller, peut aider le bébé à s'endormir.

Goût

Il a été montré que, pendant la vie intra-utérine, les quantités de liquide amniotique dégluties par le fœtus varient en fonction du goût de ce liquide : elles augmentent si on introduit une substance sucrée et diminuent lorsqu'on la remplace par une substance amère.

Audition

À partir de la 26e semaine de gestation, le fœtus entend. De plus, on a montré que le fœtus était capable de distinguer des sons de différentes fréquences.
Lorsqu'on présente à un nouveau-né calme le son d'une clochette, il tourne très souvent les yeux, et parfois la tête, dans la direction de la source sonore.
Il a une prédilection pour la voix maternelle. Il se tourne vers la voix qui l'appelle.
Il reconnaît une mélodie entendue avant sa naissance.

➡ Accouchement et séjour à la maternité

La « préoccupation maternelle primaire »

La mère, durant la grossesse, l'accouchement et les semaines qui suivent la naissance de son enfant, est dans un état affectif particulier. Elle est très sensible et parfois fragile.

Winnicott, pédiatre et psychanalyste anglais, a qualifié cet état de « préoccupation maternelle primaire ». Il a montré, dans les années 50, comment cet état permettait à la mère de s'identifier au bébé, de se mettre à sa place. Les soins maternels attentifs et sensibles qui découleront de cet état conditionnent la première organisation du « Moi » de l'enfant, en lui donnant un « sentiment continu d'exister suffisant ».

Précisions sur l'esprit des soins à apporter au bébé et à sa famille

Durant cette période, il est important d'essayer de favoriser l'établissement de la relation mère/enfant plutôt que de se substituer à la mère.
Il convient de veiller aux remarques en apparence anodines qui prennent, à ce moment de la vie du bébé, valeur de présage.
Dans les cas de prématurité, ou lorsque le bébé présente une déficience, les parents peuvent se sentir culpabilisés. Il est alors particulièrement important de ne pas juger les parents et de ne pas tenter de les remplacer. On peut trouver du plaisir, sur un plan professionnel, en les soutenant dans leur rôle et en les aidant, quand cela est nécessaire, à établir une bonne relation avec leur enfant.
Si le bébé présente une déficience à la naissance, il est important qu'une réflexion d'équipe ait lieu sur le mode d'accueil et d'accompagnement du bébé et de sa famille dans le service, pendant son séjour et après. Les parents, très éprouvés, sont alors très sensibles à la façon dont leur bébé va être accueilli par les professionnels. La qualité de cet accueil risque d'avoir des conséquences à très long terme sur la vie de l'enfant et de sa famille.
L'infirmière a un rôle important à jouer dans ces situations et dans la réflexion sur les projets d'amélioration des soins.
Si une mère est très déprimée après la naissance de son bébé, l'infirmière doit savoir passer le relais à un psychologue ou à un psychiatre.

Quelques points de repère sur le développement psychologique de l'enfant

À 1 mois

Contrôle postural

Il se met en place progressivement ; le bébé lève la tête de temps en temps. Lorsqu'il est installé sur le ventre, il soulève la tête en vacillant et a des mouvements de reptation. Il serre le doigt introduit dans sa main.

Coordination oculomotrice

Le bébé réagit au bruit d'une sonnette. Il suit des yeux des objets de couleurs vives en mouvement.

Vocalisation

Le bébé émet de petits sons gutturaux.

Socialisation

Le bébé fixe son regard sur le visage humain. Il cesse ses pleurs en entendant une voix. Il a une réaction anticipée à la tétée et éprouve un intense besoin du plaisir de téter. Il est apaisé s'il est nourri, porté, bercé et câliné.

À 2 mois

Contrôle postural

Amené en position assise, il retient sa tête et la garde droite un court moment. Sur le ventre, il soulève sa tête et ses épaules. Allongé, il se tourne de côté sur le dos.

Vocalisation

Il émet plusieurs vocalises.

Socialisation

Il s'immobilise lorsqu'on lui parle, sourit aux visages familiers.

À 3 mois

Contrôle postural

En position assise, il maintient la tête droite. Sur le ventre, il s'appuie sur les avant-bras. Il agrippe son drap, le tire vers lui.

Coordination oculomotrice

Il regarde un cube posé sur la table. Il a des mouvements involontaires avec le hochet. Il tourne la tête pour suivre un objet.

Vocalisation

Il jase.

Socialisation

Il s'anime à la vue du biberon ou de la mère. Il joue avec ses mains.

À 4 mois

Contrôle postural

Installé sur le ventre, ses jambes sont en extension. Sur le dos, il soulève la tête et les épaules.

Coordination oculomotrice

Il regarde de petits objets posés sur une table. Sur le dos, il a des mouvements de préhension vers l'anneau qu'on lui présente et secoue le hochet en le regardant.

Vocalisation

Il vocalise quand on lui parle.

Socialisation

Il rit aux éclats, tourne la tête quand on l'appelle.

À 5 mois

Contrôle postural

Il tient assis avec un léger soutien. Sur le dos, si on lui place une serviette sur le visage, il a un mouvement vers la serviette. Il ramasse le hochet à portée de sa main.

Coordination oculomotrice

Il saisit un cube au contact ; il en tient un tout en regardant un deuxième. Il tend la main vers un objet offert.

Vocalisation

Il pousse des cris de joie.

Socialisation

Il sourit au miroir, rit et vocalise en manipulant ses jouets.

Développement affectif

Le bébé a besoin d'attention, il s'ennuie quand il est seul pendant des périodes trop longues.

À 6 mois

➡ Contrôle postural

Tenu verticalement, il supporte une partie de son poids. Sur le dos, il enlève la serviette qu'on lui place sur le visage. Il reste assis de longs moments avec soutien.

➡ Coordination oculomotrice

Il tient deux cubes tout en regardant un troisième ; il saisit le cube à sa vue. Assis, il attrape un anneau d'une main.

➡ Vocalisation

Il fait des roulades.

➡ Socialisation

Il prend ses pieds dans ses mains, distingue visages familiers et étrangers.

À 7 mois

➡ Contrôle postural

Il se tient assis sans soutien pour de courts moments. Assis avec appui, il enlève la serviette posée sur sa tête. Il est capable de passer un jouet d'une main à l'autre.

➡ Coordination oculomotrice

Il saisit maintenant deux cubes, un dans chaque main. Il attrape une pastille qu'on lui présente en ratissant avec la main. Il soulève une tasse par l'anse.

➡ Vocalisation

Il vocalise plusieurs syllabes.

➡ Socialisation

Il tend la main vers le miroir. Il porte ses pieds à la bouche.

À 8 mois

➡ Contrôle postural

Il se redresse jusqu'en position assise. Sur le ventre, il enlève la serviette que l'on place sur sa tête. Il se retourne du dos sur le ventre.

Coordination oculomotrice

Il saisit un troisième cube en lâchant un de ceux qu'il tient dans chaque main. Il saisit une pastille en utilisant son pouce. Il cherche la cuillère que l'on fait tomber devant lui. Il examine la clochette.

Vocalisation

Il participe au jeu de « coucou, le voilà ».

Socialisation

Il joue à jeter ses jouets par terre. Il frappe deux jouets l'un contre l'autre.

Développement affectif

Il commence à avoir peur des étrangers, ce qui marque un progrès dans son développement. Il a peur quand sa mère le quitte. Il mord souvent.

À 9 mois

Contrôle postural

Il se tient debout avec appui. Il a des mouvements de marche quand il est soutenu sous les bras. Assis sans appui, il enlève la serviette de son visage.

Coordination oculomotrice

Il soulève une tasse qui recouvre un cube. Il saisit une pastille entre le pouce et l'index. Il fait sonner la clochette.

Langage

Il dit un mot de deux syllabes.

Socialisation

Il réagit à certains mots familiers. Il fait les marionnettes, ou au revoir, ou bravo.

À 10 mois

Contrôle postural

Debout avec appui, il lève un pied. Il se met debout seul.

Coordination oculomotrice

Il retrouve un jouet sous une serviette. Il lâche un cube dans une tasse et le retire. Il cherche une pastille dans un flacon vissé. Il cherche le battant de la clochette. Sur une planche d'encastrement, il retire le rond de son trou.

Socialisation

Il comprend un interdit. Il imite des expressions, des gestes et des sons.

Développement affectif

Il commence à tester les réactions parentales au moment des repas et du coucher.

À 12 mois

Contrôle postural

Il marche, main tenue. Debout, il se baisse pour ramasser un jouet.

Coordination oculomotrice

Il remet le rond dans son trou sur une planche d'encastrement. Il gribouille faiblement sur démonstration.

Vocalisation

Il dit trois mots.

Socialisation

Il donne sur ordre ou geste. Il répète des actes qui font rire.

À 15 mois

Contrôle postural

Il marche seul, monte à quatre pattes un escalier.

Coordination oculomotrice

Il fait une tour de deux cubes, introduit une pastille dans un flacon, place le rond sur ordre dans une planche d'encastrement, gribouille sur ordre.

Vocalisation

Il dit cinq mots.

Socialisation

Il montre du doigt ce qu'il désire, boit seul à la timbale.

Développement affectif

Il aime être le centre d'attention et répète les actes qui font rire. Il montre différents sentiments : peur, angoisse, jalousie, affection, colère. Il manifeste une plus grande capacité d'attention.

À 18 mois

Contrôle postural

Il pousse du pied un ballon, monte un escalier main tenue.

Coordination oculomotrice

Il est capable de faire une tour de trois cubes, tourne les pages d'un livre, retourne un flacon pour attraper la pastille qu'il contient.
Lorsque l'on retourne une planche d'encastrement et que le rond se trouve à gauche, il est désormais capable de s'adapter au retournement et de saisir le rond.

Vocalisation

En situation de test, il est capable de nommer ou montrer une ou deux images. Il dit au moins huit mots.

Socialisation

Il se sert d'une cuillère, demande son pot.

À 21 mois

Contrôle postural

Il donne un coup de pied dans un ballon sur démonstration, descend un escalier main tenue.

Coordination oculomotrice

Il est capable de faire une tour de cinq cubes, d'aligner des cubes pour faire un train, de placer le carré dans son trou sur une planche d'encastrement.

Vocalisation

Il montre cinq parties du corps sur l'image d'une poupée, associe deux mots, demande à boire et à manger. C'est le début de la pensée symbolique.

Socialisation

Il imite une action simple d'adulte.

Développement affectif

Il est dépendant des parents, mais commence à chercher l'autonomie. Il veut explorer tout ce qu'il approche. Il trouve une sécurité affective dans un objet transitionnel (couverture, mouchoir, jouet) ou dans le fait de sucer son pouce.

À 2 ans

Contrôle postural

Il donne des coups de pied dans un ballon, monte et descend seul un escalier sur ordre.

Coordination oculomotrice

Il réalise une tour de six cubes, essaie de plier un papier en deux, imite un trait, place trois morceaux sur une planche d'encastrement (rond, carré, triangle).

Vocalisation

Il nomme deux images ou en montre quatre. Il se nomme par son prénom, fait des phrases de plusieurs mots.

Socialisation

Il aide à ranger ses affaires.

Développement cognitif

Il dispose d'un vocabulaire d'environ 200-300 mots, obéit à des ordres simples, ne connaît pas la différence entre ce qui est bien et ce qui est mal.

Développement affectif

Il emploie très souvent le mot « moi » ou « à moi » ; il se montre possessif avec ses jouets. Il utilise le « non » comme une affirmation de soi, n'aime pas qu'on limite son indépendance. Il a parfois peur que ses parents le quittent.

De 30 mois à 3 ans

Contrôle postural

Il essaie de se tenir sur un pied. Il est capable de porter un verre d'eau ou des objets fragiles.

Coordination oculomotrice

Il réalise une tour de huit cubes, un pont de trois cubes, imite un trait vertical et horizontal. Il s'adapte au retournement de la planche d'encastrement (rond, carré, triangle). Il est capable de pédaler sur un tricycle. Il commence à utiliser des ciseaux, enfile de larges perles. Il peut se déshabiller, manger seul, sauter sur place, manger une glace dans un cornet.

Vocalisation

Il emploie le pronom « je », dispose d'un vocabulaire d'environ 900 mots, utilise le pluriel. Il commence à chanter des chansons simples.

Socialisation

Il est propre la nuit.

Développement cognitif

Il commence à demander « pourquoi », à réfléchir sur son comportement. Ses capacités d'attention augmentent.

Développement affectif

L'enfant a tendance à répondre « non » à toute proposition ou demande. Ses grosses colères sont souvent la conséquence de son envie de faire tout comme un grand. Apparition de rituels au moment du coucher, qui peuvent être importants pour le sentiment de sécurité de l'enfant.
L'enfant commence à jouer avec les autres. Ses peurs sont plus prononcées. Il devient plus indépendant, commence à s'identifier aux personnes de son sexe. Il supporte mieux les séparations courtes d'avec ses parents.

De 3 à 4 ans

Développement moteur

Il sait mettre ses boutons, prendre un bain tout seul, se brosser les dents. Il est toujours en mouvement, n'arrête pas de bouger.

Développement cognitif

L'enfant devient de plus en plus conscient de son corps. Il commence à nommer les couleurs, peut comparer deux tailles. Son vocabulaire compte environ 1 500 mots. Il pose beaucoup de questions, peut comprendre des explications simples, impliquant la causalité.

Développement psychosocial

Il est moins négatif, plus actif avec ses compagnons, plus coopérant. Il a souvent un ami imaginaire, a tendance à dramatiser des événements. Il est fier de ce qu'il est capable d'accomplir. Il exagère, se vante, et raconte des histoires sur les autres. Il est très bon observateur. Il peut supporter des séparations plus longues avec sa mère sans être anxieux.

De 4 à 5 ans

Développement moteur

Il saute sur un pied, s'habille sans aide, monte les escaliers sans se tenir à la rampe. Il est capable d'écrire son nom et quelques autres mots. Il ajoute des détails à ses dessins.

Développement cognitif

Il possède un vocabulaire d'environ 2 100 mots. Il n'arrête pas de parler, utilise des expressions d'adulte, participe à la conversation, demande des définitions, connaît son âge et son adresse, les jours de la semaine. Il est capable de reconnaître le plus lourd de deux objets.
Il peut compter jusqu'à 10, reproduit un triangle, fait preuve d'une imagination très riche. Il a un grand besoin de dépense motrice, aime sauter à la corde, sur un pied, escalader. Il préfère les jeux de groupe et sait maintenant coopérer à un projet. Il joue avec des voitures et des camions, des poupées, continue à aimer qu'on lui lise des histoires.

Développement psychosocial

Il commence à avoir le sens de l'ordre, aime terminer ce qu'il a commencé, obéit. Il est possible qu'il ait un compagnon imaginaire. Il se montre protecteur à l'égard d'enfants plus jeunes que lui. Il accepte la responsabilité de ses actes, coopère, se montre généreux avec ses jouets.

De 3 à 6 ans, période du conflit œdipien

Le complexe d'Œdipe est une découverte et un concept central de la théorie psychanalytique.
Il constitue une **réalité humaine universelle**, mais il n'a été découvert et conceptualisé qu'à la fin du XIXe siècle par Freud grâce à un travail d'analyse de ses patients et à son courageux travail d'auto-analyse.
Il est difficile d'en donner une définition rapide et claire à la fois. Nous nous proposons donc seulement d'illustrer comment il se manifeste au cours du développement de tout enfant normal entre 3 et 5-6 ans et d'indiquer quelles fonctions importantes il remplit.
Ainsi, un garçon de 3 ans dira un jour en famille : « Moi, je veux me marier avec ma maman. » Si quelqu'un lui répond que ce n'est pas possible, puisque sa mère est mariée avec son père, il répondra : « Oui, mais quand Papa sera mort ! »
On constate que ce garçon manifeste un sentiment amoureux vis-à-vis du parent de sexe opposé et un sentiment hostile à l'égard du parent du même sexe, comme dans le mythe d'Œdipe qui, sans le savoir, avait tué son père et

épousé sa mère. Bien entendu, cela n'empêche pas ce petit garçon d'éprouver parallèlement de l'affection pour son père. Il doit donc faire face à des sentiments multiples, intenses et contradictoires.

Durant cette période, l'enfant va éprouver une grande curiosité pour les relations qui lient ses parents et dont il se sent exclu. Il peut alors éprouver des sentiments de jalousie et d'abandon.

La façon dont l'enfant va pouvoir sortir de ce conflit et renoncer finalement à la réalisation de ses vœux dépend beaucoup de l'attitude de ses parents. L'important n'est pas que ces derniers aient une connaissance du complexe d'Œdipe (bien que cela puisse les aider à comprendre les réactions de leur enfant et certaines des difficultés qu'il pourra rencontrer au cours de cette période). Ce qui aide l'enfant à renoncer finalement à ces rêveries irréalistes, c'est l'existence d'un **lien fort et vivant entre ses parents**. Si les parents sont clairs et donnent des limites à leur enfant, ils l'aideront à se structurer et à accepter cette réalité. L'enfant pourra avoir alors comme perspective de grandir et de **s'identifier au parent du même sexe** afin de vivre, comme lui, une relation très forte.

Mais si les parents ne sont pas suffisamment mûrs, si, pour des raisons affectives, ils sont trop sensibles aux sentiments que leur enfant éprouve à leur égard, ils risquent d'avoir une attitude ambiguë. L'enfant, au lieu d'avoir à faire face à cette réalité, emploiera alors son énergie à essayer de séduire un de ses deux parents. La vie familiale risque d'être régie par les caprices de l'enfant et il sera angoissant pour lui d'imaginer que ses fantasmes pourraient se réaliser.

Traverser de façon positive le conflit œdipien va aider l'enfant à **se structurer** et à **renoncer à une relation duelle de toute-puissance**. Il pourra accepter d'attendre et d'orienter son désir vers des **personnes extérieures à la famille**. Le déclin du complexe d'Œdipe marquera l'entrée dans la **période de latence** qui s'étend approximativement de 7 à 12 ans.

De 6 à 9 ans

Développement moteur

• À 6 ans

Il est actif et parfois impulsif. Son sens de l'équilibre s'améliore. Il est capable d'écrire des lettres et est plus agile de ses mains dans les travaux manuels.

• À 7 ans

Il est capable de mouvements fins. Des attitudes nerveuses telles que se ronger les ongles sont fréquentes. Ses aptitudes musculaires se développent : il envoie mieux son ballon.

● À 8 ans

Il développe dans le sport la grâce et l'équilibre. On constate une meilleure coordination des muscles fins.

● À 9 ans

Il est devenu habile dans les activités manuelles grâce à l'amélioration de sa coordination oculomotrice.

Développement cognitif

● À 6 ans

L'enfant accède à la représentation symbolique et à la logique. Il est capable d'apprendre à lire, de copier un losange. Il fait la différence entre le matin et l'après-midi. Il utilise le langage pour partager ses expériences avec les autres.

● À 7 ans

Il a une meilleure conscience du temps, connaît la valeur des pièces de monnaie, est intéressé par les conclusions logiques, manifeste un intérêt scientifique.

● À 8 ans

La pensée devient moins animiste. Il commence à mieux comprendre les raisonnements logiques, les conclusions et les implications. La pensée est aussi moins égocentrique ; l'espace personnel s'élargit. L'enfant devient capable d'aller à certains endroits seul. Il prend conscience du temps, comprend la différence entre droite et gauche.

● À 9 ans

L'investissement intellectuel est plus grand, la curiosité se développe. L'enfant est réaliste, raisonnable, capable de faire des plans. Face à une tâche complexe, il sait la fractionner. Il a le sens de l'espace élargi à l'ensemble de la Terre. Il participe aux discussions de famille ; il aime bien avoir des secrets.

De 7 à 12 ans : période de latence

Développement psychosocial

C'est une période où les conflits psychoaffectifs des stades précédents sont encore sous-jacents, mais vécus de façon plus paisible.
Grâce au travail de refoulement, les pensées et les comportements sont progressivement désexualisés. Les pulsions sexuelles sont contrôlées et sublimées dans les acquisitions scolaires et culturelles, dans le sport, dans le sens de la

compétition. L'enfant est alors plus disponible pour les apprentissages. Il est attiré vers des activités sociales plus larges que celles du cercle familial (école, groupe d'enfants).
Cependant, l'énergie qui l'oriente vers ces nouveaux intérêts provient toujours de son intérêt et de sa curiosité pour la sexualité et le mystère de ses origines. L'enfant continue à avoir besoin de l'aide et de l'affection de ses parents. Ces derniers doivent le préparer progressivement à prendre son autonomie. L'enfant commence à avoir des compagnons de son âge, ce qui élargit son environnement affectif.
À 9-10 ans, l'enfant a souvent un meilleur ami (enfant de son sexe et du même âge). Il apprend à faire des compromis, à coopérer, et manifeste aussi le sens de la compétition.

Styles de jeu

• À 6-7 ans

L'enfant imite les adultes, joue à faire semblant (jouer à la maîtresse, au docteur, à la marchande). Ses activités regroupent généralement : lecture, peinture, collage, télévision, bicyclette, natation, construction de cabanes.

• À 8 ans

L'enfant aime parfois les collections, jeux de cartes, télévision, disques.

De 9 à 12 ans

Développement moteur

L'enfant est énergique. Il a des mouvements pratiquement aussi habiles que ceux d'un adulte. Il s'investit dans le sport.

Développement cognitif

• À 10 ans

Il aime raisonner, apprendre, mémoriser. Ses capacités d'attention sont encore faibles.
Il est capable d'écrire de mieux en mieux. Sa pensée est encore concrète et peu réflexive. Il est capable de discuter d'un problème.
Il devient capable de classer selon le poids ou la taille.

• À 12 ans

Il aime apprendre ; il est capable de considérer tous les aspects d'une situation, de classifier, arranger, généraliser.
Il aime discuter et débattre. Il parvient à critiquer son propre travail. C'est le début de la pensée conceptuelle.

Il peut trouver la morale d'une histoire. Il comprend que l'espace est abstrait.

Développement psychosocial

Le groupe, la bande, prend de l'importance. Cela permet aux jeunes de se situer par rapport au monde des adultes. Au début, les bandes incluent des enfants des deux sexes ; plus tard, existent des groupes de filles et des groupes de garçons bien distincts.

L'adolescence

(Voir « La médecine des adolescents », même chapitre.)

Développement cognitif

C'est la pensée hypothéco-déductive : l'adolescent devient capable de raisonner de façon formellement correcte sur des hypothèses, c'est-à-dire sur des propositions dont il ne sait pas encore si elles sont vraies ou fausses. Cela suppose la différenciation entre forme et contenu.
Il a une grande capacité pour apprendre et une grande imagination.

Développement psychosocial

L'adolescence est caractérisée par une **crise narcissique et identificatoire**. L'adolescent doit faire face à des **émergences pulsionnelles massives.**
Il existe une **réactivation du conflit œdipien**, mais aussi de problématiques antérieures à la phase œdipienne, en particulier celle du stade oral, ce qui explique certaines manifestations pathologiques propres à cette période (toxicomanie, boulimie, anorexie mentale). L'adolescence offre, dans le développement, une **deuxième chance** pour le sujet de travailler des éléments douloureux ou incomplètement assumés de la période œdipienne.
On constate également un **jeu avec l'idée de mort** (tendance à l'abstraction qui déplace les conflits sur le terrain intellectuel) et une tendance au passage à l'acte (délinquance, suicide), ce qui permet de faire l'économie de la mentalisation des conflits.
Les idées et les manifestations **dépressives** sont fréquentes. L'adolescent a, en effet, plusieurs deuils à faire. Non seulement, il faut qu'il assume le **décalage** entre ses illusions et la réalité, mais aussi qu'il admette que ses parents sont des êtres humains avec des imperfections.
Les groupes de jeunes sont très importants pour aider l'adolescent à trouver son identité, pour lui permettre de s'adapter à sa nouvelle image corporelle et d'établir des relations plus mûres avec les autres.

acte infirmier

Comprendre les besoins de l'enfant

L'infirmière, de par la place qu'elle occupe, peut être amenée à découvrir des difficultés dans le développement d'un enfant.

Il est peut-être utile de rappeler :

- d'une part, que tout enfant, puis tout adolescent, **pour grandir, doit affronter des crises**, traverser des épreuves et être capable de les dépasser ;
- d'autre part, que, dans un climat de sécurité affective et d'affection suffisamment bon et quand on leur laisse une liberté motrice, les petits enfants sont « **acteurs de leur développement** », sans qu'on ait besoin de les stimuler.

L'énergie qui les anime et **le temps** leur permettent de passer les différents caps de leur développement.

Pourtant, si l'infirmière est inquiète à propos d'un enfant, si elle a le sentiment qu'il aurait besoin d'une aide extérieure pour pouvoir reprendre le cours de son développement, il serait intéressant qu'elle puisse en discuter avec un spécialiste, psychologue ou pédopsychiatre.

Il est important qu'elle apprenne à aider les parents à consulter un spécialiste, si nécessaire. Cette démarche est souvent difficile et parfois douloureuse pour les parents. Il est, par conséquent, fondamental que cette aide soit proposée avec délicatesse, afin qu'elle n'entame pas la confiance des parents dans leurs capacités parentales, ce qui serait néfaste pour l'enfant. En effet, la consultation d'un spécialiste doit, au contraire, permettre aux parents de retrouver leur créativité parentale.

La façon dont l'infirmière (en relation avec les membres de l'équipe avec laquelle elle travaille) va pouvoir passer le relais à un spécialiste ou à un service médico-psychologique dépendra des relations de confiance qui se seront établies entre elle et les personnes à qui elle adresse l'enfant et sa famille.

Mieux connaître le développement de l'enfant et de l'adolescent est important pour mieux comprendre leurs besoins et leur apporter des soins appropriés, mais c'est aussi une grande source de plaisir.

Quand cette connaissance devient vivante, elle enrichit notre réflexion sur nous-mêmes[1] et sur nos pratiques professionnelles. Elle peut alors déboucher sur l'action, nous rendant plus **créatifs** dans notre travail avec les enfants.

Suggestions de lecture

Sur la psychanalyse

ROBERT M. *La Révolution psychanalytique*. Paris : Payot, coll. « Petite bibliothèque » ; 1964.

1. C'est pourquoi nous suggérons ci-après la lecture **de livres très intéressants**, encourageant ainsi le lecteur à approfondir sa connaissance du développement de l'enfant.

FREUD S. *Introduction à la psychanalyse* [trad. Jankelevitch]. Paris : Payot ; 1922.

LEBOVICI S., SOULE M. *La Connaissance de l'enfant par la psychanalyse*. Paris : PUF ; 1970.

Sur le développement de l'enfant

PERNOUD L. *J'élève mon enfant*. Paris : Horay [mise à jour chaque année].

DAVID M. *L'Enfant de 0 à 2 ans*. Paris : Privas ; 1987.

Présentation des théories psychanalytiques du développement et de l'épistémologie génétique de Piaget

GOLSE B. *Le Développement affectif et intellectuel de l'enfant*. Paris : Masson ; 1985.

Présentation du développement cognitif

PIAGET J. *Langage et pensée chez l'enfant*. Neuchâtel : Delachaux et Niestlé ; 1977.

Présentation du rôle de l'enfant dans son propre développement

MONTAGNER H. *L'Enfant acteur de son développement*. Paris : Stock ; 1988.

DE TRUCHIS-LENEVEU C. *L'éveil de votre enfant*, Paris, Albin Michel, 1996.

Regard d'un pédiatre sur le développement

BRAZELTON T. B. *Points forts : les moments essentiels du développement de votre enfant*. Paris : Stock ; 1993.

Sur le développement du bébé

SOULE M. *et al. La Dynamique du nourrisson*. Paris : ESF ; 1982.

Sur les compétences du nouveau-né

BRAZELTON T. B. *La Naissance d'une famille*. Paris : Stock ; 1983.

Sur les différences entre les enfants

BRAZELTON T. B. *Trois bébés dans leur famille*. Paris : Stock ; 1985.

Sur les interactions précoces

STERN D. *Mère et enfant, les premières relations*. Bruxelles : Mardaga ; 1981.

LEBOVICI S. *Le Nourrisson, la Mère et le Psychanalyste*. Paris : Le Centurion ; 1983.

Sur la naissance de la vie psychique et de l'intersubjectivité

STERN D. *Journal d'un bébé*. Paris : Calmann-Lévy : 1992.

STERN D. *Le Monde interpersonnel du nourrisson, une perspective psychanalytique et développementale.* Paris : PUF ; 1989.

➡ Sur l'attachement

CRAMER B., BRAZELTON T. B. *Les Premiers Liens ou l'attachement précoce parents/bébé vu par un pédiatre et un psychiatre.* Paris : Stock/Calmann-Lévy ; 1991.

➡ Sur la douleur chez l'enfant

GAUVAIN-PIQUARD A., MEIGNIER M. *La Douleur de l'enfant.* Paris : Calmann-Lévy ; 1993.

➡ Sur la fragilité des premiers rapports mère/bébé

MOLENAT F. *Mères vulnérables.* Paris : Stock ; 1996.

La médecine des adolescents

Pascale Gronnier

Depuis une vingtaine d'années en France, la médecine des adolescents s'est individualisée comme un chapitre particulier de la médecine, la reconnaissance de la spécificité de cette discipline est apparue comme une nécessité. Cette individualisation d'un « monde adolescent » a gagné de plus en plus de domaines (sociologique, scolaire, culturel, publicitaire), qui font l'objet de nombreuses études, réflexions, critiques. Mais individualisation ne veut pas dire exclusion et l'adolescence doit être inscrite comme un processus continu de l'enfance à l'âge adulte.

Les soignants du monde pédiatrique, formés à la prise en charge d'un individu en pleine évolution, l'enfant, ont naturellement été les premiers à se soucier et à s'investir dans une adaptation de leur pratique aux adolescents.

➡ Histoire de la médecine des adolescents

L'intérêt de la médecine pour les adolescents est récent. Il date de la fin du siècle dernier.

Ce sont les médecins, directeurs et professeurs des internats privés pour garçons de Londres qui semblent s'être préoccupés les premiers des problèmes de santé de l'adolescence à la fin du XIXe siècle.

Le premier ouvrage sur l'adolescence est publié en 1904 par G. S. Hall et suivi d'un article sur l'histoire naturelle de l'adolescence en 1905. Rapidement se multiplient les publications sur les problèmes somatiques, sociologiques et psychologiques de cette période de transition.

Au début des années 40, l'Académie américaine de pédiatrie organise les deux premiers symposiums consacrés à la médecine des adolescents.
En 1951, J. R. Gallagher crée la première clinique pour adolescents. En 1968, naît à Washington la Société américaine de médecine des adolescents et le *Journal of adolescent health care* devient, en 1980, sa revue officielle.
Des associations australiennes et israéliennes font de même : en 1987 est créée la Société internationale pour la santé des adolescents (IAAH pour *International Association for Adolescent Health*). L'OMS (Organisation mondiale de la santé) s'intéresse aux problèmes de santé des adolescents notamment dans les pays en développement.
Des unités spécialisées pour les adolescents s'ouvrent en Amérique du Sud, au Canada, et notamment au Québec avec la création, en 1974, d'un service de médecine d'adolescents par le professeur Jean Wilkins, pédiatre à Montréal. Le premier service de médecine pour adolescents est créé en France en 1982 avec Victor Courtecuisse, puis Patrick Alvin, dans le département de pédiatrie. Ce service a joué un grand rôle dans la concrétisation et l'officialisation de la médecine des adolescents en France, qui, d'idée théorique, est devenue une réalité. Dès 1978, à Dunkerque, dans le nord de la France, s'était individualisée dans le service de pédiatrie une unité pour adolescents avec les docteurs Bergeron et Blanckaert.
La circulaire ministérielle n° 132 du 16 mars 1988 relative à l'amélioration des conditions d'hospitalisation des adolescents témoigne de la préoccupation du ministère des Affaires sociales et de l'Emploi et de la Direction générale de la santé dans ce domaine ; elle demande la création d'« espaces » conçus pour accueillir les adolescents avec des équipes motivées et formées. Cet aménagement concerne naturellement les sites d'hospitalisation, mais aussi le rôle des soignants qui est fondamental dans cette organisation.
Depuis, de nombreux services de pédiatrie ont aménagé de manière spécifique l'hospitalisation des adolescents, ainsi que des services de psychiatrie.
Un rapport sur l'état des lieux de l'hospitalisation des adolescents, ses perspectives, rédigé à la demande de madame Simone Veil sous la direction de Patrick Alvin, Philippe Jeammet et Xavier Pommereau, est publié en 1997 avec l'aide de la Direction générale de la santé et de la Fondation de France.
Le programme « Santé des jeunes » est inclus dans les grands objectifs des programmes régionaux de santé qui vont déterminer les objectifs de santé et les lignes budgétaires en France ces prochaines années.

➡ Définition de l'adolescence

Le mot « adolescence » vient du latin *adolescere* qui signifie croître, grandir. L'adolescence est l'âge du changement, des transformations. C'est une période de transition, de passage, avec tout l'inconfort que cela comporte.

Le début est relativement facile à définir, avec l'apparition des signes pubertaires ; la fin est un phénomène plus psychosocial, dont les limites sont floues, reculées de nos jours par l'âge tardif de l'accession à l'autonomie matérielle, par l'allongement de la durée des études...
L'adolescent n'est ni un enfant, ni un adulte, et un enfant et un adulte. Évelyne Kestemberg écrit en 1962 : « Le concept même de l'adolescence comporte une certaine imprécision qui n'est pas sans correspondre à un retentissement profond dans le vécu des adolescents. »
Le dictionnaire de Littré dit : « Âge compris entre l'enfance et l'âge adulte. »
Les transformations pubertaires marquent de manière visible l'accession à cette période. Le corps d'enfant devient un corps sexué, capable de vivre sa sexualité. C'est un repère physique déterminant, véritable « métamorphose » (V. Courtecuisse), « passage à l'acte de la nature » (P. Jeammet). L'adolescent va devoir intégrer cette nouvelle image de son corps qui va de pair avec une modification de son rapport aux autres ; la modification de son image va s'accompagner d'une modification de son être social, affectif, de son monde interne.
On comprend que le corps à l'adolescence soit le lieu d'expression privilégié des difficultés de tout ordre.
Ce changement nécessite donc de découvrir une nouvelle identité, en quittant le monde de l'enfance. On parle du processus de « séparation-individuation ». L'adolescence est ainsi l'âge des paradoxes, car quitter l'état de dépendance de l'enfance pour s'autonomiser n'est pas accéder à l'indépendance. Besoin de s'éloigner de ses parents, et en même temps besoin d'eux, de l'entourage, pour se construire, besoin de limites et de repères, notion ressemblance-différence, tout ceci est source de conflits internes et externes parfois douloureux qui peuvent s'exprimer de manière bruyante. « Ce dont l'adolescent a le plus besoin est ce qui le menace le plus. » « Il faut avoir la capacité de percevoir la souffrance de l'adolescent, qui la dénie à partir du bruit et de l'agitation, qui la manifeste en la cachant. » (P. Jeammet)
L'adolescence est avant tout une période riche, créative, dynamique, qui se passe bien pour la majorité des jeunes.
Entre comportement réactionnel normal à l'adolescence et situation à risque d'entraîner des difficultés majeures compromettant gravement le développement de la personnalité, il faut essayer de repérer les adolescents qui ont besoin d'aide. Conduites à risque et passages à l'acte font partie des expériences inhérentes au processus de l'adolescence, mais ils sont autant de signes d'alarme et de risques. Il importe de tolérer certaines conduites sans pour autant banaliser.
Instabilité, vulnérabilité caractérisent cet âge ; l'adolescent a besoin d'interlocuteurs de confiance qui sachent, dans la bonne distance, l'aider à préserver une bonne estime de lui-même.
C'est là qu'intervient aussi l'importance de la qualité de la réponse de l'environnement, les parents en premier lieu, mais aussi le monde scolaire, soi-

gnant..., c'est-à-dire le monde extérieur à la famille qui tient une grande place dans la construction de l'adolescent...

➡ Santé des adolescents

La majorité des adolescents va bien. L'adolescence n'est pas une maladie. L'adolescence est la période de la vie où on est le moins malade.
Les travaux de Marie Choquet, psychologue-chercheuse à l'INSERM, ont largement contribué ces dernières années à mieux connaître l'état de santé et les besoins des adolescents.
D'après une enquête menée en 1993 auprès de 12 000 jeunes de 11 à 19 ans fréquentant les établissements scolaires de second degré (5 800 000 jeunes en France), on peut retenir que 87,8 % s'estiment bien portant.
Mais aussi que :
— 43,2 % ont eu un accident dans l'année ;
— 41,5 % ont des difficultés d'endormissement ;
— 42,9 % ont souvent l'impression d'être fatigués ;
— 6,5 % ont fait une tentative de suicide ;
— 17 % disent avoir été victimes de violences physiques et/ou sexuelles ;
— 94,2 % ont consulté au moins une fois un professionnel dans l'année, 63 % deux fois :
  - 74,8 % le médecin généraliste ;
  - 64,9 % le dentiste ;
  - 43,4 % l'infirmière scolaire ;
— 12,6 % ont été hospitalisés au moins une fois au cours des douze derniers mois, 2 % deux fois.
Le nombre moyen de consultations auprès de médicaux et paramédicaux est d'autant plus élevé que les jeunes sont en difficulté. Ils font donc appel au système de santé. Les motifs de consultation sont alors souvent d'apparence banale. Il convient que ces professionnels soient conscients de l'importance du « décodage », du repérage à travers une rencontre de difficultés associées ou sous-jacentes.
Les troubles de santé des adolescents peuvent être ceux rencontrés à tout âge de la vie, mais avec l'adolescence apparaissent certaines particularités :
— fréquence des intrications somatique-psychique, des pathologies dites « fonctionnelles », encore appelées « symptômes flous » (V. Courtecuisse), douleurs variées, états de fatigue, malaises... ;
— fréquence croissante des troubles du comportement témoins d'une souffrance psychique ;
— fréquence des tentatives de suicide, dépressions, troubles des conduites alimentaires, problèmes liés à la sexualité, usages de toxiques, violences subies, crises médico-sociales complexes ;

— augmentation du nombre d'adolescents atteints de maladies chroniques.
Tous ces éléments justifient la nécessité d'une bonne connaissance de l'adolescence, de ses modes d'expression, et l'importance du travail pluridisciplinaire associant acteurs médicaux, psychiatriques et sociaux, fonctionnant non dans une segmentation de la prise en charge mais en complémentarité.
Ils justifient aussi l'intérêt de lieux de soins pour les adolescents, orphelins du découpage actuel de la médecine et de la psychiatrie classiques. Le dossier « Les adolescents face aux soins » rapportant une enquête sur l'hospitalisation des adolescents met en relief une grande dispersion de ces jeunes dans les services hospitaliers et témoigne de leur insatisfaction à ce sujet, avec notamment une prise en compte insuffisante des aspects relationnels.

Problèmes de santé rencontrés

Pathologie médicale « classique »

Par pathologie médicale classique, on entend infection urinaire, ORL, digestive, pulmonaire..., non propre à l'adolescence.
Quel que soit le motif de consultation, l'acteur de santé doit être conscient que toute rencontre avec l'adolescent peut être l'occasion d'une approche globale de sa santé et de l'expression de difficultés que la maladie présente peut lui donner l'occasion de révéler.
Il doit s'enquérir de sa santé en général, d'éventuelles questions concernant son développement et sa vie sexuelle, de son bien-être à travers des questions sur son mode de vie, sa scolarité, ses activités, ses relations aux autres... L'adolescent, autant et plus que tout autre patient, ne doit pas être réduit à un symptôme.
Toute consultation banale en apparence peut être une occasion de recours au soin pour des difficultés pour lesquelles l'adolescent a toujours du mal à faire appel.
C'est d'autant plus vrai s'il s'agit de pathologies fonctionnelles, telles des douleurs, des malaises.

Pathologies « fonctionnelles » ou psychosomatiques

Douleurs abdominales, céphalées, vertiges, malaises sont particulièrement fréquents à cet âge, surtout chez les filles. Elles posent souvent de véritables problèmes diagnostiques, sous-tendus par la crainte des parents et du médecin de méconnaître une pathologie somatique sous-jacente.
Dans ces situations, l'investigation médicale peut se faire conjointement à l'évaluation globale, psychologique, sans se mettre dans la situation du tout

ou rien. On ne peut « dissocier l'âme du corps », cela peut être expliqué au patient.
Une médicalisation et une instrumentalisation à outrance pourraient s'avérer néfastes, de même qu'une négation de la souffrance corporelle. La douleur doit être soulagée par tous les moyens disponibles, alliant médicaments et aide relationnelle et psychologique.
Il faut refuser les termes « simulation », « cinéma » et autres qualificatifs témoignant d'un manque de respect de l'être humain et d'une non-reconnaissance d'une souffrance réelle, qui ne fait que renvoyer le sujet à une souffrance encore plus grande dont sont témoins ses symptômes.

Dermatologie

L'acné concerne 50 à 90 % des adolescents. Ses premiers signes apparaissent en début de puberté. L'acné juvénile polymorphe classique peut revêtir des formes d'intensité et de gravité très variable. Il importe, par l'interrogatoire et un examen clinique rigoureux, de ne pas méconnaître une acné secondaire (médicaments), rare.
Le traitement consiste toujours en des soins locaux, parfois en des traitements par voie générale. L'isotrétinoïne (Roaccutane®) se prescrit obligatoirement en association à une contraception orale en raison de ses effets tératogènes, ce qui est parfois difficile à gérer *(voir chapitre 38)*.
On ne doit pas méconnaître les difficultés d'exécution du traitement, son caractère fastidieux et son bénéfice souvent partiel. Il importe de bien expliquer le traitement pour que le jeune s'en fasse un bon exécuteur.
Cette affection d'allure banale est souvent source de difficultés pour le jeune, altérant son image alors que les transformations pubertaires le mettent déjà à l'épreuve.

Pathologie ORL

Des hypoacousies et des pathologies inflammatoires chroniques sont encore découvertes à cet âge. On ne peut méconnaître la pathologie liée au bruit. Les sinusites peuvent être favorisées par le tabagisme, l'inhalation de solvants. Sources de déficits altérant la relation, elles doivent être recherchées par un interrogatoire ciblé, un examen tympanique systématique et des prises en charge.

Pathologie ostéo-articulaire

Douleurs des membres inférieurs et boiteries sont une cause fréquente de consultation pour l'adolescent.

Les caractéristiques de ces douleurs sont importantes à préciser pour ne pas méconnaître des pathologies telles que l'épiphysiolyse fémorale supérieure *(voir chapitre 40)*, propre à cet âge, l'ostéochondrite disséquante du genou ou des ostéochondroses. Plus rares, mais possibles, sont les tumeurs et infections osseuses. On observe aussi des algodystrophies.
Leur prise en charge doit tenir compte de l'adolescence, des facteurs psychologiques, familiaux, scolaires, sociaux, afin que des traitements souvent lourds n'entravent pas de manière pathologique le processus d'adolescence.
Bien souvent, les examens cliniques et éventuellement paracliniques sont négatifs, les douleurs sont étiquetées fonctionnelles, témoignant de difficultés de tout ordre.
Les scolioses peuvent s'aggraver ou se stabiliser à l'adolescence. Elles constituent souvent un lourd handicap à cet âge et elles retentissent sur la santé physique et psychique du jeune, sur la qualité de sa vie.

Problèmes liés à la puberté et à la croissance

Retards de croissance

Les retards de croissance *(voir chapitre 41)* vont être une source de difficultés importantes à cet âge, entravant le processus de développement normal de l'adolescence.
Il peut s'agir de décalage simple de la croissance ou de pathologies diverses, maladies chroniques sévères, causes nutritionnelles (dont l'amaigrissement de l'anorexie mentale), maladies osseuses ou malformatives, pathologies endocriniennes par déficit en hormone de croissance, hypothyroïdie ou retard secondaire à une hypotrophie fœtale.

Puberté précoce

Elle est définie par l'apparition de signes pubertaires avant 8 ans chez la fille, 9 ans chez le garçon.
Il faut distinguer les pubertés précoces vraies (PPV), d'origine centrale, et les pseudo-pubertés précoces (PPP) par production inadéquate périphérique d'androgènes ou d'œstrogènes souvent d'origine tumorale.
Les PPV sont d'origine tumorale, secondaires à des malformations cérébrales congénitales, postinfectieuses (méningites, encéphalites) ou dues à d'autres causes plus rares.
Ce sont un examen clinique soigneux, l'analyse des antécédents et les examens complémentaires qui permettront le diagnostic étiologique.
Le traitement peut faire appel aux analogues de la GnRH *(gonadotrophin-releasing hormone)* ou gonadolibérine.

Retard pubertaire

L'absence de puberté se définit par l'absence de développement mammaire chez la fille à 13 ans, de développement testiculaire chez le garçon à 14 ans (testicule de volume inférieur à 4 mL).
Le retard pubertaire simple ou puberté différée est de loin la situation la plus fréquente, surtout chez le garçon. Sinon, les causes sont nombreuses : il peut s'agir de maladies chroniques et il faut penser au syndrome de Turner chez la fille.

• Chez la fille

Les troubles des règles sont fréquents, les cycles réguliers ne s'installant que 1 an ou 2 après la ménarche. On doit s'en inquiéter systématiquement, les saignements abondants à l'origine d'anémies parfois graves étant souvent méconnus par la jeune fille.
La dysménorrhée mérite une prise en charge efficace.
On rencontre également des problèmes de tumeurs et de volume mammaire.

• Chez le garçon

La gynécomastie pubertaire est fréquente (30 à 65 %) ; elle inquiète les garçons, mais il faut les rassurer car elle régresse la plupart du temps spontanément.
Cryptorchidie, phimosis, tumeurs testiculaires, varicocèle ne seront bien souvent diagnostiqués que par un examen systématique.

Sexualité et adolescence

L'émergence de la sexualité à l'adolescence s'exprime de manière très variable et plus ou moins facile.
Découverte du corps et des sensations ne vont pas obligatoirement de pair avec des relations sexuelles complètes précoces.
À 15 ans, près de 1 adolescent sur 10 a déjà eu l'expérience d'au moins un rapport sexuel complet et 40 % entre 15 et 18 ans, l'âge moyen de ces rapports se situant autour de 17 ans.
Le plus souvent, on peut parler de monogamie en série.
Une attirance pour le même sexe peut se rencontrer, sans qu'elle entraîne automatiquement de pratique.

Contraception

L'utilisation de moyens de protection est variable. Dans l'enquête de Marie Choquet, le préservatif était utilisé à 41 % pour les relations stables, 71 %

pour les relations occasionnelles. La contraception orale est observée à 74 % en cas de rapports réguliers, 48 % en cas de rapports irréguliers.
L'accès aux préservatifs est pourtant large aujourd'hui et l'information est largement diffusée.
La contraception orale (pilules normodosées de préférence) peut être prescrite, les contre-indications et effets secondaires sont exceptionnels.
Le problème est surtout celui de la compliance liée en partie aux craintes souvent non justifiées, notamment de prise de poids.
La prescription d'une contraception doit être l'occasion d'une véritable rencontre autour des besoins liés à la sexualité, mais elle doit aussi pouvoir être facile, gratuite et anonyme (par exemple dans les centres de planning familial), en même temps qu'un suivi médical doit être proposé.
La pilule du lendemain est de grand intérêt à cet âge et les infirmières scolaires peuvent maintenant la donner si besoin.

➡ Maladies sexuellement transmissibles (MST)

Simultanément à la prescription contraceptive et à l'occasion de toute consultation doit être abordée la question des MST et de leur prévention.
L'adolescence est une période à risque accru pour ces maladies, infections à *Chlamydia trachomatis*, *Papillomavirus*, herpès virus, VIH... Leur caractère souvent asymptomatique nécessite une recherche systématique. L'extension du sida a conduit à renforcer l'incitation à l'utilisation du préservatif conjointement à la contraception orale.

➡ Grossesse et adolescence

La grossesse à l'adolescence est devenue une préoccupation majeure dans les pays occidentaux.
Dans l'enquête Baromètre santé jeunes, en France, 3,3 % des filles de 15 à 18 ans scolarisées et sexuellement actives disent avoir été enceintes au moins une fois dans leur vie, plus des deux tiers ayant effectué une IVG.
La grossesse, le plus souvent non « programmée », est souvent de découverte tardive.
Lorsqu'elle est poursuivie, elle nécessite un accompagnement attentif de la jeune fille et ensuite du bébé. Les difficultés psychosociales ne sont pas rares.
La proportion des IVG est importante. Possible jusqu'au terme de 10 semaines de grossesse en France, elle ne peut se faire qu'avec l'autorisation de l'un des deux parents pour les mineures. Au-delà de la prise en charge médicale, l'IVG nécessite de proposer un suivi global prolongé.

Maladies chroniques

Les maladies chroniques recouvrent des réalités très variables à l'adolescence. Environ 10 % des adolescents en sont atteints.

Leur âge de découverte, leurs modalités d'expression, leur pronostic sont très différents. Les adolescents porteurs de ces maladies représentent 30 à 40 % de la population prise en charge dans les unités de soins pour adolescents. La rencontre de l'adolescence avec la maladie chronique amène plusieurs remarques :

— la puberté et ses phénomènes hormonaux sont souvent facteurs de déséquilibre de la maladie, expliquant par exemple en partie dans le diabète insulinodépendant l'instabilité et l'augmentation des besoins en insuline ;

— les contraintes de la maladie et du traitement entravent le processus d'autonomisation. C'est particulièrement vrai quand la maladie a débuté dans l'enfance ; des liens très serrés se sont créés entre l'enfant et ses parents avec surprotection fréquente. Il n'est pas facile à l'adolescent et à ses parents de s'en dégager. L'adolescent, de passif, doit devenir sujet de ses soins, acteur de son traitement ; il faut lui permettre une appropriation de celui-ci. Ceci génère souvent chez les parents un surcroît d'anxiété et de vigilance fonctionnant dans un système paradoxal ;

— le corps malade est une source d'inquiétude qui se surajoute aux transformations pubertaires. Le jeune se sent doublement trahi dans son corps, il s'interroge avec anxiété sur la normalité de ce corps. Il est plus difficile d'accéder à la propriété de son corps et de ses pensées quand on est malade. Des questions se posent quant à la possibilité d'accession à une sexualité normale. Les manifestations visibles, constantes ou occasionnelles de la pathologie situent l'adolescent en marge du monde de ses pairs. Il ne se sent « pas comme les autres » à une époque ou l'identification aux autres est essentielle ;

— la maladie et son traitement peuvent être utilisés dans l'expression d'une révolte et la résistance au traitement peut prendre une forme d'opposition parfois très dangereuse. Notons que 10 % des adolescents atteints de maladie chronique suivis dans un service hospitalier ont fait une ou plusieurs tentatives de suicide ;

— la transition du soin des services pédiatriques vers les services adultes doit toujours se préparer et ne peut intervenir dans l'urgence.

Le processus d'adolescence est donc fortement menacé par la maladie et il menace aussi son pronostic.

Les problèmes d'adhésion, de compliance au traitement se posent de manière intense à cet âge. Une mauvaise observation des prescriptions est fréquente, sujette à des malentendus, des jugements négatifs de la part des soignants et de l'entourage, voire des menaces. Des études ont montré que cette compliance n'était pas meilleure chez les adultes. Elle doit pouvoir être entendue parfois comme un mécanisme d'adaptation, de défense, qui participe à la

préservation du processus de l'adolescence. Certes, il faut essayer d'obtenir la meilleure observance possible et, pour cela, des repères simples doivent être envisagés. Des explications claires, la simplification du traitement, sa négociation avec le jeune, une attitude dénuée de jugement, l'intérêt porté aux besoins du jeune, la mise en valeur de ses capacités même si elles ne sont pas toujours en accord avec les exigences médicales, un suivi plus rapproché peuvent aider.
La question ne se résume pas à une simple éducation à la maladie.

Obésité à l'adolescence

La prévalence de l'obésité *(voir chapitre 32)* augmente de manière inquiétante dans les pays développés. Le plus souvent dite « commune », ses facteurs sont à la fois environnementaux, génétiques et nutritionnels.
D'après le Baromètre santé jeunes 97/98, la proportion d'adolescents (12-19 ans) obèses est de 13,4 % (15 % les garçons, 11,5 % les filles).
C'est souvent à l'adolescence qu'apparaissent les demandes de consultation et de traitement. Les difficultés liées au poids, ses répercussions physiques, psychologiques et sociales sont davantage perçues à cet âge.
Le traitement doit s'inscrire dans le temps et la continuité, avec une évaluation et une prise en charge globales. Il faut viser à préserver ou restaurer l'estime de soi souvent compromise de ces jeunes. Une aide psychologique sera utile.

Anxiété et angoisse à l'adolescence

L'anxiété est une émotion fréquente à l'adolescence. Son expression et son intensité peuvent être à l'origine de véritables pathologies.
Angoisse de séparation, anxiété généralisée, attaques de panique prennent volontiers l'allure de manifestations somatiques, de phobies scolaires ou sociales, d'inhibition (timidité), de dysmorphophobies ou de troubles obsessionnels compulsifs.
Cela nécessite un diagnostic, une évaluation rigoureuse et une thérapeutique adaptées.

Dépression de l'adolescent

L'existence d'états dépressifs chez l'enfant et l'adolescent est mieux reconnue depuis quelques années. On parle aussi de « dépressivité ».
Certes des éléments dépressifs sont souvent retrouvés dans le processus d'adolescence, mais la dépression vraie est aussi observée et encore sous-évaluée.
L'expression des dépressions majeures à cet âge diffère de celle de l'adulte. Le ralentissement et les plaintes sont rarement exprimées, l'irritabilité domine de

manière trompeuse la présentation. Néanmoins, une recherche attentive de symptômes permet le diagnostic. Ce dernier est essentiel, car le risque suicidaire et la souffrance sont importants. Une thérapeutique doit être proposée.

Troubles du comportement alimentaire

Anorexie mentale

L'anorexie mentale est en fréquence croissante dans les pays occidentaux. L'incidence serait de 14,6/100 000 chez les femmes. La prédominance féminine est d'environ 10 filles pour 1 garçon. L'âge de survenue connaît deux pics : 12-14 ans et 18-20 ans.
Anorexie, amaigrissement et aménorrhée en constituent la triade clinique. Ce comportement s'inscrit dans une problématique développementale avec un contexte relationnel et psychologique caractéristique.
Le risque vital n'est pas nul. La prise en charge doit être à la fois somatique et psychiatrique. L'hospitalisation est un temps thérapeutique souvent utile, voire indispensable.
Il faut différencier l'anorexie mentale des désordres alimentaires, qui sont fréquents et souvent moins graves de l'adolescence.

Boulimie nerveuse

La boulimie nerveuse concerne aussi davantage les filles que les garçons (5 à 7 pour 1) et survient plus vers la fin de l'adolescence.
Le besoin intense et irrésistible d'absorber de grandes quantités d'aliments, la récurrence de ces crises, les vomissements provoqués fréquents ou autres comportements visant à prévenir la prise de poids, la caractérisent. Son association à l'anorexie et à la dépression est fréquente. La prise en charge est difficile.

Psychoses à l'adolescence

La schizophrénie ou la psychose peuvent se révéler à cette période de la vie. Néanmoins, il faut toujours se garder de poser hâtivement ces diagnostics, sachant que la sémiologie des difficultés de l'adolescence peut emprunter au champ de la sémiologie psychotique sans rapport avec ces maladies.

Consommation de produits

La consommation de produits tels que tabac, alcool, drogues illicites et psychotropes n'est pas rare à l'adolescence. Désir de tenter une expérience, phénomène d'entraînement, réponse à des difficultés, les explications sont multiples... Plus le jeune est en difficulté, plus fréquentes seront les conduites de consommation.

Néanmoins, ceci ne veut pas dire que cette consommation entraîne automatiquement et inéluctablement vers la toxicomanie et il importe de ne pas stigmatiser un consommateur occasionnel.
Ce sont les processus de cumul et d'escalade qui doivent alerter et faire rechercher des facteurs de risques individuels, familiaux ou environnementaux à l'origine d'une entrée dans une dépendance aux produits.
À 18 ans, 73 % des jeunes scolarisés boivent de l'alcool et 42 % fument, taux proches de ceux observés chez l'adulte.
La moitié des 11-19 ans a déjà consommé de l'alcool, surtout des garçons. Ce produit bénéficie d'une image positive et un quart d'entre eux sont des consommateurs réguliers.
Aujourd'hui, 1 jeune sur 4 fume, le tabac ayant désormais une image sociale plus négative à la suite des campagnes de prévention et des mesures législatives ; 17 % des jeunes consomment des médicaments psychotropes ; 15 % consomment des produits illicites, 1 jeune sur 8 a déjà pris du haschisch. Les drogues dites dures sont très rarement consommées à cet âge (1 jeune sur 100).
À partir de 17 ans, on assiste à un cumul des produits.
Si la prise régulière de tabac ou d'alcool multiplie par neuf le risque d'une expérimentation de drogue, il ne s'agit nullement d'un passage obligatoire. La consommation de drogue s'accompagne souvent d'absentéisme scolaire, de tentatives de suicide, de vols et de conduites violentes, signes d'un malaise à expressions multiples.
La consommation de produits illicites et d'alcool expose à des risques augmentés d'accidents, de MST, de violence.
Devant un jeune consommateur de produits, en particulier illicites, plutôt que lui mettre une étiquette de toxicomane, il importe de chercher où se situe sa souffrance et de lui proposer une aide thérapeutique.

Accidents

En 1993 en France, 6 027 jeunes de 15-24 ans sont décédés ; dans 70 % des cas, il s'agissait de mort violente.
Les accidents représentent la première cause de mortalité dans cette tranche d'âge : 1 adolescent sur 5 déclare avoir été victime d'au moins un accident ayant nécessité une intervention médicale dans l'année précédente et les consultations aux urgences pour ce problème constituent le premier motif de consultation et la première cause d'hospitalisation.
Les garçons sont beaucoup plus souvent concernés que les filles.
Les accidents mortels sont représentés en grande majorité par les accidents de la route (80 %), les autres peuvent être des accidents de sport ou de loisir. Les services de chirurgie et d'orthopédie accueillent donc beaucoup de ces garçons.

La répétition de ces accidents n'est pas rare, elle a valeur de signe d'alarme de difficultés, de souffrance du jeune ou de défaillance du cadre social, familial ou culturel.
La prise en charge de ces accidentés devrait donc pouvoir se faire avec une évaluation du contexte individuel et environnemental dans lequel ils surviennent et ne pas se limiter à l'aspect technique.
Dans certains cas, les conduites à risque sont de véritables équivalents suicidaires.
Il est d'ailleurs classique de mettre en regard tentatives de suicide plus fréquentes chez les filles et accidents chez les garçons.
Certes la prise de risque est constitutive de toute adolescence, son expérience est importante à cet âge et il faut savoir la reconnaître et la respecter, tout en continuant à proposer aux adolescents des limites dans la sécurité, sans verser dans une idéologie sécuritaire illusoire. Les tentatives de prévention des accidents chez les jeunes se heurtent toutes à ce paradoxe : reconnaître le caractère constitutif des conduites à risque à cet âge, ne pas le banaliser néanmoins et œuvrer pour une amélioration de la santé. Comme souvent, c'est le caractère de gravité ou de répétition qui doit particulièrement alerter.

Suicide des adolescents

On compte près de 1 000 décès par suicide par an en France chez les moins de 24 ans. Le suicide représente la deuxième cause de mortalité parmi les 15-24 ans (15 % des décès).
Depuis 1960 en Occident, les taux de décès par suicide ont augmenté de 200 à 800 % selon les pays dans cette tranche d'âge. Les tentatives de suicide, impossibles à évaluer avec précision, sont au moins trente fois plus fréquentes (6,5 % des élèves du secondaire).
Les filles sont davantage concernées, mais ce sont plus souvent les garçons qui meurent. En effet, le moyen le plus utilisé par les filles est l'absorption de médicaments, alors que les moyens sont souvent plus violents chez les garçons.
Le risque de répétition est estimé à 30 à 40 %, surtout quand il n'y a pas eu de prise en charge adaptée.
En France, en 1993, une étude montrait que seuls 20 % des adolescents avaient été hospitalisés après une tentative de suicide.
Un consensus s'est dégagé ces dernières années pour préconiser l'hospitalisation systématique de tout adolescent dans ces situations (recommandations de l'ANAES, Agence nationale d'accréditation et d'évaluation en santé).
Des études montrent qu'avant le geste suicidaire, le jeune a souvent consulté son médecin traitant ou rencontré une personne ressource de son entourage (infirmière scolaire...) à plusieurs reprises et que, par ailleurs, les jeunes qui vont moins bien consultent plus. Se pose alors la question du repérage de ces

jeunes en difficulté, souvent déprimés, de la sensibilisation et de la formation des adultes interpellés pour des motifs souvent banals en apparence.

Prévention

Prévention primaire ? Difficile.
Prévention secondaire ? Certainement, passant notamment par une optimisation de l'accueil et de la prise en charge des jeunes suicidants, à l'hôpital entre autres.

Hospitalisation

• En pratique, où hospitaliser ?

Le passage aux urgences est un moment important. La rencontre ne doit pas se contenter d'être purement médicale et les soins techniques ne doivent être ni agressifs, ni « punitifs » (intérêt supposé dissuasif du lavage d'estomac, jugement négatif porté sur l'acte d'autant plus que le risque médical n'était pas important). Il est nécessaire de réaliser un entretien s'adressant à la personne et non au « suicidant ».
Il est reconnu que la période entourant l'acte suicidaire est une période propice à la mobilisation du sujet et de son entourage, à l'évocation des difficultés. Cet entretien est au mieux réalisé avec un psychiatre ou psychologue, mais tout soignant peut jouer ce rôle de rencontre et le patient ne doit pas être abandonné dans un coin « en attendant le passage du psychiatre ». La proposition d'une hospitalisation est de plus en plus réalisée, permettant de poursuivre l'évaluation, de poser les repères d'une prise en charge.

• Dans quel service ?

Tout dépend des ressources locales, l'essentiel étant que le patient soit accueilli par une équipe sensibilisée et formée à ces problématiques.
Les services de psychiatrie sont souvent ressentis comme trop « lourds » étant donné l'absence fréquente de pathologie mentale grave ; les services de pédiatrie, à condition que le personnel soit formé, sont des lieux souvent plus adaptés à l'accueil des jeunes suicidants.
Cette hospitalisation ne peut se concevoir qu'avec l'accord du jeune et de ses parents, après l'explication des modalités et finalités de l'hospitalisation.
Les parents ou leur substitut doivent être reçus rapidement après l'admission du jeune et être entendus dans leur souffrance, accompagnés dans ce projet d'aide qui ne peut se concevoir qu'avec leur accord. Quel que soit le degré de conflit existant éventuellement entre le jeune et ses parents, le jeune acceptera d'autant mieux l'aide qu'il sentira ses parents porteurs également de la demande.

● **Combien de temps ?**

Environ une semaine pendant laquelle les objectifs seront réévalués et discutés, un projet de suite élaboré.
L'évaluation est globale, somatique, psychiatrique, sociofamiliale.
Le moyen utilisé ne doit pas être mis en parallèle avec la gravité de la situation, il serait grave de banaliser.
Les motifs évoqués à l'origine du passage à l'acte ne sont que la partie visible de l'iceberg, tout geste suicidaire doit être considéré comme l'expression d'une souffrance et la résultante d'une sommation de facteurs.

Violences subies

Pour les 11-19 ans, l'étude de Marie Choquet de 1993 montre les résultats suivants :
— 83,1 % déclarent ne jamais avoir été victimes de violences ;
— 15,1 % déclarent avoir subi des violences physiques ;
— 3,8 % déclarent avoir subi des violences sexuelles ;
— 2 % déclarent avoir subi des violences physiques et sexuelles ;
— 0,8 % disent avoir été victimes de viol.
Près de 1 jeune sur 6 dit donc avoir été victime de violences. Il s'agit deux fois plus souvent de garçons que de filles et le taux augmente avec l'âge. Les filles sont plus souvent victimes de violences sexuelles que les garçons.
Notons que le contexte familial joue. Les violences sont plus fréquentes chez les adolescents dont les parents sont divorcés ou séparés, ou dont le père est décédé.
Les signes de mal-être et les troubles du comportement sont plus fréquents chez ces jeunes victimes de violences : « violences subies/violences agies ». Ceux qui ont fait une ou des tentatives de suicide ont plus de conduites violentes que les autres et il faut toujours se poser la question de violences subies dans les antécédents de ces jeunes suicidants.
Les jeunes ayant subi des violences sexuelles ont près de quatre fois plus de risques de faire une tentative de suicide que les autres.

➡ Particularités de la rencontre avec l'adolescent

La rencontre avec l'adolescent, que ce soit à l'occasion d'une consultation ou d'une hospitalisation, doit s'appuyer sur quelques repères :
— **importance du temps** : temps accordé à la consultation, inscription possible dans un temps prolongé souvent du suivi ;
— **authenticité de la rencontre**, témoignage d'une désir réel de rencontrer le jeune et non seulement un symptôme ;
— notion de **confiance réciproque** à mettre en place ;

— **respect de la confidentialité** et du secret professionnel.
Pour cela, il est préférable que le jeune soit d'abord vu seul ou avec un membre de l'équipe soignante, les parents reçus ensuite. Il est en effet important qu'il soit rencontré comme un individu à part entière et non avec une image apportée par l'entourage.
La consultation doit aussi suivre une démarche classique rigoureuse : analyse des antécédents, maladies, mode de vie, scolarité, sans oublier l'examen clinique qui est un excellent médiateur pour l'évocation d'éventuelles questions sur la normalité de ce corps qui inquiète parfois le jeune. La santé de l'adolescent dans son ensemble, dans tous les domaines, doit être évoquée.
La notion de confidentialité est présentée, car c'est la base de la confiance.
L'identification des problèmes réels derrière la demande de consultation qui vient du jeune et/ou de ses parents sera recherchée, en sachant poser des questions, tendre des perches.
Il faut toujours se garder de verser dans le copinage, la complicité, et maintenir la bonne distance, rester dans son rôle de professionnel, sans jouer non plus un rôle de parent ou de moralisateur. Les explications simplistes, hâtives, doivent être évitées, *a fortiori* lorsqu'elles sont culpabilisantes pour les uns ou les autres.
En revanche, il importe d'avoir à cœur de mettre en valeur les compétences de l'adolescent, de les valoriser.
Les modalités de prise en charge sont présentées et le suivi proposé expliqué.
Bien souvent, il faudra veiller à ne pas rester seul dans la prise en charge de ce jeune, faire appel à d'autres partenaires pour étendre les compétences et ne pas se faire piéger ni piéger l'adolescent dans une relation duelle.
Les parents doivent toujours être revus ensuite. Ils donnent leur présentation de l'histoire, ils sont des partenaires indispensables pour le médecin et pour le jeune ; ils doivent être entendus dans leurs propres difficultés.

➡ Adolescents à l'hôpital : rôle et importance des soignants

Les aménagements nécessaires à l'accueil des adolescents dans les unités de soins sont précisés par la circulaire ministérielle de mars 1988. Ils concernent les locaux, l'aménagement de salles d'activités et la circulaire précise aussi pour le personnel paramédical : « le calcul des effectifs nécessaires doit prendre en compte la globalité de la prise en charge de travail, y compris la charge très importante en soins relationnels qui nécessite une grande disponibilité en plus de la charge en soins traditionnels. »
Cette circulaire insiste également sur la formation du personnel aux besoins et aux particularités de l'adolescent, sur l'importance de sa motivation.

Équipe pluridisciplinaire et travail en réseau

Une unité d'hospitalisation pour adolescents est donc un lieu de prise en charge globale du sujet. L'équipe soignante (IDE, puéricultrices, auxiliaires de puériculture ou aides-soignants) va donc travailler en collaboration avec un pédiatre et un psychiatre et/ou des psychologues, un éducateur, des enseignants, une diététicienne, des kinésithérapeutes, en fonction des pathologies. L'assistante sociale joue un rôle essentiel de lien avec les structures extérieures.

Cette prise en charge s'inscrit dans un véritable réseau interne (consultation d'autres spécialistes de l'hôpital) et externe. Les relations avec le médecin traitant, le médecin scolaire, les services sociaux extérieurs (services de protection de l'enfance et de justice, consultation médico-psychologique de secteur) permettent l'évaluation des situations et l'élaboration d'un projet avec relais de la prise en charge après l'hospitalisation, qui n'est pas une fin en soi.

Rôle essentiel de l'équipe soignante

Le décret du 15 mars 1993 relatif aux actes professionnels et d'exercice de la profession d'infirmier dit : « les soins infirmiers préventifs, curatifs ou palliatifs sont de nature technique, relationnelle et éducative. » La dimension relationnelle du rôle des IDE, des puéricultrices, des auxiliaires de puériculture et des aides-soignants est donc clairement définie dans les textes. À côté des soins purement techniques, elle occupe une place essentielle dans la prise en charge des adolescents en service hospitalier.

L'équipe soignante joue un rôle essentiel dès l'accueil de l'adolescent dans l'unité. La présentation des locaux et du personnel au jeune et à sa famille, ainsi qu'un accueil chaleureux témoignant d'un intérêt authentique, facilitent l'adaptation et l'alliance thérapeutique.

La présentation, dès les premiers jours, du règlement du service précisant les « règles de vie » à respecter par tous permet de poser un cadre sécurisant et constitue un véritable « outil de rencontre ». Celui-ci, allié à un dialogue constamment maintenu, permet de gérer nombre de situations conflictuelles.

Le personnel soignant, au-delà de ces gestes techniques, a donc une place privilégiée dans l'observation des adolescents. L'intérêt qui leur est porté, leur écoute attentive et professionnelle, permettent bien souvent l'apaisement des tensions et l'expression des difficultés visant à leur dénouement. Cette attention, les limites claires du cadre hospitalier proposé, la mise à distance d'éventuelles relations conflictuelles, etc., permettent à l'équipe de jouer un rôle « contenant », sécurisant. L'adolescent s'y sent reconnu et rencontré.

Il importe de bien connaître les multiples formes d'expression utilisées par l'adolescent (symptômes somatiques, troubles des comportements, avec parfois agressivité) pour ne pas s'attacher aux symptômes au premier degré. Le décodage, le décryptage, permettent d'entendre bien au-delà des apparences la vulnérabilité, les émotions, les difficultés. L'IDE, la puéricultrice et l'auxiliaire de puériculture sont en position privilégiée pour entendre cela.

La participation de l'équipe soignante aux activités des adolescents en collaboration avec l'éducateur contribue à enrichir la relation, à créer des conditions favorables d'évaluation des difficultés. Des actions de prévention pour la santé peuvent être organisées *(voir chapitre 8)*.

Le temps exigé pour tous ces aspects de la rencontre avec l'adolescent est essentiel et doit être reconnu comme un temps de soin à part entière.

L'intégration pleine et entière des soignants dans le travail d'équipe se concrétise également par leur participation aux entretiens médicaux et psychiatriques. Ceci permet d'apporter leur connaissance de l'adolescent et de participer concrètement à l'évaluation médicale et psychiatrique, garante d'une meilleure cohésion de la prise en charge.

Ce souci de cohésion se traduit également par la participation à des réunions de synthèse dans l'unité rassemblant toutes les personnes amenées à s'occuper de l'adolescent. Les informations partagées, la confrontation d'opinions et de vue, permettent d'améliorer les soins. Il est ainsi possible de travailler les difficultés existantes et d'élaborer ensemble un projet de soins. En effet, les adolescents peuvent générer des prises de position contradictoires, des interactions parfois difficiles à gérer, qu'il importe de pouvoir travailler. Ces réunions permettent par ailleurs de bien identifier la place de soignant (ni copain, ni parent), d'éviter des réactions de type parental, rigides, face à des troubles du comportement.

Cette réflexion partagée est aussi un temps de formation continue pour chacun des membres de l'équipe, formation qu'il est aussi intéressant d'envisager à l'extérieur de l'hôpital.

S'occuper d'adolescents et reconnaître leur « place entière » dans la relation, ce n'est pas oublier les parents. Quel que soit son apparence de rejet, d'opposition, l'adolescent a besoin d'eux et ils ont besoin d'être informés et aidés. L'alliance thérapeutique avec l'adolescent ne peut fonctionner si elle n'est pas obtenue simultanément avec les parents. Les soignants sont souvent amenés à rencontrer les parents pour participer à un échange d'informations. Cette rencontre est généralement très importante pour les parents. Là aussi, écoute, respect et professionnalisme s'imposent.

La transmission et le partage d'informations dans l'équipe, dans le respect du secret médical et d'une confidentialité « partagée », se font de manière orale, mais aussi écrite. Le dossier de soins doit recueillir une synthèse des renseignements nécessaires à la compréhension des situations.

Enfin, nous reprendrons avec Jean Wilkins : « tolérance, ouverture, respect et professionnalisme sont des qualités essentielles qui permettent de mieux comprendre l'adolescent et de lui donner des services adaptés et personnalisés. »

« Pour y parvenir, il faut, entre autres, que les personnes impliquées aient une bonne identité personnelle et professionnelle, une ouverture d'esprit, et qu'elles adhèrent à des objectifs communs. »

➡ Conclusion

Les IDE, puéricultrices, auxiliaires de puériculture et aides-soignants sont des maillons indispensables du travail avec l'adolescent en milieu hospitalier. Interlocuteurs privilégiés de l'adolescent, ils assurent la fonction contenante et sécurisante du service qui permet à l'adolescent d'exprimer ses difficultés, dans le respect des limites du fonctionnement institutionnel, et de tendre vers un mieux-être, de retrouver l'estime de lui-même. Ils contribuent au décryptage du symptôme.

Cette fonction relationnelle a valeur thérapeutique à condition de pouvoir être soutenue par une réflexion d'équipe. Le travail en collaboration de l'équipe pédiatrique et pédopsychiatrique facilite ainsi l'accès aux soins des adolescents, permettant aussi une prévention des difficultés rencontrées à cet âge.

Bibliographie

ALVIN P., CAFLISCH M. « Médecine des adolescents : l'engagement de la pédiatrie hospitalière. Inventaire des aménagements spécifiques en France ». *Archives pédiatriques* 1997 ; 4 : 1049-51.

ALVIN P., COURTECUISSE V. « Médecine des adolescents, croissance et perspectives ». *Archives françaises de pédiatrie* 1991 ; 48 : 137-41.

ALVIN P., DESCHAMPS J.-P. « Santé, risques et » mises en risque « à l'adolescence. Réflexions sur certaines priorités contemporaines ». *Ann pédiatr* 1998 ; 45 Suppl 5 : 378-84.

ALVIN P., JEAMMET P., POMMEREAU X. *L'Hospitalisation des*
adolescents, état des lieux et perspectives. Paris : Secrétariat d'État à la santé/ Fondation de France ; 1997.

ALVIN P., MARCELLI D. *Maladies et soins à l'adolescence. Adolescences au présent 1996*. Paris : Fondation de France.

ALVIN P., MARCELLI D. *Médecine de l'adolescent. Pour le praticien*. Paris : Masson ; 2000.

ALVIN P., REY C., FRAPPIER J.-Y. « Compliance thérapeutique chez l'adolescent malade chronique ». *Archives pédiatriques* 1995 ; 2 : 874-82.

ARSENAULT P.-A., GAGNÉ R., GIRARD M. « L'Adolescent qui somatise : regards cliniques ». *Ann pédiatr* 1998 ; 45 Suppl 5 : 303-10.

Baromètre santé jeunes 97/98. Paris : CFES ; 1998.

BLANCHON Y., RICHARD O. « Les Enjeux psychopathologiques de l'hospitalisation des jeunes anorexiques en pédiatrie ». *Revue internationale de pédiatrie* 1997 ; 278-279 : 32-6.

BRACONNIER A. *Soigner, protéger, punir. Adolescentes, adolescents.* Paris : Bayard ; 1999.

BOUDAILLIEZ B., DAROUX J.-L., DOLHEM P. « Structure et fonctionnement d'une unité de médecine de l'adolescent. Fédération entre un service de pédiatrie et un service de psychopathologie ». Ann pédiatr 1998 ; 45 Suppl 5 : 311-20.

CAFLISCH M., DE GUILLENCHMIDT C., ALVIN P. « Les Symptômes flous à l'adolescence ». *Ann pédiatr* 1998 ; 45 Suppl 5 : 295-302.

CHOQUET M., ASKEVIS M., MANFREDI R., LEDOUX S., FRAISSE F. *Les Adolescents face aux soins : la consultation et l'hospitalisation.* Paris : INSERM/ministère des Affaires sociales et de l'Intégration ; 1992.

CHOQUET M., LEDOUX S. *Adolescents : enquête nationale, analyses et prospective.* Paris : INSERM ; 1994.

COURTECUISSE V. *L'Adolescence, les années métamorphoses.* Paris : Stock/Laurence Pernoud ; 1992.

GAUTRY P., CHALAUX M. « Une unité de soins pour adolescents : émergences et résistances ». *Archives pédiatriques* 1998 ; 5 : 839-43.

GRONNIER P., CONVAIN L. « Les soignants face aux adolescents ». *Soins Pédiatrie Puériculture* 1999 ; 187 : 27-30.

MICHAUD P.-A., ALVIN P. *La Santé des adolescents.* Paris : Doin ; 1997.

MICHAUD P.-A., FRAPPIER J.-Y., Pless I.-B. « La Compliance d'adolescents souffrant d'une maladie chronique ». *Archives française de pédiatrie* 1991 ; 48 : 329-36.

STHENEUR C., REY C., ALVIN P. « L'Adolescent aux urgences. *mt pédiatrie* 1999 ; 2 Suppl 5 : 369-72.

WILKINS J. *Médecine de l'adolescent : une médecine spécifique.* Montréal : Éditions de l'hôpital Sainte-Justine ; 1985.

Circulaire n° 132 du ministère chargé de la Santé et de la Famille relative à l'amélioration des conditions d'hospitalisation des adolescents. DGS/DH, 16 mars 1988.

Rapport de l'ANAES. *Prise en charge hospitalière des adolescents après une tentative de suicide. Service des recommandations professionnelles.* Paris ; 1998.

Situations particulières

Guy Moutemy

Enfants et bébés voyageurs

Introduction

Les voyages à l'étranger sont de plus en plus fréquents, le plus souvent pour des séjours touristiques, mais aussi pour des raisons professionnelles (mutation, voyages d'affaires). L'enfant et parfois même les nourrissons sont amenés à accompagner leurs parents.
Ils courent des risques plus importants que les adultes, en particulier lors des séjours dans les pays tropicaux.

Problématique

Le personnel soignant est souvent sollicité par les parents. Il est nécessaire qu'il puisse donner des conseils personnalisés qui dépendront de plusieurs éléments :
— pays ou régions visités ;
— nature du voyage ;
— durée du voyage ;
— saison ;
— conditions d'hébergement ;
— âge de l'enfant et antécédents médicaux.
En raison de la diversité de plus en plus importante des pays visités et des changements incessants des données épidémiologiques, on peut demander ces renseignements à des centres spécialisés :
— AP Voyages – AP Vacances (Paris) : Groupe hospitalier Pitié-Salpêtrière, tél. : 01 45 85 90 21 ;
— SVP parasitologie (Paris) : Hôpital Claude-Bernard, tél. : 01 40 25 88 86 ;
— Santé Voyage (Bordeaux) : Hôpital Saint-André, tél. : 05 56 79 56 79 ;
— SOS Voyage Tropique Santé (Marseille) : Hôpital Houphouët-Boigny, tél. : 04 91 96 80 00.

acte infirmier

Prévention et surveillance lors d'un séjour à l'étranger

Le soignant doit intervenir aux trois étapes suivantes :
- avant le voyage ;
- pendant le voyage ;
- après le voyage.

Avant le voyage

■ Vaccinations et certificat international de vaccination

Le soignant doit conseiller la mise à jour des vaccinations habituelles, en particulier antitétanique, antipoliomyélitique, antirougeoleuse et BCG (après test tuberculinique).
D'autres vaccins seront à conseiller selon le contexte épidémiologique :
• le vaccin antiméningococcique (A+C), de préférence à partir de 18 mois, mais, si nécessaire, dès l'âge de 6 mois. L'immunisation est obtenue dès le 10e jour, il est indiqué pour les voyages en Amérique du Sud ou au Sahel africain ;
• le vaccin antiamaril (fièvre jaune) ; le vaccin Rockeffeler® 17D est recommandé dans des centres agréés en France et exigé pour de nombreux pays d'Amérique de Sud et d'Afrique (âge > 1 an, rarement dès 6 mois) ; le sujet est immunisé 10 jours plus tard ;
• les vaccins antityphoïdique (Typhim® Vi), antihépatite B (Genhevac® B, Engerix®) et anticholérique sont à discuter selon le risque et le taux de protection.
L'état vaccinal de certains enfants peut être très incomplet ; un schéma vaccinal « express » est possible *(tableau 10.3)*.

Tableau 10.3 – Schéma vaccinal « express »

1er jour	**DTP + BCG**
J12	Fièvre jaune
J26	DTP + Rouvax®
J36	Vaccin anticholérique (si exigé)
J50	DTP

En fin de vaccination, un certificat international de vaccination devrait être établi (fourni aux médecins et aux autorité administratives par la DDASS).

■ Chimioprophylaxie

Elle est très importante, en particulier contre le paludisme qui sévit dans la plupart des pays tropicaux.
La résistance à la chloroquine s'étend d'année en année et modifie le schéma thérapeutique classique. La chimiothérapie antipaludique ne peut plus prétendre fournir une protection absolue contre le paludisme (résistance à la chloroquine à des degrés divers, mais aussi à d'autres antipaludéens : méfloquine, amodiaquine). Il faut donc expliquer aux parents la notion de « traitement présomptif de l'accès » si un médecin n'est pas joignable dans les 8 heures.
Cette chimiothérapie est conseillée selon les pays, qui sont classés en différents groupes :
• Pays du groupe I : pour les pays du groupe I, on conseille la chloroquine (Nivaquine®, cp à 100 mg ou sirop à 25 mg/cm^3) à la dose de : 1 à 2 mg/kg/jour, ou 5 mg/kg tous les 5 jours, ou 10 mg/kg/semaine. Soit, selon l'âge :
  - 0 à 1 an : 1/4 de comprimé tous les jours ou 1 cm^3 soit 1 mesure ;
  - 1 à 3 ans : 1/4 de comprimé ou 1 cm^3/jour ;
  - 3 à 6 ans : 1/2 comprimé/jour ;
  - 6 à 12 ans : 3/4 comprimé/jour ;
  - après 12 ans : 1 comprimé/jour (dose adulte).

La fraction de comprimé doit être mélangée à un aliment très sucré (goût amer). Les comprimés sont à préférer au sirop.
Il faut toujours essayer la Nivaquine® avant le départ (acceptabilité de l'enfant), l'instaurer le jour du départ et ne l'arrêter que 1 mois et demi après le retour. Il convient de bien s'assurer de la prise régulière du produit.
• Pays du groupe II : pour les pays du groupe II, on conseille l'association chloroquine (1,5 mg/kg/jour) + proguanil (Paludrine®), à la dose de 3 mg/kg/jour, ou méfloquine (Lariam®), à la dose de 4 mg/kg en une prise par semaine.
• Pays du groupe III : pour les pays du groupe III, on conseille la méfloquine (4 mg/kg/semaine) ou l'association chloroquine + proguanil aux doses précédentes.

En cas de fièvre sans explication apparente se manifestant au moins 7 jour après le début du séjour, un traitement de présomption sera prescrit et expliqué d'avance pour les groupes I et II ; par exemple : Quinimax®, 10 mg/kg toutes les 8 heures *per os* pendant 7 jours pour les voyages de plus de 1 semaine. D'autres traitements sont possibles comme Lariam® ou Halfan®.
Le soignant conseillera aux parents d'emmener dans leurs bagages :
• Nautamine® pour le mal des transports, pas avant 2 ans (1/2 comprimé écrasé à prendre 1/2 heure avant le départ) ;
• antipyrétiques (paracétamol, aspirine) ;
• Valium® (gouttes buvables : 0,5 mg/kg, 10 mg = 2 mL) ;
• antiseptiques intestinaux (Ercéfuryl® ou Bactrim®) ;
• Nivaquine®
• soluté de réhydratation orale (solution OMS ou apparentée type Adiaril®, Al Hydrate®, Ges® 45, etc.) ;
• compresses stériles et sparadrap ;
• crème : Parfenac® ou Biafine® (piqûres de moustiques, brûlures...) ;
• solution antiseptique cutanée, type Bétadine®, Mercryl®, Septivon® ;
• talc neutre ;
• Solustéryl®, comprimés effervescents (1 cp pour 2 L d'eau) pour stériliser biberons et tétines ;
• Hydroclonazone® pour désinfection éventuelle de l'eau : 1 cp/L d'eau 1 heure avant la consommation ;
• crème solaire écran total ;
• Niflugel® pour les accidents traumatologiques bénins.
Cette liste n'est bien sûr pas exhaustive.

Pendant le séjour

Le soignant devra :
• bien insister pour que la chimioprophylaxie instituée au début du voyage ne soit interrompue sous aucun prétexte ;
• rappeler les règles d'hygiène alimentaire pour prévenir les gastro-entérites, les colites et les parasitoses :
  ❑ faire bouillir l'eau, puis la fouetter ;
  ❑ stériliser les biberons (Solustéryl®) ;
  ❑ éviter les laitages, sorbets et crème, etc. ;
  ❑ bien laver les légumes, en particulier les salades ;

  - ❑ n'emporter de petits pots que pour des voyages de courte durée ;
  - ❑ éviter les aliments locaux constitués de légumes crus ou de laitage ;
  - ❑ si une diarrhée s'instaure, commencer tôt un traitement et un régime antidiarrhéique (soluté OMS) ;
  - ❑ éviter de jouer avec les animaux domestiques (infestation, rage) ;
- souligner les dangers de l'ensoleillement et conseiller :
  - ❑ le port d'un chapeau ;
  - ❑ l'exposition progressive de l'enfant au soleil sous couvert d'une crème écran total ;
  - ❑ la supplémentation en eau, surtout pour le nourrisson auquel il faut la proposer régulièrement ;
  - ❑ de ne jamais laisser un enfant dans une voiture ou sous une tente exposée au soleil ;
- rappeler les règles de l'hygiène cutanée et vestimentaire :
  - ❑ douches pluriquotidiennes ;
  - ❑ application de répulsifs ;
  - ❑ port de vêtements amples, longs, en coton, bien repassés des deux côtés ;
- expliquer comment éviter les piqûres de moustiques :
  - ❑ moustiquaires de préférence imprégnées d'insecticide ;
  - ❑ répulsifs ;
  - ❑ sublimations d'insecticide (tortillons, tablettes) ;
  - ❑ port de vêtements longs le soir.

En cas de maladie, rappeler qu'il ne faut pas céder à la panique mais demander conseil au médecin local qui a une bonne expérience et habitude des pathologies de son pays. Un rapatriement sanitaire ne sera décidé qu'après concertation et mûre réflexion, jamais à la hâte, ni sans mise en condition.

Après le voyage

Les mesures à prendre à la fin du voyage sont les suivantes :

- une « diarrhée du retour » nécessite un traitement vigoureux et une réintroduction alimentaire lente. Elle est souvent d'origine bactérienne (*Escherichia coli* entéropathogène, salmonelle, *Shigella*, mais aussi amibes) ;
- une NFS et un examen parasitologique des selles seront systématiquement à faire au retour ;
- une goutte épaisse à la recherche de paludisme n'est indiquée qu'à l'occasion d'accès fébriles inexpliqués ;
- il est impératif de poursuivre la chimiothérapie antipaludique, 1 mois et demi après le retour au pays.

Conclusion

Les conseils donnés aux parents seront personnalisés. Ces mesures et ces conseils ne visent pas à rendre difficiles les voyages des enfants mais à diminuer leurs risques et ce grâce à la vigilance des parents et la prévention des maladies (vaccination, chimioprophylaxie).

Enfants déplacés

Introduction

De plus en plus, le personnel soignant est confronté aux problèmes des « enfants déplacés » tels qu'ils ont été désignés au XXVIe Congrès des pédiatres de langue française de 1981. Ce sont :
— les enfants réfugiés ;
— les enfants issus d'adoption transnationale ;
— les enfants arrivant en France dans le cadre du regroupement familial ;
— on peut même inclure les enfants originaires des DOM ou TOM et arrivant en France, car ils présentent des pathologies semblables à celles des autres enfants déplacés et subissent souvent les mêmes difficultés et contraintes.
Les difficultés rencontrées par ces enfants du fait de leur déracinement et, quelquefois, des malheurs tant physiques que psychiques qu'ils ont pu subir doivent entraîner une prise en charge dans laquelle le personnel soignant a souvent un rôle prépondérant.

Problématique

La prise en charge doit être rapide, efficace, pluridisciplinaire, globale, c'est-à-dire aussi bien sur le plan somatique que sur le plan psychosocial.
Habituellement, le bilan s'effectue en deux temps :
— à court terme : effectué par les médecins de l'Office des migrations internationales (OMI), c'est un dépistage de masse ;
— à moyen et à long terme : effectué le plus souvent par le personnel de PMI (pédiatres, puéricultrices ou infirmières), mais aussi par les médecins généralistes.

acte infirmier

Prise en charge des enfants déplacés

Bilan à court terme

Ses modalités sont régies par des circulaires et arrêtés (30 juillet 1986, 10 mars 1989 et 8 décembre 1987) et sont bien établies.
Ce bilan est effectué par :
• des médecins de l'OMI dans certains pays étrangers tels que l'Espagne, le Portugal, l'Algérie, le Maroc, la Tunisie, la Yougoslavie, la Turquie, le Sénégal ;
• des médecins agréés des consulats de France à l'étranger ;

• les délégations de l'OMI en France : Paris[1], Lyon, Marseille, Toulouse, Tourcoing, Nancy, Cayenne.

Cette visite comprend :

• un interrogatoire détaillé ;

• un examen médical orienté par l'interrogatoire et qui comporte nécessairement :
  - le poids ;
  - la taille ;
  - la pression artérielle ;
  - l'auscultation cardiaque ;

• une radiographie pulmonaire, systématique à partir de l'âge de 10 ans, notamment en vue du dépistage de la tuberculose ;

• un examen urinaire par bandelette réactive pour dépister une protéinurie, une hématurie, une glycosurie ;

• une mesure de l'acuité visuelle ;

• les vaccinations, chez les enfants de moins de 15 ans :
  - sont obligatoires : diphtérie, tétanos, polio et BCG si absence d'allergie tuberculinique ;
  - sont recommandés : ROR et hépatite B (enfants venant de zones endémiques).

Cependant, un enfant non vacciné peut obtenir le certificat médical de l'OMI (sauf dans le cas de la vaccination contre la fièvre jaune en Guyane).

À l'issue de cette visite médicale, soit le sujet se voit délivrer sur place un certificat médical de l'OMI, soit il est convoqué à nouveau, soit on lui refuse la délivrance du certificat, lequel cas donnerait droit à demander une dérogation sanitaire auprès du directeur de la DDASS. Ce certificat médical permet d'obtenir le titre de séjour à la préfecture.

Le sujet est informé si le médecin lui découvre une maladie afin qu'il soit traité. Certaines maladies sont considérées comme « compromettant l'ordre ou la sécurité publique » :

• toxicomanie, même aux amphétamines ;

• affections mentales évolutives ou chroniques graves incompatibles avec la vie sociale et arriérations profondes.

Prise en charge à moyen terme et à long terme

Elle est effectuée par le personnel de PMI et les médecins ; ils complètent le bilan de l'OMI, qui est un dépistage de masse, et ce par :

• un interrogatoire et un examen médical complets ;

• un bilan sanguin :
  - NFS, ferritine ;
  - Sérologie hépatite B ;
  - +/– sérologie HIV ;
  - électrophorèse de l'hémoglobine (goutte épaisse si zone de paludisme) ;
  - test tuberculinique ;

• autres examens suivant le contexte.

Ils remettent à jour les vaccinations.

1. Adresse de l'OMI de Paris : 44, rue Bargue, 75732 Paris Cedex. Tél. : 01 45 66 26 00.

En fonction du contexte, des contacts seront pris avec les différents services médico-sociaux.

Conclusion

Cette prise en charge doit avoir pour but non seulement de protéger la population autochtone des maladies dites « d'importation », mais surtout de traiter l'enfant (autant pour sa pathologie somatique que pour les répercussions psychiques de son « déplacement »), de l'intégrer au mieux dans sa nouvelle vie et de lui fournir l'aide nécessaire afin qu'il ait autant de chance de s'épanouir que tout autre enfant de son âge.

Les vaccinations

Odile Kremp

➜ Introduction

Dans les pays en développement, les maladies infectieuses sont encore responsables de la majorité des morts infantiles. Ce n'est plus le cas en France depuis longtemps, grâce entre autres à un niveau de vie élevé, une hygiène correcte, un accès aisé à l'antibiothérapie et surtout une couverture vaccinale qui augmente régulièrement, mais qui n'est pas encore toujours optimale : on ne meurt plus de rougeole en France, mais il y a encore des embryofœtopathies rubéoliques, des coqueluches graves et des hépatites fulminantes qui pourraient être évitées. La précarité et le sida sont responsables d'une « réascension » de l'incidence de la tuberculose. Dans les pays de l'Est, en raison de la désorganisation des systèmes de santé, on a vu réapparaître la diphtérie. En France, la pression doit donc être maintenue, ce dont sont convaincus les pouvoirs publics, et les infirmiers ainsi que les puéricultrices ont un rôle fondamental à jouer, que ce soit au sein des services de PMI ou à l'hôpital. Le carnet de santé est le vecteur essentiel de l'information.
La vaccination doit être effectuée par un médecin ou par un infirmier diplômé d'État, sur prescription médicale qui doit être écrite, qualitative et quantitative, datée et signée.

Pré-requis

Politique vaccinale

La vaccination est à la fois un acte de protection de l'individu contre un certain nombre de maladies, si les vaccins et leurs rappels sont faits correctement, et un acte de protection générale de la population, étendue aux sujets non vaccinés, si le pourcentage d'individus vaccinés est supérieur à 80 %. La politique vaccinale est établie en France par le ministère de la Santé à partir des avis du Conseil supérieur d'hygiène publique de France, sur la base des recommandations du Comité technique des vaccinations ; elle tient compte des objectifs de contrôle de certaines maladies au niveau international et du contexte épidémiologique national et international. Certains vaccins sont obligatoires : ce sont les plus anciens. Les vaccins mis sur le marché plus récemment sont recommandés en fonction des groupes cibles ; ceux pour lesquels l'incitation est forte sont pris en charge à 100 % par la Sécurité sociale.

Le taux de couverture vaccinale est connu à partir de l'exploitation des certificats de santé du 9e et du 24e mois et d'enquêtes menées en médecine scolaire.

Les objectifs de l'Organisation mondiale de la santé (OMS) sont d'éradiquer la poliomyélite et, pour l'Europe, d'éliminer le tétanos néonatal d'ici 2005, la rougeole autochtone d'ici 2007 et, d'ici 2010 :

— que l'incidence de la diphtérie soit inférieure à 0,1 cas pour 100 000 habitants ;
— que l'incidence de nouveaux porteurs de l'hépatite B diminue de 80 % ;
— que l'incidence de la coqueluche, des oreillons et des infections graves à *Haemophilus influenzae b* soit inférieure à 0,1 cas pour 100 000 habitants ;
— que l'incidence de la rubéole congénitale soit inférieure à 0,01 cas pour 1 000 naissances vivantes.

Mode d'action des vaccins

La vaccination entraîne le développement d'une immunité par les mêmes mécanismes que les affections virales ou microbiennes. En vaccinant, on introduit dans l'organisme un antigène qui va déclencher une réponse soit humorale (formation d'anticorps), soit cellulaire, soit les deux à la fois. L'efficacité de la vaccination va dépendre de la présence ou non d'anticorps maternels, de la nature et de la dose d'antigènes administrés, du mode d'administration du vaccin, de l'utilisation ou non d'un adjuvant et de l'état nutritionnel. Lorsque l'organisme sera agressé par un germe contre lequel il a été vacciné, les anticorps circulants résiduels seront immédiatement disponibles et une réponse anamnestique se déclenchera.

On distingue deux grands types de vaccins : les vaccins bactériens (vivants atténués, tués, anatoxiniques, polysaccharidiques) et les vaccins viraux (vivants atténués ou inactivés). L'administration de vaccins vivants est contre-indiquée chez les sujets atteints de déficits de l'immunité cellulaire et pendant la grossesse. Les vaccins vivants atténués induisent, après une dose unique le plus souvent, une protection immunitaire proche de celle qui succède à une infection naturelle, au prix d'une infection symptomatique ou à peine apparente. Les vaccins inertes n'ont pas de pouvoir infectant, mais provoquent, après plusieurs doses successives, une réponse immunitaire protectrice.

Certains vaccins peuvent être combinés : ils sont mélangés, au moment de l'emploi, dans la même seringue et injectés au même endroit ; d'autres peuvent être administrés simultanément en des points différents.

Cependant, la protection vaccinale est moins solide que l'immunité naturelle, ce qui nécessite de faire des rappels supplémentaires chez le grand enfant et l'adolescent pour protéger les futurs adultes de moins en moins naturellement immunisés.

Certains vaccins peuvent avoir des effets secondaires. Les professionnels de santé sont tenus de déclarer les effets indésirables au centre régional de pharmacovigilance, qui transmettra suivant les cas à l'Agence française de sécurité sanitaire des produits de santé (anciennement Agence du médicament).

➡ Vaccins

Vaccins obligatoires en France

(Voir tableau 10.5.)

➡ Vaccin contre la tuberculose (BCG)

• Principe d'action

C'est un vaccin bactérien vivant atténué.

• Formes disponibles en France et mode d'administration

■ Le vaccin lyophilisé intradermique

Chez l'enfant et l'adulte, on injecte une dose de 0,1 mL ; chez le nourrisson, on injecte une demi-dose à la face postéro-externe du bras. C'est le mode de vaccination de référence.

■ **La bague multipuncture**

Le nombre d'impacts est variable, suivant l'âge, à la face interne du bras ; la validité du lot vaccinal est courte (1 mois).
Dans les deux cas, la peau doit être désinfectée à l'éther et non à l'alcool.

● Effets secondaires

Le BCG est considéré généralement comme une vaccination bénigne, mais peut se compliquer de « bécégite » dans le territoire lymphatique correspondant au point d'injection du vaccin :
— adénites inflammatoires simples, chez 6 à 12 % des sujets vaccinés, 3 à 5 semaines après la vaccination, et qui disparaissent sans laisser de traces ;
— adénites suppurées, observées suivant les types et le mode de vaccination chez 0,1 à 4,3 % des enfants de moins de 2 ans, qui peuvent se fistuliser, suppurer de manière intermittente, se calcifier.
On peut observer exceptionnellement des « bécégites » généralisées mortelles chez des enfants présentant un trouble de l'immunité cellulaire ou atteints de sida.

● Efficacité et contrôle de l'état vaccinal

L'efficacité du BCG a été beaucoup étudiée et discutée. Selon les formes cliniques, la protection est de 60 à 80 %. La protection est surtout très importante contre la tuberculose miliaire et les méningites.
Les tests tuberculiniques permettent de contrôler les réactions des sujets vaccinés, de sélectionner les sujets à vacciner et de dépister l'infection tuberculeuse. Il existe deux méthodes :
— l'**intradermo-réaction à la tuberculine** est la méthode quantitative de référence : on injecte au tiers moyen de l'avant-bras 0,1 mL de tuberculine purifiée en intradermique strict. Cette injection, si elle est bien faite, doit entraîner un décollement en peau d'orange ; elle est douloureuse et peut se faire après anesthésie locale avec la crème Emla® *(voir chapitre 28)*. La lecture se fait au 4e jour. Elle est positive si le diamètre d'induration palpable est égal ou supérieur à 5 mm. Si le diamètre est supérieur à 10 mm, il témoigne d'une vaccination par le BCG ou d'une infection tuberculeuse patente ou latente (en cas d'augmentation récente) ;
— la **bague tuberculinique** est réservée à l'enfant de moins de 3 ans ; c'est une méthode imprécise, car on ne sait pas exactement ce qu'on injecte ; la lecture se fait également au 4e jour et le test est positif si le diamètre d'induration est supérieur à 2 mm.

● Recommandations officielles

Cette vaccination est obligatoire dans 64 pays et officiellement recommandée dans 188 pays et territoires. Elle fait partie des 6 vaccinations proposées par l'OMS sans le cadre du programme élargi de vaccinations.

En France, la vaccination contre la tuberculose (BCG) est obligatoire chez les enfants accueillis en collectivité (y compris chez une assistante maternelle), suivie 3 à 12 mois plus tard d'un contrôle tuberculinique. Elle est contre-indiquée temporairement chez les prématurés, tant que l'enfant n'a pas atteint 3 kg, en cas de maladie aiguë et de dermatose évolutive étendue. Elle est contre-indiquée de manière définitive en cas de déficit immunitaire congénital ou acquis touchant l'immunité cellulaire (incluant les infections par le VIH).
La vaccination est également obligatoire pour les étudiants des professions médicales, paramédicales et à caractère social, pour le personnel des établissements accueillant des enfants de moins de 6 ans et les assistantes maternelles, pour les personnels des établissements de santé publics et privés, ainsi que pour celui des foyers d'hébergement de migrants.
Les sujets qui, après deux vaccinations réalisées par voie intradermique, ont une intradermo-réaction à la tuberculine négative sont considérés comme ayant satisfait aux obligations vaccinales.

Vaccin antidiphtérique

• Principe d'action

C'est un vaccin inerte bactérien fractionné (anatoxine détoxifiée).

• Mode d'administration

Il est injecté par voie intramusculaire ou sous-cutanée profonde.

• Forme disponible en France

Il est toujours associé, en combinaison avec le vaccin antitétanique seul, ou en association triple, quadruple ou quintuple.

• Effets secondaires

Ils sont minimes, mais il est moins bien toléré chez l'adulte, auquel on propose une forme atténuée pour les revaccinations (Diftavax®). Il peut survenir d'exceptionnelles réactions allergiques et des réactions neurologiques ont été décrites.

• Efficacité

Elle est bonne.

• Recommandations officielles

En France, ce vaccin est obligatoire chez le nourrisson et intégré dans le calendrier vaccinal normal : trois doses à au moins 1 mois d'intervalle à partir de l'âge de 2 mois, avec rappel après 1 an, 5 ans et 10 ans. Les rappels

à l'âge adulte sont obligatoires pour les professionnels de santé et de l'enfance, et recommandés pour les voyageurs se rendant dans les pays de l'Est.
La vaccination est repoussée en cas de maladie aiguë, contre-indiquée en cas d'hypersensibilité à l'un des composants du vaccin ou de survenue de troubles neurologiques lors d'une vaccination précédente.

Vaccin antitétanique

• Principe d'action

C'est un vaccin inerte bactérien fractionné (anatoxine détoxifiée).

• Mode d'administration

Il est injecté par voie intramusculaire ou sous-cutanée profonde.

• Forme disponible en France

Il existe seul ou associé, en combinaison avec le vaccin antidiphtérique seul, ou en association triple, quadruple, ou quintuple.

• Effets secondaires

Ils sont minimes.

• Efficacité

Elle est bonne.

• Recommandations officielles

En France, ce vaccin est obligatoire chez le nourrisson et intégré dans le calendrier vaccinal normal : trois doses à au moins 1 mois d'intervalle à partir de l'âge de 2 mois, avec rappel à 1 an, 5 ans et tous les 10 ans. Un rappel doit être effectué en cas de plaie à risque si le dernier rappel remonte à moins de 5 ans, en association avec des immunoglobulines spécifiques si la vaccination remonte à plus de 10 ans ou si elle est absente ou incomplète. Il n'y a aucune contre-indication.

Vaccin antipoliomyélitique

• Principe d'action et mode d'administration

Il existe deux formes : un vaccin inactivé qui s'administre par voie sous-cutanée ou intramusculaire et un vaccin vivant atténué par voie orale.

• Forme disponible en France

Le vaccin inactivé est associé à l'anatoxine diphtérique et tétanique ; le vaccin oral s'administre seul.

• Effets secondaires

Il n'y en a pas avec le vaccin inactivé. Avec l'autre, on peut observer d'exceptionnels accidents neurologiques, de vraies poliomyélites chez les personnes de l'entourage si elles ne sont pas vaccinées.

• Efficacité

Elle est excellente avec les deux vaccins ; le vaccin oral reproduit le processus d'immunisation naturelle et détermine une immunité à la fois générale et locale intestinale ; il peut assurer l'interruption rapide d'une épidémie par vaccination de masse, en empêchant l'implantation du virus sauvage.

• Recommandations officielles

En France, ce vaccin est obligatoire chez le nourrisson et intégré dans le calendrier vaccinal normal ; on utilise le vaccin inactivé injectable : trois doses à au moins 1 mois d'intervalle à partir de l'âge de 2 mois, avec rappel 1 an après, 5 ans après et tous les 10 ans. Un rappel est recommandé pour les voyageurs se rendant en zone épidémique.
Il n'y a aucune contre-indication pour le vaccin inactivé. Le vaccin oral est contre-indiqué en cas de déficit immunitaire congénital ou acquis chez le sujet vacciné ou dans son entourage, en cas de maladie maligne évolutive, et chez la femme enceinte.

Autres vaccins recommandés en routine chez l'enfant

Vaccin contre la coqueluche

• Principe d'action

Il existe deux types de vaccins :
— le vaccin classique, « cellulaire », « à germes entiers », est un vaccin à germes tués inactivés ;
— le vaccin acellulaire, d'apparition récente en France, est composé d'antigènes purifiés.

• Mode d'administration

Il est injecté par voie intramusculaire ou sous-cutanée profonde.

• Forme disponible en France

Il existe seul ou associé, en combinaison avec le vaccin antidiphtérique et le vaccin antitétanique, ou en association quadruple, quintuple ou sextuple.

• Effets secondaires

Le vaccin à germes entiers est l'un des vaccins qui entraînent le plus de réactions fébriles et/ou douloureuses. Dans plus d'un tiers des cas, on peut observer une hyperthermie égale ou supérieure à 38 °C (ce qui justifie la prescription systématique d'antipyrétiques pendant 48 heures), mais rarement au-dessus de 40 °C (ce qui contre-indique une injection ultérieure). Un syndrome du cri persistant peut être observé pendant plusieurs heures. Des convulsions fébriles sont observées dans 1/2 000 à 1/10 000 des cas.
Le vaccin acellulaire a une meilleure tolérance locale et générale.

• Efficacité

L'efficacité clinique est de 90 à 95 % pour les vaccins à germes entiers utilisés en France, et de 85 % pour les vaccins acellulaires.

• Recommandations officielles

Le vaccin est recommandé en primovaccination pour tous les nourrissons et intégré en association dans le calendrier vaccinal normal : trois doses à au moins 1 mois d'intervalle à partir de l'âge de 2 mois, avec rappel 1 an après. Un deuxième rappel est recommandé à 11-13 ans avec le vaccin acellulaire combiné au DT-Polio.
La vaccination est contre-indiquée définitivement en cas d'encéphalopathie évolutive, convulsivante ou non, en cas de forte réaction survenue dans les 48 heures suivant une injection vaccinale antérieure (température $\geqslant$ 40 °C, cri persistant, convulsion fébrile), en cas de réaction d'hypersensibilité immédiate suivant une injection antérieure.
Le vaccin doit être différé en cas de maladie aiguë et discuté en cas d'antécédents de convulsions non fébriles. Les convulsions fébriles non liées à une vaccination ne sont pas une contre-indication.

Vaccin contre l'*Haemophilus influenzae*

• Principe d'action

Il est constitué d'anticorps dirigés contre la capsule d'*Haemophilus influenzae* de type b, conjugués à d'autres protéines (en France anatoxine tétanique).

• Mode d'administration

Il est injecté par voie intramusculaire.

• Forme disponible en France

Il est administré isolé ou en association pentavalente, en combinaison avec les vaccins antidiphtérique, antitétanique, antipoliomyélitique et anticoquelucheux.

• Effets secondaires

Il est très bien toléré ; des réactions œdémateuses des membres inférieurs ont été rapportées.

• Efficacité

Elle est cliniquement excellente. La diminution des infections invasives à *Hæmophilus b* a été spectaculaire depuis la mise du vaccin sur le marché. On ne voit pratiquement plus d'épiglottites et l'incidence des méningites à *Hæmophilus* est devenue inférieure à 5 pour 100 000 enfants de moins de 5 ans.

• Recommandations officielles

Il est recommandé dès l'âge de 2 mois en primovaccination, en association avec un vaccin DT-Polio, coqueluche à germes entiers : trois doses à au moins 1 mois d'intervalle à partir de l'âge de 2 mois, avec rappel 1 an après. De 1 à 5 ans, une seule vaccination suffit.
En cas de contact d'un cas de maladie invasive, une vaccination doit être mise en œuvre, en même temps qu'une prophylaxie par la rifampicine. Le cas index devra aussi être vacciné.

Vaccin contre l'hépatite B

• Principe d'action

Ce sont des suspensions inactivées et purifiées de l'antigène HBs, obtenues par recombinaison génétique.

• Mode d'administration

Il est injecté par voie intramusculaire ou sous-cutanée profonde.

• Forme disponible en France

Il existe différents dosages (enfants de moins de 15 ans, adultes, sujets dialysés ou en attente de dialyse) et des vaccins combinés avec celui contre l'hépatite A.

• Effets secondaires

Le vaccin contre l'hépatite B est disponible depuis 1982 : plus de 1 milliard de doses ont été administrées. Ce vaccin est considéré par l'OMS comme l'un des plus sûrs, entraînant le moins de réactions vaccinales.
La tolérance neurologique a été réévaluée à plusieurs reprises, car des notifications spontanées ont rapporté des effets tels que des manifestations visuelles ou auditives, des céphalées, des migraines, des paralysies faciales, des polyradiculonévrites, des troubles de la sensibilité, des syndromes méningés et des atteintes démyélinisantes pouvant faire évoquer une première poussée de sclérose en plaque (SEP).

De multiples études ont été menées, notamment en Angleterre et en France. Aucun cas n'a été rapporté chez les enfants de moins de 7 ans, peut-être en raison de la faible myélinisation. Les fréquences observées de sclérose en plaque chez les vaccinés, compte tenu du sexe et de l'âge, n'ont pas été supérieures à celles attendues dans la population générale. Il n'a pas été mis en évidence d'association significative entre les poussées de démyélinisation aiguë et la vaccination. En revanche, le Conseil supérieur d'hygiène publique de France estime que le rapport bénéfice/risque met en balance le risque de l'hépatite B avec trois cas potentiels d'hépatite fulminante, 60 à 150 infections chroniques cirrhogènes, 12 à 30 hépatocarcinomes et le risque non démontré lié au vaccin de un à deux cas d'affections démyélinisantes par classe d'âge.

• Efficacité

Le vaccin est efficace à 95 % pour prévenir l'apparition de l'état de porteur du virus de l'hépatite B. Le vaccin contre l'hépatite B est le seul qui permette de prévenir la survenue d'un cancer, et une diminution directe des cancers du foie a déjà été documentée chez les enfants vaccinés en Asie.
On sait que la prévention est d'autant plus efficace que le vaccin est administré tôt, car le risque de devenir porteur chronique est plus important quand la contamination est précoce *(tableau 10.4)*.

Tableau 10.4 – Rapport entre le risque de devenir porteur chronique et l'âge au moment de la contamination

Âge au moment de la contamination	Risque de devenir porteur chronique (%)
Naissance	90
À 6 mois	80
À 12 mois	60
À 4 ans	35
Âge adulte	10

• Recommandations officielles

En France, la vaccination a d'abord été recommandée aux sujets professionnellement exposés et aux sujets à risque en raison d'une exposition particulière (hémophiles, voyageurs en pays de moyenne et forte endémie, usagers de drogues intraveineuses, familles et entourages des porteurs chroniques du virus B...). Elle est obligatoire depuis 1991 pour les personnels de santé. La vaccination des nouveau-nés de mères porteuses est systématique depuis que la réalisation d'une sérologie de l'hépatite B est obligatoire au 6e mois de grossesse[1]. Depuis 1993, la stratégie préconisée par l'OMS a été progressivement adoptée : vaccination des préadolescents depuis 1994 et vaccination des nourrissons en intégrant le vaccin contre l'hépatite B dans le calendrier vaccinal depuis 1995 (avec rattrapage chez les préadolescents pendant 10 ans). Comme précisé dans les autorisations de mise sur le marché (AMM), il faut évaluer chez les patients atteints de SEP le bénéfice de la vaccination en fonction des risques encourus et des risques d'exposition. Même si cela ne figure pas dans l'AMM, il faut interroger l'individu (ou ses parents) sur l'existence éventuelle de SEP dans les antécédents familiaux.

Le schéma vaccinal actuel comporte l'injection de trois doses, respectant un intervalle d'au moins 1 mois entre la première et la deuxième dose. Le moment de la troisième dose est variable :

— s'il s'agit d'un nouveau-né de mère portant l'antigène HBs, il faut faire la troisième injection à l'âge de 6 mois, la première ayant été effectuée à la naissance et la deuxième à 1 mois ;

— chez le nourrisson sans facteur de risque, vacciné avec le vaccin pentavalent pour les deux premières doses à 2-3 mois ou à 4 mois, la troisième dose sera administrée au moment de la vaccination ROR à partir de 12 mois ou lors du premier rappel à 16-18 mois du vaccin pentavalent ;

— chez l'adolescent et l'adulte à risque, la troisième dose sera administrée 5 mois après la deuxième dose.

Les rappels systématiques ne sont plus recommandés, sauf pour les membres des professions à risque ayant été vaccinés après l'âge de 25 ans. Ce rappel sera suivi d'un contrôle sérologique et éventuellement renouvelé si le taux d'anticorps anti-HBs est inférieur à 10 mU/mL. Chez les insuffisants rénaux dialysés, une sérologie annuelle est préconisée, avec rappel dès que le taux d'anticorps descend au-dessous du seuil protecteur.

Vaccin contre la rougeole

• Principe d'action

C'est un vaccin viral vivant atténué.

• Mode d'administration

Il est injecté par voie intramusculaire ou sous-cutanée profonde.

• Forme disponible en France

Il est administré seul ou en association, double avec la rubéole, triple avec la rubéole et les oreillons.

---

1. Décret du 14 février 1992.

• Effets secondaires

Une réaction fébrile peut s'observer 5 à 12 jours après l'injection, accompagnée ou non d'une petite éruption, réaction qui peut nécessiter la prescription d'un antipyrétique. La fièvre peut être supérieure à 39,4 °C dans 5 % des cas, et des convulsions fébriles sont exceptionnelles. Des thrombopénies peuvent se voir. Des encéphalopathies ont été observées (un cas pour 2 millions de doses).

• Efficacité

Elle est supérieure à 95 % et l'immunité persiste même après disparition des anticorps.

• Recommandations officielles

La vaccination est recommandée dès 9 mois chez les nourrissons en crèche, avec une revaccination associée à la rubéole et aux oreillons dans la deuxième année.
Sinon, la vaccination est recommandée après 1 an, associée à la rubéole et aux oreillons, et chez tous les enfants plus grands qui ne l'ont pas eue. Une deuxième dose est recommandée entre 3 et 6 ans. Le vaccin triple est recommandé à 11-13 ans pour tous les enfants non vaccinés.
En cas de contage, une séroprévention des sujets non immuns par vaccination est possible dans les 72 heures qui suivent le contage.

➡ Vaccin contre les oreillons

• Principe d'action

C'est un vaccin viral vivant atténué.

• Mode d'administration

Il est injecté par voie intramusculaire ou sous-cutanée profonde.

• Forme disponible en France

Il est administré en association triple avec la rougeole et la rubéole.

• Effets secondaires

On peut observer de rares réactions fébriles, des parotidites transitoires entre 10 et 20 jours après la vaccination, et des méningites postvaccinales (1 pour 60 000 vaccinations).

• Efficacité

La durée de protection semble moindre que pour la rubéole et la rougeole.

● **Recommandations officielles**

Première dose après 1 an (avec les vaccins contre la rougeole et la rubéole), deuxième dose entre 3 et 6 ans. Rattrapage éventuel entre 11 et 13 ans.

Vaccin contre la rubéole

● **Principe d'action**

C'est un vaccin viral vivant atténué.

● **Mode d'administration**

Il est injecté par voie intramusculaire ou sous-cutanée profonde.

● **Forme disponible en France**

Il est administré seul ou en association, double avec la rougeole, triple avec la rougeole et les oreillons.

● **Effets secondaires**

Une réaction fébrile peut s'observer 15 à 20 jours après la vaccination, ainsi que, chez l'adulte, des adénopathies et des arthralgies. Des purpuras thrombopéniques sont possibles.

● **Efficacité**

Elle est voisine de 95 %. La rubéole est la seule embryofœtopathie que l'on sache prévenir par une vaccination, mais le taux de couverture vaccinal encore insuffisant en France explique que l'on a observé 39 rubéoles chez des femmes enceintes en 1995-1996.

● **Recommandations officielles**

Première dose après 1 an (avec les vaccins contre la rougeole et les oreillons), deuxième dose entre 3 et 6 ans. Rattrapage éventuel entre 11 et 13 ans. Il est également prévu un rattrapage pour les femmes en âge de procréer non vaccinées : chez les jeunes filles, sous couvert d'une contraception, ou chez les femmes qui viennent d'accoucher, avant la sortie de la maternité.

Autres vaccins

Vaccin contre le pneumocoque

● **Principe d'action**

Il est composé d'antigènes capsulaires polysacccharidiques des sérotypes les plus fréquemment rencontrés.

• Mode d'administration

Il est injecté par voie intramusculaire ou sous-cutanée.

• Forme disponible en France

Actuellement, seul le Pneumo 23® (23 sérotypes différents) est disponible. D'autres vaccins sont à l'étude, qui sont des vaccins conjugués à une toxine diphtérique et associant 7 à 11 valences. Un vaccin à 7 valences est maintenant disponible en France.

• Effets secondaires

Il provoque des réactions locales mineures et une hyperthermie modérée dans 2 % des cas.

• Efficacité

Elle est, chez l'adulte, de 50 à 70 % pour les infections bactériennes sévères, mais ce vaccin est inefficace chez l'enfant avant 2 ans. Le vaccin conjugué devrait permettre d'éviter environ un tiers des otites moyennes aiguës, un tiers des pneumopathies, et 95 % des infections invasives.

• Recommandations officielles

Compte tenu de l'inefficacité avant 2 ans, elles sont actuellement limitées :
— à l'asplénie fonctionnelle (drépanocytose) ou chirurgicale, en association avec une prophylaxie permanente par la pénicilline ;
— au syndrome néphrotique ;
— à l'insuffisance respiratoire ou cardiaque ;
— à l'alcoolisme grave.
Le vaccin heptavalent peut être utile chez les nourrissons exposés (crèches, collectivités). Le recul est encore insuffisant.

➡ Vaccin contre l'hépatite A

• Principe d'action

C'est un vaccin viral entier inactivé.

• Mode d'administration

Il est injecté par voie intramusculaire ou sous-cutanée profonde.

• Forme disponible en France

Il est vendu sous forme simple ou combinée avec le vaccin antihépatite B.

• Effets secondaires

Il provoque des réactions locales mineures, et rarement une réaction générale avec céphalées, nausées, asthénie.

• Efficacité

Elle est voisine de 97 %.

• Recommandations officielles

La vaccination est recommandée pour les enfants de plus de 1 an voyageant en zone d'endémie et pour les jeunes en internat spécialisé pour enfants handicapés. Chez l'adulte, elle est recommandée pour les personnels de santé s'occupant d'enfants, les personnels travaillant en restauration collective ou traitant les eaux usées.
Il faut faire une injection avec rappel 6 à 18 mois plus tard suivant la marque.

Vaccin contre la grippe

• Principe d'action

C'est un vaccin viral inactivé, dont la composition (qui est décidée au niveau européen suivant les recommandations de l'OMS) varie tous les ans en fonction des données épidémiologiques. Il contient toujours des antigènes de virus A et des antigènes de virus B.

• Mode d'administration

Il est injecté par voie intramusculaire ou sous-cutanée profonde.

• Forme disponible en France

Il est vendu seul, ou associé à l'anatoxine tétanique. Il existe un dosage adulte et un dosage enfant (6 à 35 mois).

• Effets secondaires

Il provoque des réactions locales mineures, et rarement une réaction générale avec fièvre (3 à 12 % des cas), myalgies, asthénie.

• Efficacité

Elle est de 60 à 90 % selon les vaccins et le terrain. Mais la mortalité chez les personnes âgées a considérablement chuté depuis la mise en œuvre de la vaccination.

• Recommandations officielles

Une seule injection est nécessaire, sauf chez les enfants de moins de 8 ans qui n'ont jamais été vaccinés ou infectés et qui doivent recevoir une deuxième injection 1 mois après la première. La vaccination est recommandée et prise en charge par la Sécurité sociale pour les personnes âgées de plus de 70 ans, les personnes atteintes d'une affection de longue durée (respiratoire : muco-

viscidose, dysplasie broncho-pulmonaire, cardiaque, rénale, immunologique...), les enfants drépanocytaires.
La vaccination est conseillée aux professionnels exposés (professionnels de santé, enseignants...).

Vaccin contre la varicelle

• Principe d'action

C'est un vaccin viral vivant atténué.

• Mode d'administration

Il est injecté par voie sous-cutanée profonde.

• Forme disponible en France

Il en existe une seule.

• Effets secondaires

Il provoque des réactions locales mineures, rarement une réaction générale avec fièvre (4 % des cas), quelquefois une éruption varicelliforme.

• Efficacité

Elle varie de 85 à 100 % chez l'enfant sain et avoisine 85 % pour les enfants immunodéprimés. Les enfants qui déclarent quand même la varicelle n'en ont qu'une forme atténuée.

• Recommandations officielles

Deux injections à 3 mois d'intervalle. Le vaccin est recommandé en France aux enfants qui reçoivent une chimiothérapie pour cancer, et éventuellement à leurs frères et sœurs.
Aux États-Unis, les enfants sont vaccinés entre 12 et 18 mois.

Vaccin contre le méningocoque

• Principe d'action

Il est composé d'antigènes capsulaires polysacccharidiques de *Neisseria meningitidis* A et C, ce qui fait qu'il n'est pas actif pour la prévention des infections à méningocoque B, qui est le sérotype le plus fréquemment retrouvé en France.

• Mode d'administration

Il est injecté par voie intramusculaire ou sous-cutanée profonde.

• Forme disponible en France

Il en existe une seule.

• Effets secondaires

Réaction locale minime ou fébricule transitoire.

• Efficacité

Il ne diminue pas le portage de méningocoque, mais permet de réduire le taux d'infection en cas d'épidémie. Comme les autres vaccins polysaccharidiques, il est peu efficace chez les nourrissons. La protection commence 10 jours après la vaccination et dure 3 ans (sauf chez les nourrissons).

• Recommandations officielles

Une seule injection est nécessaire. La vaccination est obligatoire pour les militaires du contingent, recommandée pour les voyageurs se rendant en zone d'endémie (notamment il est exigé par l'Arabie Saoudite pour les pèlerins se rendant à La Mecque). Il est aussi recommandé en cas de contage (à partir de 6 mois pour le méningocoque A et de 18 mois pour le méningocoque C), en association à la chimioprophylaxie par la rifampicine. Une seule injection est nécessaire.

Vaccin contre la typhoïde

• Principe d'action

Il est composé d'antigènes capsulaires polysacccharidiques de *Salmonella typhi*.

• Mode d'administration

Il est injecté par voie intramusculaire.

• Forme disponible en France

Il n'y a qu'un seul type de vaccin.

• Effets secondaires

Réaction locale minime ou fébricule transitoire.

• Efficacité

La protection est de 60 % dans les zones d'endémie élevée. Comme les autres vaccins polysaccharidiques, il est peu efficace chez les nourrissons. La protection commence 15 jours après la vaccination et dure 3 ans (sauf chez les nourrissons).

• Recommandations officielles

Une seule injection est nécessaire. La vaccination est obligatoire pour les personnes exerçant une activité professionnelle dans un laboratoire d'analyses de biologie médicale et recommandée pour les enfants de plus de 2 ans et les adultes se rendant en zone d'endémie.

Vaccin contre la rage

• Principe d'action

C'est un vaccin viral inactivé.

• Mode d'administration

Il est injecté par voie intramusculaire ou sous-cutanée profonde.

• Forme disponible en France

Il existe un seul type de vaccin.

• Effets secondaires

Réactions locales bénignes, fièvre, frissons, malaise, céphalées, vertiges, myalgies, troubles gastro-intestinaux, nausées, douleurs abdominales.

• Efficacité

Il est efficace s'il est administré rapidement après une morsure.

• Recommandations officielles

Il est recommandé en prévention chez les professionnels exposés, les voyageurs (enfants et adultes se rendant en zone d'endémie). Trois injections sont nécessaires (J0, J7, J21 ou J28, rappel 1 an plus tard et tous les 5 ans). Cette vaccination préventive ne dispense pas d'une vaccination curative en cas d'exposition (deux injections de rappel à J0 et J3).
En France, il est nécessaire après exposition (morsure par un chien errant), en association avec des immunoglobulines s'il s'agit d'une morsure d'un territoire très innervé. La plaie doit être soigneusement nettoyée (eau savonneuse et antiseptique). Il y a deux protocoles de vaccination. Avis doit être pris auprès du centre antirabique le plus proche (il y en a un dans toutes les villes de CHU, et dans la plupart des CHG des villes de préfecture). L'animal doit être surveillé par un vétérinaire.

Vaccins particuliers

Vaccin contre la fièvre jaune

C'est un vaccin viral vivant atténué, obligatoire dès l'âge de 6 mois en Guyane française, et recommandé dès l'âge de 6 mois pour les personnes se rendant en zone d'endémie.

Vaccin contre l'encéphalite à tiques

C'est un vaccin viral inactivé, recommandé pour les professionnels exposés en zone d'endémie (Europe centrale et de l'Est).

Vaccin contre l'encéphalite japonaise

C'est un vaccin viral atténué recommandé aux voyageurs séjournant en zone rurale d'endémie pendant plusieurs semaines.

Vaccin contre la leptospirose

C'est un vaccin bactérien inactivé recommandé pour certaines professions (en général en cas de contacts avec des animaux porteurs de leptospires ou à leurs déjections).

Vaccins contre le rotavirus

Ils sont en cours d'essai.

Situations particulières

Enfants porteurs d'une dysplasie broncho-pulmonaire

Les anciens prématurés qui ont des séquelles respiratoires ont intérêt, outre les vaccins obligatoires, à recevoir le vaccin contre la grippe et celui contre la rougeole dès 9 mois s'ils vont en crèche. Par ailleurs, des immunoglobulines spécifiques contre le virus respiratoire syncitial, le synagis, viennent de recevoir une autorisation temporaire d'utilisation. Leur prix est très élevé et leurs indications restent à préciser.

Enfants drépanocytaires

Outre les vaccins obligatoires, ils doivent recevoir le vaccin contre le pneumocoque, contre la grippe.

Enfants porteurs d'une anomalie congénitale de la coagulation

Ils peuvent être amenés à être régulièrement transfusés et doivent être vaccinés en sous-cutané contre l'hépatite B.

Enfants voyageurs

Ils doivent être à jour de leurs vaccinations, ont intérêt à être vaccinés contre l'hépatite B, peuvent recevoir le vaccin contre la rougeole dès 9 mois, le vaccin triple ROR dès 12 mois ; la vaccination contre la fièvre jaune est possible dès l'âge de 6 mois. La vaccination contre l'hépatite A est possible dès l'âge de 1 an, celle contre la typhoïde dès 2 ans, celle contre les méningocoques A et C est exigée pour un voyage à La Mecque et peut se faire dès 18 mois. La vaccination contre la rage est à discuter pour un voyage aventureux, mais ne dispose pas d'une vaccination curative le plus tôt possible en cas d'exposition *(voir plus haut « Enfants et bébés voyageurs »).*

Enfants nés de mère séropositive pour le VIH ou infectés par le VIH

Un avis doit être pris auprès d'une équipe spécialisée, qui tiendra compte du stade d'évolution de la maladie et/ou de l'évolution postnatale des anticorps. Chez les enfants nés de mères infectées, les vaccinations habituelles doivent être faites, sauf le BCG, qui ne sera réalisé que si l'enfant n'est pas infecté. Les enfants infectés asymptomatiques doivent recevoir les vaccins habituels sauf le BCG, le vaccin antigrippal dès 6 mois et le vaccin antipneumococcique dès 2 ans.
Les enfants infectés ne doivent pas recevoir de vaccins bactériens vivants ou viraux vivants (sauf le vaccin triple ROR s'ils n'ont pas de déficit immunitaire). Ils peuvent recevoir les vaccins habituels, le vaccin antigrippal dès 6 mois et le vaccin antipneumococcique dès 2 ans.

Enfants de mère HBs

Ils doivent être vaccinés à la naissance (0, 1 mois, 6 mois) et recevoir des immunoglobulines spécifiques anti-HBs.

En cas de morsure de chien

Il faut vérifier l'état de la vaccination antitétanique et discuter avec le centre antirabique la nécessité d'une sérovaccination contre la rage.

➜ Contre-indications

Elles sont toutes détaillées dans les autorisations de mise sur le marché ; on peut donc les retrouver dans le *Vidal*. Il existait une circulaire de 1985 qui a été annulée par la circulaire n° 97-267 du 8 avril 1997.

Les seules contre-indications formelles et définitives sont l'administration de vaccins vivants dans les déficits immunitaires congénitaux (déficits combinés sévères) ou acquis (infections par le VIH).

Il existe des contre-indications formelles temporaires. Il ne faut pas :

— vacciner au cours des affections malignes en évolution ;

— injecter de vaccins vivants pendant la grossesse ou au cours d'une chimiothérapie ;

— administrer de vaccins au cours d'une corticothérapie ;

— certaines contre-indications sont temporaires :

  - maladie infectieuse sévère en cours, cardiopathie décompensée, affection aiguë du système nerveux central, tuberculose en poussée, allergie en poussée ;
  - de la même manière, le BCG est contre-indiqué en cas de pyodermite ou de dermatite atopique en poussée ;
  - les vaccinations contre la coqueluche (vaccin cellulaire) et l'hépatite B sont à discuter en fonction des antécédents neurologiques.

Les vaccins sont de plus en plus purifiés et il n'y a que de rares cas de contre-indications chez les allergiques ; il faut donc vérifier la composition des vaccins (œuf, antibiotiques, gélatine) en fonction de ce que l'on sait de l'allergie, ne pas vacciner lors d'une poussée évolutive, prescrire un antihistaminique le jour de la vaccination et poursuivre le traitement jusqu'à 10 jours après celle-ci.

Mais les épisodes infectieux mineurs, l'asthme, l'eczéma, les dermatoses chroniques, les affections chroniques cardiaques, respiratoires, rénales, hépatiques, les séquelles neurologiques, le diabète, la malnutrition, la prématurité ne sont pas des contre-indications aux vaccinations.

acte infirmier

Vaccination

Rôle propre

L'infirmière est habilitée à réaliser les vaccins sur prescription médicale datée et signée. Mais les parents doivent avoir été interrogés soigneusement sur les antécédents de l'enfant et informés des effets secondaires. Ils doivent également recevoir des conseils pour la prévention d'une hyperthermie éventuelle. Comme tous les professionnels de santé, l'infirmière est tenue de déclarer les effets indésirables pour qu'ils soient communiqués au centre régional de pharmacovigilance, qui transmettra suivant les cas à l'Agence française de sécurité sanitaire des produits de santé (anciennement Agence du médicament).

Carnet de santé

Les vaccinations doivent être consignées dans le carnet de santé, avec leur date et le numéro de lot du vaccin injecté. Ces références doivent également être conservées dans le dossier médical de l'enfant ou dans un registre des vaccinations. Chaque visite médicale ou d'une infirmière, chaque passage aux urgences, chaque hospitalisation doivent être l'occasion de regarder si les vaccins sont à jour ou non, et le cas échéant de le faire remarquer aux parents.

Calendrier vaccinal

Le *tableau 10.5* résume le calendrier vaccinal d'après le Comité français d'éducation pour la santé, CFES.

Tableau 10.5 – Calendrier vaccinal

De 1 à 4 mois		
Dès le 1er mois	BCG	Enfants vivant dans un milieu à risques ou en collectivité
À partir de 2 mois	DTC Polio Hib, *1re injection* (diphtérie, tétanos, coqueluche, poliomyélite, *Haemophilus influenzae b*) Hépatite B, *1re injection*	
3 mois	DTC Polio Hib, 2e *injection* (diphtérie, tétanos, coqueluche, poliomyélite, *Haemophilus influenzae b*) Hépatite B, 2e *injection*	La vaccination contre l'hépatite B peut débuter entre 2 et 6 mois ; la 2e injection doit être pratiquée au moins 1 mois après la première
4 mois	DTC Polio Hib, 3e *injection* (diphtérie, tétanos, coqueluche, poliomyélite, *Haemophilus influenzae b*)	

De 12 mois à 6 ans		
À partir de 12 mois	Rougeole-oreillons-rubéole, *1re dose* Hépatite B, *3e injection*	La 3e injection du vaccin contre l'hépatite B peut se faire plus tôt : 6 mois après la 1re injection, de préférence à partir de l'âge de 1 an
De 16 à 18 mois	DTC Polio Hib, *1er rappel* (diphtérie, tétanos, coqueluche, poliomyélite, *Haemophilus influenzae b*) Hépatite B, *4e injection*	
Entre 2 et 6 ans	Rougeole-oreillons-rubéole, *2e dose*	
Avant 6 ans	BCG	Obligatoire pour l'entrée en collectivité
À 6 ans	Diphtérie-tétanos-polio, *2e rappel* Rougeole-oreillons-rubéole Hépatite B, *1er rappel*	Cette vaccination associée est recommandée chez les enfants n'ayant pas encore été vaccinés
De 11 à 13 ans		
	Diphtérie-tétanos-polio, *3e rappel*	
	Coqueluche	Un rappel tardif coqueluche est recommandé chez tous les enfants, l'injection devant être effectuée en même temps que le rappel diphtérie-tétanos-polio avec le vaccin anticoquelucheux acellulaire
	Oreillons	Recommandé pour tous les enfants non vaccinés
	Rubéole	Pour toutes les filles en primo et en revaccination
	Épreuve tuberculinique	Les enfants aux tests tuberculiniques négatifs vérifiés par intradermo-réaction (IDR) seront vaccinés au revaccinés. Après deux vaccinations par le BCG par voie intradermique, les enfants qui ont une IDR négative sont considérés comme ayant satisfait aux obligations vaccinales

	Hépatite B	Soit une injection de rappel, soit, pour les enfants encore non vaccinés, un schéma complet en trois injections : deux injections à 1 mois d'intervalle et la troisième au plus tôt 6 mois après la première
	À partir de 16 ans	
De 16 à 18 ans	Diphtérie-tétanos-polio, *4e rappel*	
	Rubéole	Pour les jeunes femmes non vaccinées
	Épreuve tuberculinique	Suivie du BCG en cas de négativité
À partir de 18 ans		Il est important, à l'âge adulte, de maintenir sa protection immunitaire par des rappels réguliers des vaccinations
	Tétanos-polio	Tous les 10 ans
	Rubéole	Pour les femmes non vaccinées, en âge d'avoir des enfants
	Hépatite B	Uniquement pour des personnes appartenant à un groupe à risque
	À partir de 70 ans	
	Vaccination grippale	Tous les ans
	Tétanos-polio	Tous les 10 ans

Bibliographie

« Actualités en vaccinologie ». *Médecine et Enfance* 1998 ; 18 [hors série] : 2-22.

Arrêté du 5 septembre 1996 relatif à la pratique de la vaccination par le vaccin antituberculeux BCG et aux tests tuberculiniques.

Avis du Comité technique des vaccinations et de la section des maladies transmissibles du Conseil supérieur d'hygiène publique de France concernant la vaccination contre l'hépatite B. *BEH* 1998 ; 31 : 133-4.

Brunet O., Lezine I. *L'Échelle de développement psychomoteur de la première enfance*. Issy-les-Moulineaux : Éditions scientifiques et psychotechniques ; 1967.

Brunet O., Lezine I. *Le Développement psychologique de la première enfance*. Paris : PUF ; 1951.

Cohen R. « C'est maintenant qu'il faut envisager la vaccination de l'enfant voyageur ». *Médecine & Enfance* 1998 ; 18 Suppl 3 : 169-73.

Circulaire n° 97-267 du 8 avril 1997 relative aux contre-indications des vaccinations.

Décret n° 93-345 du 15 mars 1993 relatif aux actes professionnels et à l'exercice de la profession d'infirmier, article 4.

Décret n° 96-775 du 5 septembre 1996 relatif à la vaccination par le vaccin antituberculeux BCG et modifiant le Code de la santé publique.

Direction générale de la Santé, Comité technique des vaccinations. *Guide des vaccinations, édition 1999*. Paris ; 1999. p. 194.

Dufoyer J.-M. *La Naissance et le développement de la personnalité dans la première année de la vie*. Paris : PUF ; 1982.

Fraiberg S. *The Magic Years*. New York : Charles Scribner's Sons ; 1959.

Gayraud M., Lortholary O. « Soins infirmiers aux personnes atteintes de maladie infectieuse et aux personnes atteintes de l'infection par le VIH ». *Nouveaux cahiers de l'infirmière (n° 17)*. Paris : Masson ; 1998.

Guide des médecins de l'Office des migrations internationales. Paris : juin 1991.

Kopernik C., Dailly R. *Développement neuropsychique du nourrisson*. Paris : PUF ; 1972.

Kremp O. « Vaccination contre l'hépatite B : toujours d'actualité ». *Soins pédiatrie et puériculture* 1999 ; 187 : 31-2.

Lavaud J., Sauvageon X. *et al. Guide pratique de pédiatrie d'urgence préhospitalière*. Paris : Doin ; 1996.

Lebovici S., Weil-Halpern F. *Psychopathologie du bébé*. Paris : PUF ; 1989.

The Lippincolt Manuel Of Pediatric Nursing. Londres : Harper and Row ;1986.

Manciaux M. *et al.*, *XXVIe Congrès des pédiatres de langue française*. Toulouse ; 1981.

Massol J., Druot J. *Pathologie médicale et pratique infirmière*. Paris : Lamarre ; 1998.

Porte J.-M. « La Compétence du nouveau-né ». In : Lebovici S., Soule M., Diatkine R., éd., *Traité de psychiatrie de l'enfant et de l'adolescent*, tome I. Paris : PUF ; 1985.

Spitz R. *Hospitalism an inquiry into the genesis of psychiatric conditions in early childhood*. Psychoanal. Study Child 1945 ; 1 : 53-74.

Stoleru S. « Les Études sur les compétences du bébé et les interactions précoces ». In : Lebovici S., éd. *Le Nourrisson, la Mère et le Psychanalyste, les interactions précoces*. Paris : Le Centurion ; 1983. p. 89-216.

Weber Michel L. *Dictionnaire de thérapeutique pédiatrique*. Paris : Presses de l'Université de Montréal/Doin ; 1994.

Winnicott D. W. *De la pédiatrie à la psychanalyse* [trad. J. Ralmanovitch]. Paris : Payot ; 1969.

partie III

Génétique

Introduction

Jacques Cousin, Bruno Delobel

Longtemps cantonné à l'hérédité mendélienne, la génétique médicale a connu des progrès considérables au cours des dernières décennies. Elle occupe désormais la totalité de la médecine permettant de reclasser et de diagnostiquer des maladies sur des bases certaines, d'affiner le pronostic d'affections malignes et de conseiller de plus en plus de familles alors que l'on entrevoit des possibilités de thérapie génique. Mais, parallèlement à tous ces progrès, on découvre aussi chaque jour la complexité des situations relevant du polymorphisme de l'ADN, qui explicite l'individualité biologique de chaque être vivant. La variété des mutations, le rôle encore mal connu des gènes modulateurs, la redondance probable du message génétique, le poids de l'environnement qui vient tempérer la marque de l'inné et jusqu'à l'immixtion de l'homme par la procréation assistée... illustrent la part de hasard ou de liberté dans une vie que l'on ne saurait résumer en l'application mécaniciste d'un programme génétique.

Après les travaux de Grégor Mendel, qui constituèrent la base de la génétique, la découverte de la trisomie 21 par Jérôme Lejeune, Marthe Gauthier et Raymond Turpin, en 1959, marque une première étape, celle de la connaissance des aberrations chromosomiques. Les progrès des techniques caryotypiques (jusqu'aux méthodes d'hybridation *in situ* permettant de déceler des microdélétions) ont ouvert un nouveau chapitre : celui de la microcytogénétique. Dans le même temps, les avancées spectaculaires de la génétique moléculaire avec, à l'horizon 2005, le déchiffrement de la totalité du génome humain (projet HUGO) laissent entrevoir non seulement un inventaire des nombreuses mutations responsables de maladies héréditaires, mais aussi une meilleure connaissance des mécanismes physiopathologiques de ces affections, sans que l'on ne puisse envisager le remplacement des gènes défectueux, rêve sans doute en partie réalisable des nouveaux pygmalions que seront tentés d'être les généticiens du XXIe siècle.

chapitre 11

Jacques Cousin
Bruno Delobel

Le génome humain[1]

Du chromosome aux gènes

La quasi-totalité du génome humain est localisée à l'intérieur du noyau (une faible partie est contenue dans les mitochondries sous forme d'ADN circulaire), il est organisé dans les entités chromosomiques constituées de très longues molécules d'ADN, auxquelles sont associées des protéines variées (protéines de structure et de régulation). La différence d'échelle entre chromosomes et ADN se conçoit si l'on imagine que la taille totale de l'ADN débobiné d'une cellule haploïde représenterait une longueur de 1 m ; compacté, l'ADN ne représente que quelques microns dans les chromosomes métaphasiques, le niveau de compactage étant d'environ 1/8000 (*figure 11.1*) Le message génétique est morcelé dans des sous-unités appelées gènes, qui ne représentent que 10 % de l'ADN total chez l'homme.

Génome humain : 1 lot haploïde de chromosomes :

— 23 chromosomes (22 autosomes, 1 gonosome) ;
— 70 000 gènes (environ) ;
— 3 milliards de paires de bases nucléotiques (ADN).

---

1. Le vocabulaire de ce chapitre étant particulier, il est recommandé de se reporter au glossaire page 267.

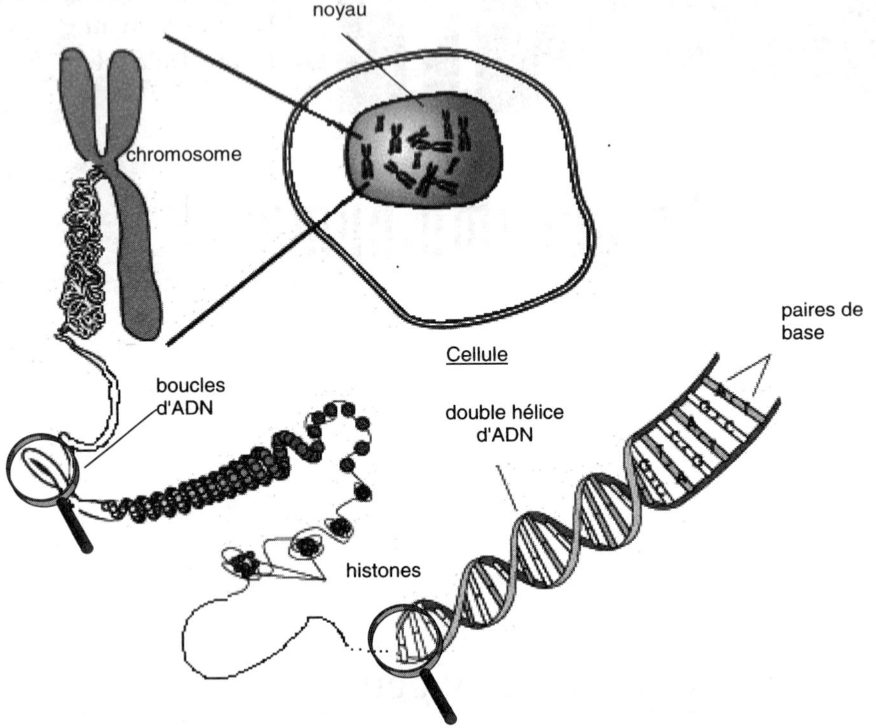

Figure 11.1 – Représentation schématique d'une cellule eucaryote et de son matériel génétique à différentes échelles

Les chromosomes

Les chromosomes, au nombre de 46 dans l'espèce humaine (22 paires d'autosomes, 1 paire de gonosomes ou chromosomes sexuels) sont des unités colorables (d'où leur nom) visibles grâce à un microscope optique. La discipline qui étudie ces éléments par l'étude du caryotype est la cytogénétique. Les chromosomes sont observés au cours des stades cellulaires où ils sont bien individualisés : métaphase, voire prométaphase, de la mitose. Les techniques plus récentes permettent de les observer pendant la méiose, et même en interphase, grâce à des sondes d'ADN marquées et révélées par fluorescence avec les techniques d'hybridation *in situ (figure 17.2)*.
Un chromosome est caractérisé par un centromère, point d'attache ou fuseau mitotique, relié à un bras court (p) et un bras long (q) ; les extrémités

constituent les télomères. Selon la position du centromère, on distingue chez l'homme trois types de chromosomes : méta-, subméta- et acrocentriques (*figure 11.2*).

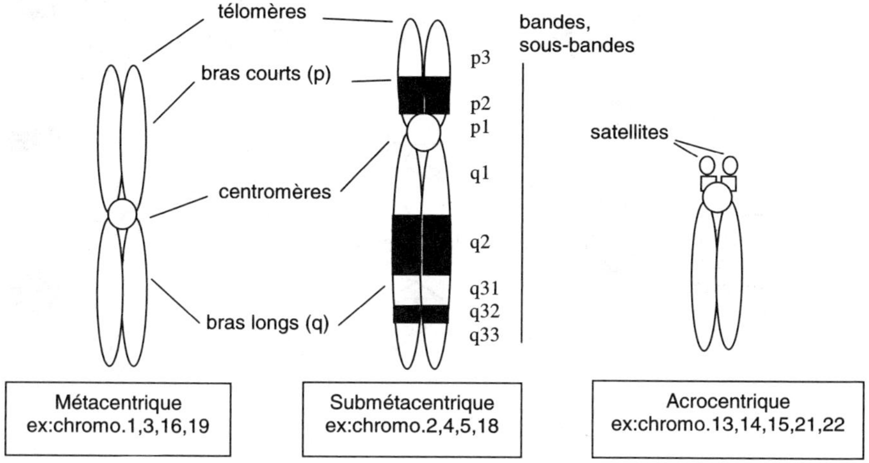

Figure 11.2 – Éléments de structure et morphologie des chromosomes humains en métaphase

Les chromosomes sont ordonnés et reconnaissables grâce à trois critères : la taille, la position du centromère et le système de bandes colorées où alternent bandes sombres et bandes claires. Une nomenclature internationale précise la formulation du caryotype, dans l'ordre : le nombre de chromosomes, la formule gonosomique et enfin l'anomalie éventuelle. Pour un garçon porteur d'une trisomie 21 libre, la formule sera : 47,XY,+21. Pour une fille avec une translocation réciproque équilibrée : 46,XX,t(2 ;8)(p22 ;q12).

La double hélice d'ADN

La molécule qui porte le message génétique est la double hélice d'ADN ; celle-ci n'est pas directement accessible en microscopie optique : pour son étude, elle nécessite les outils de la biologie moléculaire. L'ADN est une macromolécule d'acides nucléiques polymériques composée de trois unités : un sucre à cinq carbones (désoxyribose), un groupement phosphate et une base azotée (*figure 11.3*).

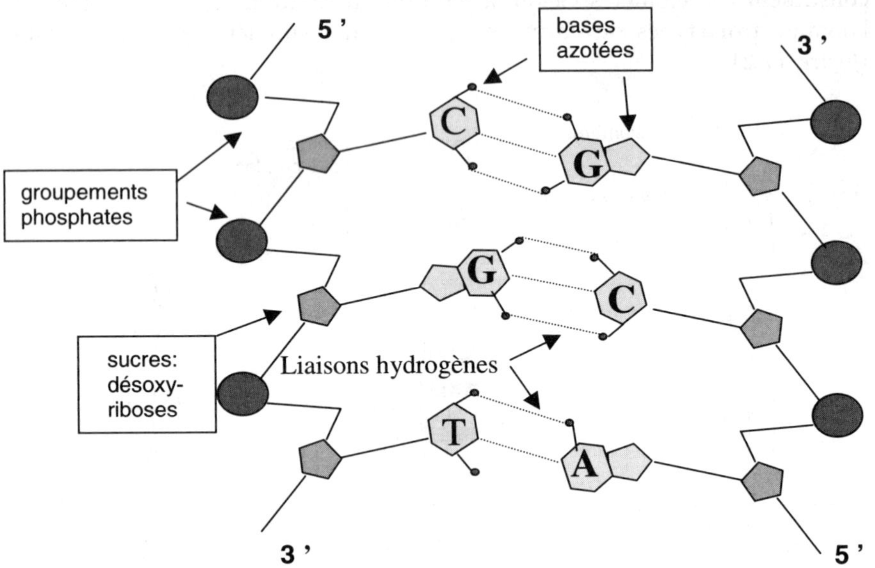

Figure 11.3 – Représentation schématique de la molécule d'ADN et de ses différents composants : phosphate + sucre + base (A,T,G ou C)=nucléotides

Les bases sont les seuls éléments variables, ce sont elles qui portent l'information par un alphabet simple à quatre unités (A,T,G,C : adénine, thymine, guanine, cytosine). Elles sont le siège des mutations pouvant rendre compte des maladies géniques. L'appariement des paires de bases ne se fait pas au hasard, il ne permet que l'association d'une thymine avec une adénine (A = T) et d'une guanine avec une cytosine (G = C) ou réciproquement.

Les gènes (transcription, traduction, code génétique)

Les gènes sont des segments d'ADN codant pour des protéines (quelques gènes en multicopies codent pour des ARN : ARN ribosomiaux, ARN de transfert... non traduits en protéine). À ces deux classes de macromolécules s'ajoute un intermédiaire indispensable pour le passage de l'information de l'ADN aux protéines : l'ARN messager (ARMm) (*figure 11.4*).

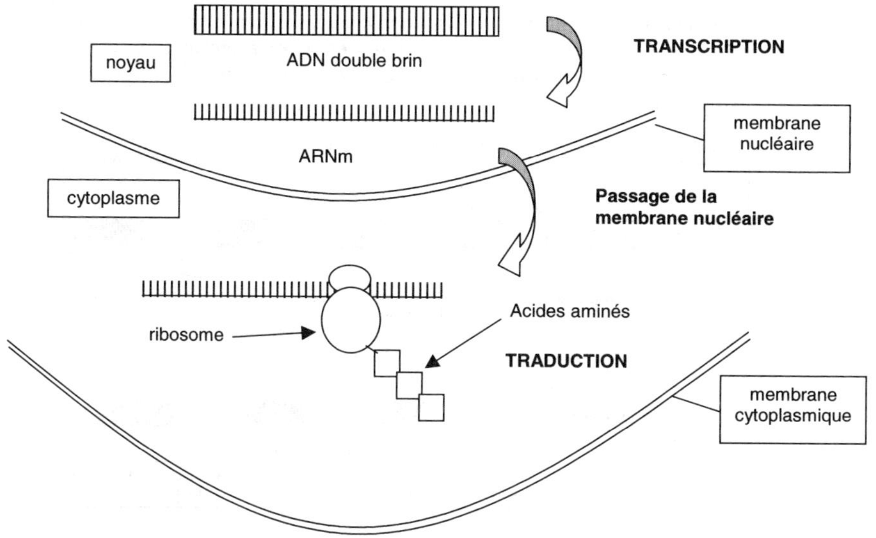

Figure 11.4 – Dogme central de la biologie moléculaire : ADN → ARN → PROTÉINE (AA).
Étape nucléaire : transcription, maturation de l'ARNm ; étape cytoplasmique: traduction.

L'étape nucléaire établissant le passage de l'ADN vers l'ARNm s'appelle la transcription, le transfert d'information se fait de nucléotide à nucléotide, mais une base diffère pour l'ARNm : l'uracile remplace la thymine tout en conservant la même signification. La traduction est une étape cytoplasmique qui établit le passage de l'ARNm vers les protéines grâce aux ribosomes et à un complexe enzymatique. Les protéines sont constituées de l'enchaînement d'acides aminés (AA). L'information entre l'ARNm et les AA circule grâce au code génétique. Les nucléotides sont lus trois par trois, chaque codon (trois lettres) est traduit en un acide aminé particulier. Les 64 codons (43) correspondant ne codent que pour 20 acides aminés ; en effet, la plupart des acides aminés sont spécifiés par plusieurs codons : le code génétique est dit dégénéré. Un codon (AUG) spécifie le début de la traduction et trois codons « STOP » indiquent la fin de celle-ci (UAA, UAG, UGA).

Remarque

Anatomie d'un gène

Les gènes des eucaryotes sont le plus souvent morcelés : une partie est codante (les exons), elle sera conservée dans l'ARNm mature ; une autre n'est pas codante (les introns), elle sera exclue lors de la maturation de l'ARNm. Un gène doit être actif à un moment donné dans une cellule donnée ; il existe donc un système de régulation temporo-spatiale pour chaque gène, spécifiant qu'il doit être transcrit ou non selon les nécessités

cellulaires. Ces systèmes de régulation complexes font partie des gènes, le plus souvent en amont de l'unité de transcription proprement dite. Ce sont des séquences (nucléotiques) activatrices ou répressives de la transcription (figure 11.5).

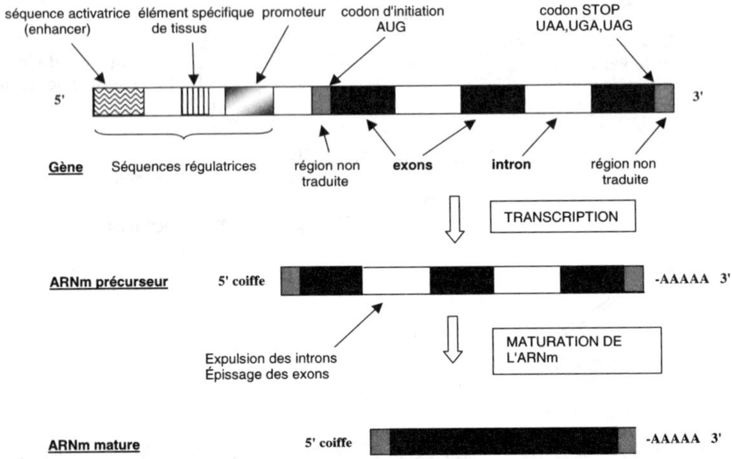

Figure 11.5 – Structure et expression d'un gène type, possédant différentes séquences de régulation, et la région transcrite du gène : ce gène présente 3 exons qui sont raboutés (épissés) dans l'ARNm mature après élimination des 2 introns

chapitre 12

Jacques Cousin
Bruno Delobel

La génétique moléculaire

Variations génétiques, polymorphismes et mutations génétiques

Tous les changements observés et exprimés dans l'ADN ne sont pas nécessairement néfastes. Les modifications du message génétique au niveau de l'ADN sont indispensables à l'intérieur d'une même espèce pour rendre compte des variations normales qui existent entre individus. Les polymorphismes de l'ADN (RFLP, microsatellites) peuvent être mis en évidence par les outils de la biologie moléculaire. Dans certains cas, ces variations sont délétères, elles correspondent aux mutations proprement dites et entraînent dans certains cas défavorables des maladies génétiques. Les mutations géniques ont pour origine les erreurs introduites lors de processus physiologiques de la réplication de l'ADN ou *via* des changements de bases induits par des agents mutagènes. Les mutations comprennent les substitutions de paires de bases, les insertions et les délétions... Selon l'emplacement et le type de mutation, les conséquences phénotypiques peuvent être différentes, responsables d'une hétérogénéité génétique de type allélique.

Tableau 12.1 – Différents types de mutations et leurs conséquences sur l'acide aminé (AA). Dans la délétion donnée comme exemple, l'AA est identique malgré la mutation (thréonine) ; cependant, le cadre de lecture trois par trois en aval va être décalé d'un nucléotide et tous les codons suivants vont être différents de l'allèle normal ; ceci entraînera la traduction d'une protéine aberrante, la substitution correspondant à une mutation faux-sens

	ADN : Codon		ARNm	Acides aminés
Normal T	T G A	C		
A	A C T	G	ACU	Thréononine
	↓			
Substitution T	C G A	C	GCU	Alanine
	G C T	G		
	↓			
Insertion	T A G	A C	AUC	Isoleucine
	A T C	T G		
	↓			
Délétion	T G C		ACG	Thréonine
	A C G			

Outils de la génétique moléculaire

Les progrès extraordinaires de la génétique des 20 dernières années sont en grande partie dus au développement des méthodes et techniques de l'ADN. Clonage moléculaire de l'ADN, construction de banque génomique, séquençage de l'ADN sont autant de méthodes pour explorer le génome, mais leur étude sort du cadre de cet exposé.

Nous nous contenterons d'évoquer deux techniques particulières : le **Southern-blot** *(figure 12.1)* et la **PCR** *(polymerase chain reaction)*, qui a révolutionné l'étude de l'ADN et qui permet, en combinaison avec d'autres techniques, de révéler les variations géniques. La réaction de polymérisation en chaîne *(figure 12.2)* permet, à partir d'une seule copie d'ADN double brin, de la reproduire à des centaines de milliers de copies.

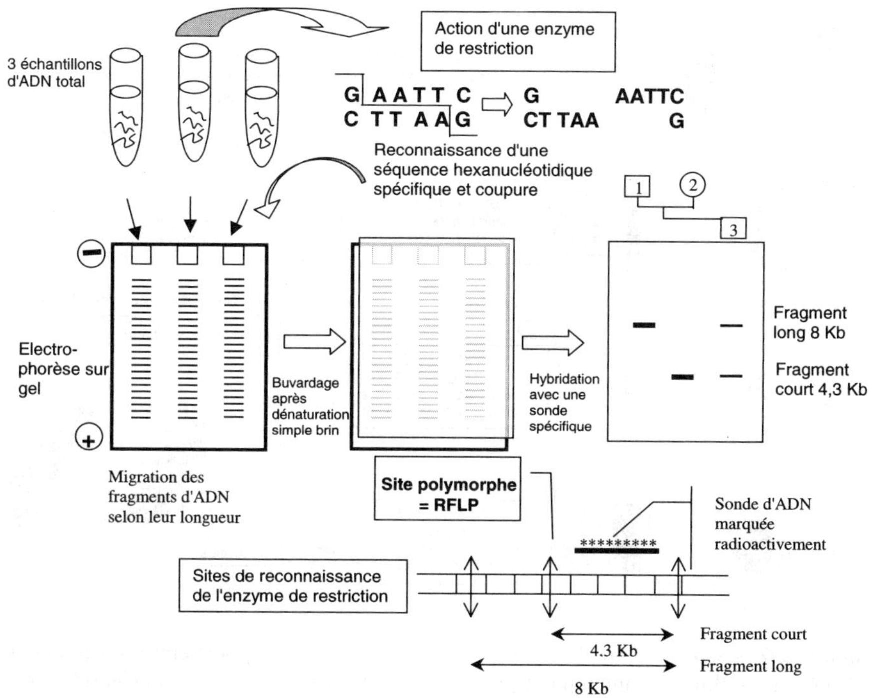

Figure 12.1 – Schéma simplifié de la technique de Southern-Blot. L'utilisation d'une enzyme de restriction permet de reconnaître et de couper l'ADN au niveau de séquences spécifiques et multiples. Après migration de la totalité des fragments d'ADN selon leur taille, un ou deux fragments vont être visualisables après buvardage *(blotting)* sur une membrane grâce à une sonde spécifique. Certains sites sont polymorphes (RFLP) ou présentent une mutation ; ils ne seront ni reconnus ni coupés si un seul nucléotide diffère de la séquence spécifique. Dans l'exemple ci-dessus, l'échantillon 1 du père indique qu'il est homozygote pour le fragment de 8 Kb (l'enzyme ne coupe sur aucun de ces 2 allèles), l'échantillon 2 de la mère indique qu'elle est homozygote pour le fragment de 4,3 Kb, l'enfant (3) est hétérozygote car il porte les 2 versions alléliques.

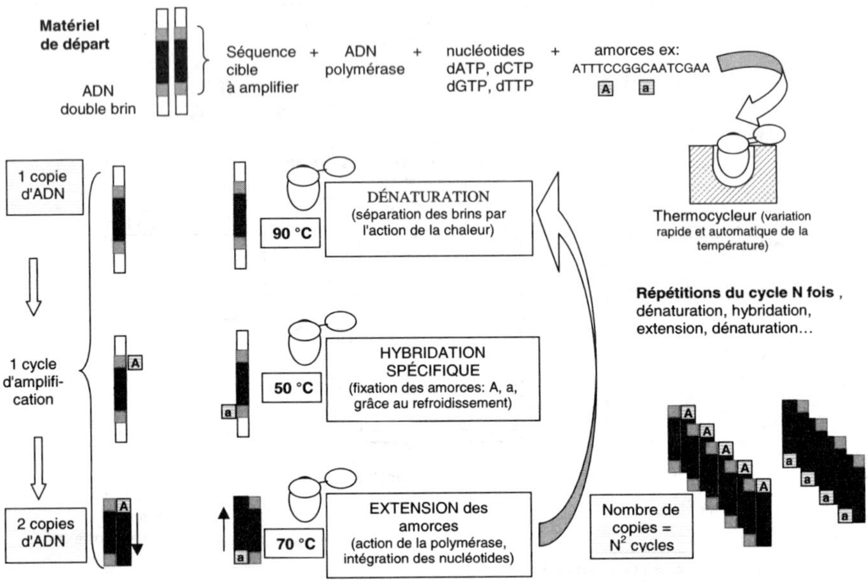

Figure 12.2 – Schéma simplifié de la PCR. Par l'action d'une polymérase, un fragment d'ADN est amplifié spécifiquement grâce à 2 courtes amorces ($\approx$ 20 nucléotides) qui reconnaissent une séquence complémentaire sur ce fragment cible. Ces amorces permettent d'initier la réplication *in vitro* par incorporation des 4 nucléotides présents. Une fois la réplication terminée, un nouveau cycle d'amplification est enclenché et poursuivi grâce à une simple variation rapide de la température. L'amplification est de type exponentielle : 2, 4, 8, 16, 32... copies d'ADN : à partir d'une copie et 20 cycles d'amplification, on obtient en théorie 2^{20} copies ($\approx$ 1 million)

Un diagnostic direct est possible lorsque le gène est localisé, cloné, séquencé et que la mutation peut être facilement trouvée (cas des gènes de petite taille et/ou mutations localisées préférentiellement à des « points chauds » de mutation). Dans ce cas, l'étude du *propositus* est suffisante. Dans le cadre du diagnostic prénatal, un diagnostic indirect (donc avec étude familiale) est nécessaire quand la mutation n'est pas connue : cas des gènes localisés mais non clonés ou des gènes de grande taille (gène de la myopathie de Duchenne supérieure à 2 mégabases) dont l'hétérogénéité génétique est importante (mutations différentes d'un malade à l'autre). On utilise alors des marqueurs ADN polymorphiques (RFLP, microsatellites) proches du gène chez les apparentés du ou des sujets atteints pour étudier la coségrégation des marqueurs avec la maladie ou chez les porteurs obligatoires. En cas de diagnostic prénatal, la présence de marqueurs identiques aux sujets atteints indique de façon indirecte que le fœtus porte très probablement la mutation délétère.

chapitre 13

Jacques Cousin
Bruno Delobel

Les syndromes héréditaires

Hérédité mendélienne

Plus de 5 000 maladies monogéniques sont décrites dans la littérature médicale. À part quelques exceptions, la plupart sont très rares, mais ensemble, elles constituent une cause importante de morbidité et de mortalité. Elles représenteraient 5 % des admissions en pédiatrie et la fréquence globale correspondrait à 1 % des nouveau-nés. Près de 25 % des phénotypes mendéliens seraient apparents à la naissance, 90 % à la puberté. Parmi les différents modes héréditaires, approximativement 70 % sont représentés par les maladies autosomiques dominantes, 25 % par les maladies récessives autosomiques et 5 % par les maladies récessives liés à l'X.

Hérédité autosomique dominante (AD)

Le caractère ou la maladie dépendent d'un gène situé sur un autosome (chromosome 1 à 22) qui est dominant par rapport à son allèle et donc s'exprime à l'état hétérozygote. L'affection se transmet de génération en génération (pedigree vertical) et concerne aussi bien les garçons que les filles ; tout individu atteint risque de transmettre le caractère ou la maladie à 50 % de sa descendance à chaque procréation *(figure 13.1 et tableau 13.1)*.

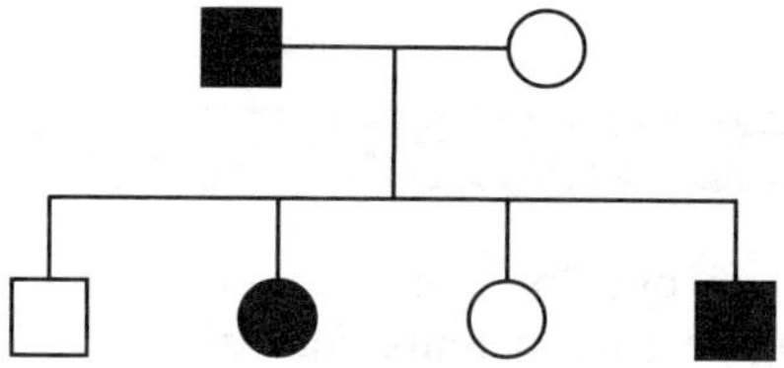

Figure 13.1 – Hérédité autosomique dominante

Exemple : l'achondroplasie. Le conseil génétique devra prendre en compte la pénétrance réduite dans certaines affections : dans ce cas, tous les sujets porteurs du gène anormal ne l'exprime pas forcément cliniquement, mais peuvent le transmettre à leur descendance ; on dira alors que la pénétrance est réduite et non complète ou totale (100 %). Par ailleurs, la gravité d'une maladie peut être différente à l'intérieur même d'une famille, traduisant une expressivité variable du gène anormal suivant les individus. Enfin, certaines maladies graves, comme la chorée de Huntington, ne débutent que tard dans la vie, alors que le sujet atteint a déjà procréé et transmis sa maladie, statistiquement, à la moitié de ses descendants. La possibilité d'un diagnostic précoce par biologie moléculaire (médecine prédictive) soulève des questions éthiques fondamentales.

Tableau 13.1 – Exemples de maladies autosomiques dominantes et de leurs caractéristiques

Maladie	Fréquence	Gène : localisation	Fonction	Symptômes
Hypercholestérolémie familiale de type 21/500	1/500 (Europe)	LDLR19p13	Récepteur distribution LDL cellulaire	Hypercholestérolémie majeure, xanthomes, coronaropathies précoces
Chorée de Huntington	1/12 000	Huntingtine / 4p16	Inconnue	Maladie neurodégénérative tardive, démence présénile, chorée
Neurofibromatose de type 1 (de Von Recklinghausen)	1/3 000	Neurofibrine / 17q1	Suppresseur de tumeur=anti-oncogène	Taches café au lait, tumeurs fibromateuses, risques de tumeurs malignes
Polypose adénomateuse rectocolique familiale	1/10 000	APC / 5q21	Protéine du cytosquelette	Polypose, risque de dégénérescence, signes oculaires
Achondroplasie	1/20 000	FGFR3 / 4p16	Récepteur de facteur croissance	Nanisme dysharmonieux, hyperlordose, macrocranie relative

→ Hérédité autosomique récessive (AR)

La maladie n'apparaît ici que lorsque le sujet est porteur des deux gènes mutés à l'état homozygote ; les parents sont alors tous deux hétérozygotes, c'est-à-dire porteurs sains. Le risque de récurrence à chaque nouvelle grossesse sera de 1 sur 4, soit 25 % (*figure 13.2 et tableau 13.2*).

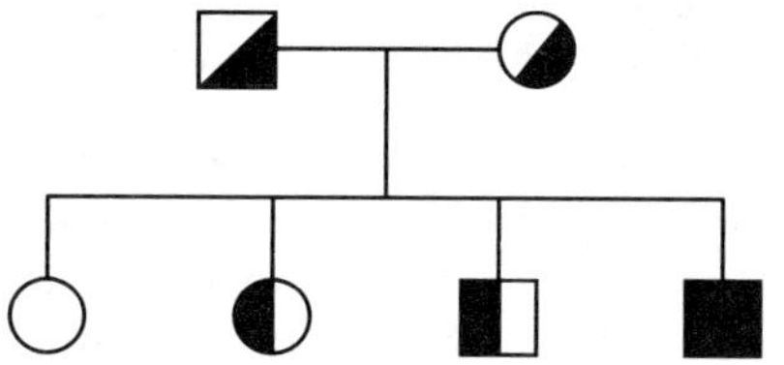

Figure 13.2 – Hérédité autosomique récessive

Parmi les germains (frères et sœurs) sains d'un enfant atteint, il y a, statistiquement, deux tiers d'hétérozygotes. L'union entre apparentés proches favorise, par la consanguinité du produit de conception, la survenue de maladies récessives autosomiques rares. Les progrès de la biologie moléculaire permettent d'envisager de plus en plus fréquemment un diagnostic de certitude, soit par l'analyse directe des mutations (drépanocytose, mucoviscidose...), soit par l'étude indirecte de l'ADN familial (marqueurs polymorphes proches du gène).

Tableau 13.2 – Exemples de maladies autosomiques récessives et de leurs caractéristiques

Maladie	Fré-quence	Gène : localisation	Fonction	Symptômes
Hémochromatose	1/200	HLA-H / 6p21	Régulation Absorption en fer	Surcharge en fer, asthénie, hyperpigmentation cutanée, évolution vers la cirrhose si absence de traitement
Mucoviscidose	1/2 500 (Europe)	CFTR / 7q31.2	Canal chlore	Déficit sécrétion exocrine, infections respiratoires, insuffisance pancréatique
Phénylcétonurie	1/10 000	Phénylalanine hydroxylase / 12q23	Transforme phénylalanine en tyrosine	Retard mental, troubles du comportement, hyperactivité, convulsions
Drépanocytose	1/500 (Afrique noire)	β-globine / 11p15	Constituant de l'hémoglobine	Hémolyse, anémie, crises vaso-occlusives, infections à répétition
β-thalassémie majeure (maladie de Cooley)	Bassin méditerranéen	β-globine / 11p15	Constituant de l'hémoglobine	Hémolyse, anémie sévère, hépatosplénomégalie, retard staturo-pondéral, faciès particulier

➡ Hérédité récessive liée à l'X

Le gène anormal est situé sur le chromosome X et s'exprime à l'état hétérozygote chez l'homme qui n'a qu'un seul X ; les femmes, porteuses du gène muté sur l'un de leurs deux X, sont conductrices, mais indemnes de la maladie. Lors de l'union avec un homme normal, une femme conductrice transmettra indifféremment l'X normal ou celui qui est porteur du gène anormal : il y aura donc dans la descendance moitié garçons normaux, moitié garçons malades, moitié filles saines et moitié filles conductrices *(figure 13.3 et tableau 13.3)*.

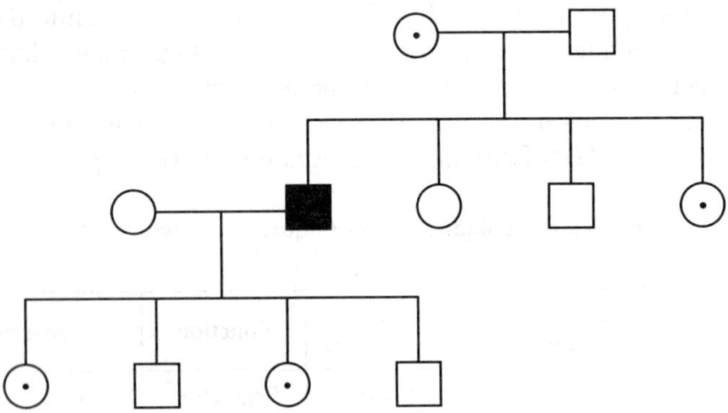

Figure 13.3 – Hérédité récessive liée à l'X (exemple d'une maladie non létale : le daltonisme)

Il en est ainsi de l'hémophilie. Dans le cas où l'affection est compatible avec une survie de qualité, l'homme atteint n'aura aucun enfant touché dans sa descendance : tous ses garçons, héritant de son Y, seront normaux mais toutes ses filles, sauf exclusion de paternité, seront obligatoirement conductrices *(figure 13.4)*. C'est aussi selon ce mode que se transmet la myopathie de Duchenne de Boulogne et le daltonisme *(voir « Troubles congénitaux de la vision des couleurs », chapitre 47)*. Les difficultés d'affirmer ou d'infirmer le statut de conductrice peuvent rendre délicat le conseil génétique, mais, là encore, la biologie moléculaire vient de plus en plus souvent à l'aide du généticien et des familles concernées.

Tableau 13.3 – Exemples de maladies récessives liées à l'X et de leurs caractéristiques

Maladie	Fréquence	Gène : localisation	Fonction	Symptômes
Myopathie de Duchenne	1/3 500	Dystrophine / Xp21.1	Intégrité de la fibre musculaire	Insuffisance musculaire progressive, perte de la marche, insuffisance respiratoire
Hémophilie A	1/5 000	Facteur VIII / Xq28	Coagulation	Hémorragies, hématomes graves, difficultés de cicatrisation
Déficit en G6PD	Jusqu'à 1/20 (en Afrique noire, dans certaines régions)	G6PD / Xq28	Production de réducteurs	Hémolyse pharmacodépendante (oxydants)

➡ Hérédité dominante liée à l'X

Le gène anormal, toujours situé sur le chromosome X, s'exprime cette fois en dominance. Les pedigrees caractéristiques témoignent d'une transmission père-fille (*figure 13.4*) ; lorsque c'est la mère qui est atteinte, la transmission se fait en pseudo-dominance autosomique (*figure 13.5*). Il y a statistiquement deux fois plus de femmes que d'hommes atteints lorsque l'on réunit un grand nombre de familles concernées. On peut citer comme exemple le rachitisme vitaminorésistant hypophosphatémique familial.

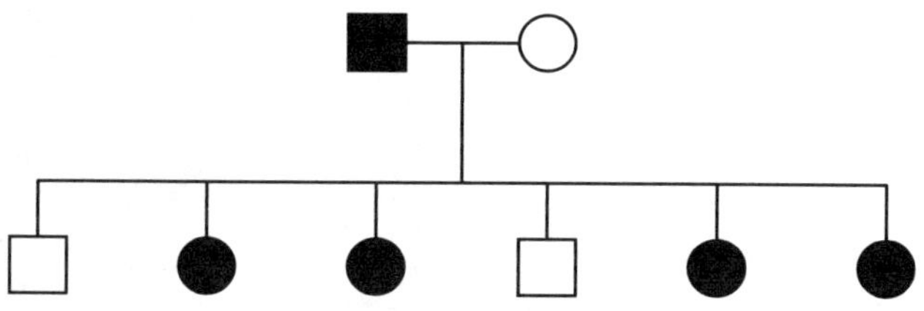

Figure 13.4 – Transmission « père-fille » de l'hérédité dominante liée à l'X

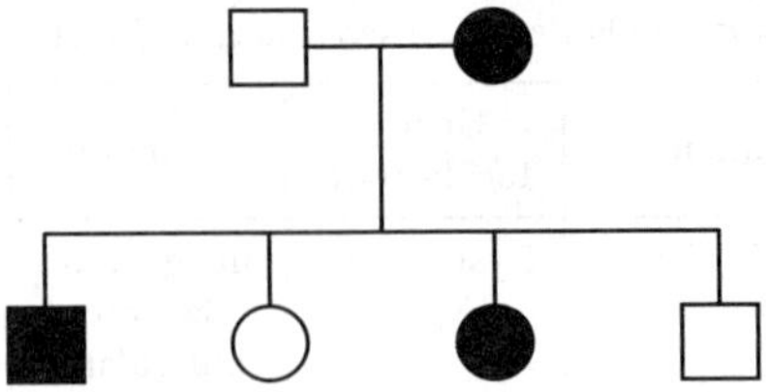

Figure 13.5 – Transmission en pseudo-dominance autosomique de l'hérédité dominante liée à l'X

➡ Hérédité liée à l'Y ou holandrique

Exceptionnelle et discutée, elle concerne des maladies ou caractères dépendants de gènes situés sur l'Y et transmis obligatoirement de père en fils. On peut citer en exemple l'ichtyose *hystrix* (homme « porc-épic ») et certaines dysgénésies gonadiques impliquant le gène SRY de différenciation masculine.

Mutations instables et syndrome de l'X fragile

La découverte d'un nouveau mécanisme mutationnel par instabilité du nombre de triplets nucléotidiques a permis la compréhension d'une douzaine de maladies géniques restées mystérieuses jusqu'alors (*figure 13.6*).

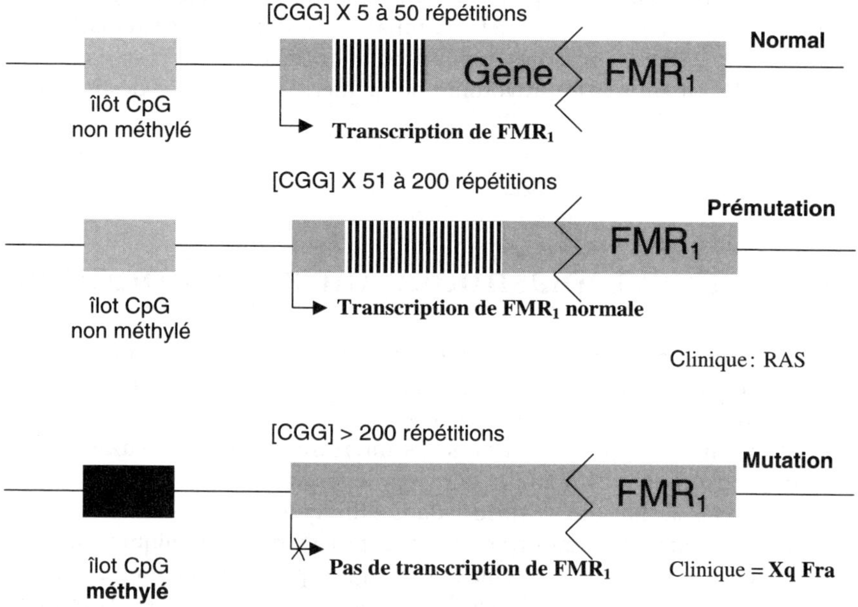

Figure 13.6 – Mutations instables du syndrome de l'X fragile : à l'intérieur du 1er exon du gène FMR_1, en Xq27.3, se situe une répétition de triplets nucléotiques (CGG). Le nombre de répétitions est inférieur à 50 chez les sujets normaux ; au-delà de 200 répétitions, les séquences d'amont (îlots CpG) sont méthylées et le gène n'est plus transcrit. Entre 50 et 200 répétitions, les sujets porteurs sont dits prémutés, ils sont phénotypiquement normaux, mais il y a risque de passage au-delà du seuil de 200 CGG et apparition de la maladie pour la descendance. Ce risque de passage de la prémutation à la mutation n'existe que chez la femme sans que l'on sache actuellement pourquoi

Le syndrome de l'X fragile, première cause de retard mental héréditaire, touche plus sévèrement le garçon avec comme signes associés : retard mental, troubles du comportement (instabilité, hyperactivité, voire agressivité), dysmorphie faciale (visage allongé et grandes oreilles décollées, traits grossiers), macro-orchidie à la puberté. Le diagnostic se fait très rarement à la naissance, la dysmorphie apparaît dans les premières années, puis évolue ; c'est un retard de langage qui doit alerter le médecin et faire pratiquer les examens adéquats chez le garçon, mais aussi chez la fille. Le diagnostic s'effectue par l'association d'une étude cytogénétique (cassure du bras long d'un chromosome X correspondant au gène FMR1) grâce à des milieux de culture particuliers dans le cas de mutations complètes et d'une étude en biologie moléculaire qui permet de donner le statut exact du sujet examiné : mutation complète, prémutation. La recherche de ce diagnostic (encore trop méconnu) est primordiale dans le cadre du retard mental du fait du risque élevé de récidive dans la fratrie et dans la famille, même éloignée. Ceci souligne l'importance de l'enquête familiale qui doit être systématique et persévérante. D'autres maladies répondent à ce mécanisme, par exemple : chorée de Huntington (AD), myotonie de Steinert (AD), ataxie de Freidreich (AR)...

Hérédité cytoplasmique ou mitochondriale

Certains gènes sont portés par un petit chromosome circulaire situé hors du noyau cellulaire (dans les mitochondries du cytoplasme) : ils sont donc transmis exclusivement par la mère avec le cytoplasme de l'ovule (le spermatozoïde en étant quasiment dépourvu). Les gènes intéressés, peu nombreux et encore à l'étude, sont impliqués dans les activités « respiratoires » des cellules ; en cas d'altération, la maladie s'exprime dans différents tissus (muscles, système nerveux, foie, reins...) en entravant certains processus métaboliques indispensables à la vie normale de la cellule. Les signes peuvent apparaître précocement ou plus tardivement ; ils s'aggravent souvent au cours de l'évolution, mais peuvent parfois s'améliorer. Le conseil génétique est particulièrement difficile, car peu de mutations sont à ce jour décrites et il est presque impossible de prévoir le degré de gravité clinique qui dépend du mode de ségrégation aléatoire lors des divisions cellulaires dans les tissus impliqués. À titre d'exemple, citons l'atrophie optique de Leber, ainsi que certaines myopathies mitochondriales.

Hérédité polygénique à seuil

Elle rend compte de certaines affections souvent malformatives ou dégénératives sous la dépendance de plusieurs facteurs (hérédité plurifactorielle) : certains acquis (facteurs environnementaux), d'autres génétiques impliquant plusieurs gènes. La maladie apparaît lorsqu'est réunie une sommation de facteurs défavorables (d'où l'appellation d'hérédité polygénique à seuil). Ce mécanisme explique le caractère familial de certaines malformations (luxation congénitale de hanche, fente labio-palatine isolée) ou la prédisposition à certaines maladies dégénératives (diabète, athérosclérose). Le risque de récurrence dépend ici du nombre de sujets atteints, du degré de parenté et parfois du sexe ; il est établi empiriquement à partir de l'étude de nombreux arbres généalogiques.

chapitre 14

Jacques Cousin
Bruno Delobel

Les aberrations chromosomiques

Fréquence

Près de 1 nouveau-né sur 100 présente une anomalie chromosomique. Ce chiffre démontre à lui seul l'importance de la cytogénétique en terme de santé publique. Nous payons un lourd tribut aux anomalies chromosomiques : on considère qu'une conception sur deux aboutit à un avortement spontané précoce et dans 50 % des cas, une aberration chromosomique en est la cause. De plus, 15 % des retards mentaux, 10 % des problèmes d'infécondité et de nombreux processus cancérologiques sont dus, eux aussi, à des anomalies chromosomiques.

Anomalies de nombre

L'euploïdie correspond à un nombre de chromosomes, caractéristique de l'espèce, qui est un multiple exact du nombre haploïde (23), mais les polyploïdes (triploïdie : 69 chromosomes, et plus rarement tétraploïdie : 92 chromosomes) représentent une cause fréquente d'avortements spontanés. Ils se voient rarement chez le nouveau-né du fait de l'importance des polymalformations.

→ Aneuploïdies des autosomes

Trois types d'aneuploïdies des autosomes sont compatibles avec la vie : trisomie 13, 18 et 21 (les trisomies 8, 9 et 22 sont plus rares et uniquement en mosaïques). Le plus souvent, ce type d'anomalie est dû à une non-disjonction chromosomique durant la méiose maternelle (*figure 14.1*). La fréquence des aneuploïdies augmente avec l'âge maternel ; ce fait est imparfaitement compris.

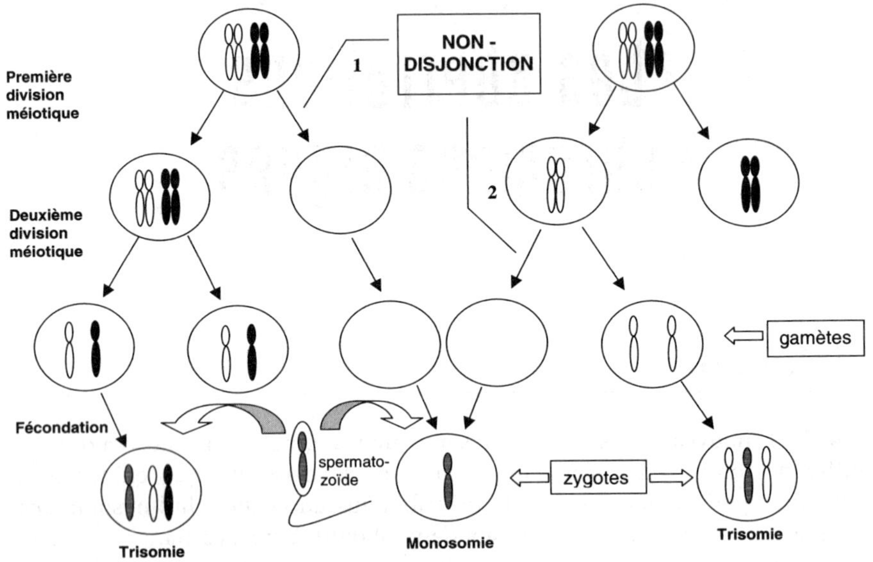

Figure 14.1 – Conséquences chromosomiques d'une non-disjonction méiotique en première et en deuxième division

Trisomie 21 (syndrome de Down)

La fréquence de la trisomie 21 est identique partout dans le monde : 1 cas sur 650 naissances. Du fait de l'augmentation de l'âge maternel moyen au cours des grossesses, ce chiffre ne diminue pas malgré les progrès du diagnostic prénatal. Plus de 95 % des trisomies 21 correspondent à une non-disjonction méiotique (90 % d'origine maternelle). Ces formes ne sont pas héréditaires, le risque de récidive est lié à l'âge maternel ; 2 % sont dues à des translocations robertsoniennes – exemple : t(14q 21q) –, dont le risque de récidive est de 15 % si elles sont portées par la mère, 1 % si elles sont observées chez le père. Les enfants porteurs d'une trisomie 21 présentent des caractéristiques communes évidentes ; cependant, chaque enfant est différent : sa personnalité, ses capacités seront liées à l'ensemble de son génome, apporté par ses parents, ainsi qu'à son environnement familial et éducatif. Son développement sera favorisé comme pour tout sujet handicapé si l'entourage, les structures sociales et la société mettent à sa disposition les moyens d'exploiter ses potentialités.

Diagnostic

Le diagnostic est fait habituellement à la naissance. L'hypotonie est importante, l'aspect physique est souvent caractéristique, mais il est variable et parfois source de difficultés. Le crâne est rond, le cou court, le visage d'aspect lunaire, les narines antéversées avec hypoplasie de l'ensellure nasale, les fentes palpébrales obliques en haut et en dehors avec un épicanthus, les oreilles petites et rondes, l'excès de peau sur la nuque est un bon signe pour les cas difficiles. Les mains sont courtes et trapues, le pli palmaire unique fréquent (60 % contre 1 % dans la population générale)...

Malformations associées

Les malformations associées sont cardiaques dans un tiers des cas : le canal atrio-ventriculaire est le plus fréquent et le plus spécifique ; il est important de signaler le facteur pronostique : ces malformations sont actuellement curables. On trouve également associées des malformations digestives : elles sont surtout représentées par la sténose duodénale. Les malformations oculaires (cataracte, nystagmus), urinaires (dilatation pyélocalicielle) et squelettiques doivent être recherchées.

Retard psychomoteur

Le retard du développement est tout d'abord moteur avec une hypotonie sévère ; les acquisitions motrices sont retardées (marche à 2-3 ans). L'hypotonie entraîne des troubles de déglutition et une constipation chronique fréquente. Le langage se met en place avec retard, difficulté et des troubles articulatoires constants. Le QI est en moyenne de 50 (20-80). L'accompagnement éducatif et l'entourage ont un rôle évident dans les acquisitions et l'équilibre de ces enfants. L'affectivité est développée, mais immature avec une conscience douloureuse et précoce de leur différence.

Prise en charge

Un contrôle médical régulier à la recherche de handicaps associés est nécessaire, de même qu'une prise en charge éducative précoce et soutenue, ainsi qu'une rééducation orthophonique, kinésithérapique et psychomotrice, dont le travail dans les premières années de la vie va être fondamental pour l'évolution de l'enfant. Les parents devront être aidés et soutenus pour bénéficier, entre autres, de leurs droits médico-sociaux (allocation d'éducation spéciale, carte d'invalidité...). L'aide d'associations de parents peut être bénéfique.

Trisomies 13 et 18

Elles correspondent à des syndromes polymalformatifs graves entraînant un décès précoce (< 6 mois en général) ; leur diagnostic est de plus en plus souvent prénatal du fait des progrès de l'échographie.

Trisomie 18 (syndrome d'Edwards)

Elle touche 1 nouveau-né sur 10 000. Elle s'accompagne de malformations cardiaques quasi constantes, de malformations rénales et digestives fréquentes. L'enfant est hypotrophique et présente une dysmorphie cranio-faciale : occiput saillant (dolichocéphalie), oreilles pointues (« de faune »), microrétrognathisme, petite bouche. Les membres supérieurs sont souvent fléchis, les membres inférieurs en extension avec pieds bots, *varus* équin, en piolet. Le plus caractéristique est sans doute les mains : le poing est fermé en permanence, les doigts chevauchent avec des ongles hypoplasiques. La létalité plus grande des fœtus masculins atteints explique que l'on observe 80 % de filles en période néonatale.

Trisomie 13 (syndrome de Patau)

Elle touche 1 nouveau-né sur 20 000. Elle s'accompagne d'une malformation cérébrale et faciale majeure avec anomalie de la ligne médiane : fente labio-palatine bilatérale complète, holoprosencéphalie plus ou moins complète (fusion des hémisphères cérébraux), myélomingocèles... Les malformations cardiaques et uro-génitales sont quasi constantes. Caractéristique quand elle est présente, l'hexadactylie postaxiale est un bon signe diagnostic. Une microphtalmie est présente, voire une anophtalmie, plus rarement une cyclopie.

Aneuploïdies des gonosomes

Ces anomalies posent une réelle difficulté de conseil génétique lorsqu'elles sont découvertes, le plus souvent fortuitement, au cours de la grossesse. En effet, malgré quelques réserves, le développement psychomoteur est globalement normal pour les plus fréquentes de ces dysgonosomies. Ainsi, il est important que le personnel soignant soit informé de ces particularités et n'alarme pas inutilement les futurs parents.

Syndrome de Klinefelter [47,XXY]

Intéressant 1 nouveau-né de sexe masculin sur 700, ce syndrome a pour seul signe constant une stérilité due à une atrophie testiculaire avec azoospermie. Il est donc découvert le plus souvent tardivement. Le tableau classique associe grande taille, puberté incomplète avec hypoandrogénie hypergonadotrophique (augmentation de FSH, LH), testicules de petite taille, gynécomastie, aspect eunuchoïde...

Il est difficile pour ce syndrome de donner un pronostic concernant le développement mental. Le quotient intellectuel est dans la limite de la normale (moyenne : 90-95), mais les troubles de langage sont quasi constants et, s'ils ne sont pas pris en charge précocement, un retard scolaire et des difficultés d'insertion sociale peuvent se mettre en place.

Des troubles du comportement à type d'inhibition, immaturité, autodépréciation se rencontrent fréquemment et sont liés, en partie, aux difficultés du langage et aux problèmes pubertaires. Un soutien éducatif et psychologique chez des jeunes enfants dont le diagnostic a été fait précocement permet, dans un environnement favorable, de ne pas les différencier de la population générale. De plus, un traitement précoce (11-13 ans) par hormonothérapie substitutive (testostérone) permet de développer les caractères sexuels secondaires et de diminuer les troubles du comportement ; en aucun cas il ne corrige l'atrophie testiculaire et l'azoospermie.

Double Y [47,XYY]

Le syndrome 47,XYY, qui concerne 1 garçon sur 1 000, ne correspond pas à un tableau clinique particulier. La découverte est le plus souvent fortuite. L'intelligence est habituellement normale ; il n'y a ni dysmorphie, ni malformation ; la stérilité est inhabituelle ; seule une taille plus élevée que celle de la fratrie peut être notée. Les difficultés éventuelles sont liées à des troubles du comportement dont l'importance est très variable : instabilité, impulsivité, agressivité peuvent être un réel problème pour certains d'entre eux. Néanmoins, la plupart ne posent pas de difficultés particulières et ne bénéficieront pas de caryotype au cours de leur vie.

Syndrome de Turner

Ce syndrome touche 1 fille sur 2 500. La moitié des caryotypes qui en sont responsables sont de formule 45,X ; pour l'autre moitié, les caryotypes sont des mosaïques et/ou ont des anomalies de structure d'un chromosome X (anneau, isochromosome, délétion...). La dysgénésie gonadique avec ovaires atrésiques et la petite taille sont les signes majeurs de ce syndrome. Le diagnostic peut être est évoqué à trois âges :

— à la naissance par la constatation d'un syndrome de Bonnevie-Ullrich dans 20 % des cas (lymphœdème des extrémités et *pterygium colli*) ;

— dans la petite enfance ; une cassure de la courbe de la taille doit faire pratiquer un caryotype ;

— à l'âge normal de la puberté : un défaut de développement des caractères sexuels secondaires et des menstruations doit faire évoquer le diagnostic.
De manière très variable et inconstante sont présents des petits signes dysmorphiques (orientation antimongoloïde des fentes palpébrales, nombreux nævus, cou court...), un thorax élargi avec écartement mamelonnaire, une implantation basse des cheveux dans la nuque, un raccourcissement du 4e métacarpien, un *cubitus valgus*...
L'intelligence est habituellement normale ; cependant, on note une déficience de la perception visualo-spatiale pouvant retentir sur des difficultés d'apprentissage des mathématiques. Une relative immaturité sociale est souvent rencontrée. Deux types de malformations peuvent être présentes : une cardiopathie (20 % des cas), le plus souvent une coarctation de l'aorte, et une malformation rénale (50 %), dont le dépistage doit être systématique. Un traitement par hormones de croissance peut être proposé, un traitement substitutif œstrogénique doit être entrepris (il ne corrigera pas l'infertilité).

Triplo X [47,XXX]

Pour ce syndrome concernant 1 fille sur 1 000, il n'existe ni dysmorphie, ni malformation ; la taille est légèrement supérieure à la moyenne. La majorité de ces filles ne sera pas détectée ; il existe cependant un excès, par rapport à la population générale, de troubles gynécologiques (anomalies des règles, ménopause précoce...) et le QI, habituellement dans les limites de la normale, semble globalement légèrement inférieur à la moyenne.

Anomalies de structure

Les anomalies de structure sont les conséquences de cassures et de recollements des chromosomes (*figure 14.2*). Elles sont soit équilibrées, sans perte ni gain de matériel, avec un phénotype habituellement normal, soit déséquilibrées avec monosomie et/ou trisomie partielle entraînant un retentissement phénotypique. Accidentelles (*de novo*) ou héritées, les aberrations de structure déséquilibrée sont responsables de stérilité, d'avortements spontanés ou de la naissance d'enfants porteurs d'anomalies congénitales.

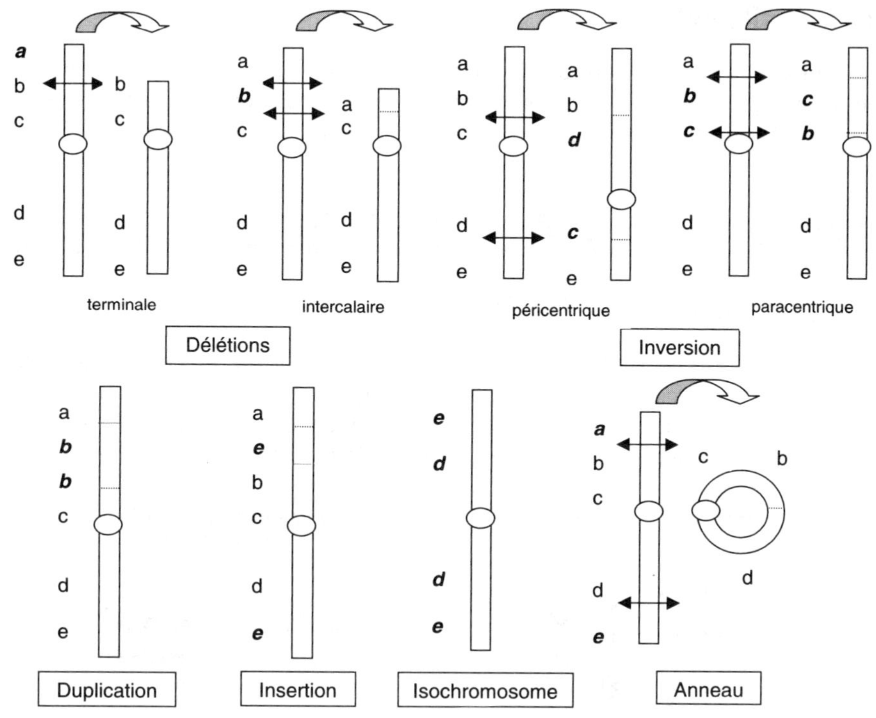

Figure 14.2 – Mécanisme des aberrations chromosomiques portant sur un chromosome. Exemples de nomenclature : délétion, del(4)(p16) ; inversion péricentrique, inv(5)(p12q22) ; duplication, dup(5)(q22q23) ; isochromosome, iso(Xq) ; anneau, r(18) ; (*r* pour *ring*)

➡ Anomalies portant sur un chromosome

Délétions

Elles résultent d'un ou deux points de cassure et recollement sur un bras avec perte du fragment intermédiaire. Les délétions surviennent le plus souvent *de novo* ; elles correspondent alors à des monosomies pures. Certaines résultent de la malségrégation d'un remaniement parental équilibré. Elles s'accompagnent alors généralement d'une trisomie partielle d'un autre chromosome. La plus connue est la maladie dite du cri du chat (46-5P-), avec cri plaintif, faciès arrondi, hypoplasie du larynx, retard mental sévère et anomalies cardiaques dans 25 % des cas : sa fréquence est d'environ 1 sur 50 000 *(voir « Cardiologie pédiatrique », chapitre 33)*.

Autres anomalies

Les autres aberrations sont simplement illustrées (*figure 14.2*). Les anomalies peuvent être équilibrées (inversions para- ou péricentriques), mais elles sont souvent déséquilibrées : duplications, insertions, isochromosomes et anneaux.

➡ Anomalies portant sur deux chromosomes

Translocations réciproques

Ce type de translocation (*figure 14.3*) implique un échange entre deux portions de bras de chromosomes non homologues. Équilibrées, ces translocations sont susceptibles de se déséquilibrer par malségrégation lors de la méiose et d'engendrer des gamètes porteurs d'un remaniement délétère.

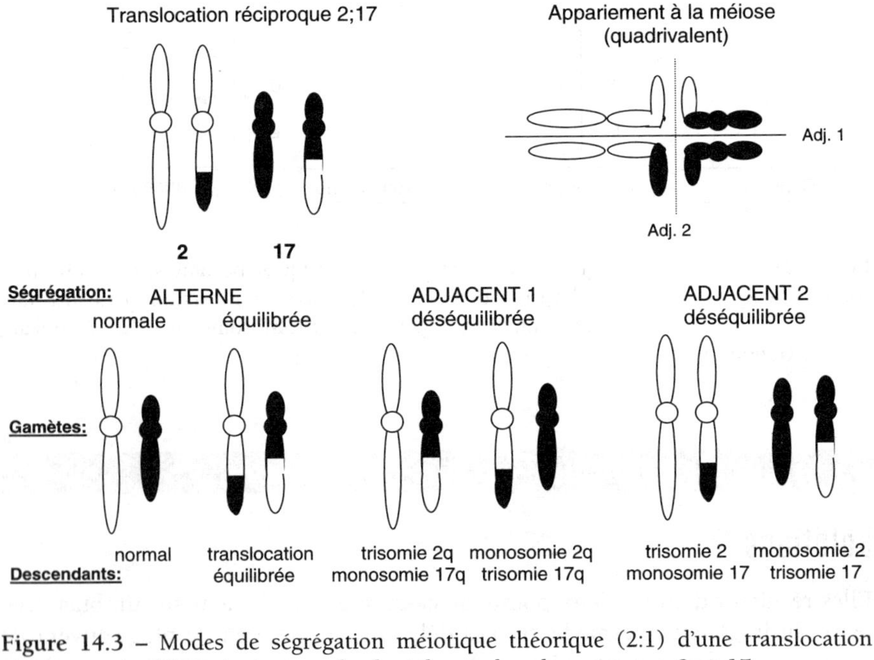

Figure 14.3 – Modes de ségrégation méiotique théorique (2:1) d'une translocation réciproque équilibrée intéressant les bras longs des chromosomes 2 et 17

Translocations robertsoniennes

Ces translocations (*figure 14.4*) se produisent entre chromosomes acrocentriques (13, 14, 15, 21 et 22) par cassure juxtacentromérique et fusion centrique. La perte des bras courts n'a pas d'effet phénotypique. Quand les chromosomes 21 et 13 sont touchés par de telles translocations, il y a risque de trisomies 21 et 13 par malségrégation chez un sujet porteur d'une telle translocation robertsonienne équilibrée.

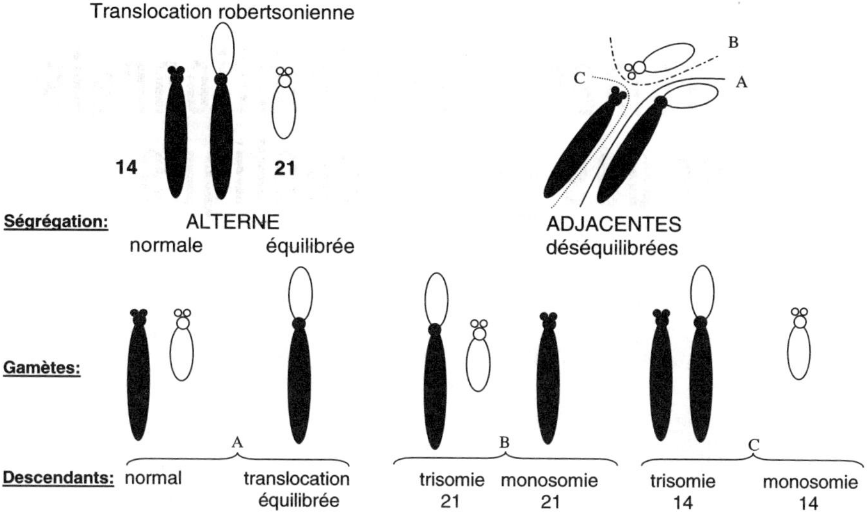

Figure 14.4 – Modes de ségrégation d'une translocation robertsonienne entre les chromosomes 14 et 21. Les monosomies 14 et 21 ainsi que la trisomie 14 ne sont pas viables

Anomalies acquises

Les aberrations chromosomiques acquises correspondent à des modifications du caryotype au cours du développement des processus cancéreux. Les anomalies détectables sont uniquement localisées au niveau de la tumeur ; elles sont clonales et non aléatoires. Elles sont à l'origine du processus cancéreux et/ou un marqueur de son évolution. L'intérêt du caryotype est essentiel dans les hémopathies malignes (leucémies, lymphomes). Il s'effectue sur un prélèvement de moelle ; il offre une information diagnostique (sur le type de tumeur), pronostique et thérapeutique. À titre d'exemple, dans la leucémie aiguë lymphoblastique de l'enfant, les formes associées au chromosome Philadelphie (correspondant à un chromosome 22 par translocation réciproque équilibrée 11,22) ont une potentialité de récidive élevée justifiant le recours à une greffe de moelle osseuse. L'intérêt dans les tumeurs solides est surtout important chez l'enfant pour les sarcomes (tumeurs à cellules rondes).

chapitre 15

Jacques Cousin
Bruno Delobel

Syndromes microdélétionnels et des gènes contigus

La cytogénétique moléculaire est née de la rencontre de la biologie moléculaire et de la cytogénétique. Cette discipline relativement récente, dont l'outil principal actuel est l'hybridation *in situ* en fluorescence (FISH) sur préparation chromosomique, a révolutionné l'approche traditionnelle de la cytogénétique. Le pouvoir de résolution de la FISH (quelques kilobases) permet une analyse fine de la structure des chromosomes grâce à une grande diversité de sondes disponibles. Les applications en sont multiples tant en recherche (cartographie, organisation de la chromatine, etc.) qu'en diagnostic (caractérisation ou détection d'un remaniement chromosomique de petite taille). La majorité des laboratoires utilisent ces nouvelles méthodes en complément de la cytogénétique classique, tant en diagnostic pré- et postnatal que dans l'étude des anomalies acquises (cytogénétique tumorale). Le principe est succinctement représenté sous forme de schéma (*figure 15.1*).

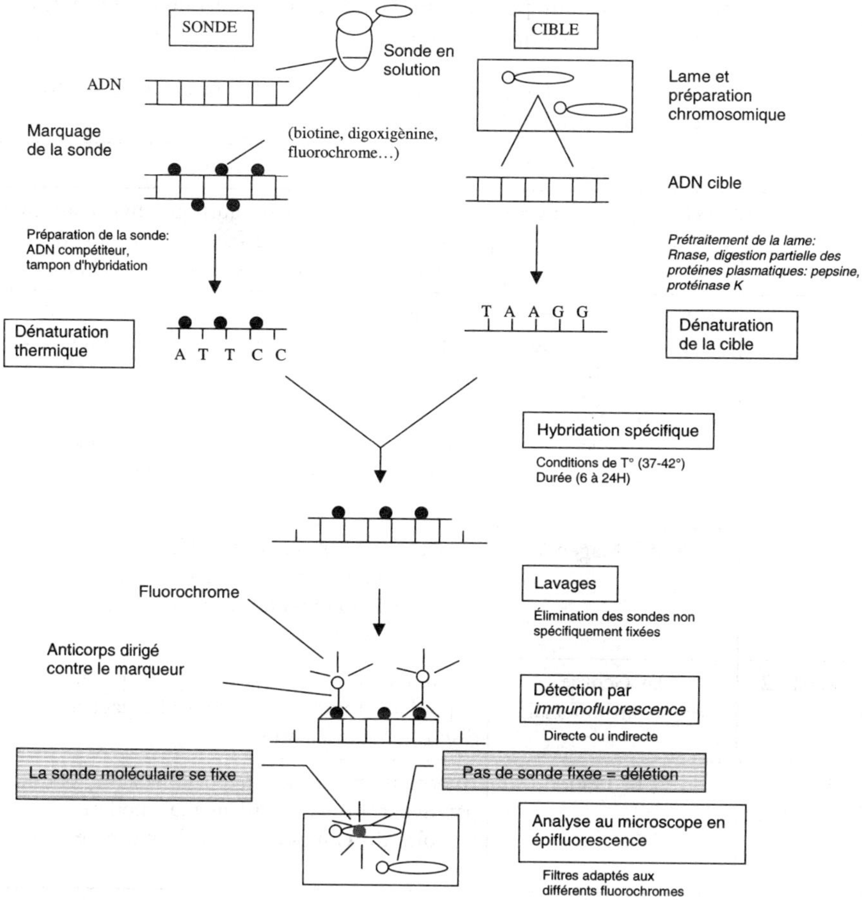

Figure 15.1 – Principe de la FISH : les différentes étapes sur préparation chromosomique
Exemple d'une sonde spécifique de la région proximale du chromosome 15 (15q11.2), spécifique du syndrome d'Angelman et du syndrome de Willi Prader. Le résultat indique la perte du locus testé sur l'un des chromosome 15. L'hypothèse diagnostic est donc validée : del (15)(q11)

La cytogénétique moléculaire intéresse tous les domaines de la cytogénétique. La première indication de la FISH est l'identification et la caractérisation d'anomalies fines ou complexes détectées par les techniques classiques. Une autre indication est la mise en évidence de microdélétions syndromiques dont la suspicion est purement clinique *(tableau 15.1)*. Ces syndromes microdélétionnels sont pour la plupart des syndromes à gènes contigus, c'est-à-dire que plusieurs gènes proches sont perdus par la délétion et certains interviennent pour leur compte dans la symptomatologie.

Tableau 15.1 – Localisation et signes cliniques majeurs des principaux syndromes microdélétionnels détectés par FISH

Locus	Syndrome	Clinique
7q11.2	Williams et Beuren	Sténose supravalvulaire aortique, hypercalcémie néonatale, dysmorphie faciale caractéristique, troubles du comportement, retard mental...
8q24.1	Langer-Giedion (trichorhinophalangien type II)	Cheveux rares, nez en poire, épiphyses en cônes, exostoses multiples, retard mental inconstant
17p13.3	Miller-Dieker	Lissencéphalie type I (agyrie, pachygyrie), souffrance neurologique néonatale, épilepsie, dysmorphie faciale, déficience psychomotrice sévère
17p11.2	Smith-Magenis	Retard mental modéré, troubles du comportement (colères, auto- et hétéroagressivité), polyembolokoïlomanie, troubles du sommeil, dysmorphie discrète...
22q11.2	Di George (vélo-cardio-facial)	Cardiopathie conotroncale, hypocalcémie, hypoplasie thymique, dysmorphie faciale discrète, fente palatine...
15q11.q13 paternel	Willi Prader	Hypotonie néonatale, hypogénitalisme, obésité par hyperphagie, retard mental modéré, troubles du comportement, dysmorphie faciale modérée
15q11.q13 maternel	Angelman	Retard mental sévère, langage quasi inexistant, rires et sourires immotivés, épilepsie, ataxie, dysmorphie discrète

chapitre 16

Jacques Cousin
Bruno Delobel

Les outils du conseil génétique

Arbre généalogique

Il constitue le préalable à tout conseil génétique. Établi à l'aide de symboles internationalement utilisés, il part généralement d'un *propositus* (ou proposant), qui est le cas index à l'origine de la demande, pour remonter aussi loin que possible dans les générations antérieures. Il s'intéresse également aux collatéraux. Le généticien est tributaire des renseignements qu'il parvient à réunir.

Ceux-ci sont parfois difficiles à vérifier. Les unions illégitimes et les exclusions de paternités sont des pièges. Chaque individu est repérable dans l'arbre généalogique par un chiffre romain (qui indique la génération) suivi d'un chiffre arabe qui le situe dans sa génération, la numération partant de la gauche (*figure 16.1*).

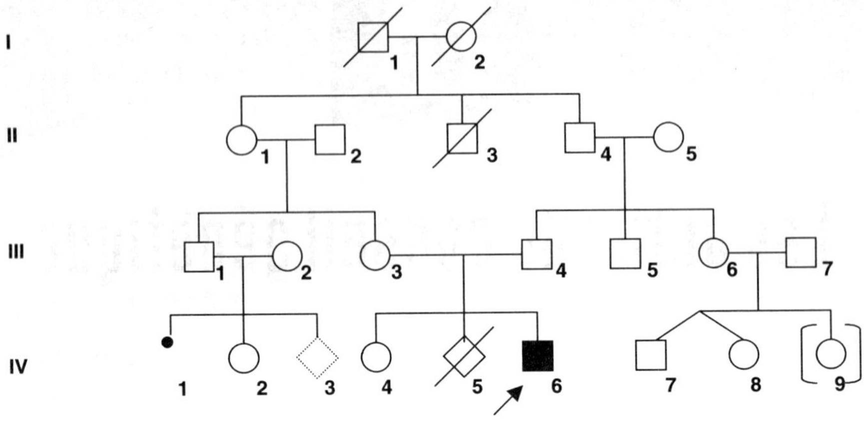

I_1, I_2, II_3 : décédés
III_3, III_4 : cousins germains (union « consanguine »)
IV_1 : fausse couche
IV_3 : grossesse en cours
IV_5 : grossesse interrompue tardivement
IV_6 : propositus
IV_7 et $_8$: jumeaux
IV_9 : fille adoptée

SYMBOLES :

	□	**Homme**
	○	**Femme**
	◇	**Garçon ou fille**
■	●	**Sujets atteints**
◧	◑	**Hétérozygotes**
	⊙	**Femme conductrice**

Figure 16.1 – Exemple d'arbre généalogique

Diagnostic prénatal

Il a pour but de savoir si le produit de conception est atteint ou non d'une affection, et ce en fonction d'un risque génétique particulier (antécédents familiaux) ou de constatations faites au cours de la grossesse (signe d'appel échographique, résultats de certains marqueurs sériques...). Dans le premier cas, il faut, dans la mesure du possible, que le conseil génétique ait pu avoir lieu avant la mise en route de la grossesse de façon à prévoir le risque, à procéder si nécessaire à une étude familiale avant d'envisager la méthode de diagnostic prénatal la plus appropriée. La deuxième situation est souvent vécue dans l'urgence, ce qui peut rendre difficile le recours à une méthodologie complète ; par ailleurs, elle est plus difficile psychologiquement : l'annonce de la découverte d'une malformation fœtale ou d'un risque particulier et non prévu antérieurement est toujours très anxiogène et demande une disponibilité, souvent pluridisciplinaire, pour y répondre dans les meilleures conditions.

➔ Échographie et imagerie *in utero*

L'échographie a transformé la surveillance de la grossesse. Les progrès techniques et des praticiens permettent de suspecter de plus en plus d'anomalies (mais pas toutes), de dépister des défauts de croissance, généralisés ou spécifiques ; l'échographie en trois dimensions permet déjà de visualiser le faciès du fœtus et décuple les possibilités de la dysmorphologie fœtale. L'imagerie en résonance magnétique (IRM) peut être appliquée au fœtus pour affiner un pronostic, notamment dans le cas des malformations cérébrales découvertes *in utero*.
L'échographie permet la réalisation des gestes visant à étudier le fœtus.

➔ Différents types de prélèvements pour le diagnostic prénatal

Chacune des méthodes suivantes comporte un risque d'interruption de la grossesse compris entre 0,5 et 1 % pour la ponction amniotique et de 1 à 2 % en ce qui concerne la choriocentèse et la cordocentèse ; ce risque doit être mis en balance avec celui de l'anomalie qui motive l'examen.

Amniocentèse

Examen classique, elle est réalisée vers la 16e semaine d'aménorrhée et donne accès à certains composants du liquide amniotique, qui peuvent être modifiés dans des situations pathologiques. Elle permet également des cultures cellulaires à partir desquelles pourront être réalisées des études caryotypiques et des études de l'ADN du fœtus.

Choriocentèse

Elle s'effectue entre la 9e et la 12e semaine ; au-delà, il s'agit de placentocentèse. Technique de choix pour les études génétiques moléculaires, elle est moins fiable pour la recherche des anomalies caryotypiques en raison du risque de mosaïcisme (dans ce cas, le caryotype du fœtus peut ne pas être identique à celui trouvé sur les villosités choriales).

Cordocentèse

Elle permet de recueillir du sang fœtal directement au cordon. Elle s'effectue à partir de la 20e semaine, mais elle est beaucoup plus risquée pour la viabilité du fœtus ; ses indications se sont réduites.

➔ Marqueurs sériques maternels

Nouvelle indication (janvier 1997) du caryotype fœtal en France, pris en charge par la Sécurité sociale, les marqueurs sériques maternels représentent plus d'un tiers des demandes de diagnostic prénatal pour recherche d'aberrations chromosomiques. Ils sont fondés sur le dosage sanguin chez la femme enceinte (14-17e semaine d'aménorrhée) de deux hormones (HCG, alphafœtoprotéine ou œstriol). Les taux sont reportés dans un logiciel qui, en fonction de l'âge maternel et de l'âge de la grossesse, calcule le risque pour le fœtus d'être porteur d'une trisomie 21. Des éléments importants sont à prendre en compte : l'ethnie de la patiente, une obésité, la consommation de tabac et la gémellité, qui ne permet pas d'interpréter ce test. Le risque est exprimé par un rapport (ex. : 1/50, 1/400...) ; une amniocentèse est proposée si ce taux est supérieur ou égal à 1/250. Il s'agit bien entendu d'un test de dépistage et en aucun cas d'un diagnostic. Seuls 65 % environ des fœtus trisomiques 21 seront dépistés par ce test. Un facteur de risque 1/250 a en fait une faible valeur prédictive positive, car, globalement, seules 1 à 2 % des amniocentèses révéleront effectivement une trisomie 21. Une information précise sur les limites de cet examen doit être donnée avant sa réalisation, car la situation engendre nécessairement une angoisse, le plus souvent injustifiée.

Diagnostic préimplantatoire

Le diagnostic préimplantatoire offre une alternative au diagnostic prénatal pour les couples à risque de transmettre une maladie génétique grave. Il présente l'avantage de faire le diagnostic sur l'embryon avant son implantation et d'éviter une éventuelle interruption médicale de grossesse. En effet, après une fécondation *in vitro* (FIV), une seule cellule est prélevée sur l'embryon au stade de 6-8 cellules, et le diagnostic peut être proposé grâce aux techniques modernes telles que la PCR pour les maladies géniques et la FISH pour les anomalies chromosomiques.

Cependant, cette possibilité apparemment séduisante n'est pas dénuée d'inconvénients majeurs : elle exige une procréation médicale assistée (PMA) pour un couple non stérile (risque pour la femme et taux de succès faible de 20 %) ; elle nécessite la sélection des embryons. Le diagnostic sur une seule cellule n'est pas d'une fiabilité parfaite ; une confirmation par un diagnostic prénatal classique est toujours nécessaire. Les indications doivent donc être extrêmement limitées et les inconvénients bien expliqués. En France, seuls deux centres étaient agréés en 1999 pour pratiquer le diagnostic préimplantatoire.

Prédisposition à certaines maladies et médecine prédictive

➡ Prédispositions à certaines maladies (cancer familial du sein)

Certaines particularités du patrimoine génétique augmentent le risque d'être atteint d'un cancer. Des progrès fondamentaux rapides ont abouti à l'identification de nombreux gènes de prédisposition aux cancers à forte pénétrance. C'est le cas des formes familiales du cancer du sein (5 % des cancers du sein). Deux gènes (BRCA1 et BRCA2) sont impliqués dans certaines formes familiales ; la transmission se fait sur un mode autosomique dominant. BRCA1 et BRCA2 sont deux anti-oncogènes (gènes supresseurs de tumeurs), leurs mutations engendrent l'inactivation de la protéine et entraîne un défaut de protection vis-à-vis des phénomènes cancéreux. Dans les formes familiales suspectées, et uniquement dans ce cadre, une étude en biologie moléculaire peut être proposée à la recherche des mutations. Une surveillance et, dans certains cas, un traitement préventif peuvent être proposés si la recherche est positive. De plus, les patientes peuvent être rassurées si la recherche est négative bien que le risque reste équivalent à celui de la population générale. En aucun cas, ces tests ne peuvent être proposés à titre systématique.

➡ Médecine préventive (chorée de Huntington)

Pour ce qui concerne la génétique, la médecine prédictive en est à ses débuts, notamment pour les maladies plurifactorielles. Une pathologie bien particulière peut être considérée comme un paradigme pour le diagnostic présymptomatique : la chorée de Huntington. Il s'agit d'une maladie neurodégénérative autosomique dominante à début tardif, avec apparition entre 30 et 50 ans de mouvements anormaux (chorée) et d'une démence s'aggravant inexorablement. Elle est due à une mutation de type expansions de répétition de triplets CAG *(voir « Syndrome de l'X fragile »)*. Le diagnostic moléculaire est relativement aisé et peut être proposé. Cependant, une grande prudence s'avère nécessaire pour des sujets qui connaissent l'évolution tragique de cette maladie dans leur famille et pour laquelle aucune thérapeutique ne peut être proposée. Des protocoles ont été mis en place pour ce type de diagnostic avec prise en charge pluridisciplinaire impliquant neurologues, généticiens, psychologues, éthiciens... Le résultat ne sera rendu qu'après de nombreux entretiens si le sujet souhaite toujours recevoir cette information.

Thérapeutique *in utero*

Le diagnostic prénatal, qui conduit fréquemment à l'interruption médicale de grossesse, peut aussi permettre une véritable prise en charge thérapeutique précoce du fœtus. Il en est ainsi pour des affections médicales (insuffisance cardiaque, trouble du rythme fœtal) ou de l'hyperplasie virilisante des surrénales, mais aussi dans certaines malformations qui ont pu être traitées chirurgicalement *in utero* : des dérivations temporaires ont été réalisées dans certaines uropathies obstructives ou même dans quelques cas d'hydrocéphalie précoce (ces techniques ont été pour la plupart abandonnées). Plus récemment, des tentatives de correction chirurgicale de hernie diaphragmatique sévère ont été couronnées de succès ; même si l'ensemble de la communauté médicale a accueilli avec beaucoup de réserves de telles prouesses, le fait que l'on ait pu maîtriser ces défis techniques laisse penser qu'à l'avenir certaines malformations, très précocement décelées, seront sans doute accessibles à des gestes simples par voie endoscopique.

chapitre 17

Jacques Cousin
Bruno Delobel

Le rôle infirmier

Constatation d'une malformation à la naissance ou annonce de sa découverte *in utero*

Il s'agit toujours d'une grande épreuve psychologique pour les parents ; c'est dire l'importance de la façon d'annoncer et d'accompagner. Passée la phase initiale de blessure narcissique, il faudra rapidement répondre aux questions : gravité potentielle, possibilités thérapeutiques, risque de récurrence (pour d'autres enfants souhaités, mais aussi pour la future descendance du *propositus*). Une prise en charge pluridisciplinaire et le recueil d'avis spécialisés sont indispensables pour conduire à un pronostic le plus honnête possible. Mais là ne s'arrête pas le travail du généticien : il faut encore assurer l'accompagnement médical et chirurgical, médico-social et la rééducation éventuelle. Certaines malformations peuvent correspondre à des embryopathies (rôle des virus, de certaines intoxications, notamment alcooliques) pour lesquelles il n'y a pas de risques de récurrence (sauf en cas d'intoxication maternelle si celle-ci persiste lors des grossesses ultérieures). Dans d'autres cas, le syndrome malformatif peut correspondre à l'expression d'un gène à effets multiples (gène pléïotrope) se transmettant selon un mode d'hérédité mendélienne ; il est donc très important, en pareil cas, qu'une consultation de génétique soit demandée. S'il s'agit d'une malformation létale à la naissance, il faut impérativement recueillir un maximum de données pour permettre un diagnostic exact, seul garant d'un conseil approprié (photos, caryotype, ADN, radios squelettiques, examen anatomopathologique).

Face à une maladie réputée familiale

La situation peut être différente s'il y a déjà plusieurs personnes atteintes et que l'affection est reconnue ou au contraire lorsqu'on découvre un premier cas d'une maladie que l'on sait être potentiellement familiale eu égard à sa transmission génétique. Dans le premier cas, la gravité, le handicap vont être appréhendés par comparaison, même si l'expressivité peut être différente à l'intérieur d'une même famille. Dans la deuxième hypothèse, au diagnostic il faut ajouter la révélation du caractère génétique, du risque de récurrence, la nécessité de parfois rechercher d'autres personnes atteintes dans le respect du secret médical. Dans un cas comme dans l'autre, de la même manière que pour une malformation, il faudra répondre précisément aux questions posées, qu'elles soient explicites ou, souvent, implicites : démystifier l'origine génétique (qui n'est point une marque infamante du destin) ; donner les principaux signes de la maladie, son évolutivité ; insister sur la prise en charge thérapeutique et le dépistage précoce de certaines complications. À cet égard, les possibilités d'auto-information des patients et des familles par les médias (Internet notamment) ajoutent une mission supplémentaire, celle d'expliquer, de relativiser, voire de corriger certaines de ces informations. Des services comme Allo-Gènes (08 01 63 19 20), Orphanet (http://orphanet.infobiogen.fr), Nord (http://www.rarediseases.org) donnent des renseignements succincts sur l'affection et orientent vers une consultation de conseil génétique. Enfin, il faut connaître les associations de malades (ou de parents), de plus en plus nombreuses, qui, pour certaines d'entre elles, offrent des informations périodiques de qualité ; elles peuvent rendre un grand service tant pour renseigner un patient, une famille, que pour les aider ensuite à affronter collectivement les difficultés qu'ils rencontrent.

Dans toutes ces situations, le couple devra être informé de toutes les solutions alternatives dont il peut disposer en plus du diagnostic prénatal ou si celui-ci n'est pas possible : fécondation *in vitro*, insémination par donneur hétérologue, don d'ovule et adoption.

Face à une aberration chromosomique

La conduite à tenir devant une anomalie chromosomique sera très différente :

— selon le caractère *de novo* ou hérité qui implique la famille, son consentement et sa participation pour les prélèvements et la révélation du diagnostic ;

— selon les circonstances de découverte : *in utero* (difficultés du conseil génétique en cas de dysgonosomie...), à la naissance chez un enfant handicapé, chez un adulte pour infertilité ou par enquête familiale...

Les plus grandes difficultés se rencontrent en cas de diagnostic prénatal et surtout après la découverte à la naissance d'une anomalie chez un nouveau-né « anormal ». Difficulté de l'annonce qui nécessite écoute, disponibilité, tolérance vis-à-vis des réactions des parents qui doivent faire le deuil de leur espérance d'un enfant « parfait ». L'acceptation de cet enfant, malgré la détresse parentale, doit se faire avec l'accompagnement du corps médical. Il n'y a pas de bonnes manières d'annoncer un pronostic grave, il faut toujours dire la vérité, mais pas plus que ce que les parents veulent ou peuvent entendre.

Face à un retard mental inexpliqué[1]

L'identification de la cause d'un retard mental (QI < 70) est importante car elle permet de mieux répondre aux questions essentielles des parents :
— « Pourquoi notre enfant a-t-il un retard des acquisitions ? » : l'étiologie ;
— « Arrivera-t-il à marcher, parler, apprendre un métier ? » : le pronostic ;
— « Que faire pour le soigner, le faire progresser ? » : le traitement, la prise en charge ;
— « Quel est le risque d'avoir un autre enfant atteint ? » : le risque de récidive.

La démarche diagnostique décrite ci-après *(figure 17.1)* permet de retrouver une cause acquise ou génétique précise, mais dans près de la moitié des cas aucune étiologie ne sera découverte malgré un bilan exhaustif. Dans le cadre du retard mental, l'interrogatoire et la clinique ont un rôle fondamental. Une étude approfondie des antécédents familiaux sera retranscrite sur un arbre généalogique (enfants ou adultes retardés, malformations, stérilité, fausses couches, enfants mort-nés...). L'anamnèse de la pathologie sera reprise chronologiquement (période fœtale, accouchement, retard de la marche, du langage...). L'enfant sera examiné à la recherche de signes associés : une dysmorphie faciale sera décrite (photos), les malformations, même mineures, seront notées, les troubles du comportement éventuels seront précisés... L'expérience de plusieurs spécialistes est souvent souhaitable (pédiatres, neuropédiatres, généticiens, psychologues...), tant pour le diagnostic que pour le suivi et la prise en charge multidisciplinaire de ces enfants et de leur famille.

---

1. Paragraphe et figure établis grâce à la participation de Vincent des Portes, hôpital Saint-Vincent-de-Paul (Paris).

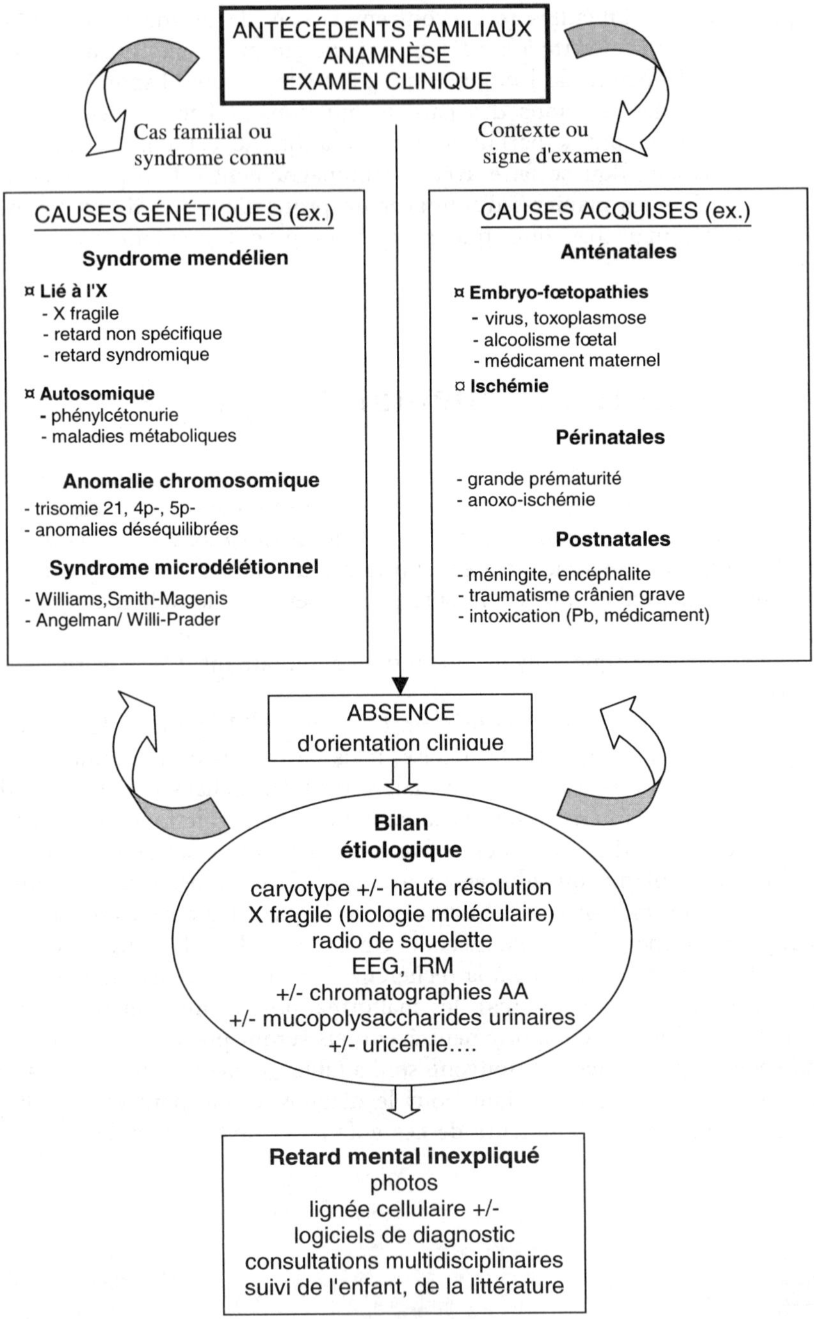

Figure 17.1 – Démarche diagnostique devant un retard mental

Face à des unions entre apparentés ou des mariages dits « consanguins »

L'interdit de l'union entre apparentés très proches (inceste) a toujours existé dans la plupart des civilisations, même si certaines d'entre elles permettaient des exceptions (comme l'union d'un pharaon et de sa sœur). Des observations malheureuses de maladies récessives autosomiques très graves, parfois létales, qui ont été colligées après unions incestueuses (père-fille ou frère-sœur), illustrent ce risque. En France, l'union entre cousins germains demande une dispense obtenue (simple formalité) auprès du procureur de la République ; le cas particulier de l'union entre oncle et nièce peut être régularisé, *a posteriori*, par dispense du président de la République.

Les mariages dits « consanguins » ont diminué en France après avoir longtemps représenté 1 % de l'ensemble des mariages. Ce type d'union reste encore fréquent dans certains groupes ethniques. La consanguinité du produit de conception peut se comprendre comme la probabilité de voir un même gène, issu d'un ancêtre commun, se retrouver à l'état homozygote, hérité de chacun des parents (identité par double descente). Ce mécanisme peut expliquer l'apparition de maladies récessives autosomiques rares. Il faut donc déconseiller une telle union si on a la connaissance d'une maladie récessive grave dans la famille commune, à moins qu'un dépistage fiable de l'hétérozygotie soit possible. Même en l'absence d'antécédent, l'union entre apparentés risque de favoriser, dans la descendance, la survenue d'une maladie autosomique récessive, surtout si celle-ci est rare.

Prenons à titre d'exemple un projet d'union entre cousins germains (qui ont 1/8 de leurs gènes en commun) : le risque théorique de survenue d'une affection autosomique récessive, de fréquence 10-6 (1/1 million de naissances) dans la population générale, passera à 1/16 000, ce qui, en génétique, reste un risque négligeable, mais qui montre l'effet multiplicateur. En revanche, pour les affections fréquentes de même type de transmission, comme la mucoviscidose chez les Caucasiens, l'effet sera moins net passant de 1/2 500 à 1/800 ; dans la pratique, on observe peu d'apparentés parmi les parents des jeunes patients mucoviscidosiques.

En cas de projet d'union entre apparentés, il faut expliquer aux intéressés ce risque à l'aide d'exemples, ajouter aussi que la consanguinité intervient dans la survenue de certaines malformations ; il est impératif, dans ce cas, d'établir un arbre généalogique précis, surtout en ce qui concerne la partie commune de la famille, d'y rechercher tout élément pouvant orienter vers une maladie récessive autosomique. Dans le cas où un risque d'affection précise est individualisé, on recherchera s'il existe des tests d'hétérozygotisme fiables, parfois simples (exemple : électrophorèse de l'hémoglobine en cas de risque de thalassémie ou de drépanocytose), ou faisant appel à la biologie moléculaire (comme dans certaines maladies métaboliques). Si les deux personnes qui projettent l'union sont effectivement hétérozygotes, un diagnostic prénatal précoce pourra alors être proposé.

Quand demander (ou ne pas demander) un caryotype ?

Les indications du caryotype sont nombreuses, elles sont succinctement évoquées sous forme de tableaux *(tableaux 17.1 et 17.2)* selon trois grands cadres : les anomalies constitutionnelles postnatales et prénatales et les anomalies acquises. Elles intéressent essentiellement trois disciplines médicales : la pédiatrie, la gynécologie et l'obstétrique, et enfin le domaine de la cancérologie. Les « non-indications » sont, entre autres : les maladies monogéniques (sauf exceptions), l'enfant consanguin sans signe évocateur, la recherche de paternité...

Tableau 17.1 – Principales indications du caryotype constitutionnel chez l'homme

Prénatal
Âge > 38 ans (en France) Signes d'appels échographiques Signes d'appels biologiques (marqueurs sériques) Antécédents d'un premier enfant avec anomalie chromosomique Un des deux parents porteur d'une anomalie chromosomique Diagnostic de sexe
Postnatal
À la naissance Syndrome polymalformatif Ambiguïté sexuelle Dysmorphie Hypotonie (souvent signes associés) Malformations majeures et mineures Retard de croissance
Durant l'enfance Dysmorphie, retard psychomoteur, difficultés scolaires importantes Trouble de la croissance Retard pubertaire Troubles du comportement, voire tableau d'allure psychiatrique Retard mental, troubles du développement du comportement...

Chez l'adulte Infertilité (fausses couches fréquentes) Stérilité masculine avec anomalies du spermogramme Stérilité féminine avec troubles des règles, petite taille... Dans le cadre d'enquêtes familiales après la découverte d'une chromosomopathie

Tableau 17.2 – Indications du caryotype pour recherche des aberrations chromosomiques acquises

Maladies héréditaires, monogéniques impliquant secondairement des anomalies caryotypiques (exemples)
Ataxie, télangiectasie (remaniements des chromosomes 7 et 14) Syndrome de Bloom Anémie de Fanconi (cassures chromosomiques) Autres...
Cancérologie (caryotypes de la tumeur)
Tumeurs hématopoïétiques très fréquentes : — leucémies de tous types — lymphomes *Tumeurs solides* — tumeurs de l'enfant fréquentes (sarcomes) — tumeurs de l'adulte plus ou moins fréquentes

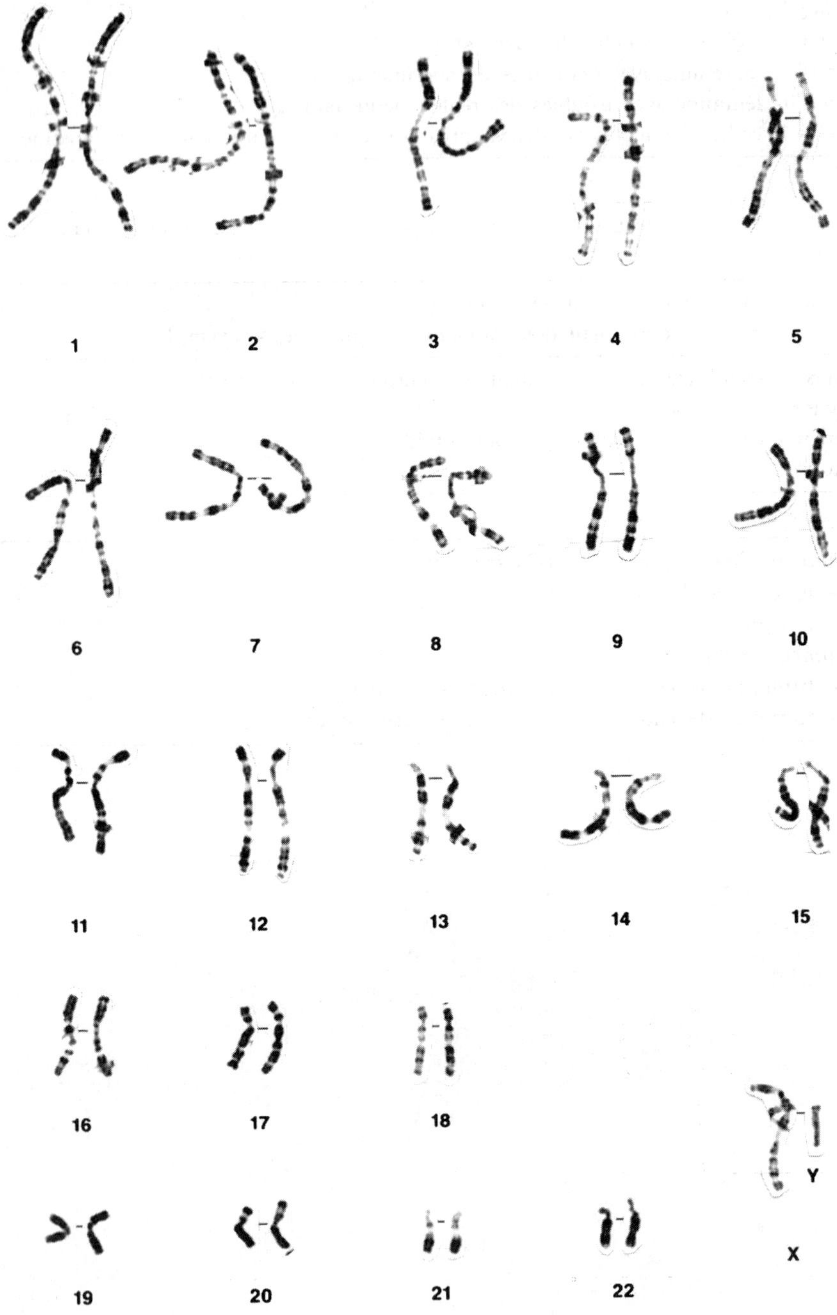

Figure 17.2 – Caryotype : marquage R sur prophase ou prométaphase

Conclusion

Les progrès constants de la génétique ouvrent un champ étendu de possibilités d'étude du fœtus, les méthodes de diagnostic prénatal devenant de plus en plus performantes. Force est de constater qu'en dehors de quelques situations où l'on peut envisager une thérapeutique *in utero*, ces investigations conduisent fréquemment à l'avortement dit « thérapeutique », c'est-à-dire à l'interruption médicale de grossesse, sans limite de terme, en cas d'affection incurable au moment du diagnostic et d'une « particulière gravité » (Cf. loi Veil).

Le conseil génétique, acte médical destiné initialement à répondre à une demande individuelle d'estimation de risque, a été progressivement conduit à proposer des solutions devant un risque réellement appréhendé et non plus seulement estimé. Parallèlement, le conseil génétique individuel s'est aussi déplacé vers des pratiques collectives dont on ne peut nier la tendance eugénique : il en est ainsi de la politique d'éradication de la thalassémie homozygote à Chypre ou des marqueurs sériques de la trisomie 21. On peut postuler que les progrès à venir de la génétique offriront de nouvelles possibilités mais, dans ce domaine, ce qui devient réalisable ne doit pas forcément être fait (clonage humain par exemple). Un des défis de l'éthique est de s'interroger sur la finalité de l'utilisation des outils avant même qu'ils ne soient disponibles ou performants ; c'est l'affaire de tous et pas seulement des spécialistes. Réfléchir à la finalité du conseil génétique, c'est rechercher les fondements éthiques de cet acte médical qui doit respecter l'autonomie de la personne ainsi que sa liberté, ce qui suppose l'accès à une information complète et objective.

Glossaire

Aberration chromosomique : Anomalie du nombre ou de la structure d'un chromosome.

Achondroplasie : Maladie osseuse caractérisée par un nanisme ; il s'agit d'une affection autosomique dominante ; les mutations sont fréquentes et parfois dues à un âge paternel avancé.

ADN : Acide désoxyribonucléique (ou DNA) ; molécule support de l'hérédité.

ADN mitochondrial : ADN du chromosome circulaire des mitochondries, organelles cytoplasmiques possédant leur propre ADN. L'ADN mitochondrial est présent sous forme de multiples copies par cellule, transmis par la mère, et évolue cinq à dix fois plus vite que l'ADN génomique.

Allèle : Forme particulière d'un gène, située sur un même locus donné, entraînant une des possibilités du caractère codé par ce gène.

Amniocentèse : Prélèvement de liquide amniotique par voie trans-abdominale au cours de la grossesse.

Aneuploïdie : État d'une cellule, d'un tissu ou d'un organisme dont l'équipement chromosomique n'est pas conforme à l'espèce (chez l'homme 46 chromosomes : 44 autosomes + 2 gonosomes).
Syndrome d'Angelman : Associe un retard mental important, des troubles du comportement et un faciès particulier. Il est dû à une microdélétion maternelle 15q11(13 ou à une disomie parentale d'origine paternelle.
ARN : Acide ribonucléique ; polymère ribonucléotidique, contenant un ribose à la place d'un désoxyribose, produit de la transcription de l'ADN.
ARN messager (ARNm) : Matrice à partir de laquelle sont synthétisés les polypeptides ; intermédiaire fondamental entre l'information portée par le gène et le résultat final, c'est-à-dire l'acide aminé d'une protéine.
ARN polymérase : Enzyme permettant la synthèse d'ARN à partir de matrices d'ADN et de précurseurs ribonucléosides triphosphates.
Autosome : L'un des chromosomes ne déterminant pas le sexe (chez l'homme : chromosomes de 1 à 22).
BRCA (1 et 2) : *BRcast CAncer* ; anti-oncogènes (gènes suppresseurs de tumeurs) jouant probablement un rôle dans le maintien de l'intégrité du génome. Leur mutation rend compte de la plupart des formes de prédisposition familiale au cancer du sein.
Caryotype : Représentation photographique agrandie et ordonnée des chromosomes d'un noyau cellulaire, le plus souvent de lymphocyte ; le caryotype est caractéristique de l'espèce.
Centromère : Constriction centrale du chromosome, région d'hétérochromatine par laquelle les chromatides sont reliées entre elles.
Chorée de Huntington : Maladie neurodégénérative héréditaire autosomique dominante entraînant progressivement une atteinte profonde des capacités physiques et intellectuelles, pour laquelle il n'y a pas, actuellement, de traitement. L'affection débute cliniquement entre la troisième et la cinquième décennie de la vie.
Choriocentèse : Prélèvement, par voie trans-abdominale, après repérage échographique, de tissu trophoblastique comparable au fœtus puisque provenant également de l'œuf initial.
Chromosome Philadelphie (Ph1) : Chromosome 22 dont la structure est anormale, présentant une translocation réciproque entre la portion distale de ce chromosome et le chromosome 9, survenant dans une certaine proportion de cellules de la moelle osseuse de patients souffrant de leucémie myéloïde chronique.
Clone : Groupe de cellules génétiquement identiques dérivées par mitoses d'une même cellule ancestrale.
Code génétique : Triplets de bases codant spécifiquement pour les 20 différents acides aminés.
Codon : Triplet de trois bases dans la molécule d'ADN ou d'ARN, codant spécifiquement pour un acide aminé.

Coiffe (CAP) : Nucléotide modifié, 7-méthylguanosine, ajouté à l'extrémité 5' d'une chaîne d'ARNm en cours de synthèse et nécessaire à la maturation, la stabilité et la traduction de l'ARNm.
Cordocentèse : Prélèvement sanguin échoguidé au niveau d'un vaisseau du cordon.
***Crossing over* ou enjambement** : Échange réciproque de fragments d'ADN au cours de la méiose (deux à trois par chromosome en moyenne).
Syndrome de Di George : Syndrome malformatif comportant une cardiopathie et un syndrome dysmorphique facial associé à une hypoplasie ou une aplasie thymique et des parathyroïdes. Il est dû à une microdélétion du chromosome 22 dans la région q11.2.
Disomie uniparentale : Zone chromosomique provenant d'un seul et même parent sur les deux régions alléliques.
Dominance : Caractère génique s'exprimant à l'état hétérozygote (dominant l'autre allèle).
Drépanocytose : Anomalie héréditaire de l'hémoglobine par mutation d'un acide glutamique par une valine entraînant une anémie avec déformation des hématies, des manifestations osseuses et des surinfections chez les homozygotes ; affection très fréquente dans certaines régions d'Afrique noire ; les individus hétérozygotes sont plus résistants au paludisme.
Enzymes de restriction : Endonucléases purifiées à partir de bactéries, coupant l'ADN double brin en un site nucléotidique spécifique. Chaque enzyme est désignée par l'organisme dont elle est extraite, par exemple EcoRI d'Escherichia coli RY 13, clivant au niveau de la séquence GAATTC.
Épissage : Élimination des introns lors de la formation de l'ARN messager mature.
Exon : Régions transcrites de l'ADN, présentes dans l'ARNm mature, et contenant en général l'information codante.
Expressivité : La nature et la sévérité du phénotype d'un allèle mutant traduisent son expressivité. L'expressivité variable est une caractéristique fréquente des traits autosomiques dominants.
Génome : Séquence d'ADN complète d'un organisme, contenant la totalité de son information génétique.
Glucose-6-phosphate deshydrogenase (G6PD) : Enzyme catalysant la première étape de la vie métabolique des hexoses monophosphates.
Gonosome : L'un des chromosomes sexuels (XX chez la femme, XY chez l'homme).
Haploïde : État d'une cellule n'ayant plus que la moitié des chromosomes, après réduction méiotique, pour constituer un gamète (ovule ou spermatozoïde).
Hémophilie : Maladie héréditaire de la coagulation entraînant des hématomes et des hémorragies : les deux formes A et B correspondent à une mutation portée par le chromosome X (hérédité récessive liée à l'X) ; seuls les hommes sont atteints, les femmes peuvent être conductrices mais saines cliniquement.

Hétérogénéité allélique : Phénotypes similaires ou identiques causés par différents allèles mutants en un même locus génétique.
Hétérogénéité génétique : Différentes mutations peuvent être responsables d'un phénotype similaire ; l'hétérogénéité allélique se réfère à des mutations différentes en un même locus, alors que l'hétérogénéité de locus se réfère à des mutations en des locus différents.
Hétérozygotie : Caractérise une cellule ou un individu dont les allèles d'un même locus sont différents.
Homozygotie : Caractère d'une cellule ou d'un individu dont les allèles d'un locus sont identiques.
HUGO ***(HUman Genome Organization)*** : Organisation créée en 1988 pour coordonner la recherche internationale dans le domaine du génome humain.
Hybridation (ou réappariement) : En génétique moléculaire, appariement complémentaire d'un brin d'ARN et d'ADN, ou de deux brins d'ADN différents. En ce qui concerne les cellules somatiques, c'est la fusion de deux cellules somatiques formant un hybride cellulaire contenant l'information génétique des deux cellules parentales.
Hybridation *in situ* : Un des moyens les plus directs pour localiser un gène ; hybridation moléculaire d'une séquence d'ADN clonée avec un chromosome en métaphase étalé sur une lame de microscope.
Insertion : Anomalie structurale du chromosome dans laquelle une partie du matériel porté par un chromosome est insérée sur un chromosome non homologue.
Inversion : Anomalie structurale d'un chromosome dans laquelle un segment de chromosome est inversé ; elle peut être péricentrique quand le segment inversé inclut le centromère ou paracentrique quand il l'exclut.
Isochromosome : Chromosome anormal avec duplication d'un bras (de sorte que deux bras de longueur égale sont formés avec le même locus en position inverse) et délétion de l'autre.
Kilobase (kb) : Mille paires de bases d'une molécule d'ADN.
Maladie de Leber : Débutant généralement vers 20 ou 30 ans, cette forme d'atrophie optique héréditaire se caractérise par une perte progressive de la vision ; elle est associée à un certain nombre de mutations (au moins 17 individualisées) de l'ADN cytoplasmique.
Liaison génétique ou *linkage* : Transmission simultanée de gènes proches situés sur un même chromosome et non séparés lors de la méiose (voir *crossing over*).
Marqueur génétique : Locus dont les allèles sont facilement détectables. Fait ou non partie d'un gène exprimé.
Marqueurs polymorphes : Étude des particularités individuelles de la composition de l'ADN non codant dans une région précise.
Marqueurs sériques de la trisomie 21 : Dosage sanguin de certaines fractions hormonales et de l'alpha-fœtoprotéine chez la mère en début de grossesse ; les résultats, interprétés en fonction de plusieurs paramètres, permettent de situer

un risque statistique de trisomie 21 plus précis que celui correspondant à l'âge maternel.

Monogénique : Pathologie secondaire à la mutation d'un seul gène ayant des effets importants sur le phénotype du patient (drépanocytose par exemple).

Mosaïcisme : État d'un tissu ou d'un organisme dans lequel toutes les cellules n'ont pas le même équipement chromosomique.

Mucoviscidose : Maladie récessive autosomique la plus fréquente chez les Caucasiens (environ 1/2 500 naissances), encore appelée fibrose kystique du pancréas ; due à un grand nombre de mutations du gène situé sur le chromosome 7, la plus fréquente étant la mutation ΔF508. Elle entraîne des troubles digestifs et surtout respiratoires pouvant conduire à un décès précoce ; nécessite parfois le recours à la greffe pulmonaire ou cœur-poumons.

Mutation faux-sens : Substitution d'une seule base de l'ADN changeant un codant en un autre, spécifique d'un acide aminé différent.

Non-disjonction : Défaut de disjonction de deux chromosomes homologues au cours de la première division méiotique, ou de séparation des deux chromatides d'un chromosome lors de la seconde division méiotique ou de la mitose, de sorte que les deux passent dans la même cellule-fille, et que l'autre cellule-fille n'en reçoit aucun.

PCR *(Polymerase Chain Reaction)* : Technique d'amplification d'une courte bande d'ADN double brin. Elle repose sur l'utilisation de deux amorces d'ADN oligonucléotidiques et la répétition de cycles d'extension d'amorces par l'ADN polymérase.

Pénétrance : Phénomène de tout ou rien faisant référence à la présence ou non de l'expression visible d'un gène muté ; dans le cas d'une maladie dominante, elle est définie quantitativement par la détermination de la proportion de porteurs obligatoires (hétérozygotes) d'un gène mutant qui expriment le phénotype.

Pharmacogénétique : Étude des bases génétiques des différences de réponse aux médicaments.

Phénocopie : Phénotype produit par des facteurs environnementaux, alors qu'il évoque celui d'une affection d'origine génétique.

Phénotype : Résultat visible de l'interaction entre un génotype et des facteurs environnementaux, expression observable d'un gène ou de gènes particuliers.

Phenylcétonurie : Maladie héréditaire métabolique, autosomique récessive, caractérisée par un déficit de la phénylalanine-hydroxylase entraînant une accumulation de phénylalanine responsable d'une encéphalopathie sévère, qui peut être évitée grâce à un dépistage néonatal et un régime adapté.

Pleiotropie : Effets divers d'un même gène ou d'une paire de gènes sur plusieurs organes et fonctions.

Polymorphisme : Survenue dans une population de phénotypes alternatifs génétiquement déterminés avec une fréquence telle que le plus rare de ces phénotypes ne pourrait être maintenu simplement par mutation récurrente.

En pratique, un locus génétique est considéré comme polymorphe si l'allèle (les allèles) rare a (ont) une fréquence au moins égale à 0,01, de sorte que la fréquence des hétérozygotes portant cet allèle est supérieure à 2 %

Polymorphisme de restriction : Polymorphisme de taille des fragments d'ADN obtenus après action d'une enzyme spécifique, l'endonucléase (Cf. RFLP : *restriction fragment length polymorphism*).

Porteur : Individu hétérozygote pour un allèle muté qui entraîne une maladie en général seulement à l'état homozygote.

Promoteur : Séquence localisée en 5' du gène dont les éléments fixent le site d'initiation de la transcription et contrôlent la quantité d'ARNm et parfois la spécificité tissulaire.

Propositus : Cas index ; personne affectée à partir de laquelle est établie et explorée une généalogie.

Rachitisme vitaminorésistant hypophosphatémique : Rachitisme sévère, résistant à la vitamine D, débutant vers l'âge de 2 ans, responsable d'un nanisme harmonieux et caractérisé biologiquement par une hypophosphatémie avec hyperphosphaturie et élévation des phosphatases alcalines ; l'affection se transmet selon le mode dominant lié à l'X.

Récessif (trait) : Caractère qui ne se manifeste cliniquement que chez les individus homozygotes pour le gène mutant (portant une double dose du gène anormal).

Ribosome : Organelle cytoplasmique composé d'ARN ribosomique et de protéines, sur lequel se fait la synthèse d'un polypeptide à partir d'un ARN messager.

Ségrégation : En génétique, c'est la séparation des gènes alléliques au cours de la méiose. Les gènes alléliques occupent le même locus sur les chromosomes homologues ; ils sont donc transférés dans des gamètes différents, ils « ségrègent ».

Sonde : Séquence d'ADN ou d'ARN marquée utilisée en génétique moléculaire pour détecter la présence d'une séquence complémentaire par hybridation moléculaire ; est capable de reconnaître le clone recherché au sein d'un mélange de multiples séquences d'ADN ou d'ARN.

Southern-Blot : Technique décrite par Edward Southern, pour transférer des fragments d'ADN, séparés par électrophorèse sur gel d'agarose, sur une membrane de nitrocellulose sur laquelle des fragments d'ADN spécifiques peuvent être détectés par hybridation avec des sondes radioactives.

Maladie de Steinert ou dystrophie myotonique : Affection autosomique dominante due à une expansion de triplets CTG. Se caractérise par une atteinte musculaire mais également cardiaque, oculaire et endocrinienne. Son diagnostic prénatal est possible.

Télomères : Extrémités des chromosomes.

Thalassémie : Anomalie héréditaire de la régulation des chaînes de l'hémoglobine ; les formes homozygotes de bêtathalassémie entraînent une anémie hémolytique sévère (maladie de Cooley) ; la maladie est rencontrée surtout autour du bassin méditerranéen mais aussi dans le sud-est asiatique.

Thalasso-drépanocytose : Exemple de double hétérozygotisme défavorable ; le sujet est porteur, à l'état hétérozygote, de deux mutations récessives non allèliques, mais dont la conséquence, par non-possibilité de synthèse d'hémoglobine normale adulte, aboutit à un état morbide proche de la drépanocytose homozygote.

Transcription : Synthèse d'une molécule d'ARN simple brin à partir d'une matrice d'ADN double brin dans le noyau des cellules, catalysée par l'ARN polymérase.

Syndrome de Williams Beuren : Associe un syndrome malformatif à une cardiopathie et un retard mental ; il est dû à une microdélétion située sur le chromosome 7 (7q11.2).

Syndrome de Willi Prader : Associe une obésité, une petite taille et un retard intellectuel avec des troubles du comportement. Il est dû soit à une microdélétion paternelle en 15q11(13, soit à une disomie parentale de cette région d'origine maternelle.

Bibliographie

McKusick V. A. *Mendelian inheritance in man*. 12th ed. 3 vol. Baltimore : John Hopskin University Press ; 1998.

Feingold J., Felloos M., Solignac M. *Principes de génétique humaine*. Hermann Editeurs ; 1998.

Thompson M. W., McInnes R.R., Willard H.F. *Génétique médicale*, 5e edition. Collection de la biologie à la clinique. Flammarion Médecine-Science ; 1995.

Waplan J.C., Delpech M. *Biologie moléculaire et médecine*, 2e édition. Collection de la biologie à la clinique. Flammarion Médecine-Science ; 1993.

Lyonnet S., Munnich A. *Génétique Pédiatrique*. Doin Editeurs ; 1998.

Suggestions de lecture

Munnich A., *La rage d'espérer – la génétique au quotidien*. Plon ; 1999.

partie IV

Pathologie néonatale et périnatale

chapitre 18

Odile Kremp

Notions de base en périnatologie

Définitions

Âge gestationnel

La durée normale de la grossesse (estimée par convention internationale à partir de la date du 1er jour des dernières règles précédant la conception) est comprise entre 259 et 293 jours, c'est-à-dire entre 37 semaines et 41 semaines et 6 jours ; les nouveau-nés sont alors à terme.

Avant 37 semaines, les nouveau-nés viables sont prématurés.

On parle de grande prématurité avant 34 semaines.

Les progrès obstétrico-pédiatriques conduisent à prendre en charge à la naissance des enfants de plus en plus prématurés, voire à provoquer des naissances prématurées s'il y a un risque pour la mère ou pour l'enfant de laisser la grossesse se poursuivre. Les statistiques internationales prennent maintenant en compte le devenir d'enfants nés à 24, voire 23 semaines d'aménorrhée. En France, le taux de prématurité est stable depuis 15 ans (6 % en 1981, 5,9 % en 1995) et celui de la grande prématurité est passé de 1,1 % à 1,6 %. Suivant les législations des différents pays, les enfants sont considérés comme viables à partir de 1 000 g (Allemagne), de 28 semaines (Pays-Bas, Grande-Bretagne, définition OMS), ou de 180 jours (France, Italie, Belgique).

En fait, les progrès de la réanimation néonatale permettent de vivre à des nouveau-nés d'âge gestationnel de plus en plus faible et on envisage maintenant d'établir des certificats de mort néonatale à partir de 22 semaines ou de 500 g *(voir « Mortalité infantile », chapitre 1).*

À partir de 42 semaines, les nouveau-nés sont postmatures.

➡ Poids de naissance

De nombreuses courbes établissent une corrélation entre l'âge gestationnel et le poids de naissance, la taille et le périmètre crânien.
Les premières, prenant en compte un très grand nombre d'enfants, ont été établies par Mme Lubchenko, à Denver, aux État-Unis, en 1963.
Les courbes les plus utilisées en France sont celles de Leroy et Lefort, réalisées en 1974 (*figures 18.1, 18.2 et 18.3*). Elles sont insuffisantes pour les enfants très prématurés ou de très faible poids de naissance. Elles permettent cependant de juger si un nouveau-né a un poids correspondant à son terme ou non.

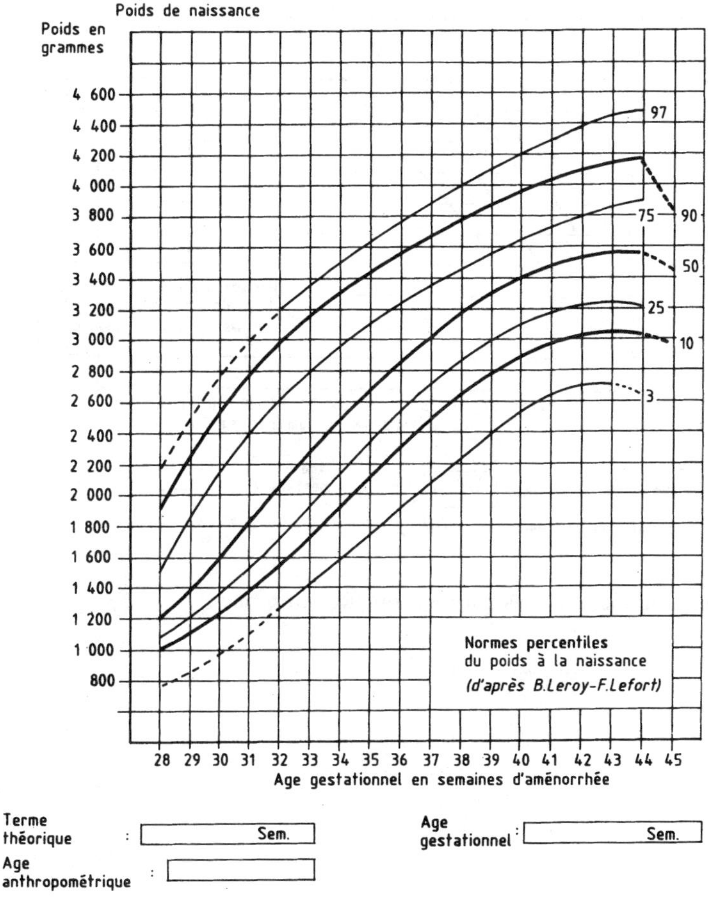

Figure 18.1 – Poids à la naissance en fonction du terme

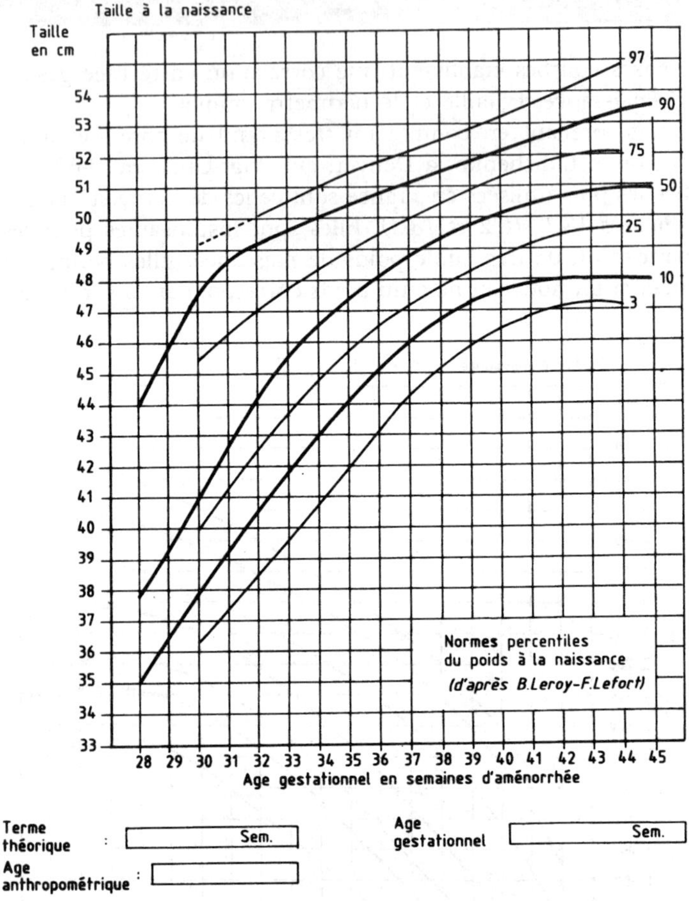

Figure 18.2 – Taille à la naissance en fonction du terme

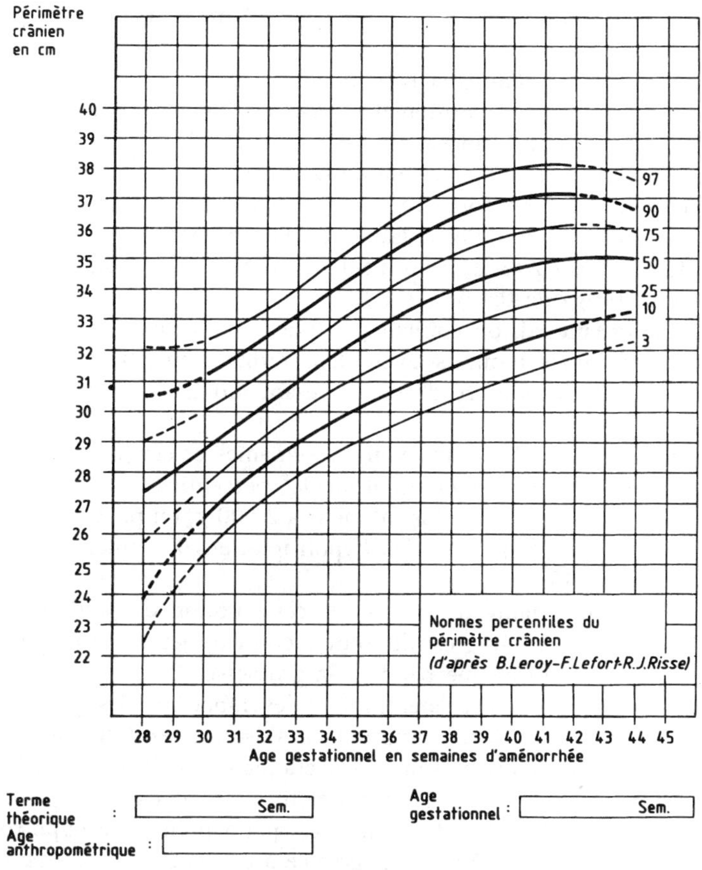

Figure 18.3 – Périmètre crânien à la naissance en fonction du terme

Les nouveau-nés sont **eutrophiques**, quel que soit leur terme, si leur poids de naissance est compris entre le 10e et le 90e percentile.

Ils sont **hypertrophiques** si leur poids de naissance est supérieur au 90e percentile. Il s'agit le plus souvent d'enfants nés à terme, mais certains prématurés, par exemple ceux dont la mère est diabétique, peuvent également être hypertrophiques *(voir « Biométrie clinique », chapitre 10)*.

Ils sont **hypotrophiques** si leur poids est inférieur au 10e percentile. On parle aussi de retard de croissance intra-utérin (RCIU) ou de dysmaturité :

— le RCIU est considéré comme modéré entre le 10e et le 3e percentile ;

— en dessous du 3e percentile, on parle de RCIU sévère.

Un RCIU est dit **harmonieux** s'il touche à la fois le poids de naissance, la taille et le périmètre crânien.

Il est dit « **non harmonieux** » s'il porte essentiellement sur le poids et que le périmètre crânien est conservé ; on est alors en présence d'un nouveau-né maigre avec une grosse tête (macrocéphalie) relative.
Cette appellation de RCIU harmonieux n'est pas logique et est de moins en moins utilisée ; en effet, le pronostic est meilleur si le périmètre crânien est conservé, témoignant d'une poursuite de la croissance cérébrale, et donc si le nouveau-né paraît mal proportionné *(voir chapitre 21)*.
En France, entre 1981 et 1998, le taux d'enfants de poids inférieur à 2 500 g est passé de 5,2 % à 7,2 %, et celui d'enfants de très faible poids de naissance (inférieur à 1 500 g) de 0,4 % à 1,2 %.
À l'échelon international, on connaît presque toujours le poids de naissance des nouveau-nés, mais moins souvent leur terme ; on utilise donc comme indicateur de santé le nombre d'enfants pesant moins de 2 500 g à la naissance.
Un nouveau-né de 2 500 g peut avoir 37 semaines et être au 10e percentile, mais aussi avoir 30 semaines en étant au 90e percentile.
En regroupant les enfants de poids inférieur à 2 500 g, on peut donc mélanger des prématurés eutrophiques et des hypotrophiques à terme, dont les problèmes sont forts différents.
On peut se satisfaire, faute de mieux, de cette notion de poids en pensant qu'un nouveau-né de 2 500 g est de toute façon trop jeune ou trop maigre et qu'il y a donc eu un problème pendant la grossesse.
Dans la mesure du possible et dans les pays développés, où les grossesses sont en général mieux suivies, il est important de raisonner en fonction du couple poids-terme pour plusieurs raisons : les étiologies de la prématurité et du RCIU ne sont pas identiques ; un prématuré de poids normal pour son terme pose en général moins de problèmes qu'un prématuré hypotrophe, et un nouveau-né pesant 2 400 g à la naissance a en général un avenir meilleur s'il a 34 semaines que s'il en a 41.

➡ Critères de maturation

Quelquefois, le terme de la grossesse n'est pas connu avec précision, ou bien il y a une discordance flagrante entre le terme et le poids ou entre le terme et l'aspect du nouveau-né. On dispose alors de points de repères basés sur l'examen morphologique et neurologique de l'enfant.

Critères neurologiques

➡ Tableau de maturation neurologique

Leur étude repose en grande partie sur les travaux de Mme Saint-Anne Dargassies *(tableau 18.1)*. Les nouveau-nés à terme sont globalement hypertoniques, et tous leurs réflexes archaïques sont présents *(voir « La période néonatale », chapitre 9).*

date :
Age :
examinateur :

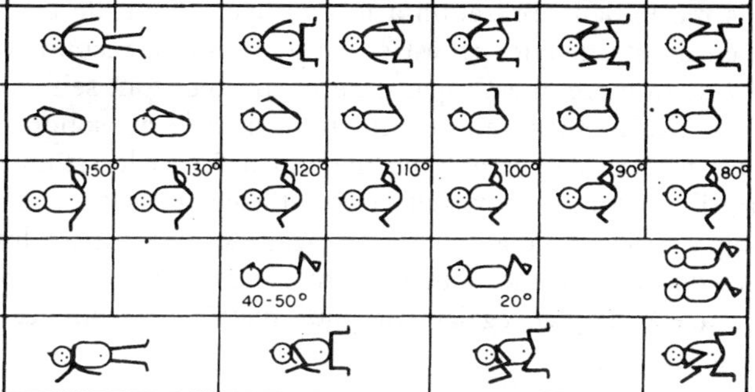

	SEMAINES	28	30	32	34	36	38	40
TONUS PASSIF	POSTURE							
	TALON-OREILLE							
	ANGLE-POPLITE	150°	130°	120°	110°	100°	90°	80°
	ANGLE PIED-JAMBE			40-50°		20°		
	FOULARD							
	RETOUR en FLEXION de l'AVANT-BRAS	0	0	0	faible	inhibé	rapide - non inhibé	
TONUS ACTIF	FLECHISSEUR de la NUQUE	0	0	±	Tête ne passe pas le tronc	Tête tombe en avant	Tête se maintient q q sec verticale	Maintient de la tête
	EXTENSEUR de la NUQUE	0	0	±	+	Tête tombe en arrière		
	REDRESSEMENT M.I.	0	±	+ transitoire	+	++	+++	
	REDRESSEMENT du TRONC	0	0	0	+ transitoire	+	++	
REFLEXES ARCHAIQUES	POINTS CARDINAUX	Réponse lente et imparfaite		Réponse complète plus rapide	Réponse complète - rapide - durable			
	MORO	extension bras et ouverture mains		Réflexe complet avec abduction des bras et cri				
	GRASPING	+ doigts	+ bras	+ épaule et dos		enfant soulevé plan du lit		
	EXTENSION CROISEE			Abduction	indifférent	Abduction →		
	MARCHE			ébauche sur pointes des pieds	bonne sur pointes des pieds	Excellente prêma : pointe puis talon terme : talon puis plante		

MENSURATION			
	Poids : Taille : P C :	Poids Théorique T Théorique P C Théorique	percentile percentile percentile

CONCLUSION : Estimation du Terme

Tableau 18.1 – Examen neurologique à la naissance en fonction du terme (d'après Mme Saint-Anne Dargassies)

À l'inverse, les prématurés sont hypotoniques et leurs réflexes archaïques correspondent à leur âge gestationnel. Cette grille est couramment utilisée pour l'évaluation des nouveau-nés.

Notion de compétence du nouveau-né

Plus récemment, Brazelton a introduit la notion de compétence du nouveau-né en montrant que, s'il est en bonne santé, il reconnaît préférentiellement la voix de sa mère, il est capable de se consoler tout seul après un stress modéré, il suit parfaitement une stimulation visuelle ou sonore et il peut s'adapter à une situation désagréable en mettant à l'écart les stimuli qui le gênent.
La grille établie par Brazelton est utilisée surtout en recherche clinique pour comparer des populations de nouveau-nés présentant des caractéristiques précises ou pour évaluer l'impact d'une intervention précoce auprès des familles. Elle a été adaptée également pour mettre en évidence les compétences des prématurés.

Critères morphologiques

En fonction du terme, la peau du nouveau-né, le cartilage de ses oreilles, ses organes génitaux n'ont pas le même aspect. Madame Farr a établi un score de maturation morphologique utilisé également en pratique courante *(tableaux 18.2 et 18.3)*.

Tableau 18.2 – Calcul de l'âge gestationnel à partir du score de Mme V. Farr

Score	Âge gestationnel (en semaines)	Score	Âge gestationnel (en semaines)	Score	Âge gestationnel (en semaines)
5	28-1	15	35-9	25	40-3
6	29-0	16	36-5	26	40-6
7	29-9	17	37-1	27	40-3
8	30-8	18	37-6	28	41-0
9	31-6	19	38-1	29	41-1
10	32-4	20	38-5	30	41-2
11	33-2	21	39-0	31	41-3
12	33-9	22	39-4	32	41-4
13	34-6	23	39-7	33	41-4
14	35-3	24	40-0	34	41-4

Le score neurologique et celui de Mme Farr ont été réunis aux États-Unis par Dubowitz en un score unique qui n'est que très peu utilisé en France, car il n'apporte pas de différences fondamentales.

Tableau 18.3 – Score de maturation morphologique de Mme V. Farr

		0	1	2	3	4
	COULEUR en dehors du cri	ROUGE sombre	uniformément ROSE	ROSE PALE irrégulier	PÂLE	
	OPACITÉ tronc	nombreuses veinules collatérales très visibles Abdomen ++	veines et collatérales	1 ou 2 gros vaisseaux nettement visibles	1 ou 2 vaisseaux peu nets	ABSENCE de vaisseaux visibles
	TEXTURE	très fine gélatineuse	fine et LISSE	lisse et un peu épaisse + desquamation superficielle RASH	épaisse, rigide CRAQUELURES ++ mains et pieds	PARCHEMINÉE craquelures profondes
ŒDÈME pression prétibiale 5"		EVIDEN pieds et mains	non évident mais GODET	absent		
LANUGO enfant soutenu en position ventrale vers la lumière		absent ou très petites plaques	abondant, LONG et ÉPAIS sur tout le dos	amincissement dans le bas du dos	présence de SURFACES GLABRES	ABSENCE sur au moins la moitié du dos
O.G.E.	FORME moitié supérieure du pavillon	plate, INFORME bord à peine enroulé	DEBUT D'ENROULEMENT sur une partie	enroulement incomplet mais sur toute la moitié supérieure	enroulement complet	
O.G.E.	FERMETÉ cartilage	pavillon pliable en ttes positions et y reste	bord mou, pliable facilement – revient lentement	cartilage sur tout le bord, revient immédiatement		
O.G.E.	MASCULINS testicules					
O.G.E.	FÉMININS grandes lèvres (cuisses en 1/2 abduc.)	G.L. séparées PROTUSION petites lèvres	G.L. recouvrent incomplètement	G.L. bord à bord		
TISSU MAMMAIRE (diamètre c/pouce-index)		non palpable	diamètre < 1/2 cm	1/2 à 1 cm	+ 1 cm	
NODULE MAMELONNAIRE		à veine visible aréole # 0	mammelon net aréole plane	mamelon net aréole surélevée		
PLIS PLANTAIRES		absents	minces traits rouges s/1/2 antérieure	plis marqués rouges + 1/2 ant. indentation s/⩽1/3 ant.	plis id. indentation + 1/3 ant.	indentation permanente profonde

Grossesses et nouveau-nés à risque

Un certain nombre de circonstances sont statistiquement reconnues comme pouvant jouer un rôle néfaste dans le développement de l'embryon et du fœtus *in utero*, menaçant donc leur vie et celle du nouveau-né et susceptibles d'entraîner des séquelles neurologiques graves. Le risque peut être lié à une affection maternelle, à une grossesse pathologique, à un accouchement difficile ou au nouveau-né lui-même.

→ Caractéristiques maternelles pouvant retentir sur la grossesse

Âge

En France, les femmes ont des enfants de plus en plus tard : entre 1981 et 1995, le pourcentage de mères de plus de 35 ans est passé de 5,9 à 12,5 %. Au-dessus de 40 ans, la mortalité fœtale est multipliée par 5 ; elle est liée en particulier au risque accru d'anomalies chromosomiques et de souffrance fœtale aiguë.
Avant 16 ans, la mortalité fœtale est multipliée par 2, avec un risque accru de RCIU et de prématurité lié surtout au fait qu'il s'agit en général de jeunes mères isolées, dont la grossesse est déclarée tardivement, quelquefois cachée, et donc peu ou mal suivie.

Parité

Le risque est plus élevé chez les primipares, mais surtout chez les femmes dont la parité est supérieure à 5, car leur utérus est fragilisé ; leur grossesse est souvent mal surveillée.
Les primipares âgées combinent les deux risques.

Conditions de vie

La nutrition insuffisante (éventuellement liée à une intoxication), les familles nombreuses, les trajets en voiture fréquents, les voyages, les grossesses non suivies chez les femmes seules sont souvent source de RCIU et de prématurité.
Les femmes qui travaillent ont statistiquement une meilleure issue de grossesse, car elles ont un meilleur niveau socio-économique et sont moins isolées : en 1995, le taux de prématurité chez les femmes ne déclarant aucunes ressources était de 13,5 %, contre 7,5 % chez celles disposant d'aides diverses et 5,5 % chez celles disposant d'un revenu du travail.

Taille/poids

Une taille inférieure à 1,50 m et un poids inférieur à 40 kg ou supérieur à 80 kg sont facteurs de prématurité.

Maladies

Le **diabète**, s'il est mal équilibré, peut provoquer mort fœtale, prématurité, malformations (6 à 10 % des nouveau-nés de mère diabétique) *(voir « Nouveau-né de mère diabétique », chapitre 22)*.
Les **maladies chroniques** (cœur, rein, hypertension artérielle sévère, anémie, cancer), lorsqu'elles ne contre-indiquent pas la grossesse, nécessitent une surveillance accrue.
Il en va de même pour les maladies endocriniennes (thyroïde).
L'**incompatibilité Rhésus**, dont le risque augmente avec la parité, devrait être prévenue, car elle est source de mort fœtale ou néonatale, dans un tableau d'anasarque fœto-placentaire, d'ictères et d'anémies néonatales sévères *(chapitres 23 et 24)*. Elle est prévenue de plus en plus systématiquement et son incidence diminue.

Antécédents gynéco-obstétricaux

Les **malformations utérines** peuvent entraîner une prématurité ; celles du bassin, une souffrance fœtale aiguë.
Les **antécédents d'avortements** ou d'accouchements prématurés sont responsables de béances du col de l'utérus, donc de prématurité.

➡ Pathologie de la grossesse en cours

Infections

Survenant en début de grossesse, la rubéole, la syphilis, la toxoplasmose, la maladie des inclusions cytomégaliques peuvent entraîner des embryo-fœtopathies *(voir chapitre 25)*.
En fin de grossesse, elles peuvent occasionner prématurité, souffrance fœtale aiguë, infection néonatale, de même que certaines infections bactériennes materno-fœtales (dues aux *Listeria*, aux streptocoques, aux *Escherichia coli*...).

Menaces de fausse couche et métrorragies du 1er trimestre

Elles sont souvent synonymes de malformations.

Survenue d'une hypertension artérielle sévère

C'est la toxémie gravidique ; elle retentit sur la vascularisation du placenta et peut donc entraîner RCIU et prématurité.

Anémie sévère

Elle peut provoquer une hypoxie chronique (RCIU) ou aiguë (souffrance fœtale aiguë).

Grossesses multiples

Elles sont actuellement en augmentation et source importante de prématurité : le terme moyen de l'accouchement est de 36 semaines pour les grossesses gémellaires et de 34 semaines pour les grossesses triples. Le taux de prématurité est huit fois plus élevé pour les jumeaux que pour les enfants uniques. Le risque de décès entre 22 semaines de gestation et 28 jours de vie est multiplié par dix en cas de grossesse gémellaire.

Prise inconsidérée de médicaments, de tabac, d'alcool, de drogue

Elle a de multiples conséquences (*chapitre* 22).

Exposition aux rayons X

En début de grossesse, elle provoque des embryopathies, des microcéphalies et, ultérieurement, des leucémies chez l'enfant.

➡ Accouchement difficile

On parle alors d'une **dystocie**, qui peut demander en urgence la réalisation d'une césarienne, ou quelquefois une extraction instrumentale par forceps.

Formes de dystocie

La dystocie peut être **mécanique**, liée à une disproportion fœto-pelvienne, à une anomalie de la présentation (siège, épaule, transverse).
Elle peut être **dynamique**, liée à la mauvaise qualité des contractions utérines.

Expulsion difficile

L'expulsion peut être trop longue ou trop rapide.

Anomalies du cordon

Cordon circulaire, nœud provoquent des modifications du rythme cardiaque à chaque contraction.

Anomalies d'insertion du placenta

Elles peuvent donner lieu à une dystocie mécanique en cas de placenta *praevia* (inséré sur le segment inférieur de l'utérus) ou à un syndrome hémorragique plus ou moins aigu en fin de grossesse (placenta *praevia*, hématome rétroplacentaire).

➡ Risques provenant du nouveau-né lui-même

Il peut mal supporter l'accouchement :
— s'il est prématuré *(chapitre 20)* ;
— s'il a un RCIU sévère *(chapitre 21)* ;
— s'il est postmature *(chapitre 22)* ;
— si sa mère a un diabète mal équilibré et qu'il est hypertrophique et/ou prématuré *(chapitre 22)* ;
— s'il a une malformation ou une infection d'origine maternelle *(chapitres 25 et 27)*.

Souffrance fœtale

On parle de **souffrance fœtale** non pas pour évoquer une douleur du fœtus au sens habituel du terme, mais dans les circonstances où le développement ou la vie du fœtus sont en jeu.

Le concept en est apparu quand on a commencé à ausculter beaucoup plus régulièrement les bruits du cœur du fœtus, d'abord pendant l'accouchement, puis à chaque examen de la femme enceinte.

Il s'est précisé quand les moyens de surveillance du fœtus se sont affinés *(voir « Introduction », chapitre 9)*.

➜ Souffrance fœtale chronique

Elle survient pendant la grossesse ; elle est en général occasionnée par une pathologie maternelle, soit préexistante, soit survenant pendant la grossesse ; elle est souvent responsable d'un RCIU. On la soupçonne quand la croissance du fœtus ou sa vitalité ne sont pas satisfaisantes, lorsque l'on constate un oligoamnios à l'échographie, lorsque le Doppler des vaisseaux utérins et fœtaux est pathologique *(voir « Introduction », chapitre 9)*.

➜ Souffrance fœtale aiguë

Elle survient avant ou pendant l'accouchement, soit lorsqu'il existe une anomalie de la contraction utérine, soit lorsqu'une cause intercurrente empêche le fœtus de supporter même les contractions utérines normales.
On la recherche systématiquement en fin de grossesse, surtout s'il existe la moindre anomalie à l'interrogatoire ou à l'examen de la mère.

➜ Modes de recherche

La souffrance fœtale peut être constatée :
— en observant la couleur du liquide amniotique, qui peut être teinté ;
— en étudiant le rythme cardiaque fœtal et en enregistrant simultanément les contractions utérines maternelles ; au cours des contractions utérines, la fréquence cardiaque s'élève, mais on peut aussi observer des ralentissements, à type de DIPS 1 et de DIPS 2, dont la répétition peut imposer une décision thérapeutique urgente, ou des anomalies des autres scores de vitalité fœtale *(voir « Sémiologie fœtale », chapitre 9)* ;
— en injectant à la mère des drogues qui modifient les contractions pour voir si le fœtus peut supporter l'épreuve du travail ; s'il ne les supporte pas, on discute alors la réalisation d'une césarienne ;
— en mesurant le pH fœtal à un scalp :
  - il chute modérément au cours de l'accouchement normal ;
  - inférieur à 7,25, il traduit un début d'anoxie, sous réserve qu'il n'y ait pas une acidose maternelle transmise.

Les deux complications possibles de ce prélèvement sont l'abcès du cuir chevelu et l'hémorragie.

Bibliographie

HAUT COMITÉ DE LA SANTÉ PUBLIQUE. *La Santé en France 1994-1998*. Paris : La Documentation française ; 1998.

chapitre 19

Régis Lefevre

Pathologie de l'enfant en salle de travail

La naissance d'un enfant est toujours un événement extraordinaire, attendu et plein d'emprise sur l'avenir.

Dans la grande majorité des cas, cet événement est heureux : le personnel médical doit alors, dans le calme et en quelques minutes, répondre à des questions :

— l'enfant est-il normal ?

— les fonctions vitales sont-elles assurées ?

Dans moins de 10 % des naissances, des manœuvres vont être nécessaires : la connaissance de ces manœuvres et la disponibilité du matériel nécessaire sont les éléments déterminants pour éviter que la situation ne tourne au drame.

Nous envisagerons successivement les trois étapes suivantes :

— les dix premières minutes ;

— les troubles métaboliques ;

— les lésions mécaniques.

Les dix premières minutes

Physiopathologie de la naissance

Cœur

In utero, le sang arrivant du placenta et de la circulation veineuse est à 88 % dévié du ventricule droit vers l'aorte, au niveau du canal artériel.

Au clampage du cordon, le débit dans le canal artériel va chuter. Le sang, au sortir du ventricule droit, se dirigera vers l'artère pulmonaire, puis la microcirculation alvéolaire pour y être oxygéné et, enfin, empruntera les veines pulmonaires vers l'oreillette gauche *(voir figure 9.2, chapitre 9)*.
Le cœur gauche et la circulation pulmonaire n'ont donc qu'un faible rôle *in utero*, ce qui explique qu'une anomalie à ce niveau ne se manifestera qu'à la naissance, voire plus tard.

Poumon

Malgré quelques mouvements diaphragmatiques, il ne participe bien sûr pas, *in utero*, à l'oxygénation du sang. Une pathologie thoracique comme la hernie diaphragmatique sera donc, *in utero*, sans expression et se révélera à la naissance par une détresse respiratoire.

Tube digestif

L'enfant déglutit *in utero* de petites quantités de liquide amniotique qui participent à l'élaboration du méconium.
Un obstacle sur le tube digestif (atrésie de l'œsophage, hernie diaphragmatique, imperforation anale) ne peut donc s'exprimer, et de façon inconstante, que par un excès de liquide amniotique : c'est-à-dire que ces pathologies seront éliminées systématiquement.

➡ Principes de la prise en charge

Il s'agit de :
— favoriser la relation mère/enfant ;
— ne pas refroidir ;
— ne pas contaminer ;
— respecter les règles ABCD :
  - A : liberté des voies aériennes ;
  - B *(Breath)* : oxygénation et ventilation ;
  - C : circulation ;
  - D *(Drugs)* : médicaments.

➡ Cinq questions à poser avant la naissance

Y a-t-il une souffrance fœtale aiguë ?

➡ Critères diagnostiques :

— anomalies du rythme cardiaque fœtal ;
— liquide amniotique méconial ;
— acidose fœtale.

➡ Causes multiples :

— toutes les dystocies ;
— anomalies placentaires ;
— pathologie maternelle ;
— pathologie fœtale ;
— pathologie du cordon.

➡ Conséquences :

— extraction urgente sous anesthésie ;
— risque d'état de mort apparente.

Est-ce un prématuré ?

➡ Critères diagnostiques :

— terme inférieur à 37 semaines ;
— risque majeur si terme inférieur à 32 semaines.

➡ Conséquences :

— problèmes respiratoires ;
— hypothermie ;
— hypoglycémie ;
— pathologie traumatique.

Y a-t-il des anomalies du développement fœtal ?

➡ Critères diagnostiques :

— échographie ;
— abondance du liquide amniotique.

Conséquences :

— hypotrophie, retard de croissance intra-utérin (RCIU) :
  - sensibilité à l'anoxie ;
  - hypoglycémie ;
— hypertrophie (diabète maternel) :
  - dystocie ;
  - hypoglycémie ;
— postmaturité :
  - anoxie ;
  - inhalation ;
— malformations : préparation de la prise en charge.

Y a-t-il un risque d'infection materno-fœtale ?

Fréquence faible, mais mortalité élevée.

Critères diagnostiques :

— portage de streptocoque B non traité ;
— grossesse non suivie ;
— infection vaginale récente ;
— liquide amniotique méconial ou nauséabond ;
— rupture prématurée des membranes (RPM) > 12 heures ;
— température en début de travail > 38 °C ;
— température en fin de travail >38,5 °C ;
— prématurité ;
— souffrance fœtale aiguë (SFA) inexpliquée ;
— tachycardie fœtale > 160.

Conséquence

Risque de détresse immédiate et surtout d'aggravation secondaire.

Conduite à tenir :

— prélèvements bactériologiques à la naissance ;
— diagnostic d'infection : CRP (*C-reactive protein*) + à H12 ;
— antibiothérapie précoce.

Y a-t-il prise de médicaments ?

Les conséquences varient selon les médicaments :
— aspirine : persistance de circulation fœtale ;
— antibiotique : sélection de germes ;

— sédatif (Valium®) : dépression respiratoire et neurologique ;
— bêtabloquant : inefficacité cardio-circulatoire.

Au total, dans un peu moins de 1 accouchement sur 10, une situation à risque peut être dépistée, mais des situations imprévisibles peuvent survenir :
— hématome rétroplacentaire ;
— souffrance fœtale aiguë par circulaire du cordon ;
— expulsion prolongée ;
— infection latente.

Situations cliniques et action thérapeutique

À la naissance

Le chronomètre est déclenché *(figure 19.1)*. L'enfant est installé sur la table radiante. Pendant qu'un soignant sèche l'enfant, on réalise une aspiration douce du pharynx par la bouche (risque de bradycardie par réflexe vagal). La vérification des choanes, puis de l'œsophage, peut être retardée si l'enfant va bien.

On observe l'enfant, puis on ausculte le cœur (on peut prendre le pouls à la base du cordon).

À 1 minute

On cote le score d'Apgar *(tableau 19.1)*. Il faut noter :
— la grande variation, dans la cotation, d'un observateur à l'autre ;
— la grande valeur de la fréquence cardiaque dans toute la réanimation.

Tableau 19.1 – Le score d'Apgar

Cotations	0	1	2
Critères			
Fréquence cardiaque	< 80	80 à 100	> 100
Respiration	0	Cri faible	Cri vigoureux
Tonus	0	Extrémités	Tout le corps
Réactivité à l'aspiration	0	Grimaces	Vive avec cris
Couleur	Blanc-bleu	Cyanose des extrémités	Rose sur tout le corps

Anoxie sévère : rythme cardiaque < 80

L'enfant est inanimé, avec un Apgar < 3 : état de mort apparente.

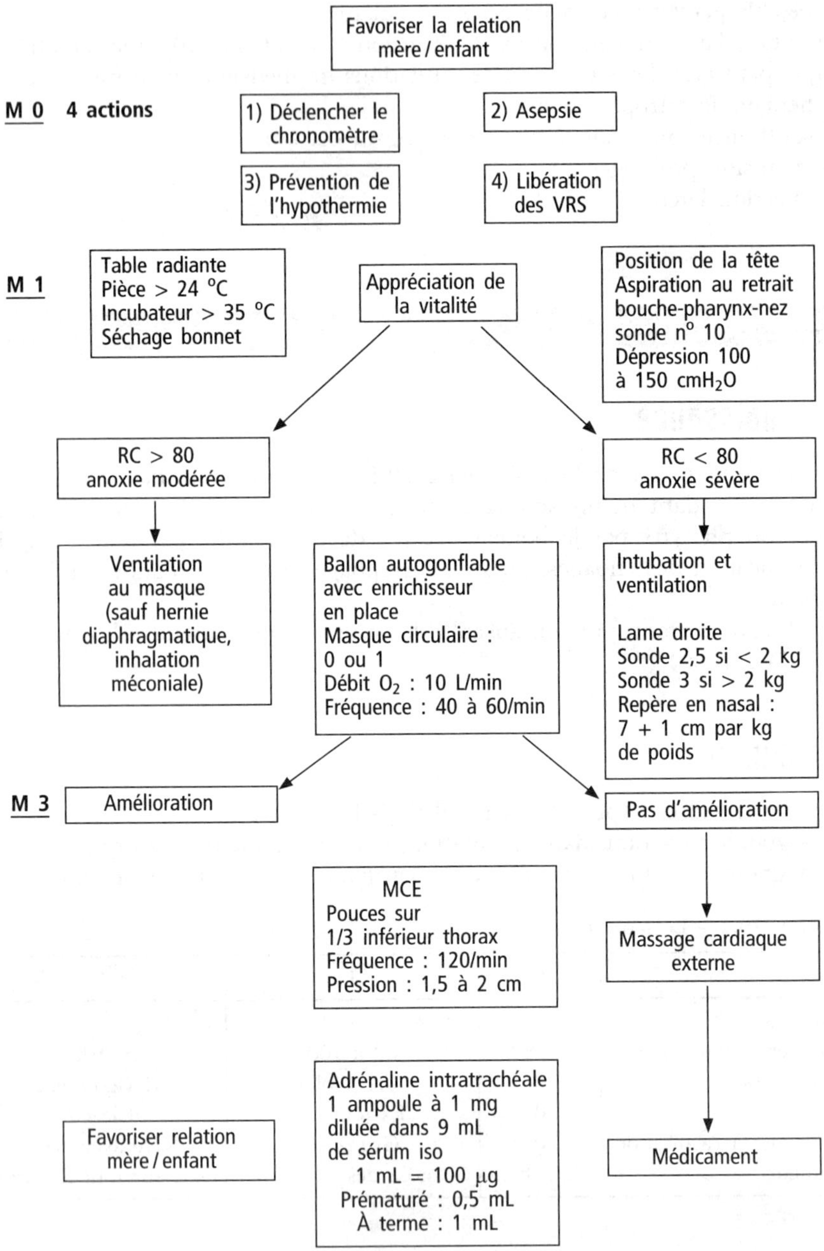

Figure 19.1 – Prise en charge de l'enfant à la naissance (M = minute)

Mesures à prendre

La priorité est toujours la ventilation. Il faut :
— à 1 minute, intuber (de préférence par le nez) et ventiler en oxygène pur ;
— à 3 minutes, pratiquer un massage cardiaque externe (MCE) : 120 impulsions/min si pas d'amélioration.

Évolution

Trois évolutions sont possibles :
— amélioration franche : extubation secondaire, enfant endormi ;
— amélioration, mais état précaire avec un Apgar qui reste médiocre après 10 minutes : il faut envisager le transfert ;
— absence d'amélioration.
Dans ce dernier cas, il faut :
— rechercher une faute technique :
  - sonde d'intubation : en mauvaise position, obstruée, coudée ;
  - respirateur manuel : branchement défectueux, débit d'oxygène insuffisant, anomalie des valves ;
  - massage cardiaque externe inefficace ;
— injecter :
  - 30 μg/kg d'adrénaline en intratrachéal ;
  - 2 mL/kg de bicarbonate à 42 ‰ en IV dans la veine ombilicale.

Situation irréversible

Lorsque la situation semble irréversible, on doit :
— tout vérifier ;
— rechercher une pathologie : hernie diaphragmatique, pneumothorax, hypoplasie pulmonaire avec anomalie rénale ;
— transférer si possible ;
— arrêter la réanimation à 20 minutes ;
— pratiquer un bilan bactériologique et radiologique.

Anoxie modérée : rythme cardiaque > 80

Apgar à 4, 5 ou 6

Ventilation au masque après désobstruction.
À 3 minutes :
— s'il y a récupération : examen clinique ; répéter à 5 et à 10 minutes ;
— si l'enfant ne respire pas spontanément : intubation et ventilation, + 2 mL/kg de bicarbonate à 42 ‰.

Ensuite, il y a habituellement récupération rapide à 5 ou à 10 minutes. Si ce n'est pas le cas, rechercher la faute technique ou la pathologie sous-jacente, puis transférer.

Apgar supérieur à 7 :

— oxygénation simple avec stimulation douce après désobstruction ;
— surveillance, car rechute possible à 5 et à 10 minutes ;
— recherche systématique d'une atrésie choanale et œsophagienne *(voir chapitre 27)* ;
— administration de 2 mg de vitamine K1 *(per os)* ;
— réalisation d'une glycémie en microméthode.

Deux cas non pris en compte par le score d'Apgar

Apnée secondaire

Elle est très fréquente : l'enfant crie immédiatement, est rose, a plusieurs mouvements respiratoires, puis s'arrête.

• Causes :

— souvent, elle est réflexe à une aspiration agressive ;
— elle peut être aussi liée à une dépression respiratoire par le biais des médications maternelles :
  - morphiniques (Dolosal® : utiliser le Narcan® comme antidote, 0,5 mL/kg en IV ou en IM), ;
  - anesthésie générale (Penthotal®, Nesdonal®) ; situation plus rare avec la rachianesthésie ;
  - sédatifs (Valium®...).

• Action

Ventilation au masque prolongée jusqu'au réveil de l'enfant.

Naissance dans un liquide méconial

Elle se produit pour 2 à 5 % des accouchements. Le risque de l'inhalation méconiale avec détresse respiratoire est l'évolution vers un pneumothorax (50 % des cas).

• Cause

Une anoxie *in utero* qui entraîne :
— l'émission de méconium ;
— et la survenue de mouvements respiratoires.

● **Actions :**

— ne jamais ventiler au masque ;
— aspiration nasopharyngée dès que la tête est sortie ;
— transfert sur la table ;
— aspiration sous laryngoscope avec une sonde de bon calibre (n° 10) ;
— ou intubation naso-trachéale pour aspirer à travers le tube et permettre une kinésithérapie et un rinçage trachéal au sérum physiologique.

acte infirmier

Rôle infirmier lors d'une naissance

à noter | *Aucun des gestes n'est le privilège d'une corporation.*

Avant la naissance

Connaître, vérifier et savoir utiliser le matériel (travaux pratiques indispensables).

■ Matériel

Aspiration

Source de vide réglable (ne pas dépasser 150 mmHg), collecteur de mucosités *(figure 19.2)*, sondes n°s 6 et 10.

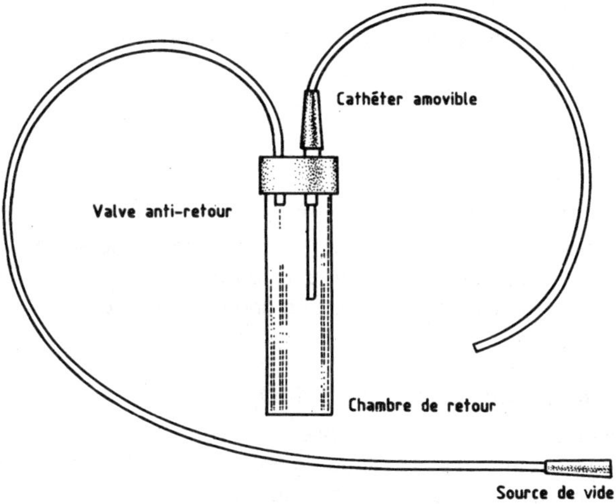

Figure 19.2 – Collecteur de mucosités

Respirateur manuel

Muni d'une valve type Ambu ou Laerdal avec enrichisseur ; source d'oxygène avec débitmètre et raccord.

Nécessaire d'intubation :

- laryngoscope avec lame droite (Miller n° 0 ou Oxford), avec piles et ampoules fonctionnelles ;
- pince de Magill ;
- sondes d'intubation 2,5 et 3, voire 3,5 ;
- sparadrap pour moustache *(figure 19.3)* ;
- oxymètre de pouls : moniteur de SaO_2 transcutané.

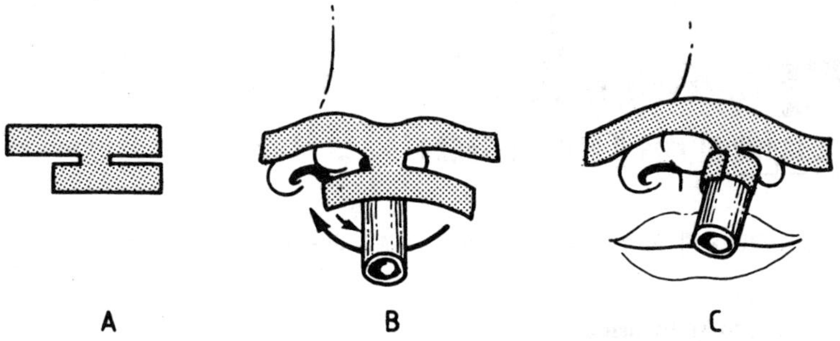

Figure 19.3 – La moustache
A : moustache en sparadrap ; B et C : fixation de l'intubation nasale (règle du 7 + 1 par kg pour la distance).

Nécessaire pour abord de la veine ombilicale :

- épicrânienne, à l'aiguille, microcathéter ;
- cathéter posé avec gants, ciseaux et pinces stériles ;
- compresses stériles ;
- alcool.

■ Substances

Bicarbonate (à 42 ‰, ampoules de 10 mL = 5 mEq) :

- indications : état de mort apparente, souffrance fœtale aiguë ;
- posologie : 2 mL/kg à renouveler deux ou trois fois ;
- précautions : assurer avant l'injection une ventilation efficace ; l'injection doit être lente.

Adrénaline (ampoules de 1 mL = 1 mg) :

- indication : état de mort apparente ;
- posologie : 10 µg/kg en IV, 30 µg/kg en intratrachéal (prendre 1 mL de l'ampoule et ajouter 9 mL de sérum salé iso, on a alors 1 mL = 100 µg) ;
- la demi-vie de l'adrénaline dans l'organisme étant très courte : renouveler la dose au bout de 3 minutes.

Narcan® (ampoules de 2 mL à 0,4 mg) :

- indication : morphiniques administrés chez la mère ;
- posologie : 0,5 mL/kg en IV ou en IM, à renouveler si nécessaire.

Glucose® (à 10 %, ampoules de 10 mL) :

- indication : hypoglycémie contrôlée ;
- posologie : 3 mL/kg en IV.

Isuprel® (ampoules de 1 mL = 200 µg) :

- indications : état de mort apparente, bêtabloquants chez la mère ;
- posologie : 0,1 mL en IV (soit 20 µg) ; 1 goutte/kg dans 1 cm^3 de sérum physiologique en intratrachéal ;
- la demi-vie de l'Isuprel® dans l'organisme étant très courte : renouveler la dose au bout de 3 minutes.

Glucagon® (ampoules de 1 mg) :

- indications : bêtabloquants chez la mère, hypoglycémie du nouveau-né de mère diabétique ;
- posologie : 0,5 mg en IV ou en IM.

Pendant les 10 premières minutes

Il faut savoir évaluer la situation et connaître la signification des gestes indispensables.

■ Aspiration

Buts :

- bouche et pharynx : éviter l'inhalation ;
- narines et pharynx : vérifier la perméabilité des choanes ;
- estomac :
  - ❑ prévenir l'inhalation du contenu gastrique,
  - ❑ vérifier la perméabilité œsophagienne : glisser avec doigté une sonde n° 10,
  - ❑ faire attention au piège de l'atrésie de l'œsophage *(figure 19.4) [voir chapitre 27].*

Ce geste peut être retardé de quelques minutes si l'enfant va bien.

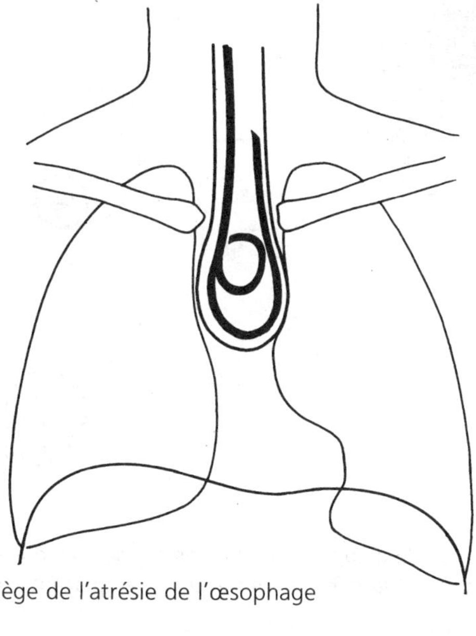

Figure 19.4 – Le piège de l'atrésie de l'œsophage

Précautions :

- asepsie :
- mains désinfectées, ne pas laisser traîner la sonde ;
- douceur : risque de traumatisme ou de bradycardie avec apnée secondaire ; ne pas dépasser 150 cm d'eau ; aspirer au retrait.

■ Ventilation au masque

Indication

Oxygénation (Apgar entre 3 et 7) avant intubation.

Application :

- désobstruction pharyngée et vidange gastrique préalable ;
- tête défléchie en légère extension, maxillaire inférieur projeté en avant ;
- application étanche du masque *(figure 19.5)* ;
- fréquence : 50 par minute.

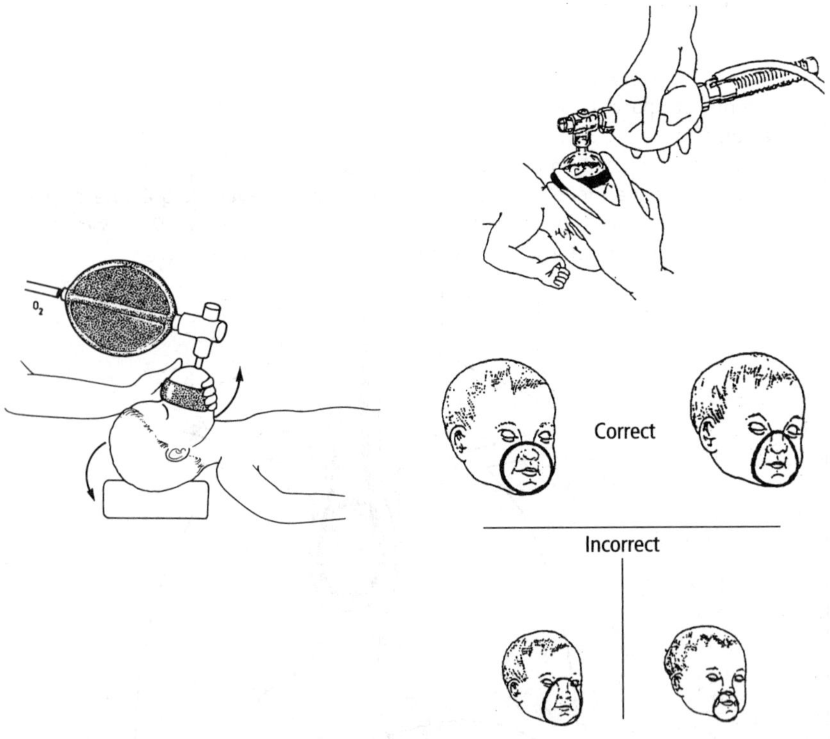

Figure 19.5 – Mode d'application du masque de manière étanche.
On procède en luxant la mâchoire en avant et en plaçant la tête en hypertension.

Contrôle d'efficacité

Les deux hémithorax se soulèvent à l'auscultation.

Précautions :

- débit O_2 : 10 L/min ;
- montage correct des valves ;
- valve de surpression non bloquée (s'ouvre au-delà de 30 cm d'eau) et étanche ;
- vidage régulier de l'air de l'estomac *(figure 19.6)*.

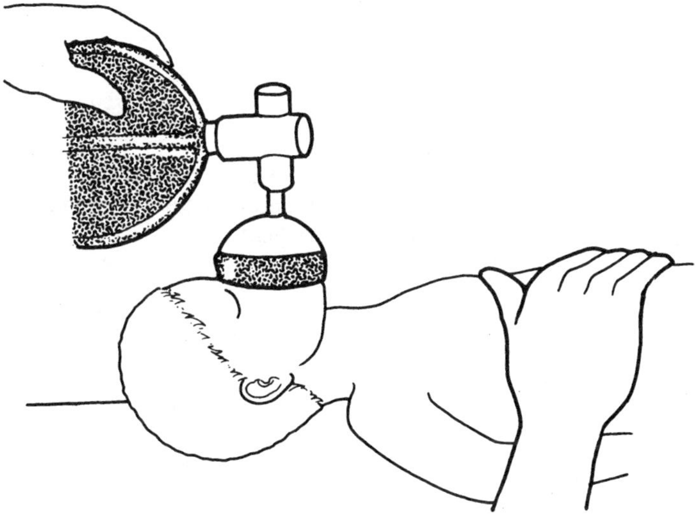

Figure 19.6 – Manière d'éviter la surdistension gastrique

Contre-indications :

- hernie diaphragmatique ;
- liquide méconial.

■ Intubation trachéale

Indications :

- état de mort apparente ;
- ventilation manuelle prolongée ou inefficace ;
- liquide méconial, hernie diaphragmatique ;
- grand prématuré ;
- nouveau-né endormi.

Application

Après aspiration soigneuse et ventilation au masque (sauf en cas de hernie diaphragmatique ou de liquide méconial), de préférence par voie nasale (calibre : 2,5 pour poids < 2 kg ; 3 pour poids de 2 à 4 kg ; 3,5 pour poids > 4 kg).

Précautions :

- bonne position du tube ; règle du 7 : repère narinaire = 7 cm + 1 cm par kg de poids ;
- auscultation symétrique ;
- fixation par une moustache nasale ;
- aspiration trachéale (asepsie) ;
- ne pas laisser sur tube à l'air libre.

■ Massage cardiaque externe (MCE)

Indication

Fréquence cardiaque inférieure à 80.

Application

Le thorax est empaumé à deux mains, les doigts se rejoignent en arrière sur le rachis, les deux pouces sur le sternum sont enfoncés de 1,5 à 2 cm au rythme de 100 à 120 pressions par minute *(figures 19.7 et 19.8).*

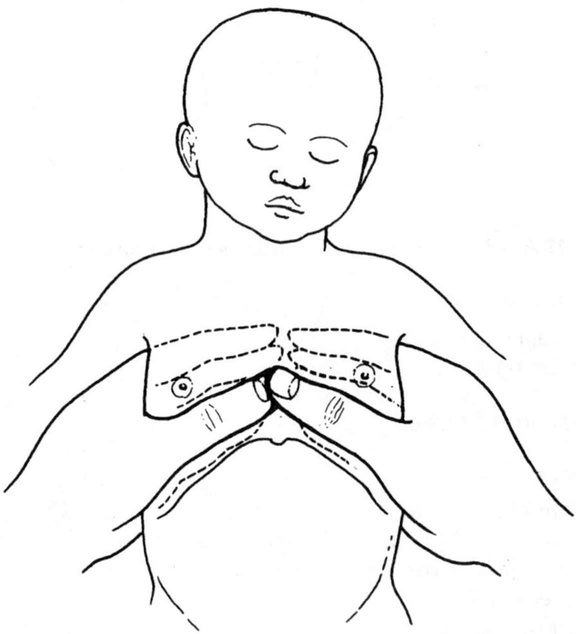

Figure 19.7 – Réalisation du massage cardiaque externe chez le nouveau-né

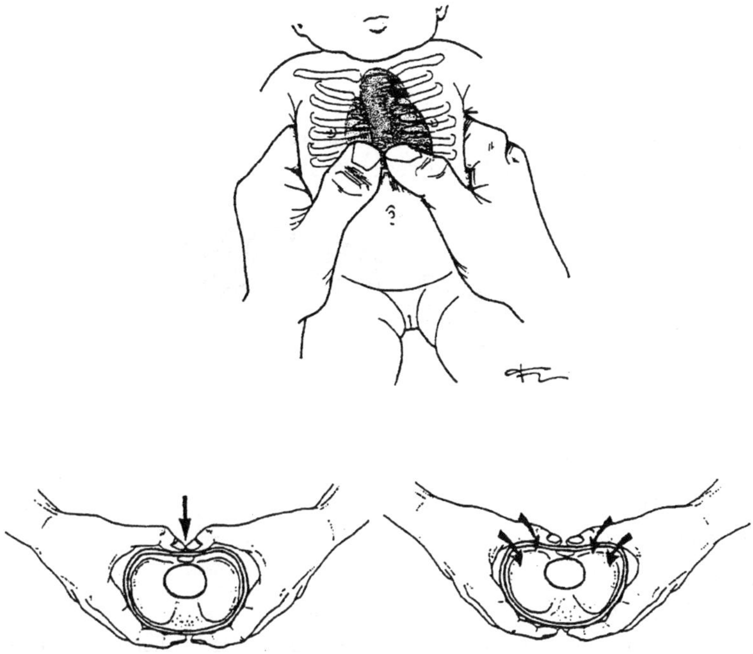

Figure 19.8 – Massage cardiaque externe : technique des deux mains, position correcte des doigts

Contrôle d'efficacité

Palpation du pouls, recoloration, le MCE n'assure pas plus de 25 % du débit cardiaque.

Précautions

Assurer parallèlement une ventilation sur tube, un apport de drogue (adrénaline intratrachéale et bicarbonate en IV).

■ Abord de la veine ombilicale

Indications :

- état de mort apparente ;
- difficulté d'un autre abord ;
- hypoglycémie, anémie aiguë.

Applications :

- soit transfuniculaire à l'aiguille montée, à l'épicrânienne ou au microcathéter ;
- soit par section du cordon à au moins 1 cm de la peau.

On peut alors injecter avec l'embout de seringue dans la veine ou introduire un cathéter purgé de 3 cm chez le prématuré, de 5 cm chez le nouveau-né à terme : obtention d'un reflux franc.

Précautions :

- asepsie chirurgicale ;
- tenue stérile ;
- désinfection du champ opératoire ;
- fixation minutieuse du cathéter par spartiate et drapeau *(figure 19.9)* ;
- éviter de perfuser à grand débit des solutés hyperosmolaires (bicarbonate...).

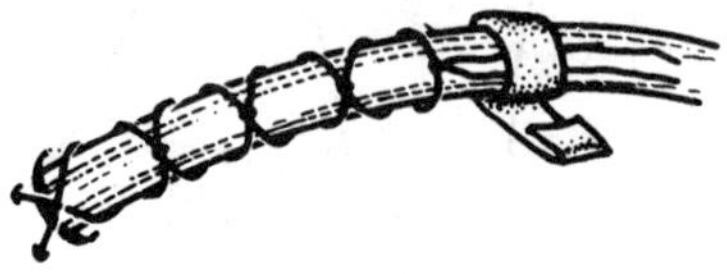

Figure 19.9 – Fixation d'un cathéter veineux par « spartiate »

■ Prise de température

Indications

Toujours.

Application

Prise de température par voie rectale ou axillaire.
Si la méthode n'est pas rectale, on n'oubliera pas de vérifier la perméabilité ano-rectale.

Précaution

Assurer le confort thermique de l'enfant : séchage, table radiante.

■ Après la réanimation

Une période de surveillance particulièrement stricte est indispensable et l'infirmière y joue un rôle essentiel.
Outre la surveillance de la température de la couveuse et de l'enfant (ce dernier étant dans le meilleur des cas sous *monitoring*, SaO_2 transcutanée), il faut observer avec attention les signes suivants :

- les signes hémodynamiques :
  - ❑ fréquence cardiaque : une bradycardie au-dessous de 80 ou une tachycardie supérieure à 150/180 doivent être signalées ;
  - ❑ couleur des téguments : soit une pâleur excessive, soit au contraire une cyanose avec tous ses degrés ; celle-ci peut être buccale, des extrémités ou généralisée *(voir chapitre 33)* ;
- les troubles respiratoires :
  - ❑ fréquence respiratoire : tachypnée supérieure à 50/min, bradypnée, voire apnée chez le nouveau-né *(voir chapitre 27)* ;
  - ❑ signes de lutte (score de Silverman) ;
- le comportement neurologique *(voir « Complications neurologiques », chapitre 20)*.

L'infirmière doit toujours noter l'heure de ses examens et leurs résultats.
De plus, elle sera amenée à dépister les troubles métaboliques qui surviennent le plus fréquemment après une naissance perturbée.

Les troubles métaboliques

Trois types de troubles métaboliques principaux menacent le nouveau-né ayant présenté une souffrance néonatale.

➡ Hypoglycémie

Elle se dépiste, se traite, se contrôle.

Dépistage

Elle se dépiste :
— soit parce qu'il existe une circonstance particulière (SFA, prématurité, RCIU, mère diabétique) ;
— soit parce qu'il existe des signes cliniques : apnées, trémulations, convulsions.
Mais il est surtout préférable de la dépister systématiquement avant les signes cliniques qui représentent une souffrance neurologique avancée.
Les microméthodes par bandelettes au lit du malade (Dextrostix®...) sont les méthodes de routine.

Traitement

Toute glycémie inférieure à 0,40 g/L justifie une perfusion de sérum glucosé sur la base, initialement, de 60 mL de sérum glucosé à 10 % ;
Entre 0,40 et 0,60 g/L, une alimentation précoce, quand elle peut être supportée, représentera la méthode d'attente *(voir chapitre 57)*.

Contrôle

Elle se contrôle :
— au bout de 2 heures de perfusion ;
— ou après un gavage de sérum glucosé, avec l'augmentation du débit de glucose (0,35 à 1 g/kg/h maximum).
Toute diminution par rapport au chiffre précédemment observé justifie le recours à la perfusion :
— avec l'augmentation du débit de glucose (0,35 à 1 g/kg/h maximum),
— au besoin, par un cathéter veineux central.

➜ Hypocalcémie

Elle représente rarement un problème en salle de travail. En effet, l'hypocalcémie néonatale précoce (des trois premiers jours) ne se révèle qu'au bout de plusieurs heures (*voir « Protocole de Traitement », chapitre 57*).

➜ Acidose métabolique

Elle accompagne toute souffrance périnatale.
Une mesure des gaz du sang au décours de la réanimation permettra au mieux de compléter l'alcalinisation.

Les lésions dites « mécaniques »

➜ Lésions traumatiques bénignes

La **bosse séro-sanguine** est un gonflement du cuir chevelu, touchant la présentation et apparaissant immédiatement à l'accouchement. Elle disparaît en une quinzaine de jours, le plus souvent.
Les **hémorragies sous-conjonctivales** et les pétéchies du visage sont d'observation courante chez le nouveau-né.
Les **érosions cutanées** s'observent surtout après les applications de forceps.
Le **céphalhématome** est constitué par un hématome sous-périosté des os du crâne se constituant lentement en 2 à 3 jours et se résorbant en 2 à 6 mois.

➜ Lésions osseuses

Fractures

La **fracture de la clavicule** est la fracture la plus fréquente du nouveau-né. Elle se traduit habituellement par une tuméfaction palpable du côté de la clavicule atteinte. La radiographie confirmera le diagnostic. L'évolution spontanée se fait dans la grande majorité des cas vers une consolidation en bonne position, en l'absence de tout traitement.
Les **fractures des membres** concernent surtout la fracture de l'humérus. Il faudra toujours évoquer la possibilité d'une atteinte nerveuse associée (plexus brachial en particulier).

Les **fractures du crâne** sont rares et se rencontrent surtout dans les dystocies mécaniques majeures ayant nécessité des applications de forceps délicates.

Décollements épiphysaires

Leur fréquence, bien que faible, est sans doute sous-estimée. Ils se rencontrent plus volontiers lorsque l'enfant se présente par le siège. C'est la localisation au niveau de la hanche qui comporte le plus grand risque de séquelles.

Lésions musculaires

Elles se résument à l'hématome du sterno-cléido-mastoïdien qui se rencontre surtout après les accouchements par le siège. Il se traduit par l'apparition retardée vers la 3e semaine de vie d'une tuméfaction nodulaire située dans la partie moyenne du muscle.
Un torticolis se développe parfois, par la suite, du même côté.
En cas de persistance après 18 mois, il faut envisager un traitement chirurgical.

Lésions périphériques

Paralysies du plexus brachial

Elles sont très souvent associées à des lésions osseuses : fractures de la clavicule et de l'humérus, derrière lesquelles il faudra savoir rechercher une lésion du plexus brachial.

Diagnostic

Il est facile en cas de paralysie globale (le membre paralysé pend le long du corps, l'épaule est abaissée, la main et l'avant-bras sont en pronation).
Une paralysie partielle ne se traduira, en revanche, que par une asymétrie parfois discrète des mouvements lors de la recherche du signe de Moro.

Traitement

Il repose essentiellement sur la kinésithérapie, avec mise en bonne position et mobilisation progressive du membre.

Pronostic

Il est le plus souvent très favorable, avec régression complète des troubles moteurs en quelques mois.

Paralysie faciale

Elle résulte de la compression du nerf facial, le plus souvent lors d'une application de forceps.

➡ Diagnostic

Il est facile sur la constatation d'une asymétrie faciale habituellement nette.

➡ Pronostic

La guérison survient généralement en quelques semaines.

Paralysie phrénique

Elle est parfois associée à une paralysie du plexus brachial. Le signe essentiel est une respiration asymétrique.

➡ Diagnostic

Il sera confirmé par la radiographie et, si possible, la radioscopie.

➡ Pronostic

La guérison est habituellement obtenue assez rapidement. Il est rare qu'une assistance ventilatoire transitoire soit nécessaire.

➡ Hémorragies cérébro-méningées

Elles sont moins fréquentes qu'on ne le disait autrefois.

Siège

Leur siège est variable :
— entre l'os et la dure-mère : hématome extradural ;
— entre la dure-mère et l'arachnoïde : hématome sous-dural ;
— entre les deux feuillets de l'arachnoïde : hémorragie méningée classique, la plus fréquente.

En fait, les trois localisations peuvent être associées à des degrés divers. Classiquement, elles se traduisent par des signes de souffrance cérébrale : convulsions, troubles du tonus, apnée, troubles vasomoteurs (accès de cyanose ou de pâleur).

Diagnostic

Le diagnostic d'hémorragie méningée est confirmé :
— par la ponction lombaire lorsqu'elle ramène un liquide sanglant ne coagulant pas ;
— par l'échographie.

Pronostic

Le pronostic est difficilement prévisible initialement ; l'évolution fatale est possible rapidement.
La guérison peut survenir de façon complète ou avec des séquelles redoutables (infirmité motrice cérébrale).

Bibliographie

HUAULT G., DEHAN M., LEJEUNE J.-A. « La Réanimation de l'enfant à la naissance ». *Les Cahiers Sandoz* 1973.

HUAULT G., LABRUNE B. *Pédiatrie d'urgence.* Paris : Flammarion ; 1995.

DUBOS J.-P. *Prise en charge du nouveau-né à la naissance.* Lille : Centre d'information sur la régulation des naissances ; 1986.

DIEPENDALE J.-F. *Formation à la réanimation du nouveau-né en salle de naissance.* GEN Nord - Pas-de-Calais ; 1998.

chapitre 20

Fabrice Cneude

Le nouveau-né prématuré

Pré-requis

Épidémiologie

Le taux de prématurité (âge gestationnel < 37 semaines d'aménorrhée) en France est actuellement relativement stable puisqu'il était de 5,6 % en 1981 et de 6,8 % en 1998. En revanche, il existe une augmentation de la grande prématurité (terme < 33 semaines d'aménorrhée), qui passe durant la même période de 1,1 à 1,6 %, et du nombre d'enfants de poids de naissance inférieur à 1 500 g, qui passe de 0,4 à 1,1 %.
Le maintien à un niveau élevé du taux de prématurité est en partie dû aux modifications des pratiques obstétricales avec une prise en charge de plus en plus précoce des enfants menacés *in utero* : en 1995, 42 % des enfants de moins de 35 semaines et 50 % des enfants de moins de 2 000 g naissent après décision médicale d'interrompre la grossesse.
Les avancées médicales ont permis une amélioration importante de la survie des prématurés. Il est possible actuellement d'atteindre une survie supérieure à 90 % à 28 jours de vie pour des enfants de poids inférieur à 1 500 g. Cette amélioration est observée aussi pour les enfants les plus immatures avec une mortalité aux alentours de 50 % dès 25 semaines.

Étiologies de la prématurité

On peut distinguer la prématurité spontanée et la prématurité provoquée. Lors de la prématurité provoquée, la mère présente une pathologie qui peut mettre sa vie et/ou celle du fœtus en danger. L'obstétricien sera amené alors à réaliser l'accouchement (le plus souvent par césarienne) avant terme.

Prématurité spontanée

Les causes de la prématurité sont diverses. La prévention doit être le souci principal du médecin traitant, de l'obstétricien et de la sage-femme.

Causes utérines :

— béance cervico-isthmique ;
— malformations utérines congénitales (utérus double, utérus bicorne) ;
— déformations utérines acquises (fibrome volumineux par exemple).

Causes ovulaires :

— grossesses multiples ;
— placenta *praevia* ;
— hydramnios ;
— rupture prématurée des membranes.

Causes générales :

— infections bactériennes : streptocoque B, infections urinaires notamment à *Escherichia coli*, infections cervico-vaginales, listériose ;
— infections virales.

Causes socio-économiques

Les transports longs, le travail difficile, les mauvaises conditions de logement, le tabac, l'alcool sont des facteurs favorisant l'accouchement prématuré.

Prématurité provoquée

Certaines pathologies peuvent nécessiter l'extraction du fœtus avant terme.

Hypertension artérielle

Elle peut survenir sur un terrain prédisposé (néphropathie par exemple) ou apparaître au cours de la grossesse chez une patiente le plus souvent primipare jusque-là normotendue. L'hypertension expose la mère aux crises d'éclampsie (crises convulsives généralisées). Elle favorise le décollement placentaire, complication redoutable pour la mère et le fœtus. Enfin, elle favorise le retard de croissance intra-utérin avec possibilité de souffrance fœtale.

Autres

Placenta *praevia* hémorragique, diabète, iso-immunisation Rhésus.

Détermination de l'âge gestationnel et de la trophicité

L'âge gestationnel peut être calculé par la date des dernières règles et/ou l'échographie précoce. Si le terme n'est pas connu avec précision, on dispose de points de repères basés sur l'examen morphologique et neurologique de l'enfant pour déterminer l'âge gestationnel *(voir chapitre 18)*. La connaissance précise de l'âge gestationnel et du poids de naissance permet, en se reportant aux courbes de croissance, de savoir s'il existe une hypotrophie. Les courbes de Leroy et Lefort *(voir figures 18.1, 18.2, 18.3)* et de Lubchenko sont habituellement utilisées. Les nouveau-nés sont eutrophiques si leur poids de naissance est compris entre le 10e et le 90e percentile. Ils sont hypertrophiques si leur poids est supérieur au 90e percentile. Ils sont hypotrophiques si leur poids est inférieur au 10e percentile ; on parlera alors de retard de croissance intra-utérin (RCIU). Le RCIU est harmonieux s'il touche à la fois le poids de naissance, la taille et le périmètre crânien. Il est dysharmonieux si le périmètre crânien est préservé.

Complications liées à la prématurité

Complications respiratoires

Maladie des membranes hyalines (MMH)

Physiopathologie

Le surfactant pulmonaire diminue la force de tension superficielle à l'interface air-liquide et évite ainsi le collapsus alvéolaire expiratoire. Son absence est le facteur essentiel de la maladie des membranes hyalines, entraînant une détresse respiratoire qui s'aggrave les premières heures de vie. L'acmé de la symptomatologie se situe au 2e-3e jour de vie avec ensuite une amélioration progressive. La radiographie de thorax montre un microgranité diffus et un bronchogramme aérien.

Traitement préventif

La corticothérapie anténatale diminue l'incidence et la gravité de la MMH.

Traitement curatif

Il repose sur le surfactant. Il existe soit du surfactant naturel extrait de porcins (Curosurf®) ou de bovins (Alvéolofact®, Surventa®), soit du surfactant synthétique (Exosurf). Ils sont instillés par voie intratrachéale par le biais d'une sonde d'intubation. L'efficacité du surfactant est bien démontrée avec une diminution de la mortalité de l'ordre de 40 %. Il faut réaliser, notamment chez les enfants extrêmement immatures, l'injection de surfactant le plus précocement possible. L'amélioration est plus rapide et plus marquée avec un surfactant naturel.

Traitement symptomatique

L'oxygénothérapie par une boîte céphalique *(hood)* peut suffire dans les cas peu sévères.
La CPAP *(Continuous Positive Airway Pressure*[1]*)* ou PPC (pression positive continue) nasale (pression positive continue dans les voies respiratoires) permet de maintenir l'ouverture des alvéoles. Elle est utilisée dans différentes circonstances :
— l'instillation précoce de la CPAP nasale dès la salle de naissance évite le collapsus alvéolaire et permet parfois d'éviter l'intubation et la ventilation artificielle ;
— en cas d'apnée ;
— lors de la phase de sevrage après la ventilation artificielle ;
— l'administration précoce de surfactant naturel avec extubation rapide (moins de 1 heure) et relais par PPC nasale est une méthode utilisée par plusieurs équipes permettant de diminuer les lésions de volo/barotraumatismes liées à la ventilation artificielle.

Ventilation artificielle

(Voir « Ventilation artificielle du nouveau-né et de l'enfant », chapitre 53.)
Celle-ci peut entraîner des lésions de volo/barotraumatismes au niveau alvéolaire. Pour cette raison, différents modes ventilatoires, outre la PPC nasale, sont utilisés :
— la ventilation synchronisée : afin d'éviter que l'enfant ne lutte contre le respirateur, la fréquence du respirateur peut être ajustée à la respiration du nouveau-né : à chaque incitation inspiratoire de l'enfant, l'appareil délivre un cycle (mode *trigger*) ;

1. Terme utilisé lorsque l'enfant ventile spontanément sur son tube ou sur une canule et que l'on maintient une pression supérieure à la pression atmosphérique dans le circuit de l'enfant.

— la ventilation par oscillations à haute fréquence (HFO) améliore l'oxygénation et diminue les lésions de volo/barotraumatismes sources de bronchodysplasie.

En conclusion, quatre mesures permettent une prise en charge optimale de la maladie des membranes hyalines :
— transfert anténatal ;
— corticothérapie anténatale ;
— surfactant précoce ;
— ventilation la moins agressive possible (PPC nasale, HFO).

Surveillance

Pendant l'oxygénation, il est fondamental de surveiller la saturation en oxygène (SaO_2) et de mesurer en continu la pression partielle du sang en oxygène (PaO_2) et en gaz carbonique ($PaCO_2$) par le biais d'une électrode transcutanée. Des mesures des gaz du sang artériels seront régulièrement réalisées. Il faut éviter l'hyperoxie, source de rétinopathie. L'hémodynamique (rythme cardiaque, pression artérielle, diurèse) doit être aussi surveillée de façon étroite *(voir « Soins à un enfant nécessitant une respiration assistée », chapitre 53).*

Apnées

Définition

Arrêt de la ventilation alvéolaire d'une durée supérieure à 20 secondes ou bien moindre mais s'accompagnant de bradycardie.
On distingue trois types d'apnée :
— les apnées centrales : absence de mouvement respiratoire ;
— les apnées obstructives : absence de flux, mais persistance des mouvements respiratoires ;
— les apnées mixtes.
Les bradycardies sont secondaires à l'hypoxie, elle-même secondaire à l'apnée.

Physiopathologie

Ces apnées sont fréquentes et presque constantes chez l'enfant de moins de 28 semaines. Elles sont plus rares à partir de 35 semaines. Elles sont liées à l'immaturité du système cardio-respiratoire et de sa régulation, immaturité d'autant plus importante que l'âge gestationnel est faible. Il faut toujours rechercher un facteur prédisposant à ces apnées et le traiter avant de conclure à des apnées liées uniquement à la prématurité (apnée idiopathique) :
— infections (méningite, septicémie) ;
— hypoxémie, acidose, hypercapnie ;

— troubles métaboliques :
  - hypocalcémie, hypoglycémie ;
  - reflux gastro-œsophagien, œsophagite ;
  - pathologie neurologique (convulsion, hémorragie intraventriculaire) ;
  - anémie ;
  - instabilité thermique ;
  - médicaments.

Prise en charge thérapeutique

Elle repose sur :
— la prévention : tête en légère hyperextension, vérification régulière de la perméabilité narinaire ;
— des stimulations cutanées (friction de la plante du pied ou du thorax), secousse non brutale de l'ensemble du corps ;
— l'application d'une PPC ou d'une ventilation nasale ;
— un traitement médicamenteux : les méthylxanthines ont une action centrale ; la caféine est généralement préférée à la théophylline ;
— l'intubation et la ventilation contrôlée en cas d'apnées récidivantes et de longues durées ;
— en cas d'échec de la caféine, un traitement par Dopram® (0,5 mg/kg/h) peut être proposé.

Dysplasie broncho-pulmonaire

Définition

Insuffisance respiratoire chronique avec oxygénodépendance au-delà du 28e jour de vie chez un nouveau-né ayant présenté une détresse respiratoire initiale. La radiographie de thorax associe des zones emphysémateuses et des opacités linéaires.
Elle est le résultat combiné de l'immaturité pulmonaire, du barotraumatisme et de la toxicité pulmonaire de l'oxygénothérapie.

Traitement

Le traitement est long et difficile. Outre l'oxygénothérapie, il comporte la kinésithérapie respiratoire et un apport calorique suffisant. Du point de vue médicamenteux, les diurétiques améliorent la fonction pulmonaire à court terme, mais ont des effets secondaires importants s'ils sont administrés longtemps (néphrocalcinose, ostéopénie). La corticothérapie (Déxaméthasone®) permet de sevrer plus rapidement l'enfant de son ventilateur, mais n'améliore pas le pronostic à long terme *(voir « La kinésithérapie en néonatalogie », chapitre 53)*.

➡ Persistance du canal artériel

Le canal artériel relie l'artère pulmonaire à l'aorte. Il joue un rôle essentiel dans la circulation fœtale. Il se ferme normalement dans les heures qui suivent la naissance. Sa persistance est plus fréquente chez le prématuré (en raison de l'immaturité de ses parois vasculaires) que chez l'enfant né à terme. Après les premières heures de vie, en raison de la baisse des résistances vasculaires pulmonaires, les pressions pulmonaires deviennent infrasystémiques et, en l'absence de fermeture du canal artériel, celui-ci réalise un shunt gauche-droit aorto-pulmonaire avec plusieurs conséquences (*figure 20.1*).

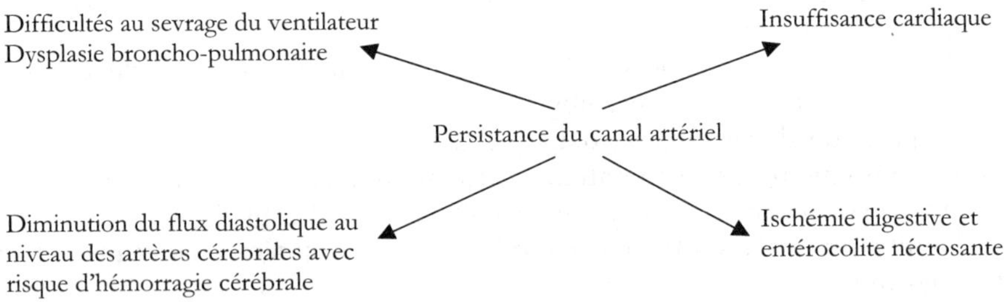

Figure 20.1 – Conséquences de la persistance du canal artériel

L'auscultation retrouve, mais pas toujours, un souffle sous-claviculaire gauche, continu ou systolique. Il existe une tachycardie, les pouls périphériques sont amples. La radiographie de thorax peut montrer une cardiomégalie avec hypervascularisation pulmonaire.

Diagnostic

Il sera fait par l'échocardiographie, notamment grâce au Doppler couleur. Le traitement sera instauré en cas de canal artériel symptomatique (insuffisance cardiaque, nécessité d'une ventilation assistée).

Traitement

➡ Médicamenteux

Restriction hydrique et diurétique. En cas de non-réponse, traitement par l'indométacine (Indocid®) qui est un inhibiteur de la synthèse des prostaglandines.

➡ Chirurgical

Ligature chirurgicale.

➡ Complications neurologiques

Hémorragies intraventriculaires

L'incidence des hémorragies intraventriculaires (HIV) chez le grand prématuré est estimée actuellement à 25 %. Le diagnostic est aisément fait par l'échographie transfontanellaire (ETF). Dans 90 % des cas, elles apparaissent la première semaine de vie. Elles sont classées en quatre stades :
— stade 1 : hémorragie localisée à la zone germinative sous-épendymaire du ventricule latéral ;
— stade 2 : hémorragie intraventriculaire sans dilatation ;
— stade 3 : hémorragie intraventriculaire avec dilatation ventriculaire ;
— stade 4 : un des stades précédents associé à une extension parenchymateuse.

Les deux premiers stades sont considérés de bon pronostic. Les deux derniers stades sont corrélés à la survenue de séquelles motrices et/ou cognitives.

Les HIV sont favorisées par différents facteurs : asphyxie ayant nécessité une réanimation, persistance du canal artériel, expansion volémique trop brutale, pneumothorax, hypotension artérielle, hypercapnie, hypothermie, perfusion de solutés hyperosmolaires (bicarbonates), troubles de la coagulation.

La leucomalacie périventriculaire (LPV) touche quasi exclusivement le prématuré. Elle est dépendante de l'âge gestationnel, atteignant environ 10 % des enfants nés avant 31 semaines d'aménorrhée et devenant inférieure à 1 % après 33 semaines d'aménorrhée. Elle se caractérise sur le plan anatomopathologique par une lyse cellulaire de la substance blanche périventriculaire. L'évolution de ces lésions se fait vers une cicatrisation gliale éventuellement associée à l'apparition de kystes. Cette dernière forme est la forme cavitaire.

Certaines situations périnatales sont associées à un risque élevé de leucomalacie : chorio-amniotite, rupture prématurée des membranes, métrorragies du 2e ou 3e trimestre, grossesse gémellaire monochoriale avec syndrome transfusé-transfuseur. Des facteurs postnataux sont associés à la LPV : hypoxie, collapsus, hypocapnie.

Le diagnostic est évoqué à l'échographie transfontanellaire devant des images hyperéchogènes périventriculaires. Ces hyperéchogénicités vont évoluer vers des cavités ou vont seulement être prolongées pendant plus de quinze jours (formes non cavitaires). L'électroencéphalogramme peut être contributif en montrant des pointes positives rolandiques.

La forme la plus fréquente, cavitaire bilatérale et pariétale, va entraîner une diplégie spastique ou une quadriparésie. Le pronostic est lié à l'extension des lésions cavitaires. Une atteinte étendue dans le sens antéropostérieur risque d'entraîner de lourdes séquelles motrices associées à un retard mental et à des

anomalies sensorielles. En revanche, le pronostic des formes peu étendues, surtout si elles sont unilatérales, est moins prévisible.
Le pronostic moteur des enfants avec zones hyperéchogènes sans apparition de cavités est meilleur.

Rétinopathie du prématuré

Il s'agit d'une pathologie propre au prématuré. La maladie est causée par des lésions des cellules fusiformes de la rétine immature provoquées par des radicaux libres dérivés de l'oxygène. Outre l'oxygénothérapie et l'hyperoxie, les facteurs de risque sont : l'immaturité, l'acidose, la septicémie, les transfusions. À la suite de la lésion initiale, on observe une néovascularisation, puis le développement de myofibroblastes contractiles pouvant entraîner un décollement rétinien par traction aboutissant à la cécité (fibroplasie rétrolentale). Elle nécessite une surveillance régulière du fond d'œil tant que la vascularisation rétinienne n'est pas terminée. Les formes peu sévères (stades I et II) régressent spontanément. Les formes évoluées nécessitent un traitement par laser ou cryoapplication.

à noter

Devenir à long terme
Le taux de handicaps graves à l'âge scolaire de prématurés nés avec un poids de naissance compris entre 500 et 1 500 g est de 6 à 12 %. Dès la période néonatale, il est possible d'avoir une idée sur le pronostic neurologique : si l'état neurologique et l'échographie sont normaux au terme théorique, la probabilité d'une évolution normale est d'environ 98 %. Il est important de suivre au long terme ces enfants et d'assurer une prise en charge par kinésithérapie précoce en cas d'anomalie neurologique, cette prise en charge est assurée par des équipes de suivi multidisciplinaires type CAMSP (voir « Centre d'action médico-sociale précoce », chapitre 4).

Anémie du prématuré

L'anémie du prématuré est fréquente. Elle est consécutive aux spoliations sanguines dues aux prélèvements répétés et à une carence martiale. Elle entraîne une augmentation des besoins en oxygène, une mauvaise prise pondérale, des apnées avec éventuellement des bradycardies. Du point de vue préventif, il faut diminuer au minimum les prélèvements, introduire précocement du fer dès la 4e semaine de vie. Par ailleurs, un traitement préventif par l'érythropoïétine humaine recombinante est maintenant fréquemment utilisé pour les enfants les plus immatures.
Le traitement curatif est la transfusion. La transfusion est réalisée si le taux d'hémoglobine est inférieur à 7 g/100 mL ou si l'anémie s'accompagne de signes cliniques : apnée, bradycardie, oxygénodépendance.

Pathologie infectieuse

Une infection materno-fœtale peut entraîner une naissance prématurée. Des prélèvements bactériologiques (notamment prélèvement du liquide gastrique et hémoculture) seront systématiquement réalisés lors de l'admission d'un enfant prématuré. Au moindre doute, un traitement antibiotique sera débuté. L'un des problèmes majeurs actuels est l'importance des infections nosocomiales dans les services de médecine néonatale. Ces infections nosocomiales sont toujours manuportées, d'où l'importance du lavage des mains avant et après chaque soin, du matériel personnalisé, des changes stériles, de l'utilisation de matériel à usage unique. Des précautions d'hygiène draconiennes sont prises, notamment lorsqu'un corps étranger est introduit (sonde d'intubation, cathéter, drain).

Autres complications

Ictère du prématuré

Il apparaît vers le 2e-3e jour de vie et est plus prolongé que chez le nouveau-né à terme. Le traitement est la photothérapie.

Ostéopénie du prématuré

Elle entraîne une déminéralisation du squelette avec parfois des fractures. Elle est prévenue par des apports corrects de calcium et de phosphore.

acte infirmier

Prise en charge d'un prématuré

La prise en charge d'un prématuré nécessite une telle coordination entre les médecins et leur équipe que nous exposerons globalement cette stratégie sans spécifier ici ce qui revient de la responsabilité des uns ou des autres. L'entente doit être parfaite.

Conduite à tenir devant un risque de naissance prématurée

Deux mesures simples permettent d'améliorer de façon importante le pronostic vital et neurologique du prématuré : le transfert anténatal et la corticothérapie.

■ Transfert intra-utérin vers un centre de périnatologie

Il doit être réalisé en cas de grande prématurité (âge gestationnel ⩽ 32 semaines). Il faut que l'état clinique de la mère et du fœtus soit stable. S'il existe des signes de souffrance fœtale ou un début de travail, le transfert anténatal ne pourra pas être réalisé. Les bénéfices du transfert anténatal sont démontrés avec une augmentation de la survie et une diminution des handicaps. De plus, il évite la séparation de la mère et de l'enfant.

■ Corticothérapie anténatale

En favorisant la maturation pulmonaire, elle diminue de 50 % le risque de détresse respiratoire et de 40 % la mortalité néonatale. Elle diminue également de façon significative le risque d'hémorragie intraventriculaire et d'entérocolite ulcéronécrosante.

Conduite à tenir en salle de naissance

Il est indispensable que chaque prématuré puisse bénéficier dès la naissance d'une prise en charge optimale, d'autant plus que les principaux gestes sont de réalisation facile.

Le matériel doit être vérifié avant la naissance :
- système d'aspiration, sondes d'aspiration Ch 6, 8 et 10 ;
- ventilateur manuel type Laerdal ou Ambu ;
- laryngoscope et pince de Magill ;
- sondes d'intubation (tailles 2, 2,5, 3 et 3,5) ;
- sonde gastrique ;
- thermomètre pour prématuré ;
- cathéter ombilical (veineux et artériel) ;
- matériel de pose de voie veineuse périphérique ;
- médicaments : sérum glucosé à 5 et 10 % ; ampoules d'adrénaline, vitamine K...

Les manœuvres doivent être réalisées avec l'asepsie la plus rigoureuse.

■ Lutte contre l'hypothermie

La table de réanimation doit être préchauffée et un incubateur doit être chauffé à 36 °C. Il faut éviter les courants d'air. Il est primordial de bien sécher l'enfant. Une fois séché, il doit être placé sur un champ chaud.

■ Prise en charge respiratoire

Dans un premier temps, l'enfant est aspiré de façon buccale, puis nasale. Cette aspiration doit être douce et se fait uniquement au retrait de la sonde. En cas de bradycardie (rythme cardiaque < 100/min), une ventilation au masque est débutée. Si l'enfant reste bradycarde malgré la ventilation au masque bien réalisée, il devra être intubé et, éventuellement, de l'adrénaline sera injectée. Dans la très grande majorité des cas, une ventilation au masque permet de rétablir un rythme cardiaque normal et il est important que ce geste soit maîtrisé par l'ensemble du personnel soignant.

■ Lutte contre l'hypoglycémie

Un Dextro sera réalisé avant le transfert. En cas d'hypoglycémie, de poids de naissance < 1 500 g ou de terme < 32 semaines d'aménorrhée, une perfusion de sérum glucosé sera systématiquement mise en place.

Surveillance de l'enfant avant le transfert

L'enfant, même s'il va bien dans les premières minutes de vie, doit être surveillé de façon étroite en raison du risque de dégradation secondaire. La température et le Dextrostix® doivent être vérifiés.

L'enfant est surveillé par un monitoring cardio-respiratoire et un oxymètre de pouls (saturation). La saturation est maintenue entre 92 et 96 %. Si l'enfant est oxygéno-dépendant, un oxymètre sera utilisé pour déterminer la concentration d'oxygène dont il a besoin.
En cas de détresse respiratoire, une sonde gastrique sera mise en place. Le contenu gastrique sera vidé régulièrement, la distension gastrique aggravant la gêne respiratoire.

Prise en charge du prématuré dans l'unité de néonatalogie en dehors des complications spécifiques

■ Maintien d'une température corporelle correcte

Il s'agit d'une priorité chez le nouveau-né prématuré. Il existe une étroite relation entre hypothermie et mortalité. Le nouveau-né prématuré est exposé à l'hypothermie, car la couche isolante sous-cutanée est réduite, les réserves en graisse sont diminuées, limitant la thermogenèse par lipolyse du tissu adipeux, et le rapport surface corporelle/masse corporelle est augmenté. Après la prise en charge initiale, l'enfant sera placé dans un incubateur. Il est possible d'utiliser des sondes thermiques cutanées placées sur la paroi de l'abdomen. La température cutanée est maintenue constante entre 36 °C et 36,5 °C par le biais d'une régulation automatique de la température de l'incubateur. Il faut éviter le décollement de la sonde thermique pouvant entraîner un réchauffement de l'enfant trop important.

■ Nursing

Chaque examen, chaque soin, chaque manipulation peut aggraver parfois de façon importante l'état du nouveau-né. Il faut veiller à son confort maximum en respectant certaines règles qui découlent du bon sens :
• toucher le moins souvent possible l'enfant : cela diminue le stress et le risque d'infection nosocomiale ;
• respecter le sommeil de l'enfant : éviter les bruits au maximum, ne pas mettre de matériel au-dessus de la couveuse, la musique doit être présente, mais il faut l'arrêter quand l'enfant dort. L'enfant doit être réveillé uniquement quand cela est nécessaire (l'examen clinique quotidien systématique et la kinésithérapie doivent attendre le réveil de l'enfant par exemple) ;
• la lumière doit respecter le cycle jour-nuit ;
• les soins ne doivent pas être réalisés de façon systématique (aspiration trachéale, toilettes, changes...), mais adaptés pour chaque enfant. Ainsi, lors d'une maladie des membranes hyalines, il existe souvent peu de sécrétions les 24 premières heures. Les aspirations systématiques sont abandonnées. La fréquence de l'aspiration est déterminée individuellement en fonction de l'encombrement ; les bilans sanguins sont limités au minimum et doivent être regroupés ; les intramusculaires ne sont plus pratiquées ;
• les mains ne sont plus attachées, mais protégées par des moufles ;
• les soins sont regroupés.
Cette liste n'est, bien sûr, pas exhaustive.
Les progrès de la compréhension des mécanismes physiopathologiques de la douleur ont heureusement bouleversé le concept du nouveau-né qui ne souffre pas *(voir*

chapitre 48). Il est important de dépister cette douleur. Des grilles d'évaluation sont maintenant à notre disposition. Différents antalgiques sont utilisables chez le nouveau-né prématuré :
- antalgiques périphériques de niveau I : paracétamol (Doliprane®, Dafalgan®), proparacétamol (Prodafalgan®) ;
- antalgiques centraux faibles ou de niveau II : nalbuphine (Nubain®) ;
- antalgiques centraux forts ou de niveau III : fentanyl, morphine.

■ L'accueil des parents

Les unités de néonatalogie doivent veiller à ce que le lien parents-enfant puisse s'établir malgré la séparation et toute l'anxiété qu'entraîne cette hospitalisation.

Si la naissance prématurée est prévisible, un entretien des parents avec un pédiatre est réalisé avant la naissance. Le pédiatre explique la prise en charge, fait éventuellement visiter l'unité d'hospitalisation aux parents et répond aux différentes questions.

Différentes études ont montré l'importance d'un contact précoce entre la mère et son enfant pour qu'ils apprennent à se reconnaître et à s'investir mutuellement. Il faut favoriser ce contact dès la naissance en montrant l'enfant, en favorisant les caresses et, si l'état de l'enfant le permet, en le plaçant dans les bras de la mère avant le transfert. Les informations médicales doivent être claires dans des termes simples et compréhensibles. Un livret d'accueil est remis expliquant le fonctionnement de l'unité, les heures de visites, les moyens d'avoir des nouvelles.

L'accueil des parents est réalisé par un membre du personnel soignant qui explique les règles d'usage pour s'approcher de l'enfant. L'accueil est chaleureux et la communication ouverte pour diminuer l'anxiété des parents.

Si le père est le premier à visiter l'enfant, on favorisera les photos ou les films. Les horaires de visites sont souples et, si l'hospitalisation est prolongée, les visites sont élargies aux frères et sœurs et aux grands-parents du bébé.

Les nouvelles données aux parents par les médecins doivent être homogènes.

■ Relations parents-enfant

Elles doivent être favorisées.

Les compétences neurosensorielles de l'enfant prématuré sont expliquées aux parents.

Les locaux doivent permettre de respecter une intimité entre les parents et leur enfant.

Les contacts physiques sont très importants : allaitement maternel, enfant placé dans les bras, peau à peau, caresses...

On incite les parents à pratiquer différents soins (changer la couche, bain, toilette, alimentation...) et à ramener des objets (peluches, boîte à musique, etc.). Ils peuvent aussi enregistrer leur voix sur une cassette qui sera diffusée à l'enfant en leur absence.

■ L'alimentation

(Voir chapitre 57.)

En principe, le prématuré acquiert le réflexe de succion-déglutition vers 35 semaines d'aménorrhée. Il doit donc être gavé avant ce terme. Avant 34-35 semaines d'aménorrhée, l'enfant n'est pas alimenté dans les 24 premières heures ; une perfusion périphérique est systématiquement mise en place et éventuellement un cathéter ombilical. Plus l'enfant naît prématurément, plus l'alimentation entérale sera introduite progressivement. Un cathéter percutané central est mis en place permettant

une nutrition parentérale prolongée. Le gavage est donné soit de façon discontinue, soit de façon continue. Chez les enfants les plus immatures, le gavage continu semble mieux toléré.
Avant chaque gavage, les résidus gastriques sont aspirés : s'ils sont clairs, il faut les déduire du prochain gavage, s'ils sont verts, bileux, sanglants, le médecin doit être appelé et l'alimentation sera éventuellement arrêtée. L'état digestif de l'enfant est surveillé de façon étroite : ballonnements, anses digestives visibles, pâleur, polypnée, cyanose, vomissement, régurgitation, anomalie des selles, recherche de sang dans les selles (hématest).

Conclusion

Le développement des techniques de soins, le surfactant exogène et la corticothérapie anténatale ont révolutionné le pronostic du prématuré en termes de mortalité et de morbidité. Par ailleurs, les soins se sont « humanisés » avec une attention particulière aux parents (horaires de visites assouplis, contacts précoces entre les enfants et leurs parents...) et un respect de cet enfant prématuré (amélioration de son confort, lutte contre la douleur) contribuant ainsi à améliorer le pronostic à long terme du devenir de l'enfant dans sa globalité.

Bibliographie

AMIEL-TISON C., STEWART A. *L'Enfant nouveau-né, un cerveau pour la vie*. Paris : Inserm ; 1995.

COATANTIEC Y., MAGNY J.-F., KIEFFER F., VOYER M. « Prématuré III ». *Encyclopédie médicale et chirurgie* (Elsevier, Paris). Pédiatrie, 4-002-S-30, 1996. p. 21.

DEBILLON T., SGAGGERO B., ZUPAN V., TRES F., MAGNY J.-F., BOUGUIN M.-A. *et al.* « Sémiologie de la douleur chez le prématuré ». *Archives pédiatriques* 1994 ; 1 : 1085-92.

DEHAN M., ZUPAN V. « Devenir des prématurés ». In : PAPIERNICK E., CABROL D., PONS J.-C., éd. *Obstétrique*. Paris : Flammarion Médecine-Sciences ; 1995. p. 1407-20.

Haut comité de la Santé publique. *La Santé en France, rapport général*. Paris : La Documentation française ; 1996.

LACAZE-MASMONTEIL T., BAUD O., ZUPAN V., DEHAN M., BLANCHARD P. « Avancées médicales et progrès techniques en réanimation néonatale ». *Encyclopédie médicale et chirurgie* (Elsevier, Paris). Obstétrique, 5-114-K-60, 1998. p. 16.

OBLADEN M. *Soins intensifs pour nouveau-nés*. Paris : Springer-Verlag France ; 1997.

chapitre 21

Fabrice Cneude

Retard de croissance intra-utérin (RCIU)

Pré-requis

➜ Rappel/définitions

Pour déterminer un RCIU, on utilise des courbes de références, notamment celles de Leroy et Lefort et de Lubchenko *(voir figures 18.1, 18.2 et 18.3)*. Les nouveau-nés sont eutrophiques si leur poids de naissance est compris entre le 10ᵉ et le 90ᵉ percentile. Ils sont hypotrophiques si leur poids est inférieur au 10ᵉ percentile ; on parle alors de RCIU. Le RCIU est harmonieux s'il touche à la fois poids de naissance, taille et périmètre crânien. Il est dysharmonieux si le périmètre crânien est préservé et, dans ce cas, le pronostic neurologique est meilleur.

➜ Étiologies

Causes fœtales

Elles représentent 5 à 15 % des RCIU :
— anomalies congénitales caractérisées par une hypotrophie harmonieuse d'apparition très précoce dans la grossesse. On distingue les aberrations chromosomiques (triploïdies, trisomie 13, trisomie 18) et les anomalies non chromosomiques (anomalies du système nerveux central, anomalies squelettiques...) ;
— fœtopathies infectieuses : cytomégalovirus (CMV), toxoplasmose, rubéole ;
— toxiques : tabac, alcool qui entraînent une atteinte du système nerveux central ;
— grossesses multiples.

Causes placentaires :

— placenta extrachoriaux, chorio-angiomes ;
— placenta hémorragique ;
— hypotrophie placentaire primitive.

Causes maternelles :

— syndromes vasculo-rénaux par souffrance fœtale chronique ;
— hypertension artérielle, néphropathie ;
— maladie maternelle entraînant une hypoxie fœtale (cardiopathie par exemple) ;
— état nutritionnel déficient ;
— mauvaises conditions socio-économiques ;
— maladies auto-immunes : lupus érythémateux disséminé, syndrome des anticorps antiphospholipides.

➡ RCIU « idiopathiques »

Environ 10 % des RCIU ont une origine toxique (alcool), malformative, infectieuse ou chromosomique. Dans ces cas, le pronostic est le plus souvent catastrophique.
Le plus souvent, le RCIU fait suite à une origine vasculaire ou est idiopathique. Dans cet exposé, nous envisagerons la prise en charge et le devenir des RCIU de cause vasculaire ou apparemment idiopathiques. Une particularité de cette population est l'augmentation de la prématurité induite pour RCIU. Les progrès de la surveillance obstétricale conduisent à réaliser des césariennes pour sauvetage fœtal.

Complications liées au RCIU

➡ Complications néonatales

Hypoglycémie

En raison de la faiblesse de réserve en glycogène et en graisse brune, l'hypoglycémie est fréquente chez l'hypotrophe.

Complications digestives

Il existe souvent un iléus fonctionnel.
L'entérocolite nécrosante est une complication plus fréquente dans cette population.

Pathologie respiratoire

On pensait que le RCIU entraînait une accélération de la maturation pulmonaire et diminuait l'incidence de la maladie des membranes hyalines. Des études récentes montrent une incidence similaire de cette pathologie respiratoire chez les hypotrophes et chez les eutrophiques. En revanche, l'incidence des apnées est plus importante lors d'un RCIU.

Retentissement hépatique de l'hypoxie fœtale

Le foie fœtal est très sensible à l'hypoxie chronique. Cela peut avoir plusieurs conséquences chez l'hypotrophe :
— orientation de l'hématopoïèse vers l'érythropoïèse aux dépens des autres lignées aboutissant à un tableau associant : polyglobulie, leucopénie et thrombopénie ;
— altération de la synthèse des facteurs de coagulation témoignant d'une atteinte hépatocytaire ;
— possibilité d'une atteinte prolongée postnatale des fonctions hépatocytaires et de l'excrétion biliaire, constituant un syndrome de cholestase chronique.

➜ Répercussions dans l'enfance

Complications neurologiques

Le RCIU n'augmente *a priori* pas le risque de handicap majeur, mais expose à des difficultés scolaires. Ces troubles de l'apprentissage sont dus à des troubles du comportement : hyperactivité, troubles de l'attention, de la concentration, de l'humeur. Ces séquelles neurologiques sont plus fréquentes si le RCIU est harmonieux et s'il n'y a pas de rattrapage du périmètre crânien durant les premières années de vie.

Troubles de la croissance

Les enfants hypotrophes peuvent rattraper leur retard statural en ayant une vitesse de croissance supérieure aux courbes de références, mais, dans 20 % des cas environ, la taille se maintient en dessous du 3e percentile. Un déficit en hormone de croissance est parfois retrouvé. Un traitement par hormone de croissance peut être proposé à partir de 3 ans.

Répercussions à l'âge adulte

Le retard de croissance intra-utérin semble avoir des conséquences à long terme, notamment du point de vue cardio-vasculaire :
— hypertension artérielle ;
— maladie coronarienne ;
— diabète non insulinodépendant.

acte infirmier

Conduite à tenir en cas de RCIU

La stratégie est la même que pour le prématuré sur le plan des soins et de l'approche de l'environnement *(voir « Alimentation », chapitre 57).*
L'accompagnement à long terme devra être envisagé avec les équipes médico-sociales concernées *(voir « L'acte infirmier dans une unité mère-enfant », chapitre 9).*

Conclusion

La meilleure surveillance des grossesses a permis une augmentation du nombre d'enfants hypotrophiques. Le plus souvent, une césarienne est réalisée pour sauvetage fœtal, alors qu'auparavant le fœtus décédait *in utero*. Cette population est exposée à un certain nombre de complications particulières lors de la période néonatale. Les principales séquelles sont les troubles de l'apprentissage scolaire.

Bibliographie

OBLADEN M. *Soins intensifs pour nouveau-nés*. Paris : Springer-Verlag France ; 1997.

BEDNAREK N., MORVILLE P. « Devenir des nouveau-nés hypotrophes ». *Reproduction humaine et hormones* (vol. X) 1997 ; 8 : 625-30.

BOITHIAS-GUEROT C., FADOUS M.-C., MERIC M., ZUPAN V., LACAZE-MASMONTEIL T., CHABERNAUD J.-L. *et al.* « Devenir des enfants de poids de naissance inférieur au 3e percentile admis en réanimation. Morbidité et mortalité néonatales. Devenir à un an ». *Année pédiatrique* 1996 ; 43 : 545-52.

REY J. « Les Petits et les maigres sont-ils condamnés à une mort précoce ? » [Scotland Yard enquête]. *Archives pédiatriques* 1997 ; 4 : 299-304.

VAAST P., MATHIEU M., VALAT-RIGOT A.-S., SUBTIL D., DUFOUR P., PUECH F. « RCIU conduite obstétricale ». *Reproduction humaine et hormones* (vol. X) 1997 ; 8 : 611-24.

chapitre 22

Marie-Louise
Omenga Leké

Les nouveau-nés de mères malades

Nouveau-né de mère diabétique (NNMD)

Les progrès réalisés ces dernières années ont permis de réduire considérablement la mortalité et la morbidité périnatale de l'enfant de mère diabétique. Toutefois, s'il n'est plus ce gros bébé fragile, il reste néanmoins un nouveau-né à risque élevé justiciable des soins les plus attentifs. Ces résultats sont le fruit d'une collaboration pluridisciplinaire et ne peuvent être maintenus qu'au prix de son renforcement.
On distingue :
— le diabète gestationnel, qui est un diabète chimique, asymptomatique, découvert au cours de la grossesse (1 à 2 % des grossesses) ;
— le diabète insulinodépendant (DID), de gravité variable (0,5 % des grossesses).
En raison du diabète maternel, le nouveau-né est exposé à un certain nombre de risques.

→ Macrosomie

Le NNMD se présente habituellement comme un macrosome érythrosique, gras et joufflu, avec le poids et la taille supérieurs au 90e percentile, une viscéromégalie (foie, rate, cœur) et notamment une hypertrophie du septum interventriculaire.

➡ Hypotrophie

Le retard de croissance intra-utérin s'observe dans un nombre non négligeable de grossesses diabétiques. L'explication en est habituellement la coexistence d'une toxémie gravidique et d'une hypertension artérielle. D'autres mécanismes ont été évoqués, comme paradoxalement un trop bon contrôle du diabète maternel entraînant des glycémies à jeun trop basses.

➡ Hypoglycémie

Elle est secondaire à l'hyperinsulinisme fœtal et survient toujours précocement, dans les 48 premières heures de vie, d'autant plus que le diabète est mal contrôlé *(voir « Protocole d'alimentation », chapitre 57)*.

➡ Hypocalcémie

Définie par un taux de calcium inférieur à 1,8 mmol/L, l'hypocalcémie est relevée chez 20 à 40 % des NNMD. Son mécanisme fait intervenir plusieurs facteurs dont deux sont prédominants :

— sevrage brutal de l'apport transplacentaire ;

— hypomagnésémie maternelle et fœtale.

Elle apparaît au 3ᵉ-4ᵉ jour postnatal et peut durer 1 à 2 semaines. Souvent asymptomatique, elle se corrige par l'apport parentéral, relayé par l'apport oral de calcium et l'utilisation d'un alpha 25-OHD3.

➡ Malformations

Elles peuvent toucher pratiquement tous les organes, mais plus particulièrement le système cardio-vasculaire, le squelette, le système nerveux central, l'appareil génito-urinaire et l'appareil digestif dans des proportions variables d'une série à l'autre.

➡ Polyglobulie

Elle se définit par un hématocrite supérieur à 60 %. Ses manifestations cliniques sont variables, de la simple érythrose aux manifestations plus sévères du syndrome d'hyperviscosité.

➜ Pathologie respiratoire

Le retard de résorption et la maladie des membranes hyalines apparaissent souvent intriqués chez le NNMD. Les surfactants ont considérablement amélioré la prise en charge de ces patients.

acte infirmier

Conduite à tenir :

Actuellement, l'état de santé de l'enfant naissant de mère diabétique n'est donc plus aussi préoccupant que celui des années passées :

- ce n'est plus un grand prématuré exposé aux maladies respiratoires ;
- il est moins gros ;
- les malformations sont moins fréquentes ;
- enfin, les méthodes de traitement sont moins agressives.

Dès la naissance, c'est le pédiatre qui prendra en charge cet enfant dont le risque majeur, nous l'avons souligné, est celui de l'hypoglycémie, surtout durant les premières heures. Aussi, dès 5 minutes de vie, les Dextrostix® vont être répétés avec une fréquence qui diminuera au fur et à mesure que l'on s'éloigne de la naissance. S'il n'y a pas d'autre problème, le cathétérisme ombilical n'est plus utilisé. C'est par sonde gastrique et en continu que l'enfant reçoit, en fonction des résultats du Dextrostix®, du sérum glucosé, puis du lait maternisé supplémenté selon les besoins en glucose et en calcium. Par la suite, dès que possible, le bébé sera alimenté au biberon.

Pendant une dizaine de jours, l'enfant sera surveillé de près quant à sa glycémie, sa calcémie et également sa bilirubinémie.

Pour terminer, chaque fois qu'une mère désire nourrir son enfant au sein et que cela est possible, il n'y a pas de contre-indication à cette situation.

Nouveau-né de mère épileptique

Chaque année naissent en France 2 000 enfants de mères épileptiques représentant 0,3 à 0,5 % des naissances. De nombreux problèmes sont posés par la survenue d'une grossesse chez une mère épileptique. Les traitements anticomitiaux ont un effet sur le déroulement de la grossesse, sur le développement embryo-fœtal et sur l'état clinique de l'enfant à la naissance. Il est maintenant admis que le risque malformatif est deux à trois fois plus important chez les mères épileptiques traitées que dans la population normale.

Les malformations sont subdivisées en fonction de leur sévérité : malformations majeures et mineures.

Les malformations majeures sont chirurgicales (les fentes faciales, les cardiopathies congénitales et les anomalies de fermeture du tube neural). Les malformations mineures sont le plus souvent décrites. Elles sont représentées par des anomalies physiques mineures, une variante du phénotype normal.
Des études ont montré que certains médicaments sont plus associés à certaines malformations majeures ; c'est le cas de l'acide valproïque incriminé dans la survenue du spina-bifida.
À la naissance, la prise en charge d'un nouveau-né de mère épileptique consiste en un examen minutieux à la recherche de malformations, à la surveillance des signes d'imprégnation (hypotonie, difficultés alimentaires), puis de l'éventuelle survenue d'un syndrome de sevrage. Une échographie cardiaque et/ou transfontanellaire est réalisée au moindre doute. Une supplémentation en vitamine K est systématique à la naissance.
L'allaitement chez les enfants de mère épileptique reste un sujet très controversé. Pour certains, il n'est pas déconseillé car le taux de médicaments antiépileptiques (MAE) dans le lait maternel est toujours plus faible comparé au passage des MAE au niveau du placenta. Parfois, il permet un sevrage pour l'enfant. L'allaitement peut se faire en sécurité lors d'une monothérapie, avec des doses de MAE contrôlées tout en favorisant la relation mère-enfant.
Le développement ultérieur est variable, conditionné par l'atteinte néonatale et l'environnement familial.

Alcool et grossesse

Syndrome d'alcoolisme fœtal

Le syndrome d'alcoolisme fœtal (SAF) décrit pour la première fois par Lemoine et Coll en 1968, puis par Smith aux États-Unis en 1973, est en fait connu depuis plusieurs siècles (Bible, lois à Sparte et Carthage interdisant l'alcool aux couples nouvellement mariés).
Dans les régions à forte consommation d'alcool, la prévalence est estimée à 4-5 pour 1 000 naissances (15 % des lycéennes consomment de la bière ou du vin une à deux fois par jour).
L'alcool traverse le placenta et a un rôle toxique direct sur le système nerveux central et son développement. Il entraîne une augmentation d'acétaldéhyde et de radicaux libres tératogènes qui, avec l'hypoxie, génère le syndrome d'alcoolisme fœtal.
La consommation de trois verres de vin par jour est associée à un nombre élevé de particularités cranio-faciales semblables à celles observées dans le SAF.

Plusieurs études tendent à montrer qu'il existe une relation dose-effet et qu'il n'y a pas de seuil minimal de consommation en dessous duquel tout fœtus serait protégé.

➡ Aspects cliniques

Dysmorphie faciale

Elle permet souvent le diagnostic du syndrome et comprend :
— des fentes palpébrales étroites à obliquité antimongoloïde, microphtalmie, épicanthus, hypertélorisme, ptôsis, blépharophimosis moins fréquent ;
— une hypoplasie de l'étage moyen avec ensellure nasale prononcée et narines ouvertes en avant, philtrum long convexe (disparition des piliers) ;
— une lèvre supérieure fine ;
— un micro-rétrognatisme ;
— des oreilles mal ourlées, implantées bas, front bas bombé, fosses temporales profondes, hirsutisme frontal, sourcils épais ;
— une saillie de la suture métopique.

Retard de croissance intra-utérin

Il représente 80 % des cas.
Se reporter au chapitre précédent *(voir chapitre 21)*.

Syndrome malformatif

Il réunit :
— anomalies neurologiques :
  - un syndrome de manque : irritabilité, sensibilité au bruit, trémulations, troubles du sommeil, difficultés de succion, convulsion ;
  - hypotonie ;
  - malformation du système nerveux central ;
— malformations associées (10 à 30 % des cas) :
  - squelette : luxation de hanche, clinodactylie, synostose radio-cubitale, division palatine, etc. ;
  - cardiaque : 30 à 50 % des cas, surtout communication interauriculaire (CIA) et communication interventriculaire (CIV) ;
  - rein : hypoplasie rénale, hydronéphrose, duplicité ;
  - organes génitaux : clitéromégalie, hypoplasie des grandes lèvres, vagin double, hypospadias, cryptorchidie ;
  - autres : artère ombilicale unique, hernie ombilicale, hernie diaphragmatique, inguinale, anomalies des téguments.

L'alcool passe dans le lait maternel, il prolonge l'intoxication de l'enfant avec ses risques propres d'hypoglycémie secondaire et favorise l'accoutumance de l'enfant à l'alcool.
Le syndrome d'alcoolisme fœtal est un problème majeur de Santé publique. La prise en charge de la femme alcoolique repose sur une collaboration multidisciplinaire étroite entre les différents intervenants médicaux omnipraticiens, gynéco-obstétriciens, pédiatres, psychologues et travailleurs sociaux.

Nouveau-né de mère tabagique

L'influence du tabac sur l'évolution de la grossesse est connue depuis de nombreuses années.
Le mécanisme d'action du tabagisme est étroitement lié aux produits de combustion inhalés qui, du sang maternel, passent chez le fœtus par le biais des échanges fœtomaternels :
— la nicotine agit sur le système sympathique et la glande médullo-surrénale provoquant une vasoconstriction des vaisseaux et une augmentation de la tension artérielle. Elle agit sur les facteurs de coagulation ;
— l'oxyde de carbone a une très grande affinité avec l'hémoglobine formant alors un composé, la carboxyhémoglobine, qui bloque la capacité de transport des globules rouges : transport d'oxygène, transport de gaz carbonique pour détoxiquer les tissus. L'oxyde de carbone passe la barrière placentaire par simple diffusion et par différence de pression ;
— les thiocyanates et cyanures provoquent une diminution de la vitamine B12 et nécessitent pour leur détoxication l'utilisation de nombreux acides aminés ;
— l'anydrase carbonique qui stimule certaines réactions chimiques utiles est inhibée par les thiocyanates et les cyanures ainsi que par l'oxyde de carbone.
Tous ces produits de combustion perturbent donc grandement le système respiratoire maternel et, par voie de conséquence, par diffusion transplacentaire, le système fœtal.
Les répercussions du tabagisme sur la gestation sont liées aux phénomènes physiopathologiques précédents :
— elles peuvent être la cause d'échec de la gestation : fausse couche, mortalité périnatale ;
— elles peuvent occasionner des complications de la grossesse : accouchement prématuré, retard de croissance intra-utérin, des complications graves telles que la toxémie gravidique ou l'hémorragie en cours de grossesse.
À la naissance, le poids de naissance moyen est plus faible en moyenne de 200 g chez les enfants de mères fumeuses par rapport aux mères non fumeuses et de 90 g chez les enfants dont seul le père fume plus de 20 cigarettes/jour (et la mère ne fume pas).

Cette hypotrophie porte également sur la taille et le périmètre céphalique. La nicotine passe dans le lait maternel : les nouveau-nés dont les mères fument ont une nicotinémie plus élevée lorsqu'ils sont allaités au sein.
Les taux d'IgE et IgD dans le sang du cordon sont augmentés chez les nouveau-nés de mères fumeuses ; le diamètre bronchique est diminué ; ceci pourrait expliquer en partie la prédisposition de ces enfants au Wheezing et à la sensibilisation aux pneumallergènes.
On peut donc noter, à partir de 48 heures après la naissance, des signes neurologiques (agitation, pleurs incessants, trémulations...) faisant évoquer un syndrome de manque modéré d'évolution favorable spontanément en cas de tabagisme maternel important (plus de 20 cigarettes/jour).
La consommation de tabac est en augmentation chez la femme et n'épargne pas la femme enceinte ; en ce qui concerne cette dernière, les chiffres sont compris entre 25 et 50 % selon les études.
Vis-à-vis de la femme enceinte qui fume en débit de grossesse, l'information, l'attitude de soutien et de compréhension sont les moyens qui ont le plus de chance de succès. Ce doit être le conseil de l'arrêt du tabac, mais aussi l'encouragement à la diminution progressive du tabac selon la psychologie de la femme.

Nouveau-né de mère toxicomane

L'augmentation du nombre de femmes toxicomanes en âge de procréer en France confronte de plus en plus les pédiatres au problème des nouveau-nés de mère toxicomane.
L'héroïne occupe le premier rang des produits principaux de dépendance des femmes toxicomanes.
Les conséquences de cette dépendance sont les suivantes :
— risque élevé de pathologies organiques graves :
  – pathologies périnatales (prématurité, retard de croissance intra-utérin, souffrance fœtale aiguë, infections) avec leur corollaire de séquelles neurologiques et respiratoires ;
  – transmission d'infections maternelles en rapport avec la toxicomanie (VIH, virus de l'hépatite B et C, syphilis) ;
— syndrome de sevrage aux opiacés.
Extrêmement fréquent, de 40 à 90 % des cas suivant les études, celui-ci est d'autant plus intense et précoce que l'intoxication maternelle est plus sévère et plus ancienne. Il ne met pas en jeu le pronostic vital, mais comporte souvent une symptomatologie très culpabilisante pour une mère fragile, dépressive, souvent en état de manque.

Il apparaît après un intervalle libre de 1 à 4 jours, parfois plus, et associe des signes neurologiques, digestifs, respiratoires et généraux.
L'attitude thérapeutique est variable suivant les équipes. La plus simple est d'utiliser une échelle de cotation qui évitera de donner un traitement sédatif en excès. La plus courante est le score de Finnegan.
Un traitement est institué lorsque le score est supérieur à 7, et les doses sont adaptées suivant l'évolution du score réévalué toutes les 4 à 6 heures.
Les médicaments couramment utilisés sont : le phénobarbital à la dose de 10 à 20 mg/kg/j ; le diazepam à la dose de 0,5 à 2 mg toutes les 6 à 8 heures ; l'élixir parégorique à 0,05 %, à la dose de 2 à 4 gouttes/kg (sans dépasser 12 gouttes par prise), répétée si besoin toutes les 4 à 6 heures.
L'avenir de ces enfants dépend de leur environnement sociofamilial caractérisé par de nombreux facteurs négatifs : taux élevé de séparation mère-enfant, violence, délinquance, précarité.
Une prise en charge médico-psychosociale précoce spécialisée est indispensable pour la mère et l'enfant.

acte infirmier

Conduite à tenir face à un nouveau-né de mère toxicomane

Le contexte exige de la part du soignant une approche très prudente.
L'acte est plus aisé si la mère est suivie antérieurement à l'accouchement, ce qui est le cas la plupart du temps, lorsqu'elle est diabétique ou épileptique.
En revanche, dans le cadre des toxicomanies (alcool, tabac, drogues...), l'abord des différents problèmes est complexe.
Un objectif doit dominer : l'avenir de l'enfant dans ses dimensions physiques, psychiques et intellectuelles, ce qui nécessite une approche dans la durée. Il ne sert à rien de moraliser ou de culpabiliser.
Différentes situations peuvent être rencontrées.
L'enfant est atteint sans que la mère ou l'entourage soient conscients du rapport avec la maladie ou l'intoxication maternelle.
Si l'enfant nécessite des soins urgents (prématurité, difficultés respiratoires, syndrome d'agitation, hypoglycémie, hypocalcémie...), une explication est souhaitable, sans pour autant dramatiser, en insistant sur les besoins immédiats du bébé et en laissant ouvert le dialogue pour le reprendre plus tard afin de préciser les comportements et surtout le pourquoi de ces comportements, en sachant que la dépression est l'un des facteurs quasi constants dans les intoxications.
Dans un second temps, s'il y a malformation ou anomalie neurologique, l'annonce du handicap se fera au moment le plus approprié, en concertation avec l'obstétricien, le pédiatre et, si possible, le psychologue.

Dans tous les cas, plutôt que de culpabiliser la mère sur ses comportements, il est opportun d'apprécier son profil psychologique et de la mettre en rapport avec une équipe d'accompagnement.

Remarque *Si cela est possible, il faut éviter la séparation d'avec la maman, car l'une des lignes directrices de la prise en charge est de faciliter au maximum les compétences maternelles et la qualité de la relation précoce* (voir « La relation précoce mère-enfant », chapitre 9).

Si la maladie ou l'intoxication est connue, la prise en charge est plus facile et une mise en confiance permettra d'aborder toutes les questions inhérentes à l'état de l'enfant, de la mère et de son entourage immédiat.

La prévention est ici encore la plus efficace. Elle fait appel aux concepts d'éducation pour la santé que les soignants doivent être habitués à manier chaque fois que l'occasion leur en est donnée pour dénoncer les méfaits de l'intoxication (entretien avec des adolescentes, PMI, préparation à l'accouchement, consultation pour les motifs les plus divers...).

En ce qui concerne le diabète maternel, un bon suivi, avec une alimentation équilibrée et une insulinothérapie appropriée, entraîne une réduction considérable des risques de macrosomie et de malformations.

Il en est de même pour l'épilepsie : un suivi attentif en cours de grossesse permet soit de modifier la thérapeutique, soit de limiter les doses de médicaments au strict nécessaire et d'en juguler ainsi les effets délétères.

chapitre 23

Jean-Louis Bernard

Anomalies hématologiques du nouveau-né

Les anomalies d'ordre hématologique, clinique ou biologique, qui peuvent survenir chez le nouveau-né peuvent correspondre :
— à l'expression chez le nouveau-né d'une maladie de la mère ;
— à la conséquence d'un traumatisme néonatal ou d'une anoxie lors d'un accouchement difficile ;
— à la révélation précoce d'une maladie constitutionnelle de l'enfant ;
— à une maladie acquise du nouveau-né : infection péri- ou postnatale.
Le lecteur est invité à se reporter au *chapitre 55* pour les rappels physiologiques concernant les particularités hématologiques du nouveau-né et pour les données générales de la sémiologie.

Anémies

La période néonatale est marquée par le cap délicat de l'adaptation cardiopulmonaire à la vie extra-utérine. À cette époque de la vie, la charge en hémoglobine est physiologiquement élevée, et tout déficit par rapport à la normale peut avoir très rapidement des conséquences délétères graves sur la situation de l'enfant.
Une pâleur notée dès la naissance témoigne d'une spoliation sanguine fœtale qui peut être plus ou moins ancienne : transfusion fœto-maternelle, transfusion fœto-fœtale en cas de grossesse gémellaire... Quand elle s'installe après la naissance, avec un intervalle libre, cette pâleur peut être en rapport :
— avec une hémorragie évidente : un trouble de l'hémostase est alors immédiatement évoqué ;

— avec une hémorragie non extériorisée ; on doit alors rechercher la constitution d'un hématome lié au traumatisme obstétrical, notamment en cas d'accouchement difficile : céphalhématome, bosse séro-sanguine, hématome viscéral abdominal... Les échographies, transfontanellaire et abdominale, sont alors d'une grande utilité ;
— avec des prélèvements sanguins en quantité excessive, notamment chez des enfants hospitalisés en néonatalogie ou en réanimation néonatale pour une pathologie quelconque nécessitant des bilans sanguins itératifs.
L'ictère peut être au premier plan, associé à la pâleur ; le caractère hémolytique de l'anémie fait évoquer les diagnostics d'incompatibilité fœto-maternelle, d'infection ou d'une anémie hémolytique constitutionnelle dont certaines peuvent se révéler dès la naissance *(voir chapitre 24)*.

Polyglobulies

Un excès de globules rouges est parfois observé spontanément (transfusion fœto-fœtale, enfant de mère diabétique...) ; il s'agit aussi parfois d'un excès transfusionnel. Le nouveau-né apparaît érythrosique, il peut présenter des difficultés respiratoires, des convulsions, des signes d'insuffisance cardiaque associés. Le traitement est simple et rapide, c'est la saignée, dont on calculera soigneusement le volume pour rétablir un taux d'hémoglobine physiologique.

Troubles de l'hémostase

Des hémorragies spontanées (peau, muqueuses, selles, urines...) ou un saignement anormal lors des actes de soins (prélèvements sanguins, gavage...) peuvent constituer le signe d'alerte d'une anomalie de la coagulation, avant qu'elle ne se traduise par une spoliation sanguine. Le risque majeur est l'apparition d'une hémorragie cérébro-méningée, au pronostic redoutable. Les affections en cause dans la période néonatale sont les suivantes : maladie hémorragique du nouveau-né, thrombocytopénie et coagulation intravasculaire disséminée.

Maladie hémorragique du nouveau-né

Elle correspond à une carence profonde en vitamine K, au-delà de la carence physiologique qui n'entraîne aucune manifestation clinique en rapport avec le trouble de la coagulation.

Elle apparaît vers le 3e jour de vie chez un nouveau-né qui n'a pas bénéficié de l'administration prophylactique systématique de vitamine K : vitamine K1 à la dose de 1 mg/kg de poids, par voie orale ou intramusculaire. Certains cas peuvent apparaître plus tardivement, jusqu'au 10e jour.
Devant une maladie déclarée, le traitement repose sur l'administration de vitamine K par voie intraveineuse, et, en cas d'urgence, sur l'apport direct des facteurs de coagulation vitamine K (dépendants issus du plasma).

➡ Thrombocytopénie

Les signes hémorragiques cutanés (purpura, ecchymoses) sont souvent présents, éventuellement accompagnés de signes en rapport avec la pathologie causale (ictère, splénomégalie...).
Les principales causes sont :
— un processus infectieux (infection fœto-maternelle) ;
— un phénomène toxique (médicaments pris par la mère en fin de grossesse) ;
— une incompatibilité fœto-maternelle plaquettaire qui peut s'observer après une première grossesse ou un avortement et qui aura sensibilisé la mère à des antigènes d'origine paternelle ;
— un purpura thrombocytopénique immunologique chez la mère avec passage transplacentaire des auto-anticorps antiplaquettaires maternels ; ceux-ci sont éliminés en quelques semaines par le nouveau-né, victime passive et transitoire de la pathologie maternelle en cours.

➡ Coagulation intravasculaire disséminée (CIVD)

Il s'agit d'un défaut de régulation du processus de l'hémostase conduisant à une activation excessive des voies de la coagulation, avec production excessive de fibrine et consommation rapide des différents facteurs, non compensés par les capacités de synthèse hépatique. Cliniquement, il s'agit d'un syndrome hémorragique rapidement progressif, avec des hémorragies en nappe intarissables aux points de piqûre. Les tests biologiques montrent un effondrement du taux de plaquettes, du fibrinogène et du facteur V, ainsi que la présence de produits de dégradation de la fibrine.
Une CIVD peut survenir comme une complication dans plusieurs situations pathologiques de détresse : anoxie, acidose, maladie des membranes hyalines, infection fœto-maternelle... Elle peut aussi parfois survenir, *a minima*, en général sans grande conséquence clinique et de façon transitoire, chez les enfants nés à l'issue d'une toxémie gravidique.
Le traitement symptomatique de ce syndrome de CIVD est très délicat, avec la nécessité de manœuvrer entre l'apport substitutif de facteurs de la coagulation

(exsanguino-transfusion) et le freinage de l'activation. Le traitement efficace de la pathologie sous-jacente constitue un élément déterminant de son évolution.

acte infirmier

Recherche d'une anomalie hématologique

Les anomalies (pâleur, ictère, purpura ou ecchymoses, saignement, troubles de la vigilance et du comportement, coloration anormale des selles ou des urines...) doivent être recherchées et signalées.

Les prélèvements doivent être le plus limités possibles :

- pour une numération globulaire comprenant la formule, le taux de plaquettes et celui des réticulocytes, il suffit de 3 mL de sang prélevés sur anticoagulant ;
- des microprélèvements sont également possibles et sont alors effectués en capillaire au talon. L'asepsie doit être rigoureuse pour éviter une infection iatrogène à staphylocoques dorés.

Toute détermination de groupe chez le nouveau-né doit s'accompagner d'un test de Coombs direct. Au mieux, il faut aussi connaître le groupe de la mère.

Pour le groupe sanguin, il faut 2 à 3 mL de sang sur tube sec. Certains laboratoires arrivent à le faire sur le même tube que la numération.

Pour le test de Coombs direct, il faut 2 mL de sang prélevés sur du citrate et placés rapidement dans une étuve à 37 °C *(voir chapitre 55)*.

Pour la bilirubine, il faut 0,5 mL à 1 mL de sang sur tube sec opaque ou placé immédiatement dans du papier d'aluminium.

Pour les prélèvements d'hémostase, il existe en général des tubes contenant une quantité d'anticoagulant moitié plus faible que pour le grand enfant. Certains laboratoires réalisent des microprélèvements en capillaire.

L'infirmière ne doit pas oublier que le nouveau-né est très sensible aux gestes agressifs ; comme pour l'enfant plus grand, elle doit faire tout son possible pour éviter la douleur ; elle saura employer la crème Elma® avant tout prélèvement.

chapitre 24

Gabriel Vittu

Les ictères du nouveau-né

L'ictère est très fréquent chez le nouveau-né, qu'il soit physiologique ou lié à des problèmes infectieux, métaboliques ou d'hémolyse.
Il peut être dangereux car, lorsque le taux de bilirubine libre est très élevé, celle-ci se fixe préférentiellement sur **les noyaux gris centraux** (ictère nucléaire), situés à la base du cerveau, entraînant des séquelles neurologiques graves chez l'enfant plus grand.
Les puéricultrices et infirmières ou infirmiers sont au premier plan pour voir apparaître l'ictère, mettre en œuvre la surveillance et la thérapeutique qu'il nécessite et éviter les éventuelles complications.
L'ictère devient visible quand le taux de bilirubine sérique atteint ou dépasse 50 à 70 mg/L, soit 85 à 130 µmol/L. Il ne faut pas se fier uniquement à la couleur de la peau ou des muqueuses, dont l'estimation est imprécise, mais pratiquer un dosage plasmatique chez tout enfant ictérique.

à noter *Tout ictère qui apparaît pendant les 24 premières heures de vie est un ictère pathologique.*

Pré-requis

→ Rappel du métabolisme de la bilirubine

La bilirubine provient de la dégradation de l'hémoglobine. Elle circule dans l'organisme soit libre, soit liée à l'albumine *(tableau 24.1)*.

Tableau 24.1 – Métabolisme de la bilirubine (D'après LAUGIER J. et GOLD F. *Néonatalogie*. Paris : Masson ; 1978.)

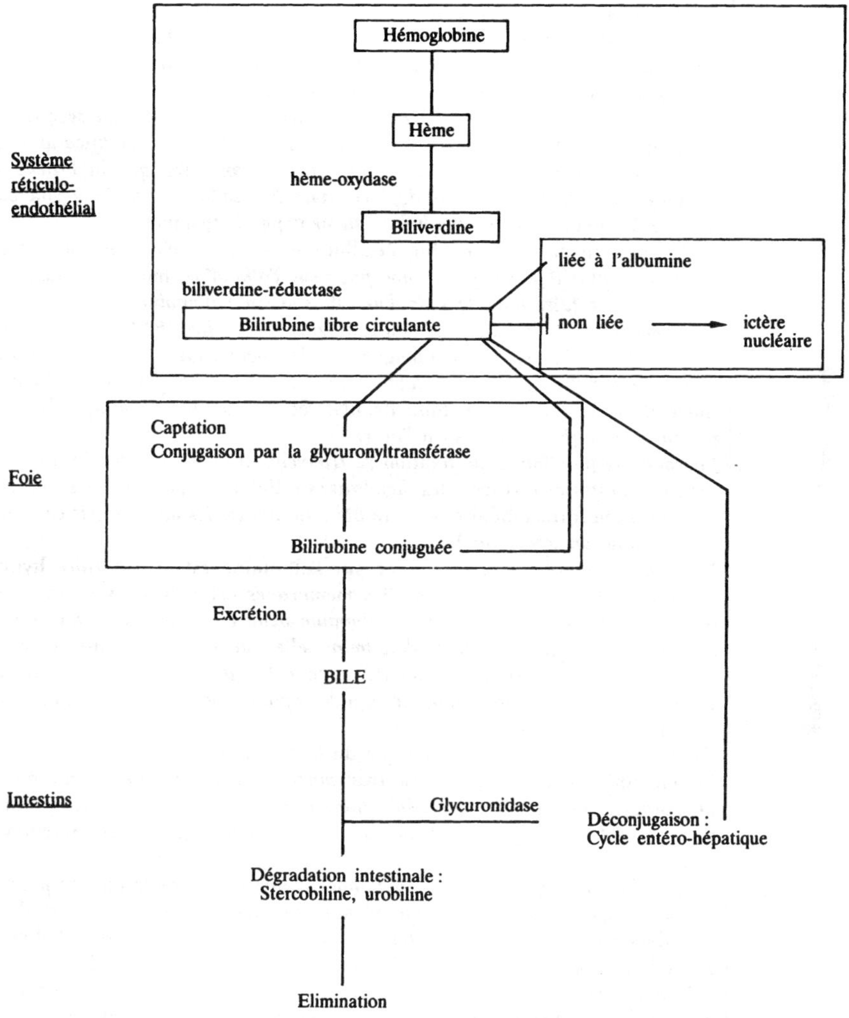

Lorsqu'elle est libre, elle est captée par le foie, puis conjuguée. Elle est ensuite excrétée dans la bile ; dans le tube digestif, elle est transformée en stercobiline et urobiline.

Un ictère peut donc résulter :

— d'une production excessive de bilirubine ;
— d'une dégradation insuffisante de celle-ci ;
— d'un défaut d'élimination.

Remarque

Transport et stockage de la bilirubine

Cette bilirubine non liée (BNL), non conjuguée, est véhiculée dans le milieu extracellulaire sur l'albumine. Chaque molécule d'albumine fixe très fortement une molécule de bilirubine. Les acides gras libres (AGL), qui ont le même site de fixation que la bilirubine, ne peuvent déplacer cette dernière que si le rapport molaire AGL/albumine est supérieur à 6. Une fois son site principal saturé, une molécule d'albumine peut encore fixer sur des sites secondaires une deuxième molécule de bilirubine. Cette liaison secondaire est plus faible. C'est elle qui serait surtout sensible aux modifications de pH. C'est également au niveau de ces sites secondaires que la bilirubine pourrait être plus facilement déplacée par des anions organiques ou par des médicaments transportés habituellement par l'albumine.

La liaison bilirubine non conjuguée-albumine semble obéir à une loi d'action de masse : plus il y a de bilirubine fixée sur l'albumine, moins la réaction a tendance à se faire dans le sens d'une liaison sur l'albumine, et le risque de voir apparaître de la bilirubine non conjuguée et non liée (BNL) augmente. La fixation de la bilirubine non conjuguée sur les membranes cellulaires lipoprotéiques augmente également (globules rouges, cellules adipeuses...) ; l'importance de cette fixation du taux de BNL et du nombre de « ligands » de membranes diffère d'un tissu à l'autre.

Lorsque ces possibilités de fixation se trouvent saturées, la BNL liposoluble peut alors diffuser à travers les membranes cellulaires lipoprotéiques : c'est la solubilisation intracellulaire de cette BNL au niveau des noyaux gris centraux qui entraîne un ictère nucléaire.

La bilirubine non conjuguée fixée sur l'albumine est au contraire hydrosoluble et donc ne peut franchir les membranes cellulaires ; son espace de diffusion est identique au secteur albumine beaucoup plus vaste que le seul secteur plasmatique et, comme l'albumine, elle suit les mouvements de l'eau : ainsi, son taux sérique augmente avec celui de l'albumine en cas de déshydratation ; son taux dans le liquide céphalo-rachidien (LCR) augmente avec l'albuminorachie.

Captation et conjugaison hépatique de la bilirubine

La bilirubine non conjuguée est transportée par l'albumine au niveau de l'hépatocyte. Le transfert de la bilirubine non conjuguée à l'intérieur de l'hépatocyte est assuré par des protéines intracytoplasmiques : les protéines Y et Z.

La protéine Y (appelée parfois ligandine) a une plus grande affinité pour la bilirubine que la protéine Z, qui n'intervient que lorsque la fixation de la bilirubine sur la protéine Y a atteint un seuil critique. Ces protéines de liaison ne sont pas spécifiques de la bilirubine et peuvent également lier d'autres substances telles que les acides gras. Si la protéine Z est déjà présente au cours de la vie fœtale, la protéine Y n'apparaît qu'après la naissance.

La conjugaison hépatique connaît deux facteurs limitants essentiels : la production d'acide glycuronique et la conjugaison de la bilirubine à une ou deux molécules d'acide glycuronique.

La production d'acide glycuronique suppose que les voies métaboliques conduisant à la production de glucose soient bien établies (glycogénolyse, néoglucogenèse, apport exogène de glucose).

Excrétion hépatique et intestinale de la bilirubine glycuro-conjuguée

Les modalités du transfert dans la bile de la bilirubine conjuguée sont mal élucidées ; il est vraisemblable qu'une protéine de liaison intervient ici aussi.

Une fois excrétée dans l'intestin, la bilirubine conjuguée est normalement transformée par les bactéries *intestinales en stercobiline et en urobiline. Mais il existe une* bêtaglycuronidase *intestinale capable de déconjuguer la* bilirubine *; cette bilirubine déconjuguée peut ainsi être réabsorbée par un processus où interviendrait la protéine Y intestinale : c'est le* cycle entéro-hépatique.
À signaler que, pendant la vie fœtale, la voie intestinale de l'élimination de la bilirubine ne fonctionne pas et la bilirubine est excrétée par le placenta sous forme non conjuguée.

Différentes terminologies employées

Bilirubine totale : bilirubine glycuro-conjuguée plus bilirubine non glycuro-conjuguée liée et non liée à l'albumine.
Bilirubine « libre » : bilirubine non glycuro-conjuguée liée et non liée à l'albumine : bilirubine indirecte.
Bilirubine directe : bilirubine glycuro-conjuguée.
Bilirubine non liée : bilirubine non glycuro-conjuguée, non liée à l'albumine.
Bilirubine érythrocytaire : bilirubine fixée sur les globules rouges, appelée par excès bilirubine intraérythrocytaire.
Capacité résiduelle de fixation de l'albumine : quantité de bilirubine qu'on peut rajouter, *in vitro*, à un sérum jusqu'à l'apparition de la bilirubine non liée.

Unités

Conversions des taux de bilirubine et d'albumine en µmol/L :
— bilirubine en mg/L = bilirubine en µmol/L × 0,585 ;
— bilirubine en µmol/L = bilirubine en mg/L × 1,71 ;
— albumine en g/L = albumine en µmol/L × 0,069 ;
— albumine en µmol/L = albumine en mg/L × 14,5.

Évaluation de l'hyperbilirubinémie

Le dosage sanguin de la bilirubine, presque toujours à majorité libre à la période néonatale, est une technique simple et fiable à condition que les prélèvements soient gardés à l'abri de la lumière et rapidement techniqués. D'autres techniques peuvent être utilisées pour tenter d'apprécier plus précisément le risque d'ictère nucléaire.

à noter

Précautions à prendre lors d'un prélèvement pour dosage de bilirubine quelle que soit la forme :
— éteindre la photothérapie éventuelle ;
— mettre immédiatement le prélèvement à l'abri de la lumière (tube opaque ou entouré de papier d'aluminium).

Classification des ictères

On distingue en général, pour la commodité du raisonnement étiologique, les ictères à bilirubine libre, indirecte, non conjuguée et les ictères à bilirubine conjuguée, directe.

Ictères à bilirubine libre, indirecte, non conjuguée

Ils résultent :
— soit d'une production excessive de bilirubine dans le cas d'une hémolyse :
- incompatibilité érythrocytaire fœto-maternelle :
  - incompatibilité anti-D,
  - incompatibilité non-Rh(D),
  - incompatibilité dans le système ABO ;
- hémolyse néonatale non liée à une incompatibilité érythrocytaire :
  - anémies hémolytiques congénitales (rares),
  - hypothyroïdie congénitale,
  - sténose du pylore ;
- ecchymoses, hématomes, céphalhématome (assez fréquents) ;
- polyglobulie (assez fréquente) ;

— soit d'une difficulté de conjugaison, soit d'un déplacement de la liaison bilirubine-albumine :
- défaut de glycuro-conjugaison hépatique ;
- maladie de Crigler-Najjar (rare) ;

— à part : l'ictère au lait maternel, de mécanisme incertain.

Ictères à bilirubine conjuguée, directe

Dans ces cas, il peut exister :
— soit une anomalie du fonctionnement hépatique (sauf de la conjugaison) :
- ictère infectieux :
  - bactérien : infection urinaire, septicémie,

• viral ou parasitaire (cytomégalovirus, *Herpes virus*, virus de la rubéole, entérovirus, toxoplasmose, etc.),
• syphilis ;
– fibrose kystique ;
– hypothyroïdie (rare) ;
– sténose du pylore (rare) ;
– maladie de Gilbert (rare) ;
– ictère métabolique (galactosémie congénitale, intolérance au fructose, tyrosinémie congénitale, déficience en α-1-antitrypsine) ;

— soit une anomalie de l'élimination de la bilirubine :
– ictère par rétention des malformations des voies biliaires ;
– syndrome de la bile épaisse (secondaire au syndrome hémolytique) ;
– cholestase du nouveau-né qui a reçu une alimentation parentérale.

Certains ictères peuvent résulter de plusieurs étiologies.

➡ Cas particulier du nouveau-né

Le nouveau-né, en dehors de toute pathologie, cumule plusieurs facteurs (d'autant plus s'il est prématuré), ce qui explique la fréquence de l'**ictère simple**.

Il naît polyglobulique et fait face à un afflux de bilirubine lors de la dégradation physiologique de ses globules rouges.

Ses capacités de liaisons à l'albumine peuvent être altérées en cas d'hypoalbuminémie (prématuré) :

— par l'hypoxie ;
— par l'acidose ;
— par l'hypoglycémie ;
— par l'hypothermie ;
— par compétition avec certains médicaments comme les antibiotiques.

Son fonctionnement hépatique n'est pas encore tout à fait mature.

Son transit intestinal n'est pas installé, rendant compte de la possibilité d'une déconjugaison et d'un cycle entéro-hépatique.

Par ailleurs, il peut présenter un certain nombre de pathologies qui vont majorer ou prolonger l'ictère.

Que faire devant un nouveau-né présentant un ictère ?

L'objectif est de différencier rapidement l'**ictère simple**, banal, qui ne nécessitera qu'une surveillance, de l'**ictère évolutif**, qui peut conduire à l'ictère nucléaire, surtout chez le prématuré.
Un faisceau d'arguments tirés de l'interrogatoire (anamnèse), de la clinique et du laboratoire permettent d'établir les principaux repères.

➡ Interrogatoire

Il précisera :
— les antécédents familiaux, grossesses ou avortements antérieurs, groupe sanguin et Rhésus des deux parents, ictères dans la fratrie, anémie, lithiase biliaire, splénectomie ;
— l'histoire de l'enfant, âge gestationnel (prématurité), poids de naissance (le retard de croissance intra-utérin constitue un facteur de risque), une notion d'anoxie (score d'Apgar), la notion de grossesse pathologique (diabète, infections, éclampsie).

➡ Examen de l'enfant :

— l'état général, altéré ou non ;
— la température : hyper- ou hypothermie ;
— la coloration de la peau, qui peut suggérer une anémie ou une polyglobulie ;
— l'existence d'ecchymoses, d'hématomes, de céphalhématome ;
— des signes d'infection probants : purpura, splénomégalie, hépatomégalie.

à noter

La couleur des urines :
— foncées, elles sont le signe d'une conjugaison hépatique ;
— claires malgré l'ictère, c'est en faveur d'un ictère par hyperbilirubinémie indirecte.
La couleur des selles : des selles décolorées, voire blanches, sont en faveur d'une cholostase.

➡ Dosage de la bilirubine plasmatique

à noter *Le prélèvement doit être protégé de la lumière pour éviter la photodécomposition de la bilirubine.*
Ce dosage sera complété systématiquement par un groupe sanguin, une numération-formule, un test de Coombs.

En fonction de la prédominance de la forme, indirecte ou directe, de la bilirubinémie et des données préalablement recueillies de l'interrogatoire et de l'examen, on distingue les deux grands groupes :
— les ictères à bilirubinémie indirecte prédominant (bilirubinémie conjuguée < 20 mg/L ou 34 µmol/L) ;
— les ictères à bilirubinémie directe prédominant ou ictère cholostatique (bilirubinémie conjuguée > 20 mg/L ou 34 µmol/L).

Différentes situations

➡ Ictère simple du nouveau-né

C'est l'ictère simple dit physiologique. Il atteint un peu moins de 1 nouveau-né sur 2.
Il débute après 24 à 48 heures de vie chez un bébé dont l'examen est normal, ce qui permet d'éliminer les autres étiologies.
Son intensité reste modérée, la bilirubine totale reste en général inférieure à 125 mg/L (205 µm/l).
Sa durée est généralement inférieure à 1 semaine et jamais supérieure à 15 jours.
Chez le nouveau-né à terme, aucun traitement n'est nécessaire la plupart du temps, sauf si la bilirubinémie augmente à un niveau trop élevé. Dans ce cas, les indications de la photothérapie et de l'exsanguino-transfusion sont les mêmes qu'en cas d'hémolyse.
Chez le prématuré, il est plus intense et plus prolongé : on parle alors d'ictère par immaturité. Favorisé par le jeûne, l'infection et l'acidose, le risque d'ictère nucléaire est maximum, d'autant que ses manifestations cliniques initiales peuvent être discrètes chez cet enfant présentant plusieurs problèmes.

➡ Ictère au lait maternel

Il est peu fréquent, mais peut se prolonger plusieurs semaines, jusqu'à 2 mois ; son mécanisme est mal connu.
Il faut, par l'interrogatoire et l'examen clinique, éliminer d'autres causes possibles ; son diagnostic repose sur les critères suivants :
— l'enfant est allaité ;
— son état général est excellent ;
— le début de l'ictère est plus tardif, vers la fin de la 1re semaine, il peut faire suite à l'ictère physiologique ;
— il n'y a pas d'hémolyse (hémoglobine stable) ;
— il s'agit d'une bilirubinémie indirecte ;
— le taux de bilirubinémie ne dépasse généralement pas 150 mg/L.

➡ Céphalhématomes, ecchymoses, hématomes

Ils causent ou aggravent un ictère à prédominance indirecte du fait de la résorption des dépôts sanguins. Leur présence est évidente à l'examen, encore faut-il la rechercher.

➡ Ictères hémolytiques

Ils sont le plus souvent d'origine immunologique (incompatibilité Rhésus ou ABO), sinon, il faut rechercher une anémie hémolytique congénitale type sphérocytose.

Incompatibilité anti-D

L'incompatibilité Rh(D) est de loin la plus souvent rencontrée : le risque d'une immunisation anti-D après grossesse d'un enfant Rh(D) positif est estimé à 17 % chez les femmes Rh–. La prévention de cette immunisation par injection d'immunoglobulines anti-D a bouleversé les données statistiques : par cette méthode, il est possible de réduire d'au moins 15 fois le risque de l'immunisation Rh.
Nous ne rappellerons pas en détail les quatre tableaux classiques bien connus que sont :
— la mort *in utero* ;
— l'anasarque fœto-placentaire ;
— l'ictère néonatal précoce ;
— l'anémie secondaire.

Rappelons en quelques phrases les points essentiels :
— l'hépato-splénomégalie est pratiquement constante, mais de degré variable ;
— le test de Coombs direct est pratiquement toujours positif.
L'ictère peut augmenter rapidement au cours des premiers jours de vie et on doit se méfier notamment d'une augmentation brutale non prévisible de la bilirubinémie, surtout aux 2e et 3e jour de vie. Une telle augmentation peut s'observer aussi bien chez l'enfant qui a déjà été exsanguiné que chez celui qui paraissait avoir une forme bénigne. La surveillance de la bilirubinémie totale doit, dans ce cas, être effectuée plusieurs fois par jour.

Incompatibilité non-Rh[D]

Elles sont devenues proportionnellement plus fréquentes depuis qu'on prévient les immunisations anti-D.
Sa fréquence dans le cadre des incompatibilités érythrocytaires est estimée entre 2,7 et 3,3 %. Elle est à rechercher systématiquement chaque fois qu'un nouveau-né présente un tableau d'hémolyse non expliquée par une incompatibilité classique.

Dans le système Rhésus

L'incompatibilité **C** est la plus fréquente (plus de la moitié des cas observés). Elle concerne presque toujours des femmes Rh(D)+, le plus souvent immunisées par transfusion antérieure de sang non phénotypé. La maladie hémolytique peut être très sévère.
L'incompatibilité **E** représente le quart des cas observés, et les formes graves sont rares.

En dehors du système Rhésus

Les immunisations par d'autres antigènes érythrocytaires sont rares.
La moins rare est l'immunisation anti-**Kell** ou anti-**Jka** ; habituellement post-transfusionnelle, elle peut aussi être très sévère.
On peut maintenant les suspecter depuis que la législation de surveillance de la grossesse a changé. Le biologiste peut, sans prescription médicale, associer au groupage un dépistage simple des agglutinines irrégulières, qui dépiste les incompatibilités les plus sévères. Mais il est obligatoire de rechercher de véritables agglutinines irrégulières au minimum une fois au cours des 2e et 3e examens prénatals ou, plus souvent, en cas d'antécédents particuliers.

Incompatibilité dans le système ABO

De connaissance plus récente, l'incompatibilité fœto-maternelle dans le système ABO peut provoquer des ictères néonatals heureusement beaucoup moins sévères que les incompatibilités Rhésus.

Les femmes de groupe sanguin O possèdent des agglutinines **naturelles** anti-A et anti-B, qui sont des IgM qui ne passent pas le placenta.

Dans certaines conditions – par infection microbienne, placentaire ou par vaccination (mais ni par transfusion, ni par grossesse) –, les femmes peuvent s'immuniser contre des structures antigéniques très répandues dans l'environnement et fabriquer ainsi des anticorps **immuns** anti-A et anti-B, qui sont des IgG qui passeront le placenta et pourront être responsables d'incompatibilité fœto-maternelle. Il n'y a aucune manifestation au cours de la vie fœtale en raison du passage tardif des anticorps (ce qui explique la rareté chez le prématuré) et l'ictère apparaît toujours après la naissance, après 24 heures de vie. L'évolution peut être rapidement intense. L'hépato- ou la splénomégalie sont le plus souvent absentes. L'anémie est fréquente mais modérée, l'hémoglobine restant habituellement inférieure à 12 g/dL à la naissance. Le test de Coombs direct sur les hématies de l'enfant est parfois positif, plus souvent négatif.

Le rôle réel d'une incompatibilité ABO dans un ictère néonatal n'est pas toujours facile à affirmer. Le diagnostic repose essentiellement sur les données suivantes :

— enfant de groupe A ou de groupe B ;

— mère de groupe O ou de groupe A2 ;

— élution de l'anticorps sur les hématies de l'enfant positive (l'anticorps élué ayant la spécificité anti-A ou anti-B) ;

— présence d'anticorps anti-A ou anti-B de caractère **immun** dans le sang maternel, à titre élevé.

Toutefois, il n'existe pas d'élément de certitude absolue du diagnostic de maladie hémolytique liée à l'incompatibilité ABO et il faudra **toujours** rechercher une autre cause potentiellement associée d'ictère néonatal.

Le pronostic est toujours excellent à condition, bien entendu, que soit évité tout risque d'ictère nucléaire. La photothérapie, débutée le plus tôt possible, permettra de limiter la montée de la bilirubine et d'éviter que l'exsanguino-transfusion ne devienne indispensable. Une anémie secondaire est possible jusqu'au 2e mois de l'enfant.

Le pronostic pour une grossesse ultérieure est toujours favorable : il n'est pas constaté d'aggravation de la maladie au cours des grossesses ultérieures, maladie qui peut donc exister dès la première grossesse.

Hémolyse néonatale non liée à une incompatibilité érythrocytaire

Si l'hémolyse est certaine et le test de Coombs négatif, et qu'il n'existe par ailleurs pas d'argument en faveur du diagnostic d'incompatibilité ABO, il faut penser à la possibilité d'autres étiologies. Cette éventualité est rare. Il convient donc avant tout de vérifier à nouveau les groupes sanguins de la mère et de l'enfant, le test de Coombs... La surveillance pratique est identique car l'hémolyse peut être intense et il faut savoir proposer à temps la photothérapie ou une exsanguino-transfusion si elle s'avère nécessaire.
En l'absence d'erreur de laboratoire, il peut s'agir :
— d'une hémolyse constitutionnelle à révélation néonatale : c'est avant tout la maladie de Minkowski-Chauffard (sphérocytose héréditaire) et c'est plus l'étude de l'arbre généalogique (autosomique dominant) que les stigmates biologiques, souvent absents à cette période de la vie, qui va aider à faire le diagnostic ;
— d'un déficit en G6PD (récessif lié au chromosome X), surtout chez l'enfant du pourtour méditerranéen, d'Extrême-Orient ou de souche africaine, ou encore à un déficit en pyruvate kinase (récessif autosomique), voire à une hémoglobinopathie (drépanocytose) ; l'enquête familiale est fondamentale ;
— d'une hémolyse d'origine infectieuse : étant également possible, elle est à rechercher lorsque toute incompatibilité sanguine est exclue.

➡ Ictères non hémolytiques

Les hémolyses néonatales ne résument pas toutes les causes d'ictères néonatals. Ceux-ci peuvent résulter non plus d'un trouble de la production de la bilirubine (augmentée le plus souvent par les hémolyses), mais de l'élimination de celle-ci du fait soit d'un défaut de glycuro-conjugaison hépatique, soit d'une rétention biliaire en cas de malformation biliaire ou d'hépatite (celle-ci pouvant révéler une infection du nouveau-né ou une fœtopathie de la rubéole, de la toxoplasmose...)

Défaut de glycuro-conjugaison hépatique

Il entraîne l'accumulation de bilirubine non conjuguée, liposoluble, donc dangereuse pour le système nerveux, qui se traduit par un ictère débutant généralement au-delà de la 24e heure, mais parfois intense et prolongé.
On limitera la montée de la bilirubinémie en exposant le nouveau-né à la photothérapie.
Chez le prématuré, cette éventualité s'observe avant tout chez le prématuré durant la 1re semaine, du fait de l'immaturité hépatique, et le risque d'ictère nucléaire pourra conduire à poser l'indication d'une exsanguino-transfusion,

indication rare dans ces cas simples du prématuré et liée aux facteurs de risque associés à l'ictère que sont la grande prématurité, la détresse respiratoire, l'acidose mal compensée, l'infection sévère.
Chez le nouveau-né à terme, ces défauts de glycuro-conjugaison peuvent s'observer de façon transitoire chez l'enfant nourri au sein (certains laits maternels contiendraient des substances inhibitrices de la glycuronyl-transférase hépatique) ou encore d'hypothyroïdie congénitale, de sténose du pylore..., ou dans certaines familles atteintes de maladie de Gilbert.

Ictères infectieux ou malformatifs

Ils sont, au contraire des ictères à bilirubine conjuguée hydrosoluble, non dangereux pour le système nerveux. La décoloration des selles s'observe plus volontiers en cas de malformation des voies biliaires, responsables de cholostases complètes.

Infection bactérienne

Devant tout ictère à bilirubine conjuguée chez un nouveau-né, on doit toujours penser en premier lieu à la possibilité d'une infection bactérienne (septicémie, mais surtout **infection urinaire**), en rechercher la preuve (hémoculture, LCR, examen des urines) et surtout entreprendre immédiatement le traitement antibiotique.

Infection fœtale

On peut évoquer la possibilité d'une hépatite dans le cadre d'une infection fœtale (rubéole, syphilis, maladie des inclusions cytomégaliques, herpès), dont on recherchera les autres atteintes éventuelles hématologiques (anémie, thrombopénie), neurosensorielles et osseuses dont on fera la preuve par les examens sérologiques.

Ictères malformatifs

Ils donnent lieu à un ictère de type rétentionnel, progressif, verdâtre, s'accompagnant de selles décolorées et d'urines foncées. Ils sont à bilirubine conjuguée et ne sont généralement pas dangereux pour le système nerveux. C'est leur évolution vers la chronicité qui entraînera des investigations radiologiques, voire chirurgicales.

Ictères métaboliques

Ils sont beaucoup plus rares mais peuvent révéler, en période néonatale, une maladie métabolique débutante :
— intolérances à certains sucres de l'alimentation (galactosémie essentiellement, fructosémie parfois mais plus tard, lors de l'introduction des fruits) qui

peuvent entraîner des troubles hémorragiques graves et nécessiteront la mise en place d'un régime d'exclusion, généralement pour toute la vie ;
— maladie chronique à retentissement hépatique comme la mucoviscidose, le déficit en alpha-1-antitrypsine ;
— maladie comportant une surcharge hépatique (sphingolipidose).

Complication : l'encéphalopathie bilirubinique

C'est la complication redoutée chez le nouveau-né et le prématuré présentant un ictère à bilirubine libre, c'est-à-dire non conjuguée.
Grâce aux conditions de surveillance et de traitement, l'ictère nucléaire – dont le nom vient de la teinte caractéristique prise par les noyaux cérébraux –, qui menaçait le nouveau-né de petit poids de naissance, a pratiquement disparu.

➡ Mécanisme

La diffusion de la bilirubine non conjuguée et non liée à l'albumine à travers la barrière hémocérébrale, particulièrement perméable chez le prématuré, paraît le mécanisme le plus vraisemblable par lequel les taux toxiques de bilirubine pénètrent dans les cellules cérébrales. Il paraît toutefois possible que la bilirubine puisse franchir la barrière hémocérébrale dans certaines conditions hémodynamiques ou osmotiques particulières. La toxicité de la bilirubine est également à rapporter à son manque de solubilité dans l'eau et à son affinité pour les composants membranaires, indépendamment des mécanismes par lesquels elle pénètre dans le cerveau.

➡ Forme majeure

Elle est marquée par la survenue, entre le 3e et le 6e jour, d'une hypotonie avec disparition des réflexes archaïques, des yeux en coucher de soleil avec mouvements anormaux, des apnées, des mouvements de reptation et d'enroulement des membres, enfin par des accès d'hypertonie provoquée, puis spontanée, avec attitude en opisthotonos.
En l'absence de traitement, on verrait apparaître un coma et des troubles respiratoires conduisant au décès de l'enfant ; c'est l'ictère nucléaire. En l'absence de troubles respiratoires, les séquelles neurologiques de cet ictère nucléaire seront définitives, conduisant à un tableau d'arriération profonde avec choréo-athétose.

➡ Forme mineure

Elle se traduit à la phase ictérique par une simple hypotonie avec parfois quelques apnées, léthargie et succion très médiocre, avec apparition d'un cri aigu désagréable ; l'atteinte nucléaire ne se manifeste que par une **diminution de l'acuité auditive** dépistée quelques mois plus tard lors de sa recherche systématique au cours de la surveillance de la 1re année de tout nouveau-né de petit poids de naissance qui a été ictérique.
On discute également le rôle d'une encéphalopathie bilirubinique *a minima* dans certains dysfonctionnements cérébraux mineurs de l'enfant (troubles de la coordination, du tonus, de l'attention, de la mémoire).

à savoir

Ces encéphalopathies bilirubiniques ne se voient guère plus au décours d'ictères intenses, car ceux-ci n'échappent pas à la surveillance. Elles surviennent plutôt au décours d'ictères modérés chez des prématurés de moins de 32 semaines ou chez des nouveau-nés en détresse vitale qui, malgré des taux modestes de bilirubine non glycuro-conjuguée, sont exposés à l'apparition de bilirubine non liée du fait d'une hypoalbuminémie, de drogues liées à l'albumine, d'une acidose... Au niveau des cellules, la bilirubine peut former des agrégats, et quelquefois des cristaux, sur la membrane mitochondriale où elle agit comme un poison métabolique.

Remarque

Il semblerait que l'hyperbilirubinémie, considérée jusqu'à présent comme uniquement toxique, ait une fonction positive :
— au niveau digestif, la bilirubine améliorerait la solubilité et le transport du cholestérol ;
— les pigments biliaires protégeraient contre l'oxydation de la vitamine A et de l'acide linoléique dans l'intestin ; et, surtout, elle jouerait un rôle au niveau de l'épuration des radicaux libres. En effet, certains facteurs (détresse respiratoire, infection, hypo- ou hyperoxie, hémorragie intracrânienne...) exposeraient le nouveau-né à l'augmentation des concentrations des radicaux libres. La bilirubine agirait comme antioxydant et protégerait l'enfant contre cette toxicité des radicaux libres. Évidemment, cet effet bénéfique ne jouerait qu'à des concentrations limitées, car, comme il a été souligné, à partir de 150 à 180 mg/L, le risque de fixation au système nerveux de cette bilirubine non conjuguée, donc soluble dans les graisses, est considérable et peut entraîner l'apparition d'un ictère nucléaire.

acte infirmier

Prise en charge des différents ictères

Surveillance

■ Dans l'ictère du nouveau-né à terme

La surveillance de l'ictère commun du nouveau-né à terme vise à vérifier qu'il s'agit bien d'un ictère par immaturité transitoire et non d'une autre étiologie.
Le risque d'ictère nucléaire chez ce nouveau-né à terme, eutrophique, n'existe pas pour des bilirubinémies totales inférieures à 220 mg/L. Or, les ictères communs atteignent rarement 150 mg/L.
La clinique appréciera l'intensité de l'ictère cutanéo-muqueux et surveillera l'apparition de la coloration des urines qui teinteront les couches quand de la bilirubine conjuguée sera excrétée dans les urines. Chez l'enfant **sans** photothérapie, elle pourra s'aider d'un bilirubinomètre transcutané, évitant ainsi les prélèvements sanguins chez ce nouveau-né à terme auquel l'ictère commun ne fait courir aucun risque et ne réclame aucun traitement.

■ Dans l'ictère du prématuré

Il n'en est pas de même de l'ictère par immaturité du prématuré, dont la surveillance repose sur les dosages de la bilirubine totale et conjuguée, de l'albuminémie et de la bilirubine non liée à l'albumine (BNL) ou, si cela est possible, de la bilirubine érythrocytaire (BE).
Ces deux derniers dosages permettent d'apprécier au mieux le risque d'ictère nucléaire, mais les résultats varient d'un laboratoire à l'autre et, comme ils sont techniquement difficiles, ils ne doivent être demandés qu'à bon escient.
Il existe ainsi **deux** types de populations :
• une population de prématurés sans hémolyse, ni acidose, ni drogue fortement liée sur l'albumine, pour laquelle le risque d'ictère nucléaire est prévisible en fonction du taux de bilirubine totale et de l'albuminémie. Dans cette population, les dosages de la BNL ou de la BE ne font que confirmer un risque prévisible et ne sont demandés que pour des taux de bilirubine totale supérieurs ou égaux à 150 mg/L, sauf si on a laissé descendre l'albumine au-dessous de 30 g/L, ce qui est le cas de l'extrême prématuré ;
• à l'inverse, dans la population de prématurés avec hémolyse, acidose, drogues se fixant fortement sur l'albumine, les taux de BNL sont imprévisibles et le risque d'ictère nucléaire peut exister pour des bilirubines totales à peine supérieures à 100 mg/L. Dans cette population, le dosage de la BNL ou de la BE est indispensable dès que la bilirubine totale dépasse 100 mg/L.

Traitement

■ Principes

En fonction de l'étiologie, une ou plusieurs de ces méthodes seront em-ployées :
• activation des systèmes enzymatiques de conjugaison par le phénobarbital (Gardenal®, Kaneuron®). La posologie est de 1 cg/kg/j en deux prises pendant 48 heures. C'est une thérapeutique discutée. Les nouveau-nés mettent quelquefois très longtemps à éliminer le phénobarbital. Ils peuvent faire des pauses respiratoires ou

présenter des difficultés alimentaires. De toute façon, ce traitement n'est possible que dans les cas d'ictères peu intenses ou tardifs chez des enfants toniques ;
• augmentation de la liaison bilirubine-albumine par perfusion de sérum-albumine humaine ;
• activation de la destruction de la bilirubine par photothérapie qui transforme directement la bilirubine cutanée en dérivés hydrosolubles ne nécessitant plus l'intervention du foie ;
• soustraction de la bilirubine libre en excès par l'exsanguino-transfusion qui, de plus, apporte de l'albumine et corrige une éventuelle anémie ;
• démarrage précoce de l'alimentation qui évite l'hypoglycémie, la stase intestinale, et diminue ainsi les possibilités de cycle entéro-hépatique.

■ Traitement de l'ictère commun

Il ne s'adresse qu'aux nouveau-nés de petit poids de naissance.

Limiter l'élévation du taux de bilirubine :

• par une alimentation précoce entérale, voire parentérale : celle-ci évite l'hypoglycémie, facteur d'activation de l'hème oxygénase, et apporte les substrats nécessaires à la captation et à la conjugaison hépatique. De plus, l'alimentation entérale favorise la colonisation bactérienne du tube digestif et l'élimination du méconium, limitant ainsi le cycle entéro-hépatique ;
• par une limitation de la perte de poids postnatale : elle ne doit pas dépasser 7 %, voire 5 %, du poids de naissance ; en dehors même de toute acidose, la déshydratation extracellulaire par simple phénomène de concentration augmente les taux de bilirubine plasmatique ;
• par la photothérapie *(voir « La photothérapie », chapitre 53).*

Empêcher l'apparition de bilirubine non liée à l'albumine

Par perfusions d'albumine humaine

En augmentant le nombre de sites de fixation pour la bilirubine, elles sont constamment efficaces, sauf en cas d'acidose ou chez des nouveau-nés soumis à des drogues liées à plus de 40 % sur l'albumine.
Ainsi, il faut maintenir une albuminémie suffisante par perfusion intraveineuse périphérique d'albumine humaine (2 g/kg en 4 à 6 heures en solution diluée à 10 %) de façon à obtenir un taux d'albumine sérique compatible avec celui de la bilirubine. Dans la population où le risque d'ictère nucléaire est imprévisible, le maintien d'une albuminémie autour de 35 g/L est souhaitable.

à savoir

Il faut limiter l'administration de drogues fixées à plus de 40 % sur l'albumine. Il faut, pour la même raison, limiter les solutés dont le solvant est du benzoate et prévenir les acidoses métaboliques. Les perfusions de lipides intraveineux sont contre-indiquées pendant toute la phase ictérique.
Il faut enfin prévenir l'hypothermie.

Par exsanguino-transfusion

Ainsi surveillé et traité, l'ictère commun du nouveau-né de petit poids de naissance nécessite rarement une exsanguino-transfusion (EST).
Celle-ci épure une partie de la bilirubine du milieu extracellulaire et remplace une partie de l'albumine et des globules rouges saturés de bilirubine par de l'albumine et des globules rouges adultes (à durée de vie plus longue et à volume globulaire moyen, VGM, plus faible) non saturés.
La décision d'une exsanguino-transfusion, qui sera précédée et suivie d'une perfusion d'albumine humaine, se prend au mieux à partir des taux de bilirubine non liée ou de bilirubine érythrocytaire. Mais lorsqu'on ne dispose que des taux d'albumine et de bilirubine totale sérique, s'il s'agit d'une autre population sans autre risque que la prématurité, on peut se servir d'abaques. S'il existe des risques supplémentaires (acidose, drogues), il n'est plus possible de fixer une zone de sécurité et, chez un prématuré de terme inférieur ou égal à 32 semaines, une décision d'exsanguino-transfusion peut être prise dès 120 mg/L à 130 mg/L de bilirubine totale, voire moins.

■ Dans les ictères au lait de mère

Après avoir éliminé soigneusement les autres causes d'ictères, si un doute persiste, on peut faire tirer le lait de la maman et le chauffer à 56 °C, ce qui détruit la substance inhibitrice. L'ictère ne doit pas faire arrêter l'allaitement.
Enfin, on peut utiliser des activateurs enzymatiques, notamment le phénobarbital qui active la glycuronyl-transférase et la synthèse de la protéine Y hépatique.

■ Dans les ictères hémolytiques par incompatibilité

Pour les incompatibilités anti-D

Traitement curatif

L'urgence est impérative. Le traitement repose essentiellement sur l'exsanguino-transfusion *(voir « Exsanguino-transfusion », chapitre 55)* dont l'indication est portée d'emblée dès la naissance si le taux d'hémoglobine est inférieur à 12 g/dL avec une bilirubinémie totale dans le sang du cordon supérieure à 70 µmol/L. Elle est nécessaire chaque fois que la concentration de bilirubine et l'état de la liaison bilirubine-albumine peut faire craindre un risque d'encéphalopathie.
Plus tardivement, dans les 6 à 8 semaines de vie, une anémie secondaire doit être recherchée systématiquement, expliquée par la lenteur de la cinétique de la disparition des anticorps anti-D.
La photothérapie continue a été proposée, mais, le plus souvent, c'est une thérapeutique d'appoint, d'autant que l'intensité des lampes et leur longueur d'onde doivent être parfaitement réglées.

Traitement préventif

Il consiste à injecter à toute femme de groupe Rh–, avant toute immunisation (pas d'agglutinines irrégulières), donc dès la première grossesse hétérogroupe (enfant de groupe Rh+), des immunoglobulines anti-D en quantité suffisante pour détruire les hématies fœtales passées dans la circulation maternelle.
Cette injection par voie IV doit être effectuée dans les heures suivant l'accouchement (jusqu'à 72 heures au plus tard), mais également dans les heures suivant toute fausse

couche ou tout geste obstétrical (biopsie du trophoblaste, amniocentèse) chez les femmes Rh–.

Ces injections devront, bien entendu, être répétées après chaque accouchement (et chaque fausse couche) pour prévenir l'immunisation maternelle.

En respectant strictement ces règles, on parvient à prévenir toute immunisation maternelle, et donc tout accident d'incompatibilité fœto-maternelle dans le système Rhésus.

Pour les incompatibilités ABO

Si l'ictère augmente rapidement, pourra se discuter l'indication de l'exsanguino-transfusion à partir du taux de bilirubine atteignant 180 mg/L (soit 300 µmol), la preuve de l'incompatibilité étant apportée par la mise en évidence des hémolysines anti-A ou anti-B (suivant le groupe de l'enfant) dans le sérum maternel.

Mais, le plus souvent, la photothérapie, débutée le plus rapidement possible, permettra de limiter la montée de la bilirubine et d'éviter que l'exsanguino-transfusion devienne indispensable.

Une anémie secondaire est possible jusqu'au 2e mois chez l'enfant.

Pour les ictères non hémolytiques

Dans la plupart des cas, la photothérapie est suffisante, mais il est nécessaire de rester vigilant, surtout en cas de difficulté de glycuro-conjugaison et d'ictère débutant précocement où l'exsanguino-transfusion peut s'avérer indispensable.

Conclusion

En maternité comme en service de néonatalogie, devant tout ictère, les actes suivants devront être assurés :
— repérer l'ictère précoce en alertant devant la précocité de l'ictère, car il est alors toujours pathologique ;
— rassembler des éléments permettant le diagnostic d'une incompatibilité fœto-maternelle de groupes sanguins, car c'est la cause la plus fréquente des ictères nécessitant une exsanguino-transfusion ;
— organiser les meilleures conditions d'équilibre thermique et nutritionnel qui favorisent le métabolisme intrahépatique de la bilirubine :
  - placer en incubateur les nouveau-nés fragiles ou de petit poids ;
  - mettre sous alimentation précoce et perfusion veineuse si nécessaire ;
  - tenir au courant la mère, lui expliquer les nécessités du traitement, surtout si une séparation est nécessaire pour une photothérapie, et la rassurer en fonction de l'étiologie de l'ictère.

Bibliographie

MICHELI J.-L., DUC G., SIZONENKO P.-C., GRISCELLI C. *Précis de pédiatrie*. Lausane : Payot ; Paris : Doin ; 1996. p. 232-39.

VIDAIHET M., VIDAILHET C., MARET M. « Soins infirmiers en pédiatrie et en pédopsychiatrie ». In : *Nouveaux Cahiers de l'infirmière*, n° 25. Paris : Masson ; 1998.

WEBER MICHEL L. *Dictionnaire de thérapeutique pédiatrique*. Paris : Doin/Presses de l'Université de Montréal ; 1994. p. 546-55.

chapitre 25

Odile Kremp
Kuppa Kabeya

Infections du fœtus et du nouveau-né

L'infection est l'ensemble des modifications d'un organisme provoquées par la pénétration d'un germe.
Les germes responsables sont regroupés en quatre catégories : les bactéries, les virus, les mycoses et les parasites.

Définition

L'infection du fœtus et du nouveau-né est définie comme toute agression microbienne survenant pendant la grossesse et le 1er mois de vie.
Les infections survenant en début de grossesse sont en général responsables d'embryopathies et/ou de fœtopathies. Plus tard, elles entraînent prématurité, souffrance foetale aiguë et infection materno-fœtale.
Après la naissance, le nouveau-né est également très réceptif. Seule une meilleure prévention peut permettre la diminution de l'incidence de l'infection. Le dépistage de l'infection chez la femme enceinte et une bonne liaison obstétrico-pédiatrique sur toute manifestation d'allure infectieuse sont indispensables.

Approche pratique

L'approche pratique se base sur :
— les concepts pathogéniques ;
— les éléments diagnostiques, cliniques et paracliniques ;
— le traitement préventif et curatif.

Moyens de défense du nouveau-né contre l'infection

L'immaturité immunologique du nouveau-né joue un rôle important dans l'acquisition et la diffusion d'une infection. L'imperfection de ses mécanismes de défense le met dans un état d'incompétence immunitaire, et ce d'autant plus qu'il est prématuré *(voir chapitre 34)*.

Chez le fœtus

Le fœtus est naturellement protégé des agressions extérieures par les barrières anatomiques (les membranes fœtales et le placenta) et une barrière fonctionnelle (liquide amniotique).

Le liquide amniotique possède une activité bactériostatique due à la présence de lysozyme, de transferrine et d'immunoglobulines. Cette activité anti-infectieuse varie avec l'âge de la gestation et augmente jusqu'au terme.

La peau du nouveau-né a une réponse inflammatoire diminuée et ne focalise pas l'inflammation.

Au niveau des muqueuses, l'absence d'IgA sécrétoires explique en grande partie la fréquence des infections respiratoires et digestives.

Le chimiotactisme des polynucléaires neutrophiles est déficient. Les leucocytes du nouveau-né sont déficients dans leurs réponses et ne peuvent se concentrer efficacement au siège de l'inflammation.

L'activité phagocytaire et bactéricide est normale, mais l'opsonisation présente quelques anomalies en raison du déficit d'anticorps de la classe IgM, du taux bas de complément et du déficit des enzymes responsables de leur activation (CH 50, C5, C3, facteur B).

L'immunité cellulaire est bien développée à la naissance, mais présente une faible réactivité cutanée qui peut être liée à l'immaturité des macrophages (dont la présence est indispensable à la positivation des tests cutanés) et à une diminution des protéines de l'inflammation.

Les lymphocytes sont reconnaissables dès la 9e semaine de gestation. Le fœtus est capable de produire des IgG sériques dès la 13e semaine, mais cette production est faible.

L'équipement immunitaire du nouveau-né est normalement constitué par les IgG provenant de sa mère par voie transplacentaire. Les autres types d'immunoglobulines ne traversent pas le placenta. Le nouveau-né est donc protégé grâce aux IgG maternelles contre un certain nombre d'infections auxquelles elle a été précédemment exposée.

En revanche, il est particulièrement sensible à certains germes dont les anticorps bactériens spécifiques appartiennent à la classe des IgM (germes Gram négatif par exemple).

➡ Chez le nouveau-né

Après la naissance, il y a une augmentation rapide des IgM et des IgA sécrétoires. Les IgD sériques s'élèvent lentement. Les IgG maternelles, présentes chez le nouveau-né, chutent lentement jusqu'au 3e mois de vie, puis il s'ensuit une montée des IgG sériques produites par le nourrisson *(voir « Les défenses immunitaires », chapitre 34).*

Le nouveau-né prématuré ou hypotrophique se trouve dans une situation de risque plus grand par rapport au nouveau-né à terme, car certains mécanismes de défense contre les infections ne se développent qu'au cours du troisième trimestre :

— le taux de C3 et les titres d'opsonine sont faibles chez les enfants de moins de 1 500 g ;

— le passage transplacentaire des IgG augmente fortement à partir de 36 semaines ;

— après la naissance, la production d'IgM est retardée et moins prononcée chez le prématuré que chez le nouveau-né à terme.

À leur tour, les infections dépriment davantage encore les mécanismes de défense du nouveau-né. Ces modifications touchent à la fois les facteurs humoraux (baisse du complément, coagulation intravasculaire disséminée) et les facteurs cellulaires (augmentation ou baisse des neutrophiles, apparition dans le sang de cellules myélocytaires ou de formes jeunes de polynucléaires).

Pathogénie de l'infection néonatale

➡ Rappel anatomique de l'environnement du fœtus

Barrières anatomiques

Pendant la vie intra-utérine, le fœtus est protégé des agressions infectieuses par :

— les **membranes**, qui forment les trois quarts de la coque où il vit. Elles sont faites de deux lames tissulaires et isolent le fœtus des voies génitales maternelles : l'amnios du côté fœtal et le chorion du côté utérin ;

— le **placenta**, qui assure la nutrition du fœtus et joue le rôle de barrière entre le sang maternel et le sang fœtal. Le placenta peut être divisé en deux zones :

– la zone maternelle : caduque basale et lacs sanguins intervillositaires ;

– la zone fœtale : plaque choriale et cordon.

La zone villositaire est la zone d'échange materno-fœtal.

Barrière fonctionnelle

La barrière fonctionnelle est constituée par le liquide amniotique, qui possède une activité bactériostatique due à la présence de lyosozyme, transferrine et immunoglobulines.

Voies de contamination

Infections acquises *in utero*

Sources et voies de pénétration

Les germes peuvent pénétrer par voie hématogène transplacentaire (passage du germe du sang maternel au sang fœtal) :

— soit par passage transvillositaire direct des germes de la circulation intervillositaire maternelle à la circulation intervillositaire fœtale sans constitution d'un foyer infectieux ;

— soit par installation d'un foyer infectieux dans la plaque basale du placenta avec extension secondaire dans les deux circulations ;

— soit par installation d'un foyer infectieux dans la plaque choriale du placenta qui va s'étendre à travers le chorion et l'amnios jusqu'à infecter le liquide amniotique.

Mais les germes peuvent également pénétrer par voie amniotique ascendante (passage du germe des voies génitales colonisées au fœtus).

L'infection cervicale ou vaginale passe le chorion et l'amnios pour atteindre le liquide amniotique s'il y a ouverture précoce du col, ou bien le passage des germes se fait lorsque les membranes sont rompues.

Voies de propagation

Une infection par voie transplacentaire se propage chez le fœtus à partir d'une virémie ou bactériémie de la veine ombilicale, puis gagne la circulation systémique.

Il est ainsi possible qu'une infection fœtale prolongée amène l'implantation d'un foyer infectieux localisé qui, à son tour, contamine le liquide amniotique entraînant une amplification de l'infection.

Selon la date de survenue de l'infection, on peut observer avortement, mort fœtale, infection généralisée ou localisée.
Une infection par voie amniotique infecte le liquide amniotique. Les germes contenus dans le liquide amniotique peuvent être inhalés ou déglutis par le fœtus et conduire à une infection des voies respiratoires ou digestives avec bactériémie secondaire.

Infections acquises *per partum*

La pénétration des microbes se produit par inhalation des sécrétions contaminées qui, à l'occasion de la première inspiration profonde, sont attirées jusqu'au niveau alvéolaire ou bronchique.
La source de contamination est la flore génitale de la mère. La surface épithéliale vaginale et cervicale est normalement recouverte d'une flore microbienne variée, dont certaines espèces sont pathogènes pour le nouveau-né :
— germes aérobies : staphylocoques, streptocoques, *Neisseria*, entérobactéries, *Hæmophilus*, *Chlamydia*, gonocoque, mycoplasmes ;
— germes anaérobies : *Bacteroides*, *Clostridium*, *Veillonella*, *Fusobacterium*, *Peptostreptococcus* ;
— mycoses et virus : *Candida*, herpès.
La propagation se fait par colonisation aberrante des voies respiratoires du fœtus.
La pénétration peut aussi se faire par déglutition ou par les muqueuses (conjonctives).

Infections acquises pendant les quatre premiers jours

Les quatre premiers jours sont considérés comme une période naturelle de colonisation, c'est-à-dire d'implantation des bactéries sur la peau et les muqueuses.
Ce processus normal peut être modifié ou dévié et transformé ainsi en processus anormal : colonisation d'une surface destinée à être stérile ou colonisation déséquilibrée en faveur d'une espèce prédominante.
La pénétration se fait par des voies naturelles (inhalation, déglutition...) ou par des voies iatrogènes (intubation, cathéters, sondes, perfusions, transfusion...).
La source des germes est diverse : flore génitale maternelle, personnel soignant ou matériel médical.
L'infection néonatale découle de la colonisation aberrante ou déséquilibrée du nouveau-né.

Infections acquises après les quatre premiers jours

Ces infections se distinguent pas le fait qu'elles sont dues en général à des germes intrahospitaliers hautement pathogènes.

Les voies de pénétration sont diverses : respiratoire, entérale, percutanée ou introduction directe par des manœuvres médicales ou chirurgicales.
Les sources sont extrêmement variées, mais il s'agit souvent d'une contamination hospitalière, par exemple par le personnel soignant *(voir « Les infections nosocomiales en pédiatrie », chapitre 52)*.

Infections bactériennes néonatales les plus fréquentes

➡ Épidémiologie

L'infection bactérienne du fœtus et du nouveau-né demeure un problème important pour les obstétriciens et les pédiatres.
La fréquence varie, suivant les services, de 1 à 4 % des naissances vivantes.
L'incidence de la septicémie néonatale est en général estimée à 1 cas pour 1 000 naissances.
La gravité tient à la haute mortalité et aux séquelles qu'elle engendre. Elle est responsable de 10 à 20 % de la mortalité néonatale précoce.
Son diagnostic, facile en apparence, reste souvent un problème difficile.
Ces caractéristiques ont conduit certaines équipes à des traitements précoces presque systématiques. Cette attitude est cependant loin d'être inoffensive, car elle a conduit à de nombreuses complications et développé de multiples résistances bactériennes.
Sa gravité est expliquée par le fait que l'enfant naît souvent atteint, que l'infection se manifeste de façon imprévue et que le traitement est souvent débuté tard.
Les principaux facteurs favorisants sont la prématurité et le petit poids.

➡ Modalités d'infection

Il existe deux modalités générales d'infections bactériennes du nouveau-né :
— l'infection materno-fœtale : il s'agit d'une infection transmise de la mère à l'enfant avant ou pendant l'accouchement et se manifestant généralement avant le 4ᵉ jour de vie ;
— l'infection postnatale ou secondaire : elle se manifeste fréquemment à partir du 4ᵉ jour de vie. La contamination est postnatale. Elle se rencontre surtout chez les nouveau-nés hospitalisés et relève de deux mécanismes :
  - la perturbation de l'écosystème microbien ;
  - la contamination iatrogène ou nosocomiale *(voir « Les infections nosocomiales en pédiatrie », chapitre 52)*.

➡ Diagnostic

Qu'elle soit généralisée ou localisée, l'infection du nouveau-né est soupçonnée devant la réunion de plusieurs données, qui doivent être interprétées avant de conclure au diagnostic.
Ces données ne sont pas spécifiques de l'infection et peuvent relever d'autres étiologies. Néanmoins, elles ont le mérite d'attirer l'attention et de permettre ainsi de rechercher systématiquement l'infection.
Ces données sont les suivantes :
— les données **anamnestiques** permettent de sélectionner les nouveau-nés à risque infectieux devant faire l'objet d'une surveillance particulière ;
— les données **cliniques** attirent l'attention. Certains enfants infectés avant l'accouchement ou contaminés massivement par un germe virulent naissent en pleine phase septicémique ; pour d'autres, l'infection se manifestera au début par des signes discrets qu'il faut mettre à profit ;
— les données **paracliniques** sont d'un grand intérêt ;
— les données **hématologiques** doivent être interprétées en fonction des variations physiologiques liées à l'âge postnatal.
Le diagnostic doit être précoce car les chances d'efficacité thérapeutique sont fonction du délai.
Il faut l'envisager en maternité chez les enfants qui présentent un risque connu, même si le bébé est apparemment sain.
On y pense systématiquement dans les services de néonatalogie, pour tout nouveau-né transféré.

Arguments anamnestiques

➡ Facteurs favorisants

• Pendant la grossesse :

— col utérin ouvert ;
— infections urinaires récentes non ou mal traitées ;
— infections cervico-vaginales ;
— cerclage ;
— grossesse non suivie.

• Pendant l'accouchement :

— fièvre maternelle ;
— durée de rupture de la poche des eaux supérieure à 12 heures ;
— travail prolongé ;
— examens locaux répétés ;
— prélèvements au scalp.

Signes évocateurs d'infection fœtale

On retrouve :
— prématurité sans cause, échec de cerclage, échec de blocage ;
— rupture prématurée des membranes avec présence de polynucléaires et de germes dans le liquide amniotique (LA) ;
— syndrome infectieux maternel : fièvre isolée supérieure à 37,7 °C, avant, pendant ou après l'accouchement ;
— souffrance fœtale sans cause obstétricale (liquide amniotique teinté, Dips, tachycardie permanente, Apgar bas, mauvaise récupération) ;
— odeur fétide du LA et de l'enfant (germes anaérobies +++) ;
— infection chez l'un des jumeaux.
Un signe isolé a peu de valeur.

Signes cliniques

Signes généraux :

— anomalies thermiques, hyper- ou hypothermie ;
— sclérème (œdème dur avec la peau cireuse et luisante, spécifique au nouveau-né et au prématuré) ;
— teint gris.

Troubles respiratoires :

— apnées ;
— accès de cyanose ;
— geignement isolé ;
— détresse respiratoire.

Troubles neurologiques :

— somnolence ;
— hypertonie ;
— convulsions.

Troubles circulatoires :

— cyanose, pâleur ;
— tachycardie, bradycardie ;
— augmentation du temps de recoloration ;
— PA inférieure à 4.

Troubles digestifs :

— prise des biberons difficile ;

— résidus, ballonnements ;
— selles diarrhéiques ;
— vomissements.

Signes cutanéo-muqueux :

— omphalite, conjonctivite ;
— purpura, pétéchies.

Hépato-splénomégalie

Ictère précoce

Ou prolongé, ou qui rechute.

Prothèse

Cathéters, drains, sonde d'intubation.

Signes biologiques

Numération-formule sanguine :

— leucocytes > 35 000 ou < 3 000/mm^3 ;
— neutrophiles > 25 000 ou < 2 000 mm^3 ;
— myélémie > 1 000/mm^3 ;
— formes jeunes > 10 % ;
— thrombopénie < 100 000/mm^3.

Biochimie :

— CIVD *(voir chapitre 23)* ;
— fibrinogène > 4 g/L ou < 1,5 g/L ;
— CRP (protéine C-réactive) positive ;
— orosomucoïde ;
— acidose métabolique ;
— hypoglycémie ;
— les dosages de procalcitonine et interleukines (I46 et *tumor necrosis factor*) sont en cours d'évaluation.

Diagnostic de certitude

En fait, le diagnostic de certitude repose sur l'isolement du germe chez la mère, l'enfant, ou les deux :
— chez la mère, par :
  - examen cytobactériologique des urines (ECBU) ;

- culture du placenta ;
- culture du liquide amniotique (LA) ;
- hémoculture ;

— chez l'enfant, par :
- prélèvement gastrique ;
- hémoculture *(voir « Hémoculture », chapitre 34)* ;
- ponction lombaire (PL) ;
- prélèvement trachéal ;
- ECBU.

Une fois les prélèvements effectués, si la suspicion clinique est importante, on traite sans attendre les résultats, quitte à arrêter au bout de 48 heures si tout est négatif.

Infections materno-fœtales

Pratiquement tous les germes peuvent être responsables d'une infection materno-fœtale, mais 80 % des infections sont dues à trois germes :

— *Listeria* : 10-20 % ;
— streptocoque du groupe B : 30-40 % ;
— *Escherichia coli* : 30-40 %.

Infection à *Listeria*

L'incidence est souvent périodique : fin de l'hiver et début du printemps. La mère s'infecte au cours de la grossesse. La contamination se fait par voie transplacentaire soit directement, soit après installation d'un abcès retroplacentaire.

Chez la mère

La mère présente un syndrome pseudo-grippal avec deux poussées de fièvre.

Chez le fœtus

Elle se traduit par une infection précoce (avant le 6e jour) à allure septicémique, mais parfois par une méningite tardive.
Souvent, on rencontre prématurité, détresse respiratoire, ictère, éruption vésiculo-maculeuse.
La **biologie** retrouve une hyperleucocytose avec polynucléose neutrophile. Il y a élévation du fibrinogène, de la protéine C-réactive et de l'orosomucoïde.
L'**examen macroscopique** du placenta est très évocateur s'il met en évidence des nodules ou des micro-abcès.
L'**hémoculture** affirme le diagnostic en isolant le germe : *Listeria monocytogenes*.

Infection à streptocoque du groupe B

Le streptocoque est un germe saprophyte de la flore génitale féminine : 25 % des femmes en sont porteuses saines.
La contamination survient dans la majorité des cas dans les dernières heures de la grossesse et se fait par voie amniotique. Dans la moitié des cas, il existe une rupture prématurée des membranes supérieure à 12 heures et une chorioamniotite.
La transmission peut se faire aussi par voie hématogène ou lors du passage dans la filière génitale.
L'accouchement prématuré, la rupture prématurée des membranes, le liquide amniotique teinté et l'Apgar bas sont des signes fréquemment rencontrés.
La forme la plus fréquente est celle d'une infection précoce foudroyante, mais l'affection peut être tardive (3 semaines) et se manifester par une méningite.
L'affection débute presque toujours par des signes respiratoires. La radiographie pulmonaire peut être compatible avec une maladie des membranes hyalines.

Infection à bacilles Gram négatif

Il s'agit essentiellement d'*Escherichia coli*, qui représente 60 à 80 % des infections néonatales à bacilles Gram négatif. L'*Escherichia coli* est un hôte saprophyte du tractus génital, digestif ou urinaire.
L'infection est contractée aussi bien au moment de l'accouchement qu'en fin de grossesse. Il y a souvent notion d'infection urinaire maternelle ou de rupture prématurée des membranes supérieure à 12 heures.
Le début est plus tardif que pour les autres germes. L'affection se manifeste fréquemment par une méningite, une pneumopathie ou une septicémie avec troubles circulatoires, respiratoires et CIVD.
Les autres bacilles Gram négatif les plus rencontrés sont : *Klebsiella*, *Serratia*, *Hæmophilus*, *Pseudomonas*, *Proteus*, *Enterobacter*.

Infection à germes anaérobies

Bien que moins fréquentes, les infections à germes anaérobies présentent un intérêt clinique, car les anaérobies constituent une partie non négligeable de la flore génitale féminine.
Les germes anaérobies les plus rencontrés sont : *Bacteroides*, *Fusobacterium*, *Peptostreptococcus*.

Transmission

Des germes de la mère au fœtus, elle se fait soit avant l'accouchement, par voie amniotique, soit durant le passage, à travers la filière génitale.

Signes

On doit suspecter une infection à anaérobies devant une odeur nauséabonde du liquide amniotique, une perforation gastro-intestinale, un céphalhématome infecté ou un abcès du cuir chevelu à la naissance.
Le tableau clinique peut se traduire par une septicémie, une péritonite, une entérocolite ulcéronécrosante, une cellulite ou un abcès sous-cutané.

Infection néonatale secondaire

Il s'agit d'infections contractées par le nouveau-né après la naissance. La multitude des interventions qui sont actuellement effectuées auprès des nouveau-nés a notablement augmenté la fréquence de ces infections appelées nosocomiales *(voir « Les infections nosocomiales en pédiatrie », chapitre 52).*

Transmission

La transmission des microbes peut se faire :
— par voie aérienne ;
— par voie alimentaire ;
— par un matériel infecté ;
— mais surtout par les mains du personnel soignant.
Le risque est majeur pour un nouveau-né hospitalisé, et ce d'autant plus s'il est porteur d'une prothèse (cathéter, sonde, drain...).
Ces infections sont souvent dues à des bactéries hautement pathogènes qui sont sélectionnées par des cures répétées d'antibiothérapie.
Dans plus de 90 % des cas, il s'agit :
— d'une entérobactérie *(Escherichia coli, Klebsiella, Proteus, Pseudomonas, Serratia)* ;
— d'un staphylocoque (blanc ou doré).

Manifestations

Ces infections peuvent survenir chez le nouveau-né sain ou hospitalisé pour un autre problème.
Les manifestations les plus fréquentes sont les gastro-entérites, les pneumopathies et les lésions cutanées. Sinon, il s'agit d'infections sévères se manifestant par une septicémie grave, une méningite ou une ostéoarthrite.
En revanche, l'éradication de ces germes est peu coûteuse, car elle ne dépend que de la bonne organisation du service et d'une application rigoureuse des règles d'asepsie.

Principaux tableaux cliniques

Septicémie

L'état septicémique correspond à toute infection générale conditionnée par des décharges massives et répétées dans le sang de bactéries pathogènes et de leurs toxines.

Symptômes

Le syndrome infectieux est sévère avec une atteinte diffuse de viscères, d'appareils ou de systèmes.
L'atteinte respiratoire et les troubles hémodynamiques sont prédominants.
Les atteintes digestive et méningo-encéphalique sont aussi fréquentes.
Les troubles cutanés s'associent à une CIVD.
L'évolution vers un état de choc est parfois inéluctable.

Diagnostic

Les investigations biologiques et bactériologiques sont systématiques à la moindre suspicion d'infection. Au besoin, les prélèvements bactériologiques (hémoculture) doivent être répétés.
Une leucopénie (< 5 000 GB) et une CIVD sont des signes particulièrement péjoratifs.
Le diagnostic biologique repose sur une hémoculture positive complétée par d'autres prélèvements bactériologiques.

Agent

Les germes en cause sont principalement les streptocoques B et les bacilles Gram négatif.

Méningite

L'atteinte méningée se fait par voie hématogène lors de bactériémies.

Agent

Deux germes sont responsables de 60 à 70 % des méningites néonatales : *Escherichia coli* et streptocoque B. La méningite peut survenir d'une façon précoce, dans les premiers jours de vie, ou tardive, après la 1re ou 2e semaine de vie.

Diagnostic

Le diagnostic clinique est difficile à cet âge. Les signes cliniques d'irritation méningée sont souvent absents. D'où la règle : tout état infectieux chez un nouveau-né justifie une ponction lombaire.
Le tableau est souvent celui d'un syndrome septicémique. L'attention peut être attirée par quelques signes : somnolence, irritabilité, mouvements anormaux, bombement de la fontanelle.
La méningite peut se compliquer d'une ventriculite, qui est dépistée par la réalisation précoce d'une échographie transfontanellaire (ETF). Dans l'évolution, on peut également voir apparaître des abcès intraparenchymateux et, quelquefois, une hydrocéphalie par blocage du liquide céphalo-rachidien (LCR).

Traitement

Malgré un traitement précoce et bien conduit, les séquelles neurologiques sont possibles.
Le diagnostic positif se fonde sur l'étude du LCR (cytologie, biochimie, culture, antigènes solubles). La ponction lombaire est répétée après 48 heures de traitement pour juger de l'efficacité de celui-ci. La prise du périmètre crânien doit être quotidienne et les échographies transfontanellaires réalisées à intervalles réguliers pour dépister les complications.

Infection pulmonaire néonatale

Symptômes

Elle se manifeste par une détresse respiratoire. Elle peut être confondue avec une détresse respiratoire d'autre origine, telle qu'une maladie des membranes hyalines, un retard de résorption ou une inhalation du liquide amniotique. La diversité des tableaux cliniques justifie de s'alarmer devant toute détresse respiratoire et de rechercher une infection.

Agents

Les germes en cause sont surtout la *Listeria*, le streptocoque B et l'*Escherichia coli* pour les infections materno-fœtales. Pour les infections acquises, il s'agit souvent des Gram négatif : *Klebsiella*, *Enterobacter*, *Proteus*, *Pseudomonas*.

Diagnostic

Pour le diagnostic, la coloration et la culture des aspirations endotrachéales sont très utiles.

Entérite et entérocolite

Manifestations

Les diarrhées infectieuses bénignes sont rares chez le nouveau-né. Le plus souvent, l'aspect un peu liquide des selles est lié à l'allaitement maternel. Il peut s'agir plus souvent d'une pathologie acquise en milieu hospitalier, en général d'origine virale (rotavirus).
Avec les règles actuelles d'asepsie, les redoutables épidémies de diarrhées à *Escherichia coli* pathogènes sont devenues exceptionnelles.
L'entérocolite survient souvent chez le prématuré, l'hypotrophique, chez les enfants qui ont présenté une souffrance néonatale sévère, chez ceux qui ont bénéficié d'un cathétérisme ombilical.
Elle est évoquée chez tout nouveau-né qui présente une distension abdominale, une diarrhée quelquefois sanglante ou des résidus importants.

Diagnostic

Il repose sur l'état clinique, la radiographie de l'abdomen sans préparation et la coproculture.

Infection urinaire

Symptômes

Elle peut se présenter comme un syndrome septicémique ou être asymptomatique.
Elle doit être évoquée devant des troubles digestifs persistants et/ou un ictère traînant.

Diagnostic

Le diagnostic repose sur des critères de pyurie (leucocytes > 15/mm^3) et de bactériurie évidente (nombre des germes > 105/mm^3) et sur la mise en évidence du germe dans la culture des urines (le plus fréquemment en cause est l'*Escherichia coli*).
Tout enfant présentant une infection urinaire doit être exploré au décours de l'épisode infectieux (échographie rénale, cystographie rétrograde ou sus-pubienne, urographie intraveineuse) en vue de rechercher les anomalies des voies urinaires qui sont fréquentes dans ce cas *(voir chapitre 52)*.

Ostéoarthrite

Elle peut survenir chez un nouveau-né jusque-là indemne ou être une complication d'une septicémie *(voir chapitre 34)*.

Le germe le plus fréquent est le staphylocoque. Elle peut être la conséquence des microprélèvements de sang au talon.
L'enfant pleure dès qu'on le mobilise. Les localisations les plus fréquentes sont la hanche et le calcanéum.
Une ponction articulaire diagnostique et thérapeutique est fréquemment réalisée.
Le traitement peut nécessiter un drainage chirurgical et une immobilisation plâtrée.

Infections cutanées

Elles se manifestent sous des tableaux divers : staphylococcie cutanée, omphalite, conjonctivite, dermatoses pustuleuses, abcès du sein.
Elles doivent être documentées par des prélèvements bactériologiques et conduire à une antibiothérapie par voie générale au moindre doute.

➡ Prévention

Prévention de l'infection materno-fœtale

Elle repose sur une bonne collaboration obstétrico-pédiatrique, ainsi que sur le dépistage et le traitement des infections maternelles pendant la grossesse :
— surveillance des épisodes infectieux : fièvre, infection urinaire, infection génitale ;
— surveillance du portage des germes pathogènes pour le nouveau-né.
En cas de rupture prématurée des membranes il faut toujours pratiquer :
— un examen du placenta ;
— un prélèvement bactériologique systématique du liquide gastrique ;
— une surveillance clinique et paraclinique du nouveau-né à risque par son anamnèse.

Prévention de l'infection néonatale secondaire

Les infirmières ont un rôle fondamental non seulement dans le respect des règles d'asepsie, mais aussi dans l'organisation des soins.

➡ Règles d'asepsie :

— lavage des mains jusqu'au coude, essuyage soigneux ;
— pas de bijoux aux mains ni aux poignets ;
— emploi de matériel à usage unique ou stérilisé ;
— nettoyage et désinfection du matériel et des locaux.

Organisation des soins :

— isolement des nouveau-nés infectés ;
— éviction des personnes infectées ;
— matériel personnalisé pour chaque enfant ;
— séparation fonctionnelle des circuits propre et sale du linge et du matériel.
Par ailleurs, en veillant au maintien de l'équilibre général, nutritionnel, thermique, etc., du nouveau-né et au bon déroulement de l'allaitement maternel, les infirmières contribuent au renforcement des moyens de défense.

Traitement des infections bactériennes néonatales

Il repose sur l'association d'un traitement antibiotique et d'un traitement général. Il est le plus souvent mis en œuvre très rapidement, au moindre doute clinique ou anamnestique, sans attendre le résultat des examens, dans la crainte permanente d'une infection fulgurante qui emporte le nouveau-né.
Il est éventuellement arrêté vite, si les prélèvements se révèlent négatifs et si les signes cliniques trouvent une autre explication.

Indications thérapeutiques

Qu'elle soit généralisée ou localisée, l'infection du nouveau-né est suspectée devant la réunion de signes non spécifiques qui doivent être interprétés avant de conclure (les données anamnestiques, cliniques et paracliniques).
Il faut mettre à profit les signes mineurs qui précèdent l'état septicémique pour faire le diagnostic d'infection.

Probabilité ou risque faible

Le nouveau-né est à surveiller comme d'habitude dans le but de voir si d'autres signes s'ajoutent à ceux existant.

Probabilité moyenne

Le nouveau-né présente des signes dont l'évolution peut conduire à une infection, mais ces signes ne sont pas spécifiques d'une infection et il faut attendre la confirmation bactériologique, notamment du liquide gastrique. Dans ce cas, la surveillance est rigoureuse, clinique, horaire et biologique toutes les 8 ou 12 heures.
Si d'autres signes s'ajoutent, le nouveau-né est mis sous antibiothérapie, après qu'il a été procédé aux prélèvements bactériologiques. Le traitement est arrêté si les prélèvements se révèlent négatifs.

Probabilité forte

Le nouveau-né présente un ou des signes de forte présomption fréquemment rencontrés lors d'une infection néonatale bactérienne. Il s'agit souvent de :
— fièvre maternelle (dans les 48 heures avant l'accouchement, pendant l'accouchement ou le 1er jour après l'accouchement) associée à d'autres signes ;
— troubles hémodynamiques sévères non liés à une autre pathologie ;
— CIVD ou leucopénie avec granulopénie non liée à une autre pathologie ;
— infection maternelle confirmée, traitée moins de 6 jours ou non traitée ;
— infection chez l'un des jumeaux.
La présence de l'un de ces signes recommande un traitement antibiotique d'emblée, après avoir procédé aux prélèvements biologiques et bactériologiques. S'il s'avère que l'enfant n'est pas infecté, cette antibiothérapie est arrêtée dans les 48 heures.
Le diagnostic d'infection est porté de façon formelle sur la positivité des prélèvements bactériologiques centraux (sang, LCR), prélèvements d'urines et de liquides d'épanchement.

Traitement antibiotique

Généralités

Il ne doit être mis en route qu'après la réalisation des prélèvements bactériologiques.
Le choix de l'antibiothérapie est fonction de la nature du germe et de sa sensibilité aux antibiotiques (ATB), du métabolisme de l'ATB (on évite les ATB à catabolisme hépatique), de la diffusion tissulaire de l'ATB, de la toxicité des antibiotiques et de l'antibiothérapie maternelle éventuelle.

• Traitement par double antibiothérapie

On réalise toujours une double antibiothérapie pour éviter la sélection des germes mutants.
La meilleure voie d'administration est la voie intraveineuse, surtout chez les prématurés et en cas de septicémie (IV lente de 10 à 30 minutes).
La clairance rénale des antibiotiques étant moindre à cet âge, leur demi-vie est allongée. Au cours de la première semaine de vie, la posologie doit donc être plus faible et le rythme d'administration moins fréquent.
Il faut tenir compte de la liaison des antibiotiques aux protéines (compétition avec la bilirubine) et des apports parasites en sodium pour les enfants alimentés par voie parentérale.
Il en est de même pour l'apport hydrique apporté par la dilution de l'antibiotique. La biotransformation hépatique est faite par des mécanismes encore immatures. L'excrétion urinaire est ralentie. Cela demande le contrôle des taux sériques lorsqu'il est utilisé un antibiotique à index thérapeutique étroit.

● Antibiotiques à choisir

Parmi les antibiotiques efficaces possibles pour une infection donnée, on doit choisir l'antibiotique :
— le plus ancien ou le plus habituel, afin de préserver le plus longtemps possible l'efficacité des drogues récentes ;
— le moins toxique, pour que le risque inhérent à la thérapeutique soit négligeable devant les bénéfices qu'on est en droit d'attendre ;
— le plus diffusible (bonne diffusion tissulaire) compte tenu de la localisation du germe ;
— le plus commode à administrer ;
— le moins onéreux.

➡ Réalisation pratique du traitement

● Traitement

En première intention, deux associations sont couramment utilisées dans les infections materno-fœtales :
— ampicilline-aminoside si on suspecte une infection à cocci Gram positif ;
— céphalosporine de 3e génération ou aminoside si on suspecte une infection à bacille Gram négatif.
S'il n'existe aucun élément d'orientation, certains proposent une association triple aminoside-céphalosporine-ampicilline.
Dans les infections secondaires, c'est le tableau clinique qui oriente, en attendant l'antibiogramme, vers une antibiothérapie antistaphylococcique ou une antibiothérapie dirigée contre les Gram négatif.

● Durée

Leur durée implique :
— arrêt en 48 heures si les prélèvements sont négatifs ;
— en cas d'infection certaine : 7 à 14 jours ;
— en cas de méningite, ostéoarthrite : 3 semaines.
Le mode d'administration est l'intraveineuse pour les infections sévères. La voie intramusculaire est à éviter dans la mesure du possible chez le nouveau-né en raison des complications locales.

● Surveillance

La surveillance du traitement se fait non seulement à partir de l'état clinique et biologique de l'enfant qui renseigne sur l'efficacité du traitement, mais de plus en plus on réalise des dosages sanguins d'antibiotiques avant (T0) et après l'injection (T1), pour déterminer la dose optimale et l'intervalle idéal entre deux injections.

Traitement général

Le but en est le maintien des grandes fonctions vitales, qui peut motiver un transfert dans une unité de réanimation.

➡ Contrôle de l'hémodynamique :

— transfusion ;
— sérum albumine ;
— drogues vasopressives : dopamine, dobutamine.

➡ Contrôle de la fonction respiratoire :

— oxygénothérapie ;
— ventilation assistée.

➡ Contrôle de l'équilibre nutritionnel :

— si l'alimentation entérale est possible : lait maternel frais, sinon un cathéter central pour une nutrition parentérale ;
— en cas d'infection gravissime avec leucopénie, sclérème important et/ou CIVD, l'exsanguino-transfusion est parfois nécessaire.

Autres infections bactériennes néonatales

➡ Tuberculose néonatale

Épidémiologie et pathogénie

L'agent causal est le bacille de Koch ou *Mycobacterium tuberculosis*, variété *hominis*.
La contamination de l'enfant peut se produire à trois périodes :
— anténatale : par voie hématogène à partir du 4e et du 5e mois, avec ou sans lésion du placenta, qui peut se rompre dans le liquide amniotique. La tuberculose congénitale est exceptionnelle actuellement, mais il faut y penser si on constate des lésions dès la naissance ou les jours qui suivent la naissance ;
— périnatale : par inhalation des sécrétions vaginales infectées (tuberculose du col ou du vagin) ;
— postnatale (c'est la plus fréquente) : par voie aérienne. Le contaminateur est souvent la mère ou une autre personne de l'entourage. Elle a, en règle

générale, une expression clinique après le 1er mois de vie. Le pronostic dépend de la précocité d'un traitement approprié.
Le problème le plus souvent rencontré en pratique est celui de la découverte d'une tuberculose (TBC) maternelle en cours de grossesse et de l'attitude à adopter vis-à-vis des enfants de ces mères.

Clinique

Les formes précoces traduisent une contamination anténatale se manifestant après un intervalle libre d'environ 2 semaines et concernent souvent les nouveau-nés prématurés ou hypotrophiques.
Les premiers signes sont :
— altération de l'état général ;
— ictère ;
— anorexie ;
— vomissements ;
— somnolence.
L'examen peut identifier des anomalies révélatrices : hépato-splénomégalie avec ictère et parfois ascite, polyadénopathie, pneumopathie avec image de miliaire à la radiographie du thorax, méningite, otite tuberculeuse, éruption papuleuse.
Les infections acquises en période néonatale débutent au-delà du 1er mois de vie et le tableau est dominé par l'envahissement pulmonaire massif ou des troubles digestifs.

Diagnostic

Il repose sur :
— l'interrogatoire de la femme enceinte, l'intradermo-réaction (IDR) et la radiographie du thorax ;
— la recherche de BK au niveau du placenta et du liquide amniotique si la mère est tuberculeuse ;
— l'examen anatomopathologique du placenta ;
— les examens complémentaires en cas de suspicion :
  - mise en évidence des bacilles acido-alcoolo résistants (rarement identifiés, que ce soit dans le liquide gastrique, les sécrétions trachéales, le LCR ou les urines) ;
  - ponction ganglionnaire ou biopsie d'une papule cutanée : follicule contenant des BK ;
  - tests cutanés à la tuberculine : presque toujours négatifs dans le 1er mois ;
  - radiographie du thorax : l'image miliaire apparaît souvent après plusieurs semaines ;

– fond d'œil : les tubercules choroïdiens sont rarement observés en période néonatale ;
– PL : méningite lymphocytaire avec hyperalbuminorachie et hypoglycorachie si atteinte méningée.

Traitement

Traitement de la mère

Compte tenu du mauvais pronostic de la tuberculose infantile, il est de loin préférable d'identifier et de traiter la tuberculose maternelle en cours de grossesse.

Traitement de l'enfant :

— préventif : le nouveau-né doit être séparé du contaminateur (mère) ;
— curatif :
  – isoniazide (15-20 mg/kg/j en deux fois) ;
  – rifampicine (15-20 mg/kg/j en une fois) ;
  – éthambutol (15-20 mg/kg/j en une fois) ;
  – streptomycine (15 mg/kg/j en deux fois IM) ;
  – pyrazinamide (30 mg/kg/j en une fois) : non documenté chez le nouveau-né ;
  – prednisone (1 mg/kg pendant 30 jours).

Conduite à tenir en cas de tuberculose mère-enfant

• En cas d'enfant infecté ou fort suspect d'infection et de tuberculose maternelle non ou mal traitée

Il faut utiliser au moins deux antituberculeux majeurs pendant 18 mois : isoniazide + éthambutol, isoniazide + rifampicine. L'enfant est séparé de sa mère.

• En cas de tuberculose évolutive non traitée chez la mère et de nouveau-né non atteint :

— séparation de la mère et du nouveau-né jusqu'à ce qu'elle ne soit plus contagieuse ;
— vaccination par le BCG contrôlée par une IDR positive ;
— chimioprophylaxie à l'isoniazide (10-20 mg/kg/j en deux fois) pendant 1 an ;
— traitement de la mère.

• En cas de tuberculose évolutive non traitée chez la mère, mais avec une séparation de l'enfant impossible :

— vaccination par le BCG contrôlée par une IDR positive ;

— traitement de la mère ;
— chimioprophylaxie par isoniazide (10-20 mg/kg/j en deux fois) pendant 1 an.

• En cas de tuberculose maternelle latente traitée[1] et de tuberculose maternelle traitée correctement et guérie :

— nouveau-né laissé à sa mère ;
— vaccination par le BCG contrôlée par une IDR positive ;
— observation de la mère.

• En cas de mère présentant seulement des réactions tuberculiniques positives :

— nouveau-né laissé à sa mère ;
— pas de BCG sauf si la surveillance de la mère est difficile ;
— observation de la mère et traitement si le virage est récent ;
— IDR tous les mois au cours de la 1re année.

• En cas de tuberculose évolutive sous traitement chez la mère :

— nouveau-né laissé à sa mère (sauf si elle est encore contagieuse) ;
— vaccination par le BCG contrôlée par une IDR positive ;
— chimioprophylaxie par isoniazide.

➞ Syphilis

Épidémiologie et pathogénie

La syphilis est causée par le *Treponema pallidum* (tréponème pâle), qui est une bactérie spiralée (spirochète).
La transmission de la mère à l'enfant survient par passage hématogène transplacentaire au cours de la vie intra-utérine.
Très rarement, elle est acquise par contact direct avec une lésion infectée à travers la filière génitale.
Le placenta est pâle, énorme, épais et friable au toucher.
Une syphilis congénitale survient lorsque la mère, atteinte, n'a pas été traitée ou a eu un traitement inadéquat, incomplet ou tardif.

1. Tuberculose latente : crachats négatifs, radiographie du thorax stable.

Clinique

L'enfant peut naître avec des signes de syphilis congénitale précoce ou développer ces signes seulement après plusieurs mois.

Les tableaux cliniques rencontrés vont de l'enfant mort-né macéré à l'enfant apparemment normal chez lequel on ne prouve l'infection que grâce à des tests sérologiques maternels positifs.

Les formes cliniques communes sont les suivantes :

— forme septicémique avec altération générale, anasarque et pemphigus palmo-plantaire ;

— lésions cutanéo-muqueuses : coryza syphilitique, condylomes, syphilides érythémato-papuleuses ;

— lésions viscérales : hépatomégalie, splénomégalie, néphropathie, méningite ;

— lésions osseuses présentes dans 80 % des cas et souvent révélatrices : ostéochondrite des os longs, ostéoporose, raréfaction de la trame osseuse au niveau de la partie métaphysaire, zones d'ostéoporose, périostite ;

— prématurité, retard de croissance intra-utérin (RCIU), anémie.

Diagnostic

Il repose sur :

— la sérologie maternelle ;

— l'examen clinique de l'enfant et du placenta ;

— les radios des os longs ;

— la recherche des spirochètes sur les lésions cutanées (microscope à fond noir) ;

— la sérologie de l'enfant (à comparer avec celle de la mère) :

- VDRL quantitatif : recherche de réagines (anticorps non spécifiques) ;
- FTA-ABS : test d'absorption d'anticorps fluorescents sensibles et spécifiques ;
- FTA-IgM : pour rechercher les IgM antitréponème pâle ;
- TPHA : test d'hémagglutination passive ;
- test de Nelson : test d'immobilisation des tréponèmes, test de référence (coûteux) ;
- BW : test de déviation de complément utilisant les réagines : abandonné ;
- VDRL sur le LCR (neurosyphilis) : obligatoirement pratiqué.

Traitement

Traitement préventif

Dépistage systématique chez la femme enceinte *(voir « Prévention de la mortalité infantile », chapitre 1)*.

Traitement curatif :

— pénicilline G 50 000 U/kg pendant 14 jours ; la pénicilline est instituée à doses progressives : 5 U/kg au 1er jour pour atteindre 50 000 U/kg à J6 ;
— association de la corticothérapie pour éviter la réaction d'Herxheimer : deltacortisone à la dose de 1 à 2 mg/kg/j pendant les six premiers jours ;
— s'il existe des signes de neurosyphilis : augmentation des doses de pénicilline : 100 000 à 300 000 U/kg/j ;
— vérifier les titres de VDRL pendant 12 mois.

Conduite à tenir en cas de suspicion de syphilis néonatale :

— traiter systématiquement par pénicilline si :
- la mère est porteuse d'une syphilis non traitée ou traitée de façon incorrecte ;
- la mère est traitée par un antibiotique autre que la pénicilline ;
- les signes cliniques et/ou radiologiques existent, même si la sérologie est négative ;

— surveiller la sérologie, la clinique et les radios tous les 15 jours ou 1 mois si :
- la sérologie est négative ;
- les radios sont normales.

Si la sérologie est positive, les radios normales et la clinique négative, il peut s'agir d'un simple passage d'anticorps maternels. Il faut donc suivre le taux des anticorps et instituer le traitement s'il monte :
— si le FTA est positif à 3 ou 4 +, traiter ;
— si les IgM sont élevées, traiter.

Tétanos néonatal

Épidémiologie et pathogénie

L'agent causal est le *Clostridium tetani* ou bacille de Nicolaier. C'est un bacille anaérobie strict dont le spore se trouve dans la terre, la poussière des maisons et les fèces.
Le risque existe surtout lors de l'accouchement à domicile.
La porte d'entrée la plus fréquente est l'ombilic.
Le bacille reste au niveau de la porte d'entrée et agit à distance en produisant des exotoxines : tétanolysine et tétanospasmine. La tétanospasmine agit au niveau de la plaque motrice des muscles squelettiques, au niveau de la corne antérieure de la moelle épinière, du cerveau et du système nerveux sympathique.

Une fois fixée sur le tissu nerveux, la toxine ne peut plus être neutralisée par l'antitoxine (d'où l'intérêt d'administrer précocement l'anatoxine).

Clinique

L'incubation est de 3 à 7 jours.
Les signes initiaux sont : pleurs incessants, agitation, irritabilité, difficulté de succion traduisant le début de trismus.
Lors de la phase d'état, on peut trouver :
— des contractures généralisées ;
— un trismus (faciès sardonique) ;
— des spasmes paroxystiques déclenchés par la stimulation, une attitude en opisthotonos ;
— des troubles respiratoires par spasmes des muscles respiratoires, des spasmes laryngés, une dysphagie, des convulsions, une altération de l'état général.

Diagnostic

Anamnèse : accouchement à domicile, absence de vaccination chez la mère ou mauvaise immunisation maternelle.
Clinique (base du diagnostic) : contractures permanentes s'exagérant en spasmes, persistance du trismus et de la contracture entre les spasmes.
Paraclinique : isolement du germe à partir des prélèvements ombilicaux.

Traitement

Traitement préventif :

— vaccination de la mère ;
— asepsie des soins ombilicaux ;
— en cas d'accouchement à domicile ou dans des conditions d'asepsie douteuse, administrer :
- immunoglobulines d'origine humaine (immunoglobulines antitétaniques ou tétaglobulines) : 250 U en IM ;
- à défaut, anatoxine d'origine animale (500 U en IM).

Traitement curatif :

— immunoglobulines antitétaniques : 500 ou 1 500 U en IM ;
— pénicilline G 100 000 à 300 000 U/kg pendant 14 jours en IV + Flagyl® (métronidazole), 25 mg/kg/j ;
— sédatif : diazépam (Valium®) 1 mg/kg toutes les 4-6 heures ;
— ventilation assistée et éventuellement trachéotomie ;
— isolement dans une semi-obscurité ;

— kinésithérapie respiratoire et musculaire dès que possible.

Gonococcie

Épidémiologie et clinique

Agent

L'agent causal est le gonocoque ou *Neisseria gonorrheae*.
L'infection peut être materno-fœtale (anté- ou périnatale, par voie amniotique ou lors du passage dans la filière génitale) ou postnatale (par l'intermédiaire d'objets souillés).

Manifestations

La plus fréquente est l'ophtalmie gonococcique (14 % des conjonctivites néonatales sont gonococciques).
Les autres manifestations sont : arthrite, septicémie, méningite, vaginite, endocardite.

Diagnostic

Le diagnostic est envisagé sur :
— la notion de gonococcie maternelle ;
— l'existence d'une ophtalmie purulente.
Il est affirmé par la mise en évidence des germes sur les prélèvements oculaires, articulaires, dans les hémocultures et le LCR.

Traitement

Traitement préventif :

— reconnaissance de la gonococcie maternelle et traitement ;
— instillation oculaire systématique de nitrate d'argent 1 % ;
— isolation du nouveau-né pendant 48 heures.

Traitement curatif :

— pour l'ophtalmie ou la septicémie :
  - lavage oculaire au sérum physiologique ;
  - collyres (chloramphénicol, rifampicine ou néomycine) ;
  - pénicilline G 100 000 U/kg/j pendant 10 jours ;
— si la mère est infectée et que le nouveau-né est asymptomatique : traitement systématique pendant 10 jours.

Chlamydiose néonatale

Épidémiologie et clinique

Agent

L'agent causal est le *Chlamydia trachomatis*, qui est un parasite intracellulaire obligatoire. Le *Chlamydia trachomatis* fait partie de la flore vaginale (2 à 27 % des femmes enceintes).
La contamination fœtale peut être anténatale par voie amniotique ou périnatale lors du passage dans la filière génitale.

Manifestations

L'infection fœtale peut se manifester par :
— une conjonctivite à inclusions avec dacryocystite ;
— une pneumopathie alvéolo-interstitielle débutant après la 2e semaine de vie ;
— par d'autres manifestations (otites, laryngites, bronchiolites...).

Diagnostic

Le diagnostic repose sur :
— l'identification d'une infection maternelle ;
— les données cliniques : succession d'une conjonctivite et d'une pneumopathie ;
— les données bactériologiques : frottis conjonctivaux ou trachéaux ;
— la sérologie ;
— l'existence éventuelle d'une hyperéosinophilie.

Traitement

Traitement préventif :

— dépistage et traitement des femmes enceintes ;
— désinfection oculaire systématique chez le nouveau-né.

Traitement curatif :

— pour la conjonctivite :
  - lavages au sérum physiologique quatre fois par jour ;
  - collyre à la néomycine ou, mieux, pommade ophtalmologique à la rifampicine pendant 2 semaines ;
  - érythromycine : 40 mg/kg/j pendant 2 semaines par voie orale uniquement ;

— pour la pneumopathie : érythromycine 40 mg/kg/j pendant 2 semaines par voie orale uniquement ou cotrimoxazole.

Infections virales périnatales

L'atteinte virale peut survenir à des moments variables entre la conception et la naissance et donner une pathologie très variée.
L'infection virale de la mère peut être une infection primaire, une réinfection ou un portage chronique.
Le virus peut cheminer vers l'enfant :
— directement par voie sanguine après multiplication au niveau du placenta ;
— par contamination à travers les membranes ;
— lors du passage à travers les voies génitales de la mère.
Si l'atteinte virale du fœtus précède le passage des immunoglobulines de la mère, le fœtus n'oppose aucune résistance contre l'infection. Nous parlerons des infections virales les plus courantes chez le nouveau-né.

Rubéole

Épidémiologie et pathogénie

Le virus de la rubéole est un virus à ARN classé dans la famille des togavirus. La rubéole est une maladie à prédominance printanière qui prend une allure épidémique entre août et juin et survient surtout chez les enfants de 5 à 15 ans.
La transmission se fait par voie aérienne.

Chez la femme enceinte

Responsable d'une maladie éruptive bénigne de l'enfant, l'infection rubéolique, lorsqu'elle survient chez une femme au cours du premier trimestre de grossesse, peut entraîner un risque tératogène important pour le fœtus.
Chez la femme enceinte, le virus atteint à la fois le placenta et les tissus embryonnaires.

Chez le fœtus

Lorsque la rubéole survient au cours des dix premières semaines de la grossesse, le virus est isolé à la fois du placenta et de l'embryon. Mais, après la 10e semaine, le virus est beaucoup plus fréquemment isolé du placenta seu-

lement. Cela explique la gravité de la rubéole dans les deux premiers mois de la gestation.
Dès que l'embryon ou le fœtus sont atteints, il se développe dans les tissus une infection virale chronique, qui va persister jusqu'à la naissance.

Chez le nouveau-né

Un nouveau-né atteint de rubéole congénitale est contagieux.
La présence du virus dans les organes pendant le développement provoque une inhibition des mitoses et un ralentissement de la croissance, expliquant les manifestations cliniques de la rubéole congénitale.

Clinique

La rubéole congénitale est consécutive à une primo-infection maternelle au cours du premier trimestre de la grossesse. Elle se caractérise par un syndrome malformatif, associé ou non au tableau d'infection généralisée.

- **Syndrome polymalformatif :**

— atteintes cardiaques : persistance du canal artériel, sténose des branches de l'artère pulmonaire, coarctation de l'aorte ;
— atteintes oculaires : cataracte, microphtalmie, glaucome, rétinite pigmentaire ;
— atteintes auditives : surdité de perception.

- **Syndrome rubéolique néonatal :**

— retard de croissance intra-utérin ;
— purpura thrombopénique ;
— hépato-splénomégalie, hépatite ;
— lésions osseuses : condensations en bande des régions métaphysaires juxtaposées à des zones de déminéralisation ;
— atteinte pulmonaire ;
— retard psychomoteur aggravé par les déficits sensoriels.

Diagnostic

Chez la femme enceinte :

— clinique : éruption maculopapuleuse, adénopathies cervicales, notion de contage ;
— sérologie :
  – sérologie au moment du contage : si la mère possède des anticorps, quel que soit leur taux, elle est immunisée et le fœtus ne risque rien ;

– en cas d'absence d'anticorps : la femme est réceptive. Refaire un prélèvement 2 semaines plus tard (incubation : 16 jours). En cas d'apparition d'anticorps : on peut affirmer une infection rubéolique ;
– si la femme est vue tardivement : rechercher les IgM qui sont présentes au cours de la primo-infection et qui persistent quatre à six semaines après l'éruption.

Chez le fœtus

En cas de séroconversion maternelle certaine, on peut étudier la sérologie fœtale par ponction de sang fœtal[1] au niveau du cordon, et, en cas d'infection du fœtus, discuter une interruption de grossesse.

Chez le nouveau-né :

— clinique : syndrome malformatif et/ou fœtopathie ;
— sérologie : existence d'anticorps de type IgM qui sont la réponse sérologique du nouveau-né à l'infection.

Traitement

Traitement préventif :

— vaccination Rudi-Rouvax® ou ROR® chez les nourrissons et chez tous les adolescents avant la puberté ;
— vaccinations des femmes exposées professionnellement et non immunisées, sous couvert d'une contraception ;
— discussion d'une interruption de grossesse si la rubéole survient pendant les quatre premiers mois de grossesse.

Traitement symptomatique :

— le bébé sera isolé et soigné par des infirmières immunisées ;
— une prise en charge précoce des différents handicaps doit être envisagée (CAMSP).

1. Il existe une technique de diagnostic fœtal rapide et fiable : la PCR (*Polymerase Chain Reaction*), sur liquide amniotique ou sang fœtal (*voir la définition, chapitre 17*).

Infection à cytomégalovirus

Épidémiologie et pathogénie

Le cytomégalovirus est un virus à ADN appartenant à la famille des *Herpesviridae* (virus herpès simplex, varicelle, zona).
La mère est la principale source de virus contaminant, car seuls les enfants ayant une mère séropositive sont contaminés.
La transmission materno-fœtale du virus se fait par la voie hématogène placentaire, avec ou sans lésion du placenta, ou par voie ascendante transmembranaire.
La contamination postnatale est aussi fréquente par le lait maternel, les urines d'un enfant infecté, la transfusion sanguine.
Le CMV a une affinité particulière pour le cerveau (méningo-encéphalite, microcéphalie), l'œil, le poumon, le foie, le rein.
C'est la primo-infection qui fait courir le maximum de risques au fœtus.

Clinique

Forme généralisée d'évolution défavorable :

— infection sévère : ictère, purpura pétéchial, hépato-splénomégalie ;
— atteinte neurologique : méningo-encéphalite, calcifications intracrâniennes, microcéphalie.

Formes incomplètes :

— hépatomégalie avec ou sans ictère ;
— atteinte neuro-oculaire : microcéphalie, chorio-rétinite ;
— calcifications intracrâniennes ;
— purpura thrombopénique ;
— retard psychomoteur.

Diagnostic

Chez la mère au cours de la grossesse :

— anomalies échographiques : hypotrophie, microcéphalie, porencéphalie ;
— mise en évidence du CMV dans le liquide amniotique ;
— sérologie : présence d'IgM spécifiques.

Chez l'enfant :

— anamnèse : mise en évidence de l'infection maternelle, notion de transfusion ;

— clinique : calcifications périventriculaires, microcéphalie, chorio-rétinite ;
— recherche des cellules cytomégaliques dans les urines (coloration au Giemsa) ;
— culture du virus sur des urines fraîches ;
— sérologie : anticorps spécifiques anti-CMV (IgG et IgM), les IgM confirment le diagnostic.

Traitement

La contamination postnatale doit être évitée en ne transfusant les nouveau-nés qu'avec des dérivés sanguins CMV–. Certaines équipes commencent à utiliser l'aciclovir, Zovizax® dans les formes septicémiques.
La surveillance du nouveau-né, puis du nourrisson, doit permettre de déceler et de prendre en charge le plus tôt possible les éventuels troubles de l'audition.

Herpès néonatal

Épidémiologie et pathogénie

Le virus herpès est un virus à ADN de la famille des *Herpesviridae* qui ont une tendance marquée à l'infection chronique latente.

Types d'herpès

Il existe deux types antigéniques d'herpès :
— *Herpes simplex virus-1* : responsable principalement des infections buccales et oculaires et, occasionnellement, de l'herpès néonatal ;
— *Herpes simplex virus-2* : responsable principalement des infections génitales, souvent inapparentes chez la femme.
Le risque d'atteinte fœtale est bien plus grand en cas d'herpès primaire qu'en cas d'herpès récurrent.

Transmission

La transmission du virus peut se faire :
— pendant la grossesse, par voie hématogène placentaire ou ascendante ; il peut alors provoquer soit un avortement, soit une malformation congénitale, soit la mort (enfant mort-né) ;
— au moment de l'accouchement (mode de contamination le plus fréquent) ;
— après la naissance, par contact direct avec sa mère ou le personnel soignant infecté.

Clinique

Infections anténatales

Elles peuvent entraîner une embryopathie, un avortement ou un enfant mort-né.
Le tableau classique comporte éruption vésiculeuse, atteinte cérébrale (microcéphalie, calcifications intracrâniennes, chorio-rétinite, dysplasie rétinienne, cataracte), malformation cardiaque, hépatite, RCIU.

Infections néonatales disséminées

Elles réunissent les deux tiers des herpès du nouveau-né, débutent vers la 1re semaine de vie et associent :
— troubles digestifs et généraux (perte de poids, hyperthermie, vomissements) ;
— troubles neurologiques (convulsions, léthargie) et respiratoires.
À la phase d'état on retrouve :
— atteinte méningo-encéphalitique : troubles de la conscience, convulsions ;
— atteinte cutanéo-muqueuse : vésicules ;
— atteinte hépatique, pulmonaire, hématologique.

Infections localisées

Elles se situent au niveau :
— du système nerveux central : méningo-encéphalite ;
— de la peau : éruption vésiculeuse ;
— de l'œil : chorio-rétinite, kératoconjonctivite.

Diagnostic

Il repose sur les éléments suivants :
— recherche de l'herpès génital chez la mère et son entourage ;
— clinique : éruption vésiculeuse, chorio-rétinite, kératite ;
— étude cytologique des prélèvements faits chez la mère au niveau des lésions génitales et chez l'enfant au niveau des éruptions ;
— isolement du virus sur les cultures cellulaires (lésions, urines, LCR) ;
— sérologie chez la mère et le nouveau-né avec dosage des IgM.

Traitement

Traitement préventif :

— rechercher l'herpès génital chez la femme enceinte ;
— pratiquer une césarienne si l'herpès génital survient en fin de grossesse ;

— ne pas isoler le nouveau-né si la césarienne a lieu avant rupture prématurée des membranes (RPM) ;
— isoler le nouveau-né si la césarienne a lieu après la RPM ;
— isoler l'enfant s'il naît par voie basse.

Traitement spécifique

Il repose sur l'administration d'aciclovir (Zovirax®) : 20 mg/kg trois fois par jour en perfusion lente pendant 10 jours, avec un relais par voie orale pendant 3 semaines. L'administration de Zovirax® à la maman est indiquée dans de rares cas.
D'autres produits ont été utilisés et abandonnés à cause de leur toxicité :
— idoxuridine (Iduviran®) : utilisé actuellement pour le traitement local de l'herpès oculaire ;
— vidarabine (Vira-A® ou adénine-arabinoside).

Varicelle et zona

Épidémiologie et pathogénie

Le virus varicelle-zona appartient à la famille des *Herpesviridae*.

Infection materno-fœtale

L'infection materno-fœtale est transmise par voie hématogène transplacentaire durant la période de virémie maternelle qui précède l'éruption.
Si la transmission se produit durant le premier trimestre, il existe un risque de malformations congénitales (peau, œil, cerveau).
Si la varicelle se développe dans les dernières semaines de la grossesse, il existe un risque de varicelle périnatale dans 25 % des cas.
Le virus diffuse dans l'organisme fœtal et y produit des lésions (15 jours après l'éruption maternelle) soit chez le fœtus, soit chez le nouveau-né, selon la date de l'infection maternelle. Les anticorps maternels produits dès l'éruption franchissent le placenta et protègent le fœtus.

Chez le nouveau-né

Si la varicelle du nouveau-né apparaît dans les quatre premiers jours, il existe une certaine protection grâce aux anticorps maternels.
Si la varicelle apparaît après le 5e jour, il n'y a pas d'anticorps protecteurs maternels : la varicelle néonatale est sévère. L'infection peut être postnatale si la mère n'a pas transmis d'anticorps protecteurs au nouveau-né. La transmission se fait par voie respiratoire.

Clinique

Malformations congénitales : hypotrophie, hypopigmentation, encéphalite, atrophie corticale, hypoplasie d'un membre, microphtalmie, cataracte.
Varicelle périnatale :
— forme bénigne : éruption vésiculeuse réduite ;
— forme grave : éruption hémorragique profuse, avec atteinte pulmonaire, hépatique, méningée, syndrome hémorragique.

Diagnostic

Il repose sur :
— la mise en évidence du contaminateur ;
— la clinique : éruption ;
— la mise en évidence du virus dans les vésicules ;
— la sérologie.

Traitement

Traitement préventif :

— protéger la femme enceinte du contage ;
— si le contage est certain :
 - immunisation par gamma-globulines spécifiques le plus tôt possible ;
 - sinon, sérologie pour confirmer le contage ;
 - écarter les sujets atteints de varicelle autour du nouveau-né ;
 - si la mère a fait une varicelle en fin de grossesse : gamma-globulines spécifiques (2 mL en IM pendant 3 jours) et/ou Zovirax® *per os*.

Traitement curatif

Il repose sur l'administration d'aciclovir (Zovirax®) : 10 mg/kg trois fois par jour en IV pendant 10 jours.

Hépatite B néonatale

Épidémiologie et pathogénie

Le virus de l'hépatite B ou HBV est un virus à ADN de la famille des *Hepadnaviridae*.

La transmission périnatale survient lors du passage au travers de la filière génitale :
— la mère fait une hépatite aiguë au cours des deux derniers mois de la grossesse ;
— ou la mère est porteuse chronique.
Tous les liquides biologiques maternels avec lesquels le fœtus ou le nouveau-né peut entrer en contact (sang, liquide amniotique, sécrétion génitale, lait, salive) sont potentiellement contaminants. Le virus peut pénétrer par voie cutanée (excoriations), muqueuse, transplacentaire. La transmission du virus par la mère est donc essentiellement verticale :
— en ante-partum (exceptionnel en France) ;
— en per-partum (le plus fréquent) ;
— en post-partum (par le lait, rare).
L'hépatite à virus B transmise pendant l'accouchement n'apparaît que vers le 45e jour de vie, cet intervalle libre correspondant à la période d'incubation.

Clinique

L'incubation est en moyenne de 2 à 3 mois.
En l'absence de prévention à la naissance, les formes cliniques sont variables :
— absence de tout signe clinique ou biologique ;
— hépatite suivie du développement d'anticorps anti-HBs ;
— hépatite aiguë ou fulminante, hépatite chronique persistante chez les enfants porteurs chroniques d'antigène HBs.
Les nouveau-nés qui deviennent HBs positifs après transmission materno-fœtale sont souvent anictériques, mais présentent une élévation transitoire des transaminases.

Diagnostic

Le sérodépistage de l'hépatite B est maintenant obligatoire en France pendant la grossesse.
Les examens pratiqués sont la sérologie virale et les tests hépatiques.

Marqueurs spécifiques d'une infection aiguë :

— Ag HBs ;
— Ac anti-HBc : de classe IgM pour une infection récente ; de classe IgG pour une infection ancienne.

Marqueurs témoins de réplication virale persistante :

— Ag HBe (sa présence équivaut à une haute contagiosité) ;
— ADN polymérase (plus spécifique de l'activité virale que l'Ag HBe).

➡ Marqueurs de la guérison :

— Ac anti-HBs avec un bilan hépatique normal ;
— Ac anti-HBc.

Traitement préventif

Il repose sur la vaccination des femmes exposées, la détection systématique chez les femmes enceintes et l'immunisation systématique du nouveau-né lorsque sa mère est HBs positive.

➡ Immunisation passive par les immunoglobulines spécifiques anti-HBs :

— si la mère est HBs positive : 200 UI (2 mL) d'anti-HBs en intramusculaire dans l'heure qui suit la naissance ; recherche d'antigène HBs à J15, si elle est négative : nouvelle injection d'anti-HBs (200 UI) à 1 mois ; recherche d'antigène HBs à 2 mois, si elle est négative : nouvelle injection d'anti-HBs à 3 mois ;
— si la mère est HBe négative : 100 UI (1 mL) d'anti-HBs en intramusculaire dans l'heure qui suit la naissance.

➡ Immunisation active par le vaccin :

— première injection de 5 µg à la sortie de la maternité, deuxième injection à 1 mois, troisième injection à 2 mois. Chez les enfants de mère HBe positive, nouvelle injection à 3 mois si la recherche d'antigène HBs à 2 mois est restée négative et si le dosage d'anticorps anti-HBs est également négatif ;
— dans tous les cas, rappel à 1 an.

Les immunoglobulines anti-HBs et le vaccin HBV doivent être injectés en des points différents.

Les marqueurs du virus B doivent être surveillés à 6 mois et à 1 an.

➡ Infections à virus Coxsackie

Épidémiologie et pathogénie

Le Coxsackie est un virus à ADN de la famille des Entérovirus comme poliovirus et échovirus. Il existe vingt-trois types de Coxsackie A et six types de Coxsackie B.

L'infection materno-fœtale est due, en règle générale, au Coxsackie B. L'infection maternelle est souvent asymptomatique.

La transmission materno-fœtale se fait par voie hématogène transplacentaire ou lors du passage dans la filière génitale ; elle peut déterminer des malformations.
L'infection postnatale est la plus fréquente. La porte d'entrée est digestive et la contamination se fait par les mains. L'incubation est en moyenne de 5 jours.

Clinique

Formes généralisées septicémiques : atteinte générale et méningée.
Formes localisées :
— myocardite aiguë (forme la plus fréquente et due aux virus Coxsackie B2, B3 ou B4) ;
— méningo-encéphalite, avec troubles de la conscience, hypotonie, convulsions.

Diagnostic

Il repose sur :
— les données épidémiologiques : notion d'épidémie, identification d'un contaminateur ;
— les données cliniques : myocardite, méningite lymphocytaire ;
— les données biologiques : isolement du virus (gorge, selles, urines, LCR) et sérologie avec IgM.

Traitement

Il n'y a pas de traitement spécifique ; il n'est que symptomatique.

Rotavirus et virus responsables de diarrhées

Épidémiologie et pathogénie

Virus responsables

Les virus responsables des diarrhées les plus rencontrés sont :
— rotavirus ;
— parvovirus (dont l'agent de Norvalk) ;
— astrovirus ;
— entérovirus ;
— adénovirus ;
— coronavirus.

Le rotavirus est un virus à ARN. Il se multiplie au niveau des cellules épithéliales à bordure en brosse au niveau du duodénum et du jéjunum.
Les cellules atteintes synthétisent la disaccharidase. Le défaut d'absorption des disaccharides provoque ainsi une diarrhée osmotique.
Les rotavirus sont ubiquitaires. Les diarrhées néonatales sont dues à une contamination par l'entourage, surtout par les jeunes enfants. Beaucoup de nouveau-nés excrètent le virus, mais peu présentent des symptômes.
Les IgA sécrétoires du colostrum jouent un rôle dans la protection contre la diarrhée.

Clinique

L'incubation est de 1 à 2 jours. La diarrhée dure en général 12 à 48 heures. Elle peut être accompagnée de fièvre et vomissements.

Diagnostic

Il est rapide par la microscopie électronique, avec mise en évidence des virions dans les selles.

Traitement préventif

Il est basé sur :
— les règles d'hygiène ;
— la limitation de l'entrée des jeunes enfants (porteurs) dans les maternités ;
— le traitement symptomatique de la diarrhée.

➡ VIH ou virus du sida

Épidémiologie et pathogénie

➡ Agent

Le virus du sida (syndrome immuno-déficitaire acquis), dénommé VIH (virus de l'immunodéficience humaine), est classé dans la famille des rétrovirus. Il fut anciennement appelé LAV *(lympho-adenopathy associated virus)* ou HTLV III *(human T cells lymphotropic virus)*.
C'est un virus à ARN qui passe par une phase intermédiaire à ADN lorsqu'il se réplique grâce à la transcriptase inverse.
Ce virus infecte préférentiellement les lymphocytes T4 auxiliaires.
Il est présent dans le sang, le sperme et les ganglions.
Les anticorps sont très faiblement protecteurs.

Transmission

La transmission peut se faire par le sang (hémophiles, transfusés, toxicomanes), par voie sexuelle (rapports hétérosexuels ou homosexuels) et par transmission materno-fœtale.
En France, en 1992, la séroprévalence chez les femmes enceintes variait de 0,05 à 1 %. La contamination du fœtus se fait de manière verticale, pendant les trois trimestres de la grossesse. Si la mère présente elle-même des signes d'infection par le VIH, le taux de transmission augmente.
Le taux de transmission materno-fœtale est estimé dans toutes les études à environ 20 %. Il chute à 8 % si les futures mères sont mises sous Rétrovir® pendant la grossesse, ce qui doit donc être systématique.

Clinique

Il ne semble pas à l'heure actuelle qu'il existe une embryo-fœtopathie liée au VIH.
Chez l'enfant :
— à court terme, l'examen est normal. Les premiers symptômes apparaissent en général vers 6 mois et, à 18 mois, moins de 10 % des enfants sont encore asymptomatiques. Quatre situations peuvent alors se rencontrer :
- présence de manifestations non spécifiques : adénopathies, hépato-splénomégalie, candidose cutanéo-muqueuse, retard staturo-pondéral, diarrhée, fièvre ;
- atteinte neurologique progressive évoluant vers une encéphalopathie sévère ;
- pneumonie interstitielle lymphoïde ;
- infections dites opportunistes, bactériennes, ou à *Pneumocystis carinii* ;

— à long terme, l'évolution est bimodale :
- 20 à 30 % des enfants vont faire une forme très grave et très précoce et ont une espérance de vie de 3 ou 4 ans ;
- 70 à 80 % auront une évolution semblable à celles des adultes séropositifs, avec évolution vers le sida en 5 ou 6 ans.

Quand la contamination est maternelle, les symptômes apparaissent en général dans les six premiers mois, mais parfois beaucoup plus tard.

Diagnostic

Le dépistage chez la femme enceinte doit être obligatoirement proposé par le médecin qui suit la grossesse.
Contrairement à la rubéole, on ne fait pas de ponction de sang fœtal, car il y a un risque de contamination du fœtus.

Actuellement, on est donc généralement en présence d'un nouveau-né dont on sait que sa mère est séropositive. Le diagnostic positif est difficile chez lui ; il faut faire :
— une sérologie, en sachant qu'elle peut être identique à celle de la mère jusqu'à 15 mois, que le profil antigénique peut être différent chez l'enfant, que la sérologie de l'enfant peut se négativer en cas de forme grave ;
— une culture lymphocytaire virale, dont les résultats ne sont connus qu'en 4 à 6 semaines. Il existe des faux négatifs : 50 % des enfants infectés ont une culture négative à la naissance, le prélèvement sera donc renouvelé tous les 2 ou 3 mois ;
— une recherche de l'antigène p24, dont la présence est de mauvais pronostic ;
— une recherche de neutropénie, lymphopénie, et une étude des sous-populations lymphocytaires (OKT4/OKT8) ;
— le bilan sanguin comprendra en outre : transaminases, lipase, bilirubine, créatinine, CD4, CD8, sérologie de la toxoplasmose, HCV, HBV, CMU, VIH (ELISA/WB, PCR et culture, quantification virale).

Prise en charge

Pour toutes ces raisons, la prise en charge est complexe (*voir « L'enfance et le sida », chapitre 7*). Elle est assurée actuellement le plus souvent au sein de consultations mère-enfant, car les problèmes médicaux et sociaux sont très imbriqués.
Si le diagnostic est fait chez la mère au cours du premier trimestre de la grossesse, une interruption médicale de grossesse est généralement conseillé ; elle est proposée au deuxième trimestre.
L'allaitement maternel est contre-indiqué en France.
Chez les enfants de mère séropositive, un traitement systématique par le Pépivir® (4 mg/kg/j) et le Rétrovir® (en sirop, *per os*) est institué pendant les six premières semaines de vie, à la dose de 10 mg/kg/j. La prise en charge est ensuite adaptée en fonction du statut sérologique de l'enfant.

Candidoses néonatales

➡ Épidémiologie et pathogénie

Agent

Le *Candida* est une levure de la catégorie des levures anascosporées (levures qui n'ont pas de reproduction sexuée).

Parmi les trente-cinq espèces de *Candida*, seules certaines sont pathogènes : il s'agit généralement de *Candida albicans* et, rarement, de *C. tropicalis*, *C. pseudotropicglis* ou *C. stelltodea*.

Contamination

La contamination peut-être :
— anté- ou périnatale : infection materno-fœtale dont le point de départ est une candidose génitale (25 % de femmes enceintes). La contamination fœtale se fait soit par voie ascendante avec détermination d'une chorio-amniotite, soit lors du passage à travers la filière génitale ;
— postnatale : le nouveau-né est contaminé le plus souvent par un matériel infecté (sonde d'intubation, cathéter...) ou par une autre personne (mère, personnel médical).

Chez le nouveau-né

Le nouveau-né est plus souvent porteur sain qu'infecté.
Les facteurs favorisant l'infection sont :
— prématurité, hypotrophie, déficit immunitaire, corticothérapie, antibiothérapie, infection maternelle importante ;
— humidité, macération et traumatismes locaux, qui favorisent les candidoses cutanées, dont celles du siège.
Le passage dans le sang se fait soit par inoculation directe (manœuvres médicales), soit par inoculation indirecte à travers la muqueuse respiratoire ou digestive à partir d'une localisation primaire.
Sur les annexes fœtales (cordon, placenta, membranes), on trouve des granulations jaunâtres (granulomes inflammatoires).

➡ Clinique

Candidoses digestives : muguet buccal, œsophagite, atteinte intestinale.
Candidoses respiratoires : laryngite, bronchopneumopathie diffuse.
Candidoses cutanées : formes localisées intéressant surtout le siège.
Candidose cutanée congénitale : c'est la forme diffuse qui est présente dès la naissance ou le premier jour de vie. Elle est faite d'éléments érythémateux, maculeux ou papuleux qui se transforment en vésicules et bulles, puis en pustules qui vont desquamer. Cette éruption intéresse tout le revêtement cutané, sauf les muqueuses. L'évolution est en règle générale favorable sous traitement. *(Voir aussi « Les maladies de la peau », chapitre 38.)*
Septicémie à *Candida* : elle se rencontre chez 3 % des prématurés de moins de 1 500 g. Le point de départ de la septicémie peut être digestif, respiratoire,

cutané, ou, plus souvent, le cathéter d'alimentation parentérale. Il s'agit souvent des grands prématurés soumis à des traitements antibiotiques à large spectre. Le tableau est celui d'une septicémie avec localisations multiples, abcès et thromboses.

Diagnostic

Il repose sur :
— les circonstances de survenue : notion de candidose maternelle, de facteurs favorisant l'infection ;
— la clinique : muguet buccal, lésions cutanées périanales ;
— l'isolement sur milieu de Sabouraud et PCB ;
— la sérologie : les anticorps précipitants ou fluorescents permettent d'affirmer une atteinte profonde.

Traitement

Traitement curatif

Candidoses superficielles :

— **muguet buccal** : nettoyage buccal à l'eau bicarbonatée, changement de toutes les tétines (sans oublier la « sucette »). Badigeonnage avec suspension de nystatine *per os* (100 000 à 200 000 U/kg/j en trois prises pendant 8 jours) ou amphotéricine B *per os* (50 mg/kg/j) ou kétoconazole *per os* (5 mg/kg/j). Le traitement doit être poursuivi pendant 3 semaines ;
— **perlèche** : pommade Mycostatine® (nystatine), amphotéricine B, miconazole ;
— **intertrigo et érythème fessier** : solution de Milian® (cristal violet 0,25 g, vert brillant 0,25 g, eau distillée qsp 100 g) ;
— **périonyxis** : pommade Mycostatine® (nystatine), amphotéricine B ou miconazole.

Candidoses cutanées congénitales :

— Mycostatine® (nystatine), amphothéricine B ou miconazole ;
— nystatine *per os* : 100 000 à 200 000 U/kg/j ;
— en cas de suspicion de dissémination : amphotéricine B en IV associée à 5-fluorocytosine.

Candidoses digestives ou respiratoires :

— nystatine *per os* : 100 000 à 200 000 U/kg/j ;
— amphotéricine B : 50 mg/kg/j.

Septicémies :

— amphotéricine B à dose progressive : 0,1 mg/kg/j pour atteindre 1 mg/kg/j en perfusion intraveineuse ;
— 5-fluorocytosine : 150-250 mg/kg/j en IV ou *per os* en quatre fois ;
— ou association amphotéricine B en IV et 5-fluorocytosine *per os* pendant 4 semaines ;
— autres mesures :
  – arrêt de l'antibiothérapie à discuter ;
  – ablation du cathéter ;
  – correction du déficit immunitaire ;
  – prescription éventuelle d'une corticothérapie.

Traitement préventif

Il est basé sur :
— le dépistage et le traitement des candidoses génitales de la femme enceinte ;
— l'association systématique de la nystatine *per os* à tout traitement antibiotique par voie générale, chez le nouveau-né.

Infections parasitaires

Toxoplasmose

Épidémiologie et pathogénie

Agent

L'agent causal est le *Toxoplasma gondii*, un protozoaire qui se reproduit dans l'intestin du chat (qui est hôte spécifique).

Chez la mère

Le sujet ou la femme enceinte se contaminent généralement en ingérant des aliments souillés.

L'atteinte du placenta est plus fréquente quand la contamination maternelle est plus tardive au cours de la grossesse (quand le placenta grossit et que son débit sanguin augmente).
La toxoplasmose congénitale résulte de l'infection du placenta et de la multiplication du parasite dans cet organe.
Cette placentite est elle-même la conséquence d'une parasitémie qui est survenue en cours de grossesse. Cette parasitémie survient chez les femmes qui contractent pour la première fois le parasite alors qu'elles sont enceintes.

Chez le fœtus

L'atteinte fœtale survient chez un tiers des enfants dont la mère a fait une toxoplasmose durant la grossesse.
Sa gravité dépend de l'intervalle séparant l'infection placentaire de l'infection fœtale, de l'âge de la grossesse au moment de l'infection et du nombre de parasites infectants.
Si la contamination a lieu durant le premier trimestre, l'atteinte fœtale est peu fréquente mais grave. Au cours du deuxième trimestre, l'atteinte fœtale est fréquente mais moins grave. Au cours du troisième trimestre, l'atteinte fœtale est fréquente et bénigne.

Clinique

Formes ayant une expression clinique

Toxoplasmoses acquises entre la 10e et la 24e semaine :
— toxoplasmose congénitale généralisée : tableau d'une septicémie néonatale avec troubles digestifs, hématologiques, neurologiques, hépato-splénomégalie, polyadénopathie, pneumopathie, chorio-rétinite et calcifications intracérébrales ;
— encéphalomyélite congénitale : convulsions, hydrocéphalie, calcifications intracrâniennes ;
— lésions oculaires : rétinochoroïdite nécrotique, microphtalmie, chorio-rétinite *(voir « Ophtalmologie », chapitre 47)*.

Formes latentes

Ce sont de loin les plus fréquentes, leur expression est seulement sérologique si ce n'est la présence très fréquente d'anomalies modérées du LCR. Elles doivent être dépistées et traitées. En l'absence de traitement, on assiste plus tard à la survenue possible d'une chorio-rétinite ou d'un retard du développement intellectuel. 25 % des choriotinites de l'adulte sont dues à une toxoplasmose fœtale latente.

Diagnostic

Chez la mère

Dépistage de la séroconversion par le titrage régulier des IgG, associé à celui des IgM si des IgG apparaissent ou si leur taux s'élève à deux contrôles successifs. Recherche par PCR dans le liquide amniotique.

Chez le fœtus :

— ponction de sang fœtal pour recherche d'une infection en cas de séroconversion maternelle ;
— recherche d'anomalies cérébrales par l'échographie.

Chez le nouveau-né

Bilan des lésions :
— système nerveux central :
 - ponction lombaire ;
 - radiographies du crâne ;
 - échographie transfontanellaire ;
 - scanner cérébral ou examen par résonance magnétique nucléaire ;
 - fond d'œil à la recherche de lésions de chorio-rétinite ;
— autres viscères :
 - radiographie de thorax et d'abdomen sans préparation ;
 - recherche d'une thrombopénie ou de signes d'atteinte hépatique.

Preuve de la maladie chez le nouveau-né :
— inoculation intrapéritonéale du placenta, du sang ou du LCR à la souris ; si le placenta est positif, l'infection se vérifie dans plus de 95 % des cas chez l'enfant ;
— sérologie toxoplasmique chez le nouveau-né avec recherche des anticorps IgM.

La présence d'anticorps IgM chez l'enfant permet d'affirmer la toxoplasmose congénitale, car les IgM maternelles ne franchissent pas le placenta (l'absence d'anticorps IgM peut être due à une hypergamma-globulinémie très importante).

Il faut étudier si la charge immunitaire est plus élevée (au moins quatre fois plus) chez le nouveau-né que chez la mère : comparaison du sang maternel et du sang du cordon (pour démontrer qu'il y a synthèse fœtale d'anticorps).

Traitement

Traitement préventif

En cas de grossesse chez une femme non immunisée, prendre des mesures hygiénodiététiques : consommer la viande bien cuite, la viande congelée, bien laver les fruits et légumes cuits, mettre des gants pour manipuler la viande ou jardiner, ne pas s'occuper des animaux, surtout des chats.

➡ Traitement curatif :

• En cas de séroconversion maternelle en cours de grossesse

Si la ponction de sang fœtal (ou de liquide amniotique) montre une atteinte du fœtus et que l'échographie est normale, on peut conseiller actuellement la poursuite de la grossesse, sous couvert d'une étroite surveillance et d'un traitement de la maman par l'association pyriméthamine/sulfamides, pendant 20 jours, avec relais par la spiramycine jusqu'à la fin de la grossesse.
Si l'atteinte fœtale n'est pas prouvée, la spiramycine seule sera administrée.

• Pour les formes patentes

Le traitement associe pendant 1 an, en trois ou quatre cures de 21 jours :
— pyriméthamine *per os* 1 mg/kg/j (la dose peut être calculée et donnée tous les trois jours car la demi-vie de la pyriméthamine est de 4 à 5 jours ; il faut surveiller la numération-formule sanguine toutes les semaines) ;
— sulfadiazine *per os* : 50-100 mg/kg/j en deux fois ;
— acide folinique : 5 mg en IM ou *per os* en deux prises quotidiennes ;
— dans l'intervalle des cures de pyriméthamine + sulfadiazine, l'enfant est mis sous traitement par spiramycine *per os* : 100 mg/kg/j pendant 30 à 45 jours en deux prises quotidiennes.

• Pour les formes patentes avec processus inflammatoires

En cas de chorio-rétinite évolutive, fièvre, ictère, hyperalbuminorachie, on associe la prednisone : 1 à 2 mg/kg/j *per os*.

• Formes latentes sans manifestations cliniques

Si la toxoplasmose maternelle est certaine : cure de pyriméthamine, sulfadiazine pendant 3 semaines, suivie d'une cure de spiramycine pendant 30 à 45 jours. Selon les résultats du laboratoire, on poursuit le traitement si la preuve de la toxoplasmose congénitale est faite comme dans les formes patentes. Si la preuve de toxoplasmose congénitale n'est pas faite, on suspend le traitement et on ne le reprend que si les examens de laboratoire démontrent la réalité de l'infection.
Si le titre d'anticorps maternels est élevé, mais la date de contagion non connue : cure de spiramycine jusqu'à ce que la toxoplasmose congénitale soit prouvée par le laboratoire. Si elle est prouvée, on applique le schéma. Sinon, on arrête la spiramycine.

- **Autre protocole :**

— formes patentes : spiramycine (100 mg/kg/j pendant 2 mois) et Fansidar®, spécialité associant pyriméthamine (25 mg) et sulfadoxine (500 mg) que l'on donne à la dose de 1 cp/10 kg de poids tous les 8 jours ;
— formes sans manifestation clinique : spiramycine *per os* pendant 2 mois ;
— si la toxoplasmose congénitale est prouvée : encore 1 mois de Fansidar®, 1 cp/20 kg tous les 10 jours pendant 1 an ; acide folinique *per os* : 50 mg toutes les semaines.

Paludisme

Épidémiologie et pathogénie

Agent

L'agent causal est le *Plasmodium*. Il s'agit le plus souvent de *Plasmodium falciparum*, plus rarement de *P. malariae* ou de *P. ovale*.

Chez la femme enceinte

Bien que le paludisme soit une pathologie tropicale, il faut penser à ce diagnostic chez une femme enceinte qui a séjourné en zones tropicales ou outre-mer *(voir « Le paludisme », chapitre 34)*.

Chez le nouveau-né

Deux variétés de paludisme se rencontrent chez le nouveau-né.

- **Paludisme congénital**

L'atteinte maternelle est en général contractée par une piqûre d'anophèle en zone d'endémie.
La transmission materno-fœtale se fait par voie hématogène transplacentaire pendant la grossesse, mais surtout lors du travail, en raison de la plus grande fréquence des accès palustres à ce moment.
Le parasite est transféré avec les hématies maternelles, mais les formes extra-globulaires peuvent aussi traverser le placenta.
L'atteinte fœtale peut se traduire par un avortement, un enfant mort-né, une prématurité ou une hypotrophie.
Dans la majorité des cas, l'enfant est protégé par des IgG maternelles d'une mère immunisée, au cours de la vie intra-utérine et au cours des premiers mois de vie.
Dans de rares cas, il se développe un paludisme congénital, surtout si la mère n'est pas immunisée.

• Paludisme acquis postnatal

Le nouveau-né peut contracter le paludisme par piqûre d'anophèle en zone d'endémie ou par transfusion de sang parasité.

Clinique

Le paludisme s'installe progressivement chez un enfant apparemment sain à la naissance et débute par des signes discrets. Les troubles généraux sont au premier plan : fièvre, irritabilité, somnolence, pâleur, anémie. Il peut présenter des troubles digestifs (vomissements, diarrhée) ou neurologiques (convulsions).

L'examen clinique peut identifier un ictère, une splénomégalie avec ou sans hépatomégalie. Il existe des formes monosymptômatiques.

Diagnostic

Il repose sur :

— l'anamnèse : séjour en pays d'endémie, accès palustre pendant la grossesse ;

— la clinique : fièvre, anémie hémolytique ;

— la biologie : anémie de type hémolytique, thrombopénie, hyperbilirubinémie et augmentation des transaminases ;

— l'examen parasitologique :

- identification sur le frottis de sang ou la goutte épaisse. Il faut préciser le type de *Plasmodium*, car le *P. falciparum* doit être redouté en raison du risque de survenue d'un accès pernicieux souvent morte ;
- recherche des anticorps de type IgG (transmis par la mère) ou de type IgM qui sont en faveur d'un paludisme congénital.

Traitement

➡ Traitement préventif :

— prophylaxie lors de séjour en zone d'endémie :

- enfant : chloroquine, 25 mg tous les 2 jours (enfant d'âge inférieur à 1 an) ;
- adulte : chloroquine, 100 mg/j, ou amodiaquine, 3 comprimés par semaine, ou Quinimax®, 300 mg/j ;

— traitement du paludisme de la femme enceinte ;

— recherche du parasite (frottis, goutte épaisse) chez le nouveau-né de mère atteinte de paludisme et traitement uniquement si la recherche est positive.

Traitement curatif :

— traitement :

– général : par chloroquine *per os* ou en gavage de 10 mg/kg/j en deux fois pendant 5 jours, chloroquine injectable ;

– si vomissement ou accès pernicieux : 10 mg/kg/j en deux fois pendant 3 jours ;

– en cas d'accès pernicieux : quinine intraveineuse 25 mg/kg/j en deux fois pendant 5 jours ;

– en cas de paludisme à *P. falciparum* résistant à la chloroquine : quinine *per os* 25 mg/kg/j en trois fois pendant 5 jours ; Fansidar® : 1\2 comprimé pour 10 kg de poids en une prise ; méfloquine : 25 mg/kg/j en trois prises,

– en cas de forme très grave : quinine injectable 25 mg/kg/j + Bactrim® ; triméthoprime : 8 mg/kg pendant 10 jours ;

— traitement associé :

– oxygénothérapie ;

– anticonvulsivants ;

– rééquilibration hydroélectrolytique.

chapitre 26

Sylvie Sukno

Problèmes neurologiques du nouveau-né

Pré-requis

Introduction

Les problèmes neurologiques du nouveau-né peuvent être secondaires :
— à une souffrance anté- ou périnatale ;
— à un désordre métabolique transitoire ;
— à une infection.
Ils peuvent révéler :
— une maladie chronique débutante ;
— une maladie métabolique ;
— une pathologie périphérique neuro-musculaire ;
— une malformation cérébrale...
L'infirmière ou la puéricultrice, constamment à proximité de l'enfant, sont souvent les premiers témoins de signes anormaux, pas toujours évidents mais évocateurs, qu'il est essentiel de reconnaître le plus tôt possible pour minorer les séquelles éventuelles.

Signes cliniques

Ils peuvent être présents d'emblée ou apparaître au cours de la surveillance. Il peut s'agir d'anomalies neurologiques ou extraneurologiques, qui sont alors souvent associées aux signes neurologiques.

Signes cliniques « neurologiques »

Troubles de la conscience :

— baisse de la vigilance : moindre réactivité aux stimulations ;
— au maximum : coma.

Anomalies du tonus :

— soit hypotonie globale, à apprécier en fonction du terme du nouveau-né ;
— soit hypertonie :
— permanente, périphérique ou globale ;
— évoluant par accès : opisthotonos (épisode de rejet du tronc et de la nuque vers l'arrière) ;
— soit, rarement, hypotonie focalisée, d'origine périphérique.

• Anomalies des réflexes archaïques

La disparition des réflexes archaïques (Moro, marche automatique, *grasping*...) est rare, mais de mauvais pronostic.

• Présence d'un syndrome irritatif

■ Hyperexcitabilité neuro-musculaire :

— trémulations majorées par les stimulations (bruits...) ;
— agitation incessante ;
— troubles du sommeil ;
— cris incessants, aigus dits « cris neurologiques ».

■ Convulsions

Elles surviennent dans 70 % des cas dans les 3 premiers jours, au minimum après un intervalle libre de quelques heures.
Elles nécessitent un diagnostic rapide et un traitement immédiat.
Elles peuvent être :
— discrètes, risquant de passer facilement inaperçues ; certaines sont même infracliniques (diagnostic : EEG) ;
— focalisées ou généralisées ; répétitives et variables dans leur expression clinique.
On peut observer :
— au niveau du visage :
  - des mouvements répétés de la langue, de la commissure labiale, des lèvres (mâchonnement, succion...) ;
  - des mouvements répétés des paupières (clignements), des yeux (nystagmus) ;

— au niveau des membres :
 – des mouvements inhabituels d'un membre ;
 – des mouvements de pédalage, des mouvements désordonnés ;
 – au niveau du tronc : des crises toniques généralisées ;
— au niveau somatique :
 – des apnées ;
 – des troubles du rythme cardiaque (brady- ou tachycardies) ;
 – des accès de cyanose ;
 – des troubles vasomoteurs (syndrome d'Arlequin).

Ces manifestations sont isolées ou associées aux signes précédents.
Au maximum, on observera un état de mal convulsif : persistance de crises cliniques et/ou électriques ou succession de crises sans reprise de conscience en intercritique pendant plus de 30 minutes.
L'EEG :
— confirmera le diagnostic en enregistrant des crises ;
— appréciera en intercritique :
 – le tracé de base par rapport au terme de l'enfant ;
 – la présence ou non d'anomalies paroxystiques ;
 – au maximum un tracé plat.

Conduite à tenir :

— éviter l'hypoxémie en assurant la perméabilité des voies aériennes ;
— faire un Dextrostix® pour éliminer une hypoglycémie qui conduirait à l'injection IV immédiate de glucose (3 mL/kg de sérum glucosé à 10 %) ;
— arrêter les convulsions :
 – administration de diazepam intrarectal ou intraveineux lent (0,5 mg/kg/injection), à répéter si besoin 30 minutes plus tard ;
 – et/ou phénobarbital en IV lente (20 mg/kg) ;
 – en cas d'échec, d'autres médicaments peuvent être utilisés (diphénylhydantoïne, clonazepam, vitamine B6) ;
— rechercher l'étiologie :
 – bilan sanguin (glycémie, calcémie, ionogramme sanguin...) ;
 – ponction lombaire...

Étiologies :

— 60 à 70 % des convulsions sont secondaires :
 – soit à une souffrance périnatale ;
 – soit à une hypoglycémie : plus fréquente en cas de prématurité, retard de croissance intra-utérin, nouveau-né de mère diabétique ;
 – soit à une hypocalcémie : plus fréquente en cas de prématurité, hypotrophie, diabète maternel, nouveau-né naissant en fin d'hiver ;
 – 30 % sont liées à des étiologies diverses :
 – métaboliques (hypomagnésémie, hypo- ou hypernatrémie, anomalies des acides aminés...) ;

– infectieuses (méningite, encéphalite, abcès...) ;
– malformatives ;
– traumatiques (hématome sous-dural, hémorragie intraparenchymateuse...) ;
– sevrage brutal des médicaments pris par la mère pendant la grossesse.
Les convulsions dites du 5e jour constituent une étiologie à part.

Pronostic

Le pronostic est fonction de :
— la date d'apparition : d'autant plus sombre que les convulsions sont précoces ;
— la durée des convulsions : gravité de l'état de mal convulsif (sauf convulsions du 5e jour) ;
— la persistance en intercritique de signes neurologiques cliniques et/ou de signes électriques anormaux ;
— meilleur pronostic des convulsions par hypoglycémie ou par hypocalcémie... ;
— sévérité des convulsions par anoxo-ischémie.

Signes cliniques « extraneurologiques »

Un examen clinique soigneux et répété recherche les principaux signes extraneurologiques associés ou non aux troubles neurologiques du nouveau-né.

• Signes cardio-vasculaires :
— bradycardies ou tachycardies ;
— cyanose, marbrures, allongement du temps de recoloration cutanée (TRC) ;
— troubles vasomoteurs (syndrome d'Arlequin).

• Signes d'atteinte rénale :
— oligoanurie ou anurie (diurèse inférieure à 0,5 mL/kg/h) ;
— hématurie.

• Signes neurovégétatifs :
— hypotension ou hypertension artérielle ;
— dysrégulation thermique.

• Signes respiratoires :
— cyanose ;
— troubles du rythme respiratoire (polypnée, apnée, respiration irrégulière et saccadée).

- **Signes digestifs :**

— difficultés de succion-déglutition ;
— vomissements ;
— présence de résidus lors des gavages ;
— selles anormales.

- **Signes oculaires :**

— regard en « coucher de soleil » ;
— strabisme ;
— nystagmus, mouvements pendulaires des globes oculaires ;
— fixité du regard...

Bilan d'une atteinte neurologique du nouveau-né

Devant des signes d'atteinte neurologique du nouveau-né, le bilan comporte interrogatoire et examens.

Interrogatoire

Il précise :
— les antécédents familiaux à la recherche de maladies héréditaires éventuelles ;
— les modalités de déroulement de la grossesse (notion d'infections, de diabète...) ;
— les modalités d'accouchement ;
— le terme, la modalité d'extraction (voie basse, césarienne) ;
— le liquide amniotique clair, teinté, méconial... ;
— l'état de l'enfant à la naissance (score d'Apgar et prise en charge).

Examen clinique :

— examen du crâne :
— palpation des fontanelles, des sutures ;
— mesure du périmètre crânien ;
— revêtement cutané : présence d'hématomes, de pétéchies... ;
— examen des différents appareils (cardio-vasculaire, respiratoire...).

Examens paracliniques

Ils seront pratiqués à visée diagnostique et pronostique :
— bilan sanguin :
  - pH lactate qui évalue la sévérité de l'hypoxie ;
  - ionogramme, glycémie, calcémie, étude de la fonction rénale... ;
  - autres, en fonction des éléments d'orientation diagnostique ;

— EEG :
  - signes de souffrance cérébrale (maximum : tracé plat) ;
  - existence de crises convulsives ;
  - existence d'anomalies intercritiques ;
  - bilan ophtalmologique (fond d'œil) : œdème papillaire ;
— ponction lombaire :
  - hémorragie méningée ;
  - problèmes infectieux (méningite) ;
— radiographie du crâne :
  - calcifications (embryo-fœtopathies) ;
  - fractures ;
— échographie transfontanellaire (ETF) couplée au Doppler cérébral :
  - malformations cérébrales ;
  - hémorragies intraventriculaires, intraparenchymateuses... ;
— scanner cérébral et/ou IRM :
  - topographie et étendue des lésions postanoxiques ;
  - malformations...

D'autres examens seront utiles en fonction des hypothèses diagnostiques ou pour apprécier les séquelles éventuelles : potentiels évoqués auditifs (PEA), potentiels évoqués visuels (PEV)...

Différents tableaux neurologiques

Détresses neurologiques centrales

Souffrance fœtale aiguë (SFA) avec hypoxie cérébrale

Fréquence

La fréquence est estimée à 1 ‰ des naissances.

On peut l'observer :
— au cours d'un accident aigu :
  - procidence du cordon ;
  - hématome rétroplacentaire ;
— ou plus souvent lors d'un accouchement dystocique.

Elle peut venir se surajouter à une souffrance fœtale chronique dont elle aggrave les conséquences.

Elle peut être suspectée pendant l'accouchement devant :
— des anomalies du rythme cardiaque fœtal ;
— un liquide amniotique teinté.

Signes cliniques

À la naissance :
— score d'Apgar inférieur à 7 à 1 minute, voire inférieur à 3 (état de mort apparente) d'emblée ou le plus souvent après un intervalle libre de quelques heures ;
— diminution de la vigilance ;
— troubles du tonus ;
— anomalies du cri ;
— disparition des réflexes archaïques ;
— mouvements oculaires anormaux ;
— convulsions...

Deux tableaux sont possibles :
— soit une symptomatologie peu bruyante, mais des signes d'alerte doivent être notés :
  - disparition de la mobilité spontanée ou provoquée ;
  - existence de mouvements oculaires anormaux ;
  - hypotonie axiale ;
  - anomalies du cri ;
  - diminution de la vigilance ;
— soit d'emblée une symptomatologie inquiétante associant :
  - troubles de conscience ;
  - troubles globaux du tonus : hyper- ou hypotonie ;
  - irritabilité excessive avec trémulations, convulsions, etc. ;
  - troubles respiratoires ;
  - troubles neurovégétatifs.

Dans ce cas, on distingue trois stades de gravité croissante.

Stade 1 :
— irritabilité excessive avec trémulations incessantes ;
— hyperexcitabilité lors des stimulations ;
— hypertonie globale ;
— pas de convulsion ;
— pas de trouble de conscience ;
— pas d'anomalie des réflexes archaïques.

Ces signes traduisent un œdème cérébral de résolution rapide.

Stade 2 :
— hypertonie globale avec irritabilité intense ;
— quelques convulsions isolées ;
— après 12 à 24 heures d'évolution :
  - hypotonie ;
  - troubles de conscience ;
  - troubles de déglutition ;
  - disparition des réflexes archaïques.

Ces signes traduisent l'association d'œdème cérébral et de lésions corticales.

Stade 3 :
— état de mal convulsif clinique et/ou électrique ;
— secondaire à une nécrose corticale cérébrale ;
— très mauvais pronostic (dans 2/3 des cas : décès ; 1/3 : séquelles lourdes) ;
— souvent associé à des signes d'atteinte extraneurologique (troubles respiratoires, cardio-vasculaires, rénaux...).

Examens

Des examens complémentaires sont nécessaires *(voir plus haut « Bilan d'une atteinte neurologique du nouveau-né »).*

• Pronostic

Il dépend des lésions en cause et de la sévérité du tableau initial.
Plus la normalisation neurologique est rapide (inférieure à 10 jours), meilleur est le pronostic.
Des séquelles à distance sont possibles :
— motrices ;
— sensorielles (audition, vision) ;
— intellectuelles, comportementales ;
— épileptiques...

• Traitement

Il est essentiellement symptomatique :
— maintien de l'homéostasie (pH, PaO_2, glycémie...) ;
— traitement des convulsions et prévention des récidives (QS) ;
— lutte contre l'œdème cérébral : ventilation, restriction hydrique... ;
— éventuellement antibiothérapie.

Accident vasculaire néonatal

Il se traduit par des convulsions itératives focales entre H8 et J3.
EEG : foyer de pointes permanent.
Scanner : hypodensité d'un territoire vasculaire, maximum à J7.
Pronostic :
— en règle générale, favorable sur le plan moteur ;
— risque de séquelles mentales, cognitives, épileptiques.

Autres accidents vasculaires cérébraux

Chez le nouveau-né à terme :

— hémorragie intraventriculaire secondaire à la rupture d'un hématome des plexus choroïdes ;
— hématome sous-dural isolé, traumatique pur, rare ;
— hémorragie méningée souvent associée à une anoxo-ischémie qui conditionne le pronostic ;
— hématome extradural, rare, parfois accompagné d'embarrure.

Chez le prématuré

(Voir « Le nouveau-né prématuré », chapitre 20.)

• Hémorragie intraventriculaire uni- ou bilatérale :

— soit apparition brutale d'anomalies neurologiques après H24 : agitation, apnée, coma, convulsions, anomalies du tonus et des réflexes archaïques ;
— soit aggravation rapide et inexpliquée d'une oxygénodépendance associée ou non à des troubles neurologiques précédents ;
— soit asymptomatique de diagnostic échographique.
Le diagnostic repose sur :
— la chute de l'hématocrite ;
— la ponction lombaire : liquide hémorragique ;
— l'EEG : pointes rolandiques ;
— l'échographie transfontanellaire.
On définit quatre stades de gravité croissante :
— stade 1 : hémorragie sous-épendymaire isolée ;
— stade 2 : hémorragie intraventriculaire sans dilatation ;
— stade 3 : hémorragie intraventriculaire avec dilatation rapide ;
— stade 4 : hémorragie intraventriculaire associée à une hémorragie intracérébrale.

• Leucomalacie

Ou porencéphalie multikystique secondaire à une anoxo-ischémie avec atteinte diffuse.

Hydrocéphalie à révélation néonatale

Facilement reconnue par :
— la macrocrânie : périmètre crânien supérieur à 2 DS ;
— l'imagerie, notamment ETF.

Les signes d'hypertension intracrânienne (HTIC) sont inconstants :
— bombement de la fontanelle ;
— regard en « coucher de soleil » ;
— troubles de conscience ;
— troubles digestifs tels que vomissements.
Étiologies :
— secondaire à une pathologie périnatale, méningite, hémorragie intraventriculaire ;
— congénitale :
  - fœtopathies infectieuses, toxoplasmose ;
  - syndromes malformatifs congénitaux variés ;
— secondaire à une tumeur, un kyste... ;
— isolée ou idiopathique.
Le traitement est fonction :
— de l'évolutivité clinique ;
— de l'étiologie.

Détresses métaboliques

Les signes d'appel sont en règle générale peu spécifiques :
— troubles de conscience allant en s'aggravant et menaçant les fonctions vitales ;
— troubles du tonus : hyper- ou hypotonie ;
— comportements moteurs anormaux ;
— convulsions partielles ou généralisées.
Le contexte :
— parfois antécédents familiaux ;
— apparition de signes après un intervalle libre ou l'introduction du lait ;
— absence d'autres étiologies (SFA, infection, malformation...) ;
— présence de signes extraneurologiques : digestifs, hépatomégalie, cataracte, troubles neurologiques, odeur anormale des urines.
Les examens complémentaires :
— scanner et/ou IRM contributifs à l'étiologie ;
— l'EEG : souvent peu spécifique (suppression Burst dans certaines anomalies biochimiques) ;
— bilan biochimique : fera le diagnostic précis.
Le traitement est fonction de l'atteinte métabolique envisagée.

Détresses neurologiques infectieuses

Des signes neurologiques tels que :
— troubles de conscience ;
— hyperexcitabilité ;
— anomalies du tonus ;

— convulsions focales ou généralisées.
Surtout s'ils apparaissent en contexte fébrile, ces signes doivent faire évoquer un syndrome infectieux tel que :
— méningite : bactérienne, virale, parasitaire ;
— méningo-encéphalite (notamment herpétique) ;
— abcès.
Le bilan infectieux et la ponction lombaire viendront conforter ce diagnostic. L'EEG, l'ETF et le scanner peuvent apporter des arguments pour le diagnostic. Le traitement repose sur l'antibiothérapie ou sur le traitement antiviral.

➔ Détresses neurologiques périphériques

Manifestations

Se manifestent essentiellement par :
— des troubles du tonus à type d'hypotonie de degré variable ;
— plus ou moins associés à des :
  - troubles respiratoires ;
  - difficultés de succion-déglutition ;
  - troubles orthopédiques ;
— contrastant avec l'absence de signes de détresse cérébrale.

Tableaux

Plusieurs tableaux peuvent s'observer.

- **Paralysie diffuse sans déformation fixée :**

— hypotonie généralisée, active et passive ;
— faiblesse musculaire : diminution de la mobilité active ;
— parfois associées à :
  - des troubles respiratoires par faiblesse des muscles respiratoires : ventilation ;
  - une faiblesse de la succion-déglutition : gavage.

L'atteinte est diffuse, mais semble parfois prédominer cliniquement sur les muscles oro-faciaux.

- **Arthrogrypose congénitale :**

— déformations non totalement réductibles d'au moins deux articulations ;
— associées :
  - à une hypotonie ;
  - à une faiblesse musculaire ;

– aux troubles respiratoires ou alimentaires ;
— secondaires à une diminution de la mobilité fœtale.

• Paralysies focalisées :

— paralysie du plexus brachial :
- souvent après un accouchement difficile ;
- hypotonie flasque, unilatérale, d'un membre supérieur ;
- abolition des réflexes ostéo-tendineux ;
- parfois associées à une paralysie diaphragmatique homolatérale (radiographie de thorax) ;
- évolution le plus souvent favorable ;

— paralysie des nerfs crâniens, la plus fréquente étant la paralysie faciale :
- soit acquise (forceps) ;
- soit congénitale ;
- isolée ou associée à d'autres atteintes (syndrome de Moebius) ou malformations, comme les atteintes des dernières paires crâniennes responsables de troubles de la succion-déglutition.

Conduite à tenir

Interrogatoire

Il précise :
— les antécédents familiaux :
- myasthénie maternelle ;
- maladie neuro-musculaire familiale ;

— la date et la qualité des mouvements fœtaux ;
— l'existence éventuelle d'un hydramnios ;
— les modalités d'accouchement.

Il recherche des arguments pour une pathologie centrale éventuellement responsable de l'hypotonie (hyperexcitabilité, trémulations...)

Examen clinique

Il confirme l'hypotonie :
— discrète uniquement dépistée par l'examen, en tenant compte du terme de l'enfant ;
— massive avec position en « batracien », cri faible, troubles respiratoires et alimentaires.

Il apprécie :
— la vigilance et la réactivité de l'enfant ;
— le comportement visuel, les mimiques du visage ;
— l'état des réflexes ostéo-tendineux, idio-musculaires, archaïques ;
— la tonicité de la musculature.

Il recherche des malformations associées éventuelles.

Examens paraclinaires

Bilan standard : dosages des enzymes musculaires (CPK, LDH, aldolases) et des transaminases (SGOT, SGPT).
En fonction des hypothèses diagnostiques :
— test à la Prostigmine® (0,05 à 0,5 mg en IM ou SC) ;
— caryotype avec recherche de Willi Prader notamment ;
— électromyogramme (EMG) + vitesse de conduction nerveuse (VCN) ± biopsie musculaire ;
— IRM médullaire.
Bilan électrophysiologique : potentiels évoqués du tronc cérébral (PET), potentiels évoqués somesthésiques (PES) *(voir « Les techniques d'exploration neurologiques », chapitre 53).*

Étiologies

Toutes les causes de détresse neurologique centrale peuvent donner un tableau d'hypotonie.

Atteintes musculaires

(Voir chapitre 44.)

• Dystrophies musculaires congénitales (DMC) :
— hypotonie, faiblesse musculaire ;
— rétraction précoce avec parfois arthrogrypose ;
— signes associés en fonction du type de DMC :
  - troubles du comportement visuel ou des globes oculaires ;
  - convulsions... ;
— diagnostic :
  - clinique ;
  - paraclinique : EMG, biopsie musculaire, IRM.

• Myopathies congénitales :
Cinq formes principales :
— hypotonie, faiblesse musculaire ;
— réflexes ostéo-tendineux souvent faibles ;
— troubles respiratoires et/ou alimentaires possibles ;
— enzymes musculaires constamment élevées ;
— EMG peut être normal.

Diagnostic :
— antécédents s'ils existent ;
— biopsie musculaire indispensable.

• Myopathies métaboliques :

— coexistence de signes musculaires et de signes viscéraux ;
— diagnostic : biopsie musculaire.

• Myotonies

Il en existe plusieurs formes. La plus fréquente en période néonatale est la dystrophie myotonique de Steinert, transmise par la mère.
Éléments diagnostiques :
— notion d'une maladie de Steinert maternelle ;
— en fin de grossesse : hydramnios, faiblesse des mouvements fœtaux ;
— à la naissance : hypotonie majeure, troubles respiratoires.
Association fréquente : surélévation de la coupole diaphragmatique droite (radiographie de thorax), déformations articulaires des extrémités.
Diagnostic fait :
— par l'existence de signes positifs chez la mère, clinique et/ou électromyographique ;
— par la mise en évidence de la mutation sur le chromosome 19.

➡ Atteintes de la jonction neuro-musculaire

• Myasthénies transitoires du nouveau-né

Elles sont secondaires à une myasthénie maternelle.
Début précoce :
— hypotonie généralisée plus ou moins sévère ;
— troubles de succion-déglutition ;
— rarement : ptôsis, hypomimie.
Diagnostic :
— signes de myasthénie chez la mère ;
— test à la Prostigmine® ;
— dosage des anticorps antirécepteurs à l'acétylcholine chez la mère et l'enfant.
Évolution : en règle générale, favorable.

• Myasthénies congénitales

Elles sont exceptionnelles.

➡ Atteintes des nerfs périphériques

Certaines neuropathies sensitivo-motrices peuvent s'exprimer dès la naissance par :
— hypotonie ;

— aréflexie ;
— arthrogrypose.
Le diagnostic est fait par le bilan électrophysiologique : EMG, VCN motrice et sensitive.

Atteintes du motoneurone ou de la corne antérieure

• Amyotrophie spinale infantile type 1 ou maladie de Werdnig-Hoffman

C'est une maladie autosomique récessive avec localisation sur le chromosome 5.
Éléments diagnostiques :
— diminution des mouvements fœtaux ;
— hypotonie d'emblée marquée, généralisée, avec troubles respiratoires et déformation thoracique ;
— hypomobilité contrastant avec une motricité oculaire normale, une richesse de la mimique ;
— abolition des réflexes rotuliens ;
— rarement des fasciculations (plus tardives).
Diagnostic :
— EMG ;
— biologie moléculaire.
Pronostic : catastrophique dans les formes à révélation néonatale, avec décès, en règle générale, avant la 2e année *(voir partie III)*.

• Arthrogryposes

Elles sont :
— soit spinales, sporadiques, fixées, d'origine imprécise ;
— soit congénitales, multiples, familiales, dont plusieurs types sont décrits.

Atteintes médullaires ischémiques ou malaciques

Elles sont secondaires à un traumatisme médullaire (le plus souvent moelle cervicale), lors d'un accouchement difficile.
Elles présentent un tableau de paralysies flasques, en fonction du niveau de l'atteinte médullaire (en règle générale : tétraplégie).
Des troubles de vigilance sont possibles, mais discrets.
Le diagnostic est fait par :
— PES, PEM ;
— IRM médullaire.

À part

Certaines anomalies chromosomiques peuvent être sources d'hypotonie parfois massive, associée à des troubles respiratoires, alimentaires (exemples : trisomie 21, syndrome de Willi Prader).

acte infirmier

Rôle infirmier dans les problèmes neurologiques du nouveau-né

Il comprend trois niveaux d'intervention :
- le niveau d'urgence inhérent à chaque situation spécifique ;
- le niveau de confort pour cet enfant qui peut être en difficulté extrême ;
- le niveau de la relation avec la mère et la famille.

Urgence

C'est le traitement des situations particulières qui ont été abordées tout au long de ce chapitre :
- la lutte contre l'hypoxémie dans les convulsions ;
- la détection et le traitement de l'hypoglycémie, de l'hypocalcémie, des autres troubles métaboliques, voire de la régulation d'un régime alimentaire dans les troubles métaboliques ;
- la surveillance et la notification par écrit de tous les signes anormaux, les actes thérapeutiques ou alimentaires.

Confort

C'est essentiellement la lutte contre la douleur *(voir chapitre 48).*
Souvent négligée, la souffrance des prématurés et des nouveau-nés doit être prise en considération pour, sans aucun doute, améliorer le pronostic à long terme.
Trois facteurs doivent être pris en considération :
- la douleur motivée par la pathologie en cause ; il s'agit ici de l'altération du système nerveux : lésion, hémorragie, œdème, compression ;
- la douleur provoquée par les prélèvements, les examens, la toilette, les changements de position ;
- le stress et l'inconfort ressenti par ces enfants souvent hospitalisés plusieurs semaines.

« Ce sont toutes ces souffrances que le soignant doit évaluer, prévenir, soulager. »

■ Évaluation

Il n'existe pas de critères vraiment objectifs de la douleur, d'où l'élaboration de grilles auxquelles on peut se référer et qui ont l'avantage d'aider à suivre l'évolution. À titre d'exemple, la grille EDIN, présentée dans le *tableau 26.1*, permet une évaluation.

Tableau 26.1 – Échelle de douleur et d'inconfort du nouveau-né (EDIN)

Nom : Prénom :	Date et heure :

Item	Propositions
Visage	**0** Visage détendu **1** Grimaces passagères : froncement des sourcils/lèvres pincées/plissement du menton/tremblement du menton **2** Grimaces fréquentes, marquées ou prolongées **3** Crispation permanente ou visage prostré, figé, ou visage violacé
Corps	**0** Détendu **1** Agitation transitoire, souvent calme **2** Agitation fréquente, mais retour au calme possible **3** Agitation permanente : crispation des extrémités et raideur des membres ou motricité très pauvre et limitée avec corps figé
Sommeil	**0** S'endort facilement, sommeil prolongé, calme **1** S'endort difficilement **2** Se réveille spontanément en dehors des soins et fréquemment, sommeil agité **3** Pas de sommeil
Relation	**0** Sourire aux anges, sourire réponse, attentif à l'écoute **1** Appréhension passagère au moment du contact **2** Contact difficile, cri à la moindre stimulation **3** Refuse le contact, aucune relation possible, hurlement ou gémissement sans la moindre stimulation
Réconfort	**0** N'a pas besoin de réconfort **1** Se calme rapidement lors des caresses, au son de la voix ou à la succion **2** Se calme difficilement **3** Inconsolable, succion désespérée

Score total :

Le rôle prédominant de l'infirmière dans l'évaluation de la douleur est actuellement reconnu pour au moins trois raisons :

- les infirmières ont toujours été sensibilisées à la nécessité de reconnaître et de traiter la douleur des nouveau-nés (enquête 1990 dans les centres de réanimation pédiatrique) ;
- les infirmières sont plus souvent en contact avec l'enfant que les médecins ;
- elles ont une participation active dans le traitement de la douleur puisqu'elles ont introduit des moyens non médicamenteux pour soulager l'enfant.

■ Prise en charge

Elle comporte les indications en fonction du type de douleur (aiguë ou prolongée), les médicaments et les moyens non médicamenteux mis au point dans chaque service grâce aux différents protocoles de soins (changement de moustache, préparation et protection de la peau...).

Relation avec la mère et la famille

Si, dans de nombreuses situations, l'atteinte neurologique du nouveau-né est réversible, il n'en reste pas moins qu'elle est particulièrement angoissante pour la mère, la famille et pour l'équipe qui le prend en charge. Dans certains cas, cette atteinte donne lieu à des interprétations dont les bases ne sont pas toujours évidentes : tel nouveau-né avec un tableau inquiétant va récupérer totalement alors que tel autre, semblant moins atteint, montrera à plus ou moins long terme des séquelles motrices sensorielles ou psychiques. Il est donc difficile de donner un pronostic d'autant qu'il faut attendre de nombreuses années pour assurer que le potentiel de l'enfant est intact.

à savoir

Il faut donc souligner les difficultés de la gestion des relations entre l'équipe soignante et la famille : la transmission des informations doit être bien coordonnée. Un non-dit ou un mot de trop peuvent influer sur le comportement de la famille, et plus particulièrement sur celui de la mère, et induire des malentendus ou, surtout, des conduites éducatives inadaptées.

Essentielle pour le pronostic et le devenir de l'enfant, la relation avec la famille comprend trois étapes :
• expliquer la nécessité d'une hospitalisation, rechercher la confiance, tenir au courant de l'évolution en coordination avec les autres membres de l'équipe ;
• organiser la présence maximale de la mère auprès de son enfant pour favoriser la relation précoce et le potentiel des compétences maternelles. On sait également le rôle de la mère dans l'aménagement du confort de l'enfant et de la lutte contre la douleur ;
• éventuellement, prévoir l'annonce du handicap en fonction de l'évolution et sa prise en charge.

Ces différentes actions ont été traitées précédemment *(voir chapitres 20 et 22).*

Bibliographie

ANNEQUIN D., CANAOUI P., CLOUP C. « Enquête multicentrique sur la douleur en réanimation pédiatrique ». In : *Journées parisiennes de pédiatrie*. Paris : Flammarion Médecine-Sciences ; 1991. p. 89-94.

DEBILLON T. « Évaluation et prise en charge de la douleur chez le nouveau-né ». *Revue internationale de pédiatrie* 1997.

DEBILLON T., SGAGGERO B., ZUPAN V., MAGNY J.-F., BOUGUIN M.-A., DEHAN M. « Un score de douleur en néonatalogie ». In : *La Douleur chez l'enfant. Échelles d'évaluation, traitements médicamenteux*. Paris : Springer-Verlag ; 1993. p. 21-7.

FELDMAN M., GUEZZI P., GLOAGEN E. « Expérience du service de néonatalogie de Thionville ». Congrès : « La douleur de l'enfant : quelles réponses ? » ; 1995 ; Paris.

LYON G., EVRARD Ph. *Manuel de neurologie pédiatrique*. Paris : Masson ; 1998.

VIDAIHET M., VIDAILHET C., MARET M. « Soins infirmiers en pédiatrie et en pédopsychiatrie ». In : *Nouveaux Cahiers de l'infirmière*, n° 25. Paris : Masson ; 1998.

WEBER MICHEL L. *Dictionnaire de thérapeutique pédiatrique*. Paris : Doin/Presses de l'Université de Montréal ; 1994.

chapitre 27

Fabrice Cneude

Malformations congénitales à dépister et à traiter d'urgence

Les performances de l'échographie fœtale rendent actuellement possible le diagnostic prénatal d'un grand nombre de malformations congénitales. Certaines malformations sont le plus souvent dépistées en anténatal (spina-bifida, hernie diaphragmatique). D'autres malformations, comme l'atrésie de l'œsophage, ne sont pas toujours dépistées par l'échographie, et le diagnostic sera fait en salle de naissance par des manœuvres de dépistage qui doivent rester systématiques.

Malformations du tube digestif

Malformations de la partie supérieure du tube digestif : malformations œsophagiennes

Atrésie de l'œsophage

Elle se caractérise par une interruption de la continuité de la lumière œsophagienne. Sa fréquence est estimée de 1/3 000 à 1/4 500 naissances. Elle peut être suspectée en anténatal devant un hydramnios et une mauvaise visualisation de l'estomac à l'échographie. La classification de Ladd distingue cinq types selon qu'il existe ou non une fistule avec l'axe trachéal et selon le siège de la fistule. Le type III est le plus fréquent (90 % des cas) : il s'agit de la fistule du bout inférieur de l'œsophage avec la bifurcation trachéale. L'atrésie entraîne un encombrement bucco-pharyngé et une hypersalivation. La complication redoutée est l'aspiration broncho-pulmonaire, soit par fausse route à partir du cul-de-sac œsophagien supérieur, soit par reflux du contenu gastrique acide à travers la fistule œso-trachéale. Le dépistage, qui s'effectue par un geste simple, doit être pratiqué **systématiquement** chez tout enfant dans les minutes qui suivent la naissance.

Dépistage

L'insertion de la sonde gastrique qui bute à environ 10 cm de l'arcade dentaire évoque très fortement le diagnostic. Si on peut enfoncer la sonde de 18 cm, on a beaucoup de chances d'avoir atteint l'estomac. Néanmoins, il existe une cause d'erreur possible : enroulement de la sonde dans le cul-de-sac œsophagien supérieur. Il faut donc impérativement vérifier que la sonde ait bien atteint l'estomac par le test de la seringue : on place un stéthoscope au niveau de l'épigastre du nouveau-né et on pousse le piston d'une seringue contenant environ 5 mL d'air connecté à l'extrémité proximale de la sonde. On perçoit alors un bruit hydroaérique très caractéristique. La radiographie de thorax, sonde en place, permet de confirmer le diagnostic *(voir chapitre 19 et figure 19.4)*.

acte infirmier

Conduite à tenir en salle de naissance :

- installation en position semi-assise afin d'éviter le reflux du contenu gastrique acide dans les bronches ;
- aspiration continue du cul-de-sac œsophagien supérieur par une sonde multiperforée de bon calibre (n° 10 de Replogue, n° 12 de Salem) ; l'aspiration doit être douce (– 30 cm d'eau) ;
- aspiration fréquente du carrefour bucco-pharyngé ;
- intubation en cas de détresse respiratoire ;
- voie veineuse périphérique et correction d'une éventuelle hypoglycémie ;
- examen clinique à la recherche d'autres malformations (cardiaques, intestinales, génito-urinaires, squelettiques, des extrémités, du système nerveux central).

Le transfert est médicalisé vers un service de chirurgie néonatale proche d'une unité de réanimation néonatale.

Fistule œso-trachéale congénitale

Il s'agit d'une anomalie rare caractérisée par un fin canal ascendant de l'œsophage vers la partie postérieure de la trachée responsable d'accidents asphyxiques à répétition, notamment lors des repas.

Malformations de la partie moyenne du tube digestif : les occlusions intestinales

Ce sont les plus fréquentes des urgences chirurgicales néonatales.

Classement

Elles sont classées en trois groupes :
— les occlusions intrinsèques avec interruption de la lumière intestinale : les atrésies qui siègent en n'importe quel point du tube digestif ;
— les occlusions extrinsèques par obstacle en dehors de la lumière intestinale : malrotation consécutive à un défaut embryonnaire de rotation de l'intestin autour de l'artère mésentérique supérieure ; ces malrotations peuvent s'accompagner de brides préduodénales (risque d'occlusion duodénale) et de volvulus intestinal (torsion du grêle autour de la racine du mésentère, péritonites anténatales ou postnatales) ;
— les occlusions fonctionnelles où il n'existe pas d'obstacle intestinal évident ; il s'agit de :
- l'iléus méconial, rencontré dans la mucoviscidose, avec accumulation dans les dernières anses grêles d'une quantité importante de méconium anormalement épais et visqueux ;
- la maladie de Hirschsprung, ou mégacôlon congénital ; elle se caractérise par l'absence de cellules ganglionnaires dans les plexus de Messner et d'Auerbach dans la paroi intestinale, le plus souvent au niveau recto-sigmoïdien ;
- le bouchon méconial consécutif à une immaturité intestinale ou à un défaut temporaire de l'absorption de liquide intestinal ;
- le syndrome du « petit côlon gauche », le plus souvent chez l'enfant de mère diabétique.

Diagnostic

En anténatal

Le signe le plus fréquent est celui d'un hydramnios chez la mère.

En postnatal

Elles se manifestent précocement par un **syndrome occlusif** associant des vomissements, un ballonnement et l'absence d'évacuation de méconium :
— les vomissements sont le symptôme d'alarme constant ;
— les vomissements sont clairs en cas d'obstacle au-dessus de l'ampoule de Vater et biliaires en cas d'obstacle en dessous ;

— l'absence d'évacuation de méconium dans les 12 premières heures de vie ou l'évacuation d'une petite quantité de méconium anormalement blanc ou sec ;
— la distension abdominale, qui peut manquer dans les occlusions hautes.
La radiographie de l'abdomen précise le siège de l'obstacle.

à savoir

Tout vomissement du nouveau-né doit être considéré comme un signe d'occlusion intestinale jusqu'à preuve du contraire.

acte infirmier

Conduite à tenir face à une occlusion instestinale

Il convient de procéder à :
• l'arrêt alimentaire ;
• l'aspiration digestive continue ;
• la pose d'une voie veineuse périphérique et la correction des troubles métaboliques (acidose, hypoglycémie...) ;
• l'intubation et la ventilation en cas de détresse respiratoire ;
• un transfert médicalisé dans un service de chirurgie infantile ou de réanimation infantile.

➡ Malformations de la partie basse du tube digestif : malformations ano-rectales

Il s'agit d'une anomalie de développement du périnée secondaire. La fréquence est de 1/5 000. L'extrémité distale du tube digestif se termine en cul-de-sac ; il peut être borgne ou s'ouvrir par une fistule au niveau du périnée, des voies urinaires ou génitales. En fonction de la position du cul-de-sac rectal par rapport au complexe musculaire des releveurs de l'anus et de la sangle pubo-rectale, on distingue la forme haute (cul-de-sac au-dessus du complexe musculaire) et la forme basse (cul-de-sac au-dessous de ce complexe musculaire).

Diagnostic

L'inspection de l'anus doit faire impérativement partie de l'examen systématique du nouveau-né pour dépister cette imperforation anale. Plusieurs aspects sont possibles :
— l'anus paraît normal, mais on constate l'absence de méconium : passage d'une sonde rectale pour éliminer un diaphragme ;

— l'orifice est en situation anormalement antérieure sur le raphé médian : il s'agit d'une fistule périnéale ;
— il n'y a pas d'anus visible avec possibilité de fistule recto-urinaire (méconiurie, pneumaturie) ou, chez la fille, fistule recto-vaginale ou recto-vulvaire avec émission de méconium au niveau de la vulve.
L'existence d'une fistule urinaire ou génitale affirme une forme haute, celle d'une fistule périnéale la forme basse. L'absence de fistule ne préjuge pas du type de malformation.
Des malformations associées sont fréquentes et sont à rechercher : cardiaques, digestives, urinaires, sacrées à type d'agénésie sacrée.
Les radiographies réalisées tête en bas permettent de préciser le niveau du cul-de-sac.

acte infirmier

Conduite à tenir face à une malformation ano-rectale

Il faut procéder à :
- l'arrêt alimentaire ;
- l'aspiration digestive continue ;
- la pose d'une voie veineuse périphérique ;
- un transfert dans un service de chirurgie infantile.

Defect de la paroi abdominale

Omphalocèle, laparoschisis

Diagnostic

Le diagnostic est le plus souvent déjà posé en anténatal. Le diagnostic post-natal est évident.

Omphalocèle

Extériorisation de viscères abdominaux au niveau de l'ombilic recouverte d'une pellicule translucide. Le cordon s'y implante.
Les malformations associées sont fréquentes en cas d'omphalocèle (cardiaque, génito-urinaires, neurologiques, diaphragmatiques, chromosomiques...).

Laparoschisis

Extériorisation de viscères abdominaux par un defect pariétal para-ombilical séparé du cordon d'implantation par un intervalle de peau saine. Les viscères sont à nu.
Trois risques sont communs à ces deux malformations : l'hypothermie, l'infection et la torsion des pédicules vasculaires.

acte infirmier

Conduite à tenir face à un omphalocèle ou laparoschisis

Il faut :
- procéder à l'arrêt alimentaire ;
- toucher le moins possible à la malformation ;
- respecter les règles d'asepsie (gants stériles) ;
- lutter contre l'hypothermie (mettre l'enfant dans un incubateur) ;
- poser une sonde gastrique et vidanger l'estomac ;
- protéger les anses soit par un sac chirurgical stérile dit « sac à grêle » (le tronc et les membres inférieurs du nouveau-né sont enfermés dans un sac à grêle qui remonte sous les aisselles) ; soit par un pansement américain stérile et sec « en cheminée » maintenu par une bande Velpeau non serrée ;
- poser une voie veineuse périphérique ;
- transférer vers un service de chirurgie infantile.

Hernie diaphragmatique

Elle correspond à la persistance des canaux pleuro-péritonéaux avec passage des viscères abdominaux dans le thorax par un orifice diaphragmatique anormal. Il s'agit le plus souvent d'une hernie postérolatérale gauche (foramen de Bochdalek).
La hernie des vaisseaux dans le thorax entraîne une hypoplasie pulmonaire et une altération des vaisseaux pulmonaires avec hypertension pulmonaire.

Diagnostic

Le diagnostic est possible par l'échographie anténatale.
La scène clinique est caractéristique avec : une détresse respiratoire aiguë, un abdomen plat, un thorax distendu, des bruits du cœur déviés à droite à l'auscultation.

La radiographie de thorax montre des images anormales, bulleuses ou hydro-aériques dans un hémithorax correspondant à l'ascension des anses intestinales.

acte infirmier

Conduite à tenir face à une hernie diaphragmatique

La ventilation à l'Ambu est contre-indiquée. En revanche, il faut :
- procéder systématiquement à une intubation trachéale ;
- poser une sonde gastrique et assurer une bonne vidange gastrique par une aspiration continue ;
- mettre en place une voie veineuse ;
- rechercher des malformations associées ;
- faire un transfert médicalisé vers un service de réanimation néonatale.

L'intervention chirurgicale n'est plus effectuée en urgence, elle est réalisée après une phase de stabilisation préopératoire. Elle consiste à une réintégration des viscères abdominaux et à une fermeture de l'orifice diaphragmatique.

Malformations broncho-pulmonaires

L'emphysème lobaire géant, le kyste pulmonaire congénital, la malformation adénomatoïde kystique du poumon, la séquestration pulmonaire se révèlent par une détresse respiratoire néonatale. Le diagnostic est généralement évoqué par l'échographie fœtale, sauf pour l'emphysème lobaire géant. Le traitement est chirurgical.

Malformations cardiaques

Elles ne sont pas toujours dépistées en anténatal.
Les cardiopathies chez le nouveau-né, lorsqu'elles mettent en jeu la vie de l'enfant, se présentent sous deux formes :
— cyanose extrême ne répondant pas à l'oxygénothérapie (transposition des gros vaisseaux, atrésie pulmonaire, sténose pulmonaire, tétralogie de Fallot) ;
— défaillance cardiaque globale : polypnée, hépatomégalie, tachycardie, (hypoplasie du cœur gauche, coarctation serrée) ; la radiographie de thorax montre une cardiomégalie.

Un transfert en milieu cardiologique spécialisé est indispensable pour la prise en charge thérapeutique *(voir « Cardiologie pédiatrique », chapitre 33).* L'échocardiographie avec Doppler couleur confirmera le diagnostic.

Malformations du système nerveux

Spina-bifida

Il s'agit d'une anomalie de fermeture de l'arc postérieur vertébral.
On distingue les formes occultes, bifida-occulta, limitées à l'axe osseux, et les formes ouvertes (non-fermeture médullaire et/ou méningée) : le méningocèle et le myéloméningocèle, qui nécessitent une prise en charge en période néonatale.
Le diagnostic est le plus souvent déjà réalisé en période anténatale par l'échographie.

Diagnostic

Méningocèle

Tumeur kystique formée uniquement de méninges recouvertes de peau, de siège lombo-sacré.

Myéloméningocèle

Tumeur rougeâtre, recouverte d'une pellicule s'accompagnant de :
— paralysie flasque des membres inférieurs ;
— atteinte sphinctérienne anale et vésicale ;
— hydrocéphalie (90 % des cas).

acte infirmier

Conduite à tenir face à un spina-bifida

Il faut :
- mettre le nouveau-né dans un incubateur en décubitus latéral ou ventral ;
- appliquer un pansement sec stérile ;
- transférer vers un service de neurochirurgie.

➜ Hydrocéphalie

Elle se définit par une dilatation excessive des cavités ventriculaires.
De nombreuses étiologies (malformatives, infectieuses, hémorragiques, tumorales) peuvent entraîner une hydrocéphalie.
En anténatal, la dilatation ventriculaire est facilement visible à l'échographie.
En postnatal, il existe une macrocéphalie avec bombement de la fontanelle et parfois signe d'hypertension intracrânienne. L'échographie transfontanellaire confirme le diagnostic.
En cas de dilatation ventriculaire évolutive, la mise en place d'un système de dérivation ventriculo-péritonéal de liquide céphalo-rachidien doit être envisagée.

Malformations urinaires

La fréquence des uropathies malformatives est estimée entre 2,8 ‰ et 14 ‰ grossesses.
On peut citer :
— **l'agénésie rénale bilatérale** ou syndrome de Potter : elle associe un oligoamnios, une hypotrophie, une hypoplasie pulmonaire, une malformation des membres et un faciès caractéristique ;
— **l'agénésie rénale unilatérale** ;
— **la polykystose rénale de type infantile, de type adulte** ;
— **la dysplasie rénale multikystique** ;
— **la dilatation de l'arbre urinaire** secondaire :
 - soit à une hydronéphrose par obstruction de la jonction pyélo-urétérale ;
 - soit à un méga-uretère (primitif ou secondaire à une urétérocèle obstructive, à un reflux vésico-urétéral) ;
— **le syndrome de Prune Belly** : il touche de façon quasi exclusive le garçon et associe une hypoplasie de la paroi musculaire abdominale, une urétéro-hydronéphrose avec mégavessie et une cryptorchidie bilatérale ;
— **les valves de l'urètre postérieur** chez le garçon :
 - elles se révèlent par une miction goutte à goutte et un globe vésical ;
 - l'échographie et la cystographie sus-pubienne confirment le diagnostic. Une résection des valves par voie endoscopique sera réalisée ;
— **l'extrophie vésicale** : c'est une malformation rare à prédominance masculine associant un diastasis des muscles grands droits, une disjonction de la symphyse pubienne, une protusion ventrale de la vessie dont la face antérieure n'est pas fermée et un urètre épispade non fermé sur sa partie dorsale. Chez la fille, le clitoris est bifide. Le traitement est chirurgical.

Ambiguïtés sexuelles

Chez le garçon : micropénis, hypospadias, ectopie testiculaire.
Chez la fille : hypertrophie clitoridienne, bourrelets labiaux volumineux.
Parfois, l'aspect des organes génitaux externes est normal, mais ne correspond pas au sexe chromosomique.
Les étiologies sont nombreuses : syndrome polymalformatif, hyperplasie congénitale des surrénales, insensibilité aux androgènes.

Autres

Atrésie des choanes

C'est l'imperforation de l'orifice postérieur des fosses nasales par un mur fibreux ou osseux. Elle entraîne, en cas d'obstruction bilatérale, une détresse respiratoire dès la naissance car le nouveau-né ne respire spontanément que par le nez.

Diagnostic

Il est fait en salle de naissance par l'aspiration nasopharyngée systématique chez tout nouveau-né avec impossibilité de faire passer une sonde (ch 6 ou 8) de la narine dans le pharynx.

acte infirmier

Conduite à tenir face à une atrésie des choanes

Il convient de :

- maintenir la bouche ouverte par une canule de Guédel ;
- procéder, en l'absence d'amélioration, à une intubation oro-trachéale ;
- organiser le transport médicalisé vers une unité de réanimation néonatale.

→ Syndrome de Pierre Robin

Malformation associant un micro-rétrognathisme, une fente palatine, une glossoptose entraînant une détresse respiratoire avec chute de la langue dans le pharynx.

acte infirmier

Conduite à tenir face à un syndrome de Pierre Robin

Elle est la suivante :
- maintenir la bouche ouverte par une canule de Guédel ;
- placer en position ventrale ;
- faire une aspiration pharyngée ;
- procéder, en l'absence d'amélioration, à une intubation trachéale (difficile) ;
- transférer vers une unité de réanimation néonatale.

Conclusion

Un grand nombre de malformations sont actuellement dépistées en anténatal grâce aux progrès de l'échographie fœtale. Néanmoins, certaines malformations sont encore dépistées en postnatal. Quelques tests de dépistage simple doivent être systématiquement réalisés chez tout nouveau-né dans le but de les diagnostiquer :
— passage d'une sonde gastrique avec test à la seringue ;
— vérification de la perméabilité des choanes par le passage d'une sonde nasopharyngée ;
— vérification de la perméabilité anale et passage d'une sonde rectale en cas de doute.

Bibliographie

FRANCOUAL C., BOUILLIÉ J., HURAUX-RENDU C. *Pédiatrie en maternité*. Paris : Flammarion ; 1999.

GOLD F., LIONNET C., BLOND M.-H. *Pédiatrie en maternité, réanimation en salle de naissance*. Paris : Masson ; 1997.

OBLADEN M. *Soins intensifs pour nouveau-nés*. Paris : Springer-Verlag ; 1998.

partie V

Pathologie du nourrisson et de l'enfant

chapitre 28

Michel Benkemoun

Stomatologie

Définitions

Dentition

La dentition est un phénomène évolutif qui comprend la formation et l'éruption des dents jusqu'à leur mise en place sur l'arcade pour réaliser la **denture**.

Denture lactéale

C'est la formation de la couronne par calcification du bourgeon dentaire pendant la vie fœtale : la couronne est entièrement formée avant son éruption. À l'éruption de la dent lactéale succède l'élaboration de la racine pendant environ 6 mois. La chute de la dent de lait est précédée de la disparition progressive de la racine lactéale (rhizalyse) usée par la progression du bourgeon dentaire définitif sous-jacent.

Denture permanente

La formation de la couronne se fait dès les premiers mois de la vie postnatale, elle est suivie de l'éruption dentaire, puis de la formation de la racine et de la fermeture apicale.
Par exemple, pour une incisive centrale, l'ébauche du germe se produit dès le 5e mois de la vie *in utero* ; le début de la minéralisation de la couronne commence au 4e mois en postnatal pour se terminer à 5 ans ; l'éruption a lieu vers 7 ans, elle est suivie de l'élaboration de la racine en longueur, puis de la fermeture de l'apex et du rétrécissement du canal radiculaire pendant 3 ans environ, soit jusqu'à l'âge de 10 ans.
L'éruption dentaire est programmée. La denture désigne donc l'ensemble des dents présentes à un moment donné sur les deux arcades dentaires. L'examen clinique de la denture est important, car il permet de voir s'il y a correspon-

dance entre l'âge civil et l'âge osseux ou physiologique. Par ailleurs, une perturbation métabolique et/ou un traumatisme dentaire au cours de la dentition peut perturber ou même arrêter l'évolution de la dent. Ceci permet parfois de dater l'âge de la perturbation ou du traumatisme.

à noter *Les notions de dentition et de denture sont souvent confondues : en fait on doit dire qu'un enfant « a une belle denture », mais qu'il souffre de trouble de la dentition.*

Nous avons deux dentures : une denture lactéale remplacée progressivement par une denture permanente définitive. Le passage de la denture temporaire à la denture définitive s'opère entre 6 ans (une molaire définitive) et 11 ans (chute de la deuxième molaire lactéale) ; dans ce laps de temps, on parle de denture mixte.

Structure dentaire

La dent, organe vivant, est divisée en deux parties réunies par le collet :
— la couronne (émail, dentine, pulpe) ;
— la racine (cément, dentine, canal pulpaire).

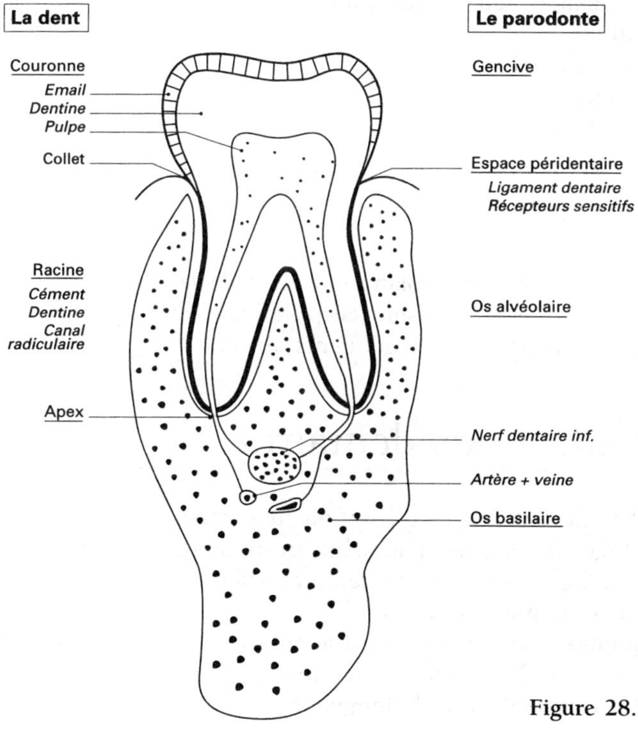

Figure 28.1 – Schéma de la dent

➡ Parondonte

C'est l'ensemble des tissus de soutien de la dent (cément, desmodonte, fibres ligamentaires, os alvéolaire, gencive).

➡ Composition de la denture

La denture lactéale est composée, par hémi-arcade, d'une incisive centrale, une incisive latérale, une canine et deux molaires de lait.
La denture permanente, elle, est constituée d'une incisive centrale, une incisive latérale, une canine, deux prémolaires, une première molaire (dent de 6 ans), une deuxième molaire (dent de 12 ans) et une troisième molaire dite « dent de sagesse ».

➡ Calendrier de l'apparition des dents

Ce calendrier est approximatif car susceptible de variations individuelles importantes :
— denture lactéale : entre 4 mois et 5 ans, la denture lactéale est au complet avec 5 dents par hémi-arcade, soit 20 dents au total ;
— denture permanente :
- 6 ans : première prémolaire ;
- 7 ans : incisive centrale ;
- 8 ans : incisive latérale ;
- 9 ans : deuxième prémolaire ;
- 10 ans : canine ;
- 11 ans : première molaire ;
- 12 ans : deuxième molaire ;
- 16 à 18 ans et plus : troisième molaire dite dent de sagesse ;
- à 18 ans : si les dents de sagesse sont en place, la denture permanente compte 8 dents par hémi-arcade, soit 32 dents au total.

Principales affections dentaires

Il existe des anomalies de denture et d'éruption, des persistances de dents lactéales au-delà de l'âge normal, des anomalies de nombre (en plus ou en moins), de place, de taille (dysharmonies dento-maxillaires par arcade dentaire trop courte pour le nombre de dents).
Les dents sont en équilibre entre les forces intraorales (poussées linguales, tic de succion d'un doigt, de la lèvre, etc.) et les forces extraorales de retenue (lèvres dont on apprécie la tonicité et la longueur).

Seules les principales affections rencontrées chez l'enfant seront envisagées ; ce sont :
— les caries dentaires et les anomalies de structure de l'émail ;
— le traumatisme dentaire ;
— les anomalies de l'occlusion dentaire ;
— les stomatites du nourrisson et de l'enfant ;
— la pathologie inflammatoire et infectieuse des glandes salivaires.

➡ Carie dentaire

Pré-requis

Il s'agit d'une destruction partielle ou totale, centripète (de la périphérie vers le centre), des tissus durs de la dent (émail, dentine, cément, pulpe) par des processus complexes faisant intervenir, outre l'état des tissus durs, **l'action des bactéries du milieu buccal**. L'examen clinique doit être prudent car parfois douloureux.

La carie dentaire débute par une **carie de l'émail** ; elle n'est pas encore douloureuse et se manifeste par une tâche blanchâtre.

Puis survient la **carie du cément ou de la dentine**, douloureuse, donnant lieu à une coloration blanchâtre de la dent (l'émail n'est plus soutenu et surplombe une cavité cariée) ou à une cavité brunâtre, plus ou moins remplie de débris alimentaires, et souvent douloureuse.

La **dentinite** est une réaction fugace, sans irradiation, de sensibilité au chaud ou au froid, ou encore au sucre.

La **pulpite** est une réaction nerveuse pure menant à la destruction complète du nerf de la dent.

Les caries, si elles ne sont pas diagnostiquées et traitées, évoluent pour leur propre compte de quelques mois à quelques années. Il est important de les diagnostiquer, car les caries sur les dents lactéales peuvent compromettre l'avenir des dents définitives à venir.

Les bactéries causales s'agglutinent dans une masse adhérente à la surface dentaire grâce à leur matrice cellulaire constituée de dextranes : **la plaque dentaire**. La production d'acides correspondant à la dégradation métabolique des nutriments permet une attaque des tissus minéralisés.

à savoir

La plaque dentaire est un dépôt tenace et adhérent qui ne s'élimine pas par un simple rinçage à l'eau, qui renferme des éléments naturels de la salive (mucine, albumine), de nombreux micro-organismes de la cavité buccale et un élément nutritif composé de débris alimentaires (hydrates de carbone). Elle se structure en 8 heures et la stratification des couches successives se calcifie en 48 heures pour former le tartre.

Les caries sont souvent le résultat de la conjonction de plusieurs facteurs :
— alimentaires : sucres, bonbons, etc. ;
— vitaminiques : carences en vitamines A, D, C ;
— salivaires : rôle protecteur des enzymes salivaires ;
— chimique : le rôle déterminant du fluor dans la prévention de la carie est aujourd'hui prouvé ;
— hygiénique : absence ou insuffisance de brossage, le brossage des dents étant essentiel pour éviter la formation de la plaque dentaire.

Traitement

Le **traitement** de la carie peut aller de la simple obturation de surface à la dévitalisation, et même à l'extraction de la dent lactéale si cette dernière compromet l'avenir du germe définitif sous-jacent et si l'évolution de la denture peut permettre à l'éventuelle future dent définitive de se placer en lieu et place de la dent extraite.
La **prévention** de la carie reste donc le moyen le plus efficace pour lutter contre l'apparition de caries. Chez l'enfant, elle passe par :
— des examens cliniques répétés, voire des radiographies ;
— l'utilisation du fluor administré à doses réglementées dès la vie *in utero*, en supplémentant l'alimentation de la mère pendant la grossesse :
  - voie générale : apport exogène sous forme de goutte, comprimé, eau minérale riche en fluor ;
  - voie locale : dentifrices fluorés, gels fluorés, bains de bouche, chewing-gums, etc. ;
— une alimentation équilibrée et surtout une réduction des sucreries ;
— un brossage des dents après les repas pour éviter la constitution de la plaque dentaire ;
— le traitement des malpositions dentaires favorisant l'accumulation de la plaque dentaire ;
— aujourd'hui, le scellement des sillons dentaires par les résines, ainsi qu'un vaccin type Imudon®, contribuent à améliorer l'état de la denture.

Remarque | *Un apport de fluor pendant la grossesse est donc recommandable.*

Diagnostic différentiel

Certaines anomalies de structure de l'émail peuvent être confondues avec la carie dentaire ; il s'agit :
— d'anomalies génétiques : amélogenèse imparfaite de transmission récessive ou dominante, mais, fait important, les deux dentures, temporaire et permanente, sont intéressées et l'atteinte porte sur toute la surface de l'émail ;

— d'anomalies acquises : dues à l'atteinte des dents en cours de formation ; lors d'affections diverses, la surface de l'émail peut être plus ou moins perturbée :
- hypoplasie partielle, émail peu minéralisé ;
- opacité limitée, atteinte de la translucidité de l'émail qui est touché dans le tiers, voire la moitié de son épaisseur ;
- opacité diffuse : pas de limite saine entre l'émail sain et opaque.

à savoir

Il est indispensable de bien déterminer les différentes sources des fluorures pour chaque enfant en fonction de son âge et de ses conditions de vie. Il faut particulièrement veiller à ne pas cumuler les apports par voie générale (comprimés, sel fluoré, eau fluorée) afin d'éviter l'apparition d'une fluorose. En revanche, l'utilisation locale de dentifrice ou de gels et vernis fluorés est parfaitement compatible avec la prise de fluor par voie générale : elle renforce les effets sur la prévention de la carie.

acte infirmier

Prévention de la carie dentaire

Auprès de l'enfant

Le soignant pourra :
• examiner l'état de la denture de l'enfant au cours d'une consultation, d'une visite, d'une hospitalisation et proposer une consultation auprès du praticien dentiste ou du stomatologiste si nécessaire ;
• profiter de sa relation avec l'enfant pour lui rappeler les règles d'hygiène buccale, lui apprendre quand et comment on se brosse les dents, lui expliquer par des schémas pourquoi et comment les caries se forment ;
• lui remettre une des documentations largement distribuées tant par les Comités départementaux d'éducation pour la santé que par les firmes pharmaceutiques.

Auprès des parents

Le soignant devra :
• insister sur le rôle de la prévention des caries et l'importance de l'apprentissage du brossage des dents qui peut débuter dès l'âge de 2 ans et qui sera d'autant mieux intégré par l'enfant que les parent l'auront commencé tôt ;
• rappeler le rôle du fluor et les règles d'administration ;
• encourager les parents qui consultent pour eux-mêmes à venir chez le spécialiste (dentiste ou stomatologue) avec leur enfant, pour dédramatiser l'acte dentaire et familiariser l'enfant avec un milieu qui peut paraître hostile ou inquiétant. La peur du dentiste est une notion qui se combat très tôt. L'organe dentaire est un capital trop précieux pour être sacrifié par une peur qui, aujourd'hui, n'a plus de raison d'être ;
• insister sur la nécessité d'une consultation spécialisée en cas de troubles d'occlusion dentaire de l'enfant.

Traumatisme dentaire

Pré-requis

Le traumatisme dentaire est fréquent chez l'enfant et peut entraîner la perte d'une ou plusieurs dents.
Il est nécessaire de rapporter les fragments dentaires fracturés et de conserver la dent éventuellement expulsée dans du sérum physiologique, du lait, voire dans la salive du patient.
Soulignons l'importance de la radiographie rétroalvéolaire et rappelons que les dents et le parodonte (tissu de soutien de la dent) sont richement innervés, donc douloureux ; les manipulations devront être faites sous anesthésie locale.
L'interrogatoire fera préciser : l'âge du patient, les antécédents médicaux, les traumatismes antérieurs sur les dents temporaires ou définitives, les circonstances de l'accident, la nature et la direction du choc, s'il y a eu une perte de connaissance ; dans ce cas, le problème dentaire reste au second plan.
L'examen clinique sera soigneux : inspection et palpation de la face et du squelette facial, inventaire des tissus mous, recherche d'un corps étranger dentaire ou gingival ; enfin, il comprendra un bilan dentaire et occlusal.

Traitement

Il sera fonction du type de dent concernée.

Dent temporaire

Le traumatisme dentaire touche souvent les jeunes enfants au moment de l'apprentissage de la locomotion. Il peut mettre en cause le devenir de la dent concernée, mais aussi le devenir de la dent permanente sous-jacente.

• En cas de subluxation

Si la dent est mobile mais non déplacée, avec ou non saignement au collet, il convient de :
— tester la vitalité de la dent le jour même et à distance de l'accident ;
— surveiller et procéder à un traitement radiculaire, voire une extraction en fonction de la coopération de l'enfant, de l'âge (denture mixte lactéale et définitive) et de la maturité des racines.

• En cas de luxation axiale ou latérale

Si la dent a subi une luxation axiale (déplacée dans l'axe de la dent) ou latérale (déplacée dans un axe différent), le traitement dépendra alors de l'atteinte ou non du germe de la dent définitive sous-jacente, de l'atteinte relative alvéolaire et, bien sûr, de l'état de la racine de la dent traumatisée. L'extraction est motivée par une racine lactéale plus ou moins résorbée, par une atteinte alvéolaire importante et/ou une atteinte du germe de la dent définitive.

• En cas d'intrusion ou d'impaction

La dent est enfoncée axialement dans l'alvéole et la démarche thérapeutique est la même que précédemment.

• En cas d'expulsion de la dent temporaire

On ne doit pas prendre le risque d'agresser le germe de la dent définitive en réimplantant la dent temporaire.

Dent définitive

Le plus important est de préserver la vitalité dentaire, quand cela reste encore possible, pour espérer une formation radiculaire et apicale physiologiques.

• En cas de fracture de l'émail dentine sans expulsion pulpaire

On peut recoller le fragment fracturé.

• En cas de fracture avec expulsion pulpaire

On peut éventuellement pratiquer un coiffage pulpaire pour tenter de sauver la vitalité, voire pratiquer une pulpotomie partielle si le traumatisme a plus de 24 heures et moins de 1 semaine. En dernier recours, on pratique une dévitalisation si la dent est trop délabrée ou exposée depuis plus de 1 semaine.

• En cas de fracture radiculaire transversale

Tout dépend de la hauteur de la fracture par rapport à la crête osseuse :
— au-dessus de la crête osseuse, on peut proposer un collage avec ou sans dévitalisation selon qu'il y a expulsion pulpaire ou non ;
— au tiers cervical au-dessous de la crête osseuse, il faut pratiquer une dévitalisation, puis une contention ferme (cémentaire et interproximale composite).

• En cas de luxation partielle ou latérale

La réparation est possible si le repositionnement avec contention souple intervient tôt ; un contrôle périodique de la vitalité s'impose à 1 mois, 6 mois, 12 mois.

• En cas d'impaction

Cet enfoncement intra-alvéolaire de la dent nécessitera, en cas de mobilité faible, de douleurs modérées et de son clair à la percussion, un traitement en fonction du stade de l'édification radiculaire :
— si la racine est immature, on surveille sa rééruption progressive et sa vitalité ;

— si la racine est mature, un repositionnement de traction orthodontique dirigé s'impose.

● En cas d'expulsion dentaire

Le pronostic dépend du délai de consultation, de la maturité de la dent et de la racine et de l'état parodontal.

acte infirmier

Rôle infirmier face à un traumatisme dentaire

L'IDE doit d'abord calmer et rassurer l'entourage, surtout quand le traumatisme a entraîné un saignement ; celui-ci paraît toujours important, car il est souvent dilué dans une sécrétion salivaire réactionnelle.

Si l'IDE se trouve sur les lieux de l'accident, il est urgent et capital de récupérer les fragments, voire la dent qu'il faut conserver au froid, si possible dans du sérum physiologique *(voir « Pré-requis »).*

Il faut faire un premier bilan et nettoyer avec précaution la cavité buccale, surtout s'il y a de la terre ou des corps étrangers. Un bain de bouche avec une solution antiseptique type Hextril® peut être utile en attendant les soins plus spécifiques.

C'est l'IDE qui prendra les premiers renseignements concernant le traumatisme, les antécédents de l'enfant et les vaccinations en consultant le carnet de santé et qui ne manquera pas d'indiquer au médecin si elles sont à jour ou si, le cas échéant, une vaccination antitétanique ou un rappel s'impose en fonction du type d'accident (plaie souillée par la terre).

L'administration d'un calmant type paracétamol pourra être utile, avant d'obtenir une consultation d'un spécialiste.

Sa connaissance des différents types de lésion lui permettra d'expliquer à l'enfant et aux parents ce qu'il sera possible d'envisager en attendant l'avis du spécialiste.

➡ Troubles de l'occlusion dentaire

Pré-requis

Dès avant 6 ans, âge d'éruption de la première molaire définitive, l'examen clinique de la denture peut renseigner sur une éventuelle **dysharmonie dento-maxillaire (DDM)** : les dents de lait se chevauchent déjà ou semblent ne pas avoir assez de place sur l'arcade dentaire.

Dès l'éruption des premières molaires à 6 ans, on peut dire que 80 % de la croissance osseuse antérieure est terminée : dans l'arc antérieur ainsi défini, on sait qu'il faudra loger 4 incisives, 2 canines, 4 prémolaires. L'examen clinique précoce peut donc prévoir l'éventualité d'une DDM future. De plus,

l'âge de 6 ans est une période charnière dans l'évolution scolaire avec l'apprentissage de la lecture. C'est à cet âge qu'il faudra aussi dépister et traiter les troubles orthophoniques jouant un rôle certain dans l'apparition de certaines malpositions dentaires.
Une dent ou un groupe de dents sont dits en malocclusion lorsque leur alignement n'est pas inscrit dans l'ellipse de l'arcade dentaire ou lorsqu'il existe une mauvaise relation entre les dents supérieures (maxillaires) et les dents inférieures (mandibulaires). Le diagnostic est souvent évident et, à l'examen clinique, on note les chevauchements et les malpositions dentaires qui entraînent des troubles de l'occlusion et perturbent l'articulé dentaire.

Malpositions dentaires

À l'examen, on note des rotations vers l'intérieur de l'arcade (linguoversion) ou vers l'extérieur (vestibuloversion).

Perturbation dans le sens vertical

Dans la normoclusion, les incisives supérieures recouvrent les incisives inférieures de 1 mm, voire du tiers de leur hauteur.
Dans la supraclusion, les incisives supérieures recouvrent les incisives inférieures de façon excessive.
Dans l'infraclusion, les incisives ne sont pas en contact, il existe une béance antérieure.

Perturbation dans le sens transversal

Dans la normoclusion, l'arcade dentaire mandibulaire s'inscrit à l'intérieur de l'arcade maxillaire. Les points interincisifs se correspondent.
Dans l'endoclusion, les molaires (et ou prémolaires) maxillaires sont en dedans de leurs antagonistes mandibulaires : on parle d'articulé inversé.
Dans l'exoclusion, les molaires (et ou prémolaires) maxillaires sont complètement en dehors de leurs antagonistes mandibulaires.

Perturbation dans le sens sagittal (d'avant en arrière)

Dans la normoclusion, les pointes des canines maxillaires sont sur la face distale (c'est-à-dire postérieure) des canines mandibulaires.
Rétro- et prognathisme caractérisent les mauvais rapports interarcades dans le sens antéropostérieur.

Causes des malocclusions

Le bilan dentaire recherche les anomalies, causes ou conséquences de ces malocclusions :
— retard de la chute des dents de lait (caractère familial, troubles de la croissance) ;
— traumatismes dentaires antérieurs sur dents de lait, avec atteinte des germes des dents définitives dont l'évolution s'en trouve perturbée ;

— anomalies des praxies linguales : déglutition en deux temps, de type infantile, interposition linguale interarcades lors de la déglutition ;
— troubles orthophoniques : mauvaise position linguale lors de la prononciation de certains phonèmes (F, S, T), succion du pouce ou tic de succion fréquent de la lèvre par exemple ;
— anomalies osseuses et musculaires faciales.

Traitement des dysharmonies dento-maxillaires

Il repose sur la connaissance de tous ces facteurs ; il associera donc une ou plusieurs spécialités.

Orthophonie

Pour la rééducation des praxies linguales.

Psychothérapie

Pour la prise de conscience par l'enfant de la succion du pouce.

Extractions dentaires programmées

Par exemple, extraction de la dent de lait qui perturbe ou empêche l'éruption de la dent définitive à venir en normoposition.
Cela nécessite un suivi périodique de l'enfant : la fréquence des visites de contrôle sera fonction du rythme des éruptions dentaires.

Traitement orthodontique

Des appareillages fixes ou mobiles, endo- ou exobuccaux, permettent de tracter ou de déplacer les dents en malposition avec parfois extraction de dents définitives pour normaliser l'occlusion et traiter la dysharmonie dento-maxillaire. Ce traitement est une affaire de spécialiste. Il s'appuie sur un bilan clinique et radiographique (radiographies panoramiques et téléradiographiques, examen des moulages dentaires) ; il nécessite une coopération et une collaboration complète entre le praticien (qui expliquera à l'enfant ou à l'adolescent les tenants et les aboutissants du traitement) et la famille (parents et enfants).

à savoir

La méconnaissance de la dysharmonie dento-maxillaire (DDM), outre les chevauchements dentaires qu'elle occasionne (entraînant une difficulté d'un brossage efficace et un développement de la plaque dentaire et donc de caries) et la fragilité parodontale entretenue responsable de gingivites, peut perturber la cinétique mandibulaire et provoquer chez le jeune adulte, puis l'adulte, de vrais dysfonctionnements temporo-mandibulaires connus sous le terme générique de SADAM (syndrome algodystrophique auriculo-mandibulaire).

Son retentissement dépasse largement la sphère stomatologique pure et peut être source de céphalées, pseudo-migraines, pseudo-vertiges, troubles ORL, acouphènes, troubles posturaux, cervicalgies, sciatalgies, etc.

Stomatites du nourrisson et de l'enfant

Pré-requis

Stomatites odontiasiques

Les phénomènes qui accompagnent l'éruption dentaire peuvent être très variés et plus ou moins marqués d'un sujet à l'autre et à un âge différent.

• Chez le nourrisson

La rupture de la fibro-muqueuse par l'éruption dentaire s'accompagne souvent d'une inflammation gingivale importante, d'une hypersalivation, de fièvre, de diarrhées plutôt que de vomissements. Le très jeune enfant tente de diminuer la douleur en portant ses poings ou tout autre objet à sa bouche. Le diagnostic est aisé, car les troubles sont rythmés par les éruptions.

• Chez l'enfant de plus de 1 an

On peut voir de véritables gingivostomatites érythémateuses, ulcéreuses ou aphteuses pouvant simuler une primo-infection herpétique.

Stomatites vésiculeuses

La vésicule est la lésion élémentaire de ce type de stomatite. La vésicule est un soulèvement de l'épithélium évoluant vers une ballonisation dégénérescente, car très vite la vésicule perd son toit, laissant une érosion superficielle douloureuse.

On distingue :

— les aphtes et les stomatites vésiculeuses ;

— l'herpès.

• Aphtes et stomatites vésiculeuses

L'origine des vésicules est multiple : elles sont fréquentes lors des éruptions dentaires ou par hygiène défectueuse et polycaries. On retrouve aussi des facteurs déclenchants :

— allergie de contact alimentaire : gruyère, noix, aubergine, fraises, certaines fritures, chocolat, mais aussi doigts sales !

— problèmes psychologiques : anxiété ;

— médicaments : certains antibiotiques, parfois l'aspirine et même certains dentifrices...

■ Aphte vulgaire

Il s'agit classiquement d'une lésion arrondie ou ovalaire, avec exulcération à fond jaunâtre couleur beurre frais, non indurée, à bords à pics non décollés, bordés d'une aréole rouge et siégeant en un point quelconque de la muqueuse buccale.
L'aphte vulgaire provoque des douleurs au cours de l'alimentation.
L'évolution se fait spontanément vers la guérison en quelques jours.

■ Stomatite aphteuse

C'est une stomatite érythémateuse marquée par de nombreux aphtes siégeant dans la cavité buccale et accompagnée d'un syndrome infectieux marqué.

● Herpès

(Voir chapitre 34.)

■ Primo-infection herpétique

Elle passe le plus souvent inaperçue, mais elle peut parfois revêtir une intensité grave. Elle s'observe le plus souvent après 2 ans.
Elle se manifeste par une gingivite vésiculeuse aboutissant rapidement à des érosions confluantes à contours polycycliques. Les lésions peuvent être péribuccales (lèvres, nez) et endobuccales : langue, voûte palatine, mais parfois aussi le pharynx.
L'alimentation est perturbée et l'atteinte de l'état général peut nécessiter des soins particuliers.

■ Herpès récidivant

Il ressemble à celui de l'adulte, il est précédé d'un prurit, de paresthésies et d'un œdème plus ou moins marqué.
Les vésicules sont groupées en bouquets et remplies d'un liquide citrin.
La guérison intervient sans cicatrice en quelques semaines.
Des adénopathies cervicales sensibles pendant 4 semaines accompagnent ce tableau.
Le diagnostic repose sur les circonstances d'apparition, l'évolution fébrile, le grand nombre de lésions, leur caractère superficiel, non creusant, et les adénopathies douloureuses. Le cytodiagnostic de Unna, la mise en évidence d'anticorps fixant le complément et surtout l'isolement du virus au niveau des lésions peuvent affirmer le diagnostic dans les cas difficiles.

■ Herpangine

Elle donne une stomatite vésiculeuse avec dysphagie, myalgie et parfois douleur abdominale *(voir chapitre 34)*.

■ Varicelle

Cette maladie très contagieuse de l'enfance a 14 jours d'incubation *(voir chapitre 34)*.

Elle se manifeste par une éruption érythémato-vésiculeuse bénigne (sauf en cas de dépression immunitaire) conférant l'immunité.
Outre la forme cutanée bien connue, la forme muqueuse est une gingivostomatite érythémateuse et vésiculeuse, puis érosive.
L'évolution se fait par poussées successives sur 2 à 3 semaines.

➡ Stomatites infectieuses et mycosiques

Le muguet buccal, forme habituelle, est fréquent et sans gravité. Il se présente sous la forme d'une stomatite érythémateuse parsemée de grains blanchâtres, confluants, peu adhérents, siégeant sur la muqueuse buccale et dans les sillons gingivaux *(voir « Maladies de la bouche », chapitre 29)*.
La stomatite à *Candida albicans* est souvent accompagnée de perlèche, de chélite commissurale, voire d'une autre localisation : onyxis, périonyxis, érythème fessier, etc.
Le diagnostic repose sur l'écouvillonnage de la muqueuse et sa mise en culture sur milieu de Sabouraud *(voir « Prélèvements et recueils », chapitre 52)*.
Le traitement est guidé si nécessaire par l'antifongigramme associé.

➡ Stomatites bulleuses

La bulle est plus volumineuse que la vésicule. Le soulèvement de l'épithélium peut atteindre 2 cm. On la retrouve en bouche, mais aussi sur le revêtement cutané. Le contenu de la bulle peut être clair ou purulent, sérohématique ou hématique.
La plus fréquente des causes de stomatite bulleuse est la brûlure de la cavité buccale (par un biberon trop chaud par exemple). La bulle est labiale ou palatine, évoluant vers la guérison en une dizaine de jours après rupture. Plus rarement, il peut s'agir de manifestation des grandes maladies bulleuses comme l'érythème polymorphe, le syndrome de Lyell, les dermatoses bulleuses auto-immunes (pemphigus et pemphigoïdes, rares chez l'enfant).

➡ Stomatites des hémopathies

Rares, elles sont parfois le premier signe d'appel des hémopathies *(voir « Cancers de l'enfant », chapitre 46)*.

• Stomatites des agranulocytoses et des leucémies aiguës

Elles s'accompagnent d'un syndrome infectieux grave avec malaise, asthénie. La stomatite est douloureuse, de type érythémateux, recouverte d'un enduit pseudo-membraneux sans pus, avec ulcérations nécrotiques ulcérantes.

• Stomatites des leucémies

Ce sont des stomatites hémorragiques, spontanées ou non, surtout visibles lors des thrombopénies.

• Stomatites et VIH

Elles sont rares chez l'enfant et s'accompagnent d'ulcérations étendues, elles peuvent se compliquer d'une stomatite candidosique rebelle aux traitements habituels. La maladie de Kaposi est rare chez l'enfant.

Traitement

Vue la diversité des stomatites, le traitement est guidé par deux préoccupations essentielles :
— faire la part des stomatites à guérison spontanée nécessitant des mesures thérapeutiques locales ou générales ;
— agir pour une reprise rapide de l'alimentation.
Il faut donc :
— lutter contre la douleur par des attouchements au Coton-Tige imbibé d'anesthésiques locaux, tel le chlorhydrate de linocaïne (à ne pas employer avant 30 mois pour éviter les fausses routes) ;
— lutter contre la surinfection bactérienne :
- eau oxygénée à 10 volumes diluée chez le nourrisson ;
- bains de bouche à base de chlorure de sodium ou de chlorhexidine type Eludril® collutoire après 30 mois ;
- administrer un traitement antibiotique : association spiramycine-métronidazole aux doses en fonction de l'âge et du poids ;
- administrer un traitement antifongique : bains de bouche à l'eau bicarbonatée, antifongiques en suspension ou en comprimés type nystatine, miconazole, amphotéricine.

En cas d'herpès ou de varicelle avec des lésions importantes, on pourra administrer de l'aciclovir (Zovirax®). *(Voir chapitre 34.)*

acte infirmier

Rôle infirmier face à une stomatite

Surtout chez le nourrisson et le petit enfant, les soins de *nursing* sont essentiels, même en cas de stomatite banale :
• l'enfant est dysphagique, il refuse l'alimentation et même la boisson ;
• il peut se déshydrater rapidement, surtout en cas de fièvre associée ;
• en cas d'hospitalisation, il faut craindre la surinfection.

À côté du traitement spécifique, il est fréquent que l'on soit obligé, dans les premiers jours, de poser une perfusion avec deux objectifs :
• apporter un minimum d'eau et de calories ;
• éviter les douleurs de déglutition.

L'IDE installera l'enfant convenablement, le calmera, sollicitera le cas échéant un traitement antalgique IV si la perfusion a été nécessaire, et veillera à l'humidification des lèvres et de la bouche grâce à un humidificateur, voire un aérosol dans lequel on

pourra mettre une thérapeutique antalgique, antibactérienne, antifongique en fonction de l'étiologie.
La reprise de l'alimentation sera semi-liquide, de préférence à température ambiante ou même légèrement réfrigérée.
Il faudra éviter, autant que possible, de laisser l'enfant porter ses doigts ou des objets à la bouche et trouver des compensations si l'enfant a l'habitude de sucer son pouce ou un linge.
Si la mère peut rester auprès de son enfant, ce qui est toujours mieux, la rassurer (car la plupart des stomatites du tout-petit sont bénignes) et lui expliquer les objectifs du traitement.
Les précautions habituelles vis-à-vis de l'entourage seront prises en cas d'herpès ou de varicelle.

Pathologie inflammatoire et infectieuse des glandes salivaires

Parotidite ourlienne

(Voir « Oreillons », chapitre 34.)

Sialites bactériennes chroniques

Pré-requis

Elles posent un problème difficile puisque leur pathogénie reste indéterminée et leur survenue, dès l'âge de 3 ou 4 ans, ne facilite pas la sialographie. Lors du premier épisode, et parfois même lors du second, c'est le diagnostic d'oreillons qui est habituellement discuté. Les épisodes suivants ont une évolution stéréotypée : asthénie, fébricule, puis tuméfaction parotidienne douloureuse, chaude, avec issue de pus au sténon. La salive est alcaline, la culture bactérienne assure le diagnostic.
La sialographie n'est pas toujours possible chez les jeunes enfants, elle fournit des images parenchymateuses en « plombs de chasse ».
La répétition d'épisodes aigus aggrave les altérations chroniques des glandes atteintes, ce qui compromet les chances d'une guérison qui pourtant peut se produire à la puberté.
Une parotidite récidivante doit toujours être traitée.

Traitement

Il est basé sur une antibiothérapie générale et locale (si l'âge de l'enfant le permet) guidée par l'antibiogramme. La flore en cause (pyogènes banals) est

sensible habituellement aux macrolides (spiramycine) dont la concentration salivaire est importante.
Le lipiodol de la sialographie, si elle est pratiquée, se comporte comme un antiseptique local, mais, parfois, des lavages glandulaires par voie canalaire sont bénéfiques et permettent d'éviter la chirurgie d'exérèse de la glande.

Conclusion

Ce aspect non exhaustif de la stomatologie doit alerter les IDE, tout comme les parents, les personnels enseignants, les médecins de ville, sur la richesse et la diversité des pathologies rencontrées. Celles-ci sont parfois banales et bénignes, parfois d'un pronostic plus sérieux. L'examen de la bouche et des dents doit être systématique lors de tout examen clinique, que l'enfant se plaigne ou non de la bouche ou des dents. Au moindre doute, il ne faudra pas hésiter à consulter un spécialiste.

Bibliographie

BENAUWT A. « Les malocclusions dentaires chez l'enfant ». *La Gazette médicale* 1997 ; 5 (tome 104).

COULY G. « Les stomatites du nourrisson et de l'enfant ». *La Gazette médicale* 1996 ; 26 (tome 103).

CREPY C., DINER P.-A. *Internat national* (vol. 23). Paris : La Couleuvre d'Esculape Éditeur ; 1983.

FARGE P. « Données récentes sur l'éthiopathologie de la carie ». *Archives de pédiatrie* 1998 ; vol. 5, n° 10, 1140-45.

FRAYSSE C. « Traumatismes sur dents temporaires et dents permanentes ». *Dialogue* 1999 ; 7.

GOUVERNAIRE A. « Aspect clinique des anomalies de structure de l'émail des dents permanentes ». *Dialogue* 1999 ; 8.

GUILBERT F. *Pathologie cervico-maxillo-faciale* [polycopié d'enseignement]. Paris : CHU Pitié-Salpêtrière, Broussais, Hôtel Dieu ; 1984.

VINCENT J.-L. « Stomatologie ». *Encyclopédie médico-chirurgicale.* Tome 1, 36-030-A-10 ; 1999.

chapitre 29

Nicolas Kalach
Pierre-Henri Benhamou

Pathologie digestive

Les affections digestives sont très fréquentes chez le nourrisson et l'enfant. Elles posent souvent de difficiles problèmes de soins.

Rappel de la physiologie du tube digestif

Principales fonctions

L'appareil digestif possède trois fonctions principales *(voir partie VIII)*.

Digestion des aliments

Grâce à l'action de multiples systèmes enzymatiques, les aliments sont fragmentés en éléments simples pouvant être absorbés.

Absorption

Elle s'effectue à travers la muqueuse de l'intestin grêle dont les multiples replis (villosités, microvillosités, bordure en brosse) assurent une surface d'échange très étendue. Les aliments fractionnés en molécules de lipide, glucide ou protéine traversent les entérocytes de l'intestin grêle. Ils sont ensuite véhiculés par le sang et la lymphe. L'eau et les électrolytes sont absorbés principalement au niveau du côlon.

Fonction motrice de l'intestin

Elle permet la progression des aliments le long du tube digestif. Les ondulations péristaltiques sont des mouvements contractiles réguliers animant la musculature intestinale. Cette activité motrice est gouvernée par l'action complexe du système nerveux autonome et échappe à la volonté (en dehors des premières étapes de la déglutition et de la dernière étape de la défécation).

Étude topographique

Bouche

La bouche a un rôle mécanique et digestif.

Rôle mécanique

Succion, déglutition sont matures dès le 5e jour de vie. Chez le prématuré, ce délai est plus long.
Certains facteurs influencent la succion. Elle est mieux stimulée par le mamelon que par la tétine, par le lait que par toute autre solution nutritive. La **succion** est d'abord une activité involontaire (réflexe archaïque). Le réflexe de succion cédera progressivement la place à une activité coordonnée volontaire.
La **mastication** est d'abord, elle aussi, une activité réflexe (réflexe de ronger, de mastication verticale ou horizontale, rumination). Ces réflexes disparaissent chez l'enfant plus âgé et la mastication devient un acte volontaire.
La **déglutition** se déclenche lorsque les aliments entrent en contact avec le voile du palais. L'abaissement de l'épiglotte au cours de la déglutition permet le passage des aliments dans l'œsophage à travers le sphincter supérieur ou bouche de Kélian.

Rôle digestif

La salive est produite par trois paires de glandes salivaires (parotides, sous-maxillaires et sublinguales). Elle contient de l'eau et des électrolytes, qui solubilisent les aliments, et des enzymes dont l'action se poursuit jusque dans l'estomac. L'amylase est l'enzyme principale ; elle fragmente les grosses molécules de glycogène ou d'amidon contenues dans l'alimentation. La lipase salivaire joue également un rôle important.
La salive contient en outre des immunoglobulines qui participent à la défense anti-infectieuse de l'organisme.
Les sécrétions salivaires augmentent au cours des premiers mois de vie. Elles peuvent atteindre 15 à 30 mL à chaque tétée.

Œsophage

L'œsophage a une fonction essentiellement mécanique.
Il présente deux renforcements musculaires :
— le sphincter supérieur de l'œsophage ou bouche de Kélian ;
— le sphincter inférieur de l'œsophage au niveau de la jonction œso-gastrique (cardia).
Ces deux sphincters sont fermés en dehors du passage de l'onde péristaltique.
Les pressions (qui peuvent être mesurées par les techniques de manométrie) sont positives et élevées au niveau des deux sphincters.
Au niveau du corps de l'œsophage, les parois sont appliquées l'une contre l'autre en dehors de la déglutition, car la pression œsophagienne est négative (reflet de la pression pleurale).
La pression du sphincter inférieur de l'œsophage s'élève progressivement avec l'âge. Elle est réduite chez le nourrisson, ce qui facilite les reflux gastro-œsophagiens.

Estomac

L'œsophage débouche dans l'estomac par un orifice appelé cardia. C'est à ce niveau que se situe le sphincter inférieur de l'œsophage.
La ligne de séparation des muqueuses gastrique et œsophagienne s'appelle la « ligne en Z ». Située normalement au niveau du cardia, elle est bien visible en fibroscopie œso-gastrique.
L'estomac comprend deux parties : une partie verticale ou fundus, dont l'extrémité supérieure bombant sous le diaphragme est la grosse tubérosité, et une partie horizontale ou antre, qui s'ouvre dans le duodénum par le pylore.
L'estomac a également un rôle mécanique et digestif.

Rôle mécanique

Le fundus a un rôle de réservoir et il assure le brassage des aliments qui sont au contact du suc gastrique. Arrivés dans l'antre, les aliments sont propulsés vers le duodénum (systole antrale). Les aliments traversent l'estomac plus ou moins rapidement suivant leur composition. Le lait maternel, par exemple, accélère la vidange gastrique (deux fois plus que le lait de vache).

Rôle digestif

L'estomac sécrète un suc très acide dont l'action de stérilisation et de fragmentation des aliments est essentielle. Le volume et l'acidité du suc gastrique sont variables.
La gastrine est une hormone sécrétée par des cellules de l'antre. Elle commande la production du suc gastrique. Sa sécrétion est modulée par le

contenu et le pH du bol alimentaire arrivant dans l'antre et dans le duodénum. Le bulbe cérébral, par l'intermédiaire du pneumogastrique, commande également la sécrétion de gastrine.
Les cellules pariétales gastriques sécrètent aussi une importante enzyme, la pepsine, dont l'action s'exerce sur les protéines, ainsi qu'un facteur protéique permettant l'absorption de la vitamine B12, le facteur intrinsèque.

Intestin grêle

C'est à ce niveau que s'effectue l'absorption des aliments, qui ont préalablement été digérés par les enzymes situées à la surface des entérocytes et dans la lumière intestinale.

Rôle digestif

Cette étape essentielle s'effectue dans l'intestin grêle sous l'action des enzymes intestinales, des sécrétions pancréatiques et biliaires déversées dans la lumière duodénale.
Les sécrétions pancréatiques contiennent :
— une enzyme lipolytique, la lipase pancréatique, dont l'action dans la digestion des graisses est essentielle (les graisses non digérées se retrouvent dans les selles : il s'agit de la stéatorrhée, qui ne doit pas dépasser 5 % du contenu des selles) ;
— les enzymes protéolytiques (trypsine et chymotrypsine, principalement) ;
— des enzymes glycolytiques (amylase pancréatique).
La bile est également sécrétée dans l'intestin grêle, elle joue un rôle très important, en particulier en solubilisant les graisses et en alcalinisant le pH intestinal.

Absorption des aliments

L'absorption des aliments fragmentés à la suite de la digestion enzymatique en molécules de glucide, lipide (cholestérol ou triglycérides) et de protide (acide aminé) s'effectue tout le long de l'intestin grêle. Ces molécules traversent les entérocytes grâce à des mécanismes actifs nécessitant la présence d'un système de transport spécifique au niveau de la membrane des entérocytes. Toute altération quantitative (réduction de la surface d'échange par atrophie villositaire) ou qualitative (défaut d'un système enzymatique ou de transport spécifique) aboutit à une malabsorption. L'eau et les électrolytes sont également en partie réabsorbés par l'intestin grêle.

Activité motrice

Entre les repas, l'intestin grêle est le siège d'une activité motrice rythmique divisée en quatre phases :
— la phase 3, appelée complexe moteur migrant, est une phase d'activité motrice coordonnée permettant la progression du bol alimentaire ;

— la phase 1 est une phase de repos ;
— la phase 2 est une phase d'activité motrice non coordonnée permettant les mouvements de brassage qui favorisent l'action enzymatique et l'absorption ;
— la phase 4 est une période d'activité intermédiaire.
Cette activité motrice est commandée par les plexus nerveux situés dans la paroi digestive (plexus de Meissne et d'Auerbach).
Les ondulations péristaltiques sont moins fréquentes et progressent plus lentement chez le nouveau-né. En moyenne, l'intestin grêle est traversé en 7 heures environ chez l'enfant.

Côlon

C'est au niveau du côlon droit qu'a lieu l'absorption de l'eau et des électrolytes.
Le côlon droit et le cæcum jouent un rôle de réservoir. Le côlon transverse et le côlon gauche contiennent une flore bactérienne très importante (on estime à 1 000 milliards/mL le nombre de germes contenus dans le côlon gauche).
On distingue :
— les bactéries de fermentation, qui se développent à partir des sucres : elles libèrent des acides organiques et des gaz ;
— les bactéries de putréfaction, qui se développent aux dépens des protéines : elles libèrent du gaz carbonique et de l'azote.
Les selles définitives s'accumulent dans le côlon sigmoïde (le rectum normal est vide). Lorsque la pression sigmoïdienne s'élève, une ondulation péristaltique plus forte déclenche la défécation. Les selles traversent le rectum et la partie haute de l'anus. Cette distension provoque une contraction de la partie basse de l'anus (sphincter externe). Ce réflexe, appelé réflexe recto-anal inhibiteur, est absent dans la maladie de Hirschsprung.
Chez l'enfant, le temps de transit global (mesuré par des indicateurs colorés mélangés à l'alimentation : test au carmin) est de 12 à 18 heures en moyenne.

Sémiologie digestive

Les principaux troubles de la fonction digestive seront évoqués dans ce paragraphe, en laissant une large place au rôle infirmier devant chacun de ces désordres.

Troubles des conduites alimentaires

Inappétence et anorexie

Dans les deux cas, il s'agit de refus de prise alimentaire chez l'enfant, par défaut d'appétit.
On préfère réserver le terme d'« **anorexie** » aux enfants porteurs d'une maladie aiguë ou chronique, chez qui l'absence d'appétit s'intègre dans un cadre plus large avec altération plus ou moins profonde de l'état général et amaigrissement. On parle également d'anorexie chez la jeune fille, dans le cadre bien précis de l'anorexie mentale avec amaigrissement, aménorrhée et graves troubles psychiques. Les quatre critères fondamentaux pour ce diagnostic sont :
— le refus de maintenir un poids au niveau ou au-dessus du poids minimum normal pour l'âge et la taille ;
— une peur particulièrement intense de prendre du poids ou de devenir gros ;
— un trouble de la perception du corps ou de la forme de son propre corps avec déni de la maigreur ;
— une aménorrhée.
On préfère employer le terme « **inappétence** » chez le nourrisson par ailleurs bien portant, mais dont le faible appétit inquiète les parents.

Anorexie avec cause reconnue :

— le rachitisme *(voir « Rachitisme carentiel commun », chapitre 31)* ; l'anorexie est l'un des premiers signes ; le dépistage précoce de cette maladie passe par l'interrogatoire systématique des parents par la puéricultrice, afin de s'assurer de la prise correcte de vitamine D jusqu'à l'âge de 2 ans ;
— des malformations sévères (cardiaque, urinaire...) ;
— des troubles neurologiques ou neuropsychiatriques graves ;
— des maladies infectieuses ;
— certaines causes de malabsorption (maladie cœliaque, intolérance aux protéines du lait de vache...) ;
— des hémopathies et infections malignes ;
— des gastrites (*Helicobacter pylori* et autres...).
Dans tous ces cas, après un certain délai, l'anorexie se traduit par un infléchissement de la courbe de poids.
Une stagnation ou une perte pondérale doit faire discuter le recours aux techniques d'assistance nutritionnelle : nutrition entérale, par gavage ou en continu, nutrition parentérale *(voir « Nutrition parentérale » et « Nutrition entérale », chapitre 57)*.
Le traitement de cette anorexie passe bien sûr par le traitement de l'affection causale, mais celle-ci peut être aggravée par la dénutrition. Il importe donc de rompre rapidement le cercle vicieux ainsi créé.

Anorexie due à une erreur de régime :

— erreur dans la confection des biberons par non-respect des règles de dilution ;
— trop grande rigueur dans le calcul de la ration et des horaires de repas ;
— diversification trop précoce ;
— grignotage, consommation excessive de sucre ;
— suralimentation.

La place de la puéricultrice est ici irremplaçable. Les explications diététiques doivent être claires et complètes ; au besoin, elles peuvent s'appuyer sur des démonstrations (confection des biberons).

Inappétence du nourrisson

Avant 6 mois

Il s'agit d'enfants en parfaite santé qui ont du mal à terminer leur biberon, qui vomissent dès qu'on les force.

Dans de tels cas, il suffit d'adapter les doses aux besoins réels de l'enfant et de sécuriser les parents pour que tout rentre rapidement dans l'ordre.

Chez le nourrisson de plus de 6 mois

L'alimentation peut constituer un enjeu important dans la relation parents-enfant et surtout mère-enfant.

À cet âge en effet, la structuration progressive de la personnalité de l'enfant peut l'amener à refuser tel ou tel aliment introduit récemment dans le régime. La consommation d'aliments solides à la cuillère est un cap difficile, la plus grande vulnérabilité de l'enfant aux infections virales peut provoquer une perte transitoire de l'appétit. Une telle perte d'appétit peut déclencher une angoisse maternelle (sentiment d'échec, souci de perfection, problème de couple...), qui amène la mère à insister. Dans ces conditions, la résistance de l'enfant peut être proportionnelle à cette insistance. Une situation artificielle est ainsi constituée.

Seuls des conseils judicieux permettront de briser cet enchaînement.

Les techniques conseillées sont variables ; il suffit habituellement d'offrir à l'enfant son repas à heures régulières, sans inquiétude, dans le calme, sans indifférence mais sans contrainte et sans attribuer au refus d'avaler l'importance qu'on lui attache.

Refus d'alimentation dus à une cause locale

Ils doivent être systématiquement dépistés. Il s'agit de troubles mécaniques de la succion ou de la déglutition.

Parmi les causes locales, on peut trouver :
— des malformations bucco-pharyngées :
- bec-de-lièvre, fente palatine, paralysie du voile ;
- obstruction des fosses nasales par imperforation des choanes, macroglossie ;
- brièveté congénitale du frein de la langue (en fait exceptionnellement assez accentuée pour gêner réellement les mouvements de la langue et nécessiter la section d'un coup de ciseaux en période néonatale) ;

— des malformations et des infections touchant le carrefour pharyngo-laryngé :
- malformations (kystes, diverticules d'origine branchiale) ;
- tumeurs (fibromes naso-pharyngés, sarcome du cavum) ;
- paralysie (poliomyélite, polyradiculonévrite, paralysie diphtérique) ;

— des infections locales :
- stomatite ;
- muguet ;
- abcès pharyngien, phlegmon de l'amygdale ;

— des atteintes œsophagiennes :
- sténose (sténose peptique) ;
- fistule broncho-œsophagienne ;
- raccourcissement (endobrachyœsophage) ;
- hypertonie du sphincter inférieur de l'œsophage (achalasie).

Toutes ces affections doivent être soigneusement recherchées afin de ne pas méconnaître l'origine organique d'une anorexie de l'enfant.

Hyperphagie ou boulimie

Elle peut être d'origine neurologique (troubles de l'apparition du sentiment de satiété) ou psychologique.

Pica ou polyphagie

Il s'agit de la consommation, par l'enfant, de substances non comestibles. Celles-ci peuvent être de nature très variée. Les plus fréquemment en cause sont les cheveux et la terre, qui peuvent s'accumuler dans l'estomac et former une masse venant progressivement occuper toute la lumière gastrique (bézoard), et la peinture pouvant être à l'origine d'une intoxication au plomb (saturnisme). L'origine de ces troubles n'est pas identifiée, ils imposent un bilan en milieu hospitalier afin d'éliminer un état carentiel (carence en fer en particulier). En principe, ils s'estompent et disparaissent vers l'âge de 5 ans.

Vomissements

Il s'agit d'un symptôme fréquent chez l'enfant, dont les causes sont très nombreuses. Elles sont parfois bénignes, mais peuvent aussi être sévères, nécessitant des mesures thérapeutiques médicales ou chirurgicales urgentes.

Définition

Le vomissement est l'acte par lequel les substances solides ou liquides contenues dans l'estomac sont rejetées au-dehors par la bouche. Il est parfois précédé d'une sensation de nausée. Il ne faut pas le confondre avec :
— les régurgitations simples, qui sont des renvois de lait en petite quantité accompagnant le rot ; ce fait est banal et se situe dans les limites du physiologique ;
— le mérycisme, ou rumination de l'enfant, qui est un trouble grave du comportement, au cours duquel l'enfant fait remonter à sa bouche, à la suite d'un effort volontaire, des aliments contenus dans l'estomac ; il les conserve dans la bouche avec ou sans mastication pour les recracher ou les déglutir à nouveau ;
— l'exceptionnelle vomique, qui est une expectoration brutale et abondante de pus ou de sang d'origine pulmonaire.

Examen

Analyse des caractères du vomissement :

— date d'apparition : dès les premiers jours de vie ou après un intervalle libre ;
— fréquence : régulier, à chaque tétée, ou irrégulier ; on recherchera un horaire particulier ;
— abondance (elle est difficile à apprécier, souvent exagérée par la mère) ;
— aspect : lait digéré ou non, bile, sang ;
— caractère : sans effort ou explosif ;
— circonstance déclenchante : changement de régime, exposition à un toxique, oxyde de carbone.

Appréciation des conséquences et recherche des signes d'accompagnement :

— signes de déshydratation (intérêt de la prise de poids, qui sera comparé au poids antérieur, courbe pondérale) ;
— signes de dénutrition ;
— fièvre, altération de l'état général ;
— conservation ou non de l'appétit ;

— association ou non d'une douleur épigastrique ;
— association ou non à une diarrhée ou à une constipation.

Premières mesures

Elles consistent à :
— corriger une déshydratation : lorsque celle-ci s'accompagne de signes de collapsus, mise en place immédiate d'une voie veineuse qui permettra de perfuser des solutés ou des macromolécules ;
— rechercher une cétose : une cétonurie est toujours retrouvée en cas de vomissements prolongés ;
— mettre en place, après avis chirurgical, une sonde gastrique avec aspiration en déclive du contenu de l'estomac lorsque certaines causes chirurgicales sont suspectées.
Dans tous les cas, il ne faut jamais laisser un enfant vomissant sur le dos : il faut le mettre en décubitus latéral gauche (position de sécurité). Il existe en effet un risque de mort subite par inondation bronchique.

Recherche de la cause des vomissements

Vomissements dus à une erreur de régime :

— erreur dans la confection des biberons ;
— introduction trop rapide ou trop brutale d'un régime diversifié ;
— repas trop importants ou trop fréquents ;
— prise alimentaire trop rapide, aérophagie par ingestion d'air.

Vomissements d'origine infectieuse

Toutes les maladies infectieuses peuvent s'accompagner de vomissements :
— les **méningites** : les vomissements sont un des signes cardinaux du syndrome méningé ; l'association aux vomissements d'une fièvre et, plus rarement, d'une raideur cervicale doit conduire à la ponction lombaire ;
— les **infections ORL** : elles sont également une cause fréquente ; il peut s'agir d'une mastoïdite, d'une antrite (rare mais redoutable), d'une otite ou d'une adénite ;
— les **gastrites** de l'enfant (*Helicobacter pylori* et autres...) ;
— les autres infections : virales (arthrite), urinaires, digestives (les vomissements s'accompagnent alors souvent d'une diarrhée).

Vomissements en rapport avec une affection digestive :

— intolérances digestives ;
— reflux gastro-œsophagien ;

— sténose du pylore ;
— plicature gastrique ;
— malrotation intestinale ;
— occlusion intestinale ;
— appendicite aiguë, péritonite.
Ces causes seront développées dans les paragraphes suivants.

Autres causes :

— vomissements acétonémiques de l'enfant : la classique « crise d'acétone » qui cède à l'administration de solution sucrée ;
— vomissements au cours de l'hypertension intracrânienne, des hémorragies cérébro-méningées ;
— vomissements au cours de l'insuffisance surrénale (hyperplasie congénitale des surrénales, hypoaldostéronisme, hypoplasie des surrénales) ;
— vomissements au cours de certaines affections métaboliques (galactosémie, fructosémie congénitale, phénylcétonurie, leucinose, anomalie du cycle de l'urée...).

Quelques principes du traitement

Le traitement de l'affection causale amène rapidement la disparition des vomissements.
Le traitement symptomatique fait appel à trois mesures *(voir « Traitement du reflux gastro-œsophagien », chapitre 57)* :
— des mesures posturales : au mieux, décubitus dorsal ou décubitus latéral gauche ;
— l'épaississement des biberons :
- poudres épaississantes Gumilk® (à la dose de 1 g/cuillère, mesure pour 100 mL de lait) : de faible pouvoir calorique, mais présentant l'inconvénient principal de ramollir les selles ;
- Gélopectose® (à la dose de 3,5 g, soit 1 cuillère à café, pour 100 mL de lait) : moins énergétique que la maïzena ;
- maïzena (à la dose de 15 g, soit 1 cuillère à soupe, pour 100 g de lait, diluée à froid et cuite ensuite 2 à 3 minutes) : de fort pouvoir épaississant et très bon marché, mais assez fortement énergétique ;
- les laits préépaissis :
  - soit à base de farine de graines de caroube (Nutrilon®, Milumel®, Blédilait®),
  - soit à base d'amidon de maïs (Nidal®, Guigoz® confort, Modilac®),
  - soit à base d'amidon précuit (Enfamil®),
  - soit à base d'amidon de maïs et acidifiés avec des bifidobactéries (Blédilait® premium, Gallia® premium) ;

— les drogues, essentiellement les antireflux :
- métoclopramide (Primpéran®) : 0,5 mg/kg/j (5 gouttes), à répartir 30 minutes avant chaque repas ;
- dompéridone (Péridys®, Motilium®) : 1 mg/kg/j, à répartir 30 minutes avant les trois principaux repas ;
- cisapride (Prépulsid®) : 0,2 mg/kg, quatre fois par jour, 15 minutes avant les repas ; il s'agit d'un traitement dont l'efficacité est bien démontrée en pédiatrie.

à savoir

Récemment, plusieurs études ont montré que le cisapride est susceptible d'entraîner un allongement de l'espace QT. De ce fait, en pratique, l'utilisation du cisapride chez le prématuré doit être faite sous contrôle de rythme cardiaque (ECG avant et 48 heures après la mise du traitement).

Parmi les autres drogues qui peuvent être utilisées, citons :
— le béthanécol qui n'est pas encore d'utilisation courante ;
— les antispasmodiques, qui perdent progressivement leur place dans le traitement ;
— et les antiacides, à utiliser 30 minutes après les repas.

Constipation

Définition

C'est la difficulté à évacuer les selles.
Habituellement, au cours de la constipation, les selles sont émises rarement (moins de trois selles par semaine chez l'enfant, moins d'une selle par jour chez le nourrisson).
Elles sont parfois plus fréquentes, mais sont alors dures et déshydratées, et en quantité insuffisante.
Elles ne sont parfois émises qu'à l'aide d'un lavement ou de suppositoires à la glycérine.

Examen

Analyse des caractères de la constipation :

— fréquence des selles, leur caractère spontané ou provoqué ;
— consistance ;
— date de début (recherche d'une modification diététique déclenchante) ;
— tolérance ;

— survenue régulière d'épisodes de diarrhée (fausse diarrhée), qui alternent avec la constipation ;
— existence d'une encoprésie (émission involontaire de selles) ;
— antécédents familiaux.

Appréciation des conséquences et recherche des signes d'accompagnement :

— par palpation abdominale, recherche du degré de distension abdominale, de la présence de masses mobiles, de fécalomes ou d'une corde colique ;
— par toucher rectal (à effectuer avec précaution, au mieux en position génupectorale) précisant si l'ampoule rectale est vide ou pleine, recherche de fécalomes, d'une fissure anale, d'une antéposition anale, d'un prolapsus anal intermittent ;
— notion de fièvre inexpliquée passagère, de vomissements, d'anorexie ;
— appréciation du retentissement psychologique sur l'enfant et parfois sur sa famille.

Examens complémentaires indispensables

La radio de l'abdomen sans préparation est, en première analyse, le seul examen à effectuer. Il permet d'apprécier le degré de la surcharge stercorale et l'existence de fécalome. En cas d'échec du traitement (correctement pris par l'enfant), d'autres examens peuvent s'avérer nécessaires.
Le temps de transit des marqueurs consiste à faire absorber à l'enfant des petites pastilles radio-opaques et à en suivre la progression par des clichés d'abdomen sans préparation (ASP) réguliers. Cet examen permet de distinguer les constipations globales des constipations terminales.
La manométrie rectale permet de vérifier l'intégrité de la commande nerveuse de la défécation (recherche du réflexe recto-anal inhibiteur). Cet examen permet également de classifier la constipation afin de débuter une rééducation si celle-ci s'avère nécessaire (technique du *bio-feedback*).
Ces méthodes ne sont pas de pratique courante.

Recherche de la cause de la constipation

Constipation passagère

Au cours des maladies aiguës fébriles, du fait de la fièvre, le besoin en eau de l'organisme augmente et l'intestin réabsorbe davantage le liquide. Au cours de la méningite de l'enfant, la constipation est habituelle.
Certains médicaments, tels les poudres épaississantes et surtout les opiacés (Imodium®, dont l'emploi doit être très limité chez l'enfant) ainsi que certains

antitussifs, peuvent entraîner une constipation qui cède habituellement à l'arrêt du traitement.

Constipation chronique

Elle peut être liée à :
— certaines maladies :
- rachitisme, hypothyroïdie, diabète, hypercalcémie, hypokaliémie ;
- anomalie de la musculature abdominale, encéphalopathie ;
- enfant alité de façon prolongée, quelle qu'en soit la cause ;
- mucoviscidose ;

— des anomalies fonctionnelles : trouble de la progression des ondes péristaltiques (maladie de Hirschsprung, pseudo-obstruction intestinale chronique) ;
— des erreurs de régime :
- sous-alimentation ;
- régime mal équilibré (dyspepsie au lait de vache, régimes lactofarineux trop longtemps poursuivis, restriction en eau...) ;

— des obstacles anatomiques :
- antéposition anale, sténose, fissures, hémorroïdes ;
- brides péritonéales, volvulus intermittent ;

— des causes psychosomatiques : peut-être les plus fréquentes.
Chez le nouveau-né, certaines étiologies sont particulières :
— bouchon méconial venant révéler une mucoviscidose ;
— syndrome du petit côlon gauche *(voir « Malformations congénitales », chapitre 27)* ;
— prise de drogue par la mère ;
— constipation au lait de mère, constatée chez 10 à 20 % des enfants nourris au sein ; elle ne constitue pas une indication à l'arrêt de l'allaitement maternel.

Constipation essentielle

De loin la plus fréquente, elle justifie une attitude thérapeutique active, d'une part parce qu'elle constitue une gêne importante pour les enfants, d'autre part, parce qu'il semble qu'un traitement efficace, appliqué suffisamment tôt, permette d'éviter l'apparition de distension colique (mégacôlon, mégasigmoïde), source de constipation chronique chez l'adulte.

Quelques principes du traitement

Régime

(Voir « Constipation », chapitre 57.)
C'est le temps essentiel du traitement.

Dans la plupart des cas, le régime est très déséquilibré. Toute prise en charge thérapeutique d'un enfant constipé doit être précédée d'une enquête diététique soigneuse. Des conseils sont à prodiguer :
— à éviter : les sucres et les sucreries, le riz, les carottes, les pommes, les coings, les bananes, le chocolat, le pain blanc et les pâtes ;
— à conseiller : la plupart des fruits et des légumes (bien cuits), le pain de son.

Traitements médicamenteux

Leur place est très réduite.
À conseiller :
— l'huile de paraffine (Lansoyl®), qui peut se révéler d'un grand intérêt à condition qu'elle ne soit pas trop prolongée (risque de malabsorption des vitamines liposolubles) ;
— les antispasmodiques, trimébutine (Débridat®), surtout si la constipation s'accompagne de douleurs abdominales ;
— le lactulose (Duphalac®), doté d'une action osmotique en augmentant l'hydratation et le volume des selles, est un excellent médicament qui n'irrite pas.
À limiter au maximum : l'utilisation de lavements ou l'administration de suppositoires à la glycérine (ils risquent de retarder l'acquisition d'une autonomie défécatoire). L'utilisation de lavements ne doit être systématique qu'en cas d'absence de selle pendant 72 heures (pour empêcher la formation de fécalome).
Il faut avoir recours au traitement laxatif pendant 6 semaines à 3 mois : lactulose (Duphalac®, Laxamalt®) ou lactitol (Importal®).
En cas d'échec, il faut discuter l'utilisation des médicaments à base de polyéthylène glycol (PEG), comme le Forlax®, dotés d'action osmotique en augmentant l'hydratation et le volume des selles.

Règles d'hygiène :

— apprendre à l'enfant à aller régulièrement à la selle (par exemple, après le petit déjeuner tous les matins) ;
— conseiller l'activité physique, la prise d'un verre d'eau régulièrement au cours de la journée.

Prise en charge

C'est la démarche essentielle dans l'abord de l'enfant et de la famille.
Elle constitue un temps indispensable du traitement de la constipation dite psychosomatique.

En effet, la constipation est souvent un enjeu familial important. Elle est entretenue par des parents anxieux et obsessionnels et utilisée par les enfants comme moyen de chantage.
Il faut, dans de tels cas, « dépassionner le débat » et apaiser l'angoisse maternelle afin de ne pas aboutir à une véritable « phobie du pot ».
Le soutien d'un psychologue est parfois nécessaire dans une telle démarche.

Encoprésie

Définition

C'est l'incapacité d'une rétention fécale normale chez un enfant de plus de 5 ans.

Causes

Elles peuvent être :
— organiques : maladie de Hirschsprung dans une forme très basse, atteinte médullaire ;
— psychofonctionnelles : la constipation chronique favorise la formation de fécalome qui distend en permanence le rectum et diminue le tonus du sphincter externe de l'anus.
Parfois, un tableau de psychose infantile impose une prise en charge spécialisée.

Traitement

On applique le même traitement que pour la constipation, avec nécessité absolue d'évacuer tout fécalome.
Dans certains cas, on procède à des rééducations de la défécation longues et complexes (technique de *bio-feedback*).

Diarrhée aiguë

Définition

Il s'agit de la modification brutale de l'exonération fécale, les selles devenant plus nombreuses, molles ou liquides.

Examen

➡ Analyse des caractères de la diarrhée aiguë :

— aspect des selles : fécales ou afécales (liquides, « comme de l'eau »), glaireuses, sanglantes, aérées de fermentation acide... ;
— couleur des selles (d'un intérêt limité) ;
— fréquence, durée d'évolution ;
— notion de contage ou d'épidémie.

➡ Appréciation des conséquences et recherche des signes d'accompagnement :

— signes de déshydratation **extracellulaire** : pli cutané, enfoncement des globes oculaires, dépression de la fontanelle, temps de recoloration allongé, fréquence cardiaque accélérée et pression artérielle pincée ;
— signes de déshydratation **intracellulaire** : sécheresse des muqueuses (bouche), troubles de la conscience, voire convulsions ;
— surtout appréciation de la perte de poids : par la prise immédiate du poids de l'enfant, qui sera comparé au poids précédent et noté dans le carnet de santé ; appréciation de la gravité de la déshydratation (au-dessus d'une perte de poids de 10 %, il s'agit d'une déshydratation sévère nécessitant des mesures urgentes qui seront détaillées plus loin) ;
— vomissements, fièvre, existence d'une infection associée ;
— ballonnement abdominal : par l'examen de l'abdomen.
(Voir chapitre 30.)

Premières mesures

➡ Chez le nourrisson

Lorsqu'il existe des signes de déshydratation grave avec perte de poids supérieure à 10 % et signes de collapsus, il faut sans attendre :
— déshabiller et prendre le poids de l'enfant ;
— mettre en place une bonne voie veineuse ;
— préparer et mettre en place une perfusion d'albumine humaine (1 g/kg) ou de solution macromoléculaire ou de plasma frais (10 à 20 mL/kg) : cette première perfusion doit passer en 30 minutes ;
— mettre en place un monitoring cardiaque (scope) ;
— traiter l'hyperthermie associée (antipyrétique).
Ce n'est qu'après avoir effectué ces premiers gestes que l'on doit effectuer :
— un recueil des selles (coproculture) : examen virologique, parasitologique, pH des selles et d'urines (ionogramme et examen cytobactériologique des urines), en laissant en place une poche permettant la surveillance de la diurèse ;

— les prélèvements de sang : numération formule sanguine (NFS), ionogramme sanguin avec protidémie, gaz du sang, hémoculture.
Une fois cette première phase écoulée, il faudra :
— poursuivre la surveillance : fréquences cardiaque et respiratoire, diurèse, courbe de poids, de pression artérielle, de température ; nombre de selles, de vomissements ; surveillance de la perfusion ;
— poursuivre la réhydratation : prudemment, guidée par le ionogramme, en se méfiant des réhydratations trop rapides (risques d'œdème cérébral et de convulsions).
Lorsque le tableau est moins alarmant et la perte de poids inférieure à 10 % :
— tenter la réhydratation orale dans tous les cas (les vomissements ne constituent pas une contre-indication ; on utilise des solutions hydroélectrolytiques dites « sucrées-salées », disponibles sous forme lyophilisée, qui doivent être administrées très fréquemment, en petites quantités) ;
— en cas de refus de l'enfant, recourir aux méthodes d'alimentation par sonde naso-gastrique dans les premières heures (les quantités ne doivent pas dépasser 200 mL/kg/j).

Chez l'enfant plus âgé (plus de 1 an)

Le traitement est identique, mais la déshydratation étant rarement aussi sévère, le recours rapide aux aliments solides et antidiarrhéiques est autorisé.

Recherche de la cause

La diarrhée aiguë de l'enfant est le plus souvent de cause infectieuse.

Diarrhée aiguë secondaire à une infection digestive

• Diarrhées bactériennes

On distingue les germes agissant par l'intermédiaire de toxines (diarrhée entérotoxinique), qui produisent une diarrhée aqueuse, et les germes agissant directement sur la muqueuse intestinale (diarrhée entéro-invasive), produisant des selles glaireuses et sanglantes.
Parmi les germes entérotoxiniques, nous citerons le colibacille entérotoxinogène, le vibrion cholérique et, beaucoup plus rarement, le staphylocoque doré, qui n'est qu'exceptionnellement à l'origine de la diarrhée bien que souvent retrouvé dans les selles (germes saprophytes du tube digestif).
Parmi les germes entéro-invasifs, nous citerons : salmonelles et shigelles, *Campylobacter jejuni*, *Yersinia enterolitica* et certains colibacilles entéro-invasifs.

● Diarrhées virales

Le rotavirus est très fréquemment en cause (il peut être retrouvé à l'examen direct des selles au microscope électronique), mais également le coronavirus, l'adénovirus.

● Diarrhées parasitaires

À l'origine, on retrouve : amibes, ascaris, *Giardia*, *Lamblia*.

➡ Diarrhée secondaire à une infection non digestive :

— infections ORL, surtout otite et otomastoïdite ;
— infections urinaires, plus rarement.

➡ Diarrhée non infectieuse :

— par intolérance alimentaire (allergie aux protéines du lait de vache, au soja...) ; elle s'apparente aux diarrhées chroniques ;
— par erreur diététique (dans la confection des biberons, dans l'introduction des aliments...) ;
— due aux antibiotiques.

➡ Diarrhée grave rebelle et diarrhée « du retour »

Il s'agit de formes graves évoluant vers une diarrhée chronique.
La **diarrhée du « retour »** est une diarrhée aiguë négligée ayant entraîné une dénutrition et, parfois, une altération profonde de l'état général. On l'observe chez les enfants de migrants qui ont passé les vacances dans leur pays d'origine.
La **diarrhée grave rebelle** peut survenir après toute diarrhée aiguë, surtout lorsque la prise en charge n'a pas été correcte ou que l'enfant a présenté auparavant des troubles digestifs négligés.
La diarrhée aiguë peut laisser place à une intolérance au lactose, voire aux protéines du lait, qui nécessite l'emploi de formules nutritives qui en sont dénuées (Prégestimil®, Galliagène®, Alfare®).
En cas d'échec, les techniques d'assistance nutritionnelle (nutrition entérale à débit continu ou nutrition parentérale) sont parfois nécessaires.

Quelques principes du traitement

Passée la phase aiguë décrite plus haut, les principes du traitement de diarrhée aiguë sont les suivants *(voir « Gastro-entérite infectieuse aiguë du nourrisson », chapitre 57).*

Chez le nourrisson :

— arrêt, pendant un temps limité, du lait ;
— réhydratation par voie orale chaque fois que cela est possible ;
— réalimentation rapide, afin d'éviter des pertes caloriques trop importantes (risque de diarrhée rebelle).

Cette réalimentation, effectuée par paliers avec réintroduction d'une solution nutritive à base de lait ou, mieux, délactosée, se fait chez le nourrisson de moins de 6 mois :
— avec Diargal®, AL 110®, à dilution croissante, pour atteindre la concentration normale en 4 jours *(tableau 57.1)* ;
— avec réintroduction du lait progressive, pas avant 1 semaine chez le tout-petit.

Le recours aux médicaments est très limité : le diosmectite (Smecta®) peut avoir une action utile en renforçant la barrière intestinale et protégeant la muqueuse intestinale. Les souches tuées de *Lactobacillus acidophilus* (Lactéol® fort) pourront avoir une action utile au cours de la diarrhée par quatre mécanismes :
— une action bactériostatique directe ;
— une immunostimulation non spécifique des muqueuses ;
— une inhibition de l'adhésion entérocytaire des micro-organismes invasifs ;
— une stimulation de la croissance des microflores acidogènes de défense intestinale.

Chez l'enfant plus grand

L'utilisation de lait de soja, sous forme liquide ou solide, est préconisée par certains.

Dans tous les cas

On ne préconise plus actuellement les préparations à base de carottes ou de riz. À fort pouvoir constipant, elles ne traitent pas la diarrhée au niveau des cellules intestinales.

Le recours aux médicaments est très limité :
— les opiacés (Imodium®) doivent être évités chez le tout-petit ;
— les désinfectants intestinaux (Ercéfuryl®) sont d'un intérêt limité ;
— l'antibiothérapie doit être d'un usage restreint aux formes septicémiques ; le traitement antibiotique des diarrhées à salmonelles et à shigelles dans les formes non septicémiques n'a pas fait preuve de son efficacité.

En fait, le traitement des diarrhées aiguës du nourrisson est avant tout diététique.

➡ Diarrhée chronique du nourrisson et de l'enfant

Définition

Ce symptôme constitue un motif très fréquent de consultation en pathologie pédiatrique.
Dans la majorité des cas, un interrogatoire minutieux, un examen clinique orienté et quelques examens biologiques simples permettront d'aboutir à un diagnostic étiologique précis.
La diarrhée est l'émission de selles molles ou liquides, trop fréquentes ou trop abondantes. Elle résulte d'une accélération globale du transit liée à des mécanismes multiples : maldigestion, malabsorption, phénomènes moteurs, phénomènes inflammatoires avec hypersécrétion, exsudation et pullulation microbienne.
La diarrhée est à distinguer des fausses diarrhées, des constipations et des subocclusions (maladie de Hirschsprung), caractérisées par l'alternance de diarrhée et de constipation ou par l'émission d'un mélange de selles dures et de selles liquides au cours de la même exonération.

Mécanismes

➡ Maldigestion

Pour être absorbés par la muqueuse intestinale, les aliments doivent être transformés en composants élémentaires *(voir « Physiologie de la digestion », chapitre 56)*.
Les glucides, les protides et les lipides sont en effet ingérés sous la forme de polymères. Ils subissent l'hydrolyse des enzymes digestives sécrétées par le pancréas exocrine : l'amylase pancréatique hydrolyse les glucides en oses, la trypsine et la chymotrypsine hydrolysent les protides en acides aminés, la lipase hydrolyse les lipides en monoglycérides.
La maldigestion peut être liée à une insuffisance pancréatique exocrine. Dans ce cas, les polymères non digérés ne peuvent être absorbés par la muqueuse intestinale et leur présence dans la lumière intestinale entraîne une diarrhée.
Le diagnostic d'insuffisance pancréatique peut être posé à partir des résultats de l'examen microscopique des selles (globules de graisses non hydrolysées et fibres musculaires non digérées), du dosage pondéral fécal (stéatorrhée à graisses neutres supérieure à 3,5 g/24 h) et du tubage pancréatique (déficit enzymatique congénital, en lipase, très rare).
En cas de déficit en sels biliaires, les graisses ne sont pas solubilisées au sein des micelles et ne peuvent pas être hydrolysées. La maldigestion concerne électivement les lipides.

Malabsorption

• Malabsorption globale ou sélective

La malabsorption peut être globale et non spécifique ou sélective et porter sur un seul type de nutriment, ou parfois même sur un seul composé.
La malabsorption globale entraîne un retard staturo-pondéral considérable dont l'importance dépend du degré de malabsorption protidique.
La malabsorption des graisses se traduit par l'abondance de la stéatorrhée et l'absence de globules graisseux.

à noter *La souffrance intestinale peut maintenant être mise en évidence par des tests de perméabilité intestinale, réalisés à l'aide de divers types de marqueurs ingérés par les patients : polyéthylène glycol (PEG) mannitol (M) ou lactitol (L) pour les disaccharides. Les résultats sont exprimés en clairance urinaire du M ou L représentant la proportion de la dose ingérée émise dans les urines et en rapport des concentrations urinaires L/M, %. Lorsque ce rapport est supérieur à 3,4 %, il est considéré comme étant pathologique.*

À l'examen microscopique des selles, la malabsorption des sucres est mise en évidence par un taux sanguin inférieur à 20 mg/100 mL, 1 heure après la prise orale de D-xylose.
Enfin, la malabsorption protidique est évaluée par la mesure du rapport corticodiaphysaire osseux, de la protidémie et de la clairance de l'alpha-1-antitrypsine fécale.

• Atteinte proximale ou distale

La malabsorption intestinale peut être proximale ou distale selon le niveau de l'atteinte de la muqueuse, les deux pouvant être associées.
Une atteinte proximale (jéjunale) prédominante se traduit par un syndrome global majeur de malabsorption, une hyposidérémie et une hypofolicémie.
Une atteinte distale (iléale) se traduit par une carence en vitamine B12, électivement absorbée dans cette zone, et une anémie mégaloblastique.
La biopsie intestinale par capsule de Carey ou de Crosby montre une atrophie villositaire en cas de malabsorption par altération de la muqueuse intestinale.
L'examen microscopique des selles permet de différencier une malabsorption d'une maldigestion : dans le premier cas, les graisses et les fibres musculaires sont absentes et les produits de leur hydrolyse (glycérol, acides gras et acides aminés) ne sont pas visibles.

Pullulation microbienne

La pullulation microbienne intraluminale est responsable d'une diarrhée par suite de la déconjugaison des sels biliaires par les bactéries. D'une part, cette déconjugaison augmente la pression osmotique intraluminale et provoque un appel d'eau. D'autre part, les sels biliaires déconjugués ne permettent plus la

solubilisation des graisses et entraînent une malabsorption lipidique. L'association de ces deux mécanismes entraîne une diarrhée.
Le diagnostic de cette affection est porté à l'aide d'un test respiratoire de pullulation microbienne après une charge orale en glucose.
Elle se rencontre dans les stases chirurgicales ou médicales : accolement d'anses intestinales ou entérocolite inflammatoire avec dyskinésie.

Entérocolites inflammatoires

Elles sont responsables d'une diarrhée soit par stase avec pullulation microbienne, soit par entéropathie avec exsudation secondaire et action putréfactive des bactéries coliques sur les protides non absorbées. Dans ce cas, le pH des selles est alcalin.
Le retentissement staturo-pondéral est toujours important et les difficultés de renutrition sont constantes.

Diarrhées allergiques

Les réactions anaphylactiques se caractérisent par une dégranulation des basophiles, avec libération d'histamine responsable d'une hypermotricité intestinale et d'une exsudation intraluminale très abondante.
La diarrhée est souvent explosive, parfois sanglante, et peut s'accompagner d'un collapsus. Le diagnostic est posé lorsque l'exclusion de la substance incriminée fait disparaître les troubles digestifs alors que leur réintroduction les fait réapparaître.

Côlon « irritable »

La diarrhée du côlon « irritable » ne s'accompagne jamais de malabsorption.
Elle survient sur un terrain familial par poussées lors d'infections oto-rhino-laryngologiques, de percées dentaires, d'émotions ou d'une exposition au froid.
Elle peut résulter d'une allergie digestive alimentaire ou non, ou encore d'une alimentation trop riche en résidus.
Elle se caractérise par une exsudation colique.

Étiologies

Erreur alimentaire

Les diarrhées par erreur alimentaire résultent de l'apport exagéré d'un ou de plusieurs aliments par rapport aux possibilités de digestion-absorption.
La dyspepsie des farineux en est l'exemple le plus courant. Elle résulte de l'apport excessif de farine chez un nourrisson dont les amylases pancréatiques sont encore réduites.
Une enquête diététique soigneuse s'impose donc en cas de diarrhée chez un nourrisson. Elle a pour but de faire préciser le régime : reconstitution du lait,

nombre de cuillerées de farine, poids de viande. La simple correction de l'erreur diététique permettra de guérir la diarrhée.

Intolérance au lait de vache

L'intolérance aux protéines du lait de vache et du soja se manifeste dès l'introduction de ces aliments. Les troubles surviennent lors du sevrage si l'enfant est initialement nourri au sein, car les laits maternisés sont des laits industriels, riches en bêta-lactoglobulines, qui possèdent donc toute l'allergénicité du lait de vache.

Dans certains cas, l'anamnèse familiale révèle la notion d'intolérance au lait chez les parents ou un terrain allergique familial : asthme, eczéma, urticaire, rhume des foins.

• Terminologie

Compte tenu de la méconnaissance actuelle des mécanismes physiopathologiques de l'intolérance alimentaire, il est habituel de distinguer, au sein du terme fédérateur d'hypersensibilité :

— l'allergie aux protéines alimentaires qui désigne les formes réaginiques (choc anaphylactique), médiées par les IgE et à traduction volontiers extradigestive ;

— l'intolérance aux protéines alimentaires dont les mécanismes pathologiques sont plus difficilement démontrables (IgG anti-aliments, complexes immuns, allergie retardée de type IV).

• Manifestations

Les manifestations cliniques de l'allergie aux protéines du lait de vache et au soja sont très variables.

La forme la plus fréquente associe une diarrhée de putréfaction, des vomissements sans caractère spécifique et une stagnation pondérale.

Il peut s'agir d'une simple pâleur avec cyanose péribuccale, de coliques du nourrisson, de gastrite allergique avec éosinophilie périphérique, ou encore de dermatite atopique.

Les formes atypiques peuvent se révéler par des vomissements isolés avec ou sans selles molles. Dans les formes graves, chaque introduction du lait de vache peut déclencher un choc anaphylactique avec diarrhée sanglante, éruption urticarienne, perte de connaissance et parfois bronchospasme.

• Diagnostic

Le diagnostic repose essentiellement sur la disparition des symptômes lors de la suppression du lait de vache et sur leur réapparition à chaque réintroduction.

Les examens complémentaires précisent la nature allergique des troubles. Ils ont une grande valeur diagnostique lorsqu'ils sont positifs : test de transformation lymphoblastique en présence de protéines du lait de vache, étude des IgE spécifiques par la technique du RAST *(radio allergo sorbent test)*, présence d'anticorps antilait.

Le test de transformation lymphoblastique est basé sur la propriété des petits lymphocytes « à mémoire » de se transformer en cellules blastiques lorsqu'ils ont été cultivés en présence d'un antigène auquel ils ont été sensibilisés. Le test n'est positif que dans les deux tiers des cas environ. La négativité des tests ne permet donc pas d'éliminer le diagnostic.

La biopsie intestinale montre une atrophie villositaire partielle, signe de souffrance intestinale.

Les tests de perméabilité intestinale sont aussi utiles dans le diagnostic et le suivi de la maladie.

● Traitement

L'intolérance aux protéines du lait de vache est souvent transitoire et s'accompagne fréquemment d'une allergie aux protéines du soja, du riz et des œufs *(voir « Intolérance aux protéines du lait de vache », chapitre 57)*. Le traitement est basé sur la suppression de ces protéines et leur substitution par des hydrolysats de caséine, moins allergisants (Nutramigen®, Prégestimil®, Galliagène®, Alfare®).

L'effet bénéfique de ce traitement est constant et indispensable pour affirmer l'intolérance aux protéines du lait de vache ou des autres protéines allergisantes.

La réintroduction précoce de ces protéines entraîne toujours une récidive des manifestations cliniques.

Intolérance au gluten ou maladie cœliaque

Elle a été décrite par Dicke en 1950. Elle survient chez 1 sujet sur 2 000 à 8 000.

Elle est due à une intolérance ou allergie à la gliadine du gluten, contenu dans le blé, l'orge, le seigle, l'avoine et le sarrasin.

Il n'y a pas d'intolérance au maïs, au soja, au manioc, au riz et à l'amidon qui ne contiennent pas de gluten.

● Manifestations

Les troubles dus à une intolérance au gluten surviennent précocement, habituellement entre 3 et 6 mois, avec un certain délai par rapport à l'introduction des farines.

Le début est souvent insidieux et se caractérise par une anorexie, des vomissements, une diarrhée et un ballonnement abdominal, associés à une cassure de la courbe pondérale qui doit faire évoquer le diagnostic.

La maladie cœliaque peut se présenter sous trois grands tableaux cliniques à la période d'état.

• Tableaux cliniques

■ Maladie cœliaque classique

Elle se caractérise par des selles diarrhéiques abondantes, fréquentes, pâles et fétides, liquides ou molles, mais pas toujours luisantes et graisseuses. Leur poids dépasse 2 % du poids corporel. L'anorexie peut devenir totale et les vomissements sont fréquents.
L'augmentation du volume de l'abdomen contraste avec la maigreur et la fonte des masses musculaires. L'hypotrophie pondérale est frappante et le rachitisme n'est pas rare. L'apathie, la tristesse, l'hostilité ou l'irritabilité sont aggravées par un retard moteur progressif. La diarrhée peut être prolongée, putride, alcaline et s'accompagne de difficultés alimentaires et d'infections intestinales ou parentérales.
Le diagnostic différentiel avec une colopathie fonctionnelle ou une intolérance aux protéines du lait de vache peut être extrêmement difficile.

■ Formes latentes, familiales

Elles sont plus rares et souvent asymptomatiques.

■ Formes atypiques

Elles sont trompeuses : l'anorexie peut être isolée ou s'accompagner d'une hypotrophie, la constipation ou les vomissements sont quelquefois rebelles. Une diarrhée aiguë infectieuse peut précéder l'apparition des troubles digestifs. L'anémie peut être hypochrome ou mégaloblastique. L'hypoprotidémie, l'ostéoporose et l'ostéomalacie ne sont pas rares.

• Diagnostic

Le diagnostic de maladie cœliaque est affirmé sur des critères histologiques évolutifs.
La biopsie intestinale montre une atrophie villositaire totale sous régime normal.
La suppression du gluten entraîne une réparation complète des lésions en 18 mois et sa réintroduction est responsable d'une rechute de l'atrophie villositaire totale ou subtotale en moins de 6 mois.
L'intolérance au gluten est la cause la plus fréquente d'atrophie villositaire totale dans nos pays, mais elle n'est pas la seule.
Les mêmes lésions histologiques intestinales peuvent se retrouver en cas de parasitose chronique (lambliase) et de déficit total en IgA circulantes.
L'atrophie villositaire est partielle dans certains syndromes cœliaques, caractérisés par des selles putrides, alcalines et volumineuses : intolérance aux

protéines du lait de vache, diarrhées graves rebelles du nourrisson, otites et antrites, gastro-entérites infectieuses aiguës, parasitoses intestinales chroniques, anémies hypochromes sévères, intolérance au saccharose-isomaltose et entéropathies exsudatives.
L'existence de taux élevés d'anticorps antigliadine, antiréticuline et antiendomysium au moment du diagnostic et leur disparition avec le régime sans gluten sont un argument supplémentaire en faveur du diagnostic.
Les tests de perméabilité intestinale sont aussi utiles dans le diagnostic et le suivi de la maladie.

Intolérance aux disaccharides

La maldigestion des sucres doit être évoquée chaque fois que la diarrhée chronique est acide et fermentaire (pH inférieur à 6).

• Causes

Elle est due à un déficit des disaccharidases de la bordure en brosse de l'intestin grêle, parfois congénital, le plus souvent acquis :
— dans les formes acquises secondaires : l'anamnèse permet de retrouver des épisodes diarrhéiques à répétition responsables d'une atrophie par souffrance intestinale ; le déficit porte sur l'ensemble des disaccharides (lactose, saccharose-isomaltose, maltose) ;
— dans les formes congénitales : l'anamnèse met en évidence un lien avec l'introduction du saccharose dans l'alimentation et l'amélioration après suppression de ce sucre ; en effet, la forme la plus fréquente est l'intolérance au saccharose par déficit en saccharose-isomaltose.
Le retentissement sur la croissance staturo-pondérale est minime. Le déficit congénital en lactose est exceptionnel. Il est secondaire à l'intolérance au lait ou au gluten, au déficit immunitaire, aux entérocolites rebelles et aux résections intestinales.

• Diagnostic

Le diagnostic repose sur le dosage enzymatique dans un fragment de muqueuse intestinale obtenu par biopsie.
L'histologie est habituellement normale dans les formes congénitales.
Les selles sont acides et contiennent du sucre : saccharose (Clinitest), fructose (chromatographie des sucres dans les selles, réaction de Selivanoff), lactose (Clinitest, chromatographie, épreuve de charge).
La réponse chimique à la suppression et la réintroduction du disaccharide mal digéré dans l'alimentation confirme les résultats des examens paracliniques.
La guérison est obtenue par l'exclusion transitoire ou prolongée de ce disaccharide.

Mucoviscidose

La mucoviscidose, ou fibrose kystique du pancréas *(voir « Mucoviscidose », chapitre 36)*, est une maladie héréditaire à transmission autosomique récessive (Fanconi en 1936, Andersen en 1938). Le gène a été isolé sur le chromosome 7. Ce gène code pour une protéine membranaire appelée CFTR *(cystic fibrosis transmembrane conductance regulator)*. Une mutation fréquente, appelée delta F 508, fut rapidement identifiée chez les patients. Mais à part cette mutation fréquente, plus de 800 mutations différentes sont actuellement répertoriées.
La maladie est due à une anomalie de toutes les glandes à mucus (pancréatiques, biliaires, digestives, broncho-pulmonaires, génitales et cutanées). Elle touche environ 1 enfant sur 2 000.

• Symptômes

Elle est habituellement caractérisée par une atteinte respiratoire (évolutive dont le pronostic reste gravissime), qui se traduit par des épisodes de broncho-pneumonies à répétition avec une toux coqueluchoïde chronique, parfois une dyspnée ou une cyanose, un hippocratisme digital plus tardif.
La radiographie retrouve des foyers réticulonodulaires et un emphysème des bases.
Cette symptomatologie respiratoire s'accompagne souvent d'un syndrome cœliaque, avec dénutrition extrême et hypotrophie staturo-pondérale chez un enfant dont l'appétit est conservé, sinon augmenté, par compensation de la maldigestion.
La déshydratation par perte de sel est due à l'augmentation du taux des électrolytes de la sueur.
La symptomatologie digestive de la mucoviscidose résulte d'une fibrose du pancréas, responsable d'une insuffisance pancréatique externe, avec réduction de l'activité de la lipase, de l'amylase et de la trypsine.
La diarrhée est chronique avec quatre à cinq selles par jour, volumineuses, luisantes, claires, de consistance pâteuse, collant au récipient et d'une fétidité particulière (« odeur de poulailler »).

• Diagnostic

Le diagnostic est affirmé par le dosage du chlore éliminé dans la sueur recueillie par une sudation provoquée *(voir « Protocole du test à la sueur à la pilocarpine, chapitre 53)* : $Cl^- > 70$ mg/mL). L'étude de l'activité trypsique, ininterprétable jusqu'à 18 mois, est abaissée.
Certaines mutations peuvent s'accompagner de tests de la sueur normaux.

• Traitement

Le traitement des manifestations respiratoires, à la fois préventif et curatif, comprend : deux aérosols d'un mucolytique (Mucomyst®) par jour, suivis

d'une séance de kinésithérapie de drainage respiratoire, parfois complétés la nuit par une nébulisation de propylène-glycol sous tente.
Le traitement de l'insuffisance pancréatique associe un régime hypercalorique, hyperprotidique, pauvre en acides gras saturés, enrichi en triglycérides à chaînes moyennes (Liprocil®), et une opothérapie pancréatique substitutive.
Les progrès permanents de la prise en charge permettent une augmentation de l'espérance de vie de ces enfants, mais le pronostic reste néanmoins mauvais.
Le diagnostic anténatal est actuellement possible lorsqu'un cas a déjà été diagnostiqué dans la famille.

Diarrhées graves rebelles du nourrisson

Dans certains cas, une diarrhée à début précoce, voire néonatal ou secondaire à une infection entérale ou générale, résiste au traitement habituel et conduit à une dénutrition extrême, mettant en danger la vie de l'enfant.
La diarrhée est abondante, purulente, sanglante, d'aspect entérocolitique.
Elle évolue par poussées pendant 1 mois au moins, avec des surinfections locales et générales, et ne correspond à aucun diagnostic étiologique de diarrhée chronique du jeune enfant : infection, intolérance immunoallergique, déficit immunitaire, hormonal ou anatomique.
L'interruption du cercle vicieux diarrhée-dénutrition-infection ne peut être obtenue que par une mise au repos prolongée du tube digestif et une renutrition parentérale exclusive, suivie par une nutrition entérale élémentaire à débit constant.
Le pronostic à long terme est bon dans la majorité des cas, après 8 mois de traitement environ.

Conclusion

La diarrhée chronique de l'enfant demande avant tout une enquête étiologique soigneuse. Dans les formes graves, avec retentissement nutritionnel majeur mettant en danger la vie de l'enfant, cette enquête ne pourra être entreprise qu'au décours d'une renutrition intraveineuse parfois prolongée.
La conduite thérapeutique dépend d'une interprétation judicieuse des mécanismes responsables en fonction des signes cliniques et des résultats des examens biologiques.

Hémorragie digestive

Définitions

L'**hématémèse** est le rejet de sang rouge ou noir par la bouche lors d'effort de vomissements.

Le **melæna** est l'émission de sang noir par l'anus.
Les **rectorragies** sont une émission de sang rouge par l'anus.

Examen

➡ Analyse des caractères de l'hémorragie :

— le caractère aigu, isolé, ou répété et chronique de l'hémorragie ;
— l'abondance (souvent difficile à faire préciser) ;
— les caractéristiques du saignement ;
— lorsqu'il s'agit de rectorragies, le fait que le sang est mêlé ou non aux selles.

➡ Appréciation des conséquences et recherche des signes d'accompagnement :

— retentissement de l'hémorragie : signe de collapsus ou d'anémie, nécessitant parfois des gestes d'urgence *(voir « Les coups de chaleur, coups de froid, syncopes, lipothymies », chapitre 50)* ;
— existence de signes généraux d'accompagnement ;
— existence de douleurs abdominales que l'on caractérisera précisément.

Premières mesures

En cas d'hématémèse ou de melæna, l'enfant doit être laissé à jeun. Les mesures de réanimation sont parfois nécessaires, elles doivent être mises en œuvre sans attendre.
Le médecin sera appelé d'urgence. Il devra éliminer une cause chirurgicale et envisager les examens complémentaires.

Recherche de la cause

Toute cause d'hématémèse peut être également une cause de melæna.

➡ Dans l'hématémèse

Le diagnostic repose essentiellement sur l'endoscopie digestive, qui explore l'œsophage, l'estomac et le duodénum.
Cet examen doit être au mieux effectué en période hémorragique.
Parmi les causes qui sont retrouvées, citons :
— les œsophagites, dans plus de la moitié des cas ;
— les gastrites et les ulcères gastro-duodénaux, beaucoup plus rares chez l'enfant que chez l'adulte ;
— le syndrome de Mallory-Weiss, lésions œsophagiennes consécutives à des efforts de vomissements, rare également ;

— la gastrite à *Helicobacter pylori* et les ulcères gastro-duodénaux d'origine médicamenteuse (aspirine et anti-inflammatoires non stéroïdiens), qui sont les causes les plus répandues chez l'enfant.
Les autres causes sont exceptionnelles.

Dans le melæna

Il est parfois difficile de faire le diagnostic lorsque l'hémorragie est de faible abondance. On s'aidera alors de bandelettes réactives (Hemoccult® ou Hematest®).
La coloscopie s'impose lorsque le diagnostic de melæna est porté. Elle sera éventuellement complétée par un lavement radio-opaque en double contraste.
En plus de causes d'hématémèse, citons :
— les diarrhées entéro-invasives ;
— l'intolérance aux protéines du lait de vache ;
— l'invagination intestinale aiguë ;
— l'ulcération d'un diverticule de Meckel ;
— le syndrome hémolytique et urémique et le purpura rhumatoïde ;
— les colites inflammatoires (maladie de Crohn, rectocolite ulcérohémorragique) ;
— les polypes.

Dans les rectorragies

Lorsque le sang est mêlé aux selles, les étiologies sont identiques à celles du melæna.

• Chez le nourrisson

Lorsque le sang est émis en dehors des selles et les arrose, le diagnostic est le plus souvent simple chez le nourrisson.
On met en effet en évidence, en déplissant correctement l'anus, de profondes fissures, provoquées soit par une constipation avec émission de selles dures, soit par des introductions thermométriques itératives.
Il convient alors de bien montrer les lésions aux parents et de les engager à suspendre la prise de la température.
Une pommade cicatrisante (Proctolog®) en application locale pluriquotidienne permettra une guérison rapide.

• Chez l'enfant plus âgé

En l'absence de lésions de l'orifice anal, la rectosigmoïdoscopie pourra parfois retrouver un ou plusieurs polypes (mais ceux-ci sont beaucoup plus rares chez l'enfant que chez l'adulte).
On peut également mettre en évidence des fissures anales en rapport avec une maladie de Crohn.

Affections digestives particulières

Maladies de la bouche

(Voir chapitre 28.)

Éruption dentaire

Au cours de l'éruption dentaire, le nourrisson peut parfois présenter une hyperthermie modérée (jamais au-dessus de 38,5 °C), une toux et une accélération modérée du transit.
Le diagnostic est facile devant un nourrisson aux gencives tuméfiées congestives.
Il s'agit cependant d'un diagnostic souvent porté par excès, il ne faut pas méconnaître, en effet, une affection organique (infection ou maladie généralisée).

Carie dentaire

Trop fréquente, elle survient précocement et peut être évitée par des mesures simples.
Favorisée par l'ingestion de sucreries, de miel que l'on donne parfois au coucher dans certaines régions, elle doit être combattue par un brossage régulier des dents (mesure que l'on doit valoriser et mettre en œuvre très tôt) et une meilleure hygiène alimentaire.
Les caries dentaires ne sont pas seulement dommageables en elles-mêmes, elles sont aussi sources d'infections générales parfois graves ; elles peuvent également gêner l'alimentation. De plus, lorsque les dents de lait sont détruites par les caries, les dents définitives peuvent être atteintes, elles aussi, dès leur apparition.
Il incombe donc à tout le personnel soignant d'informer les familles. L'utilisation systématique de fluor (à condition que l'eau de boisson ne soit pas trop riche en fluor) est d'un appoint non négligeable dans la prévention des caries.

Muguet

C'est une infection de la cavité buccale due à une levure : *Candida albicans (voir « Prélèvements et recueils, chapitre 52).*
Certaines conditions en favorisent la prolifération : sécheresse de la bouche par insuffisance de sécrétion salivaire (habituelle avant l'âge de 2 mois), résidus lactés dans la bouche, emploi d'antibiotiques par voie orale.

Localisation

Le muguet reste habituellement localisé à la bouche. Le diagnostic est habituellement facile devant l'apparition de points blancs, analogues à du lait caillé, posés sur une muqueuse congestive dans toute la cavité buccale.
Ces premières lésions peuvent confluer, formant des plaques saillantes, irrégulières, blanc crémeux, adhérant à la muqueuse.
En l'absence de traitement, le muguet peut évoluer spontanément vers la guérison, ou bien il peut s'étendre à l'ensemble du tube digestif, provoquant vomissements et diarrhées.
Beaucoup plus rarement, l'extension peut se faire en dehors du tube digestif (avec exceptionnellement une septicémie à levure survenant chez les sujets immunodéprimés).
À noter que, lorsque le *Candida albicans* est responsable d'une diarrhée, l'administration de carottes favorise sa prolifération.

Traitement

Le traitement est avant tout local et doit être poursuivi longtemps.
À l'aide d'une compresse stérile enroulée sur le doigt (ou, mieux, d'un doigtier), on applique une solution bicarbonatée, puis un antifongique (Fungizone®, Mycostatine® ou Daktarin®).
Après le début du traitement (24 à 48 h), les tétines doivent être jetées et remplacées par des tétines neuves, ainsi que la « sucette » si l'enfant en a une.
Ces soins doivent être effectués pluriquotidiennement, en prenant garde aux contaminations (lavage soigneux des mains avant et après chaque soin).
Le traitement général par antimycosiques est rarement utilisé.

Maladies de l'œsophage et de l'estomac

Reflux gastro-œsophagien

Pathologie fréquente, il se définit par la remontée vers la bouche, sans effort de vomissements, du contenu gastrique.
À la différence des simples régurgitations (renvoi de lait en petite quantité accompagnant le rot), il n'est pas dépourvu de conséquences parfois dramatiques.

Conséquences :

— œsophagite : les passages itératifs du liquide gastrique acide provoquent une inflammation de la paroi œsophagienne pouvant évoluer vers l'ulcération,

l'hémorragie ou la sténose ; elle est suspectée cliniquement lorsque l'enfant tousse la nuit, s'agite et pleure sans raison ;
— complications ORL : otites, rhinopharyngites à répétition, laryngomalacie et dysphonie chronique ;
— complications respiratoires : foyers pulmonaires à répétition (plus souvent situés au niveau du sommet du poumon droit), allergie respiratoire ;
— mort subite inopinée du nourrisson : le reflux en est probablement une des causes.

Diagnostic

Le diagnostic est suspecté cliniquement : rejets de lait dont il faut préciser le caractère précoce ou tardif par rapport au biberon, la fréquence, le retentissement sur l'état général (mais, même lorsque le reflux est massif, on ne note que rarement un amaigrissement).
Les examens complémentaires permettront de confirmer le diagnostic et d'orienter la thérapeutique.
Le transit œso-gastro-duodénal, bien qu'encore largement répandu, est d'un intérêt limité par rapport aux deux examens suivants.

• pHmétrie

Effectuée sur 24 heures, elle consiste à mesurer le pH régnant dans l'œsophage à l'aide d'une sonde munie d'un capteur introduit par voie nasale. Tout reflux de liquide acide s'accompagne d'une baisse du pH œsophagien, qui est ainsi mesuré. Au cours de l'enregistrement, l'IDE doit noter scrupuleusement l'heure des repas, les épisodes de reflux, les changements de position de l'enfant. Ces données sont ensuite traitées par ordinateur. Cet examen permet au mieux d'affirmer le reflux gastro-œsophagien et d'en suivre l'évolution.

• Fibroscopie œso-gastrique

Elle est effectuée sous simple prémédication à l'aide d'un fibroscope pédiatrique souple. Cette technique permet de rechercher une œsophagite. Des biopsies peuvent être pratiquées au cours de cet examen.
D'autres techniques ne sont pas encore de pratique courante (manométrie qui enregistre la pression dans le sphincter inférieur de l'œsophage, scintigraphie).

Traitement :

— mesures antireflux de procubitus et épaississement des biberons ;
— médicaments renforçant le tonus du sphincter inférieur de l'œsophage (nous avons déjà développé les modalités de ce traitement dans le paragraphe consacré aux vomissements).

Lorsqu'une œsophagite est suspectée cliniquement, elle doit être confirmée par une fibroscopie. En cas d'œsophagite de grade 2 ou plus, un traitement antiacide par ranitidine (Raniplex®, Azantac®) ou un inhibiteur de la pompe à proton par oméprazole (Mopral®) ou par lansoprazole (Ogast®) doit être discuté *(voir « Traitement du reflux gastro-œsophagien », chapitre 57).*

Évolution

En principe, la guérison intervient vers l'âge de 18 mois.
Parfois, au contraire, le reflux va persister et il faudra discuter le traitement chirurgical (intervention de Nissen). Les indications du traitement chirurgical sont les reflux accompagnés de complications non contrôlées par le traitement médical : œsophagite sévère, pneumopathies à répétition.

Sténose hypertrophique du pylore

Elle est due à une hypertrophie localisée à la région pylorique de la couche musculaire circulaire interne de la paroi gastrique. Elle est fréquente, touchant 2 nourrissons sur 1 000, avant 2 mois le plus souvent. La proportion de garçons atteints est de 3 pour 1 fille.
La cause en est inconnue. Les antécédents familiaux sont retrouvés dans 15 % des cas.

Diagnostic

Le diagnostic est évoqué devant la présence de vomissements postprandiaux, alimentaires, jamais bilieux, survenant chez un nourrisson affamé. Ce tableau se constitue rapidement. Aucun antécédent digestif n'est habituellement retrouvé.
Plus tardivement, l'enfant présente des signes de déshydratation. Les vomissements s'accompagnant d'une perte importante d'acide chlorhydrique (sécrété par l'estomac), des troubles ioniques apparaissent rapidement (alcalose hypochlorémique).
L'examen clinique peut parfois mettre en évidence des ondulations péristaltiques visibles à jour frisant.
Plus rarement, l'hypertrophie du pylore peut être ressentie à la palpation de l'hypochondre droit (olive pylorique).
Le diagnostic repose sur deux examens essentiels plus ou moins complémentaires :
— le transit œso-gastro-duodénal : examen classique permettant d'affirmer le diagnostic devant la présence de liquide de stase dans l'estomac, qui apparaît distendu ; le canal pylorique est allongé, les passages pyloriques sont rares et tardifs ;

— l'échographie : elle tend à prendre une place prépondérante ; elle permet de visualiser l'olive pylorique.

Traitement

Le traitement est exclusivement chirurgical. L'intervention est simple, elle consiste à sectionner le muscle hypertrophié sans jamais atteindre la muqueuse. Il s'agit d'une pylorotomie extramuqueuse. Elle ne s'effectue qu'après avoir bien préparé l'enfant : rééquilibration hydroélectrolytique et renutrition par voie veineuse.
Un bilan biologique est effectué en préopératoire. Pendant cette période préopératoire, l'enfant est placé en procubitus. Une sonde gastrique est mise en place permettant de prévenir les risques d'inhalation. Une surveillance continue du rythme cardiaque est instituée. Le poids et la température sont régulièrement notés.
Cette phase de préparation est essentielle, il faut anesthésier un enfant bien équilibré.
L'explication aux parents souvent très inquiets doit être claire et rassurante. Lorsque l'enfant est allaité, il ne faut pas interrompre l'allaitement et prévoir un procédé pour « tirer le lait ».

Surveillance

Après l'intervention, la surveillance doit être poursuivie.
La réalimentation est précoce, d'abord à l'aide d'eau sucrée, administrée dès la 6e heure postopératoire à doses fractionnées, progressivement croissantes. Le lait est réintroduit dès le 11e jour postopératoire.
La perfusion est poursuivie tant que l'apport par voie orale est insuffisant.

Gastrites de l'enfant

Les gastrites de l'enfant sont encore mal connues des pédiatres et pourtant relativement fréquentes. Le tableau clinique est dominé par des douleurs abdominales de siège épigastrique associées à des vomissements parfois sanglants.
Les gastrites et la pathologie peptique de l'enfant sont soit primaires, soit secondaires.

Gastrites primaires

• Gastrite à *Helicobacter pylori (H. pylori)*

L'infection à *Helicobacter pylori* (*H. pylori*) n'est pas rare chez l'enfant. Son incidence en Europe, d'environ 6 % chez les enfants de 6 à 16 ans, varie avec

le niveau socio-économique et l'état de dénutrition. Elle peut atteindre 46 % en Afrique et jusqu'à 75 % en institutions ou dans certains milieux clos. Sa symptomatologie est discutée ; il ne fait pas de doute que *H. pylori* peut être à l'origine de vomissements, de troubles dyspepsiques et de manifestations douloureuses aiguës liées à l'ulcère gastro-duodénal. En revanche, sa place dans les douleurs abdominales chroniques de l'enfant est plus discutée, comme en attestent des travaux contradictoires.
Il existe différentes méthodes de diagnostic. La mise en évidence directe du germe s'effectue après biopsie antrale perendoscopique par des méthodes bactériologiques ou histologiques. L'enfant justifie un recours plus large aux méthodes diagnostiques non invasives. Le sérodiagnostic à IgG est d'utilisation facile et reproductible chez le grand enfant, mais peu sensible dans le suivi de l'infection à court terme. Le test respiratoire à l'urée-13C (13C-TRU) est sensible et spécifique, parfaitement adapté à l'usage pédiatrique. Récemment, la recherche de l'antigène de *H. pylori* dans les selles semble être une technique sensible et spécifique chez l'enfant. Les techniques d'amplification d'ADN génomique (PCR, *polymerase chain reaction*), encore à l'étude, semblent prometteuses pour pouvoir d'une part expliquer la transmission de cette infection et, d'autre part, distinguer récidive et rechute de l'infection chez le même patient *(voir « Outils de la génétique moléculaire », chapitre 12)*.
L'orientation thérapeutique par la triple thérapie pendant 1 semaine associant amoxicilline ou macrolide : clarithromycine (Naxy®), spyramycine (Rovamycine®), métronidazole (Flagyl®) ou tinidazole (Fasigyne®) et sels de bismuth (non disponible en France) ou antisécrétoire (oméprazole ou lansoprazole) est efficace.

• Gastrite avec d'autres agents infectieux

Elles sont relativement rares. Il s'agit des gastrites à cytomégalovirus (CMV), du virus de l'*Herpes simplex*, du paludisme et du *Candida albicans*. Ces gastrites sont fréquentes chez les enfants immunodéprimés. L'endoscopie peut retrouver un aspect de gastrite à gros plis.

• Gastrite biliaire (reflux biliaire)

Le reflux gastro-duodénal biliaire a été incriminé dans la genèse de la gastrite biliaire primaire, mais le rôle de l'acide biliaire est encore mal connu. Les enfants présentent souvent des douleurs abdominales associées à des vomissements biliaires. Des modifications gastriques histologiques spécifiques ont été rapportées au cours de cette affection.

Gastrites secondaires :

— au stress ;
— à des médicaments et toxiques ;
— à des agents caustiques ;

— à la maladie de Crohn ;
— à la maladie de Ménétrier ;
— à la gastro-entérite éosinophilique ;
— à des gastrites varioliformes ;
— à des gastrites atrophiques (auto-immunes) ;
— à la maladie de Zollinger-Ellison.

Autres pathologies gastro-œsophagiennes

Plicature gastrique

C'est une anomalie de position de l'estomac au cours de laquelle la partie inférieure de l'estomac remonte et se plie devant sa partie supérieure. Cette anomalie entraîne des vomissements postprandiaux précoces. L'appétit est conservé. Le diagnostic est porté sur le transit œso-gastro-duodénal (TOGD). Le traitement n'est pas chirurgical ; l'enfant doit être couché sur le ventre après les repas. Habituellement, la guérison survient lors du passage à l'alimentation diversifiée et compacte.

Duplication gastrique

Malformation rare de l'estomac, elle se caractérise par la présence d'une poche gastrique appendue à l'estomac, communiquant ou non avec la lumière de l'estomac. Elle peut être siège d'ulcères et d'hémorragies et doit être traitée chirurgicalement.

Achalasie de l'œsophage

Il s'agit d'une anomalie du sphincter inférieur de l'œsophage, qui ne s'ouvre pas lors de la déglutition. L'achalasie aboutit à une distension parfois monstrueuse de l'œsophage : le méga-œsophage.

Maladies de l'intestin

Appendicite

Plus fréquente après 5 ans, l'appendicite peut en fait survenir à tous les âges. Malgré sa réputation de bénignité, l'appendicite est en fait une affection sérieuse, dont les conséquences, si le diagnostic est méconnu, peuvent être dramatiques.

Diagnostic

Le signe le plus constant de l'affection est la douleur, typiquement située dans la fosse iliaque droite (mais il existe des cas où la douleur siège dans l'hypochondre

gauche, la région péri-ombilicale, voire la fosse iliaque gauche). Elle est d'intensité variable, souvent modérée et est habituellement accompagnée de fièvre à 38-38,5 °C, de vomissements et plus rarement de constipation.
La palpation abdominale, à pratiquer calmement, mains réchauffées, retrouve une tension musculaire localisée. Cette défense est inconstante, mais très évocatrice.
Le toucher rectal, pratiqué avec précaution, peut retrouver une douleur dans le cul-de-sac de Douglas.
Dans certains cas, le tableau clinique est moins typique.
Dans les formes évoluées, l'altération de l'état général est importante. La fièvre élevée, les vomissements et, à la palpation, un ventre dur sur toute sa surface doivent faire redouter une diffusion vers le péritoine et la constitution d'une péritonite appendiculaire.
Dans les formes très précoces, au contraire, la fièvre et les vomissements peuvent manquer.
Enfin, chez le nourrisson, le tableau clinique peut être très trompeur.
Les examens complémentaires peuvent être contributifs. La numération formule sanguine révèle une polynucléose modérée. L'abdomen sans préparation permet d'éliminer d'autres étiologies.

Traitement

Dès que le diagnostic est évoqué, l'enfant doit être laissé à jeun.
L'avis chirurgical est demandé d'urgence. Les éléments biologiques du bilan préopératoire sont demandés au laboratoire.
Des explications claires et détaillées sont données aux parents et à l'enfant, qu'il ne faut pas laisser dans l'ignorance.
L'intervention sera effectuée rapidement sans attendre les complications, sur un faisceau d'arguments. L'examen anatomopathologique de l'appendice permet de confirmer le diagnostic.

Surveillance

Après l'intervention, une surveillance attentive doit être poursuivie car des complications postopératoires sont toujours possibles.
On doit être alerté par une recrudescence de la fièvre, des vomissements, une non-reprise du transit.

Invagination intestinale aiguë

Manifestations

Elle est due au télescopage d'un segment de l'intestin dans un segment adjacent. Elle réalise un tableau d'occlusion aiguë qui constitue une urgence chirurgicale.

Dans la forme habituelle du nourrisson (habituellement un garçon âgé de 3 à 12 mois), le diagnostic doit être évoqué lorsque survient brutalement une vive douleur abdominale accompagnée de vomissements, cris, pâleur et sueurs. Cette crise dure quelques instants, puis elle est suivie d'une période d'accalmie, mais de nouvelles crises surviennent à un rythme plus ou moins accéléré. L'enfant refuse ses biberons.

Diagnostic

L'examen retrouve parfois une masse abdominale allongée se contractant sous les doigts : le boudin d'invagination.
L'échographie abdominale, faite par un radiologue expérimenté, pourrait présenter un moyen de diagnostic utile, fiable et non invasif, en objectivant le boudin de l'invagination.
Dans les cas déjà évolués, on notera la présence de sang dans les couches.

Traitement

Le bilan préopératoire doit être pratiqué sans attendre. L'enfant est perfusé, une sonde gastrique est mise en place. L'enfant est laissé à jeun. Les parents sont prévenus de la possibilité d'une intervention chirurgicale. Le diagnostic évoqué cliniquement sera confirmé à la radiographie par le lavement opaque qui sera pratiqué en présence du chirurgien ; il permettra parfois à lui seul de réduire l'invagination.
Cependant, bien souvent, l'intervention est nécessaire en urgence. Elle permet de vérifier ou de pratiquer la désinvagination. Parfois, une résection intestinale est nécessaire.
Il est rare de trouver une cause à l'invagination :
— locale : invagination sur tumeur du grêle, diverticule de Meckel ou polype digestif ;
— générale : purpura rhumatoïde.

Hernie ombilicale

Bénigne, elle est due à un défaut de fermeture du canal ombilical, dont l'occlusion complète est obtenue durant les dix-huit premiers mois de la vie. Elle est plus fréquente chez le prématuré.
Elle est favorisée par l'hyperpression abdominale (due en particulier à une constipation).
La hernie peut être extériorisée lors des efforts et des cris ou être permanente. On perçoit parfois une anse intestinale dans le sac herniaire. Celui-ci peut être facilement réduit. L'étranglement herniaire est rarissime.
L'utilisation de bandages ou de moyens de contention externe est inutile. La guérison est habituellement spontanée vers l'âge de 2-3 ans.
Il faut rassurer les parents.

Hernie inguinale et pathologie du canal péritonéo-vaginal

La pathologie du canal péritonéo-vaginal regroupe les hernies inguinales et l'hydrocèle vaginale.

Hernie inguinale

Plus fréquente chez le garçon, uni- ou bilatérale, elle expose à l'étranglement herniaire. Chez le nourrisson, le diagnostic est habituellement facile devant une tuméfaction inguinale occupant la partie haute d'une bourse. Non étranglée, elle est facilement réductible et n'entraîne pas de vomissements. Il est important de palper les testicules (recherche d'une atrophie testiculaire).
Chez la fille, la hernie inguinale est moins fréquente, elle n'est cependant pas rare en cas de prématurité. Le diagnostic est facile devant une tuméfaction occupant la partie haute d'une grande lèvre. La palpation peut préciser la nature du contenu de la hernie : masse molle sous les doigts (d'origine intestinale) ou masse dure en forme d'amande (correspondant à un ovaire hernié). Ce type de hernie peut s'étrangler plus souvent que chez le garçon.
Le tableau de hernie étranglée est celui d'une occlusion intestinale avec douleurs, vomissements, arrêt des matières et des gaz. L'examen retrouve la masse herniaire, qui apparaît irréductible et très douloureuse.
Le traitement :
— chez le garçon de moins de 6 mois, lorsque la hernie n'est pas étranglée, il peut être préférable d'utiliser des bandages herniaires et de surseoir à l'intervention ; une surveillance régulière est cependant nécessaire ; il est important d'expliquer aux parents tous les signes qui doivent conduire à l'intervention ;
— dans tous les autres cas, le traitement doit être chirurgical. Celui-ci peut être précédé d'une tentative de réduction dans un bain chaud (taxis). Cette attitude n'est cependant pas valable chez la fille où, même en l'absence d'étranglement, toute hernie de l'ovaire est considérée comme une semi-urgence car il existe un risque de nécrose de l'ovaire.

Hydrocèle vaginale

Il s'agit de l'augmentation du volume des bourses chez le garçon. Elle est diagnostiquée par la transillumination. Elle est habituellement indolore et régresse spontanément. Elle peut être communicante et réductible à la palpation douce ou non communicante et irréductible. Elle doit exceptionnellement être opérée.

Prolapsus rectal

Manifestations

C'est l'issue, par l'anus, du rectum sur toute sa circonférence, sous l'effet de la défécation ou des cris. Il s'agit d'un bourrelet circulaire rouge vif ou violacé centré par un orifice, la lumière rectale.
Le prolapsus se réduit le plus souvent spontanément sous la pression des doigts.
De petites lésions superficielles peuvent être à l'origine de rectorragies. Il n'y a jamais d'étranglement.
L'évolution se fait vers la guérison entre 3 et 5 ans le plus souvent.
Parfois, le prolapsus peut révéler une mucoviscidose. Le test de la sueur doit être systématique.

Traitement

Le traitement se confond avec celui de la constipation. Lorsque le prolapsus est extériorisé, il convient d'expliquer aux parents, parfois très inquiets, les manœuvres simples qui permettent la réintégration du rectum : le doigt muni d'un doigtier, enduit de vaseline, est appliqué au centre du prolapsus (au niveau de la lumière qui n'est pas toujours bien visible). Une pression est exercée jusqu'à réintégration complète.

Maladie de Crohn

C'est une maladie inflammatoire du tube digestif évoluant par poussées. Elle atteint préférentiellement l'iléon terminal et le caecum, mais peut toucher tous les étages de l'intestin.
Elle atteint avec prédilection les sujets âgés de 15 à 40 ans. Elle n'est pas rare chez l'enfant de plus de 10 ans.
Les causes n'en sont pas parfaitement connues.

Manifestations

La maladie de Crohn entraîne des manifestations digestives et extradigestives :
— manifestations digestives : elles se traduisent cliniquement par des douleurs abdominales, des épisodes de diarrhées parfois glairo-purulentes, parfois sanglantes ; des abcès, des fistules ou des fissures anales peuvent entraîner douleurs périnéales ou rectorragies ; à l'examen de la cavité buccale, on peut noter la présence d'une stomatite ou d'aphte ;
— manifestations extradigestives : fièvre traînante et amaigrissement sont fréquents ; des douleurs articulaires (arthrite ou simples arthralgies), des localisations oculaires et un érythème noueux sont des atteintes classiques de la maladie de Crohn.

Sur le plan des examens complémentaires

Il y a des signes d'inflammation lors du bilan sanguin.
Le lavement baryté et la radiographie de l'intestin grêle (transit du grêle) peuvent objectiver des lésions localisées à l'iléon terminal et au cæcum, ou étendues à l'ensemble du côlon et/ou de l'intestin grêle. Ces lésions sont des ulcérations (images d'addition), des pseudo-polypes (images de soustraction). Il peut également y avoir des signes de sténose localisée ou de fistule vers les organes de voisinage. Les lésions sont parfois multiples, séparées par des intervalles de muqueuse saine.
La coloscopie permet de retrouver ces lésions, qui sont parfois hémorragiques, et d'effectuer des biopsies qui confirmeront le diagnostic lorsqu'elles objectiveront un granulome épithélio-gigantocellulaire dans la paroi digestive.
La fibroscopie haute permet de retrouver des lésions inflammatoires, voire ulcérées aphtoïdes, avec de fausses membranes au niveau de l'œsophage, l'estomac et le duodénum. De même, les biopsies étagées objectiveront un granulome épithélio-gigantocellulaire dans la paroi digestive.
La scintigraphie aux polynucléaires marqués est une nouvelle technique qui semble avoir une assez bonne sensibilité et spécificité pour le diagnostic de la maladie de Crohn.

Traitement

Le traitement de chaque poussée est avant tout médical. On utilise des corticoïdes, la Salazopyrine® par voie orale ou rectale, ou le Flagyl®. Parfois, les techniques d'assistance nutritionnelle sont nécessaires (nutrition entérale à débit continu, nutrition parentérale...).
Le traitement chirurgical est exceptionnellement indiqué.
Aucun traitement ne permet de prévenir les rechutes.

Prise en charge

Comme pour toute maladie chronique, la prise en charge est souvent difficile, basée sur la confiance mutuelle entre les parents et l'équipe soignante. Une grande disponibilité est nécessaire. Un soutien psychologique est parfois demandé par l'enfant ou ses parents.
Une prise en charge sur le plan diététique est également souhaitable.

Rectocolite ulcérohémorragique

Maladie inflammatoire chronique évoluant par poussées, elle atteint le rectum et parfois le côlon. Comme la maladie de Crohn, elle est rare avant 10 ans et atteint autant le garçon que la fille. Elle est plus fréquente au nord de l'Europe et en Amérique. Les causes en sont incomplètement connues.

Diagnostic

Le diagnostic est évoqué le plus souvent après un épisode de rectorragie. Elle présente des :
— manifestations digestives :
 – rectorragies parfois accompagnées de diarrhée ;
 – douleurs à la défécation, faux besoins ;
— manifestations extradigestives :
 – fièvre à 38-39 °C, asthénie, anorexie ;
 – arthrites, douleurs articulaires ;
 – atteinte oculaire, érythème noueux.

Examens complémentaires

Le bilan sanguin objective un syndrome inflammatoire lors des poussées.
Le lavement baryté, contre-indiqué en cas de signes de perforation, retrouve des images d'ulcération et de pseudo-polypes qui apparaissent plus diffuses que dans la maladie de Crohn, sans intervalles sains. Le rectum est toujours atteint. Le côlon est parfois atteint à des degrés divers (simple atteinte distale ou atteinte de tout le côlon). Dans les formes évoluées, le rectum et le côlon peuvent apparaître rétrécis et tubulés, rigides, sans austration.
L'endoscopie indispensable retrouve une muqueuse œdématiée, ulcérée, hémorragique, friable au contact du fibroscope, sans intervalle de muqueuse saine. La biopsie ne retrouve pas d'aspect histologique spécifique.

Traitement

Le traitement des poussées fait appel aux mêmes drogues que pour la maladie de Crohn.
La chirurgie est plus souvent indiquée, surtout dans les formes très actives et localisées.
En dehors des poussées, des règles hygiénodiététiques sont nécessaires (régime pauvre en résidus). Il faut supprimer le lait s'il est mal toléré.
Comme pour la maladie de Crohn, la prise en charge de cette maladie chronique nécessite de la part du personnel soignant une grande disponibilité.

Syndrome du côlon « irritable »

Le syndrome du côlon « irritable » est le plus fréquemment responsable d'une diarrhée prolongée chez le nourrisson et l'enfant.
Les selles sont fétides, glaireuses, parfois sanglantes. Les poussées surviennent généralement sur un terrain familial colitique, allergique ou psychologiquement perturbé.
L'état général est parfaitement conservé et le retentissement sur la croissance staturo-pondérale nul.

Le diagnostic sera évoqué sur l'existence d'une corde colique gauche, à partir de la palpation abdominale et d'un bilan d'absorption digestive normal, et sur la présence de pus et de sang dans les selles. Ce diagnostic ne sera affirmé qu'après avoir éliminé toutes les autres étiologies des diarrhées de l'enfant.

➡ Hépatite virale

De nombreux virus peuvent être responsables d'une hépatite virale : A, B, C, D. D'autres virus peuvent entraîner la constitution de tableaux très voisins : cytomégalovirus, Epstein-Barr et herpès...

Hépatite A

L'hépatite A est due au virus HA. Il s'agit d'une hépatite épidémique dont la contamination se fait principalement par voie orale.
L'ictère apparaît après une phase d'incubation de 2 à 3 semaines. Il est parfois précédé d'un syndrome d'allure grippale. Il dure habituellement moins de 4 semaines. Parfois, l'ictère est absent (forme anictérique) ou très discret (limité à une coloration jaune des conjonctives).
Les selles sont parfois légèrement décolorées et les urines foncées.
L'examen est sans grande particularité en dehors d'une hépatomégalie que l'on peut parfois noter. Il existe une asthénie et une anorexie. L'élévation des transaminases et la sérologie permettront de confirmer le diagnostic.
Aucun traitement n'est nécessaire, mais l'enfant doit être isolé. Le repos doit être maintenu tant que persiste l'asthénie. La convalescence peut être longue. La maladie est de déclaration obligatoire.

Hépatite B

L'hépatite B, ou hépatite d'inoculation, est souvent contractée après une transfusion sanguine. C'est également une maladie sexuellement transmissible (MST). Elle est due au virus HB.
Sa durée d'incubation est plus longue (4 à 6 semaines en moyenne).
Le tableau clinique est souvent plus sévère que celui de l'hépatite A. Surtout, l'hépatite B est susceptible de complications (évolution vers l'hépatite aiguë ou l'hépatite chronique).
Le traitement curatif est identique à celui de l'hépatite A. Le traitement préventif s'appuie maintenant surtout sur la vaccination *(voir « Les vaccinations », chapitre 10)* fortement conseillée pour le personnel soignant et les malades exposés (hémophiles ou hémodialysés, par exemple), ainsi qu'à titre systématique pour lutter contre les MST.

Hépatite C

Le principal mode de contamination par le virus C chez l'enfant est, après la transfusion, la transmission du virus de l'hépatite C (HCV) par la mère. On peut considérer qu'un enfant a été contaminé par sa mère :
— soit lorsque la recherche de l'ARN sérique du virus C par la méthode PCR est positive chez lui après l'âge de 1 mois ;
— soit lorsque la recherche d'anticorps contre le virus C est positive après l'âge de 12 mois.

Les risques de contamination de l'enfant sont plus importants si on retrouve de l'ARN du virus C dans le sang maternel ou si la mère présente une infection VIH associée. On peut estimer que le risque de transmission du virus C de la mère à son enfant est trois fois plus élevé si la mère est simultanément infectée par le VIH. Le risque de transmission de virus C est cinq fois plus élevé lorsque la concentration de virus dans le sérum est supérieure ou égale à 10^6/mL.

En revanche, d'après la littérature, il ne semble pas y avoir de relation entre allaitement maternel et risque de contamination de l'enfant ; au contraire, ce risque semble significativement moins élevé, ce qui concorde avec la notion d'une transmission du virus C par voie parentérale et non par voie digestive.

L'hépatite C chez le nourrisson au cours de la première année de vie est, dans la quasi-totalité des cas, asymptomatique sur le plan clinique. La recherche de l'ARN sérique par PCR se positive le plus souvent entre 1 et 3 mois. L'élévation des transaminases n'est pas constante et, lorsqu'elle existe, elle est notée entre 1 et 5 mois. La recherche d'anticorps anti-HCV reste le plus souvent positive de façon continue et demeure positive au-delà de l'âge de 1 an.

De rares cas d'une insuffisance hépatique aiguë fulminante ont été rapportés à l'âge de 5 mois.

L'évolution à moyen et long terme des enfants contaminés par l'hépatite C après l'âge de 1 an est encore imparfaitement connue. Dans un certain nombre de cas, elle est spontanément favorable. On peut espérer que ces enfants sont guéris dans le courant de la 2e année de vie. Dans d'autres cas, les enfants deviennent porteurs chroniques du virus.

Autres formes

À côté de ces trois virus, on a décrit des hépatites à virus « non A-non B » (qui peuvent être épidémiques ou post-transfusionnelles) et des hépatites à virus D (delta).

D'autres virus peuvent entraîner la constitution de tableaux très voisins : cytomégalovirus, Epstein-Barr, herpès...

chapitre 30

Didier Druon
Sophie Hibon

Déshydratation aiguë du nourrisson

La déshydratation aiguë correspond à l'ensemble des troubles consécutifs à une perte d'eau massive et non compensée dont le témoin principal est une perte de poids rapide : c'est l'urgence pédiatrique type.

Pré-requis

Didier Druon

Physiopathologie et étiologie

Particularités du métabolisme de l'eau chez le nourrisson

L'eau totale représente 75 % du poids à la naissance (60 % après 6 mois). Chez le nourrisson, le liquide extracellulaire correspond à 40 % de son poids (25 % chez l'adulte).
Chez un enfant de 7 kg, la perte journalière d'eau représente 50 % du liquide extracellulaire contre 14 % chez l'adulte.
Les besoins en eau sont de l'ordre de 100 à 150 mL/kg/24 h chez le nourrisson contre 25 à 30 mL chez l'adulte.

Différents types de déshydratations aiguës

La déshydratation aiguë est la traduction d'un déficit à la fois hydrique et électrolytique.

Déshydratation hypernatrémique

Un déficit hydrique prédominant entraîne avant tout une déshydratation à prédominance intracellulaire. Les cellules qui souffrent le plus sont les cellules cérébrales.
Au niveau biologique, l'hypernatrémie est importante, souvent supérieure à 160 mmol/L.
Cette situation est la plus fréquente et peut être secondaire à :
— une diarrhée aiguë ;
— un diabète insulino-dépendant et un diabète insipide ;
— un coup de chaleur.

Déshydratation hyponatrémique

Un déficit en sel prédominant entraîne une déshydratation extracellulaire avec retentissement sur l'appareil circulatoire avec risque de collapsus.
Sur le plan biologique, hématocrite et protidémie sont augmentés, la natrémie est normale ou basse, les éliminations urinaires de sodium et de chlore sont faibles.
C'est le cas des vomissements graves et de l'hyperplasie congénitale des surrénales.

Déshydratation isotonique

Un déficit en eau proportionnel au déficit en sel entraîne une déshydratation globale, mais la diminution du secteur extracellulaire est le phénomène clinique dominant avec risque de choc et signes de déshydratation extracellulaire.
Cette situation rare s'observe dans les brûlures étendues, les uropathies obstructives et levées d'obstacle, le choléra.

Données cliniques

En général, les signes sont faciles à mettre en évidence.

Perte de poids

C'est une donnée fondamentale à préciser.
Sa survenue, en quelques heures, traduit nécessairement une déshydratation. Quand elle est de l'ordre de 5 %, les signes cliniques sont minimes ou méconnus. Entre 5 et 10 %, les signes de déshydratation sont nets. Supérieure à 10 %, apparaissent des symptômes de gravité avec défaillance circulatoire et troubles neurologiques au-delà de 15 %.

Rarement, la perte de poids peut manquer lorsqu'il existe un troisième secteur digestif (diarrhée non encore extériorisée).

Signes de déshydratation extracellulaire

Ces signes sont les suivants :
— persistance du pli cutané qui s'apprécie au niveau de l'abdomen (l'appréciation est plus difficile chez le nourrisson obèse) ;
— dépression de la fontanelle ;
— enfoncement et hypotonie des globes oculaires ;
— oligurie constante, mais difficile à apprécier d'emblée ;
— troubles circulatoires avec tendance au collapsus associant pâleur, tachycardie, hypotension, augmentation du temps de recoloration (> 3 secondes après pression digitale).

Signes de déshydratation intracellulaire

On retrouve :
— soif : signe précoce, mais qui s'exprime mal chez le nourrisson ;
— sécheresse des muqueuses (langue et face interne des joues) ;
— fièvre sans infection causale ;
— signe de souffrance cérébrale quand la perte de poids dépasse 10 %, avec troubles de la conscience et convulsions.

➡ Troubles biologiques

Ils sont importants pour :
— préciser les perturbations hydroélectrolytiques et guider le traitement ;
— rechercher et préciser l'étiologie, mais ils ne doivent en aucune façon retarder le traitement d'urgence.

Données du bilan sanguin

La natrémie est un élément essentiel à préciser, l'hypernatrémie est la plus fréquente, souvent supérieure à 150 mmol/L. Elle est la règle dans les déshydratations aiguës graves par diarrhée.
La chlorémie évolue comme la natrémie.
La kaliémie est, en règle générale, normale.
L'équilibre acido-basique est perturbé, avec acidose métabolique associant baisse du pH et des bicarbonates.
L'alcalose métabolique est rare, mais s'observe lors des sténoses du pylore.

L'hémoconcentration se traduit par l'augmentation de l'hématocrite et de la protidémie.
L'augmentation de la glycémie et de l'urée est fréquente.

Anomalies urinaires

La diurèse doit être appréciée :
— le plus souvent, les urines sont rares ;
— la persistance d'une diurèse importante lors d'une déshydratation évoque une cause rénale.
Protéinurie et glycosurie transitoires sont fréquentes.
D'autres examens sont utiles :
— sodium urinaire ;
— pH urinaire ;
— densité ;
— étude du rapport concentration urinaire/concentration plasmatique (U/P) de l'urée.

Réalisation d'une ponction lombaire

Elle est nécessaire si l'on redoute une méningite ou lors d'une complication neurologique.

Complications

Elles sont plus fréquentes dans la période néonatale et lors des déshydratations supérieures à 10 %.

Complications rénales

Elles sont à craindre lors d'un collapsus sévère ou prolongé et peuvent conduire à une insuffisance rénale plus ou moins sévère par thrombose des veines rénales, tubulopathie aiguë ou nécrose corticale.

Complications neurologiques

Essentiellement traduites par des convulsions, leur étiologie est diverse :
— hypocalcémie ;
— réhydratation trop rapide d'une déshydratation hypernatrémique ;
— thrombose veineuse intracrânienne ;
— hématome sous-dural.

Traitement

Didier Druon

Il ne sera abordé que sous son aspect symptomatique.

➡ Dans les cas de déshydratations graves

Dans les déshydratations graves supérieures à 10 %, le traitement doit être conçu comme une grande urgence.
Il comprend successivement :
— lutte contre le choc par injection de macromolécules intraveineuse de Plasmion® ou d'albumine à la dose de 10 à 20 mL/kg en 15 à 30 minutes ;
— lutte contre l'acidose, si le pH est inférieur à 7,20, avec du bicarbonate de sodium isotonique à 14 ‰ à la dose de 10 à 20 mL/kg en 15 à 30 minutes ;
— lutte contre la déshydratation proprement dite en perfusant une solution de sérum glucosé à 5 ou 10 % avec pour 1 L : 3 g de NaCl, 1,5 g de KCl et 1 g de gluconate de calcium. La quantité perfusée est de 120 à 150 mL/kg répartie uniformément sur les 24 heures. Après 24 heures, en l'absence de complication, les quantités de perfusions peuvent être diminuées et l'alimentation orale reprise.

➡ Dans les cas de déshydratations moyennes

Dans le cas de déshydratation inférieure à 10 % du poids du corps, la réhydratation peut être tentée par voie orale en utilisant des préparations telles que Adiaril®, Gallialite®, Ges 45®, Hydrigoz®, Lytren® sous surveillance médicale attentive *(voir « Régimes particuliers », chapitre 57).*
Les prises sont *ad libitum.*
En cas d'échec, la réhydratation par voie intraveineuse devient obligatoire.

acte infirmier

Rôle infirmier face à une déshydratation aiguë

Sophie Hibon

Évaluation du degré de gravité de la déshydratation

Dès l'arrivée de l'enfant, il faut évaluer très rapidement le degré de déshydratation :
• poids de l'enfant : il permet d'estimer le pourcentage de perte par rapport à un poids antérieur, d'avoir un poids de départ pour la réhydratation ;
• observation de l'enfant : à la recherche des signes cliniques décrits antérieurement ;

- évaluation de l'état hémodynamique :
  - ❑ pose d'un monitoring cardio-respiratoire ;
  - ❑ prise de la pression artérielle ;
  - ❑ surveillance du temps de recoloration cutanée.

Mise en condition dans les déshydratations graves (urgence médicale)

Face à une déshydratation grave (perte de poids supérieure à 10 %), il faut :
- poser une ou deux voies d'abord intraveineuses en principe périphérique, plus rarement centrale (jugulaires internes), exceptionnellement un abord intraosseux (voie transtibiale) :
  - ❑ immobiliser l'enfant et les membres perfusés (planchettes) ;
  - ❑ utiliser des seringues autopulsées (SAP) ou pompes à perfusion pour un débit régulier et une précision quant aux quantités administrées (toute avance ou retard peut être dangereux) ;
- poser une poche à urine avec une surveillance de la diurèse horaire et des 24 heures (un nourrisson doit uriner 1 mL/kg/h) ;
- effectuer les prélèvements lorsque l'état de l'enfant le permet :
  - ❑ sanguins : numération formule, ionogramme, urée, créatinine, glycémie, calcémie, phosphorémie, gaz du sang (intérêt du pH et des bicarbonates) ;
  - ❑ urinaires : ionogramme, urée, créatinine, protéines, osmolarité sur diurèse, pH sur bandelette ;
- assurer une surveillance clinique et biologique de l'enfant afin d'évaluer l'efficacité de la réhydratation et dépister les éventuelles complications :
  - ❑ surveillance clinique :
    - poids au moins deux fois par jour,
    - surveillance fontanelle antérieure,
    - mesure du périmètre crânien (dans la période néonatale),
    - température,
    - surveillance rapprochée des constantes hémodynamiques,
    - surveillance des entrées (nature et quantités administrées par perfusion ou par voie orale) et des sorties (quantité urines, selles : peser les couches, pertes insensibles, vomissements) pour faire un bilan pluriquotidien des entrées-sorties ;
  - ❑ surveillance biologique : ionogramme sanguin et urinaire de façon répétée pendant 24 heures si graves perturbations du bilan initial et jusqu'à normalisation.

En cas de déshydratation moyenne

Lorsque la déshydratation est inférieure à 10 % du poids du corps et qu'il n'y a pas de troubles de la conscience, la réhydratation par voie orale est envisagée.

Les solutions de réhydratation sont proposées initialement en petites quantités toutes les 10 à 15 minutes, puis à volonté pendant 24 heures.

Il faut surveiller :
- la prise de poids pluriquotidienne ;
- les pertes quantifiées (vomissements, selles, urines...).

Lors de la réalisation du bilan sanguin, laisser un cathéter veineux avec obturateur pour une réhydratation par voie veineuse en cas d'échec de la voie orale.

à savoir

Rôle préventif :
— lors de diarrhées aiguës, proposer des solutés de réhydratation ;
— en cas de chaleur importante et de fièvre, augmenter les apports hydriques en évitant l'excès d'eau plate.

Conclusion

Didier Druon

La déshydratation aiguë du nourrisson est responsable de désordres métaboliques qui peuvent être irréversibles, entraînant la mort ou des séquelles importantes. Sa fréquence a heureusement diminué grâce à l'éducation des mères et des familles. Néanmoins, tous les ans, de nombreux cas d'enfants laissés au soleil dans des voitures ou sous la tente ou souffrant de diarrhées aiguës sont victimes de déshydratation.
On n'insistera jamais assez sur le rôle préventif que peut jouer tout soignant en rappelant, chaque fois qu'il en a l'occasion, les mesures à prendre pour un enfant exposé à une déshydratation : chaleur, diarrhées, vomissements, fièvre, brûlures, maladies avec pertes d'eau.

Bibliographie

HUAULT G., LABRUNE B. *Pédiatrie d'urgence*. Paris : Médecine-Sciences Flammarion ; 1995.

LAVAUD J., SAUVAGEON X., RICHTER F., SEPULVEDA S., FUILLA C., HABERER J.-P. *et al. Guide pratique d'urgence préhospitalière*. Paris : Doin ; 1996.

WEBER MICHEL L. *Dictionnaire de thérapeutique pédiatrique*. Paris : Presses de l'Université de Montréal/Doin ; 1994.

chapitre 31

Didier Druon
Sophie Hibon
André Leké

Carences et avitaminoses

Carences vitaminiques

Didier Druon

Rachitisme carentiel commun

Définition

Le rachitisme est une maladie du squelette de l'enfant en croissance due à un défaut de sa minéralisation lié à un trouble du métabolisme phosphocalcique.
Il affecte l'enfant dans sa période de développement maximal : celle du nourrisson.
Il est essentiellement dû à une carence en vitamine D : c'est alors le rachitisme carentiel commun.
Cependant, des rachitismes peuvent survenir chez l'enfant sans qu'il existe de carence en vitamine D. Ce sont les rachitismes vitaminorésistants, qui sont beaucoup plus rares.

Anatomopathologie

Les lésions spécifiques intéressent les cartilages de conjugaison et ne sont plus observées après leur soudure.
C'est au niveau des épiphyses que le trouble de la minéralisation est le plus important.
Dans la zone de maturation de l'épiphyse, les modifications suivantes sont observées :
— cellules hypertrophiques, éparses, irrégulières dans leur distribution ;
— absence de signe de calcification, d'où présence d'autres anomalies osseuses.

Le trouble de minéralisation atteint l'os cortical médullaire et l'on y retrouve des lésions de type ostéomalacie.
À ces lésions s'ajoutent des lésions dues à un hyperparathyroïdisme secondaire, qui aggrave la déminéralisation du squelette.

Physiologie de la vitamine D

La forme naturelle de la vitamine D est le cholécalciférol (vitamine D3), mais l'homme utilise indifféremment cette forme naturelle et une vitamine D artificielle : l'ergocalciférol (vitamine D2).
Leur métabolisme est identique pour aboutir à la forme active de la vitamine D, véritable hormone synthétisée par le rein.

Besoins quotidiens

Les besoins quotidiens sont de 400 à 800 UI chez l'enfant où ils ne sont jamais entièrement couverts par l'apport alimentaire et l'exposition solaire. C'est pourquoi il est nécessaire de supplémenter en vitamine D tout nourrisson, même nourri au sein.

Métabolisme

La vitamine D est absorbée dans l'intestin grêle.
Son activation se fait par la 25-hydroxylase hépatique, qui conduit au 25-hydroxycholécalciférol (25 OH D3).
Il est lui-même hydroxylé dans le rein en 1-25 dihydroxycholécalciférol (1-25 (OH)2 D3), forme active de la vitamine D3.

Effets physiologiques

La vitamine D augmente l'absorption active du calcium dans le duodénum et le jéjunum.
Elle stimule également la résorption osseuse, mais il n'en reste pas moins vrai que la vitamine D est indispensable à la minéralisation de l'os.

Étude clinique

Terrain

Le rachitisme survient en période de croissance rapide, essentiellement avant 3 ans.
Les anciens prématurés y sont particulièrement exposés.

Manifestations cliniques

• Signes osseux

Ils sont symétriques :
— prédominant dans les régions où la croissance est rapide ;
— indolores chez le nourrisson.

■ Lésions du crâne :

— craniotabès : sensation de balle de ping-pong à la pression dans les zones occipitales et pariétales (signe de valeur après le 3e mois) ;
— déformation du crâne : bombement frontal et aplatissement occipital ou pariétal (souvent asymétrique) ; fontanelle antérieure non fermée après 18 mois (signe très évocateur mais non spécifique).

■ Lésions des membres

Elles sont caractéristiques :
— nouures ou bourrelets épiphysaires palpables et parfois visibles prédominant aux poignets et chevilles ;
— déformations des membres, avec incurvation diaphysaire des membres inférieurs lorsque l'enfant commence à marcher ;
— fractures spontanées indolores du péroné et/ou du radius.

■ Lésions thoraciques :

— chapelet costal sous forme de nodosités palpables, parfois visibles, dues à l'hypertrophie cartilagineuse de la jonction chondrocostale ;
— thorax déformé, élargi à la base avec aplatissement antéropostérieur.

■ Lésions du rachis et du bassin

Dans les formes graves, cyphose dorsale et aplatissement antéropostérieur du bassin.

• Atteintes dentaires :

— retard d'apparition des dents ;
— puis dents fragiles peu développées avec caries précoces.

• Signes de déficit musculo-ligamentaire et respiratoire :

— laxité ligamentaire exagérée avec hypotonie et retard moteur ;
— gros ventre saillant avec présence fréquente de hernies ;
— atteinte des muscles respiratoires, associée aux déformations thoraciques favorisant l'apparition et la récidive de bronchopneumopathies à l'origine du « poumon rachitique ».

● **Signes d'accompagnement et complications :**

— carences associées (anémie ferriprive) ;
— hypocalcémie : manifestations convulsives, stridor laryngé, laryngospasmes, signes cliniques d'hyperexcitabilité neuro-musculaire, risque de troubles du rythme cardiaque.

Signes radiologiques

Ils correspondent aux anomalies cliniques.

● **Modifications métaphysaires :**

— les métaphyses sont déformées, élargies ;
— les lignées métaphysaires (dont l'aspect devient flou, dentelé, grignoté) sont le plus souvent franchement concaves, se prolongeant latéralement par un bec donnant un aspect en cupule et, dans les formes les plus sévères, en toit de pagode ;
— les points d'ossification apparaissent avec retard, sont flous et irréguliers.

● **Modifications diaphysaires**

Nettes dans les formes sévères, elles se caractérisent par :
— aspect de périostite feuilletée ;
— pseudo-fractures ou stries de Looser-Milkman.

Signes biologiques

On constate :
— des phosphatases alcalines toujours augmentées ;
— une calcémie et une phosphorémie inconstamment abaissées.

Diagnostic différentiel

Le diagnostic différentiel du rachitisme carentiel commun se fait avec les autres causes de rachitisme (toutes comparativement très rares).
Généralement, l'anamnèse, les signes cliniques et biologiques d'accompagnement suffisent au diagnostic :
— les malabsorptions, surtout la maladie cœliaque, les insuffisances hépatiques ;
— les troubles héréditaires du métabolisme de la vitamine D à l'origine des rares rachitismes vitaminorésistants ;
— l'insuffisance rénale chronique ;
— les traitements anticonvulsivants prolongés ;
— les troubles du métabolisme du phosphore ;
— les rachitismes vitaminorésistants des tubulopathies.

Évolution

Elle se produit :
— spontanément : vers la guérison au prix de séquelles (déformation des membres, du thorax, du bassin...) ;
— sous traitement : guérison en quelques mois.

Traitement

Traitement curatif

S'il existe une hypocalcémie, la supplémentation calcique est nécessaire (parfois par voie intraveineuse), puis l'adjonction de vitamine D si la calcémie a retrouvé un taux satisfaisant.
Si le rachitisme est de type courant, il doit être apporté du calcium *per os* en association avec de la vitamine D :
— 5 à 10 000 UI/j pendant 1 à 2 mois, puis traitement habituel ;
— ou 200 000 UI en une prise puis traitement à dose prophylactique 3 semaines après.

Traitement prophylactique

Il est indispensable chez tous les nourrissons.
L'enrichissement en vitamine D des laits et aliments pour enfant est autorisé en France depuis l'arrêté du 13 février 1992 (400 UI/L). La supplémentation en vitamine D doit en conséquence être modulée en fonction du régime du nourrisson *(voir « Laits ou préparations pour nourrissons », chapitre 56)*.
La vitamine D doit être donnée tous les jours, indépendamment du biberon, de préférence à la cuillère ou, mieux, directement dans la bouche grâce aux présentations « compte-gouttes » ou « mesurettes-doses ».
Les posologies suivantes peuvent être proposées :
— chez un enfant sain : 1 000 à 1 200 UI/j de la naissance jusqu'à l'âge de 18 mois, puis 200 000 UI tous les 6 mois jusqu'à 5 ans ;
— chez un prématuré : 1 500 UI/j jusqu'à 18 mois, puis même schéma ;
— chez un enfant de couleur : 2 000 UI/j, puis même schéma ;
— chez un enfant irrégulièrement suivi : 200 000 UI à 400 000 UI tous les 6 mois.

acte infirmier

Prévention du rachitisme

Sophie Hibon

Pré-requis

La vitamine D2 est une vitamine liposoluble, thermosensible, dégradée rapidement à la lumière, à l'oxygène et en milieu acide.
Insistons sur les éléments suivants :
• le rachitisme carentiel n'est pas dû à un défaut d'apport alimentaire de calcium, mais à une insuffisance de son assimilation intestinale par manque de vitamine D ;
• la production de vitamine D3 par l'ensoleillement associée aux apports par l'alimentation sont insuffisants à assurer les besoins en période de croissance, ce qui impose une supplémentation iatrogène.

Principales formes de vitamine D utilisables chez l'enfant

La prévention du rachitisme repose donc en premier lieu sur l'administration de vitamine D *(tableau 31.1)*.
Le signe d'alerte le plus facile à repérer à chaque examen, dans le dépistage du rachitisme au début, est le bourrelet métaphysaire aux poignets et aux chevilles.
Les facteurs de risque propres à l'enfant sont les suivants :
• âge : 3 mois à 2 ans ;
• sexe : prédominance masculine ;
• notion de prématurité, gémellité ;
• pigmentation de la peau ;
• existence de troubles digestifs chroniques, de malabsorption (maladie cœliaque, mucoviscidose...) ;
• absence de vitaminothérapie pendant la grossesse ;
• médicaments (Gardénal®, Dihydan®, corticothérapie prolongée).
L'énumération de ces facteurs de risque montre que ce sont habituellement les enfants de migrants qui sont le plus exposés.
C'est donc chez eux qu'il faut prévenir et dépister le plus soigneusement le rachitisme.

Tableau 31.1 – Principales formes de vitamine D utilisables chez l'enfant

Nom de spécialité	**Dosage en vitamine D**
Vitamine D (I ou II)	
Uvestérol D®	Dose 1 : 1 000 UI Dose 2 : 1 500 UI
Zyma-D2®	1 goutte : 300 UI 1 ampoule : 80 000 UI
Stérogyl®	1 goutte : 400 UI
Stérogyl® 15 *per os* ou parentéral	1 ampoule : 600 000 UI
Uvédose®	1 ampoule : 100 000 UI
Vitamine D3 BON® *per os* ou parentéral	1 ampoule : 200 000 UI
Vitamine D + vitamine A	
Auxergyl D3®	1 ampoule : 200 000 UI
Vitamine D polyvitaminés	
Alvityl® sirop : vit. ABCD EPP	1 cc : 150 UI
Hydrosol BON : vit. ABCDE EPP gouttes	2 mL : 1 000 UI
Hydrosol Roche : vit. ABCD EPP gouttes	500 UI/mL
Uvestérol : vit. ADEC gouttes	Dose 1 : 1000 UI

Conseils à donner

Si l'élément essentiel de la prophylaxie est l'administration régulière de vitamine D, il ne faut pas négliger les éléments suivants :

- exposition raisonnable de l'enfant au soleil (les vitres éliminant une grande partie des UV) ;
- traitement des états dyspeptiques ou des parasitoses intestinales qui gênent l'absorption de la vitamine D ;
- diversification de l'alimentation qui facilite la prévention alors qu'un régime lactofarineux trop prolongé peut engendrer une malabsorption ;
- sources alimentaires de vitamine D3 :
  - huile de foie de poisson (morue, thon, flétan) ;
  - poissons gras (hareng, saumon, thon, sardine) ;
  - jaune d'œuf ;
  - beurre, fromage.

Il est important de noter les prescriptions de vitamine D sur le carnet de santé pour éviter le surdosage.

➡ Autres avitaminoses

Les vitamines sont des substances nécessaires à l'organisme humain et elles sont apportées par l'alimentation.
Toute avitaminose correspond à un apport insuffisant ou à une carence en vitamines. Les causes de ces carences sont actuellement multiples.

Causes de carences

Dans les pays en voie de développement, elles sont dues à un problème de sous-nutrition.
Dans les pays industrialisés, les causes sont les suivantes :
— déséquilibre des rations alimentaires par misère ou ignorance ;
— troubles de l'absorption digestive : mucoviscidose, maladie cœliaque (carence en vitamines liposolubles A, D, E, K) ;
— accroissement des besoins ;
— troubles de la croissance ;
— augmentation des maladies infectieuses par compétitivité médicamenteuse (antibacillaires, anticonvulsivants) ;
— interdits alimentaires.
Nous n'étudierons pas l'ensemble des carences vitaminiques, mais celles qui sont les plus fréquentes telles que l'avitaminose A, B1, B2, B6, B12, E, C. La carence en vitamine K est responsable de troubles hémorragiques.

Scorbut infantile

Il est appelé aussi maladie de Barlow, ou avitaminose C.

➡ Clinique

Les cas sont de plus en plus rares, car il suffit de faire absorber quelques cuillerées à café de jus de fruits pour éviter cette maladie.

• Symptômes cliniques :

— irritabilité générale : le nourrisson crie lors des changes, il a une sensibilité au niveau des membres inférieurs anormale lorsqu'on le touche ;
— syndrome douloureux osseux ultérieur ;
— hostilité frappante à l'examen (quelquefois, il y a de fausses paralysies, l'enfant évitant de bouger les membres qui déclenchent la douleur ; celle-ci semble maximale au-dessus des genoux, où l'on sent parfois une tuméfaction volumineuse, correspondant à une hémorragie sous-périostée) ;

— manifestation hémorragique avec saignements gingivaux, fragilité capillaire, pâleur, anémie, décalage thermique (dans certains cas, on signale des associations avec le rachitisme).

● Signes radiologiques

Il existe des signes métaphysaires, bandes opaques irrégulières sur les métaphyses avec décollement sous-périosté, correspondant à des hématomes sous-périostés et, sur les extrémités des épiphyses, des éperons latéraux.

➡ Traitement

● Traitement prophylactique

Apport nécessaire chez le nourrisson de 25 à 50 mg de vitamine C par jour, en deux ou trois cuillerées à café de jus d'orange, citron, tomate.
Chez l'enfant nourri au sein, il suffit de faire absorber des jus de fruits à la mère.

● Traitement curatif

Prescription de vitamine C en intramusculaire (100 mg par jour pendant quelques jours), puis relais par la vitamine C buccale (à la dose de 250 mg à 500 mg par jour pendant quelques semaines).

Avitaminose A

La vitamine A se trouve dans l'huile de poisson, le jaune d'œuf, le lait, le beurre et surtout dans certains aliments végétaux, la carotte (carotène ou provitamine A).
C'est une vitamine de croissance, mais elle donne, surtout par carence, des symptômes oculaires.

➡ Symptômes de carence :

— héméralopie (perte de la vision crépusculaire) ;
— xérophtalmie (sécheresse de l'œil, conjonctive rugueuse et dépolie) ;
— kératomalacie (ramollissement de la cornée), grande pourvoyeuse de cécité dans le tiers-monde ; le diagnostic en est simplifié par le test d'impression oculaire transféré (papier buvard posé sur l'œil).

➡ Traitement

5 000 à 10 000 unités de vitamine A par jour.

Avitaminose B

Avitaminose B1

Elle correspond au béribéri infantile, donnant cliniquement un tableau d'asystolie aiguë ou de névrite avec parésie. C'est une maladie du sud-est asiatique (riz décortiqué).

Avitaminose B2

Aussi appelée ariboflavinose, elle donne une glossite, une stomatite, une paresthésie des extrémités.

Avitaminose B6

Elle se manifeste par des troubles nerveux, une hyperirritabilité, une hyperacousie, des convulsions.

Carence en acide folique

Sa carence va donner des troubles hématologiques, purpura, hépato-splénomégalie, avec anémie mégaloblastique. Le traitement est la Foldine®.

Avitaminose B12

Le défaut d'absorption de vitamine B12 est souvent dû à un déficit en facteur intrinsèque, entraînant une maladie de Biermer. Elle est très rare chez l'enfant.

Avitaminose E

Un déficit d'apport en vitamine E est quelquefois incriminé dans les anémies du prématuré, d'où la nécessité de donner de la vitamine E très tôt chez le prématuré.

acte infirmier

Rôle infirmier dans les avitaminoses

Il intervient, comme pour le rachitisme, à deux niveaux : curatif et préventif.
Sur le plan curatif, c'est l'application des prescriptions, en se souvenant de la distinction entre vitamines hydrosolubles et liposolubles. Ainsi, des vitamines liposolubles, par exemple, ne doivent pas être administrées en même temps qu'un traitement pour la constipation à base d'huile de paraffine (Lansoyl®).
Sur le plan préventif, cela consiste essentiellement à donner des conseils pour que le régime de l'enfant soit équilibré.

Malnutrition

André Leké

Introduction

La malnutrition est un problème de santé publique mondial. Elle est considérée comme une maladie de l'environnement : biologique (affection organique), géographique (zone tropicale : intempérie, parasitose), psychologique (dépression), socioculturel (interdit), socio-économique (exclusion, pauvreté), sociopolitique (guerre).
Dans les pays dits pauvres, elle touche près de 150 millions d'enfants de moins de 5 ans (soit 40 à 50 % de la population générale de ces pays), surtout du fait de la sous-alimentation chronique ; dans les pays dits riches, elle peut toucher 20 à 60 % d'enfants hospitalisés et fait suite à des situations médico-chirurgicales caractérisées par un déséquilibre entre les besoins et les apports nutritionnels.
La malnutrition constitue un état qui pèse lourdement sur l'avenir de l'enfant, d'autant plus qu'elle est, la plupart du temps, pluricarentielle. On estime en effet que près de 5 millions d'enfants malnutris de moins de 6 ans meurent chaque année dans le monde ; de plus, le développement cérébral et le statut immunitaire sont influencés par l'état nutritionnel. Devant ces constatations, il est important de retenir que la malnutrition ne dépend pas que du sous-développement économique et qu'elle doit être recherchée devant toute situation où l'adéquation apports et besoins nutritionnels peut être compromise.

Étiopathogénie : mécanismes physiopathologiques

La malnutrition peut être considérée comme la conséquence de l'inadéquation nutritionnelle par rapport à la croissance et au développement rapide de l'enfant soit par diminution des entrées, soit par augmentation des pertes nutritionnelles, soit par augmentation des besoins calorico-azotés (vitamines, minéraux et oligoéléments).

Diminution des entrées nutritionnelles

Elle est souvent due à :
— une situation de précarité économique ou de famine ;
— des régimes restrictifs, pauvres en calories, inadaptés au goût ;
— une anorexie : comportement rencontré fréquemment au cours des affections diverses, associé souvent à l'hospitalisation (rôle de la malnutrition, du dérèglement neuro-hormonal et des troubles métaboliques...).

Augmentation des pertes nutritionnelles

Elle peut s'expliquer par :
— une maldigestion et une malabsorption digestive, des vomissements ;
— des pertes urinaires des nutriments ou au niveau du dialysât en cas d'insuffisance rénale ; des ponctions d'ascite ou pleurale itératives.

Augmentation des besoins énergétiques

Il est prouvé actuellement que beaucoup d'affections médico-chirurgicales s'accompagnent d'un hypercatabolisme et/ou d'un anabolisme de réparation, autrement dit d'un hypermétabolisme ayant pour conséquence une dette calorico-azotée, minérale et vitaminique, source de dénutrition.
Ce type de malnutrition se rencontre au cours des maladies inflammatoires, des infections graves, d'une chimiothérapie lourde, d'interventions chirurgicales, des brûlures, d'hépatopathies chroniques. En effet, ces différents mécanismes vont avoir un impact différent selon l'état nutritionnel au moment de l'apparition de l'affection qui va déclencher la dénutrition et selon la durée de l'exposition.
La restriction énergétique, l'augmentation des pertes, l'hypermétabolisme de courte durée auront probablement peu de conséquences néfastes évidentes ; en revanche, il n'en sera pas de même si l'enfant est déjà malnutri ou si la restriction est de longue durée.

Aspects cliniques

Il existe de façon schématique trois formes cliniques de malnutrition :
— malnutrition énergétique ;
— malnutrition protéique ;
— malnutrition mixte.
La **malnutrition énergétique** se caractérise par une insuffisance d'apport calorique globale (glucides, lipides, protides) où l'organisme peut réduire la perte de masse protéique en réduisant son catabolisme protéique. On parle de **marasme**. Cette forme se voit en cas de sevrage très précoce, dans les situations de famine, au cours des affections chroniques. Dans les pays en développement, cette forme de malnutrition est plus fréquente en milieu urbain et dans les zones où la nourriture est à base de céréales.
La **malnutrition protéique** est liée à un apport fortement réduit en protéines de bonne valeur biologique ou à un hypercatabolisme protéique (syndrome infectieux, néoplasique, systémique...). Elle correspond au *kwashiorkor* (mot qui désigne l'enfant qui se trouve évincé auprès de sa mère par le frère ou la sœur qui vient de naître). Dans les pays en développement, cette forme se

rencontre surtout dans les zones où l'on mange beaucoup de tubercules, à un âge plus tardif (au-delà de 12 mois) que le marasme (4-6 mois).
La **forme mixte**, pluricarentielle, est dans la pratique courante la plus fréquente.

Diagnostic de malnutrition

Le diagnostic de malnutrition chez l'enfant doit s'appuyer sur une bonne évaluation du statut nutritionnel qui fait appel à la confrontation des données anamnestiques, cliniques, anthropométriques et biologiques. Les moyens biophysiques d'évaluation de l'état nutritionnel (dilution isotopique, hydrodensitométrie, impédancemétrie, absorptiométrie biphotomique, imagerie par résonance magnétique) sont coûteux et sont beaucoup plus réservés aux travaux de recherche.

Interrogatoire

Il doit comprendre :
— une enquête alimentaire permettant de situer le niveau de consommation alimentaire ; ceci peut conduire à mettre en évidence les insuffisances quantitatives et qualitatives d'apports, les erreurs diététiques, les excès de pertes, etc. ;
— une anamnèse médicale permettant de connaître les antécédents, la durée de l'affection, les conditions socio-économiques pour déterminer les risques de dénutrition et envisager une prise en charge nutritionnelle adéquate et adaptée.
L'intérêt de l'interrogatoire est capital dans l'évaluation de la malnutrition.

Examen clinique

Il peut mettre en évidence plusieurs éléments :
— un comportement d'un enfant irritable, inquiet, hostile, indifférent, triste avec un regard éteint ;
— des troubles cutanés importants : une peau dépigmentée ou hyperpigmentée, sèche, desquamante, ayant perdu toute sa souplesse et très fragile ;
— des troubles des phanères : chevelure ayant perdu sa texture, les cheveux sont secs, cassants, fins, ternes, clairsemés, plus ou moins dépigmentés ; les ongles sont striés, déformés (koïlonychie) ;
— des troubles trophiques : œdèmes, fonte du pannicule adipeux et de la masse musculaire ;
— des anomalies de muqueuses : stomatite, chéilite, lésions gingivo-dentaires, langue dépapillée ;
— des troubles organiques : hépatomégalie (stéatose), tachycardie.

Anthropométrie

• Poids

Indicateur précoce, dynamique et sensible de la malnutrition protéinoénergétique (MPE), il est malheureusement faussé par la présence d'œdèmes.
Habituellement, on donne beaucoup d'importance au poids par rapport à l'âge ; cependant, il est plus intéressant de considérer la vitesse de gain pondéral.
À partir du rapport poids-taille, on peut évaluer le degré de maigreur et à partir du rapport poids-taille au carré (indice de Quetelet), on peut apprécier la corpulence et l'adiposité *(voir tableau 32.6)*.

• Taille (stature)

La taille permet d'apprécier le passé nutritionnel.
Lorsqu'on la rapporte à l'âge, on peut avoir un reflet d'une MPE chronique. Toutefois, il ne faut pas perdre de vue que ce n'est pas la taille atteinte à un certain âge qui est importante, mais surtout son évolution entre deux périodes données.

• Pli cutané

Ce paramètre permet l'appréciation du degré d'adiposité.

• Périmètre brachial

C'est un paramètre intéressant dans la mesure où il varie très peu avec l'âge, notamment entre 1 et 5 ans, âge vulnérable à la MPE.
Il permet en effet d'apprécier la masse maigre et la masse grasse.
Le rapport périmètre brachial/périmètre crânien (Kanawati et Mac Laren) permet de classer la MPE :
— malnutrition normale : supérieur à 0,31 ;
— malnutrition du premier degré : 0,28 à 0,31 ;
— malnutrition du deuxième degré : 0,25 à 0,279 ;
— malnutrition du troisième degré : inférieur à 0,25.
D'une façon plus générale, on peut considérer comme sévère une MPE dans les circonstances suivantes :
— si l'âge est connu : un poids inférieur à 60 % de la norme pour l'âge ;
— si l'âge n'est pas connu : le poids par rapport à la taille est inférieur à 70 % de la norme ;
— si on n'a pas de balance, on retiendra comme critère un tour de bras inférieur à 12,5 cm pour les enfants de plus de 1 an et le rapport tour de bras/tour de la tête inférieur à 0,25.

• Index de malnutrition

De façon plus pratique, on se réfère aux index de malnutrition suivants, selon que l'âge est connu ou pas :

— classification de Gomez :
  – pourcentage du poids par rapport à la norme pour l'âge = poids du sujet/ poids de l'enfant normal du même âge × 100 ;
  – pourcentage de référence :
    • 90-110 : normal,
    • 75-89 : malnutrition mineure (degré I),
    • 60-74 : malnutrition modérée (degré II),
    • < 60 : malnutrition grave (degré III) ;

— classification de Waterlow *(tableau 31.2)*.

Tableau 31.2 – Pourcentage de poids et taille par rapport à la norme

Index	Normal	Malnutrition mineure	Malnutrition modérée	Malnutrition sévère
Taille/âge (%)	> 95	90-95	85-90	< 85
Poids/âge (%)	> 90	80-90	70-80	< 70

Données biologiques

• Au niveau des urines (diurèse de 24 heures) :

— hydroxyprolinurie, dont la baisse reflète la dépression du métabolisme du collagène ;

— créatinurie et 3-méthylhistidène urinaire, dont la chute traduit la fonte musculaire.

• Au niveau sanguin :

— protides totaux : très peu modifiés par la MPE en raison du taux élevé de gammaglobuline ;

— albuminémie : test spécifique surtout en cas de *kwashiorkor*, mais peu sensible (demi-vie de 20 jours) ;

— transferrine : paramètre peu spécifique, mais assez sensible (demi-vie de 8 jours) ; sa synthèse est augmentée en cas de carence martiale, infection, stress ;

— préalbumine : indice très sensible (demi-vie de 2 jours), avec une sensibilité non négligeable (on peut noter un taux bas en cas d'infection et d'atteinte hépatique) ;

— protéines vectrices du rétinol : très bonne sensibilité (demi-vie de 12 heures), cependant, son taux dépend du statut en vitamine A, de la fonction hépatique et virale ;

— *insulin like growth factor-1* (IGF-1) : reflète le *turn-over* protéique ; son taux circulant est diminué au cours de la malnutrition et revient à la normale très rapidement après la renutrition.

Évolution

Toute malnutrition protéinoénergétique du jeune enfant, même lorsqu'elle est très discrète, mérite qu'on s'en occupe, c'est-à-dire qu'on prenne le temps de donner des conseils précis à la mère et qu'on assure que ces directives peuvent être mises en pratique.
L'évolution sans traitement, dans les cas graves, peut aller jusqu'à la mort. Si le traitement est trop tardif, des séquelles psychomotrices définitives peuvent être observées.
Dans les situations d'agression aiguë ou chronique, en raison d'un risque accru de morbidité et de mortalité associé à la dénutrition, la prise en charge nutritionnelle est essentielle et doit être décidée sans délai.

Traitement curatif

Principes

Dans les formes graves, une hospitalisation s'impose (si c'est possible avec la mère, pour garder un contact maternel étroit).
Ensuite, il convient :
— de donner une information diététique simple à la maman et l'associer à la nutrition de son enfant ;
— d'adapter les prescriptions à l'état de l'enfant ; lorsqu'il existe une anémie importante, une maladie infectieuse, un paludisme, une diarrhée, il faut les traiter ;
— d'appliquer une thérapie alimentaire apportant un complément de protéines et de calories de façon progressive, surtout dans les formes graves. Il faut éviter une suralimentation. La réalimentation, sauf quelques rares cas, doit être entérale.

Phases du traitement

Phase d'attaque

Elle nécessite prudence et patience.
La première semaine, on peut utiliser un mélange de légumineuses (arachides, haricots) avec des céréales, du lait et des produits lactés mélangés à un peu de bouillie de mil, de sorgho..., en sachant que les enfants peuvent présenter une diarrhée par intolérance aux protéines et/ou lactose.

Un enrichissement calorique avec de l'huile végétale peut être indispensable pour atteindre la ration énergétique voulue.

Traitement de consolidation

À 3 semaines, l'alimentation sera réalisée avec un régime beaucoup plus élargi, enrichi en viande, poisson, œufs.

Dans les formes sévères de *kwashiorkor*

Les enfants peuvent avoir besoin d'un apport en protéines plus élevé, allant de 3 à 4 g/kg/j pendant quelques semaines. Il faut s'assurer d'un apport en minéraux et en vitamines suffisant.

Traitement préventif

Il n'y a pas de recette miracle pour prévenir la malnutrition et il serait naïf d'espérer qu'une action unique ait un effet spectaculaire sur l'état nutritionnel des enfants.

La prévention repose sur :

— une **planification familiale**, pour éviter des grossesses trop rapprochées ;

— une **éducation nutritionnelle** : action d'éducation et d'information sur la valeur nutritionnelle des aliments, leur place dans la ration, l'hygiène alimentaire, la place de l'allaitement maternel. On ne doit pas perdre de vue que tant que les mères ne sauront pas utiliser correctement les aliments qu'elles ont à leur disposition, il sera impossible de faire disparaître la malnutrition ;

— les **vaccinations** et le traitement précoce des infections banales. On ne peut ignorer le retentissement défavorable de la rougeole et des diarrhées sur l'état nutritionnel des enfants ;

— l'**assainissement** et l'**hygiène** : la lutte contre les infections intestinales des jeunes enfants exige non seulement des actions sanitaires, mais aussi un approvisionnement en eau potable, une évacuation des excréments et des ordures, la construction de latrines, etc. ;

— l'**amélioration des disponibilités alimentaires** ;

— la **mise en route** d'un projet de nutrition artificielle chaque fois qu'il s'avère nécessaire, en privilégiant l'axe digestif.

acte infirmier

Rôle infirmier face à une MPE

Pilier des institutions sanitaires, interface entre les groupes cibles et les responsables médicaux, les assistantes sociales, les éducatrices, l'IDE a un rôle important à jouer dans la problématique de la MPE, tant sur le plan diagnostique que thérapeutique.

Sur le plan diagnostique

Il faut :

• prendre connaissance de l'étendue du problème, d'où la nécessité d'enquêtes alimentaires et d'enquêtes d'opinion ;
• détecter et surveiller les enfants à risque de MPE (par exemple : enfants de mères décédées ou souffrant d'une maladie prénatale, de mères célibataires mineures non soutenues par la famille, de parents divorcés ; jumeaux, enfants dont le poids de naissance est inférieur à 2 500 g, enfants dont on présume une malnutrition sévère chez les aînés, enfants victimes d'une insuffisance respiratoire, rénale, d'une malabsorption digestive, de maladies de réanimation) ;
• bien quantifier la prise alimentaire des enfants à risque ;
• s'impliquer dans les méthodes d'évaluation nutritionnelle, notamment l'anthropométrie ;
• bien gérer le carnet de santé.

Rôle thérapeutique

Il est surtout préventif et il doit s'appuyer sur l'éducation nutritionnelle, notamment la formation des familles et des enfants.

■ Conditions préalables :

• bonne connaissance nutritionnelle, du milieu et des possibilités locales. Il est évident que dans la plupart des cas, des insuffisances alimentaires tiennent souvent plus à l'ignorance et aux préjugés qu'à la pénurie de vivres ;
• bon contact avec les familles pour passer les messages d'éducation nutritionnelle. On ne doit pas perdre de vue que l'éducation d'un peuple se fait par la femme... ;
• l'action éducatrice doit être prolongée et ininterrompue.

■ Thème de l'éducation nutritionnelle :

• l'allaitement maternel ;
• comment conduire le sevrage ;
• comment préparer des repas équilibrés avec des denrées locales et à partir de la technologie culinaire domestique traditionnelle ;
• comment lutter contre les mauvaises habitudes alimentaires ;
• comment augmenter la production ;
• comment améliorer les techniques de stockage, de transformation, de conservation des aliments ;
• comment améliorer l'hygiène individuelle et collective ;
• comment se prémunir des maladies les plus courantes ;
• comment prendre en charge un enfant qui présente une diarrhée *(voir « Diarrhée aiguë » et « Diarrhée chronique », chapitre 29)* ;
• alimentation artificielle.

Bibliographie

BEGUE P., QUINET B. « La Malnutrition protéinocalorique chez l'enfant ». Encyclopédie médico-chirurgicale (Elsevier, Paris). Pédiatrie, 405-A-10-7 ; 1986.

BORRADORI TOLSA C., KUIZON B. D., SALUSKY I. B. « L'Enfant insuffisant rénal chronique : évaluation de l'état nutritionnel et prise en charge ». *Archives de pédiatrie* 1999 ; 6 : 1092-100.

BRIEND A. « La Malnutrition de l'enfant : des bases physiopathologiques à la prise en charge sur le terrain » [monographie]. Chaire Danone ; 1998.

DESJEUX J.-F., LESTRADET H. « Les Malnutritions d'origine digestive chez l'enfant ». *Cahiers de la nutrition et de la diététique* 1983 ; 18 : 169-73.

LEKÉ L., GALLET M., HERBAUT C., DE BROCA A., KREMP O., KRIM G., RISBOURG B. « Nutrition et développement neurologique ». *Revue internationale de pédiatrie* 1989 ; 195 : 35-9.

LEKÉ L., SAYGILI A., VURAL M., RISBOURG B. « Malnutrition et déficit immunitaire chez l'enfant ». *Archives de pédiatrie* 1996 ; 3 : 705-13.

RICOUR C., GHISOLFI J., PUTET G., GOULET O. *Traité de nutrition pédiatrique*. Paris : Maloine ; 1993.

TOUZE J.-E., CUISINIER-RAYNALD J.-C. « Facteurs étiologiques et aspects cliniques de la malnutrition protéinoénergétique en zone tropicale ». *Médecine et nutrition* 1989 ; 6 : 345-50.

chapitre 32

Bernard Boudailliez
Hélène Bony-Trifunovic
Isabelle Boilly
Marie-Pascale Fremaux

Maladies métaboliques

Diabète de l'enfant

Bernard Boudailliez

Pré-requis

Définition

Le diabète de l'enfant est quasi exclusivement un diabète insulinoprive : type I ou diabète insulinodépendant (DID). On compte en France près de 8 000 enfants porteurs d'un DID avec une incidence annuelle (nombre de nouveaux cas annuels rapporté à la population d'enfants) de 6 à 9 cas de DID sur 100 000 enfants. La prise en charge de cette maladie chronique, qui « ne se voit pas », suppose une cohérence et une articulation parfaite entre les divers intervenants (médecins, diététiciens, puéricultrices...) non seulement pour soustraire à terme l'enfant aux complications dégénératives ou aiguës, mais aussi pour que l'enfant ait le meilleur développement, tant sur le plan physique que psychoaffectif. La réussite de cette entreprise repose sur le triptyque classique : insulinothérapie autocontrôlée, diététique contrôlée et activité physique régulière... C'est dire l'importance d'une démarche éducative qui doit être continue, adaptée et évaluée.

Physiopathologie du DID

Insuline

C'est la seule hormone circulante qui abaisse directement la glycémie. C'est une hormone peptidique (enchaînement de 51 acides aminés) fabriquée au niveau du pancréas par les cellules bêta (β) des îlots de Langerhans. Ces îlots

« endocrines » sont situés au sein de la glande exocrine qui sécrète le suc pancréatique. La structure « spatiale » de l'insuline est la même pour toutes les espèces ; cependant, les insulines animales diffèrent de l'insuline humaine par leur composition en acides aminés à un ou plusieurs endroits : ces différences minimes sont suffisantes pour que la molécule d'insuline animale injectée à l'homme suscite la formation d'anticorps. Le facteur stimulant la sécrétion d'insuline est essentiellement le niveau de la glycémie : **toute élévation de la glycémie stimule la sécrétion d'insuline**. D'autres facteurs peuvent stimuler (acides gras, protéines, hormones intestinales...) ou freiner (somatostatine, adrénaline...) cette sécrétion.

Rôle de l'insuline

• Régulation de la glycémie

L'insuline permet, chez l'individu sain, le maintien de la glycémie dans des limites très étroites (4,4-7,7 mmol/L ou 0,7-1,4 g/L). Ces concentrations procèdent d'un équilibre entre d'une part la production de glucose par le foie (à partir du glycogène, forme de réserve) et les apports alimentaires et, d'autre part, sa consommation par l'ensemble des tissus de l'organisme. L'utilisation de glucose par les tissus (muscle, tissus adipeux...) est sous la dépendance de l'insuline, qui se fixe sur un récepteur de la membrane cellulaire spécifique. Un organe fait exception à cette insulinodépendance : le cerveau. L'étude de la concentration d'insuline circulante (*figure 32.1*) au cours du nycthémère montre le rôle essentiel de cette hormone pour la régulation glycémique :
— au moment du repas, la sécrétion d'insuline bloque la production de glucose à partir du foie et augmente la captation du glucose par les tissus ;
— à distance des repas, la diminution de la sécrétion d'insuline permet la reprise de la glycogenèse à partir du foie.

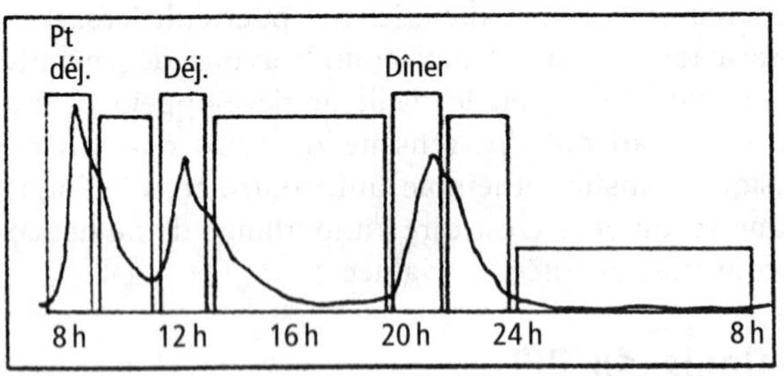

Figure 32.1 – Sécrétion de l'insuline au cours du nycthémère

D'autres facteurs hormonaux interviennent dans cette régulation. Tous ces facteurs sont hypoglycémiants (hormones contre-régulatrices). Citons le cortisol, l'hormone de croissance, les catécholamines (adrénaline, noradrénaline). La sécrétion de ces hormones est ainsi observée dans les situations d'hypoglycémie (« riposte hormonale à l'hypoglycémie »). Leurs mécanismes d'action se situent aussi bien au niveau du foie, où elles stimulent la production du glucose à partir de glycogène, qu'au niveau des tissus périphériques, où elles freinent son utilisation.

• Au cours du diabète

La disparition de l'insuline va entraîner de grandes modifications dans la régulation de la glycémie.
Au moment du repas, l'absence d'élévation de l'insuline ne permet pas d'une part de bloquer la production de glucose par le foie et, d'autre part, de capter le glucose par les tissus : la glycémie s'élève ainsi considérablement, dépassant les capacités de réabsorption du rein (seuil rénal de réabsorption du glucose : 10 mmol/L) et entraînant une fuite d'eau obligatoire (diurèse osmotique).
À distance du repas, le glucose provenant du foie reste en quantité beaucoup trop importante, tandis que l'utilisation du glucose par les tissus reste faible.
À terme, l'organisme va réagir au déficit énergétique induit par l'absence d'accès du glucose à ses cellules : cette compensation se fera par la production de corps cétoniques à partir de la lipolyse des tissus graisseux. Les corps cétoniques sont certes des substrats énergétiques, mais s'avèrent toxiques pour l'organisme du fait de leur charge acide. L'explication à l'enfant et à sa famille de ces régulations et des perturbations observées au cours du DID est un temps incontournable de l'éducation du diabétique. Dans notre expérience, nous recourrons au schéma de la baignoire *(figure 32.2)*.

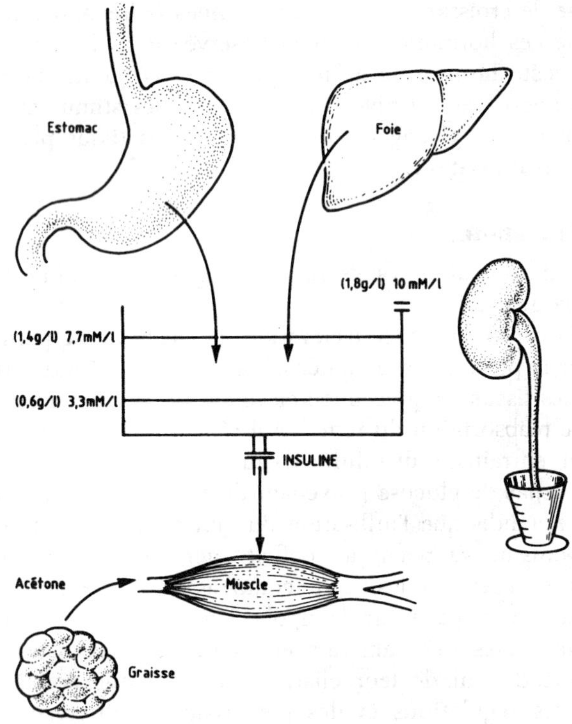

Figure 32.2 – Schéma explicatif de la glycorégulation

Il est du rôle de l'IDE, avec le médecin, d'expliquer clairement et dans un langage imagé ces notions à l'enfant. On peut ainsi proposer le « schéma de la baignoire ». On suppose que le glucose dans le sang se trouve dans une baignoire. À chaque repas, nous ajoutons du glucose dans cette baignoire. Entre les repas, le niveau baisse, car le glucose est consommé par les cellules de l'organisme. Cette consommation du glucose par les cellules n'est toutefois possible qu'en présence d'insuline, excepté pour les cellules cérébrales. Cependant, bien que ce niveau baisse, la baignoire est continuellement réapprovisionnée grâce aux réserves emmagasinées dans le foie, les muscles, le tissu adipeux.

Dès que la concentration en glucose s'élève, les cellules bêta du pancréas sécrètent de l'insuline, avec pour conséquence l'abaissement du taux de glucose...

En cas de diabète, les glycémies s'élèvent anormalement en raison de l'absence d'insuline : la baignoire déborde (plus objectivement, le seuil de réabsorption rénal du glucose est débordé), avec pour conséquence une glycosurie, une polyurie, une déshydratation et une polydipsie ; la recherche de glucose dans les urines est positive. Les cellules de l'organisme ne sont plus alimentées en

glucose : l'organisme réagit en fabriquant, à partir des tissus graisseux, un substitut d'énergie, l'acétone, qui va entraîner un état d'acidose.
À l'inverse, si un excès d'insuline a été administré, c'est l'hypoglycémie : la baignoire est vide, le cerveau souffre, c'est le malaise hypoglycémique. Le remède : remplir la baignoire par une prise alimentaire de sucre ou en appelant les réserves glycogéniques du foie par une injection de Glucagon®.
Bien d'autres situations peuvent être ainsi illustrées avec ce schéma.

Épidémiologie

La fréquence du diabète varie d'un pays à l'autre. Il existe un gradient Nord/Sud : ainsi, la Finlande a une incidence annuelle de 43 pour 100 000, tandis que la France a un taux de 7 pour 100 000. L'incidence est en augmentation de 20 à 25 % depuis 15 ans. La maladie touche également les filles et les garçons. Un pic d'incidence est constaté entre 10 et 12 ans. Environ 13 % des cas surviennent avant 5 ans.

Pathogénie

La destruction lente et progressive *(figure 32.3)* des cellules bêta-insulinosécrétrices relève de processus auto-immuns. Cette destruction auto-immune nécessite le plus souvent la rencontre de trois facteurs :
— terrain génétique ;
— facteurs environnementaux ;
— modifications immunologiques.

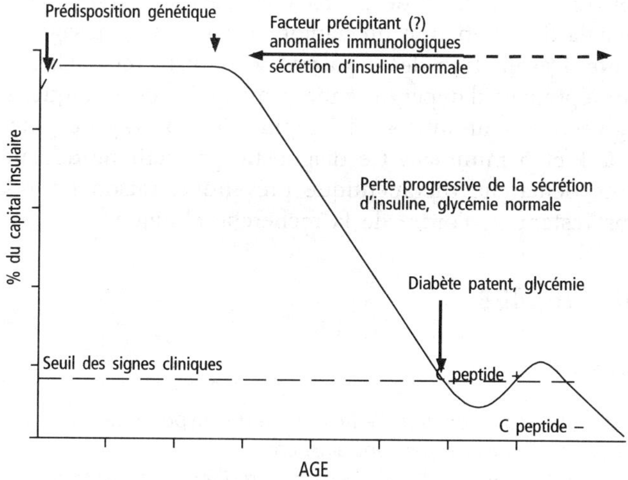

Figure 32.3 – Dégradation dans le temps de la fonction insulinosécrétrice des cellules Langerhansiennes

Facteurs génétiques

Ils sont démontrés par la survenue récurrente au sein d'une même famille de DID. La survenue d'un DID chez des jumeaux homozygotes n'est cependant que de 30 à 50 %, démontrant que ces facteurs génétiques ne sont pas la seule cause à prendre en compte. Il existe une association forte entre la maladie et certains antigènes de complexe majeur d'histocompatibilité (HLA) : 90 % des DID possèdent l'antigène HLA DR3 ou DR4, alors que celui-ci n'est présent que chez 50 % de la population générale. Pour un frère ou une sœur d'un enfant DID, le risque de devenir diabétique est **en moyenne** de 3 %. S'ils n'ont aucun antigène en commun, il est de 1 % ; inversement, s'ils ont deux antigènes, il est de 20 %. Pour un parent diabétique, le risque d'avoir un enfant DID est de 5 %. Il n'y a donc pas « un gène » du DID mais une susceptibilité *(voir « Hérédité polygénique à seuil », chapitre 13)*.

Facteurs environnementaux

Les facteurs environnementaux pouvant être incriminés sont des facteurs viraux et l'alimentation.

Modifications immunologiques

Elles sont attestées par les constatations anatomopathologiques du pancréas (présence de lymphocytes T autour des îlots de Langerhans) et par l'existence d'anticorps circulants dirigés contre les cellules de Langerhans et l'insuline. Des associations avec d'autres maladies auto-immunes ont été décrites. Ailleurs, le DID peut être secondaire à une atteinte pancréatique directe.
La prédiction de la survenue de la maladie dans une fratrie peut ainsi être approchée par la détermination du haplotype HLA et le dosage des autoanticorps anti-îlots. L'évaluation des capacités sécrétoires résiduelles du pancréas fait appel aux épreuves d'hyperglycémie provoquée (en pratique, le plus souvent, hyperglycémie « minute » : IV rapide de 0,5 g/kg de glucose, dosage insulinémie à 1 et 5 minutes). Ce diagnostic prédictif ne débouche pas, en 1998, sur une démarche thérapeutique préventive, raison pour laquelle ces investigations restent de l'ordre de la recherche clinique.

Diagnostic clinique

à savoir

Les signes cliniques sont fonction de la sévérité de l'hyperglycémie et de sa durée. Les circonstances de découverte peuvent ainsi être :
— découverte systématique d'une glycosurie ou d'une hyperglycémie ;
— amaigrissement, asthénie ;
— polyurie, polydipsie.

La suspicion d'un DID doit faire pratiquer une recherche de glycosurie-acétonurie à l'aide d'une bandelette réactive. La positivité de celle-ci justifie une hospitalisation pour bilan complémentaire et mise en route du traitement. Si le diagnostic n'est pas fait à ce stade, l'évolution se fait vers l'acidocétose diabétique.

➡ Un peu d'histoire

Le *tableau 32.1* résume les événements marquants dans l'histoire de la maladie, notamment au niveau de la survie, du confort et de la sécurité des diabétiques.

Tableau 32.1 – Quelques grandes dates

1869	Paul Langerhans décrit des amas cellulaires de structure particulière dans le pancréas : les îlots de Langerhans
1889	Oskar Minkowski réussit la première pancréatectomie chez un chien qui survit, mais devient diabétique
1921	*Survie* : l'insuline (du latin ***insulae*** : îlot) est isolée
1922	Première injection d'un extrait d'îlots de veau à un jeune diabétique de 14 ans dont la vie est sauvée
1935	*Confort* : découverte de l'insuline d'origine animale Découverte de l'effet retardant l'action de l'insuline : — du zinc — de l'adjonction d'une protamine NPH } une injection seule d'un mélange
1965	*Sécurité* : découverte des réactifs urinaires
1971	Synthèse de l'insuline par trois laboratoires → production d'insuline hautement purifiée
1980	*Normoglycémie* : mise au point du lecteur de glycémie Utilisation de l'hémoglobine glycosylée → bataille pour une normoglycémie afin d'éviter les complications dégénératives
1990	*Confort ++* : fabrication de l'insuline humaine par génie génétique ; mise sur le marché d'une insuline ultralente Nouveau mode d'administration de l'insuline : — stylo — pompe sous-cutanée et implantable
1990	*Sécurité* : Glucagon® par voie nasale
2000	*Prévention* : recherche des sujets à risque génétiquement et immunologiquement Mise au point d'un traitement immunomodulateur
?	*Greffe* : greffe d'îlots de Langerhans (?)

Prise en charge du DID et accompagnement médical

Les objectifs du traitement sont, par le maintien d'une normoglycémie (4,4-7,7 mmol/L ou 0,8-1,4 g/L), de prévenir les complications aiguës (hypoglycémie, décompensation acidocétosique) et dégénératives (ophtalmologique, rénale, neurologique, cardio-vasculaire). Au-delà, le traitement doit assurer le bon développement et l'épanouissement de l'enfant, tant sur le plan physique que psychoaffectif. Il doit permettre une insertion scolaire et professionnelle optimale.

Insulinothérapie

Insuline

Il existe actuellement plus de trente-cinq formes d'insulines disponibles sur le marché français. Il est important (au-delà des différences de firmes productrices) de distinguer les insulines selon :
— **leur origine** : chez les enfants, l'insuline utilisée doit être de préférence de l'insuline de forme humaine obtenue soit en modifiant un acide aminé de l'insuline de porc, soit par génie génétique ;
— **leur durée d'action** : les insulines « rapides » ou « ordinaires » sont toutes limpides. Elles commencent à agir 15 à 30 minutes après l'injection pendant 6 à 8 heures (avec un pic d'action de 30 minutes à 4 heures). Quant aux insulines « intermédiaires » ou « lentes », elles ont un dépôt au fond du flacon qui les rend troubles si on les agite doucement. Elles commencent à agir au bout de 1 heure pendant 12 à 18 heures (avec un plateau d'action de 4 à 12 heures). Enfin, les insulines d'action prolongée sont aussi troubles et commencent à agir au bout de 4 heures pendant 24 heures ;
— **leur concentration : depuis le 30 mars 2000, il n'existe plus qu'une seule présentation de flacon d'insuline à la concentration de 100 unités/mL** (les flacons à 40 unités/mL sont supprimés). Toutes les seringues sont donc maintenant des seringues U100. Cette mesure est appliquée à toute l'Europe, mais bien évidemment, en cas de déplacement à l'étranger hors de la Communauté européenne, les enfants diabétiques ou leurs parents doivent s'informer de la concentration d'insuline et du type de seringues commercialisées dans les pays où ils doivent se rendre.

à savoir

Avant d'entreprendre un voyage, il convient de se renseigner, par exemple grâce aux plaquettes éditées par les laboratoires producteurs d'insuline, par l'Association des jeunes diabétiques (AJD) ou l'Association française des diabétiques (AFD).
Il faut veiller à ce que les familles de diabétiques ne conservent pas chez eux d'anciennes seringues U40.

La conservation suppose plusieurs précautions. Les flacons et/ou cartouches non entamés doivent être placés entre +2 °C et +8 °C, pendant une durée maximale de 2 ans. Ils ne doivent surtout pas être congelés, auquel cas ils seront jetés. Quant aux flacons et/ou cartouches entamés, il convient de les conserver à une température ambiante inférieure à 22 °C pour une durée maximale de 3 semaines (en cas de voyage, la température doit être inférieure à 35 °C, mais il ne faut pas dépasser 72 heures à plus de 22 °C et ne pas oublier de remettre au frais à l'arrivée).

Insulinothérapie chez l'enfant

L'insuline s'injecte par voie sous-cutanée en pinçant la peau partout où il existe de la graisse : cuisses, fesses, dos, bras, ventre (*figure 32.4*). L'insulinothérapie comprend plusieurs traitements. La forme **conventionnelle** prévoit deux injections par jour d'un mélange insuline d'action rapide et intermédiaire. Chez l'enfant, les mélanges tout prêts sont rarement utilisés et jamais en première intention, compte tenu des besoins variables en insuline de l'enfant selon son activité et sa personnalité.

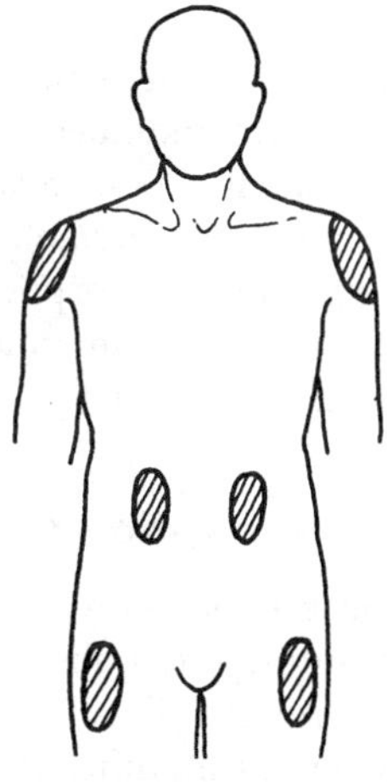

Figure 32.4 – Sites d'injection

• Multi-injection

Elle comporte deux à quatre injections selon un schéma associant un débit de base et des bolus au moment des repas (*figure 32.5*). Ce traitement, effectué le plus souvent à l'aide du stylo injecteur, permet une plus grande souplesse horaire et améliore la qualité de vie. Il faut veiller à éviter la prise de poids et la confusion entre liberté horaire et liberté du contenu alimentaire.

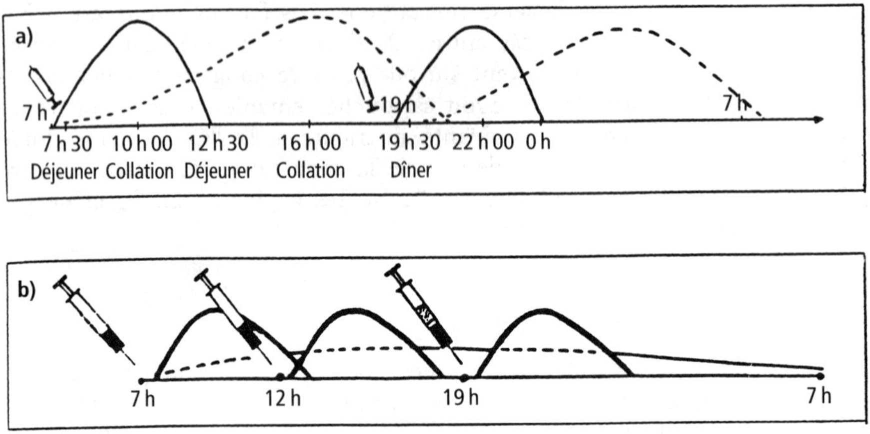

Figure 32.5 – Schéma d'administration de l'insuline
a) deux injections ;
b) trois injections.

● Pompe portable

Elle est surtout adaptée au très jeune enfant, chez lequel l'instabilité du diabète est fréquente et nécessite de faibles variations d'insuline. Elle peut aussi être indiquée dans le diabète très instable chez l'enfant plus âgé. Ce traitement a pour avantages de se rapprocher le plus de la sécrétion physiologique et de permettre un meilleur équilibre. De plus, il existe une meilleure régularité de résorption de l'insuline rapide et une souplesse pour faire face à l'irrégularité alimentaire du très jeune enfant. Les hypoglycémies sévères, fréquentes à cet âge, sont beaucoup moins nombreuses.

Résorption de l'insuline injectée en sous-cutané

Elle est malheureusement très variable. Elle dépend du lieu de l'injection : l'insuline serait absorbée deux fois plus vite au niveau du ventre qu'au niveau des cuisses. Il faut donc varier l'endroit d'injection d'un jour à l'autre pour éviter les modifications de la peau ou lipodystrophies, mais garder la même zone pour l'injection à un même horaire.
Elle dépend aussi : du froid qui la ralentit, du chaud qui l'accélère (bain chaud) et de l'exercice musculaire qui l'augmente. Il faut donc éviter d'injecter de l'insuline près d'un muscle sollicité par l'effort.

Surveillance

Elle est essentielle. L'insuline est en effet une hormone qui a une courte durée de vie et dont les besoins sont variables en fonction de l'alimentation, de l'âge,

du poids, de l'exercice physique et de la survenue d'une maladie (infectieuse souvent). Il est donc indispensable d'apprendre à recevoir la dose d'insuline nécessaire à une normoglycémie. Pour cela, on essaie d'obtenir que les apports alimentaires en sucres « glucides » soient reproductibles d'un jour à l'autre au même moment de la journée.
L'augmentation et la diminution des doses d'insuline dépendront de la glycémie observée quotidiennement, ainsi que des résultats des analyses d'urines, en se souvenant que l'insuline fait baisser la glycémie.
L'acquisition des compétences techniques et des connaissances permettant d'adapter les doses d'insuline se fait progressivement dans le cadre de l'unité d'éducation.

• Glycémies

L'évaluation de la glycémie est faite par l'enfant, selon son âge, ou par ses parents. Ils réalisent environ quinze fois par semaine une analyse de la glycémie en déposant une goutte de sang prélevée au niveau du doigt (après avoir piqué doucement celui-ci avec un autopiqueur) sur une bandelette. Les bandelettes de lecture de la glycémie disponibles en pharmacie sont nombreuses. Leur lecture se fait à l'aide d'un appareil lecteur de glycémies.

• Analyses d'urines

Elles sont le plus souvent réalisées à partir de bandelettes sur lesquelles l'enfant apprend à uriner. L'ensemble de ces résultats est noté sur une feuille ou un carnet de surveillance. Les feuilles sont adaptées *(figure 32.6)* selon qu'il s'agit d'un schéma d'insulinothérapie de deux injections d'un mélange d'insuline ou de multi-injections d'insuline d'action rapide avec une insuline d'action lente de base, afin de faciliter la relation entre l'insuline injectée et les glycémies ou analyses d'urines qui en dépendent.
Elles recouvrent 1 semaine, permettant ainsi de visualiser rapidement s'il existe des jours d'équilibre plus difficile (le mercredi, le jour du sport....). Elles sont munies d'un feuillet autocopiant permettant aux parents d'envoyer un double de leur feuille avant la consultation, que l'équipe peut ainsi préparer, ou entre les consultations, auquel cas l'équipe pourra donner un conseil ponctuel, le plus souvent par téléphone.
L'ensemble de ces résultats, qui doivent « sonder » sur la semaine différents moments de la journée, permet d'adapter deux fois par semaine (mais plus souvent en cas de déséquilibre) les doses d'insuline. Il faut également tenir compte pour cela de l'activité physique de l'enfant, voire des possibles prises de « sucreries ».

NOM : ....

PRENOM : ....

Semaine du ....

DATE	INSULINE ORDINAIRE (MATINEE)	GLYCEMIE (MATINEE)	AVANT DEJEUNER GLYCEMIE	AVANT DEJEUNER Urines S	AVANT DEJEUNER Urines A	INTERMEDIAIRE	GLYCEMIE APRES-MIDI	AVANT DINER GLYCEMIE	AVANT DINER Urines S	AVANT DINER Urines A	OBSERVATIONS
Lu											
Ma											
Me											
Je											
Ve											
Sa											
Di											

ECRIRE AU STYLO
ENVOYER LES DOUBLES 8 JOURS
AVANT LA CONSULTATION

DIABETOLOGIE
de l'enfant et de l'adolescent
Service de Pédiatrie I - C.H.U. AMIENS
Tél. 22 66 82 76

ORDINAIRE	GLYCEMIE COUCHER	INTERMEDIAIRE	3 H GLYCEMIE	LEVER GLYCEMIE	LEVER Urines S	LEVER Urines A	OBSERVATIONS
							Ma
							Me
							Je
							Ve
							Sa
							Di
							Lu

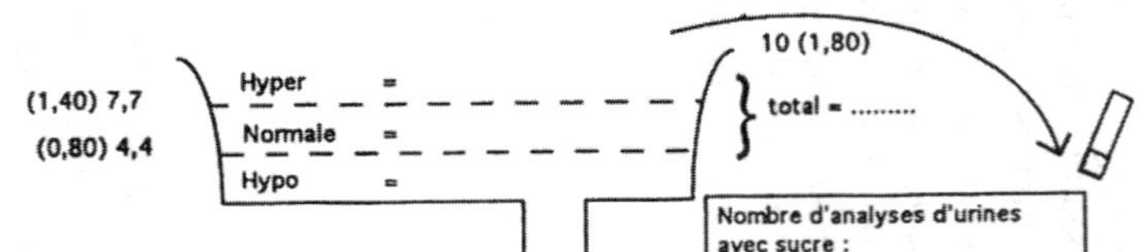

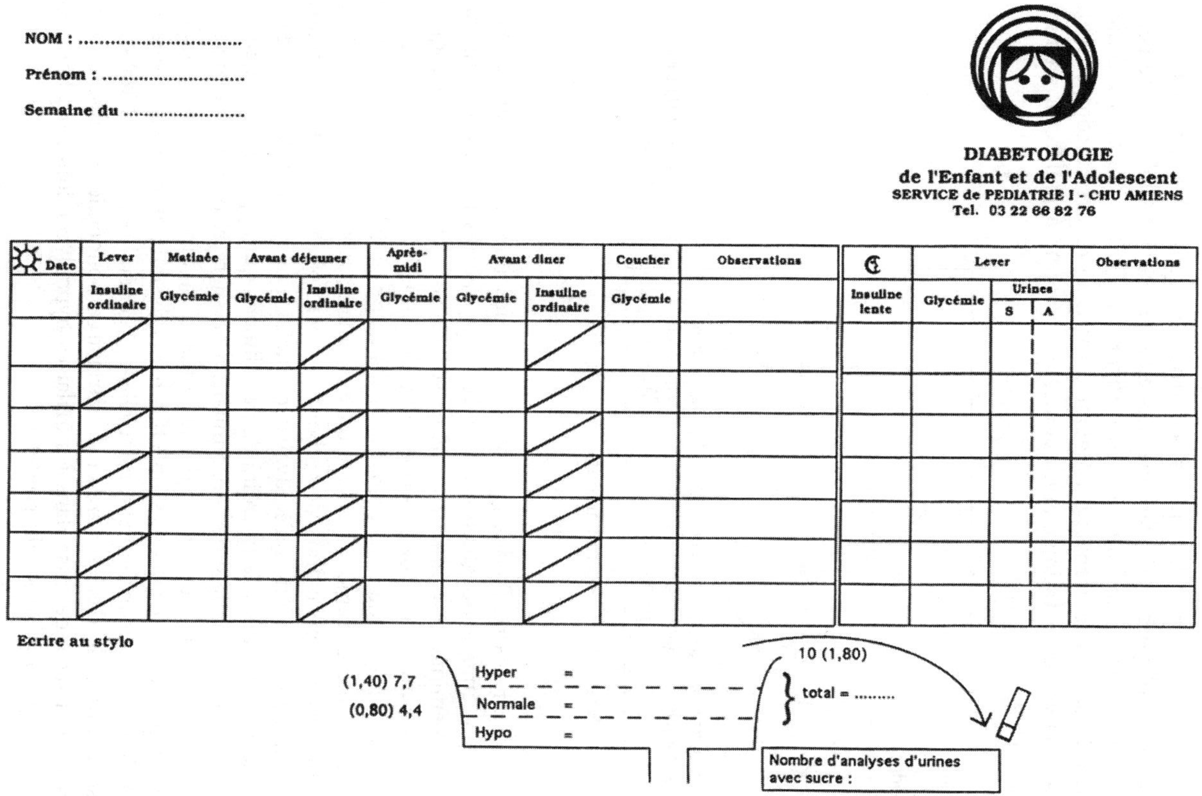

NOM : ....

Prénom : ....

Semaine du ....

DIABETOLOGIE
de l'Enfant et de l'Adolescent
SERVICE de PEDIATRIE I - CHU AMIENS
Tel. 03 22 66 82 76

Date	Lever	Matinée	Avant déjeuner		Après-midi	Avant diner		Coucher	Observations
	Insuline ordinaire	Glycémie	Glycémie	Insuline ordinaire	Glycémie	Glycémie	Insuline ordinaire	Glycémie	

	Lever			Observations
Insuline lente	Glycémie	Urines S	Urines A	

Ecrire au stylo

Figure 32.6 – Exemples de feuilles de surveillance

Diététique

C'est un élément essentiel de l'approche thérapeutique : le maintien d'une normoglycémie passe par des apports contrôlés en quantité et en répartition dans la journée d'hydrates de carbone. Les apports nutritifs doivent être ceux recommandés pour les enfants normaux (*figure* 32.7). Les données récentes concernant le pouvoir glycémiant des aliments sont à prendre en compte pour la mise en œuvre de « l'alimentation contrôlée » (terme à préférer à régime) de l'enfant DID.

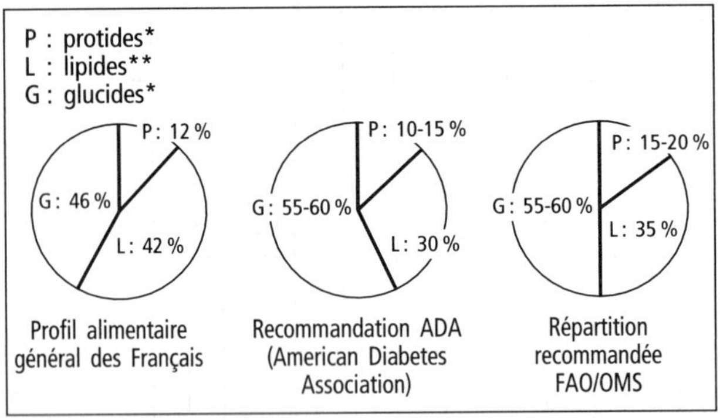

* 1 g = 4 kcal = 17,2 kJ (kilojoules)
** 1 g = 9 kcal = 37,7 kJ

Figure 32.7 – Répartition des nutriments

Le *tableau* 32.2 rapporte l'index glycémique (IG) des aliments standardisés sur le pouvoir glycémiant du glucose fixé à 100. En d'autres termes, une même élévation glycémique (ou, mieux, la même surface sous la courbe glycémique) sera observée pour 100 g de glucose, 60 g de pain, 50 g de pâtes, 20 g de lentilles... Cette approche doit remplacer la distinction ancienne entre glucides à absorption lente et rapide. L'éducation alimentaire aura pour but d'éveiller l'enfant au contenu en hydrate de carbone (« sucre ») et à l'IG des aliments. On introduira ainsi la notion d'équivalence glucidique (système de parts) d'un aliment, correspondant à la quantité de cet aliment qui apporte une quantité fixe de glucides. En matière de consommation de sucre et de saveurs sucrées, l'équilibre est dans la mesure : pris au cours d'un repas, le sucre à index glycémique peu élevé n'aura pas un effet hyperglycémiant plus élevé que le pain ; à l'inverse, la consommation, si elle est généralisée et en dehors des repas, sera source de déséquilibre et de surcharge pondérale. L'utilisation du saccharose seul reste de mise dans les malaises hypoglycémiques modérés ou prononcés (5 g pour 10 kg de poids).

Tableau 32.2 – L'index glycémique

Pouvoir glycémiant du glucose	Aliments
100 %	Glucose
80-90 %	*Corn flakes* Carottes Navets Purée instantanée Maltose Miel
70-79 %	Pain complet Riz blanc Pomme de terre Rutabaga
60-69 %	Pain blanc Riz brun Bananes Raisins Barres de Mars
50-59 %	Spaghettis Maïs doux Biscuits Petits pois surgelés Sucre Chips
40-49 %	Porridge Oranges Jus d'orange
30-39 %	Haricots blancs Pommes Golden Crème glacée Lait Yaourt
20-29 %	Lentilles
10-19 %	Cacahuètes

La répartition glucidique au cours de la journée sera individualisée et précisée pour permettre une insulinothérapie la plus stable possible *(tableau 32.3)*.

Tableau 32.3 – Répartition alimentaire et insulinothérapie

	2 injections	3 injections
Petit déjeuner	20 %	20-25 %
Collation de 10 heures	10 %	± 10 %
Déjeuner	30 %	40 %
Goûter	10 %	/
Dîner	30 %	35-40 %

L'éducation alimentaire est aussi l'un des points fondamentaux dans l'éducation du diabétique. Elle doit être adaptée, réaliste et pratique. Le repas doit rester ce moment d'échanges et de convivialité. Ainsi, la pesée des aliments ne sera maintenue que le temps d'acquérir la notion des volumes et des quantités, soit guère plus de 15 jours... À chaque rencontre, lors des consultations, il convient d'évaluer les connaissances acquises, de repérer les erreurs commises par le biais du journal alimentaire et de répéter l'accompagnement alimentaire, y compris, par exemple, pendant la lune de miel.

Sport et activité physique régulière

Ils favorisent grandement l'équilibre du DID. En aucun cas le sport ne doit être contre-indiqué à l'enfant DID qui peut même le pratiquer au niveau de la compétition. Des précautions doivent être cependant prises pour éviter les hypoglycémies :
— ne pas injecter l'insuline dans la zone musculaire sollicitée ;
— baisser (– 20 à 30 %) les doses d'insuline agissant au moment de l'effort et celles agissant pendant la phase de récupération ;
— alimentation anticipée, riche en sucre complexe, dans les heures précédant un effort intense ;
— durant l'effort, hydratation large et alimentation énergétique (fruits secs, pâtes de fruits, barre de céréales) si nécessaire.

Suivi médical par l'équipe de diabétologie

Consultations régulières

Elles sont essentielles. Elles permettent de faire le point sur le traitement, l'équilibre du diabète, le vécu de la maladie, de résoudre les problèmes qui se posent (que faire en cas de classe de neige, de pensionnat, de compétition, etc. ?) et d'écouter l'enfant et ses parents face à la maladie chronique. Elles sont l'occasion de doser, grâce une prise de sang, **l'hémoglobine glycosylée** qui témoigne de l'équilibre du diabète sur les deux derniers mois et demi (normale de 4 à 8 %, variable selon les laboratoires et la technique du dosage). Le dosage de la fructosamine, protéine qui se glycosyle également

en fonction de la glycémie moyenne, permet de mesurer l'équilibre sur les trois dernières semaines.
Un examen clinique est réalisé régulièrement à la recherche plus particulièrement de lipodystrophies secondaires à des injections répétées au même endroit, d'une hypertension, de complications infectieuses (souvent mycosiques), etc.

Éducation de l'enfant diabétique et de sa famille

Débutée en hospitalisation, elle se poursuit pendant toute la durée du suivi, selon les difficultés rencontrées, permettant la prise en charge progressive par l'enfant de son traitement. Les associations de jeunes diabétiques sont un partenaire indispensable. Les séjours vacances organisés par l'AJD peuvent être des compléments déterminants dans la prise en charge du DID.

Contacts avec l'école

Ils sont parfois nécessaires et peuvent se former dans le cadre du PAI.

Avenir du traitement

Pompes à insuline implantées en intra-abdominal

Télécommandables (sécrétant l'insuline en intrapéritonéal), elles existent déjà chez l'adulte, mais sont actuellement trop récentes et trop volumineuses pour être transposables chez l'enfant. Quant au dépistage des sujets prédisposés à devenir diabétiques, grâce à des dosages d'autoanticorps et à **la proposition de traitements immunomodulateurs**, tels que la nicotinamide, la ciclosporine, ils sont encore des voies de recherche clinique.

Greffe d'îlots de Langerhans

Elle se heurte actuellement aux problèmes de tolérance de toute greffe et aux difficultés de rassembler suffisamment d'îlots pour assurer une insulinosécrétion efficace et durable.

Glucagon® intranasal

Il devrait être prochainement disponible. Il permettra une amélioration de la prise en charge des hypoglycémies sévères.

➡ Complications

Complications liées au traitement

Il peut s'agir de complications locales, essentiellement des hypertrophies du tissu adipeux liées à l'injection d'insuline au même site. L'hypoglycémie est une complication très redoutée des patients. La cause en est toujours une inadéquation entre les besoins en glucose et les apports, c'est-à-dire une mauvaise adaptation des doses d'insuline aux événements de la vie quotidienne.
Les hypoglycémies peuvent revêtir plusieurs aspects cliniques. Il peut s'agir de malaises modérés : faim impérieuse, céphalées, tremblements, asthénie, douleurs abdominales, manifestations cliniques que l'enfant apprend à bien connaître et à traiter. En l'absence de prise de sucre, l'évolution peut se faire rapidement vers des formes plus graves avec trouble de conscience ou coma. Ces hypoglycémies peuvent avoir, si elles se répètent, des conséquences à moyen terme entraînant des séquelles neuropsychiques. Elles sont graves chez le petit enfant et peuvent être diminuées par la prise en charge éducative des enfants et de leur entourage. Leur traitement repose sur l'administration de sucre *per os* (5 g pour 10 kg de poids).
Si celle-ci n'est pas possible ou efficace, il faut recourir à l'injection de Glucagon® (1 mg) par voie IM. À distance, la recherche d'une explication (repas sauté, efforts musculaires, excès d'insuline) est indispensable.

Décompensation acidocétosique (DAC)

C'est un accident aux conséquences potentiellement graves : elle peut être révélatrice d'un DID non connu jusqu'alors (ou plus précisément non repéré devant amaigrissement, polyurie, polydipsie). Ailleurs, elle est un accident dans le cours d'un DID connu. Sa signification doit être alors éclaircie : maladie intercurrente, relâchement dans le suivi, situation conflictuelle.

➡ Manifestations

Ce sont :
— un état de déshydratation cellulaire (soif, sécheresse muqueuse) et extracellulaire (pli cutané, tachycardie, hypotension artérielle) ;
— une polypnée d'acidose métabolique ;
— des altérations de la conscience : de la simple obnubilation jusqu'au coma profond ;
— des douleurs abdominales fréquentes qui peuvent égarer le diagnostic ; ces signes sont expliqués par deux faits :
  - l'hyperglycémie majeure conséquence du manque absolu (arrêt de l'insulinothérapie) ou relatif (apport non adapté au besoin) d'insuline ; celle-ci va induire une diurèse osmotique massive ;

– la production de corps cétoniques à partir des corps gras pour combler le déficit énergétique dû à la baisse de captation de glucose ; ceux-ci entraînant une acidose. Une fuite du potassium hors de la cellule du fait de l'acidose et une élimination de cet ion (vitale pour le bon fonctionnement cardiaque) par la polyurie est un point à prendre constamment en compte par mesure répétée et réalisation d'ECG, dans la conduite du traitement de la DAC.

Diagnostic formel

Il est formellement établi devant une hyperglycémie supérieure à 20 mmol/L, une glycosurie et une acétonurie massives, une acidose métabolique attestée par réserve alcaline inférieure à 18 mmol/L et pH inférieur à 7,25. L'interrogatoire recherchera alors activement les éléments anamnestiques indispensables. Si l'enfant est connu porteur d'un DID, ce seront l'équilibre des derniers jours, la compliance thérapeutique et une pathologie concomitante ; s'il n'est pas connu porteur d'un DID, ce seront l'amaigrissement récent, la polyurie polydipsie, le lever nocturne, l'énurésie secondaire et les antécédents familiaux.

Conduite à tenir

• Immédiatement :

— **sonde gastrique si altération de la conscience** : la stase gastrique est quasi constante du fait d'une parésie fréquente chez le diabétique ;
— **mise en place d'une voie d'abord vasculaire fiable**. Si tendance au collapsus, remplissage par grosses molécules : 10 à 20 mL/kg en 1 heure de sérum albumine à 6 % ;
— **mesure des paramètres de diagnostic et de surveillance** :
  – poids, fréquence cardiaque (scope), pression artérielle (Dinamap®), diurèse et état de conscience ;
  – ionogramme, glycémie, créatininémie-urée, osmolarité circulante, gaz du sang veineux, numération formule et ECG (++) ;
— dans l'attente des résultats (ou par téléphone si transfert) :
  – sérum salé isotonique 9 ‰ : 7 mL/kg/h ;
  – insuline ordinaire 0,25 UI/kg en IVD, puis 0,10 UI/kg/h ; la dilution sera élaborée afin d'obtenir des débits commodes, 1 mL d'insuline ordinaire (= 100 U) + 99 mL de sérum salé isotonique donne 1 mL = 1 U (purger abondamment les tubulures).

• Réanimation des quatre premières heures :

— **insuline ordinaire** (0,10 à 0,15 UI/kg/h) : la dégression de la glycémie doit être lente ; viser une glycémie entre 8 et 12 mmol/L à la 12e heure ; le contrôle de la glycémie par Dextro se fera toutes les heures ;

— **les apports hydroélectrolytiques** à cette phase reposent sur le sérum salé isotonique. Le rythme de perfusion sera établi en fonction de la natrémie, la correction de la déplétion potassique doit être une préoccupation. L'apport sera de 0,1 à 0,4 mEq/kg/h (soit, par litre de sérum salé isotonique, de 10 à 40 mEq de KCl). Il sera ajusté en fonction du ionogramme et du tracé ECG : une kaliémie « normale » au départ, alors qu'existe une acidose, sera effondrée quelques heures plus tard, après correction de cette dernière.
En cas d'acidose profonde (pH < 7), on remplacera le salé isotonique par du bicarbonate isotonique (14 ‰). L'apport de bicarbonate ne sera en aucun cas systématique, car son apport inconsidéré peut être source de souffrance cellulaire cérébrale.
La surveillance reportée sur une feuille comprendra : pouls, pression artérielle, fréquence respiratoire, état de conscience (se méfier des céphalées), diurèse, ionogramme toutes les trois heures.

• Réanimation des vingt heures suivantes

La dose d'insuline est à adapter en fonction des glycémies évaluées toutes les heures. Quant aux apports hydroélectrolytiques, ils seront adaptés en fonction des ionogrammes : la quantité d'eau à administrer est de l'ordre de 2 400 mL/m^2/20 h. On ne dépassera jamais 3 500 mL/m^2/20 h, ceci afin d'éviter les complications d'œdème cérébral (réhydratation trop rapide de cellules cérébrales). L'apport d'ions visera à corriger les multiples déplétions : Na^+Cl^- (40 à 50 mEq/L), K^+Cl^- (30 à 60 mEq/L).
Dans la majorité des cas, les principaux paramètres biologiques (glycémie, réserve alcaline, pH) se normalisent en une douzaine d'heures.

Complications dégénératives

La lésion essentielle est une microangiopathie diffuse particulièrement bien visible au niveau des capillaires de la rétine visualisés par angiographie. Pour certains tissus, en particulier le tissu nerveux, on invoque plus directement des anomalies métaboliques. Le fait important est que ces complications sont essentiellement liées au degré de contrôle métabolique. Même s'il semble y avoir d'autres facteurs aggravants ou prédisposants, ce fait n'est plus mis en doute et sert de base logique à la conduite thérapeutique moderne du diabète à la recherche d'un contrôle glycémique proche de la normale. La durée du diabète est également bien corrélée à la fréquence des complications. Le diabète juvénile est donc particulièrement exposé à l'âge adulte aux complications de la microangiopathie. La puberté a également un rôle aggravant sur les lésions dégénératives.

Dépistage des complications

Une fois par an, un dépistage des complications du diabète est réalisé. Ces complications ne sont que très rarement présentes chez l'enfant, mais elles sont d'autant plus fréquentes que le diabète est ancien et/ou mal équilibré. Il faut les garder à l'esprit, car de l'équilibre du diabète de l'enfant dépend la santé de l'adulte.

Rétinopathie diabétique

Elle est présente dans 50 % des cas après 10 ans de diabète et dans 90 % des cas après 20 ans de diabète. Un dépistage par un fond d'œil annuel et par une angiographie à la fluorescéine après au moins 5 ans de diabète permet de la prendre en charge.

Néphropathie diabétique

Elle ne touche que 40 % des patients, avec un pic de fréquence au bout de 15 ans de diabète. Elle est dépistée par la présence d'une microalbuminurie positive (> 20 mg/24 h) associée à la prise régulière de la pression artérielle, dont l'élévation peut favoriser l'atteinte rénale.

Athérosclérose

Le risque d'atteinte ischémique vasculaire est très augmenté chez le diabétique ; aussi faut-il surveiller le taux de triglycérides et de cholestérol, prévenir la prise d'habitudes tabagiques et surveiller la pression artérielle.

Complications neurologiques

Elles touchent 11 % des diabétiques de plus de 10 à 20 ans de diabète. Il s'agit d'une atteinte de la sensibilité distale et de troubles neurovégétatifs.
L'ensemble des renseignements collectés est résumé sur une grande pancarte qui permet d'avoir sous les yeux l'équilibre du diabète, la scolarité, les doses d'insuline par kilogramme et par jour, etc.

acte infirmier

Accompagnement de l'enfant diabétique et de sa famille

La conduite du traitement suppose pour l'enfant et ses parents l'acquisition d'un certain nombre de connaissances, pour comprendre la maladie et les objectifs du traitement, ainsi que d'un savoir-faire pour exécuter les différents gestes techniques nécessaires et maîtriser des conduites qui sont parfois complexes, comme l'adaptation des doses d'insuline. L'éducation de l'enfant DID et de sa famille apparaît ainsi un temps essentiel et jamais achevé. Celle-ci est réalisée au sein d'une équipe pluridisciplinaire en charge de l'enfant : pédiatre, puéricultrice, diététicienne, psychologue, assistante sociale... Dans notre expérience, le rôle de la puéricultrice est essentiel dans l'articulation des actions éducatives autour de l'enfant.

Du fait de sa disponibilité et de sa proximité (au chevet du patient durant l'hospitalisation, par téléphone ultérieurement), la puéricultrice donne le ton de la relation entre parents, enfant et équipe soignante. Son rôle est ainsi :

- **de développer certaines aptitudes et attitudes** favorisant l'envie d'apprendre et l'acquisition de nouvelles connaissances en acceptant l'enfant et la famille tels qu'ils sont, en étant capable de comprendre ce qu'ils ressentent, de voir le problème tel qu'ils le perçoivent (écoute active), de réagir de manière neutre, sans jugement devant des manifestations extérieures : regard fuyant, etc. ;
- **d'être patiente et persévérante** afin de ne pas faire naître l'anxiété chez l'enfant, ce qui pourrait ralentir la progression de son apprentissage ;
- **d'être créative et dynamique** pour prévenir l'ennui et garder une participation active ;
- **de développer sa compétence professionnelle** en participant à des stages, en travaillant avec d'autres équipes pédiatriques, en se documentant grâce aux revues spécialisées (AJD) ;
- **d'analyser les besoins de l'enfant et des parents** pour réussir leur apprentissage par plusieurs entretiens et des visites à domicile ;
- **de créer un climat de confiance favorable à l'apprentissage** en optimisant l'accueil, la disponibilité, les compétences professionnelles, en tenant compte des limites de l'enfant et de la famille tant sur le plan physique (fatigue, âge...) qu'intellectuel et psychologique ;
- **d'évaluer l'impact de l'enseignement.**

Actuellement, notre équipe essaye de mettre en place un système de « contrôle des connaissances » pendant les entretiens pédagogiques pour éviter, autant que faire se peut, les glissements techniques, la routine, le relâchement. Il va de soi que, si ce contrôle ne constitue pas une garantie absolue, son absence est un risque de mesures erronées aux conséquences cliniques potentiellement dangereuses, comme en témoigne l'exemple de cette jeune adolescente dont les hémoglobines glycosylées restaient très élevées depuis l'apparition du diabète il y a 1 an, alors qu'elle avait toujours des glycémies capillaires basses, entraînant une baisse progressive et importante des doses d'insuline qui ne correspondaient plus avec les besoins standard. La réalisation d'une glycémie capillaire en notre présence a démontré l'insuffisance de la goutte de sang déposée sur la bandelette, ce qui avait pour conséquence une sous-évaluation de la glycémie, qui était certainement elle-même une des causes du déséquilibre.

Les méthodes de travail pour la mise en place de cet accompagnement vont reposer sur une démarche structurée. En premier lieu va être élaboré un diagnostic d'éducation qui vise à évaluer les caractéristiques et les potentialités de l'enfant et de sa famille. Cette démarche doit permettre une meilleure appréhension de la réalité sociale, familiale, scolaire, médicale, géographique et sera complétée par la prise de contact avec d'autres personnes de l'environnement (corps enseignant, professeur de sport...). En second lieu, un contrat commun d'éducation de sécurité est élaboré :

c'est un intérêt entre l'enfant et/ou la famille qui précise « noir sur blanc » les objectifs à attendre. Ces objectifs diffèrent d'un patient à l'autre et sont évolutifs dans le temps. Les moyens pédagogiques sont variés : entretiens théoriques autour du tableau noir, séances pratiques avec manipulation, jeux de rôle et mises en situation, entretiens téléphoniques fictifs, films vidéos, jeux informatiques, supports de jeu (puzzle...). L'évaluation de la progression des acquits est le prolongement obligé de cette pédagogie : l'assimilation du savoir, du savoir-faire et du « savoir-être » sera ainsi évaluée par des grilles analytiques, des QCM, des mises en situation.

➡ Conclusion

Des progrès techniques considérables ont été obtenus pour un meilleur contrôle du diabète insulinodépendant.
Citons :
— l'autocontrôle glycémique par lecture optique de bandelettes ;
— la mise au point de dosages d'hémoglobine glycosylée et de fructosamine pour l'appréciation du contrôle glycémique ;
— les différentes méthodes d'administration de l'insuline par pompe en infusion sous-cutanée ou par stylo.

Certaines approches thérapeutiques, par l'emploi de médicaments immunomodulateurs tels que la ciclosporine (celle-ci, employée suffisamment tôt, permettrait de stopper la destruction des îlots de Langerhans), n'ont pas donné les résultats escomptés.

Cependant, l'effort constant d'adaptation à sa maladie chronique restera toujours à fournir par l'enfant et par les parents.

La question essentielle pour l'enfant diabétique est : comment vivre avec cette maladie chronique en se donnant toutes les chances d'épanouissement ?

Il est clair que c'est par la présence et la disponibilité du médecin, de la puéricultrice, de la diététicienne, du psychologue, au sein d'unités organisées et structurées, que l'on pourra apporter des éléments de réponse à tous les stades de la maladie : cet accompagnement sous-entend une disponibilité constante.

Autres maladies métaboliques

Hélène Bony-Trifunovic, Bernard Boudailliez

➡ Circonstances de découverte

Les maladies métaboliques se présentent dans **deux circonstances** bien distinctes.

Survenue en période néonatale

Le signe d'appel le plus fréquent est une détérioration inexpliquée de l'état général ou de l'état de conscience survenant après une grossesse normale et une période de quelques heures à quelques jours sans symptôme (intervalle libre). Le premier indice peut être une succion déficiente ou un refus complet de boire. Si un traitement spécifique n'est pas entrepris, l'état de l'enfant s'aggrave progressivement. Cette détérioration peut aller jusqu'au coma et à la mort. Ces situations constituent une urgence médicale, car elles exigent un diagnostic et un traitement rapide. D'une part, la rapidité de mise en œuvre du traitement est en effet essentielle pour prévenir ou minimiser l'atteinte cérébrale, d'autre part il est essentiel de poser un diagnostic précis pour pouvoir proposer à la famille un conseil génétique adéquat et informer des possibilités de diagnostic prénatal pour les grossesses suivantes. La mise au congélateur à –80 °C de liquide biologique et de prélèvement tissulaire doit être systématiquement organisée lorsque l'issue fatale est probable.

Survenue plus tardive chez les nourrissons ou les grands enfants

Il faut les explorer rigoureusement. Elles doivent être évoquées devant des tableaux neurologiques aigus (coma, convulsions) intermittents, des états de déshydratation, des hypoglycémies déclenchées par des épisodes de fièvre ou des situations d'hypercatabolisme (jeûne). Ce peut être ailleurs la constitution progressive d'une atteinte neurologique ou d'autres atteintes viscérales (*tableau 32.4*). La « diffusion » de ces signes doit être évocatrice d'une maladie métabolique, *a fortiori* s'ils surviennent en période d'hypercatabolisme. Ces signes relèvent soit d'une origine toxique par le fait d'une accumulation d'un ou plusieurs métabolites en amont d'un déficit enzymatique, soit d'une altération dans la fourniture d'énergie à l'organisme.

Tableau 32.4 – Manifestations cliniques rencontrées au cours des maladies héréditaires du métabolisme

En période néonatale	Nourrisson/grand enfant
Léthargie, coma Difficultés alimentaires Hépatomégalie Odeur anormale Antécédents familiaux (peuvent être absents)	Survenue de signes neurologiques aigus dans un contexte d'hypercatabolisme (hyperthermie, jeûne) Dystonie, hypotonie, myoclonie Troubles du comportement Ataxie Surdité, retard langage Anorexie, diarrhée chronique, pancréatite Hépatomégalie Tubulopathie Anémie, leucopénie, thrombopénie Cataracte Cardiomyopathie, mort subite Alopécie

➡ Sur le plan génétique

Les anomalies sont pour la plupart héréditaires et de transmission autosomique récessive. Le nombre élevé de néomutations fait que les antécédents familiaux ne sont pas toujours parlants : l'absence d'antécédents familiaux évocateurs ne doit pas faire éliminer l'hypothèse d'une maladie héréditaire métabolique.

➡ Diagnostic

Il est orienté à partir d'une évaluation clinique *(tableau 32.4)* et de quelques examens de laboratoire simples et rapidement disponibles *(tableau 32.5)*. Cette orientation permet d'ordonner les investigations spécifiques qui relèvent de centres spécialisés.

Tableau 32.5 – Examens biologiques nécessaires à l'orientation du diagnostic des maladies métaboliques à révélation aiguë intermittente

Sang	Urines	Autres
Gaz du sang Ionogramme Dextrostix®, glycémie NFS, plaquettes Calcémie, phosphatémie Bilan hépatique, hémostase Acide lactique, ammoniémie Acide pyruvique Chromatographie des acides aminés et acides organiques	Cétonurie DNPH (dinitro-phénylhydrazine) Réaction de Brand Protéinurie, glycosurie pH	EEG LCR Scanner Échocardiographie, ECG Examen ophtalmologique

NB : dans tous les cas, congeler sang, sérum et urines.

➡ Approche initiale

En période néonatale

Dans l'attente d'un diagnostic précis et d'un traitement spécifique, quelques mesures simples sont indiquées :
— arrêt de toute alimentation orale ;
— perfusion de solutés hydroélectrolytiques et riches en glucose ;
— correction prudente de l'acidose.

Chez l'enfant plus âgé

Ces mêmes mesures restent valables. Il faut rechercher et traiter une situation d'hypercatabolisme (foyer infectieux, qui a pu être le facteur déclenchant). Sa persistance pourrait être responsable d'une inefficacité thérapeutique.

➡ Conclusion

Nous conclurons par quelques aphorismes que toute puéricultrice doit connaître :
— évoquer une maladie métabolique chez tout nouveau-né dont l'état neurologique se détériore sans explication apparente ;

— évoquer une maladie métabolique devant une symptomatologie aiguë intermittente survenant en période d'hypercatabolisme (fièvre, jeûne...). L'âge n'est pas un critère d'exclusion d'une maladie métabolique ;
— rechercher des antécédents familiaux (mort inexpliquée). Leur absence n'élimine pas le diagnostic ;
— organiser des examens d'orientation simple et, au moindre doute, prévoir une congélation, voire des prélèvements tissulaires, sang, sérum, urines ;
— instaurer une discussion avec une équipe spécialisée dès que l'hypothèse du diagnostic est soulevée ; dans l'attente d'une confirmation diagnostique, la plus grande prudence est la règle. Des apports caloriques adéquats sont une préoccupation dominante ;
— actuellement, une maladie métabolique fait l'objet d'un dépistage systématique : la phénylcétonurie.

Hélène Bony-Trifunovic,
Marie-Pascale Fremaux,
Bernard Boudailliez

Obésité infantile

➡ Introduction

L'obésité infantile est en constante progression depuis quelques décennies dans les pays industrialisés : la prévalence en France a augmenté de 17 % entre 1980 et 1990, atteignant maintenant plus de 1 enfant sur 10. L'obésité infantile est un problème de santé publique :
— l'existence d'une obésité à l'âge pédiatrique augmente considérablement le risque de rester obèse à l'âge adulte ;
— l'obésité à l'adolescence multiplie par deux le risque de maladies coronariennes, par huit le risque d'athérosclérose et par six le risque de cancers colorectaux ;
— l'obésité constitue un facteur d'exclusion du groupe des pairs et engendre une souffrance psychique.

➡ Définition

L'obésité se définit par un excès de masse grasse. Le poids ne permet pas à lui seul d'évaluer un excès pondéral s'il n'est pas relié à la taille. L'utilisation du simple rapport du poids par rapport à la taille (en considérant donc l'âge statural et non l'âge civil) est en pratique peu précise. Afin de pouvoir disposer d'un indice indépendant de la taille, il a été proposé un indice de masse corporelle (IMC°, ou indice de Quetelet), calculé par le rapport du poids (en kilogramme) sur taille (en mètre) au carré ; cet indice répond le mieux aux trois conditions suivantes : être lié au poids, être lié à la masse grasse et être indépendant de la taille. Des courbes de références (*tableau 32.6*) ont été établies à partir des données de l'enquête longitudinale sur la croissance. La similitude de traces de ces courbes avec celles des courbes des plis cutanés montre que l'évolution de l'indice P/T^2 reflète celle de la masse grasse. L'intérêt de ces courbes est d'évaluer précisément la surcharge en prenant en compte l'âge, la taille et le poids. Elles permettent de visualiser les variations normales de la corpulence au cours de la croissance : corpulence qui augmente la première année, puis diminue ensuite jusqu'à l'âge de 6 ans. À partir de 6 ans, la masse grasse augmente à nouveau jusqu'à la fin de la croissance. Cette seconde remontée de la courbe, appelée « rebond d'adiposité », débute en moyenne vers l'âge de 6 ans : plus le rebond d'adiposité est précoce, plus le risque d'obésité à l'âge adulte est élevé... La mesure des plis cutanés complète l'évaluation de la surcharge : l'épaisseur des plis cutanés mesure directement la graisse sous-cutanée et prédit la graisse totale.

Tableau 32.6 – Courbe de Quetelet

Annexe 5A **Indice de masse corporelle (indice de Quetelet ou indice de corpulence) chez la fille de 0 à 18 ans Poids (kg) / Taille (m²)**

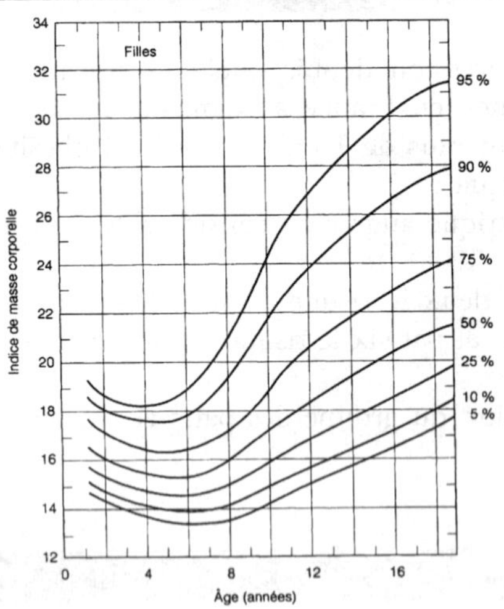

Source: Hammer LD, Kreamer HC, Wilson DM, Ritter PL, Dornbush SM: Standardized percentile curves of body mass index for children and adolescents. Am J Dis Child 1991; 145: 259-263 (reproduit avec autorisation).

Annexe 5B **Indice de masse corporelle (indice de Quetelet ou indice de corpulence) chez le garçon de 0 à 18 ans Poids (kg) / Taille (m²)**

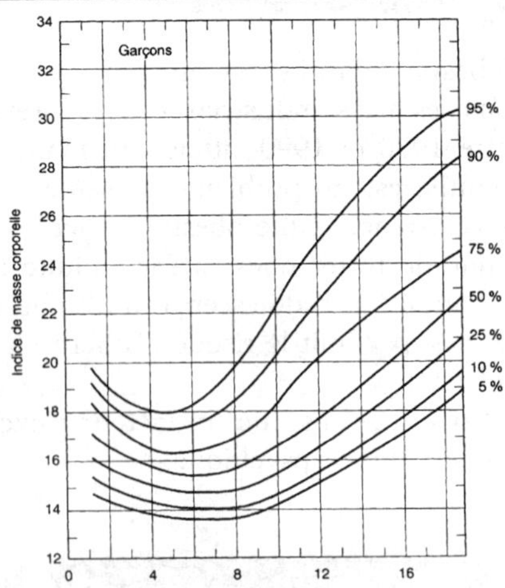

Source: Hammer LD, Kreamer HC, Wilson DM, Ritter PL, Dornbush SM: Standardized percentile curves of body mass index for children and adolescents. Am J Dis Child 1991; 145: 259-263 (reproduit avec autorisation).

➡ Étiologie de l'obésité

La génétique, les hormones, les syndromes malformatifs, l'environnement peuvent être en cause.

Existence de facteurs génétiques

Elle est supposée depuis longtemps. Suggérée par les « familles d'obèses », cette hypothèse est largement confirmée par l'étude du couple de jumeaux et par celle des enfants adoptés. Plusieurs gènes candidats ont pu être identifiés qui interviendraient par le codage de protéine agissant sur la régulation de l'adipocyte, la satiété et le bilan énergétique.
Citons le gène codant pour :
— la leptine, véritable hormone ;
— le récepteur β3 adrénergique ;
— la protéine VCP2.

Dérèglements hormonaux

Ils peuvent induire une surcharge pondérale. Le ralentissement, voire l'arrêt, de la croissance est le symptôme le plus suggestif, qui justifiera les explorations endocriniennes, explorations qui ne seront jamais systématiques. On recherchera :
— un hypercorticisme en documentant pression artérielle, cycle cortisolique et dosage du cortisol urinaire libre (en pratique, c'est la prescription d'une corticothérapie qui est la cause la plus fréquente de cet état d'hypercorticisme) ;
— une hypothyroïdie (situation exceptionnelle depuis la mise en place du dépistage) ;
— un déficit en hormone de croissance ;
— une pseudo-hypoparathyroïdie.

Syndromes malformatifs

Ils peuvent comprendre, dans l'association des signes qui les définissent, une surcharge pondérale : citons les syndromes de Prader-Willi, de Bardet-Biedl, de Beckwith-Wiedemann... Ces syndromes sont en rapport avec des anomalies génétiques. Ils justifient de rechercher systématiquement chez l'enfant en surcharge pondérale des signes rapportés dans ces syndromes : retard de croissance intra-utérin, syndactylie, hypotonie néonatale, anomalies sensorielles, dysmorphie, retard statural et mental *(voir partie III)*.

Responsabilité de facteurs environnementaux

Elle est manifeste si l'on considère l'augmentation de la prévalence de l'obésité dans les pays industrialisés : ces facteurs concourent à une balance énergétique positive.

Étude des comportements alimentaires

Elle montre :
— l'hyperphagie, les repas pris rapidement ;
— le goût sélectif pour les sucres et les graisses ;
— l'excès de protéines ;
— le grignotage.

Diminution de l'exercice physique

C'est un fait de société actuellement et il concourt à la surcharge pondérale. Des études ont montré la corrélation entre surpoids et temps passé devant la télévision.

Temps de sommeil

Il serait plus court chez les obèses.

Structure de la famille

Il a été démontré que les enfants uniques et les derniers-nés des familles monoparentales seraient plus à risque.

Milieu socio-économique

Il influe sur la consommation énergétique : la prévalence de l'obésité est quatre fois plus élevée chez les ouvriers que chez les cadres.

Prise en charge

La première consultation est nécessairement longue et au mieux pluridisciplinaire : médicale, diététique et éventuellement psychologique.

Prise en charge médicale

Interrogatoire :

— antécédents familiaux et personnels ;

— établissement des courbes de développement statural et pondéral et indice de Quetelet ;
— relevé des habitudes alimentaires personnelles et familiales ;
— mode de vie, pratiques sportives.
L'écoute de la motivation de l'enfant et de sa famille est un temps essentiel, ainsi que la recherche d'un facteur déclenchant.

Examen clinique complet

Il est consacré à la recherche de signes évocateurs d'une cause endocrinienne ou d'un syndrome malformatif.

Examens complémentaires

Ils sont rarement nécessaires et jamais systématiques.

Prise en charge diététique

Elle comporte un interrogatoire alimentaire détaillé. On demandera à l'enfant un relevé de ses ingesta sur 5 jours, dont 2 jours de week-end. Il est essentiel d'évaluer les goûts de l'enfant.

Opportunité d'une consultation psychologique

Elle doit être envisagée au fil de la consultation : elle permet d'évaluer la signification symbolique de l'obésité, le retentissement social et psychologique, et peut révéler des demandes masquées par les symptômes.

Principe du traitement

Il est de parvenir à un bilan énergétique négatif en réduisant les apports et en augmentant les dépenses. L'expérience montre que ce projet simple est difficile à mener : près de 40 % des enfants abandonnent la prise en charge après 6 mois, 75 % après 2 ans.

Réduction des apports

Elle passe par une alimentation contrôlée. La prescription diététique doit être présentée non comme un régime, mais comme une alimentation équilibrée nécessaire à une croissance harmonieuse.
Les principes en sont :
— limiter les apports énergétiques sans les réduire de plus de 30 % ;

— rétablir une répartition des apports dans la journée ;
— équilibrer la répartition entre protides, lipides et glucides ;
— couvrir les besoins en minéraux ;
— apprendre à ne boire que de l'eau en dehors ou pendant les repas.

Augmentation des dépenses

Favoriser l'exercice physique et la pratique sportive est une mesure indispensable. Le sport est souvent mal accepté par l'enfant qui souffre à la fois de son image au sein du groupe et des difficultés à mouvoir son poids. Inciter l'enfant à multiplier les exercices physiques de la vie quotidienne est une mesure plus accessible.

Accompagnement

Il doit être organisé pour permettre un travail dans la durée. Des consultations régulières, voire la constitution de groupes d'enfants pour un travail collectif, sont utiles.

Conclusion

Pour conclure, nous énoncerons quelques données simples, indispensables à la puéricultrice pour une prise en charge et un accompagnement de ces enfants en surcharge pondérale :
— l'obésité est un véritable problème de santé publique ;
— plus de 1 enfant sur 10 est porteur d'une surcharge pondérale ; cette fréquence est en augmentation constante ;
— les courbes de l'indice de corpulence (P/T^2), intégrées dans le carnet de santé, constituent un outil précieux pour le repérage de l'obésité ;
— une obésité parentale, un excès de poids à 1 an, un « rebond » précoce du poids sont des facteurs de risque d'une obésité ultérieure ;
— l'obésité commune est la cause majeure de surcharge pondérale chez l'enfant et ne justifie pas des examens complémentaires. Elle est le fait d'un déséquilibre de la balance énergétique entre ingesta et dépenses ;
— un ralentissement, voire un blocage de la croissance, doivent faire rechercher une cause hormonale ;
— la recherche d'éléments malformatifs doit être systématique ;
— la leptine, produit du gène ob, est une hormone sécrétée par l'adipocyte agissant sur les systèmes de contrôle de la prise alimentaire et du bilan énergétique ;

— la prise en charge demande temps et écoute. Elle est multidisciplinaire et doit s'inscrire dans la durée. Elle est difficile, car elle vise à obtenir une modification comportementale ;
— les politiques préventives par l'éducation alimentaire et l'incitation au sport doivent être développées.

Bibliographie

BONY-TRIFUNOVIC H., BOUDAILLEZ B., COULON C., FREMAUX M.-P., BOILLY I., GREPANLEUX M.-Y., DELOBEL S. « Diabète de l'enfant ». *Soins* 1993 ; 142.

BOUGNERES P.-F., JOS J., CHAUSSAIN J.-L. *Le Diabète de l'enfant*. Paris : Flammarion ; 1990.

CZERNICHOW P., DORCHY H. *Diabétologie pédiatrique*. Paris : Doin ; 1989.

chapitre 33

Élizabeth Bourges-Petit
Dyaa Nassif
François-Marie Caron
Arda Saygili
Yves Maingourd

Cardiologie pédiatrique

Introduction à la cardiologie pédiatrique

La cardiologie pédiatrique comporte l'étude des cardiopathies congénitales, des cardiopathies acquises et des troubles du rythme.
Les **cardiopathies congénitales** sont largement prédominantes et représentent 90 % de la cardiologie pédiatrique. Elles constituent donc l'essentiel de ce chapitre.
Grâce à la précocité des dépistages prénatal et néonatal, à la qualité de la prise en charge pédiatrique et à l'utilisation de médications telles les prostaglandines, les nouveau-nés et nourrissons sont opérés dans de meilleures conditions.
Les progrès de la chirurgie et de la réanimation cardiaque n'ont pas seulement diminué le taux de mortalité opératoire, mais ont également considérablement amélioré la qualité du résultat opératoire.
Cependant, certaines cardiopathies conservent un taux élevé de mortalité ou de séquelles fonctionnelles lourdes.
Le manque de recul face aux interventions relativement récentes justifie pour la plupart une surveillance postopératoire à long terme, voire à vie.
L'équipe soignante a un rôle clé. Elle est proche de l'enfant par les soins qu'elle lui donne. Elle apprécie sa tolérance et guide son développement. Elle est également proche de sa famille qui traverse des périodes émotionnelles intenses, chargées d'angoisse de mort et d'espoir de vie. Le déroulement de ces périodes conditionne sûrement à long terme le développement de la personnalité de l'enfant.
Nous étudierons donc successivement :
— la classification des cardiopathies congénitales ;

— l'épidémiologie et l'étiologie des cardiopathies congénitales ;
— la physiopathologie chez le fœtus, le nouveau-né, le nourrisson et l'enfant ;
— la pathologie chez le fœtus, le nouveau-né, le nourrisson et l'enfant ;
— la prise en charge de l'enfant.

Classification des cardiopathies congénitales

Les cardiopathies acquises et les troubles du rythme sont exclus de ce chapitre.
La classification est à la fois anatomique et physiologique.

Classification anatomique

On différencie les anomalies d'architecture du cœur, précoces, constituées dès la 6e semaine de gestation, et les anomalies cardiaques sur architecture normale.

Anomalies de l'architecture cardiaque

Elles regroupent les anomalies de connexion et les anomalies de jonction entre les vaisseaux (veines caves et pulmonaires, artères pulmonaires et aorte) et les différents segments cardiaques (oreillettes et ventricules).

Anomalies de connexion :

— veino-auriculaire :
— retours veineux systémiques se drainant dans l'oreillette gauche ;
— veine(s) pulmonaire(s) se drainant dans l'oreillette droite (retour veineux pulmonaire anormal) ;
— auriculo-ventriculaire et ventriculo-artérielle : double discordance (*figure 33.1*) ;
— ventriculo-artérielle : transposition des gros vaisseaux (TGV) (*figure 33.2*).

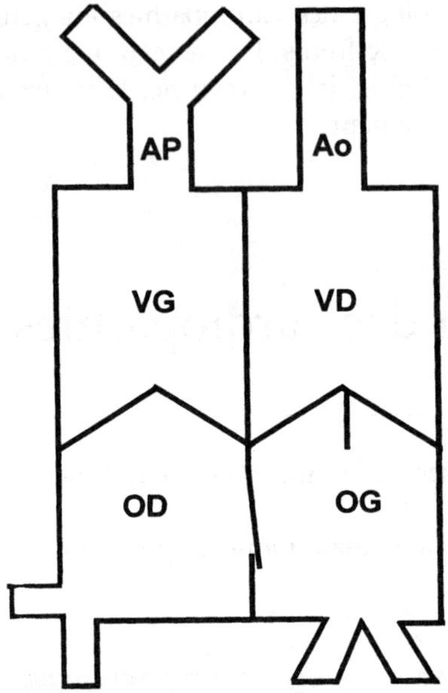

Figure 33.1 – Double discordance

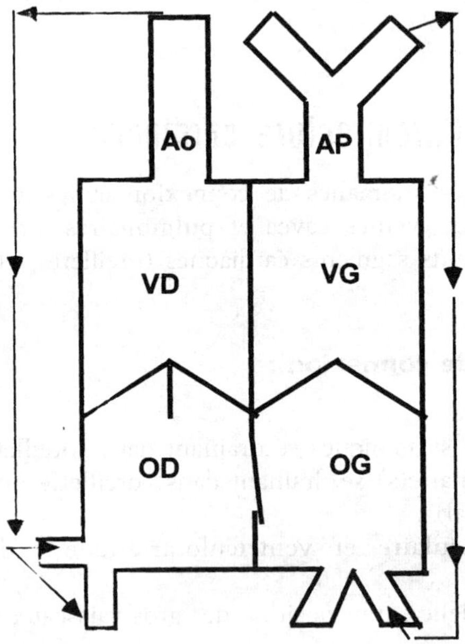

Figure 33.2 – Transposition des gros vaisseaux

Anomalies de jonction :

— auriculo-ventriculaire : le canal atrio-ventriculaire (CAV), qui associe communication interventriculaire (CIV), communication interauriculaire (CIA) et anomalie valvulaire, est l'exemple typique d'une malformation de la jonction auriculo-ventriculaire. Il résulte de l'interruption du cloisonnement des oreillettes et des ventricules au niveau du plancher auriculo-ventriculaire et d'une anomalie de développement des bourgeons endocardiques, précurseurs des valves tricuspide et mitrale *(figure 33.3)* ;
— ventriculo-artérielle : les malpositions vasculaires sont des anomalies de jonction ventriculo-artérielle. Elles ont en commun une communication interventriculaire et une malposition ou un mauvais alignement des vaisseaux par rapport au septum interventriculaire. Les plus classiques sont la tétralogie de Fallot (TF), le tronc artériel commun (TAC), l'atrésie pulmonaire à septum interventriculaire ouvert (APSO) *(figure 33.4)*.

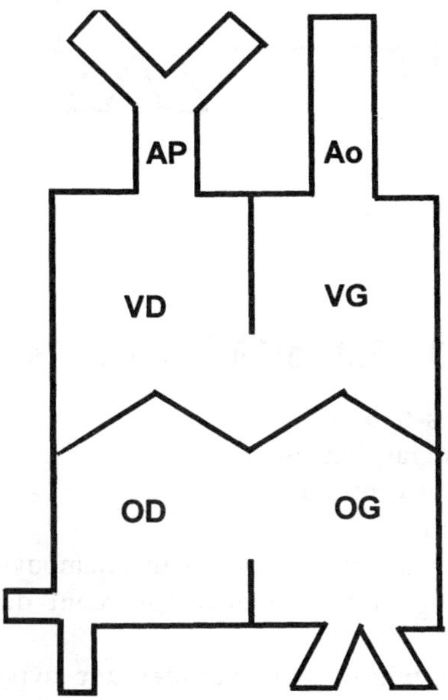

Figure 33.3 – Communication interventriculaire

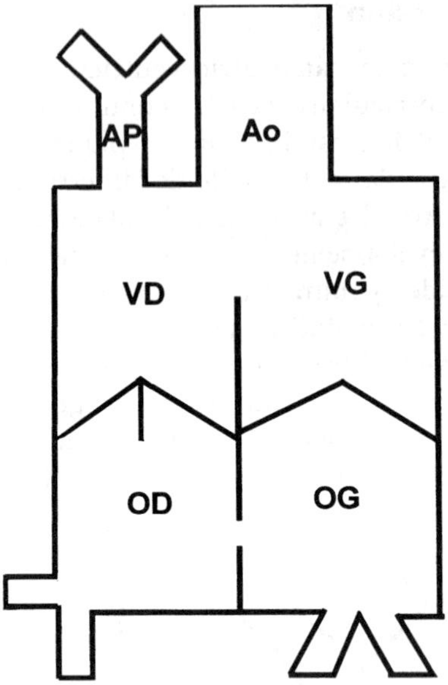

Figure 33.4 – Tétralogie de Fallot

Anomalies du cœur sur architecture cardiaque normale

Elles peuvent être isolées telles :
— la communication interauriculaire ;
— la communication interventriculaire ;
— les anomalies valvulaires.

Mais ces malformations peuvent, en modifiant l'hémodynamique fœtale, altérer tout au long de la grossesse le développement des structures qui les entourent.

Ainsi, un rétrécissement mitral peut entraîner une hypoplasie du ventricule gauche ou de l'aorte ; une large CIV favorise l'apparition d'une coarctation de l'aorte.

➡ Classification physiopathologique

Cette classification comporte quatre groupes définis en fonction de leur expression hémodynamique :
— les shunts gauche-droite ;

— les obstacles ;
— les obstacles avec shunt ;
— les cardiopathies complexes.

Shunts gauche-droite

Ils sont la conséquence de communications anormales entre les deux cœurs. Ils peuvent être :
— intracardiaques (communications interauriculaire et interventriculaire) ;
— extracardiaques (canal artériel, fistule aorto-pulmonaire).

Obstacles

Obstacles droits :

— le rétrécissement tricuspidien ;
— l'hypoplasie du ventricule droit ;
— les sténoses pulmonaires infundibulaires (sous-valvulaires), valvulaires, supravalvulaires ;
— les sténoses des branches pulmonaires.

Obstacles gauches :

— les sténoses des veines pulmonaires ;
— le cœur triatrial (membrane anormale située dans l'oreillette gauche entre les veines pulmonaires et la valve mitrale) ;
— le rétrécissement mitral ;
— l'hypoplasie du ventricule gauche ;
— les sténoses aortiques sous-valvulaires, valvulaires et supravalvulaires ;
— la coarctation avec ou sans hypoplasie de la crosse aortique ;
— l'interruption de la crosse aortique.
Ils peuvent toucher à tout niveau le cœur droit ou le cœur gauche et plusieurs types d'obstacles peuvent s'associer dans une même cardiopathie.
Exemple : hypoplasie du ventricule gauche avec coarctation de l'aorte.

Obstacles avec shunt

Obstacles gauches avec shunt gauche-droite

L'obstacle majore le shunt gauche-droite de la communication sous-jacente. L'exemple le plus typique en est le syndrome de coarctation qui associe coarctation de l'aorte et CIV.

Obstacles droits avec shunt droite-gauche

Le shunt droite-gauche en amont de l'obstacle se traduit par une cyanose :
— dans l'atrésie tricuspide, l'obstacle est situé sur la valve tricuspide et le shunt droite-gauche se fait par une communication interauriculaire ;
— dans la tétralogie de Fallot ou l'atrésie pulmonaire à septum ouvert, l'obstacle est situé sur la voie pulmonaire et le shunt droite-gauche siège au niveau de la large communication interventriculaire.

Cardiopathies complexes

Elles associent à des degrés divers des anomalies de connexion et de jonction, des obstacles et des communications. Leur expression physiopathologique est fonction de l'hémodynamique propre à chaque cardiopathie.

Épidémiologie et étiologie des cardiopathies congénitales

Prévalence

Les cardiopathies congénitales sont les plus fréquentes des malformations congénitales. Leur incidence est estimée à 7 pour 1 000 naissances.
Elles semblent indépendantes de l'ethnie, du degré de développement socio-économique et des conditions climatiques, mais il existe une prévalence relative selon les cardiopathies : les communications interauriculaires, les communications interventriculaires infundibulaires et les troncs artériels communs sont plus fréquents en Orient et en Extrême-Orient ; les coarctations de l'aorte et les rétrécissements aortiques y sont rares.
Il existe une très nette prédominance de la communication interventriculaire qui représente plus d'un tiers des cardiopathies congénitales.
La cardiopathie cyanogène qui s'exprime le plus fréquemment chez le nourrisson est la tétralogie de Fallot et, chez le nouveau-né, la transposition des gros vaisseaux.

Approche étiologique

Les associations malformatives sont fréquentes (20 à 42 % des cardiopathies congénitales), le plus souvent squelettiques, puis urinaires et digestives.

Dans 10 % des cas, elles réalisent un syndrome bien défini qui oriente le diagnostic étiologique. Dans 90 % des cas, l'association malformative paraît fortuite ou la cardiopathie congénitale est isolée. L'approche étiologique est alors plus difficile.

Affections syndromatiques

Les affections syndromatiques regroupent les embryo-fœtopathies, les maladies chromosomiques, les syndromes non chromosomiques avec malformations congénitales multiples.

Embryo-fœtopathies

Les embryo-fœtopathies représentent, d'après Nora (1978), 2 % des cardiopathies congénitales et résultent de l'action tératogène d'un toxique, d'un virus ou d'une maladie maternelle *(tableau 33.1)*.

Tableau 33.1 – Cardiopathies au cours des embryo-fœtopathies toxiques, infectieuses ou secondaires à une maladie maternelle (inspiré de Nora)

Types d'agents	Prévalence des cardiopathies	Cardiopathies les plus fréquentes*
Toxiques :		
alcool	15-40 %	CIA, CIV, CA
amphétamines	5-10 %	CIV, CA, CIA, TGV
Anticonvulsivants :		
hydantoïne	2-3 %	SP, RAo, CAo, CA
triméthadione	15-30 %	TGV, TF, hVG
lithium	10 %	Eb, AT, CIA
Hormones sexuelles	2-4 %	CIV, TGV, TF
Thalidomide	5-10 %	TF, CIV, CIA, TAC
Infectieux :		
Rubéole	35 %	SP, CA, CIV, CIA
Maladies maternelles :		
Diabète	20-35 %	SP, CA, CIV, CIA
LED	?	BAVC
Phénylcétonurie	25-50 %	TF, CIV, CIA

* Se reporter à la liste des abréviations en fin de chapitre.

Maladies chromosomiques

Les maladies chromosomiques représentent, toujours d'après Nora, 5 % des cardiopathies congénitales et, inversement, les cardiopathies sont très fréquentes lors des aberrations chromosomiques ; ainsi, toute cardiopathie diagnostiquée dans la période anténatale conduit à la réalisation d'un caryotype fœtal.

La trisomie 21 est la plus répandue et s'associe le plus souvent à un canal atrio-ventriculaire ou à une communication interventriculaire *(tableau 33.2)*.

Tableau 33.2 – Cardiopathies congénitales et anomalies chromosomiques

Anomalies chromosomiques	Prévalence des cardiopathies	Cardiopathies les plus fréquentes*
Trisomie 21	50 %	CAV, CIV, TF, CIA
Trisomie 18	100 %	CIV, CA, SP
Trisomie 13	90 %	CIV, CA, DX
4 p–	40 %	CIA, CIV, CA
5 p– (cri du chat)	20 %	CIV, CA, CIA
13 q–	25 %	CIV
XO (Turner)	35 %	CAo, CIA, RAo

* Se reporter à la liste des abréviations en fin de chapitre.

Syndromes non chromosomiques

Les syndromes non chromosomiques avec malformations congénitales multiples réalisent parfois des syndromes bien définis.

Ils peuvent résulter d'une atteinte tissulaire durant la vie embryonnaire (exemple : maladie de Marfan) ou d'un trouble de l'organogenèse, plusieurs organes élaborés en même temps pouvant être atteints.

Parmi les syndromes génétiques à transmission mendélienne, on différencie les transmissions autosomiques dominantes, les transmissions autosomiques récessives et les transmissions liées au sexe *(tableaux 33.3 et 33.4)*.

Tableau 33.3 – Cardiopathies congénitales et syndromes à transmission autosomique dominante (d'après Losay)

Syndrome	Prévalence des cardiopathies	Cardiopathies les plus fréquentes*
Holt-Oram	50 %	CIA, TF, CAo
Léopard	50 %	SP
Recklinghausen	10 %	SP, CA

Syndrome	Prévalence des cardiopathies	Cardiopathies les plus fréquentes*
Noonan	50 %	SP, CIV, CMO
Bourneville	10 %	Rhabdomyome myocardique

* Se reporter à la liste des abréviations en fin de chapitre.

Tableau 33.4 – Cardiopathies congénitales et syndromes à transmission autosomique récessive

Ataxie de Friedreich
Glycogénoses types 2 et 3
Mucolipidoses types 2 et 3
Mucopolysaccharidoses
Mucoviscidose
Anémie de Fanconi
Thrombocytopénie avec absence de radius
Syndrome de Jervell et Lange-Nielsen

Le risque de récurrence des syndromes à transmission mendélienne est élevé : 50 % dans les transmissions dominantes, 25 % dans les transmissions récessives.

Cependant, dans un syndrome, tous les éléments peuvent ne pas s'exprimer, en particulier la cardiopathie, et la transmission est dite à « pénétrance variable ».

Il peut exister des cas sporadiques sans le moindre antécédent familial.

Les techniques modernes de la cytogénétique ont permis de rattacher certains syndromes à des microdélétions :

— la microdélétion du chromosome 22 est impliquée dans le syndrome de Di George (22q11), le syndrome vélo-cardiofacial et les autres syndromes voisins regroupés sous l'appellation Catch 22 ;

— le syndrome de Williams et Beuren est rattaché à une microdélétion (7q 11-23) impliquant le locus du gène de l'élastine *(tableau 33.5)*.

Tableau 33.5 – Syndromes avec cardiopathies congénitales

Syndrome	Prévalence des cardiopathies	Cardiopathies les plus fréquentes*
AVBIH**	50 %	CA, CIV, SP
Cornelia de Lange	20 %	CIV, TF, CA
Di George	80 %	CIV, IAA, TAC

Syndrome	Prévalence des cardiopathies	Cardiopathies les plus fréquentes*
Williams	90 %	RAo, SP
Vater	40 %	CIV, CAo, CIA, TGV

* Se reporter à la liste des abréviations en fin de chapitre.
** Atrésie des voies biliaires intrahépatiques.

Affections non syndromatiques

Les affections non syndromatiques représentent 90 % des cardiopathies congénitales.
Leur étiologie imprécise résulterait de l'interaction entre prédisposition génétique et facteurs d'environnement.
En effet, la récurrence familiale est trop faible pour une hérédité mendélienne, mais elle apparaît beaucoup plus élevée que celle d'une population normale. Il semble que plusieurs gènes régissent l'apparition de la malformation et que le seuil d'apparition soit influencé par des facteurs d'environnement, d'où la dénomination d'**hérédité multifactorielle à seuil**.
Les antécédents familiaux, recensés par l'enquête génétique, permettent d'apprécier la prédisposition et de définir le taux de récurrence.
Les travaux de Nora (1978) font état des statistiques suivantes :
— si un parent du premier degré est atteint, le risque de cardiopathie congénitale n'est plus de 0,7 %, mais de 1 à 5 % ;
— si deux parents du premier degré sont atteints, le risque de cardiopathie congénitale est alors de 5 à 15 %. Dans certaines familles, le risque peut excéder 50 %.
Les malformations retrouvées ne sont pas nécessairement identiques, mais le plus souvent de même famille embryogénétique (exemple : communication interventriculaire et tétralogie de Fallot) (*tableau 33.6*).

Tableau 33.6 – Cardiopathies et récurrence (Nora)

Cardiopathie*	Théorique	Observée
Fratrie :		
CIV	5,0 %	4,4 %
Canal artériel	3,5 %	3,4 %
Tétralogie de Fallot	3,2 %	2,7 %
CIA	3,2 %	3,2 %
Shunt pulmonaire	2,9 %	2,9 %
Shunt aortique	2,1 %	2,2 %
Coarctation	2,4 %	1,8 %

Cardiopathie*	Théorique	Observée
TGV	2,2 %	1,9 %
CAV	2,0 %	2,6 %
Atrésie tricuspide	1,4 %	1,0 %
Maladie d'Ebstein	0,7 %	1,1 %
TAC	0,7 %	1,2 %
Descendance :		
CIV	5,0 %	2,7 %
Canal artériel	3,5 %	4,3 %
Tétralogie de Fallot	3,2 %	4,2 %
CIA	3,2 %	2,5 %
Shunt pulmonaire	2,9 %	3,6 %
Shunt aortique	2,1 %	3,9 %

* Se reporter à la liste des abréviations en fin de chapitre.
Dans ce tableau sont comparés les taux de récurrence observés dans une série étudiée par Nora et les taux moyens retrouvés dans différentes études.

Physiopathologie

La physiopathologie est étudiée successivement chez le fœtus, le nouveau-né, le nourrisson et l'enfant.

➡ Physiopathologie cardiaque du fœtus

Trois particularités de la circulation fœtale

Ce sont : la présence du placenta, l'exclusion du poumon et l'existence de communications à l'entrée et à la sortie du cœur (*figure 33.5*).

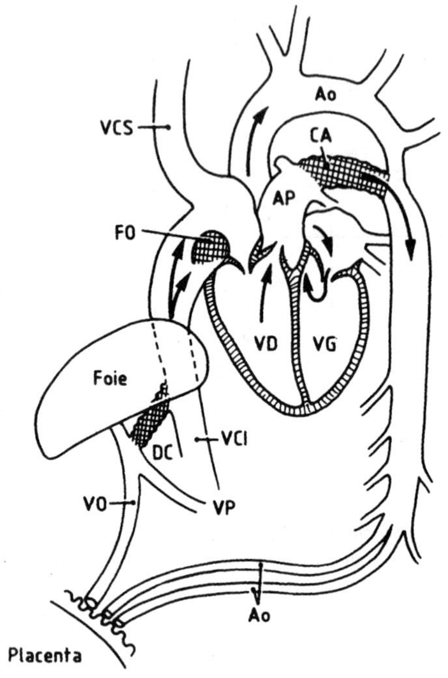

Figure 33.5 – Représentation schématique de l'anatomie cardio-vasculaire (d'après Dupuis C., Kachaner J. *Cardiologie pédiatrique*. Paris : Médecine-Sciences Flammarion). Les zones quadrillées correspondent aux communications caractéristiques de cette période de la vie. (DC = *Ductus conductus* : canal d'Arantius qui conduit le sang de la veine ombilicale [VO] directement dans la veine cave inférieure [VCI].)

Le poumon étant exclu et le placenta branché sur la circulation systémique, les ventricules se répartissent le débit sanguin, ou débit combiné, grâce aux communications.

C'est le placenta, et non le poumon, **qui assure l'oxygénation du sang**, en plus de la nutrition et de l'épuration.

Les résistances placentaires, dix fois plus basses que les résistances pulmonaires, favorisent le débit (Q) placentaire :

— Q placentaire = 50 % du Q combiné ;

— Q pulmonaire = 5 % du Q combiné.

Les **communications à l'entrée et à la sortie du cœur** sont le foramen ovale et le canal artériel :

— 40 % du sang veineux qui revient à l'oreillette droite traverse le foramen ovale (FO) pour remplir le ventricule gauche ;

— 90 % du sang éjecté par le ventricule droit dans l'artère pulmonaire court-circuite le poumon et, grâce au canal artériel (CA) largement perméable, arrive dans l'aorte descendante. Ces communications réalisent une circulation en parallèle et non en série. Le débit cardiaque combiné est la somme des débits des ventricules droit et gauche : Q combiné = QVD + QVG.

Rôle des ventricules

Débits

Le ventricule droit assure 60 % du débit combiné, soit 5 % pour les deux artères pulmonaires et 55 % pour l'aorte descendante par le canal artériel.
Le ventricule gauche assure 40 % du débit combiné et vascularise les artères coronaires et les artères brachio-céphaliques (crosse aortique). Seulement 5 à 10 % du débit parvient à l'isthme aortique, physiologiquement rétréci, et rejoint l'aorte descendante.

Pressions

Les conditions hémodynamiques et anatomiques régissant les régimes de pressions aboutissent le plus souvent à une égalité des pressions entre les deux cœurs.

Travail des ventricules

Il est tel que les rapports de taille entre les ventricules et entre l'aorte et l'artère pulmonaire est sensiblement égal à 1, le ventricule droit et l'artère pulmonaire pouvant toutefois être légèrement prédominants.

Oxymétrie

Chez l'agneau, des flux préférentiels, en provenance du placenta, favorisent le passage à travers le foramen ovale de sang plus oxygéné, privilégiant ainsi les organes nobles, c'est-à-dire le cœur et le cerveau (*figure 33.6*).
Le sang plus désaturé de la veine cave supérieure traverse préférentiellement la valve tricuspide pour rejoindre le placenta, mais également pour perfuser les organes branchés sur l'aorte descendante (foie, reins, tube digestif) peu actifs chez le fœtus et ne souffrant pas de cette situation.

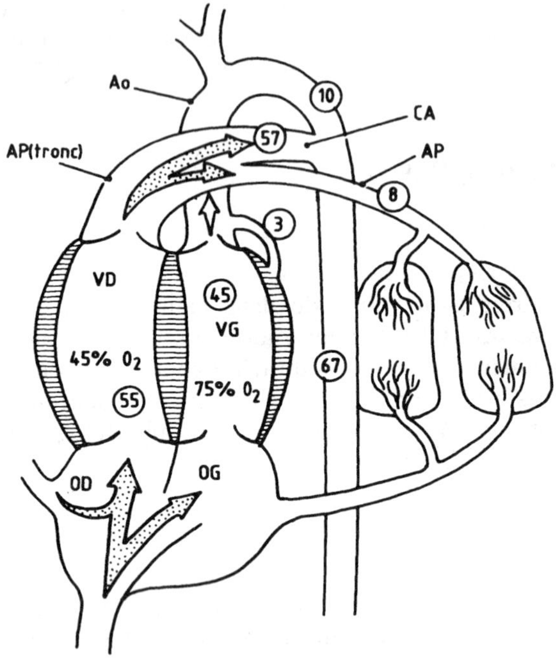

Figure 33.6 – Représentation schématique de la répartition en pourcentage du débit cardiaque (valeurs encerclées) du fœtus du mouton pendant le dernier tiers de gestation

% O_2 indique la saturation en oxygène.

Contractilité et compliance

Le myocarde fœtal, initialement peu contractile, s'enrichit en fibres contractiles tout au long de la grossesse, et particulièrement à la fin sous l'action des hormones thyroïdiennes. Il est également peu compliant, la compliance étant l'aptitude au remplissage, donc à la fonction diastolique. Ainsi, ses fonctions systolique d'éjection et diastolique de remplissage sont limitées.

Cardiopathies congénitales

Elles sont muettes ou parlantes chez le fœtus.

La plupart des cardiopathies sont bien tolérées, grâce aux communications (foramen ovale, canal artériel) qui réalisent des soupapes. Le débit qui ne peut être assuré par un ventricule l'est par l'autre, à condition que ce dernier ne soit pas atteint ou que les communications ne soient pas restrictives. Il s'en-

suit une asymétrie du développement des ventricules sans anasarque fœto-placentaire. Ces cardiopathies ne s'expriment qu'après la naissance, quand chaque ventricule assume sa fonction de façon indépendante.
Les cardiopathies parlantes touchent le plus souvent les deux ventricules et peuvent se traduire par un anasarque fœto-placentaire. Il s'agit essentiellement des myocardiopathies et des troubles du rythme.

Physiopathologie cardiaque néonatale

À la naissance, l'hémodynamique se modifie brutalement. En quelques minutes, le placenta est exclu de la circulation et le poumon découvre sa fonction respiratoire.
Les premiers mouvements respiratoires permettent l'expansion alvéolaire et la diffusion périalvéolaire de l'oxygène.
L'effet vasodilatateur de l'oxygène favorise la chute des résistances pulmonaires et, ainsi, l'augmentation du débit sanguin pulmonaire.

Conséquences de la suppression de la circulation placentaire et de l'ouverture de la circulation pulmonaire

Fermeture du foramen ovale

La suppression du débit placentaire diminue le retour veineux à l'oreillette droite (veine ombilicale non fonctionnelle), d'où une diminution des pressions dans l'oreillette droite.
L'augmentation du retour veineux pulmonaire élève les pressions dans l'oreillette gauche et plaque la membrane de Vieussens contre le foramen ovale. Mais la fermeture du foramen n'est que fonctionnelle ; tout ce qui déséquilibre les pressions de part et d'autre du septum interauriculaire peut créer un shunt droite-gauche ou gauche-droite.

Fermeture du canal artériel

Sous l'effet de l'augmentation de la pression artérielle en oxygène, la paroi musculaire du canal artériel se contracte et réalise une fermeture fonctionnelle. La fermeture définitive par fibrose n'apparaît que plusieurs semaines après la naissance.
La fermeture fonctionnelle peut être retardée par l'hypoxie, l'acidose et l'administration de prostaglandines. Le syndrome de persistance de circulation fœtale en est l'exemple typique.

Travail des ventricules

Débits

Par la fermeture du canal artériel et du foramen ovale, les deux circulations, pulmonaire et systémique, sont séparées.
Le débit cardiaque (Qc) est égal au débit de chaque ventricule et le cœur travaille en série : Qc = QVD = QVG.

Pressions

La chute des résistances et la fermeture du canal artériel abaissent considérablement les pressions dans les cavités droites et dans l'artère pulmonaire. Inversement, par l'exclusion du placenta où les résistances étaient très basses, les pressions et les résistances systémiques s'élèvent. Il s'ensuit une modification du travail des ventricules avec une augmentation du travail du ventricule gauche.

Phase transitionnelle ou circulation intermédiaire

Elle dure de quelques heures à quelques jours. Elle se caractérise par la persistance de résistances pulmonaires élevées et de shunts bidirectionnels au niveau du foramen ovale et du canal artériel.

Cardiopathies s'exprimant en période néonatale

Ce sont les cardiopathies déjà parlantes chez le fœtus :
— les cardiopathies dont la survie dépend de la perméabilité du foramen ovale et du canal artériel (ductodépendance) ;
— les très gros shunts vasculaires (fenêtre aorto-pulmonaire et fistule artério-veineuse cérébrale) ;
— les cardiopathies ductodépendantes, bien tolérées chez le fœtus, s'expriment par une détresse hémodynamique souvent brutale, en quelques heures à quelques jours, lors de la fermeture du canal artériel.
Les principales cardiopathies ductodépendantes sont :
— **les obstacles droits sévères** : seul un shunt gauche-droite par le canal artériel permet de vasculariser l'artère pulmonaire (*figure 33.7*) ;
— **les obstacles gauches sévères** : seul un shunt droite-gauche par le canal artériel permet de vasculariser l'aorte descendante et, éventuellement, l'aorte ascendante par voie rétrograde (*figure 33.8*) ;
— **la transposition des gros vaisseaux** : les échanges entre la circulation systémique et la circulation pulmonaire ne peuvent se faire que par le canal artériel et surtout le foramen ovale (*figure 33.9*).

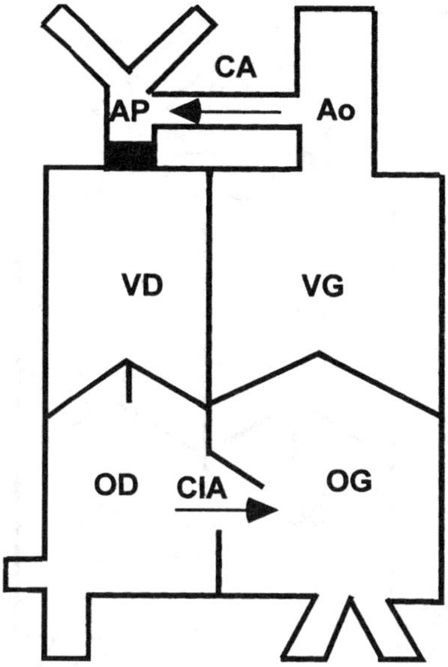

Figure 33.7 – Obstacle droit sévère

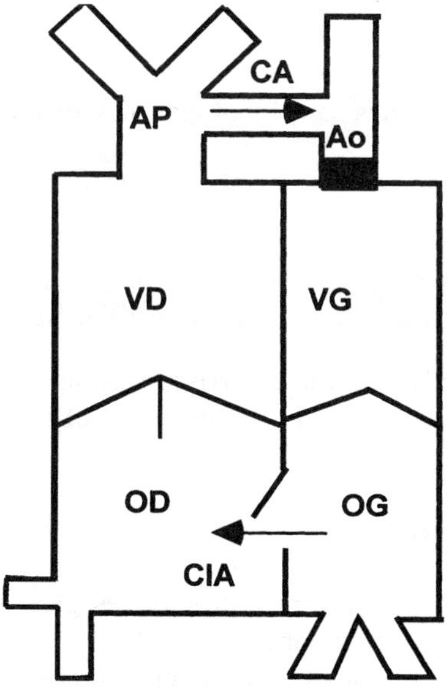

Figure 33.8 – Obstacle gauche sévère

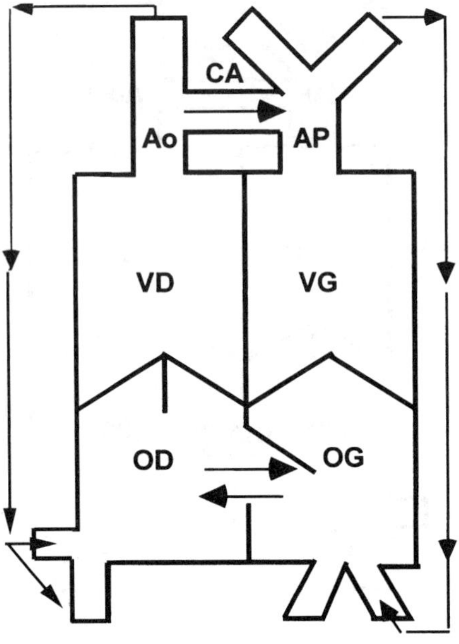

Figure 33.9 – Transposition des gros vaisseaux

Ces trois types de cardiopathies sont incompatibles avec la vie après fermeture de ces shunts.

→ Physiopathologie cardiaque du nourrisson

La physiopathologie cardiaque du nourrisson concerne surtout les shunts gauche-droite, les cardiopathies cyanogènes et les obstacles.

Shunts gauche-droite

Ceux qui s'expriment chez le nourrisson sont les gros shunts ventriculaires (CIV larges) et vasculaires (gros canal artériel).
Les résistances pulmonaires baissent tardivement chez ces enfants, dont la média épaissie s'affine plus lentement, et les signes de shunt n'apparaissent qu'à la fin du 1er mois.
Le retentissement du shunt est pulmonaire et cardiaque.

Retentissement pulmonaire

Il peut précéder l'insuffisance cardiaque. L'atteinte est à la fois bronchique et vasculaire.
La compression des bronches par les artères pulmonaires dilatées favorise les troubles de ventilation et la distension thoracique.
L'augmentation du débit sanguin pulmonaire et l'élévation des pressions dans l'artère pulmonaire altèrent le lit vasculaire et créent une artériolite pulmonaire qui évolue en plusieurs stades, réversibles puis irréversibles malgré la cure chirurgicale de la cardiopathie si celle-ci est trop tardive.
L'œdème pulmonaire signe la stase veineuse et la grande défaillance cardiaque gauche.

Retentissement cardiaque

Le shunt gauche-droite se caractérise par une augmentation de travail du cœur sous forme de surcharge volumétrique des cavités cardiaques gauches. Le ventricule gauche est dilaté et hyperkinétique et la fréquence cardiaque augmentée.
L'insuffisance cardiaque apparaît lorsque le ventricule gauche ne peut plus assurer un débit systémique suffisant et que, en amont, la stase veineuse pulmonaire est importante.
La classification physiopathologique des CIV est la suivante :
— CIV I : CIV de petite taille sans hypertension artérielle pulmonaire ; la CIV Ia, ou maladie de Roger, a un débit de shunt négligeable et la CIV Ib un débit de shunt modéré ;
— CIV II : CIV à gros débit de shunt avec hypertension artérielle pulmonaire. La CIV IIa a une pression systolique pulmonaire inférieure aux deux tiers de la pression systolique aortique et la CIV IIb une pression systolique pulmonaire supérieure aux deux tiers ;
— CIV III ou syndrome d'Eisenmenger : les pressions, mais également les résistances artérielles pulmonaires, sont élevées. Le débit pulmonaire est inférieur au débit systémique par inversion du shunt qui devient droite-gauche. Cette situation est généralement irréversible ;
— CIV IV ou CIV à poumons protégés : CIV avec shunt gauche-droite, mais sans hypertension artérielle pulmonaire grâce à une sténose pulmonaire souvent médioventriculaire droite.

Cardiopathies cyanogènes

La cyanose, secondaire à un shunt droite-gauche, est une des expressions cliniques de l'hypoxémie artérielle.
Elle est facilement appréciable cliniquement pour une saturation de l'hémoglobine en oxygène inférieure à 85 %.

La polyglobulie apparaît pour compenser l'hypoxémie. Mais ce mécanisme de régulation, qui stimule la synthèse de l'hémoglobine, peut engendrer une microcytose par carence en fer.
La polyglobulie avec microcytose et les troubles de coagulation souvent associés sont des facteurs d'accidents vasculaires cérébraux.
Enfin, les shunts droite-gauche, en court-circuitant le filtre pulmonaire, favorisent les abcès et les accidents ischémiques cérébraux.

Obstacles

Face à un obstacle, qu'il soit droit ou gauche, une bonne adaptation cardiaque se traduit par une hypertrophie et par une augmentation de la contractilité pour assurer un débit suffisant en aval de l'obstacle.
Ce but n'est pas toujours atteint. Le cœur peut ne pas accroître de façon durable ses performances, voire les diminuer. Il peut, au contraire, s'adapter de manière excessive, mais non moins pathologique.

➡ Physiopathologie cardiaque de l'enfant

Chez l'enfant plus grand, les processus d'adaptation ont eu le temps de bien se mettre en place.
Mais, avec la croissance et l'augmentation des besoins, l'équilibre peut sans cesse être remis en question.
Il en est ainsi des cardiopathies cyanogènes qui n'ont pu bénéficier d'une cure complète et chez lesquelles la cyanose évolue malgré le bon fonctionnement d'une anastomose.
Certaines cardiopathies ont un potentiel évolutif parmi les sténoses valvulaires pulmonaire et aortique.

Pathologie

En pathologie, on différencie plusieurs groupes selon leur moment d'expression clinique :
— groupe 1 : mauvaise tolérance fœtale ;
— groupe 2 : bonne tolérance fœtale, mauvaise tolérance néonatale ;
— groupe 3 : bonne tolérance fœtale et néonatale, mauvaise tolérance chez le nourrisson ;
— groupe 4 : pathologie de l'enfant.
Dans les deux derniers groupes, les cardiopathies acquises s'associent aux cardiopathies congénitales.

Pour la clarté de l'exposé, les cardiopathies sont décrites dans le groupe où elles s'expriment le plus souvent.

➡ Pathologie s'exprimant durant la vie fœtale

Il s'agit des myocardiopathies, des tumeurs extensives du cœur et surtout des troubles du rythme.
Ils se traduisent par une insuffisance cardiaque, de l'ascite débutante à l'anasarque fœto-placentaire, inaccessible au traitement médical symptomatique.

Myocardiopathies primitives et tumeurs extensives

Elles sont au-delà de toute ressource thérapeutique *in utero*. Elles posent la question du diagnostic étiologique et de leur retentissement hémodynamique. Les tumeurs multiples intramyocardiques évoquent une sclérose tubéreuse de Bourneville. Elles peuvent faire discuter un déclenchement de l'accouchement ou, selon la gravité et le terme, une interruption thérapeutique de grossesse.

Troubles du rythme

Ils sont diagnostiqués grâce à l'auscultation des bruits du cœur fœtaux et à l'échocardiographie Doppler, qui analyse les systoles auriculaires et ventriculaires.

➡ Tachycardies

Le plus souvent supraventriculaires (flutter auriculaire, tachycardie atriale chaotique, tachycardie jonctionnelle), elles sont traitées durant la grossesse en administrant à la mère des antiarythmiques qui traversent la barrière placentaire mais ne doivent pas présenter de toxicité pour la mère et le fœtus. Les plus utilisés sont la digoxine, les bêtabloquants, l'amiodarone et, plus rarement, la flécaïnide.
Certaines tachycardies sont ainsi réduites, mais d'autres répondent mal au traitement. Si la tolérance fœtale est mauvaise, les modalités de l'accouchement et de la prise en charge sont discutées entre obstétriciens, néonatologistes et cardiopédiatres.

➡ Bradycardies

Secondaires à un bloc auriculo-ventriculaire ou à un syndrome de QT long, elles sont à différencier d'une souffrance fœtale, qui justifie une intervention urgente, ou encore d'extrasystoles auriculaires bloquées, beaucoup plus banales.

La tolérance des blocs auriculo-ventriculaires (BAV) est souvent bonne. Leur pronostic dépend de la fréquence ventriculaire, une fréquence inférieure à 60/min étant péjorative, et de l'association à une cardiopathie sévère (canal atrio-ventriculaire complet, double discordance auriculo-ventriculaire et ventriculo-artérielle).

Le BAV peut être secondaire à une maladie auto-immune maternelle, comme le lupus érythémateux disséminé, par passage transplacentaire d'anticorps maternels qui lèsent le nœud auriculo-ventriculaire.

Le BAV congénital peut précéder de plusieurs années les signes cliniques de la maladie maternelle.

Il n'y a pas de traitement médical des blocs auriculo-ventriculaires.

D'une manière générale, la découverte anténatale d'une pathologie cardiaque impose une étroite **collaboration entre les équipes obstétricales, cardiopédiatriques et néonatologistes.**

Dans chaque cas sont étudiés les risques maternels et les risques fœtaux inhérents à la pathologie et à la prématurité, ainsi que les modalités de l'accouchement.

Pathologie de la période néonatale

Le diagnostic anténatal permet d'optimiser la prise en charge. En l'absence de diagnostic anténatal, le dépistage de signes précoces isolés (souffle, cyanose, signe fonctionnel) conduit à la réalisation rapide d'une échocardiographie. Ainsi, les cardiopathies qui décompensent en période néonatale (groupe 2) sont diagnostiquées et traitées de suite et les cardiopathies qui décompensent chez le nourrisson (groupe 3) bénéficient d'une prise en charge cardiologique précoce, mais non urgente. Elles seront développées dans le paragraphe suivant.

Deux grands syndromes

En période néonatale, ce sont l'insuffisance cardiaque et la cyanose.

Insuffisance cardiaque

L'insuffisance cardiaque peut se révéler par une pâleur anormale, voire un teint gris, associés à des difficultés d'alimentation ou par insuffisance cardiaque franche avec état de choc (tachypnée, tachycardie, grande pâleur, mauvaise hémodynamique).

Les éléments cliniques permettant de s'orienter vers un choc cardiogénique sont le galop, l'hépatomégalie et, sur la radiographie de thorax, la cardiomégalie.

Cyanose

La cyanose cardiogénique est une cyanose centrale avec coloration bleue de la face, des muqueuses et des extrémités.
Elle est plus facile à analyser au niveau des muqueuses. La polyglobulie l'accentue et l'anémie la masque. Elle est peu sensible à l'administration d'oxygène.
Elle est à différencier :
— des cyanoses périphériques ou acrocyanoses, dues au froid et à la stase périphérique (état de choc) ;
— de la cyanose secondaire à une pathologie respiratoire, oxygénodépendante ;
— de l'aspect cyanique des nouveau-nés polyglobuliques et des enfants ayant une méthémoglobinémie.
À un stade précoce, **la cyanose est isolée**, sans les signes respiratoires engendrés par l'acidose et l'œdème pulmonaire d'apparition secondaire. Elle impose un transfert et une prise en charge immédiate.
Devant une insuffisance cardiaque et/ou une cyanose, la recherche d'un souffle cardiaque ou extracardiaque, la palpation de tous les pouls, la prise de la pression artérielle aux quatre membres, l'analyse de l'électrocardiogramme et de la radiographie de thorax permettent d'orienter le diagnostic, qui sera confirmé par l'échocardiographie.

Cardiopathies non cyanogènes se révélant par une défaillance cardiaque

Les trois grandes causes d'insuffisance cardiaque néonatale sont les obstacles gauches, la fistule artério-veineuse et les troubles du rythme.

Obstacles gauches

Les obstacles gauches se révèlent d'autant plus précocement et intensément qu'ils sont sévères.
La prise en charge d'un obstacle gauche comporte plusieurs étapes.

• Diagnostic

Il repose sur la palpation des pouls, la chronologie et l'échocardiographie.
Une diminution de tous les pouls plaide en faveur d'un rétrécissement aortique ou d'une hypoplasie du ventricule gauche. Une abolition ou une diminution des pouls fémoraux oriente d'emblée vers une coarctation ou une interruption de la crosse aortique.
La chronologie oriente le diagnostic. L'interruption de l'arche aortique et l'hypoplasie du ventricule gauche s'expriment précocement les deux premiers

jours ; l'hypoplasie-coarctation de l'aorte, entre le 3e et le 5e jour ; la coarctation de l'aorte isolée, parfois plus tardivement, vers la 3e semaine.

• Appréciation du retentissement

L'appréciation du retentissement sur le cœur, d'une part, et sur le rein et le tube digestif, d'autre part, guide le traitement.

• Traitement médical

Il est à la fois symptomatique (traitement de l'insuffisance cardiaque) et plus spécifique, par l'administration de prostaglandines E1 (PGE1).
Les PGE1 administrées précocement maintiennent la perméabilité du canal artériel et, en cas de fermeture, permettent sa réouverture, la fermeture n'étant initialement que fonctionnelle et réversible. L'administration des PGE1 se fait en perfusion intraveineuse lente. Les effets secondaires sont nombreux et nécessitent une surveillance en unité de soins intensifs : troubles vasomoteurs, hyperthermie, tachycardie et surtout pause respiratoire d'origine centrale.
L'aorte descendante est alors vascularisée à partir du canal artériel et parfois de la crosse aortique par flux rétrograde.
Dans la coarctation isthmique, c'est la fermeture du canal artériel qui complète l'obstacle. La réouverture du canal diminue l'obstacle et permet parfois au ventricule gauche de récupérer une fonction correcte. Le traitement chirurgical peut être différé après récupération d'un état clinique et, si possible, d'une fonction ventriculaire gauche satisfaisants.

• Traitement chirurgical

Il s'adresse à la grande majorité des obstacles gauches, notamment les coarctations et les interruptions de la crosse aortique.

• Angioplastie

Il s'agit d'une dilatation réalisée à l'aide d'un ballonnet gonflé au niveau de l'anneau pour faire craquer les commissures de la valve. Elle n'est indiquée que dans les sténoses valvulaires aortiques critiques avec mauvaise fonction ventriculaire gauche. Elle expose au risque d'insuffisance aortique.
Les malformations majeures de la valve mitrale et l'hypoplasie de cœur gauche ont un pronostic sombre.

➡ Fistule artério-veineuse

En particulier cérébrale, elle se révèle en période néonatale par une grande insuffisance cardiaque. C'est l'auscultation du crâne qui oriente le diagnostic.

Troubles du rythme

Devant une insuffisance cardiaque du nouveau-né, le diagnostic de troubles du rythme systématiquement évoqué est facile à confirmer.
Mais les troubles du rythme asymptomatiques peuvent n'être découverts que lors de l'examen clinique systématique de tout nouveau-né.

• Tachycardies supraventriculaires

Elles sont responsables, chez le nouveau-né, de grande défaillance cardiaque quand elles se prolongent.
La prise en charge d'une tachycardie comporte plusieurs étapes :
— diagnostic du type de tachycardie au moyen d'un électrocardiogramme de bonne qualité ;
— réduction de la tachycardie et mise en route d'un traitement anti-arythmique pour prévenir les récidives *(voir « Thérapeutique »)* ;
— traitement de l'insuffisance cardiaque associée ;
— recherche d'une cardiopathie sous-jacente favorisant le trouble du rythme (myocardiopathie, maladie d'Ebstein, tumeur intracardiaque, double discordance) ;
— quand le trouble du rythme a été réduit durant la grossesse, on assure le relais thérapeutique chez le nouveau-né et on vérifie l'absence de cardiopathies sous-jacentes.

• Blocs auriculo-ventriculaires congénitaux

Ils sont insensibles aux thérapeutiques médicales susceptibles d'accélérer la fréquence cardiaque, mais sont habituellement bien tolérés.
L'insuffisance cardiaque témoigne souvent d'une fréquence cardiaque très lente inférieure à 40/min. Une bradycardie, des extrasystoles ventriculaires, un allongement du QT sont des facteurs de mauvais pronostic et nécessitent la mise en place d'un *pacemaker*.

• QT long du nouveau-né

Il peut être transitoire, favorisé par les désordres ioniques et notamment l'hypocalcémie.
Le syndrome de QT long congénital isolé (syndrome de Romano-Ward, familial à transmission plutôt dominante) ou associé à une surdité (syndrome de Jervell et Lange-Nielsen plutôt récessif) ne s'exprime en période néonatale que lorsque la bradycardie est importante et que surviennent des troubles du rythme ventriculaire à type de torsade de pointe.

Cardiopathies cyanogènes

Transposition des gros vaisseaux

La plus fréquente des cardiopathies cyanogènes se révélant en période néonatale est la transposition des gros vaisseaux.
À un stade précoce, la cyanose est isolée et l'enfant va bien.
C'est le caractère isolé de la cyanose, sans souffle et le plus souvent sans anomalie électrocardiographique ou radiologique, qui impose le transfert en urgence dans une unité de cardiologie pédiatrique car, en quelques heures, au moment de la fermeture du canal artériel, l'état clinique va se dégrader. L'atrioseptostomie de Rashkind crée une communication interauriculaire. Elle peut être réalisée dans les premières heures par cathétérisme de la veine ombilicale ou par la veine fémorale. À ce geste peut être associée une perfusion de prostaglandines E1 pour maintenir perméable le canal artériel et ainsi améliorer la capacité du ventricule gauche à assurer le débit systémique après réparation chirurgicale (détransposition).
Cette première étape du traitement permet que s'établissent entre les deux circulations pulmonaire et systémique les échanges indispensables à la survie et, ainsi, d'attendre la chirurgie.
Deux types d'intervention sont envisageables :
— la première, précoce, vise à restituer une anatomie normale : c'est la détransposition des gros vaisseaux. Pour être réalisée en période néonatale, elle nécessite un bon état clinique et le maintien d'une fonction ventriculaire gauche satisfaisante. Sa mortalité, d'environ 7 %, s'est effondrée depuis quelques années ;
— la seconde, non urgente, restitue la physiologie mais non l'anatomie, en déviant le retour veineux cave vers la valve mitrale, donc l'artère pulmonaire, et le retour veineux pulmonaire vers la valve tricuspide, donc l'aorte.
Ce sont les interventions de Senning et de Mustard, l'intervention de Mustard étant actuellement abandonnée. Si la mortalité opératoire est faible, la morbidité est dominée à long terme par les troubles du rythme auriculaire et la défaillance du ventricule droit laissé en position systémique.
La plus séduisante de ces interventions semble bien être la détransposition des gros vaisseaux, mais la réimplantation des artères coronaires nécessite des contrôles ultérieurs, ainsi que la croissance de l'arbre artériel pulmonaire, qui peut être le siège d'une sténose supravalvulaire.

Obstacles droits sévères

Les obstacles droits sévères engendrent une hypoxémie intense qui se traduit par une souffrance tissulaire et une acidose.
L'existence d'une insuffisance cardiaque est conditionnée par la présence ou l'absence de communications en amont susceptibles de dévier l'obstacle.

Seule la vascularisation de la voie pulmonaire par la perfusion de PGE1 permet de passer le cap vital. L'intervention est néanmoins urgente, l'efficacité des prostaglandines étant de courte durée.
Compte tenu du jeune âge et de la fragilité des enfants atteints, la cure complète n'est pas toujours possible et l'intervention peut n'être que palliative (anastomose systémicopulmonaire). La sténose valvulaire pulmonaire serrée peut bénéficier d'une angioplastie.

Retour veineux pulmonaire anormal

Le retour veineux pulmonaire anormal total bloqué est une grande urgence chirurgicale, la circulation veineuse pulmonaire ne pouvant se drainer dans le cœur.
Le tableau clinique est dominé par la cyanose, l'insuffisance cardiaque droite (hépatomégalie), le bas débit (teint gris) et par les signes respiratoires d'œdème pulmonaire (tachypnée).
Le traitement chirurgical permet d'aboucher le collecteur où se drainent les veines pulmonaires à l'oreillette gauche.

Pathologie du nourrisson

Ce chapitre concerne les cardiopathies du groupe 3, dont la tolérance, bonne chez le fœtus et le nouveau-né, devient mauvaise chez le nourrisson.
Il s'agit essentiellement de la communication interventriculaire large, de la tétralogie de Fallot et la coarctation de l'aorte.

Communication interventriculaire large

Symptomatologie

La CIV s'exprime peu avant le 2e mois. Le shunt gauche-droite engendre alors une **insuffisance cardiaque** et des **complications respiratoires**.
Les difficultés de l'alimentation secondaires à l'insuffisance cardiaque transforment les repas en une véritable épreuve d'effort. L'alimentation est souvent lente, accompagnée de sueurs et de dyspnée, nécessitant des arrêts fréquents et beaucoup de patience.
Aux difficultés d'alimentation s'associe fréquemment un **reflux gastro-œsophagien**, favorisé par la distension thoracique. Il s'ensuit un retard staturo-pondéral où prédomine le **retard pondéral**. Le pannicule adipeux et la masse musculaire sont diminués.
Les troubles de ventilation sont des facteurs de surinfection bronchique.

Les acquisitions motrices sont souvent retardées par une grande fatigabilité, mais l'éveil ne semble pas touché, ces enfants paraissant au contraire très réceptifs au monde extérieur.

Attitude thérapeutique

Le traitement médical de l'insuffisance cardiaque améliore la tolérance fonctionnelle et sera développé ultérieurement.
Le traitement chirurgical est conditionné par l'évolution (un grand nombre de CIV se ferment ou évoluent vers la restriction) :
— les CIV IIb sont au plus tard opérées entre 6 et 9 mois pour ne pas laisser évoluer une maladie vasculaire pulmonaire irréversible. Elles sont opérées plus précocement quand la tolérance fonctionnelle, malgré un traitement médical énergique, est mauvaise ;
— les CIV IIa sont fermées vers l'âge de 2 ans ou plus précocement si l'on n'entrevoit pas l'éventualité d'une fermeture spontanée ;
— les CIV I, ou maladie de Roger, ne sont opérées que si elles risquent de léser la valve aortique (CIV infundibulaire et parfois périmembraneuse) ou se compliquent d'une sténose médioventriculaire droite ;
— tout à fait à part, se situent les CIV III, ou syndrome d'Eisenmenger, au-delà de toute ressource thérapeutique, à l'exception de la greffe cœur-poumons ;
— enfin, les indications opératoires des CIV IV sont proches de celles des CIV IIa.
Le traitement chirurgical consiste en la fermeture de la CIV par un *patch*. Les CIV multiples posent parfois de difficiles problèmes diagnostiques et chirurgicaux.
Si la cure complète s'avère impossible, un cerclage de l'artère pulmonaire permet de diminuer le débit de shunt et les pressions dans l'artère pulmonaire. La cure complète est différée sans risque pour l'arbre artériel pulmonaire.

Cardiopathies cyanogènes dont la tétralogie de Fallot

Symptomatologie

La symptomatologie de la tétralogie de Fallot (*figure 33.10*) est dominée par la cyanose, décrite précédemment. Les autres manifestations cliniques sont :
— l'hippocratisme digital, rare avant l'âge de 6 mois, caractérisé par un bombement de l'ongle en « verre de montre » ;
— la position genu-pectorale chez le jeune nourrisson ou l'accroupissement d'effort *(squatting)*, typique, qui, en augmentant les résistances systémiques, diminue le shunt droite-gauche ;
— la dyspnée et la fatigabilité, l'intensité de la cyanose engendrent un retard des acquisitions motrices, en particulier de la marche.

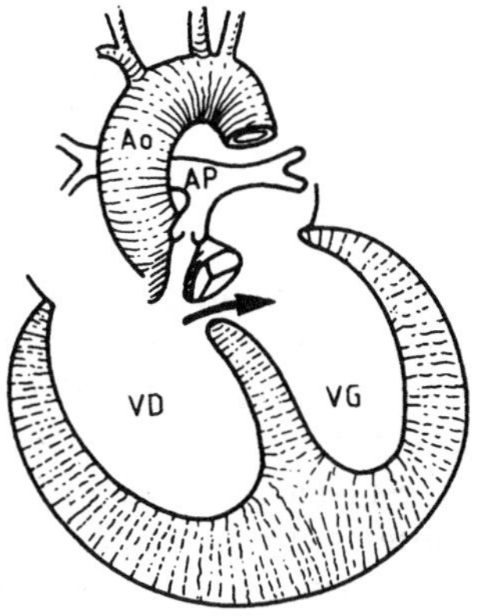

Figure 33.10 – Tétralogie de Fallot (d'après Corone F. *Cardiopathie congénitale*. Paris : Maloine).

Complications

• Malaise anoxique

Il se traduit par une tachycardie constante, une pâleur ou une cyanose intense, une agitation, une anxiété, parfois une fixité du regard, une révulsion des globes oculaires, voire une syncope et des convulsions. Il est favorisé par toutes les situations de stress, les colères, la fièvre, la déshydratation. Il est secondaire à un spasme infundibulaire pulmonaire sous la dépendance des stimuli adrénergiques. Il convient donc de limiter les situations susceptibles de le déclencher et, les signes de prémalaise étant reconnus, de calmer l'enfant (avec un sédatif si nécessaire), de replier ses jambes sur l'abdomen et, au besoin, d'administrer de l'Avlocardyl® par voie intraveineuse lente qui, par son action adrénolytique au niveau du cœur, lève le spasme infundibulaire et ralentit le rythme cardiaque. L'existence de malaise est une indication à opérer rapidement.

• Accidents vasculaires cérébraux

Ils se traduisent le plus souvent par une hémiplégie d'apparition brutale. Ils sont favorisés par la déshydratation, la fièvre, mais surtout par la polyglobulie microcytaire. Les explorations endocavitaires sont également un important facteur de risque. On les prévient par le traitement martial, une bonne hydratation et, chez les enfants plus grands, par des saignées ou des échanges plasmatiques en cas de polyglobulie importante (échange entre une certaine quantité de sang et une quantité équivalente d'une solution comportant un tiers de sérum albumine, un tiers de sérum glucosé et un tiers de sérum bicarbonaté isotonique).

Le traitement de l'accident vasculaire cérébral comporte la prévention de l'extension de la thrombose et des mesures symptomatiques. La récupération est souvent partielle et le pronostic fonction de l'étendue des lésions.

• Abcès cérébraux

Ils sont plus fréquents chez le jeune enfant que chez le nourrisson et semblent favorisés par des microthrombi passés inaperçus. Le diagnostic est souvent difficile et il faut y penser systématiquement devant une fièvre avec une altération de l'état général, même en l'absence de signes neurologiques typiques. Le scanner cérébral est l'élément clé du diagnostic. Le traitement associe l'antibiothérapie, la lutte contre l'œdème cérébral et, en cas de collection, le drainage chirurgical. On tente de le prévenir par le traitement de tout foyer infectieux, en particulier dentaire.

Traitement chirurgical

Le traitement chirurgical des cardiopathies cyanogènes vise à augmenter le débit pulmonaire. Il peut s'agir de cure complète ou seulement d'interventions palliatives, anastomoses systémicopulmonaires.

• Anastomoses

Elles ont pour but de revasculariser le poumon. Elles consistent à interposer entre l'aorte ou une de ses collatérales *(figure 33.11)* et l'artère pulmonaire un fragment vasculaire (artère sous-clavière) ou prothétique (Goretex®). Elles permettent de différer la cure complète en toute sécurité.

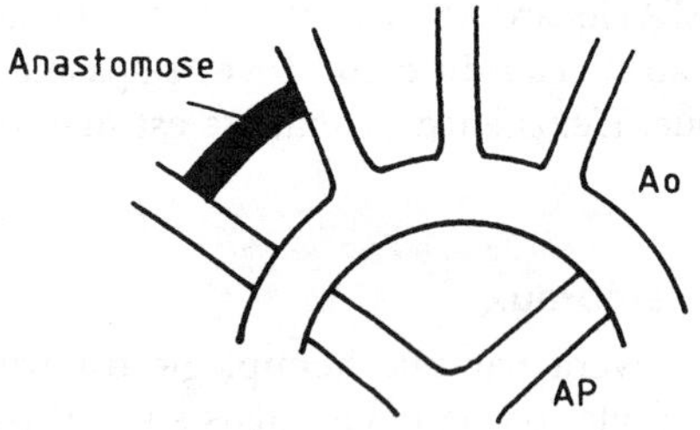

Figure 33.11 – Anastomose

• Cure complète

Dans la tétralogie de Fallot, elle est proposée d'emblée entre 3 et 6 mois en l'absence de contre-indication.

Coarctation de l'aorte

Elle est prise en charge chez le nourrisson dans les formes isolées ayant passé le cap de la période néonatale (bonne adaptation du ventricule gauche ou inadaptation transitoire).
La coarctation évolue le plus souvent vers l'hypertension artérielle, avec asymétrie franche des pouls et de la pression artérielle entre les membres supérieurs et inférieurs, et la myocardiopathie hypertrophique du ventricule gauche. Mais la décompensation secondaire avec hypokinésie ventriculaire gauche est possible.
Quand la tolérance est bonne, la chirurgie est proposée systématiquement entre 6 et 12 mois. Elle est plus précoce en cas d'hypertension artérielle ou de défaillance du ventricule gauche.
Toute coarctation opérée doit être suivie jusqu'à l'adolescence pour s'assurer de la croissance harmonieuse de la crosse aortique et de l'absence d'hypertension artérielle d'effort.

➡ Pathologie de l'enfant

On regroupe de manière arbitraire les pathologies du nourrisson et de l'enfant qui ont le même mode d'expression clinique.
Sont étudiées les cardiopathies congénitales puis les cardiopathies acquises.

Cardiopathies congénitales

➡ Shunt gauche-droite : la CIA

La communication interauriculaire est une cardiopathie le plus souvent bien tolérée, qui peut entrer dans le cadre d'un syndrome polymalformatif et notamment du syndrome de Holt-Oram avec anomalies des membres supérieurs.
Le shunt gauche-droite même important ne s'accompagne pas d'hypertension artérielle pulmonaire. Il entraîne par contre une dilatation du ventricule droit et de l'artère pulmonaire. Dans les CIA à gros débit de shunt, la CIA s'exprime par des bronchites fréquentes avec un retard pondéral. Le diagnostic, l'évaluation du shunt et la recherche d'anomalies associées reposent sur l'échocardiographie. Le cathétérisme cardiaque a peu d'indications dans cette pathologie.
Les CIA sont fermées par voie chirurgicale vers l'âge de 3 à 5 ans quand elles sont bien tolérées, plus tôt si la tolérance est médiocre et plus tardivement chez la fille pour laquelle on préfère une thoracotomie sous-mammaire plus esthétique qu'une sternotomie.
La fermeture endocavitaire par ombrelle est adaptée à une certaine forme anatomique et est certainement une méthode d'avenir.

L'évolution à long terme des CIA opérées est bonne, avec de rares troubles du rythme à distance. Les CIA non opérées évoluent vers l'hypertension artérielle pulmonaire tardive (après 20 ans) et l'apparition de troubles du rythme auriculaire.

Valvulopathies

Certaines valvulopathies sont susceptibles d'évoluer chez l'enfant et particulièrement lors des périodes de croissance rapide.

La **sténose valvulaire pulmonaire** est idéalement traitée par angioplastie ou chirurgicalement.

La **sténose valvulaire aortique** pose des problèmes plus délicats. Si elle est bien supportée dans les formes peu serrées, elle est parfois très évolutive lors des périodes de croissance rapide et génère une symptomatologie d'effort. Ainsi la découverte peut se faire à l'auscultation ou lors du bilan d'un malaise, d'une syncope, voire de douleurs thoraciques d'effort.

L'échocardiographie est un examen très fiable pour apprécier la sténose, son degré de sévérité et l'adaptation du ventricule gauche. L'épreuve d'effort recherche des signes d'intolérance à l'effort (douleur, malaise, inadaptation tensionnelle, ischémie sur l'ECG).

Le traitement de choix reste la commissurotomie sous circulation extracorporelle. Il s'adresse à tout enfant symptomatique (malaise, syncope, douleurs d'effort), aux sténoses serrées avec gradient VG-Ao important, et aux enfants dont l'épreuve d'effort est positive.

On tente, tant que cela est possible, de conserver la valve en réalisant une plastie et l'on préfère à la fuite aortique une sténose modérée résiduelle. La mise en place d'une prothèse mécanique valvulaire a deux inconvénients majeurs : nécessité d'un traitement anticoagulant souvent difficile à équilibrer chez le très jeune enfant et interventions successives pour adapter la taille de la prothèse à la croissance.

Dans les **sténoses sous-valvulaires**, le traitement associe la résection de la sténose et le traitement de la cause favorisante, en particulier d'anomalie mitrale. Les formes sévères de sténose sous-valvulaire aortique aboutissent à des interventions lourdes : intervention de Konno (résection du septum sous-aortique, mise en place d'une valve artificielle) ou intervention de Ross-Konno (résection du septum sous-aortique et remplacement de l'anneau aortique de l'enfant par l'anneau pulmonaire de l'enfant avec un remplacement valvulaire sur la valve pulmonaire).

Les **sténoses supravalvulaires** sont réséquées chirurgicalement. Elles peuvent poser de difficiles problèmes thérapeutiques dans les formes sévères du syndrome de Williams et Beuren.

Les autres valvulopathies sont les valvulopathies mitrales qui sont rarement isolées et entrent le plus souvent dans le cadre d'une pathologie du cœur gauche susceptible d'évoluer avec la croissance.

L'échographie apporte tous les éléments nécessaires au diagnostic, à l'appréciation de la tolérance.
Le traitement médical permet de retarder le traitement chirurgical et d'opérer ces enfants quand ils sont suffisamment grands pour tenter, là encore, de réaliser une plastie et d'éviter le remplacement valvulaire par une valve mécanique.

Cardiopathies complexes

Elles nécessitent bien sûr un suivi pendant l'enfance, qu'elles aient bénéficié ou non d'une chirurgie. Elles ne peuvent être analysées que de manière sélective avec une adaptation des traitements en fonction de l'évolution qui leur est propre.

Cardiopathies acquises

Les plus fréquemment rencontrées à cet âge sont la myocardite aiguë et le syndrome de Kawasaki.

Myocardite aiguë

Elle se révèle lors d'un syndrome infectieux banal par une insuffisance cardiaque souvent sévère.
La radiographie de thorax révèle une cardiomégalie importante et un œdème pulmonaire.
En échocardiographie, le ventricule gauche est dilaté et hypokinétique.
Le traitement est symptomatique (traitement de l'insuffisance cardiaque, prévention des accidents thromboemboliques par traitement anticoagulant et des troubles du rythme). L'étiologie est le plus souvent virale.
La mortalité immédiate est d'environ 15 %. La moitié des enfants sont totalement guéris. Les autres gardent une altération de la fonction ventriculaire gauche plus ou moins invalidante.

Maladie de Kawasaki ou syndrome adéno-cutanéo-muqueux

C'est une vascularite généralisée avec atteinte coronarienne dans 15 à 40 % des cas.
Elle évolue en trois phases :
— une phase aiguë de 1 à 2 semaines caractérisée par une fièvre élevée et prolongée, une conjonctivite, une chélite, une atteinte bucco-pharyngée, des adénopathies cervicales. En fait, les manifestations peuvent être extrêmement diverses, la vascularite pouvant toucher toutes les sphères (digestive, articu-

laire, neurologique, pulmonaire, néphro-urinaire...). Le syndrome inflammatoire est alors majeur. L'échocardiographie est réalisée systématiquement à la recherche d'une atteinte coronarienne sous forme de simple dilatation ou d'anévrismes ;
— une phase subaiguë du 10e au 25e jour avec disparition de la fièvre, desquamation des extrémités et apparition d'une thrombocytose et de complications cardiaques (infarctus du myocarde). La surveillance clinique et électrocardiographique reste alors très importante ;
— une phase de convalescence avec disparition progressive des signes cliniques et normalisation de la biologie.

Le traitement de la maladie de Kawasaki associe la perfusion précoce de veinoglobuline, qui diminue le risque d'anévrisme coronarien, le traitement par aspirine à visée anti-inflammatoire puis antiagrégante, la prévention des thromboses en particulier lors de la phase d'hyperplaquettose par l'administration d'héparine, et le traitement plus spécifique de la maladie coronarienne (bêtabloquants...).

Les anévrismes coronariens régressent avec le temps, mais il est nécessaire de maintenir un traitement antiagrégant prolongé et de s'assurer à long terme de la normalité des épreuves d'effort (épreuve d'effort conventionnelle ou couplée à une scintigraphie myocardique au thallium).

La coronarographie est systématique quand persiste une ischémie myocardique à distance. Elle est discutée dans toutes les formes avec atteinte coronarienne.

Endocardite d'Osler

L'endocardite d'Osler est une infection bactérienne évoluant sur des lésions cardiaques préexistantes (cardiopathies congénitales, à l'exception de la CIA, et rhumatismales), mais rarement sur cœur sain.

Les germes le plus souvent rencontrés sont le streptocoque et le staphylocoque.

Les portes d'entrée sont surtout dentaires et ORL, mais aussi cutanées et secondaires à tout geste opératoire.

L'endocardite d'Osler se traduit par un syndrome infectieux sévère et une symptomatologie cardiaque qui dépend de l'importance des dégâts, en particulier au niveau des valves.

Les embolies septiques, pulmonaires pour les endocardites du cœur droit et essentiellement cérébrales pour les endocardites du cœur gauche, compliquent l'évolution.

Il est indispensable d'identifier le germe en multipliant les hémocultures pour adapter l'antibiothérapie *(voir « Hémoculture », chapitre 34)*.

Le traitement antibiotique prolongé (4 à 6 semaines) permet d'obtenir une guérison bactériologique, mais avec parfois des séquelles cardiologiques et cérébrales.

On comprend l'importance de la prévention antioslérienne : couverture antibiotique systématique des soins dentaires, traitement antibiotique de tout foyer infectieux.

Cardite rhumatismale

Elle est rare en France et survient aux décours d'une infection streptococcique et d'une polyarthrite inflammatoire. Elle peut se traduire par une atteinte des trois tuniques du cœur (qui prédomine sur les valves) puis, passée la phase aiguë, par des séquelles valvulaires. Les valves mitrales, aortique et tricuspide sont, par ordre de fréquence décroissante, les plus souvent atteintes.
Le traitement initial associe antibiotiques et corticoïdes. Il est relayé par une antibiothérapie prophylactique prolongée de plusieurs années.
Le traitement des valvulopathies fait appel au traitement médical de l'insuffisance cardiaque et chirurgical des dégâts valvulaires.

Myocardiopathie toxique

La myocardiopathie toxique aux anthracyclines est généralement fonction de la dose administrée. Si les atteintes précoces sont bien connues, on découvre de plus en plus d'atteintes tardives, probablement par inadaptation de la croissance myocardique aux besoins postpubertaires.
La surveillance échocardiographique systématique à long terme est indispensable.

Souffle fonctionnel ou anorganique

Souvent reconnaissable par ses caractères sthétacoustiques (labile, disparaissant en position debout) ou, au besoin, par la normalité de l'échocardiographie, il est fréquent. Il n'est pas l'expression d'une anomalie cardiaque et ne doit donc, en aucun cas, contre-indiquer la pratique du sport.

acte infirmier

Prise en charge de l'enfant cardiaque

Clinique

Les critères de surveillance d'un enfant cardiaque sont à la fois subjectifs (tolérance fonctionnelle au repos comme à l'effort) et objectifs (cardiologiques et hémodynamiques, respiratoires, courbe de développement staturo-pondéral).

■ Tolérance fonctionnelle

Elle s'apprécie sur le comportement (calme, anxieux, agité, geignard), l'aspect, la fatigabilité au repos comme lors de la prise des repas et lors des pleurs.

■ Critères cardio-vasculaires et hémodynamiques

Ce sont :
- le pouls, la fréquence cardiaque ;
- la coloration cutanéo-muqueuse (pâleur, cyanose, teint gris, marbrures, temps de recoloration) ;
- l'existence de malaise de « type Fallot », décrits plus haut, ou de *squatting* à l'effort ;
- la pression artérielle.

La prise de la pression artérielle nécessite un brassard adapté, mesurant les deux tiers de la taille du bras.

Il existe plusieurs méthodes de mesure :
- la méthode auscultatoire, difficile chez le nourrisson, a l'avantage d'évaluer la pression systolique et la pression diastolique ;
- la méthode palpatoire permet d'estimer la pression systolique ;
- la méthode du flush estime la pression artérielle moyenne aussi bien aux membres supérieurs qu'aux membres inférieurs ; elle est peu utilisée ;
- le Dynamap est très utile et permet d'apprécier facilement et de façon fiable les pressions systolique, diastolique et moyenne.

Un enfant qui a eu une anastomose systémicopulmonaire utilisant une artère sous-clavière ou une réparation d'une coarctation de l'aorte intéressant l'artère sous-clavière gauche peut avoir une diminution des pouls au niveau d'un bras. La pression artérielle est alors difficile à bien évaluer au niveau de ce bras et ne peut être utilisée pour la surveillance des constantes.

■ Critères respiratoires

Il s'agit de :
- la fréquence respiratoire ;
- l'existence de signes de lutte ;
- l'encombrement bronchique.

Examens complémentaires

■ Types d'examens

Électrocardiogramme

Il enregistre l'activité électrique du cœur. Il est modifié dans les surcharges auriculaire ou ventriculaire et les troubles du rythme ou de la conduction.

En cas de trouble du rythme rapide, l'activité auriculaire, difficile à mettre en évidence, peut être décelée sur un enregistrement en déroulement rapide et double amplitude ou par un enregistrement par sonde œsophagienne. Le test à la Stryadine®, en bloquant la conduction auriculo-ventriculaire, démasque la nature du trouble du rythme et a une valeur diagnostique.

Enregistrement Holter-ECG

Réalisé sur une période de 24 heures, il décèle des troubles du rythme ou de la conduction paroxystiques et permet de contrôler l'efficacité d'un traitement antiarythmique.

Radiographie de thorax

C'est un examen simple qui renseigne sur la taille du cœur, les contours cardiaques et la vascularisation pulmonaire.

Échocardiographie

Couplée avec le Doppler et le Doppler couleur, elle permet une approche diagnostique le plus souvent excellente.
Cette méthode non invasive et répétitive est facilitée par la grande échogénicité des enfants.
L'échocardiographie analyse les structures cardiaques et permet l'estimation de la fonction ventriculaire gauche.
Le Doppler étudie les flux sanguins (direction, vélocité) et permet d'évaluer les gradients de pressions et les débits. Le Doppler couleur affine l'étude qualitative des flux.
L'enfant doit être calme (période postprandiale), au chaud, confortablement installé.
Compte tenu de l'importance des renseignements qu'elle apporte, une prémédication légère est licite en cas d'agitation.

Épreuve d'effort

Elle se déroule sur tapis roulant chez les enfants qui contrôlent bien la marche ou sur ergocyclomètre chez les plus grands. Elle démasque des signes d'intolérance à l'effort (troubles du rythme ou de la repolarisation, inadaptation tensionnelle ou, au contraire, hypertension artérielle, fatigabilité excessive).

Explorations endocavitaires cardiaques

Elles comportent le cathétérisme cardiaque proprement dit et les angiographies. Le cathétérisme interventionnel est détaillé avec la thérapeutique.

Cathétérisme cardiaque

Il comporte l'étude des trajets de la sonde, la prise des pressions et l'évaluation des gradients de pressions dans les sténoses, la mesure de l'oxymétrie dans les différentes cavités cardiaques pour la quantification des shunts.
Le cathétérisme droit est réalisé à l'aide d'un cathéter introduit le plus souvent dans la veine fémorale après mise en place d'une aiguille de Désilet-Hoffmann qui en facilite la manipulation. Il explore les retours veineux systémiques, les cavités droites, l'artère pulmonaire et, quand il existe un foramen ovale perméable ou une communication interauriculaire, les cavités gauches (veines pulmonaires, oreillette et ventricule gauches).
En l'absence de foramen ovale ou de communication interauriculaire, le cathétérisme gauche se fait par voie artérielle rétrograde, soit par l'artère ombilicale chez le nouveau-né, soit par l'artère fémorale le plus souvent. Cet examen est délicat en raison de la petite taille des artères et du risque de thrombose.

Angiographie

C'est un examen de choix pour analyser les structures cardiaques et vasculaires. Malgré son recul devant les progrès de l'échocardiographie, elle conserve des indications bien précises.

■ Préparation au cathétérisme cardiaque

L'enfant doit être indemne de toute infection, générale ou cutanée. On contrôle la coagulation et le groupe sanguin. Les parents sont informés des risques potentiels de cet examen qui sont d'autant plus importants que la pathologie est lourde et que l'enfant est jeune. L'enfant, s'il est suffisamment grand, est informé du déroulement de l'examen. Dans la majorité des cas, l'anesthésie est locale, associée à une prémédication.

Complications

Les plus fréquentes sont les troubles du rythme et de la conduction lors de la manipulation de la sonde (tachycardie, extrasystoles, bloc auriculo-ventriculaire) et la décompensation ou l'aggravation de la cardiopathie, en particulier dans la tétralogie de Fallot.
Dans la tétralogie de Fallot, les malaises sont favorisés par l'anémie, mais également par l'état de stress secondaire à l'examen, l'hypovolémie et les manipulations de la sonde.
L'anémie aggrave les shunts gauche-droite comme les cardiopathies cyanogènes.
L'infection peut se déclarer plusieurs jours après l'examen.
La thrombose d'une artère fémorale nécessite un traitement par héparine, voire une désobstruction.
Plus graves et exceptionnels sont les accidents vasculaires cérébraux et la perforation cardiaque.

Surveillance

On comprend l'importance d'une surveillance médicale d'environ 24 heures après l'examen, portant sur :
- la température ;
- les constantes cardio-vasculaires et respiratoires ;
- le point de ponction ;
- l'état d'éveil.

Ainsi, le cathétérisme cardiaque n'est pas un examen anodin. Sa réalisation par une équipe entraînée, avec une bonne surveillance clinique, en réduit les risques.
L'imagerie par résonance magnétique (IRM) apparaît performante dans l'analyse de la voie artérielle pulmonaire et de l'aorte. Elle nécessite souvent une prémédication chez le jeune enfant qui doit rester immobile. Elle est contre-indiquée aux porteurs de *pacemaker* ou d'objet métallique.

Thérapeutique

De nombreux aspects ayant déjà été abordés, seront envisagés successivement :
- le traitement préventif ;
- le traitement de l'insuffisance cardiaque ;
- le traitement des troubles du rythme ;
- le traitement de l'hypertension artérielle ;
- le cathétérisme interventionnel ;
- le traitement chirurgical.

■ Traitement préventif

Vaccinations

Elles ne rencontrent aucune contre-indication. La vaccination contre l'hépatite B est fortement conseillée avant la chirurgie. La vaccination antigrippale est recommandée dans les cardiopathies décompensées.

Prévention antioslérienne

Elle s'adresse à toutes les cardiopathies à l'exception de la CIA et des communications opérées.
Elle comporte :
• le traitement antibiotique systématique des infections oto-rhino-laryngologiques, dentaires et de tout foyer infectieux ;
• une surveillance dentaire semestrielle ;
• une antibiothérapie prophylactique lors des soins dentaires, détartrage, adénoïdectomie, amygdalectomie ;
• une fiche concernant l'antibioprophylaxie, éditée par la Société française de cardiologie, est remise aux familles. Elle résulte d'un consensus entre cardiologues et infectiologues (1992).

■ Traitement médical de l'insuffisance cardiaque

Le traitement symptomatique de l'insuffisance cardiaque n'est qu'une étape en attendant le traitement étiologique. Toute l'énergie possible est mise en œuvre pour prévenir l'agression initiale du myocarde responsable de l'installation d'une insuffisance cardiaque chronique.

Principe

Le traitement de l'insuffisance cardiaque agit à trois niveaux : au niveau du cœur, de la précharge (en amont du cœur) et de la postcharge (en aval du cœur).
Au niveau du cœur, les thérapeutiques qui renforcent la contractilité ralentissent la fréquence cardiaque, diminuent la consommation en oxygène du myocarde et améliorent la fonction myocardique.
La diminution de la **précharge** par la réduction de la volémie (restriction hydrosodée et diurétique) et la diminution des résistances veineuses systémiques (vasodilatateurs veineux) améliorent les conditions de travail du ventricule droit et la surcharge pulmonaire d'aval.
La diminution de la **postcharge** (vasodilatateurs artériels) facilite le travail du ventricule gauche et diminue le retentissement pulmonaire d'amont.

Conduite du traitement

Les moyens thérapeutiques sont les mesures diététiques, les traitements diurétiques, vasodilatateurs et tonicardiaques, l'oxygénothérapie, voire la ventilation artificielle et la kinésithérapie respiratoire.

Mesures diététiques

Elles visent à adapter les apports et à pallier les difficultés de l'alimentation, en particulier chez le nourrisson.
La restriction sodée ne nécessite pas l'utilisation de laits de régime, compte tenu de l'effet fortement natriurétique des diurétiques utilisés. En revanche, quand l'alimenta-

tion est diversifiée, il est préférable de ne pas adjoindre de sel à la préparation des repas et, chez les enfants plus grands, de ne pas consommer d'aliments riches en sel (charcuterie, conserves...).
La restriction hydrique a pour but la réduction de la volémie. Elle est compensée, sur le plan calorique, par un enrichissement de l'alimentation. Elle est surtout nécessaire en cas d'alimentation parentérale, car le nourrisson qui s'alimente s'autorégule spontanément. Il refuse ses repas et se préserve ainsi d'une surcharge hydrique dont il ne peut faire les frais.
Le recours au gavage est limité aux périodes très précaires, ses inconvénients étant la suppression de la succion et le risque de surcharge hydrique.
La nutrition entérale à débit continu nocturne respecte la prise alimentaire diurne.

Traitements diurétiques

Les plus utilisés sont le furosémide (Lasilix®) et la spironolactone (Aldactone®).
Le **furosémide** agit rapidement, en 10 à 15 minutes par voie intraveineuse et en moins de 1 heure par voie orale. C'est un diurétique puissant qui augmente l'excrétion urinaire du sodium et du potassium. L'administration tous les 2 jours diminue les risques d'hypokaliémie. L'ototoxicité existe lorsqu'il est associé aux aminosides.
La **spironolactone** inhibe l'action de l'aldostérone qui retient l'eau et le sel. Son action hyperkaliémiante peut équilibrer l'action hypokaliémiante du furosémide.

Traitements vasodilatateurs

Ils peuvent agir sélectivement sur les veines ou sur les artères, mais certains d'entre eux ont une action mixte, artérielle et veineuse.
Les principaux **vasodilatateurs veineux** sont les dérivés nitrés. Leur indication se limite à la phase aiguë de l'insuffisance cardiaque chez le grand enfant. Ils sont administrés avec prudence, car il existe un risque d'hypotension artérielle.
Les principaux **vasodilatateurs artériels** dont les indications sont exceptionnelles sont la phentolamine (Regitine®), la dihydralazine (Népressol®) et les inhibiteurs calciques telle la nifédipine (Adalate®).
Les **vasodilatateurs mixtes** sont essentiellement les inhibiteurs de l'enzyme de conversion, la prazosine (Minipress®), le nitroprussiate de sodium (Nipride®). Les **inhibiteurs de l'enzyme de conversion** (IEC) sont les plus utilisés. Cette classe thérapeutique a transformé la prise en charge et le devenir de l'insuffisance cardiaque. Leurs indications sont très larges en association avec les diurétiques dans l'insuffisance cardiaque par altération de la fonction systolique, mais également dans l'insuffisance cardiaque par altération de la fonction diastolique. Ils bloquent la transformation de l'angiotensine 1 en angiotensine 2 (puissant vasoconstricteur) qui agit sur la production de l'aldostérone et la dégradation de bradykinines vasodilatatrices. Il s'ensuit une diminution des résistances vasculaires et de la pression artérielle quand existe une hypertension artérielle.
La mise en route d'un traitement par IEC se fait à posologie progressivement croissante, en surveillant la pression artérielle et la fonction rénale. Les nouvelles classes ont moins d'effets secondaires (toux, hypotension artérielle) et sont administrées en une seule prise par jour grâce à leur demi-vie longue. Le captopril (Lopril®, Captolane®) administré en trois prises par jour garde une indication chez le nourrisson. Il

permet un fractionnement des doses et une posologie très progressivement croissante.

Traitements tonicardiaques

Le plus utilisé est la **digoxine.**
Son absorption digestive est satisfaisante (70 %) et rapide (2 à 3 heures). Son élimination est rénale. Sa demi-vie, très brève par rapport aux autres digitaliques, permet une efficacité thérapeutique plus rapide avec des risques d'intoxication moindres.
Le taux plasmatique est bien corrélé à l'activité thérapeutique et au risque de surdosage.
Le mode d'administration est fonction de l'état clinique de l'enfant. La voie parentérale intraveineuse est indiquée en cas de vomissements ou d'état clinique sévère. La posologie est fonction du poids et de la fonction rénale. La mise en route du traitement comporte une dose de charge puis, toutes les 8 ou 12 heures, en fonction du nombre de prise (deux à trois), une dose d'entretien.
La surveillance du traitement digitalique repose sur la clinique, l'électrocardiogramme, le dosage de la digoxinémie, la prévention de l'hypokaliémie qui favorise l'apparition de troubles du rythme. Le taux thérapeutique se situe entre 0,8 et 2,5 ng/mL.
L'intoxication digitalique se traduit cliniquement par une inappétence, des vomissements, voire une diarrhée, et, sur l'électrocardiogramme, par des troubles de la conduction et de l'excitabilité (extrasystoles, tachycardies auriculaire, supraventriculaire ou ventriculaire). Les intoxications par la digoxine peuvent concerner également la fratrie de l'enfant traité. Il faut donc informer les familles de ce risque et ranger le flacon hors de portée.
Les **amines vasopressives** (dopamine et dobutamine) ont des indications limitées à l'insuffisance cardiaque aiguë avec bas débit. Leur traitement est exclusivement parentéral.
L'altération sévère de la fonction contractile peut se compliquer d'accidents vasculaires emboliques et de troubles du rythme parfois graves. L'intérêt d'un **traitement anticoagulant et antiarythmique** se discute au cas par cas.

Oxygénothérapie

Elle a une indication lors de la stase pulmonaire.

Kinésithérapie respiratoire

C'est un des éléments essentiels du traitement de l'insuffisance cardiaque en cas de gros shunts. Elle prévient l'encombrement bronchique, la surinfection et les troubles de ventilation.

■ Traitement médical des troubles du rythme

Traitement des troubles du rythme rapides

Il comporte la réduction du trouble du rythme et la prévention des récidives.
La réduction de la tachycardie se fait soit par manœuvres vagales (réflexe oculocardiaque, test à la Stryadine®), soit par un traitement médicamenteux quand la tolérance clinique le permet, soit par stimulation œsophagienne ou par choc électrique externe quand la tolérance clinique est mauvaise et nécessite une réduction rapide.

Les antiarythmiques les plus utilisés sont la digoxine et l'amiodarone. La digoxine a été décrite dans le traitement de l'insuffisance cardiaque. L'amiodarone se caractérise par une grande efficacité, l'importance de la fixation tissulaire et une demi-vie très longue qui permet une seule prise quotidienne. Chez l'enfant, son administration est exclusivement orale. La tolérance est par contre médiocre, avec des effets secondaires fréquents à type de photosensibilisation, dépôts cornéens, dysfonctionnement thyroïdien et, exceptionnellement, fibrose pulmonaire.
Le pronostic des tachycardies du nourrisson est bon, avec peu de récidives au-delà de la première année, ce qui autorise le plus souvent l'arrêt du traitement antiarythmique vers l'âge de 1 an.

Traitement des bradycardies

Blocs auriculo-ventriculaires complets

Le traitement médicamenteux des blocs auriculo-ventriculaires complets est limité, en raison de l'inefficacité habituelle des médicaments accélérant la fréquence cardiaque. Il se limite donc au traitement symptomatique de l'insuffisance cardiaque et à la stimulation par sonde endocavitaire avec mise en place d'un *pacemaker*.

Syndrome de QT long congénital

Il est traité par bêtabloquants et contre-indique l'utilisation des médications allongeant la repolarisation.
Parmi ces médicaments, on peut citer :
- des antibiotiques (érythromycine, sulfaméthoxazole, chloroquine...) ;
- des neuroleptiques (chlorpromazine, dropéridol...) ;
- des antidépresseurs ;
- des antihistaminiques et apparentés ;
- le cisapride ;
- certains antiarythmiques (classes I et III).

Cette liste n'est pas exhaustive.

Hypertonie vagale symptomatique

Avec malaise, elle est diagnostiquée sur l'anamnèse, le réflexe oculo-cardiaque et éventuellement le test d'inclinaison. Elle peut être traitée médicalement soit de manière symptomatique par le traitement de la cause favorisante (exemple : traitement des douleurs abdominales), soit par des médications plus spécifiques tels les anticholinergiques, les bêtabloquants, voire le disopyramide.

■ Traitement médical de l'hypertension artérielle

Chez l'enfant, l'hypertension artérielle étant le plus souvent secondaire, le traitement est avant tout étiologique. La démarche étiologique n'est pas détaillée dans ce chapitre.
Le traitement médical symptomatique est important en cas d'inefficacité du traitement étiologique. Il utilise les traitements bêtabloquants, les vasodilatateurs artériels, les inhibiteurs calciques et les diurétiques.

■ Cathétérisme interventionnel

Connu depuis 1966, grâce à l'atrioseptostomie, il est actuellement en plein essor.

Atrioseptostomie de Rashkind

L'atrioseptostomie crée une communication interauriculaire. Elle est utilisée chez le nouveau-né essentiellement dans la transposition des gros vaisseaux, mais aussi, de manière palliative, dans certaines cardiopathies complexes.

Angioplastie intraluminale

Elle est plus récente.
Les angioplasties intraluminales ont pour but la dilatation, à l'aide d'un ballonnet, de sténoses le plus souvent valvulaires, parfois vasculaires.
Dans les sténoses valvulaires, le risque est la création d'une fuite valvulaire, peu importante dans une sténose pulmonaire mais qui peut être grave dans une sténose aortique.
L'angioplastie des sténoses vasculaires postchirurgicales est satisfaisante (exemple : recoarctation aortique). Elle est plus discutable dans les sténoses natives, car elle expose au risque d'anévrisme, voire de rupture.

Fermeture par ombrelle

La fermeture par ombrelle des canaux artériels et des communications interauriculaires est possible dans certaines formes anatomiques.

Oblitération d'anomalie vasculaire

Elle se fait à l'aide de matériels prothétiques (ballonnet, spirales...).

■ Traitement chirurgical

Principe

Le but du traitement chirurgical des cardiopathies congénitales est de restituer le plus précocement possible une anatomie et une fonction normales en limitant l'utilisation des prothèses qui n'ont pas de potentiel de croissance et nécessitent des réinterventions. Malheureusement, cet idéal n'est pas toujours atteint :
- parfois, la réparation anatomique est impossible et la correction n'est que physiologique ;
- parfois, la correction chirurgicale n'est pas réalisable initialement ou définitivement et l'intervention envisagée est alors une intervention palliative.

Interventions palliatives

Les interventions palliatives visent à régler le débit pulmonaire et sont réalisées à cœur fermé sans circulation extracorporelle. Leur mortalité est faible :
- les **anastomoses systémicopulmonaires et cavo-pulmonaires** augmentent le débit pulmonaire. L'anastomose systémicopulmonaire a déjà été décrite. L'anastomose cavo-pulmonaire par sternotomie se fait entre la veine cave supérieure et l'artère pulmonaire droite et s'adresse aux cœurs univentriculaires. Elle nécessite une belle voie pulmonaire, des résistances pulmonaires basses et une bonne fonction ventriculaire ;
- le **cerclage de l'artère pulmonaire** diminue le débit pulmonaire et protège de l'hypertension artérielle pulmonaire *(figure 33.12)*. C'est un geste simple, mais difficile à bien calibrer, réalisé par thoracotomie.

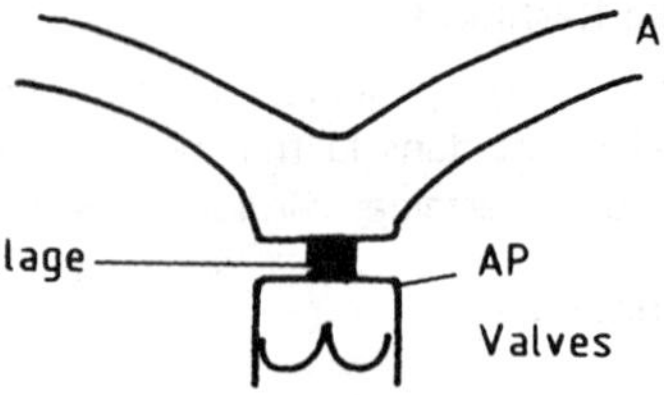

Figure 33.12 – Cerclage

Chirurgie à cœur fermé et à cœur ouvert

La **chirurgie à cœur fermé** est adaptée au traitement des coarctations, à la fermeture du canal artériel et à la réalisation de la plupart des interventions palliatives.
Dans la **chirurgie à cœur ouvert**, le cœur et les poumons sont court-circuités par la circulation extracorporelle. Deux canules situées dans les veines caves supérieure et inférieure dérivent le sang veineux systémique vers le circuit extracorporel qui joue le double rôle de pompe et d'oxygénateur. Il est ensuite réinjecté par une canule dans l'aorte.
Les complications de la circulation extracorporelle sont surtout pulmonaires, mais aussi rénales et neurologiques.
La voie d'abord est le plus souvent une sternotomie médiane.

Greffe cardiaque

Elle reste une solution de dernier recours. La mortalité immédiate est de près de 20 % et l'évolution est souvent émaillée de complications : rejets aigus ou chroniques, atteinte coronarienne et complications du traitement immunosuppresseurs (infection, HTA et insuffisance rénale, sarcome).

Transplantation cardio-pulmonaire

Elle est exceptionnelle avec un taux de mortalité à 2 ans de 50 %, à 10 ans de 90 % et une grande précarité de ces patients.

Préparation à la chirurgie

La préparation à la chirurgie cardiaque est à la fois médicale et psychologique *(voir « Prise en charge psychologique »)*.
Sur le plan médical, les foyers infectieux sont traités (ORL, dentaires, pulmonaires et cutanés) et, au besoin, on intensifie le kinésithérapie respiratoire.
Les parents sont informés de ce que l'on attend de la chirurgie, mais aussi de ses risques à court et long terme.

Surveillance postopératoire

Complications à court terme :

- troubles hémodynamiques ;
- hémorragie, quantifiée par les drains, pouvant nécessiter une reprise opératoire ;
- épanchements pleuraux aériques ou liquidiens ;
- difficultés au sevrage de la ventilation ;
- paralysie phrénique ;

- troubles du rythme et de la conduction ;
- épanchement péricardique postpéricardotomie.

L'épanchement péricardique apparaît 1 à 3 semaines après l'intervention. Il se traduit par une fatigabilité, un fébricule, une tachycardie initialement modérée et, parfois, une modification de l'auscultation et de l'électrocardiogramme. L'échocardiographie permet le diagnostic et quantifie l'importance de l'épanchement, mais l'appréciation de la tolérance repose sur des critères cliniques (signes de bas débit et stase veineuse). Il est traité par anti-inflammatoire et drainé chirurgicalement en cas de mauvaise tolérance.

Infections :

- infection superficielle au niveau de la cicatrice ;
- médiastinite, redoutable, précoce, qui nécessite une antibiothérapie lourde et prolongée, une reprise sternale et un drainage ;
- infection post-transfusionnelle (hépatite, sida, CMV). Le contrôle des sérologies est systématique 3 à 6 mois après la transfusion.

La surveillance postopératoire permet également d'**apprécier la qualité du résultat opératoire**, d'adapter un éventuel traitement médical, et d'organiser le suivi de l'enfant (fréquence des consultations, examens complémentaires, reprise de l'activité sportive).

Même quand le résultat est excellent, une surveillance au minimum annuelle est indispensable, en raison des complications tardives possibles, essentiellement rythmologiques dans le chirurgie à cœur ouvert.

Prise en charge psychologique

Deux moments semblent particulièrement importants sur le plan psychologique : l'annonce de la maladie et l'intervention chirurgicale.

■ Annonce de la maladie

La réalité de l'enfant cardiaque est entrevue parfois précocement, dès la vie intra-utérine.

L'annonce de la cardiopathie n'est pas sans retentissement sur la manière dont se déroule la fin de la grossesse. Le deuil de l'enfant imaginaire est plus précoce et aussi plus douloureux, car la réalité de l'enfant malade ne s'associe pas à un enfant réellement palpable, que l'on peut voir et avec lequel se tisse une relation.

Les parents ont alors besoin de soutien pour préparer une naissance qu'ils n'envisageaient pas de la sorte et accueillir un enfant malade dont le pronostic vital est parfois compromis.

L'annonce de la maladie est toujours pour les parents un moment de grande fragilité, et cela est d'autant plus vrai que le diagnostic est précoce. Les propos des soignants resteront gravés dans leur mémoire.

Rapidement doit s'établir un contrat de confiance où les parents ont une participation active dans la compréhension de la maladie de leur enfant. La compréhension est facilitée par les schémas qui concrétisent la maladie (facilement réalisables en cardiologie pédiatrique). Ils aident les parents à ne pas se sentir exclus et dépossédés de leur enfant. Ils peuvent ainsi maîtriser une situation qui, initialement, leur échappe totalement.

Après le choc apparaît souvent une phase dépressive, fréquemment associée à la volonté de ne pas s'attacher à l'enfant. Puis la relation s'instaure avec l'acceptation de l'enfant malade.
Ces trois phases ne sont pas aussi schématiques. Elles peuvent s'intriquer ou resurgir.

■ Intervention chirurgicale

Dans les cardiopathies curables, l'intervention chirurgicale représente, pour beaucoup de parents, un **terme à la maladie**. Elle est souvent qualifiée de **nouvelle naissance** et abordée avec espoir, mais aussi avec angoisse. Les manifestations de cette angoisse sont diverses, parfois agressives vis-à-vis des soignants.
Dans les cardiopathies non curables, les interventions ne sont que palliatives et il n'est jamais question de guérison. Ces enfants et leur famille vivent avec la maladie et les incertitudes concernant l'avenir. Il est alors nécessaire de répondre à la demande d'information des parents, mais de ne pas dramatiser précocement des situations dont l'évolution, parfois, nous échappe, chaque enfant ayant sa propre histoire.
Enfin, il ne faut pas oublier que l'enfant, bien avant d'être un enfant cardiaque, a, tout comme sa famille, des particularités psychologiques qui lui sont propres. Il ressent la maladie directement, mais aussi à travers les manifestations de ses parents et de son entourage.
C'est cette relation qu'il faut préserver, en permettant aux parents d'extérioriser leur angoisse, leur culpabilité et aussi leur ambivalence.

Vie de l'enfant cardiaque

La cardiologie pédiatrique regroupe des affections extrêmement diverses dans leur expression et leur pronostic. Il est donc important de définir au mieux les capacités et les limites pour chaque enfant.
Les questions de l'enfant et de la famille concernent le présent (aptitude scolaire, aptitude à la pratique du sport, des loisirs), mais aussi l'avenir (désir de mener à long terme une vie affective et professionnelle « normale »).
La plupart des cardiopathies congénitales sont prises en charge à 100 %. Depuis le 1er janvier 1988, les cardiopathies non prises en charge sont les petites communications interauriculaires et le communications interauriculaires opérées sans shunt résiduel ou trouble du rythme, les malpositions isolées du cœur.

■ Mode de garde du nourrisson dont les parents travaillent

Il est souvent abordé par les familles. Il convient d'être nuancé dans chaque situation et de tenir compte des épidémies de bronchiolites à virus syncitial respiratoire dans les crèches pour les nourrissons ayant une cardiopathie décompensée.

■ École

La fréquentation scolaire est rarement contre-indiquée, sauf en période de décompensation aiguë. La scolarisation en milieu scolaire normal est le plus souvent possible et il est rare d'avoir recours à un enseignement par correspondance ou à des centres spécialisés pour les enfants présentant des cardiopathies. La rédaction d'un projet d'accueil individualisé (PAI) entre l'établissement scolaire, les parents, le médecin traitant et le cardiopédiatre aide concrètement les enseignants.

Contrairement à une opinion fréquemment répandue, une cardiopathie, même cyanogène, ne diminue pas les capacités intellectuelles, certains enfants ayant même tendance à investir davantage dans ce domaine en raison de leur limitation physique. Ce sont les complications (accidents vasculaires cérébraux, circulation extracorporelle prolongée) qui ont des effets délétères sur le système nerveux central.
L'absentéisme gêne la scolarité de certains enfants.

■ Activité physique

La nécessité de limiter l'activité physique apparaît au fur et à mesure que l'enfant grandit, car le petit enfant s'arrête spontanément et ne force pas.
Chez l'enfant plus grand, et en particulier chez l'adolescent qui entre en compétition avec ses camarades, les limites sont mal perçues et les interdits, une fois définis, souvent non respectés.
Certaines cardiopathies n'entravent nullement l'activité sportive (exemple : petite communication interauriculaire, maladie de Roger, sténose valvulaire pulmonaire modérée) et il est dommage d'exempter ces enfants de sport.
D'autres la restreignent sans l'interdire. Les tests d'effort guident alors le médecin dans l'appréciation des capacités physiques. Les sports qui développent les capacités d'endurance, en particulier la natation, sont préférables aux sports de type résistants, comme l'haltérophilie.
D'autres, enfin, représentent une contre-indication formelle (exemple : rétrécissement aortique serré, troubles du rythme à l'effort, cyanose et insuffisance cardiaque sévère).
La pratique du sport après cure chirurgicale est bénéfique à de nombreux points de vue. Psychologiquement, elle permet à l'enfant de reprendre conscience de ses capacités physiques. Physiquement, elle permet de lutter contre la déformation thoracique secondaire à la sternotomie et contre l'hypotrophie musculaire fréquente. Les enfants peuvent bénéficier, comme les adultes, de la réadaptation cardiaque.

■ Vacances

Les colonies de vacances sont réservées aux enfants pratiquant le sport sans restriction, à l'exception des colonies spécialement conçues pour les enfants cardiaques.
Les conditions climatiques défavorables sont le grand vent, la chaleur, l'altitude au-dessus de 1 000 mètres (uniquement en cas de cyanose sévère et d'insuffisance cardiaque).
Le mode de transport est à analyser en fonction de chaque cas particulier. Les avions, pressurisés à 2 000 mètres, sont rarement contre-indiqués.

■ Orientation professionnelle

Dans certains cas, le handicap physique engendré par la cardiopathie, parfois associé à une insuffisance de formation secondaire à l'absentéisme, limite le choix professionnel.
Il est important d'en discuter précocement et clairement avec les enfants et leur famille.
Dans les formes sévères, la reconnaissance du handicap par la COTOREP favorise l'accès à un travail adapté.
Enfin, les réticences des employeurs, même quand il s'agit d'adultes opérés et guéris, et l'application souvent imparfaite des textes de lois rendent le problème délicat.

■ Contraception et maternité

Ces questions doivent être abordées précocement chez l'adolescente pour laquelle une éventuelle grossesse aggrave la cardiopathie ou met en jeu le pronostic vital.

Conclusion

La prise en charge d'un enfant qui présente une cardiopathie est un travail d'équipe qui demande :
- de la compétence (compréhension de la maladie et connaissance des soins spécifiques à ces enfants) ;
- une écoute attentive ;
- une parole adaptée.

Abréviations

Ao	Aorte
AO	Artère ombilicale
AP	Artère pulmonaire
AP (tronc)	Artère pulmonaire tronc
AT	Atrésie tricuspide
BAVC	Bloc auriculo-ventriculaire complet
CA	Canal artériel
CAo	Coarctation de l'aorte
CAV	Canal atrioventriculaire
CIA	Communication interauriculaire
CIV	Communication interventriculaire
CMO	Cardiomyopathie obstructive
DV	*Ductus venosus*
DX	Dextrocardie
Eb	Maladie d'Ebstein
FO	Foramen ovale
hVG	Hypoplasie du ventricule gauche
IAA	Interruption de l'arche aortique
OD	Oreillette droite
OG	Oreillette gauche
RAo	Rétrécissement aortique
SP	Sténose pulmonaire
TAC	Tronc artériel commun
TF	Tétralogie de Fallot
TGV	Transposition des gros vaisseaux
VCI	Veine cave inférieure
VCS	Veine cave supérieure
VD	Ventricule droit
VG	Ventricule gauche

VO Veine ombilicale
VP Veine porte

Bibliographie

BRIARD M.-L., MORICHON-DELVALLEZ N. « Anomalies chromosomiques ». Encyclopédie médico-chirurgicale (Elsevier, Paris). Pédiatrie, 4-002-T-30. 1997 : 11 p.

DAVID N. *Échocardiographie fœtale*. Paris : Masson ; 1996.

DUPUIS C., KACHANER J., FREEDON R.-M., PAYOT M., DAVIGNON A. *Cardiologie pédiatrique*. Paris : Médecine-Sciences Flammarion ; 1991.

FERMONT L., PIECHAUD J.-F., SICRE P. « Le Dépistage prénatal des cardiopathies congénitales ». In : Association Saint-Vincent-de-Paul prénatal, éd. *Diagnostic et prise en charge des affections fœtales* [t. II]. Paris : Vigot.

LOSAY J. « Cardiologie pédiatrique ». Encyclopédie médico-chirurgicale (Elsevier, Paris). Pédiatrie, 4071-A-10-2. 1986 : 21 p.

MAINGOURD Y., BOURGES-PETIT E., CARON F.-M., DURAND I., DAVID N., BLAYSAT G. « Cardiopathies congénitales, shunts gauche-droite ». Encyclopédie médico-chirurgicale (Elsevier, Paris). Pédiatrie, 4-071-A-10. 1994 : 15 p.

NORA J.-J., NORA A.-H. « The Evolution of specific genetic and environmental counseling heart diseases ». *Circulation* 1978 ; 57 : 205-13.

PERNOT C. « Étiologie des cardiopathies congénitales ». Encyclopédie médico-chirurgicale (Elsevier, Paris). Cœur-Vaisseaux, 11041-A10-7. 1983 : 6 p.

SIDI D. « Classification des malformations, physiopathologie et hémodynamique ». In : Association Saint-Vincent-de-Paul prénatal, éd. *Diagnostic et prise en charge des affections fœtales* [t. II]. Paris : Vigot.

VERNANT P., CASASOPRANA A. « Cœur et vaisseaux dans les affections génétiques ». Encyclopédie médico-chirurgicale (Elsevier, Paris). Cœur-Vaisseaux, 11050-A-10-3. 1986 : 18 p.

chapitre 34

Claude Lajarrige
Claudie Debarre
André Leké
Odile Kremp

Maladies infectieuses et parasitaires. Septicémies

Maladies infectieuses

Claude Lajarrige

➡ Pré-requis : les défenses immunitaires

L'organisme dispose de moyens de défense pour lutter contre les infections. Les barrières naturelles (peau et muqueuses), aidées par la flore cutanée saprophyte et les substances bactéricides (lysozymes) contenues dans les sécrétions, représentent le premier rideau défensif.
Lorsque ce rideau est franchi, l'organisme met en jeu des processus cellulaires et humoraux.

Facteurs cellulaires de défense

➡ Facteurs non spécifiques

• Réaction inflammatoire

Elle se caractérise par une vasodilatation artériolaire, un accroissement de la perméabilité capillaire et une exsudation plasmatique qui dispersent les germes et les rendent plus vulnérables aux processus de défense.

Elle permet la margination des cellules phagocytaires et leur passage transvasculaire (diapédèse). Elle est sous la dépendance du système nerveux végétatif et de certaines substances endocrines.

● Phagocytose

Les polynucléaires neutrophiles et les macrophages ont le pouvoir de capturer et de détruire les agents étrangers à l'organisme. C'est le premier stade de la réponse immunitaire.
Ensuite le macrophage ira présenter l'antigène aux lymphocytes.

➡ Facteurs spécifiques

Ils sont représentés par les lymphocytes dont il existe deux catégories.

● Lymphocytes T

Leur différenciation dépend du thymus.
Parmi ces cellules, on distingue :
— les lymphocytes T effecteurs, qui sécrètent les lymphokines et sont responsables de la formation du granulome inflammatoire ;
— les lymphocytes T auxiliaires, qui jouent un rôle de coopération avec la lignée B sécrétrice d'anticorps ;
— les lymphocytes T suppresseurs, qui freinent l'activité de l'ensemble des lymphocytes ;
— les lymphocytes T cytotoxiques ;
— les lymphocytes T à mémoire, qui ont une longue durée de vie. Ils gardent le souvenir de l'antigène.
Ils permettent donc la tolérance naturelle des antigènes de l'individu, le rejet des tissus étrangers (rejet des greffes) et des agents infectieux déjà mémorisés grâce à la mise en route rapide des moyens de défense.

● Lymphocytes B

Ils sont d'origine médullaire et vont directement coloniser la rate, les muqueuses, les ganglions.
Sous l'influence de stimulations antigéniques, ils se transforment et sécrètent les immunoglobulines ou anticorps.

Facteurs humoraux de défense

➡ Immunoglobulines ou anticorps

Les **IgG** sont les plus abondantes (80 % des anticorps). Elles jouent un rôle capital contre les infections. Elles traversent passivement le placenta et auront, chez le jeune enfant, un rôle protecteur face à certaines infections.

Les **IgM** sont synthétisées lors du premier contact avec l'antigène. En cas d'infection, le fœtus peut les sécréter dès la 10e semaine de vie intra-utérine. Elles ont une grande affinité pour le complément.
Les **IgA** ont un rôle de protection des muqueuses respiratoires et intestinales. On les appelle les immunoglobulines des sécrétions. Elles passent dans le colostrum, donc dans l'intestin du nouveau-né, d'où leur rôle protecteur. Elles ne fixent pas le complément.
Les **IgD** ont un rôle moins connu.
Les **IgE** interviennent dans certains mécanismes allergiques.

Facteurs non spécifiques

Le **complément** se fixe sur le complexe antigène-anticorps, active la phagocytose et assure une fonction bactéricide.
Les **interférons** sont produits par les macrophages et les lymphocytes. Ils ont une activité antivirale, antiproliférative et immunomodulatrice.
Parmi les autres facteurs, citons le lysozyme, la properdine, les polypeptides basiques.

En pratique

Lors du premier contact avec l'antigène

Le macrophage phagocyte l'antigène et le présente au lymphocyte T.
Le lymphocyte T subit une transformation blastique avec trois destinées :
— lymphocyte T auxiliaire, qui coopère avec les lymphocytes B, d'où sécrétion d'anticorps ;
— lymphocyte T effecteur ;
— lymphocyte T à mémoire qui garde le souvenir de l'infection.

Lors du second contact avec l'antigène

La réaction sera plus rapide grâce à l'action immédiate des lymphocytes T à mémoire, qui vont eux-mêmes se multiplier.
Toutes les populations lymphocytaires agiront selon leur spécificité, la sécrétion d'anticorps pouvant être stimulée ou supprimée (lymphocytes T suppresseurs) selon la nécessité.

Conséquences cliniques

Mise en place du système de défense

Ce système de défense se met en place progressivement et il y aura donc de très nombreux « premiers contacts avec l'antigène ». Il est donc normal qu'un jeune enfant présente fréquemment des infections. Elles seront d'autant plus précoces qu'il sera mis tôt en collectivité.

À la naissance, l'**immunité est passive** : elle est due aux anticorps maternels (IgG) qui passent la barrière placentaire. Le nourrisson sera donc immunisé contre les maladies pour lesquelles sa mère s'est elle-même immunisée. Cette immunisation est cependant incomplète, la coqueluche et la varicelle, par exemple, peuvent se voir précocement dans la vie.

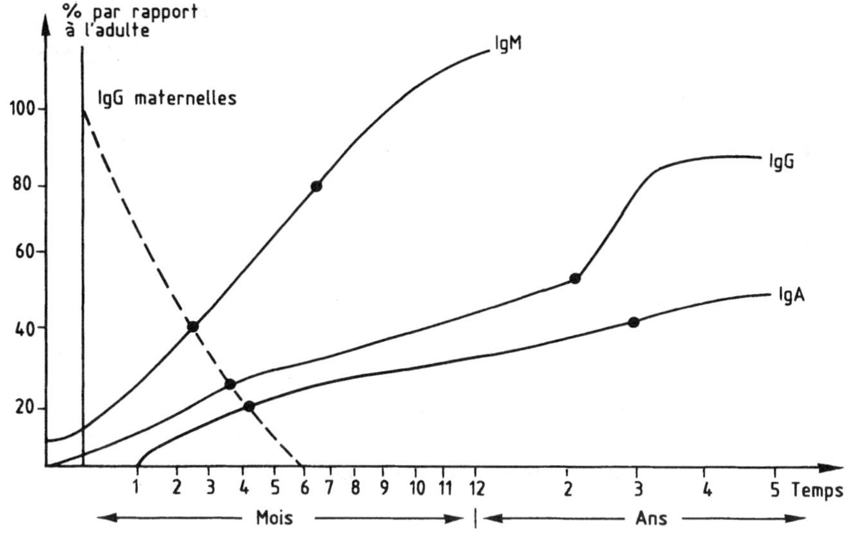

Figure 34.1 – Évolution de la synthèse des principaux anticorps chez l'enfant

L'**immunité active** (sécrétion d'IgM) peut débuter dès la 10e semaine de la vie intra-utérine.

Le nourrisson va sécréter ensuite ses propres IgG et ses propres IgA. (*figure 34.1*).

Circonstances favorisant les infections

Ce sont :

— la prématurité ;

— les malnutritions ;

— les déficits immunitaires congénitaux ou acquis : sida de l'enfant chez une mère porteuse de virus ;

— les thérapeutiques déprimant l'immunité (chimiothérapies et radiothérapies des cancers) ;

— les splénectomies, la rate étant un organe lymphoïde important.

Rougeole

C'est une maladie éruptive, due à un paramyxovirus. Elle est très contagieuse. La contagiosité maximale est contemporaine du signe de Koplik (de 3 jours avant l'éruption à 2 jours après l'éruption). Elle atteint les enfants non vaccinés, elle est rare avant 9 mois.
Elle est considérée comme une maladie bénigne mais certaines de ses complications, bien que rares, peuvent être gravissimes (encéphalites). Si aucune épidémie importante n'est survenue en France depuis 1987, on a répertorié environ 65 000 cas de rougeole en 1996. La couverture vaccinale est encore incomplète (82 % en 1997).

Incubation

Elle est silencieuse et dure 10 jours.

Période d'invasion

Elle dure environ 4 jours et associe :
— une fièvre élevée ;
— un catarrhe oculo-nasal avec toux rauque ;
— un énanthème de la face interne des joues (petits grains blanchâtres sur une muqueuse hypervascularisée : c'est le signe de Koplik).

Période d'état

Signes cliniques

• Éruption maculo-papuleuse

Elle débute derrière les oreilles et au niveau du cou. Elle s'étend de haut en bas en 2 jours en une seule poussée. Elle se répartit sur l'ensemble du corps en ménageant des intervalles de peau saine. Elle peut confluer en placards. Il peut exister des éléments ecchymotiques. Cet exanthème pâlit au 3e jour et s'efface au 5e jour. Une desquamation fine et furfuracée peut s'observer.

• Fièvre

Elle va disparaître en quelques jours sauf complications.

Examens complémentaires

On peut voir une leucopénie discrète, parfois une lymphopénie. Plus elle est importante, plus le risque de complications infectieuses est grand. Cette lymphopénie explique l'anergie tuberculinique.

Le sérodiagnostic n'a pas d'intérêt, le diagnostic clinique de la maladie est en règle générale évident.
Il existe une image radiologique de pneumopathie virale.

Complications précoces

Surinfections

Il s'agit d'otites, laryngites œdémateuses sous-glottiques, pneumopathies, conjonctivites, kératites.
Dans les pays africains où la rougeole est sévère, les complications oculaires sont fréquentes et parfois graves (cécités secondaires).

Complications dues au virus :

— purpura thrombopénique ;
— laryngite striduleuse ;
— convulsions ;
— cérébellite ;
— encéphalite aiguë (fréquence 1/50 000). Elle débute par une réascension thermique au 5e jour. Elle provoque 10 % de décès et 20 % de séquelles.

Complications tardives

La leucoencéphalite sclérosante subaiguë de Van Bogaert (fréquence 1/150 000). Elle évolue constamment vers la détérioration neurologique et le décès *(voir chapitre 43)*.

Traitement

Pas de traitement antiviral spécifique.
Traitement symptomatique de la fièvre, préventif des convulsions, antibiotique si surinfection.

Éviction scolaire

Jusqu'à guérison clinique.

Prophylaxie

Elle doit être assurée par le ROR® (vaccin triple contre la rougeole, les oreillons et la rubéole) ou par le Rouvax®. Actuellement, deux injections sont recommandées : la première entre 12 et 15 mois, la seconde à partir de l'âge de 3 ans. Cette seconde dose, qui n'est pas un rappel, permet de

protéger les enfants dont la séroconversion a été incomplète et d'immuniser ceux qui sont passés au travers de la première injection *(voir « Les vaccinations », chapitre 10).*
L'objectif de la Direction générale de la Santé est d'obtenir une couverture vaccinale de 95 %.
Une réaction fébrile peut avoir lieu entre le 7e et le 10e jour après le vaccin. Elle peut s'accompagner d'une éruption.
La prophylaxie passive par les gamma-globulines est incomplètement efficace et peu durable.

Rubéole

Cette maladie éruptive bénigne, due à un myxovirus, peut être grave pour l'embryon et le fœtus en cas de contamination chez la femme enceinte. Comme il existe de nombreuses formes inapparentes et que, chez l'enfant, de nombreuses maladies virales s'accompagnent de polyadénopathies et d'une éruption morbilliforme, on conçoit qu'on ne doit jamais porter de diagnostic clinique de rubéole chez une petite fille. Le diagnostic ne peut être que sérologique.
En cas d'absence de sérologie ou de sérologie négative, la vaccination est impérative chez toute femme en âge d'avoir des enfants.

Incubation

Elle est silencieuse et dure 14 jours. Dès le 8e jour de la phase d'incubation, on est contagieux.

Période d'état

Elle est le plus souvent asymptomatique.

Signes cliniques

Parfois, on constate :
— une fièvre modérée (38 °C environ), avec des céphalées, une asthénie, des courbatures ;
— un exanthème fait de macules roses, non prurigineuses, débutant à la face, s'étendant au reste du corps, mais respectant les extrémités, qui va disparaître rapidement en 24 à 48 heures ;
— des adénopathies cervicales, essentiellement postérieures ;
— rarement, un splénomégalie, un exanthème, des arthralgies.

Examens complémentaires

On peut voir une leucopénie discrète, parfois une plasmocytose. Un sérodiagnostic positif affirme le diagnostic. Cette positivité apparaît lors de l'éruption, d'où l'intérêt d'un second diagnostic 10 jours plus tard.
La présence d'IgM signe une infection récente.

Complications

En dehors de l'embryopathie et de la fœtopathie en cas de contamination chez la femme enceinte *(voir chapitre 25)*, on peut voir :
— des encéphalites et des méningo-encéphalites ;
— des purpuras thrombopéniques aigus.

Traitement

Il n'y a pas de traitement antiviral spécifique. Il n'y a pas non plus de traitement de la rubéole congénitale.
Comme il y a 40 % d'anomalies majeures (malformations oculaires, cardiaques, surdité) en cas de rubéole dès les trois premiers mois de la grossesse, la seule solution est le recours à l'interruption de grossesse thérapeutique.

Éviction scolaire

Cette question ne devrait pas avoir lieu d'être : toutes les fillettes doivent avoir été vaccinées (prévention de la rubéole congénitale). Quant aux enseignantes, elles doivent toutes être immunisées.

Prophylaxie

Elle est indispensable : toute personne de sexe féminin en âge de procréer doit connaître son immunité ou se faire vacciner dans les plus brefs délais.
Elle fait appel à la triple vaccination par le ROR (rougeole, oreillons, rubéole) avec une seconde dose à partir de l'âge de 3 ans. En cas d'absence de vaccination dans la première enfance, le vaccin antirubéolique (Rudivax®) sera administré *(voir « Les vaccinations », chapitre 10)*.
Le vaccin est classiquement contre-indiqué chez la femme enceinte. Néanmoins, il n'a jamais été décrit d'atteinte du fœtus en cas de vaccination malencontreuse.

Scarlatine

C'est une maladie infectieuse due à un streptocoque du groupe A, qui sécrète une toxine érythrogène.
Elle confère une immunité vis-à-vis du streptocoque en cause. Elle est rare avant 2 ans.
Son tableau clinique s'est modifié depuis l'apparition des antibiotiques et, depuis cette époque, sa gravité potentielle a considérablement diminué. Nous la décrirons telle qu'elle se présente aujourd'hui.

Incubation

Elle est silencieuse et dure de 2 à 5 jours.

Période d'invasion

Elle dure de 24 à 48 heures et associe :
— une fièvre variable (38-39 °C environ) ;
— une angine érythémateuse ou érythémato-pultacée avec dysphagie ;
— une langue blanche, saburrale (les bords et la pointe peuvent être déjà érythémateux) ;
— des adénopathies sous-angulo-maxillaires.

Période d'état

Signes cliniques

• Exanthème

Il débute au niveau du tronc, est maximal à la racine des cuisses et aux plis de flexion. Il est généralisé, le plus souvent peu intense, mais ne laisse aucun intervalle de peau saine. Son aspect chaud et granité donne à la palpation une impression de peau de chagrin. Il est parfois prurigineux.
Il peut atteindre le visage et les membres, mais respecte les zones palmo-plantaires.
À partir du 10e jour apparaît une desquamation, d'intensité maximale au niveau des pieds et des mains, où elle prend un aspect en doigts de gant.

• Énanthème

Il est constant et caractérise la maladie : l'angine persiste, mais, surtout, la langue desquame progressivement de la pointe et des bords vers le centre, donnant un aspect de V rouge entourant un triangle blanc.
Vers le 10e jour, la langue est entièrement dépapillée, donc rouge et framboisée.

Les signes généraux ont habituellement disparu sous l'effet des antibiotiques. On peut voir parfois des arthralgies précoces de bon pronostic.

Examens complémentaires

Le prélèvement de gorge peut retrouver un streptocoque hémolytique. La numération objective une hyperleucocytose à polynucléaires.
Les antistreptolysine O (ASLO), normales au début, vont progressivement augmenter.
Si la scarlatine ne récidive pas, d'autres streptocoques, sécrétant des toxines érythrogènes, peuvent donner des angines avec éruption.

Complications

Elles sont exceptionnelles depuis que les angines de l'enfant reçoivent une antibiothérapie (complications infectieuses précoces : otites, sinusites, adénites).
Dans le cas contraire, des manifestations poststreptococciques peuvent se voir :
— glomérulonéphrite aiguë débutant 15 jours après l'éruption ;
— syndrome poststreptococcique de type rhumatisme articulaire aigu (RAA) avec atteinte articulaire, voire atteinte cardiaque.
C'est dire l'intérêt de la surveillance à distance des enfants atteints de scarlatine, avec recherche de la protéinurie au 15e jour après le début de la maladie.

Traitement

Il repose sur la pénicilline orale (Oracilline®) à la dose de 1 à 3 millions d'unités par jour selon l'âge ou l'amoxicilline (Clamoxyl®) à la dose de 50 mg/kg/j. Le traitement sera donné pendant 8 à 10 jours.
En cas d'allergie aux pénicillines, on utilisera un macrolide à la dose de 50 mg/kg/j (érythromycine, spiramycine, josamycine).

Éviction scolaire

Classiquement, elle est de 15 jours pour un enfant recevant une antibiothérapie et présentant un certificat de non-contagion.

Prophylaxie

Toute angine dans l'entourage d'un enfant présentant une scarlatine sera traitée par antibiothérapie pendant 10 jours.

Varicelle

Elle est due à un herpès virus appelé VVZ (virus varicelle zona).
La primo-infection par ce virus réalise la **varicelle**, maladie éruptive, fréquente et bénigne de l'enfant. Elle est très contagieuse, de fréquence maximale entre 2 et 10 ans.
Le **zona** n'est que la « résurgence » cutanée du virus qui persistait à l'état latent au niveau des ganglions sensitifs des nerfs rachidiens ou crâniens. Nous décrirons surtout la varicelle.

Incubation

Elle est silencieuse et dure en moyenne 14 jours.

Invasion

Cette phase est le plus souvent peu parlante.
Parfois, il existe un fébricule à 38 °C, un malaise général, un rash scarlatiniforme. Ces signes précèdent de 24 heures l'éruption.

Période d'état

Signes cliniques

• Exanthème

On distingue d'abord des macules puis, rapidement, des vésicules transparentes posées sur le derme en « gouttes de rosée ». Ces vésicules commencent à se dessécher au bout de 48 heures, leur contenu se trouble. Les croûtes se forment en 4 à 5 jours et tombent entre le 8e et le 10e jour. Ces lésions sont prurigineuses, siègent en n'importe quelle partie du corps, y compris au niveau du cuir chevelu. Leur abondance est variable.
Il y a, le plus souvent, plusieurs poussées, d'où la coexistence d'éléments de stade évolutif différent.

• Énanthème

Il peut se voir au niveau de la muqueuse buccale, les vésicules rompues sont remplacées par des érosions évoquant des aphtes.

• Autres signes

Une **toux**, des **polyadénopathies**, une **splénomégalie** sont parfois constatées.

Examens complémentaires

Ils sont de peu d'intérêt. La radio du thorax montre des traînées hilifuges témoignant de l'atteinte pulmonaire virale.

Complications

Surinfections :

— otites, stomatites, conjonctivites, bronchopneumopathies ;
— surinfections des éléments cutanés, essentiellement à staphylocoques, responsables de lésions cicatricielles.

Dues au virus :

— pneumopathies varicelleuses ;
— laryngites ;
— purpura thrombopénique ;
— atteintes neurologiques : polyradiculonévrites, méningites, encéphalites et, surtout, cérébellites avec ataxie.

Dues au terrain :

— varicelle maligne sur terrain fragilisé : hémopathies, cancers, malades sous corticothérapie, immunodéprimés ;
— chez la femme enceinte, l'apparition d'une varicelle au moment de l'accouchement peut entraîner une varicelle grave chez le nouveau-né ;
— citons l'encéphalopathie du syndrome de Reye, plus fréquente, semble-t-il, lors de la varicelle que lors d'autres affections à virus ;
— le rôle de l'aspirine comme élément favorisant est possible : son administration est donc contre-indiquée.

Traitement

Dans les formes graves (surtout les formes avec encéphalite), un traitement par l'aciclovir (Zovirax®) à la dose de 10 mg/kg toutes les 8 heures sera proposé pendant 8 à 10 jours, voire plus en cas d'encéphalite.
Symptomatique du prurit (antihistaminique), soins locaux de désinfection (Septivon®, Solubacter®, Éosine®), traitement de la fièvre (paracétamol), antibiotiques si surinfections.

Éviction scolaire

Elle doit être effective depuis les premiers signes jusqu'à disparition des croûtes.

Prophylaxie

Les gamma-globulines spécifiques n'étant plus disponibles depuis 1994, on utilisera les gamma-globulines polyvalentes chez les sujets à risque : immunodéprimés, cancéreux, victimes d'hémopathies, nouveau-nés de mère présentant une varicelle dans les 5 jours précédant l'accouchement.
Ces gamma-globulines doivent être injectées dans les 72 heures suivant le contage.
Il existe un vaccin utilisé essentiellement chez les enfants recevant une chimiothérapie. Ce vaccin, administré en deux doses à 3 mois d'intervalle, nécessitera une fenêtre thérapeutique (interruption de la chimiothérapie) avant et après l'injection.

➡ Zona

Il est également dû à l'herpès virus appelé VVZ (virus varicelle zona) qui resterait quiescent dans l'organisme après une primo-infection.
Il est peu fréquent chez l'enfant et rare avant 2 ans. On ignore les causes de la réactivation du virus.
Bien que la maladie soit plus fréquente chez le sujet immunodéprimé et le vieillard, elle atteint aussi des enfants et des adultes sains.

Signes cliniques

Ce sont essentiellement les **lésions cutanées**. Elles sont identiques à celles de la varicelle, mais elles sont localisées à un territoire cutané unilatéral, projection d'un métamère rachidien ou crânien. Il y peu de signes généraux (fébricule, asthénie).
Localisations :
— les zonas thoraciques et lombaires sont les plus fréquents ;
— parmi les zonas crâniens, le zona ophtalmique nécessite une surveillance oculaire attentive vu le risque de complications (conjonctivites, kératites, iridocyclites).

Traitement

Le **traitement local** est le même que celui de la varicelle.
Pour le **traitement général**, on pourra utiliser des antalgiques en cas de douleur, bien que le zona de l'enfant soit le plus souvent peu ou non douloureux (paracétamol : 15 mg/kg *per os* toutes les 4 heures ; maximum chez le grand enfant : 650 mg/dose).

En cas de zona ophtalmique ou de zona particulièrement étendu, on utilisera l'aciclovir (Zovirax® : 5 comprimés ou 5 mesurettes de 5 mL par jour répartis dans la journée ; pendant 10 jours). En cas d'atteinte de la cornée ou lorsque le zona affecte le dermatome de la branche du trijumeau, la collaboration d'un ophtalmologue est nécessaire. Lorsque la cornée est atteinte, on instille dans l'œil une goutte de trifluridine cinq fois par jour.
Chez les enfants immunodéprimés, particulièrement s'ils sont atteints de leucémie, un traitement parentéral à l'aciclovir s'impose (1,5 g/m²/24 heures en trois fois).

Prévention

Se reporter au paragraphe sur la varicelle.

➡ Infections herpétiques

Le virus herpétique peut atteindre le fœtus, le nouveau-né *(voir chapitre 25)*, mais aussi l'enfant plus grand. Chez ce dernier, les tableaux sont variés avec des localisations :
— cérébrales, donnant une encéphalite ;
— cutanées ;
— muqueuses, avec atteinte buccale ou génitale.
Les infections fœtales et néonatales, ainsi que les affections génitales de l'enfant et de l'adolescent sont le plus souvent dues au virus *Herpes simplex* de type 2, alors que les infections cutanées, oculaires, buccales et cérébrales sont causées par le type 1.

Gingivostomatite herpétique

Elle est fréquente, surtout avant 3-4 ans *(voir « Herpès néonatal », chapitre 25)*.
L'**énanthème** se situe à la partie antérieure de la bouche, sur les lèvres et les gencives qui sont facilement œdématiées et hémorragiques. Il s'agit de petites ulcérations arrondies, de coloration blanc grisâtre, pouvant atteindre des diamètres de 10 mm, douloureuses, gênant l'alimentation. Les lésions peuvent atteindre les régions péribuccales et les doigts par l'intermédiaire de la salive.
Les signes généraux sont inconstants, un fébricule tout au plus ; mais les adénopathies sous-angulo-maxillaires et sous-maxillaires sont quasi constantes.
Il n'y a pas de traitement spécifique, l'aciclovir ne semble pas actif. En revanche, une perfusion peut être utile si l'enfant refuse de s'alimenter ou de boire.
Le traitement local comportera des soins de bouche au bleu de méthylène, gargarismes, collutoire et des attouchements à l'aide d'un coton imbibé d'anes-

thésiques locaux tel le chlorhydrate de lidocaïne, Xylocaïne® (à ne pas employer avant 30 mois pour éviter les fausses routes).

Herpès cutané et labial

L'**exanthème** est caractérisé par des bouquets de vésicules péribuccales sur un fond érythémateux siégeant au niveau du visage ou du corps. Il peut y avoir plusieurs localisations. Ces vésicules se rompent et se cicatrisent en 2 à 3 semaines. Elles s'accompagnent d'une sensation de brûlure parfois intense. En principe, il n'y a pas de signes généraux.
La localisation labiale est plus fréquente, elle peut récidiver à l'occasion de facteurs intercurrents, telles une autre affection fébrile, les règles, une émotion, une exposition solaire, etc. Il s'agit d'une réactivation secondaire du virus resté quiescent.
Chez l'enfant eczémateux, cet herpès peut prendre une forme particulièrement grave, étendue : c'est l'eczéma herpétiforme ou éruption varicelliforme de Kaposi, qui nécessite un traitement à l'aciclovir (Zovirax®) en intraveineuse à la dose de 750 mg/m^2/24 heures en trois fois pendant 7 à 15 jours.

Infection oculaire

Se reporter au *chapitre* 47.

➡ Autres maladies éruptives

Elles sont nombreuses et virales. Elles réalisent le plus souvent une fièvre éruptive fugace.
Si, lors de la survenue de l'éruption, l'enfant reçoit une antibiothérapie, il est fréquent que l'on porte à tort le diagnostic d'« allergie ».
Parmi ces maladies, il convient de citer : le mégalérythème épidémique, l'exanthème subit, le syndrome mains-pieds-bouche, l'herpangine et les ECHO virus.

Mégalérythème épidémique ou cinquième maladie

Il est dû à un virus appelé Parvovirus B19. Peu répandu, il survient par épidémies et atteint l'enfant de 4 à 12 ans.
Après une phase prééruptive avec fièvre modérée et troubles digestifs, l'éruption débute à la face, en ailes de papillon ; elle est rouge, chaude, parfois œdémateuse.
Au bout de 48 heures survient un érythème marginé, aux contours géographiques, localisé au niveau des membres.

L'éruption disparaît en 10 jours environ.
Des manifestations secondaires à type d'arthrite, d'érythroblastopénie, de thrombopénie auto-immune peuvent parfois se rencontrer.

Exanthème subit ou sixième maladie

Encore appelé roséole infantile, il est dû à un herpès virus (HHV6). Très fréquent, il atteint le jeune enfant de 6 mois à 2 ans.
Sa symptomatologie est très typée :
— syndrome infectieux (fièvre de 39 à 40 °C) pendant 3 jours, avec parfois convulsions ;
— chute thermique brutale le 4e jour et apparition d'une éruption fine, morbilliforme, maximale au tronc, disparaissant en 12 à 24 heures ;
— souvent, microvésicules sur le voile du palais.

Syndrome mains-pieds-bouche

Il est dû au virus Coxsackie A16 et survient l'été de préférence.
L'**exanthème** est constitué de vésicules de nombre et de taille variables, localisées aux faces dorsales et palmo-plantaires des mains et des pieds (d'où le nom du syndrome). Il peut exister les lésions maculo-papuleuses au niveau des fesses.
L'**énanthème** se situe à la partie antérieure de la bouche : face interne des joue, des lèvres, de la langue et des sillons gingivaux.
Les signes généraux sont habituellement discrets : fébricule, irritabilité, anorexie, diarrhée.

Herpangine

Elle est due également à un virus Coxsackie. La fièvre est souvent élevée.
L'**énanthème** est caractérisé par des vésicules qui, contrairement à l'herpès virus, se situent au niveau de la partie postérieure de la bouche, particulièrement sur les piliers antérieurs des amygdales et le palais. Ces vésicules peuvent se transformer en ulcérations pouvant atteindre 3 à 5 mm de diamètre et entourées d'un halo érythémateux.

ECHOvirus

Ils sont aussi responsables d'éruptions, dont :
— le **virus ECHO 9** : il associe fièvre, vomissements, douleurs abdominales et éruption rubéoliforme durant 2 à 5 jours, débutant au visage et s'étendant au tronc et aux membres. S'y associent souvent un énanthème (faux Koplik) et une réaction méningée ;

— le **virus ECHO 16** ou exanthème de Boston : il se manifeste par 24 à 36 heures de fièvre, des signes pharyngés, puis une éruption maculo-papuleuse lors de la défervescence thermique.

Traitement

La plupart du temps, aucune exploration n'est nécessaire. Ces maladies guérissent rapidement et ne nécessitent que des antipyrétiques ou des analgésiques type paracétamol.
En cas de manifestations prenant un caractère de gravité, le diagnostic peut être complété par des cultures virales.

➜ Coqueluche

Maladie infectieuse très contagieuse, elle est due au bacille de Bordet-Gengou *(Bordetella pertussis)*.
Elle atteint essentiellement l'enfant. Elle peut être très grave chez le nourrisson de moins de 6 mois en raison de la survenue d'apnées en dehors de tout épisode quinteux.
Il n'y a pas d'immunité passive transmise de la mère à l'enfant. Le nourrisson est donc réceptif dès la naissance.

Incubation

Elle est silencieuse et dure de 8 à 12 jours.

Période d'invasion

C'est la phase catarrhale ; elle dure 8 jours environ et réalise une rhinopharyngite avec toux. Cette dernière va augmenter d'intensité et devenir émétisante. C'est à ce moment-là que la coqueluche est la plus contagieuse.

Période d'état

➜ Signes cliniques

C'est la période des quintes de toux : **toux spasmodique** (10 à 20 salves), puis arrêt respiratoire en expiration avec cyanose. Une reprise inspiratoire bruyante évoque le chant du coq. Une expectoration de glaires, voire un vomissement, termine l'épisode. Le nombre de quintes par jour est très variable. Il existe un maximum nocturne.

Chez le nourrisson de moins de 6 mois, la survenue d'apnées doit inciter à hospitaliser et à placer sous cardiomoniteur. À cet âge, les reprises inspiratoires (chant du coq) peuvent être atypiques.
La période de déclin ou de diminution des quintes va s'étaler sur plusieurs semaines. L'apogée de fréquence est la 3e semaine, la disparition des quintes se produisant vers la 6e semaine.

Examens complémentaires

Le bacille de Bordet-Gengou peut être mis en évidence au niveau du nasopharynx si l'enfant n'a pas reçu d'antibiotiques.
L'examen en immunofluorescence est actuellement le plus utilisé. Cependant, la recherche d'anticorps antitoxines est actuellement l'examen le plus performant.
La **numération formule sanguine** objective, vers la 2e et la 3e semaine d'évolution, une hyperleucocytose (20 000 à 30 000) avec lymphocytose prédominante (60 à 80 %).
Lors de la coqueluche, il existe une anergie tuberculinique.

Complications

Il s'agit :
— d'apnées d'autant plus fréquentes et graves que l'enfant est plus jeune ;
— de pneumocoqueluches alvéolaires avec fièvre, dyspnée, tirage ;
— surinfections pulmonaires et otiques ;
— manifestations neurologiques : convulsions, voire encéphalites ;
— coqueluche maligne avec tachycardie, troubles respiratoires, troubles digestifs, atteinte neurologique, mortalité élevée ;
— toux coqueluchoïde lors des épisodes infectieux respiratoires ultérieurs.

Traitement

Symptomatique de la fièvre.
Antibiothérapie : on utilisera les macrolides (spiramycine) à la dose de 50 mg/kg/j. Si l'efficacité sur le germe et la prévention des surinfections sont certaines, l'action sur les quintes est très aléatoire.
On pourra utiliser à titre antitussif des antihistaminiques (Théralène®) ou du phénobarbital.
Enfin, l'alimentation chez le jeune nourrisson sera fractionnée et administrée après une quinte afin d'éviter tout effet émétisant.

Éviction scolaire

Elle est de 1 mois après le début des quintes.

Prophylaxie

C'est le vaccin anticoquelucheux administré avec les autres vaccins de la première enfance (Pentacoq®, Pent-hibest®). Il est nécessaire de faire trois injections et une injection de rappel 1 an plus tard. La première injection sera faite à l'âge de 2 mois. Un tel protocole immunise bien 95 % des sujets. Cette vaccination est contre-indiquée en cas de convulsions ou de manifestations neurologiques graves. Elle a été décriée par certains (mauvaise tolérance du vaccin).
L'introduction d'un vaccin acellulaire mieux toléré (bien qu'un peu moins immunisant) nous permet de l'utiliser lors des rappels jusqu'à l'âge adulte. Ceci a pour but de relancer l'immunité et d'éviter que les adultes infectés contaminent les jeunes enfants.
Les recommandations de la Direction générale de la Santé font donc appel au vaccin entier pour les trois premières injections, puis au vaccin acellulaire pour les rappels *(voir « Les vaccinations », chapitre 10)*.

Oreillons

C'est une maladie infectieuse due à un myxovirus à tropisme glandulaire et nerveux. Rares avant 2 ans, ils atteignent les enfants d'âge scolaire non vaccinés. La contagiosité s'étend des cinq derniers jours de la période d'incubation à la fin de la période d'état (7 à 8 jours après le début).

Incubation

Elle est silencieuse et dure en moyenne 21 jours.

Période d'invasion

Elle est brève et marquée par des céphalées, de la fièvre et, parfois, des douleurs à la mastication.

Période d'état

Signes cliniques

La parotidite réalise une tuméfaction au départ unilatérale, puis bilatérale, mais asymétrique.
Elle donne un aspect piriforme au visage. Elle s'accompagne de douleurs à la mastication. Elle va évoluer en 10 jours vers la disparition. Il existe des adénopathies prétragiennes et sous-angulo-maxillaires.

La gorge est rouge ainsi que l'orifice du canal de Sténon.
La fièvre reste aux alentours de 38 °C.
Les autres glandes salivaires (sous-maxillaires et sublinguales) peuvent être atteintes.

Examens complémentaires

Ils sont de peu d'intérêt et seront demandés en cas de doute : sérodiagnostic, amylasémie et amylasurie augmentées.

Complications

La **pancréatite** entraîne des vomissements avec des douleurs intenses.
La **méningite ourlienne** est souvent discrète et se limite à des céphalées avec raideur de la nuque modérée. Parfois, le syndrome est franc : le liquide céphalo-rachidien (LCR) contient de nombreux lymphocytes. La soustraction de LCR a un effet antalgique.
L'**orchite** n'atteint que les sujets pubères et ne se voit donc pas chez l'enfant.
Les **autres complications**, en particulier neurologiques (encéphalites, atteintes des paires crâniennes, polyradiculonévrites), sont rares.
Chez la femme enceinte, la survenue d'une affection ourlienne en début de grossesse serait responsable de 30 % d'avortements.

Traitement

Il n'existe pas de traitement antiviral spécifique.
On utilise les antipyrétiques (aspirine) et les anti-inflammatoires (acide niflurique). Ces deux médicaments ont une bonne efficacité antalgique.

Éviction scolaire

Elle est recommandée jusqu'à la guérison clinique.

Prophylaxie

Elle fait appel à la vaccination triple par le ROR (rougeole, oreillons, rubéole) entre 12 et 15 mois, avec seconde dose à l'âge de 6 ans, ou par le vaccin antiourlien seul (Imovax®).
L'immunité acquise est bonne.

Mononucléose infectieuse (MNI)

Maladie infectieuse due à un herpès virus appelé virus d'Epstein-Barr, elle atteint l'enfant et l'adulte jeune.
Elle est fréquente et son évolution est en règle générale bénigne. Chez le jeune enfant, elle est souvent inapparente ou peu symptomatique.
Elle est souvent asthéniante et la convalescence peut être longue.

Incubation

Après infestation par les sécrétions oropharyngées d'un sujet contaminant, il existe une incubation lente de 40 à 50 jours environ.

Période d'invasion

Elle est courte et réalise un malaise général avec fièvre et dysphagie.

Période d'état

Signes cliniques

Elle associe le plus souvent :
— une fièvre variable dans sa durée et son intensité ;
— une asthénie ;
— une angine érythémato-pultacée, voire pseudo-membraneuse (elle s'accompagne d'une dysphagie ; en cas d'angine pseudo-membraneuse, on vérifiera que le sujet a bien été vacciné contre la diphtérie) ;
— des adénopathies, le plus souvent cervicales, mais parfois généralisées (elles peuvent être importantes et déformer la région cervicale) ;
— une splénomégalie, parfois ;
— des manifestations cutanées à type d'exanthème rubéoliforme ou scarlatiniforme dans 15 % des cas. Si le sujet a pris de l'ampicilline, les rashs cutanés s'observent dans 90 % des cas.

Examens complémentaires

Ils permettent d'affirmer le diagnostic.
Dans le sang, il existe une prépondérance des éléments lymphocytaires et monocytaires, avec présence de grandes cellules mononucléaires hyperbasophiles.
Le MNI-test, qui se positive précocement, est souvent négatif avant 4 ans. La réaction de Paul et Bunnell se positive au cours de la 1re semaine (taux supérieur à 1/80) et signe la maladie. Cette positivité est parfois retardée. Il existe aussi des faux négatifs.

La sérologie du virus d'Epstein-Barr reste le test le plus performant, en particulier pour différencier les positivités récentes (présence d'IgM et d'IgG antigènes de la capside virale – VCA, *viral capsid antigen*) des positivités anciennes (présence uniquement d'IgG).
Les tests biologiques hépatiques sont souvent perturbés, il y a élévation des transaminases, voire des phosphatases alcalines.

Complications

Elles sont :
— respiratoires, avec gêne inspiratoire en cas d'angine pseudo-membraneuse importante ;
— neurologiques : méningites lymphocytaires, cérébellites avec ataxie, encéphalites, méningo-encéphalites ;
— hématologiques : purpura thrombopénique (les ruptures de rate sont exceptionnelles) ;
— cardiaques : péricardites, myocardites ;
— digestives à type d'adénolymphite mésentérique.

Traitement

C'est une maladie virale : il n'y a donc pas de traitement spécifique.
La corticothérapie proposée par certains n'a pas d'indications dans cette affection en règle générale bénigne. Seules certaines formes compliquées pourront en bénéficier.
Si l'on prescrit une antibiothérapie afin d'éviter les surinfections pharyngées, on évitera les pénicillines en raison du risque éruptif. Le choix de l'antibiothérapie dépend du contexte clinique.

➡ Maladie de Lyme

Définition

Elle est due à une bactérie de type spirochète dénommée : *Borrelia burgdorferi*. La transmission s'effectue à la suite d'une piqûre de tique qui joue le rôle d'arthropode vecteur *(voir chapitre 39)*.

Signes cliniques

Après une incubation de 1 à 2 semaines, survient la phase primaire qui associe signes généraux (asthénie, céphalées, fièvre, myalgies, adénopathies) et érythème migrant : à partir du point de morsure apparaît une macule ou

une papule qui s'étend de façon centrifuge avec prurit et paresthésies. Les lésions érythémateuses deviennent ensuite migratrices, puis disparaissent en 3 à 4 semaines.
La phase secondaire de dissémination survient quelques semaines ou mois plus tard. Elle peut associer :
— une atteinte neurologique : paralysies des nerfs crâniens (facial), radiculites hyperalgiques, méningite lymphocytaire ;
— une atteinte articulaire (arthralgies migratrices, arthrites du genou) et musculo-squelettique (douleurs des muscles, des tendons et des os) ;
— une atteinte cardiaque : troubles de la conduction, péricardite, myocardite. Elle est beaucoup plus fréquente chez l'enfant que chez l'adulte ;
— une atteinte oculaire : conjonctivite, voire uvéite.
La phase tertiaire se définit par l'existence de manifestations chroniques cutanées, articulaires et neurologiques.

Examens complémentaires

La sérologie (technique ELISA) permet de retrouver, 2 à 4 semaines après le début de l'éruption, la présence d'IgM. Les IgG sont retrouvées plus tardivement et persistent à un taux élevé si l'infection passe à la chronicité.
Une sérologie positive dans le LCR est une aide au diagnostic dans les formes neurologiques.
Il existe des manifestations inflammatoires non spécifiques (accélération de la vitesse de sédimentation) et, parfois, augmentation des transaminases et des lacticodéshydrogénases (LDH).

Traitement

Il fait appel à l'amoxicilline (100 mg/kg/24 h) pendant 2 à 3 semaines. Dans les formes compliquées (atteinte cardiaque, neurologique ou articulaire), le traitement durera 3 semaines et sera administré en intraveineuse au début en utilisant soit l'amoxicilline, soit les céphalosporines de 3e génération (céfotaxime, ceftriaxone).

Prophylaxie

On peut éviter les piqûres de tique en recommandant de limiter les zones découvertes dans les zones infestées de mai à novembre.
En cas de piqûre, il faudra ôter la tique, rostre compris, après imprégnation d'éther pour endormir l'arthropode. La désinfection locale s'impose.
Le risque de maladie de Lyme est faible (0,5 à 1 %). Il augmente en cas de durée prolongée d'attachement (supérieur à 24 heures) ou en cas d'ablation

Dans les zones où sévissent des souches résistantes à la chloroquine (Asie du sud-est, Afrique orientale), on utilisera la méfloquine (Lariam® : 25 mg/kg) ou l'halofantrine (Halfan® : 25 mg/kg) *(voir « Enfants et bébés voyageurs », chapitre 10)*.

➜ Maladie du sommeil

Appelée aussi « trypanosomose humaine africaine », cette affection provoquée par un parasite flagellé sanguicole, le trypanosome, sévit en foyers en Afrique intertropicale (entre les 15° de latitude sud et nord). Elle est transmise par la piqûre de la glossine (mouche tsé-tsé).
Elle se traduit dans un premier temps par de la fièvre, des adénopathies, parfois des troubles cardio-vasculaires (myocardite, arythmie, tachycardie), puis le parasite franchit la barrière hémato-méningée et provoque une encéphalopathie qui, sans traitement, aboutit à la mort.
Le diagnostic biologique se fait, selon le stade, par la mise en évidence du parasite dans le sang, le suc ganglionnaire et le liquide céphalo-rachidien.
Le traitement repose sur la pentamidine (Lomidine®) et la suramine sodique (Moranyl®), dans la première phase de la maladie dite lymphatico-sanguine, puis sur le mélarsoprol (Arsobal®) dans la deuxième phase dite neuro-méningée.
La chimioprophylaxie est assurée par une injection unique de pentamidine : 4 mg/kg de poids pour une protection de 6 mois.

➜ Leishmaniose viscérale : Kala-azar

C'est une affection provoquée par un parasite du système réticulo-endothélial, le *Leishmania*, et transmise par un insecte (le phlébotome).
Elle se retrouve sur le pourtour méditerranéen, en Afrique orientale et centrale, ainsi qu'en Asie.
Elle touche surtout les enfants de 2 à 3 ans et se traduit par une altération de l'état général, une fièvre irrégulière, une hépato-splénomégalie, des polyadénopathies et une pancytopénie (anémie, leucopénie, thrombopénie).
L'évolution est rapide et, sans traitement, la mort survient dans un état de cachexie.
Le diagnostic se fait par la mise en évidence des parasites, principalement par la ponction de moelle et/ou par la séro-immunologie.
Le traitement repose sur l'antimoine (Glucantime® : 0,06 g/kg/j pendant 15 jours) et le pentamidine (Lomidine®).

➡ Pneumocystose

C'est une affection pulmonaire du sujet immunodéprimé due au *Pneumocystis carinii*, une parasitose cosmopolite.
Elle se traduit par une pneumopathie de type interstitiel.
Le diagnostic positif se fait par la mise en évidence de formes végétatives et par les kystes de *P. carinii* dans les produits d'aspiration ou de brossage bronchique, obtenus par bronchoscopie, et surtout dans le liquide de lavage broncho-alvéolaire avec coloration spéciale (Grocott, May-Grünwald-Giemsa, Gram-Weigert).
Dans certains cas, on est obligé d'aller jusqu'à la biopsie pulmonaire.
Le traitement repose sur les associations sulfaméthoxazole (80 à 100 mg/kg/j) et triméthoprime (15-20 mg/kg/j) (Bactrim®) ou sulfadoxine et pyriméthamine (Fansidar®) ou encore sur la pentamidine à raison de 4 mg/kg/j en IR pendant 10 ans.

➡ Amibiase

C'est une affection due à l'*Entamoeba histolytica*, parasite du côlon responsable d'un syndrome dysentérique sans fièvre. Sans traitement, l'amibe peut diffuser vers d'autres organes (foie, poumon, cerveau...).
L'homme se contamine par ingestion d'aliments contaminés (péril fécal).
Le diagnostic se fait par la mise en évidence de l'amibe pathogène dans les selles fraîches (les tests séro-immunologiques ont une valeur diagnostique considérable dans les formes tissulaires).
Le traitement repose sur l'utilisation des imidazolés :
— métronidazole (Flagyl®) : 30 à 40 mg/kg/j pendant 7 à 10 jours ;
— secnidazole (Flagentyl®) : 30 à 35 mg/kg/j (dose unique).

➡ Giardiase

C'est une parasitose de l'intestin grêle, extrêmement fréquente chez l'enfant, due à un protozoaire flagellé cosmopolite : *Giardia intestinalis*.
Elle se traduit par des diarrhées plus ou moins importantes, avec parfois un syndrome de malabsorption.
Le diagnostic se fait par l'isolement du parasite dans les selles ou par l'examen à froid du liquide duodénal.
Le traitement repose sur l'utilisation des imidazolés :
— métronidazole (Flagyl®) : 10 à 20 mg/kg/j en une ou deux cures ;
— ornidazole (Tibéral®) : 50 mg/kg/j en 1 jour ;
— secnidazole (Flagentyl®) : 30 mg/kg (dose unique) ;
— tinidazole (Fasygine®) : 50 mg/kg/j en 1 jour.

➡ Bilharzioses

Ce sont des affections dues à un groupe de parasites du genre *Schistosoma* ou *Bilharzia*.
Selon la nature du parasite, elles se caractérisent par des troubles digestifs ou urinaires.
Elles sévissent dans les zones intertropicales et la contamination se fait par voie transcutanée.
Le diagnostic se fait par la mise en évidence des œufs de *Schistosoma* dans les selles ou dans les urines, ou par biopsie rectale et par des tests immunologiques.
Le traitement se fait par :
— une seule prise de praziquantel (Biltricide®) : 40 mg/kg ;
— oltipraz à la dose de 25 à 35 mg/kg en une à trois prises pendant 2 à 3 jours ;
— niridazole (Ambihalr®) : 25 mg/kg/j pendant 7 jours.

➡ Filarioses

Elles sont un ensemble d'affections très différentes les unes des autres, dues à des vers nématodes de la famille des filaires.
Elles provoquent souvent des réactions de type allergique (œdèmes, prurits...). L'une d'entre elles, l'onchocercose, est la deuxième cause mondiale de cécité.
Leur diagnostic de certitude se fait par la mise en évidence des microfilaires dans le sang et des macrofilaires.
Le traitement est réalisé par la diéthylcarbamazine (Notézine®), à dose progressive pour éviter les accidents allergiques.

➡ Helminthiases intestinales

Ce sont l'ensemble des parasitoses intestinales dues à des vers ronds (nématodes) ou plats (cestodes) (*tableau 34.1*).
Trois d'entre elles ont une incidence notable en zone tropicale :
— l'ascardiase, responsable de troubles digestifs parfois sévères ;
— l'ankylostomiase, qui détermine une spoliation sanguine grave chez l'enfant carencé ou déjà anémique ;
— l'anguillulose, remarquable par sa ténacité.

Tableau 34.1 – Helminthiases intestinales

Nom commun	Nom scientifique	Contamination	Symptôme	Complications	Diagnostic biologique	Traitement
Anguillulose	*Strongyloides stercoralis*	Transcutanée Autoréinfestation périodique	Troubles digestifs (duodénite) Éruption cutanée	Dissémination viscérale (surtout chez les immunodéprimés)	Éosinophilie Larve dans les selles	Tiabendazole (Mintezol®) : 50 mg/kg en un seule prise
Ankylostomiase	*Ancylostoma duodenale* *Necator americanus*	Transcutanée	Troubles digestifs à la phase adulte (vomissements, nausées) Signes allergiques à la phase larvaire	Anémie ferriprive Dénutrition	Éosinophilie modérée Examen des selles	Pamoate de pyrantel (Combantrin®) : 20 mg/kg/j pendant 3 jours Mébendazole (Vermox®) ou flubendazole (Fluvermal®) : 200 mg/j pendant 3 jours
Ascaridiase	*Ascaris lumbricoides*	Orale (crudités)	Troubles digestifs	Occlusion intestinale Ictère par rétention Accident de migration pulmonaire (syndrome de Loeffler)	Examen des selles	Lévamisole (Solaskil®) : 3 mg/kg en une fois Pyrantel (Combantrin®) : 10 mg/kg en une fois Mébendazole (Vermox®) ou flubendazole (Fluvermal®) : 200 mg/j pendant 3 jours
Oxyurose	*Enterobius vermicularis*	Orale (mains sales)	Prurit anal ou vulvaire	Appendicite	Scotch-test anal	Pyrantel (Combantrin®) : 10 mg/kg en une fois Flubendazole (Fluvermal®) : 100 mg en une fois ou mébendazole (Vermox®)
Trichocéphalose	*Trichuris trichiuria*	Orale (crudités)	Troubles digestifs (diarrhée)	Prolapsus rectal Anémie	Éosinophilie faible Examen des selles	Flubendazole (Fluvermal®) : 200 mg/j pendant 3 jours

Nom commun	Nom scientifique	Contamination	Symptôme	Complications	Diagnostic biologique	Traitement
Ténia	*Taenia saginata* *Taenia solium* *Taenia hymenolepis nana*	Ingestion de viande de bœuf peu cuite ou crue Ingestion de viande de porc crue ou peu cuite Ingestion d'œufs (émis dans les selles autoréinfestation possible)	Troubles digestifs ou troubles allergiques Idem Latent ou troubles digestifs non spécifiques	Appendicite	Émission d'anneaux Scotch-test anal Hyperéosinophilie dans la phase larvaire Œufs dans les selles	Niclosamide (Trédémine® ou Yomesan®) : 30 mg/kg/j Praziquantel (Cénaride®) : 10 mg/kg en 1 jour
Trichinose	*Trichinella spiralis*	Ingestion de viande de porc crue ou mal cuite	Troubles digestifs avec fièvre	Syndrome de Loeffler Encéphalite Myocardite OAP, néphrite Déshydratation	Enzymes musculaires (CPK, LDH) Hyperéosinophilie immunologique	Diéthylcarbamazine (Notézine®) Tiabendazole (Mintezol®) Mébendazole (Vermox®) Flubendazole (Fluvermal®)

acte infirmier

Lutte contre les maladies parasitaires

La lutte contre les parasitoses ne peut être envisagée en dehors d'une action préventive intégrée dans le cadre de l'éducation pour la santé. L'éducation pour la santé, en effet, relève non seulement des médecins, mais aussi des infirmiers, des responsables de PMI, des puéricultrices, des enseignants, des autorités politiques et confessionnelles.

Elle doit avoir comme objectif :

- au niveau de l'individu :
  - enseigner les règles d'hygiène élémentaire (corporelle, alimentaire, fécale, urinaire...), en insistant sur la propreté des mains, la filtration et l'ébullition de l'eau de boisson, le nettoyage soigneux des fruits et des légumes, la cuisson de la viande (de porc surtout) ;
  - souligner le danger des mains sales, des bains en zone d'endémie bilharzienne, de la marche pieds nus... ;
- au niveau de la collectivité :
  - insister particulièrement sur le péril fécal, en indiquant comment construire des latrines acceptables, comment obtenir de l'eau potable ;
  - apprendre à la population les possibilités de supprimer les nids de certains vecteurs (moustiques, mouche tsé-tsé...).

Septicémies

Odile Kremp

➡ Pré-requis

Une septicémie se caractérise par la présence répétée de bactéries dans le sang (répétition de bactériémies).
Accompagnée de signes cliniques généralement sévères, elle peut, si elle est mal traitée, mettre la vie du malade en danger ou l'exposer à des complications sévères à distance. L'avènement des antibiotiques a permis d'en réduire la mortalité.
Malgré ce progrès, sa fréquence reste grande pour plusieurs raisons (apparition permanente de germes de plus en plus résistants aux antibiotiques ; survie prolongée de certains malades grâce à des techniques dites « invasives », cathéters, sondes...) ou par suite de traitements.
Elle est particulièrement fréquente en période néonatale, car les systèmes de défense du nouveau-né sont vite insuffisants pour lutter contre les bactéries. De plus, à cet âge, les manifestations révélatrices sont très trompeuses *(voir chapitre 25)*.
Dans un contexte septicémique, l'essentiel est de pouvoir isoler un germe dans le sang, grâce à des hémocultures répétées, pour étudier les sensibilités aux différents antibiotiques disponibles et déterminer le traitement le plus efficace.
Ces résultats, liés à la vitesse de croissance des germes, ne parviendront qu'après plusieurs jours, alors qu'un retard de quelques heures dans le traitement peut être fatal au malade.
Il faut savoir :
— chez qui et quand pratiquer l'hémoculture ;
— comment réaliser une hémoculture dans de bonnes conditions ;
— reconnaître les particularités cliniques de cette septicémie et du choc septique ;
— traiter d'urgence un état septicémique avant le résultat des hémocultures ;
— interpréter cette hémoculture et adapter le traitement.

acte infirmier

Hémoculture

Définitions

■ Hémoculture ou culture de sang

Réalisée dans des conditions strictes d'asepsie, c'est un examen simple, peu onéreux, qu'il ne faut pas hésiter à effectuer et à répéter au moindre doute, chaque fois qu'une présence bactérienne peut être suspectée dans le sang.

■ Voies de pénétration des bactéries

Les bactéries pénètrent dans l'organisme de diverses façons :
• par défaillance des barrières naturelles : plaie, blessure du revêtement cutané ou muqueux, baisse des défenses anti-infectieuses de l'organisme ;
• par introduction accidentelle (ou iatrogène) d'un germe dans l'organisme : suites opératoires, surinfection d'un cathéter ou d'autres matériels étrangers (prothèse cardiaque, valve, sonde...).

Ces deux mécanismes peuvent s'intriquer :
• nouveau-né aux défenses naturelles physiologiquement amoindries, contaminé lors de l'accouchement par des gestes septiques (cathéter, intubation) ;
• leucémique immunodéprimé par son traitement et exposé à des germes hospitaliers résistants.

Certaines bactéries peuvent traverser d'elles-mêmes les barrières naturelles :
• les salmonelles, responsables des fièvres typhoïdes, traversent la barrière intestinale, gagnent les ganglions mésentériques par voie lymphatique avant de rejoindre la circulation sanguine ;
• les méningocoques peuvent rester dans le pharynx, chez certains individus, sans déterminer de maladie (« porteur sain ») et, chez d'autres, pour des raisons encore discutées, être responsables d'une méningite cérébro-spinale *(voir « Méningites », chapitre 43)* ou d'une septicémie foudroyante appelée purpura fulminans.

Indications

L'hémoculture est indiquée face à :
• une **fièvre d'origine indéterminée**, surtout si l'un ou plusieurs de ces signes s'y associent :
  ❑ frissons, sueurs ;
  ❑ altération de l'état général ;
  ❑ éruption inexpliquée, splénomégalie ;
  ❑ acte chirurgical ;
  ❑ extraction dentaire ou cathétérisme récents ;
  ❑ cathéter ou perfusion intraveineuse en place depuis plusieurs jours ;
  ❑ déficit immunitaire (congénital ou acquis) ;
• une **malformation cardiaque :** un shunt droite-gauche supprime le rôle épurateur du poumon ; les germes peuvent se fixer sur des valves mal formées ou des prothèses valvulaires ;
• une **aggravation inexpliquée** de l'état général des malades : choc, saignement ;

• certains symptômes chez le nouveau-né :
  - **notion d'infection** pendant la grossesse, de fièvre chez la mère, de liquide amniotique teinté ou infecté, d'accouchement difficile ;
  - vomissements ;
  - diarrhée ;
  - pâleur ;
  - ictère ;
  - geignements inexpliqués ;

à savoir

Chez le nourrisson, la fièvre est le plus souvent remplacée par une hypothermie (voir « Infections bactériennes néonatales les plus fréquentes », chapitre 25).

• une **infection grave localisée :** pneumonie, méningite, ostéomyélite, pyélonéphrite.
Dans toutes ces situations, il faut systématiquement rechercher une diffusion sanguine.

Réalisation

Comment réaliser une hémoculture dans les meilleures conditions ?

■ À quel moment et combien ?

Dans les **cas sévères**, les décharges bactériennes se succèdent rapidement. Il faut sans retard réaliser trois à quatre hémocultures en 20 à 30 minutes avant toute injection d'antibiotique.
Si les **décharges septicémiques** semblent **plus espacées**, il faut les détecter par la courbe thermique horaire ou grâce aux frissons qu'elle provoque. On prélève au début de l'ascension thermique ou au début des frissons.

à savoir

Réaliser trois hémocultures avant toute antibiothérapie constitue une précaution indispensable pour espérer isoler un germe.

■ Mode de prélèvement

Les précautions d'asepsie doivent être un souci constant pour éviter l'isolement de germes dits « de souillure » :
• désinfecter soigneusement et concentriquement la peau par un désinfectant puissant (alcool iodé, dérivés iodés ou équivalents) ou, en cas d'allergie, avec de l'alcool à 70° ;
• attendre 1 minute avant de prélever (pour éviter d'aspirer malencontreusement une gouttelette de désinfectant) ;
• ne pas toucher du doigt la zone de ponction ;
• préférer, dans la mesure du possible, l'usage de flacons sous-vide contenant les milieux de culture avec un tube collecteur ;

• recueillir environ 5 mL de sang, puis laisser pénétrer de l'air stérile pour remplacer le vide, sauf si l'on souhaite une étude en anaérobiose ;
• porter immédiatement le flacon étiqueté au laboratoire pour le mettre immédiatement à l'étuve.

à savoir

Sur le bon qui accompagne le prélèvement, il est important d'informer le bactériologiste des éléments cliniques d'orientation, car des techniques de culture peuvent varier en fonction des germes suspectés.

Particularités cliniques des septicémies

Il est important de les reconnaître, ainsi que celles du choc septique, pour s'orienter vers certains germes avant de disposer des résultats des hémocultures.
L'urgence et la gravité de la septicémie imposent un traitement approprié avant tout résultat bactériologique.

Anamnèse

L'anamnèse ou histoire clinique peut déjà orienter :
— en fonction de la porte d'entrée :
  – cutanée : staphylocoque pathogène, streptocoque ;
  – pharyngée : streptocoque, *Haemophilus influenzae*, méningocoque ;
  – digestive : colibacille, streptocoque D, salmonelle, germes Gram– ;
  – urinaire : colibacille, germes Gram– ;
  – pulmonaire : staphylocoque (surtout chez le nourrisson), *Haemophilus*, streptocoque, *Klebsiella* ;
— en fonction du terrain :
  – nouveau-né : streptocoque B, listériose, colibacille, germes d'origine maternelle (notamment urinaires) ;
  – immunodéprimé, malades en soins intensifs : germes hospitaliers résistants ;
— dans un contexte épidémique : méningocoque, fièvre typhoïde, brucellose.

Arguments d'orientation

Ils sont déduits de l'examen clinique.

Choc

Un choc doit orienter vers une septicémie à bacille Gram–. Ce choc est lié à la libération par les germes de certaines toxines. Il est important de savoir reconnaître un choc avant la chute brutale de la pression artérielle (collapsus).
Au cours d'un état septicémique, il faut s'inquiéter :
— d'une chute brutale de la fièvre ;
— de l'apparition d'une polypnée ;
— d'une baisse de la diurèse ;
— d'une agitation avec angoisse ;
— de l'apparition d'un purpura ou de saignement aux points de piqûre.
Ultérieurement, on pourrait voir apparaître :
— un allongement du temps de recoloration supérieur à 5 secondes ;
— enfin, le choc avec collapsus est facilement reconnaissable : pression artérielle inférieure à 80 mm de mercure, cyanose diffuse.
À ce stade, la mortalité est supérieure à 50 %, même avec un traitement institué d'emblée.
C'est souligner l'importance d'agir et de traiter avant cette phase de baisse tensionnelle.

Troubles de la coagulation

Des **troubles de la coagulation** peuvent sembler révéler un état septicémique à Gram–, notamment en cas de septicémie à méningocoques dans sa forme fulminante (purpura fulminans).
Ce tableau dramatique évolue en quelques heures et entraîne souvent la mort, en moins de 24 heures.
Dans un contexte fébrile les pétéchies apparaissent, puis s'étendent rapidement pour confluer en de larges plaques devenant cyaniques, puis nécrotiques. La pression artérielle chute, aggravant la mauvaise vascularisation périphérique (risque de nécrose des membres qu'il ne faut surtout pas attacher). Parallèlement, l'irrigation centrale défectueuse entraîne des dégâts cérébraux ou des lésions rénales qui peuvent être irréversibles.
La **coagulation intravasculaire disséminée** (CIVD) est liée à la formation de caillots qui, simultanément, se lysent et se reforment, entraînant une consommation exagérée des facteurs de la coagulation. *(Voir chapitre 23.)*

Exanthèmes

Quelquefois, dans un **contexte hautement fébrile** (température supérieure à 39 °C pendant plusieurs jours) associant myalgies, vomissements et diarrhée, on voit apparaître : un **exanthème** sous forme d'une éruption scarlatiniforme généralisée, associé à un **énanthème**, sous forme d'une stomatite, d'une chéilite, d'une pharyngite, d'une conjonctivite.

La mise en évidence d'une porte d'entrée cutanée (plaie, impétigo, brûlure) ou muqueuse (tampon périodique) oriente vers un TSS *(toxic shock syndrome)*, provoqué par des toxines sécrétées par certaines souches de staphylocoque doré.
Même si un traitement spécifique est instauré rapidement, l'évolution se fait souvent vers un collapsus.
Les hémocultures restent souvent négatives. Le staphylocoque est identifié au niveau de la porte d'entrée.

➡ Diarrhée fébrile

Une diarrhée fébrile avec une fièvre élevée en plateaux sans frissons, isolée ou accompagnée de céphalées, d'obnubilations, d'un pouls plus lent que ne le voudrait la fièvre, une leucopénie doivent faire évoquer la possibilité d'une typhoïde.
Un début progressif, une fièvre ondulante, des sueurs, des courbatures orientent vers une brucellose, surtout si l'on apprend la consommation de laitages crus.

Bactériologie

Dans certains cas, elle permet de distinguer en urgence, par l'étude directe au microscope, certains germes après coloration de Gram, ce qui permet déjà d'orienter le traitement antibiotique. Chez le nouveau-né, en fonction de l'orientation clinique, il faut donc prélever directement, avant toute alimentation, au niveau d'éventuelles pustules, des sécrétions pharyngées, des urines, du liquide céphalo-rachidien, pleural et gastrique.
Les germes peuvent être :
— les germes cocci Gram+ (staphylocoques, streptocoques), habituellement sensibles aux dérivés synthétiques des pénicillines ;
— les bacilles Gram–, prenant la coloration difficilement (colibacilles, germes urinaires, intestinaux), très souvent résistants aux antibiotiques ;
— certains germes qui peuvent être facilement reconnus à l'examen direct parce que peu nombreux dans leur catégorie :
  - la *Listeria* pratiquement unique représentant des bacilles Gram+ *(voir chapitre 25)* ;
  - le méningocoque, seul avec le gonocoque parmi les cocci Gram–.

➡ Traitement

Le traitement d'un état septicémique est d'une urgence extrême.

Mesures immédiates

Devant un enfant arrivant en urgence avec une fièvre élevée, des troubles de la conscience, un purpura même localisé, il faut réagir :
— appeler immédiatement le médecin de garde, l'interne, le pédiatre ou l'anesthésiste réanimateur. Sans attendre son arrivée, instituer des mesures générales. Mettre en place rapidement deux bonnes voies :
  - d'abord, cathlons dans un premier temps ;
  - dès que possible, voie d'abord centrale *(voir « Les techniques d'abord vasculaire chez l'enfant », chapitre 53)* ;

— surveiller les paramètres :
  - état cardio-vasculaire : pouls, pression artérielle (secondairement, pression veineuse centrale) ;
  - état respiratoire : fréquence et rythme respiratoire, cyanose ;
  - état cutané : s'il y a un purpura, entourer les premières taches au Bic pour apprécier la rapidité de l'évolution ;
  - état de conscience (agitation, obnubilation, apathie) ;

— prévoir des prélèvements pour le diagnostic étiologique (hémoculture, ponction lombaire), la surveillance régulière de l'hémostase, du ionogramme, des gaz du sang ;
— prévoir une diurèse horaire (mise en place d'une poche pour recueil des urines chez les petits, d'une sonde vésicale chez les grands) ;
— commencer le traitement symptomatique nécessaire au maintien des fonctions vitales ;
— commencer le remplissage vasculaire par de la sérum albumine (pure si elle est à 4 %, diluée de moitié dans du glucosé à 5 % si elle est à 20 %) ou du plasma frais congelé, sinon par des macromolécules ;
— sortir puis préparer les drogues cardiotoniques qui seront injectées à la seringue électrique (dopamine, dobutamide). Prévoir une oxygénation (sonde nasale), éventuellement par l'intermédiaire d'une ventilation artificielle (prévoir le matériel d'intubation). Réaliser une exsanguino-transfusion, en cas de CIVD. Prévenir les convulsions.

Traitement spécifique

Antibiotiques

Le choix de l'antibiothérapie dépend du contexte clinique. Le plus souvent, on utilise l'association d'une céphalosporine de 3e génération (céfotaxime) et d'un aminoside (gentamicine ou amikacine).
En cas de suspicion d'infection à staphylocoque, la vancomycine sera indiquée. Si l'on craint un pyocyanique, la ceftazidime (Fortum®) sera prescrite. En cas de purpura fébrile, l'amoxicilline ou l'association amoxicilline-céfotaxime peut être conseillée.

Après le résultat des hémocultures

L'antibiothérapie sera adaptée en fonction de la sensibilité des germes aux antibiotiques étudiés en laboratoire (antibiogramme), du pouvoir bactéricide du sérum du malade vis-à-vis de la souche isolée, du taux sanguin d'antibiotiques...

Conclusion

Les septicémies demeurent un problème d'actualité tuant encore fréquemment de nombreux malades. Il faut savoir les reconnaître suffisamment tôt et appliquer un traitement approprié avec l'aide d'un bon laboratoire de bactériologie, pour offrir une meilleure chance de survie au malade.

Bibliographie

GAYRAUD M., LORTHOLARY O. « Soins infirmiers aux personnes atteintes de maladie infectieuse et aux personnes atteintes de l'infection par le VIH ». *Nouveaux cahiers de l'infirmière (n° 17)*. Paris : Masson ; 1998.

GENTILINI M., DUFLO B. *Médecine tropicale*. Paris : Médecine-Sciences Flammarion ; 1986.

LAPIERRE J. *Maladies exotiques et parasitoses autochtones*. Paris : éditions médicales Pharmuka Laboratoires ; 1982.

LAVAUD J., SAUVAGEON X., RICHTER F., SEPULVEDA S., FUILLA C., HABERER J.-P. *et al. Guide pratique de pédiatrie d'urgence préhospitalière*. Paris : Doin ; 1996.

MASSOL J., DRUOT J. *Pathologie médicale et pratique infirmière*. Paris : Lamarre ; 1998.

RICHARD-LENOBLE D., KOMBILA M., NGUEMBI-MBINA C., GENDREL D. « La Thérapeutique antiparasitaire de l'enfant en Afrique équatoriale ». *Archives françaises de pédiatrie* 1985 ; 42 : 977-81.

WEBER MICHEL L. *Dictionnaire de thérapeutique pédiatrique*. Paris : Presses de l'Université de Montréal/Doin ; 1994.

WERY M. *Notes de protozoologie médicale*. Bruxelles : Imprimeur du Roi ; 1983.

chapitre 35

Jean-Jacques Mambie

Affections ORL

Introduction

La sphère ORL est une vaste sphère comprenant principalement trois parties :
— l'oreille ;
— les fosses nasales ;
— le pharyngo-larynx.

Fait important, ces trois parties sont reliées entre elles par la trompe d'Eustache entre oreille moyenne et fosses nasales, et par le cavum situé au fond du nez, en arrière du voile du palais.

Cela permet déjà de comprendre qu'une pathologie nasale, telle une infection du cavum appelée communément **infection des végétations**, pourra avoir un retentissement auriculaire (otites à répétition ou surdité de transmission) ou un retentissement situé plus bas (laryngite ou bronchite à répétition).

L'interdépendance de ces trois régions fait comprendre la fréquence des infections ORL, en particulier chez l'enfant.

Ces infections, de par leur chronicité, sont la source de très nombreuses consultations médicales et, parfois, une préoccupation grave pour l'entourage familial.

Oreille

➔ Anatomie, physiologie et sémiologie

Anatomie

L'oreille comprend trois parties (*figures 35.1, 35.2 et 35.3*).

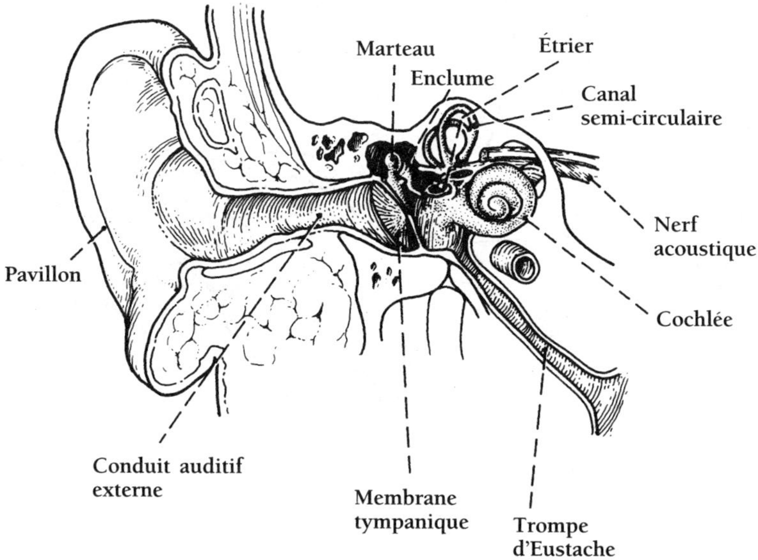

Figure 35.1 – L'appareil auriculaire

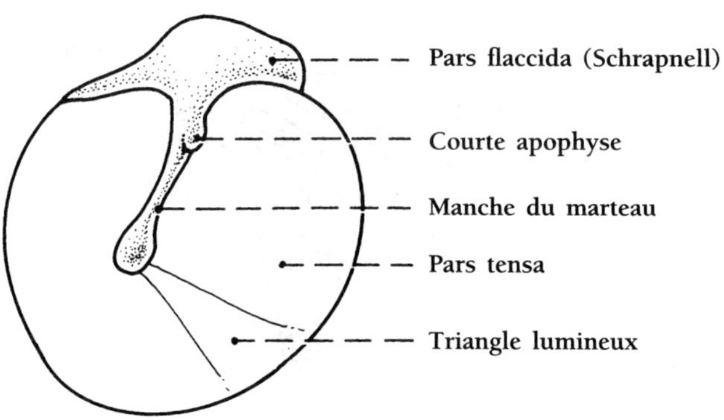

Figure 35.2 – Membrane tympanique (face externe, côté droit)

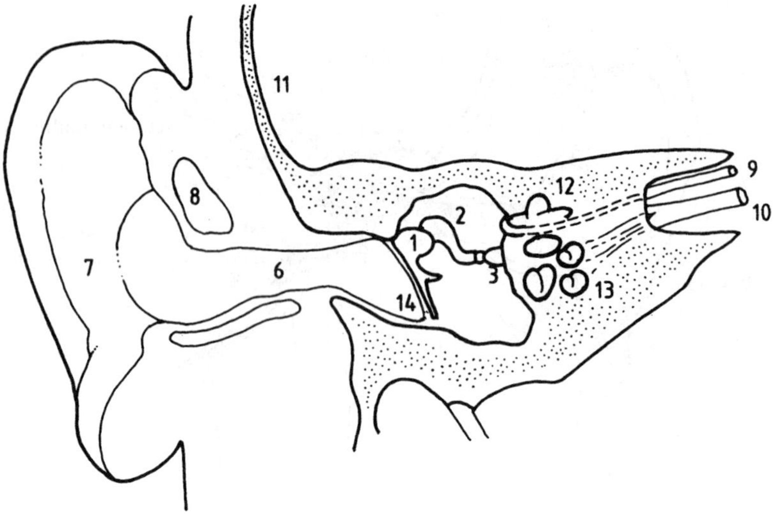

Coupe transversale

1 – marteau
2 – enclume
3 – étrier
4 – fenêtre ovale
5 – fenêtre ronde
6 – conduit auditif externe
7 – pavillon de l'oreille
8 – cartilage auriculaire
9 – nerf facial
10 – nerf cochléo-vestibulaire (auditif)
11 – temporal
12 – organe vestibulaire
13 – cochlée
14 – tympan
15 – promontoire (cochlée)
16 – trompe d'Eustache
17 – additus ad antrum
18 – antre et mastoïde

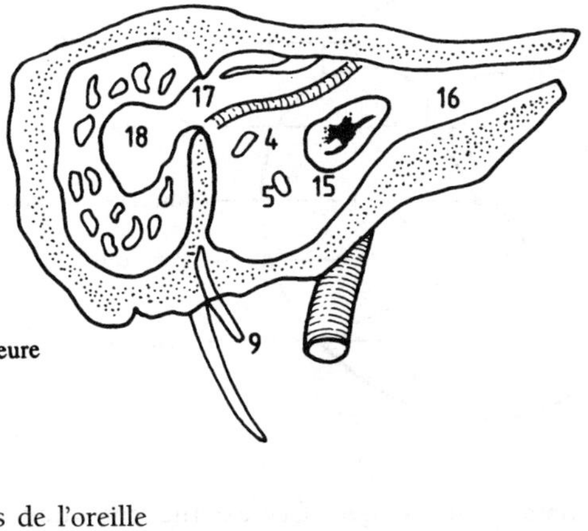

Coupe antéro-postérieure

Figure 35.3 – Coupes de l'oreille

Oreille externe

Formée du pavillon (mobile chez certains animaux, immobile chez l'homme), puis du conduit auditif externe, elle a un rôle d'entonnoir permettant de collecter les sons.

Oreille moyenne

Celle-ci est constituée par la membrane du tympan sur laquelle repose le marteau et par la caisse de l'oreille moyenne, contenue dans l'os pétreux et dans l'écaille du tympanal.
Sur la paroi interne de la caisse passe la deuxième portion du nerf facial, située au-dessus de la fenêtre ovale, endroit où l'étrier est en communication avec l'oreille interne.
L'oreille moyenne est occupée par la chaîne des osselets comprenant :
— le marteau ;
— l'enclume ;
— l'étrier, dont la surface terminale ovalaire ou platine s'articule avec la fenêtre ovale de la cochlée.
La caisse communique avec un système aérique osseux (l'antre, puis la mastoïde) et, surtout, elle est reliée au cavum par ce conduit ostéo-cartilagineux appelé trompe d'Eustache.

Oreille interne

Celle-ci comprend la cochlée, organe de l'audition, et, au-dessus, le vestibule, avec ses trois canaux semi-circulaires (organe de l'équilibration).
A l'intérieur de la cochlée et des canaux semi-circulaires existent des cellules neurosensorielles baignant dans un liquide endolymphatique. En partent des fibres nerveuses qui vont former le nerf cochléaire et le nerf vestibulaire dont la réunion forme la VIIIe paire crânienne. Cette VIIIe paire crânienne, accompagnée du nerf facial, traverse le conduit auditif interne et la fosse postérieure pour pénétrer dans le bulbe.

Physiologie

Transmission des sons

Les sons sont captés par le pavillon et vont mécaniquement faire vibrer le tympan et la chaîne des osselets.
La platine de l'étrier, trente fois plus petite que le tympan, va permettre de concentrer cette énergie mécanique sur la fosse ovale : cela s'appelle la **transmission** des sons.
Il y aura, immédiatement après, une transformation de cette énergie vibratoire en énergie électrique. Chaque cellule neurosensorielle de la cochlée va émet-

tre, pour une fréquence et une intensité données du son collecté, un potentiel d'action qui sera additionné puis véhiculé par les fibres du nerf cochléaire vers le cerveau.
L'étude de la cochlée (par cochléographie ou en plaçant un vibrateur directement sur le mastoïde) permet d'étudier l'organe de **perception.**

Équilibration

Elle renseigne sur la position de la tête et du corps dans l'espace grâce à ses trois canaux semi-circulaires placés de façon orthogonale dans les trois plans de l'espace.
Tout mouvement de la tête entraîne un mouvement du liquide endolabyrinthique dans le sens du canal excité et les cellules neurosensorielles émettent, de la macule de ce canal, des potentiels d'actions vers les fibres du nerf vestibulaire.
À noter, toutefois, que l'oreille interne n'est pas seule à « équilibrer » : elle est reliée à de nombreuses connexions (moelle épinière, œil, cerveau, cervelet). Imaginons que nous devons nous déplacer sur un fil tendu placé au-dessus du sol. Il importe de voir où le pied se pose et il faut un bon tonus de ses muscles extenseurs, ainsi qu'une bonne coordination des mouvements (cervelet et système nerveux central) : la chute serait inévitable si seule l'oreille interne était présente.

Physiologie de la trompe d'Eustache

Elle est indispensable à connaître pour le bon fonctionnement de l'oreille. La trompe d'Eustache a un rôle de drainage et d'équipression.

• Dans le sens nez-oreille

La trompe d'Eustache permet d'équilibrer la pression de chaque côté du tympan afin qu'il puisse vibrer à son maximum d'amplitude (exemple : après une plongée ou un voyage en avion en effectuant des manœuvres de Valsalva[1]).

• Dans le sens oreille-nez

La trompe permet d'évacuer les sécrétions de l'oreille moyenne.
Lorsqu'un enfant se mouche, les sécrétions viennent du nez, des sinus et des deux oreilles moyennes.

---

1. Manœuvre de Valsalva : effort bloqué d'expiration forcée effectuée nez et bouche fermés, après une inspiration profonde ; il provoque une insufflation de l'air dans la caisse du tympan (Dict. Garnier-Delamare).

Un enfant jeune et enrhumé ne sachant pas se moucher peut donc faire une otite la nuit du fait de sa position allongée sur le dos.

Sémiologie

De par sa double fonction d'audition et d'équilibration, de par sa communication avec le rhinopharynx, les signes d'appel otologiques sont nombreux.

Douleur

La douleur ou **otalgie** traduit la souffrance auriculaire, mais elle peut être réflexe et témoigner d'une pathologie sous-jacente (angine, cancer du larynx ou douleur dentaire, par exemple). Toute otalgie doit donc conduire à un examen ORL complet.

Écoulement

Trois types d'écoulements auriculaires, ou **otorrhées**, peuvent se rencontrer :
— écoulement sanglant, otorragie ;
— écoulement clair, otorrhée séreuse ou otorrhée de LCR ;
— écoulement purulent.
Il convient d'en préciser l'origine, le type, l'abondance, les caractéristiques, s'il est accompagné ou non d'otalgie, d'hypoacousie ou de vertiges.

Hypoacousie

L'**hypoacousie** traduit une atteinte de l'audition par atteinte de transmission (oreille moyenne) ou de perception (oreille interne). Elle peut s'accompagner d'otalgie, d'otorrhée ou d'acouphènes.
Les **acouphènes** ou bourdonnements sont fréquents, ils signent le plus souvent l'atteinte de l'oreille interne. Ils peuvent être contemporains de troubles tubotympaniques ou d'une otite moyenne aiguë banale, ou bien se voir sur une oreille qui a vieilli (presbyacousie du sujet âgé).

Vertiges

Sensation erronée de déplacement du sujet par rapport aux objets ou des objets par rapport au sujet, les vertiges peuvent être rotatoires ou prendre l'aspect d'un simple déplacement vertical, latéral ou antéropostérieur. Ils traduisent l'atteinte de l'oreille interne ou des organes centraux, mais peuvent avoir une cause extra-auriculaire.

Grands tableaux cliniques

Otite aiguë

Affection fréquente, surtout en climat tempéré, humide, l'otite aiguë de l'enfant se présente souvent de la façon suivante.

Symptômes

Chez un enfant enrhumé apparaît une otalgie violente et souvent nocturne, associée à une hypoacousie et à une fièvre.
L'examen des tympans retrouve soit un tympan rouge au niveau de la périphérie et du manche du marteau, soit, à un stade plus évolué, un tympan bombant, le manche du marteau paraissant enfoui, le triangle lumineux ayant disparu.
Ce dernier aspect impose la paracentèse dans le cadran postéro-inférieur. Faute de ce geste, l'otite peut évoluer vers les complications graves.

Complications :

— antrite ou mastoïdite autrefois mortelle chez le nourrisson avant l'ère des antibiotiques ;
— paralysie faciale du fait de la présence de la deuxième portion du nerf facial dans l'oreille moyenne ;
— labyrinthite aiguë avec son gros vertige initial ;
— complications méningées et cérébrales :
  - méningite ;
  - encéphalite ;
  - abcès du cerveau.

Traitement

La paracentèse peut suffire à elle seule. Les antibiotiques ne sont pas nécessaires.
Aux soins locaux (lavage + gouttes) seront préférées, si leur réalisation est possible, des aspirations sous microscope, permettant aussi le prélèvement du germe en cause.
Chez le nourrisson, l'aspect peut être tout différent. Devant un tableau de déshydratation aiguë, une fièvre non expliquée, des troubles digestifs chroniques, une courbe pondérale stationnaire, l'examen auriculaire doit être systématique. Un aspect anormal du tympan doit faire envisager une antrite évoluant à bas bruit, qui peut nécessiter l'intervention chirurgicale.
La répétition d'otites aiguës chez un enrhumé chronique doit conduire à une adénoïdectomie.

Otite séreuse

Elle se caractérise par la présence de liquide amicrobien dans la caisse.
Très fréquente chez l'enfant, elle est responsable d'hypoacousie à l'origine de nombreuses difficultés scolaires ou de troubles du langage.
La pathologie tubaire en détermine la genèse. La trompe se bouche, la cavité auriculaire se trouve en vase clos. La muqueuse sécrète un liquide séreux qui peut devenir muqueux *(glue ear)*.
Il convient de traiter le cavum (adénoïdectomie), d'aérer la caisse (drain transtympanique) et d'envisager parfois les cures thermales. Dans la majorité des cas, elle évolue vers la résolution lors de l'adolescence.

Otite chronique

Moins fréquente chez l'enfant que chez l'adulte, l'otite chronique doit être divisée en deux catégories.

Otite chronique infectieuse

Elle se traduit par une otorrhée chronique, par une perforation tympanique, par une hypoacousie. Elle peut se compliquer de labyrinthite et de paralysie faciale. Bien que de traitement difficile, elle reste de bon pronostic.

Otite chronique cholestéatomateuse

Qu'il soit primitif ou secondaire (souvent à une otite séreuse mal guérie), le cholestéatome est une véritable tumeur de l'oreille.
Il se traduit par une otorrhée fétide avec présence de paillettes de cholestérine.
La perforation siège souvent au niveau de la partie postérosupérieure du tympan, l'hypoacousie est souvent moindre.
Les complications peuvent être majeures vers le labyrinthe, le facial et, surtout, l'étage encéphalique.
L'intervention chirurgicale est obligatoire, l'exérèse totale prime sur la conservation de la fonction auditive. Une surveillance postopératoire à long terme s'impose.
Cette intervention, appelée tympanoplastie, est souvent effectuée en deux temps opératoires. Parfois, il y a nécessité de pratiquer d'emblée un évidement rétromastoïdien en cas d'otite chronique compliquée ou potentiellement trop dangereuse.

Surdité

Chez l'adulte, la surdité est un handicap fonctionnel facile à diagnostiquer et de traitement chirurgical ou prothétique.

Chez l'enfant, le problème est tout différent. Pour acquérir un langage correct, un enfant doit avoir une audition normale. Tout enfant sourd est un enfant muet en puissance. Il convient d'en faire le diagnostic le plus tôt possible.
L'examen de l'audition est obligatoire dès la naissance, mais les méthodes subjectives (réactions auditives, jouets sonores, audiométrie conventionnelle) seront complétées utilement, en cas de doute, par les méthodes objectives (réflexe stapédien, électrocochléographie, potentiels évoqués du tronc cérébral) *(voir « Techniques d'exploration neurologique », chapitre 53).*
Au terme de ce bilan, la gravité de l'atteinte est appréciée :
— surdité légère ;
— surdité moyenne ;
— surdité sévère ;
— surdité profonde.
Un appareillage et une rééducation sont immédiatement entrepris après bilan ORL, pédiatrique et neurologique complet.
L'appareillage peut être adapté dès 6 mois, la rééducation efficacement conduite dès 15 mois. Moyennant cette séquence, on peut espérer que le jeune sourd aura un handicap moindre.
Les étiologies sont nombreuses. *(Voir « Handicap auditif », chapitre 45.)*

Atteintes perceptionnelles et transmissionnelles

On peut estimer à 20 % les atteintes héréditaires, à 80 % les affections acquises soit pendant la grossesse (rubéole, médications ototoxiques, tabac, alcool, atteintes virales), soit lors de l'accouchement (prématurité, souffrance néonatale), soit pendant la petite enfance (maladies éruptives, infections virales, médicaments toxiques, traumatisme).
Ces surdités sont essentiellement perceptionnelles.
Les quelques atteintes transmissionnelles sont rencontrées dans des affections héréditaires.
Chez le grand enfant et l'adulte, la surdité sera appréciée par une audiométrie tonale et vocale, complétée par une tympanométrie et une impédancemétrie.
Il peut s'agir d'une atteinte de l'appareil de transmission, d'une perforation tympanique ou d'une atteinte de la chaîne.
Un examen otoscopique préalable aura éliminé un bouchon de cérumen. Ce type de surdité est chirurgical (tympanoplastie). Bien entendu, en cas de perforation tympanique, il est important d'éviter tout bain de piscine et l'emploi de gouttes auriculaires.
Il peut s'agir d'une atteinte de l'appareil de perception. Plus rare chez l'enfant, elle traduit une atteinte dégénérative ou toxique de l'oreille interne. Elle est peu accessible à la chirurgie et ne peut bénéficier que de la prothèse auditive.

Atteintes mixtes

Certaines atteintes sont mixtes : transmissionnelles et perceptionnelles. Il s'agit d'otites chroniques anciennes à retentissement cochléaire ou d'atteintes plus spécifiques évoluées comme l'otospongiose avec blocage de la platine de l'étrier.
Elles doivent bénéficier d'un traitement chirurgical, qui sera d'autant plus prudent que l'atteinte cochléaire sera importante.

Vertige

Sensation erronée de déplacement, le vertige vrai traduit une atteinte de l'organe de l'équilibre ou de ses connexions.
L'examen d'un vertigineux doit être systématisé.

Interrogatoire :

— le type du vertige ;
— sa fréquence, sa durée ;
— son horaire, ses circonstances de survenue ;
— ses signes accompagnateurs :
  - hypoacousie ;
  - acouphènes ;
  - nausées, vomissements ;
  - phosphènes ;
— le contexte personnel et familial.

Examen complet

— ORL ;
— neurologique ;
— vestibulaire, avec recherche :
  - du signe de Romberg ;
  - de la déviation des index ;
  - du nystagmus spontané ;
  - d'une déviation de la marche en étoile de Babinski ;
— prise du pouls et de la pression artérielle, auscultation cardiaque ;
— examen général.

L'**examen vestibulaire spontané** a déjà valeur d'orientation :
— déviation harmonieuse : atteinte périphérique ;
— audiométrie ;
— épreuves vestibulaires caloriques calibrées ;
— électronystagmographie pendulaire.

Au terme de ce bilan, il peut s'agir d'une atteinte périphérique ou d'une atteinte centrale, dont on précise l'étiologie par confrontation de tous les éléments.
Parmi les atteintes périphériques :
— chez l'enfant, on retiendra essentiellement :
   - les labyrinthites infectieuses ;
   - les atteintes toxiques ;
   - les traumatismes ;
— chez l'adulte :
   - la maladie de Ménière, classique par sa triade vertige, acouphènes, hypoacousie et son évolution cyclique ;
   - les atteintes dégénératives et toxiques ;
   - les traumatismes.

La maladie de Ménière est liée à une hyperproduction de liquide endolymphatique ou hydrops. Son traitement reposera sur les diurétiques, les antivertigineux et les perfusions de solutions hypertoniques (Mannitol® glucosé à 30 %) permettant de diminuer la pression de l'oreille interne.

Nez et annexes

Anatomie, physiologie

Anatomie

Le nez comprend :
— la pyramide nasale en avant avec, de haut en bas, les os propres du nez, le cartilage triangulaire ;
— les fosses nasales avec : en haut, l'os frontal, l'ethmoïde et le sphénoïde ; en bas, le maxillaire supérieur, le palatin et le voile du palais (*figure 35.4*).

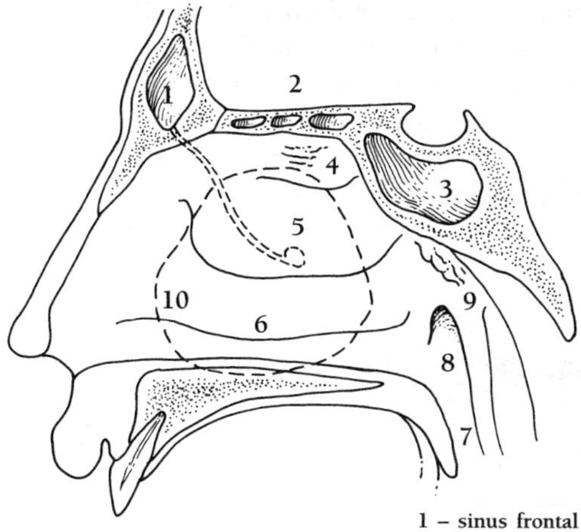

1 – sinus frontal
2 – ethmoïde
3 – sinus sphénoïdal
4 – cornet supérieur et organe de l'olfaction
5 – cornet moyen et méat moyen
6 – cornet inférieur
7 – palais (voile)
8 – orifice de la trompe d'Eustache
9 – amas adénoïdiens
10 – limites du sinus maxillaire

Figure 35.4 – Paroi externe des fosses nasales

Sur cet ensemble viennent se plaquer les trois cornets, lames osseuses servant grossièrement de « radiateurs », les orifices de sortie ou méats (le tout tapissé par la muqueuse pituitaire).
Rappelons l'importance du fond des fosses nasales, ou cavum, véritable zone carrefour où s'étend le tissu lymphoïde appelé végétations adénoïdes et où s'ouvrent les deux orifices d'entrée des deux trompes d'Eustache.

Physiologie

Le nez sert à sentir et à « respirer ».

Olfaction

Elle se fait par le passage aérien des particules vers le bulbe olfactif situé au contact de l'ethmoïde.
Une partie de ces particules passe ainsi en arrière du palais, au contact des papilles gustatives linguales, et remontent en arrière du palais : c'est la **flaveur** (si chère aux goûteurs de bons vins).

« Respiration »

Il s'agit d'un terme impropre.

Le nez sert en fait à conditionner l'air inspiré en le réchauffant et en l'humidifiant, en l'éliminant de ses impuretés, afin que l'air inspiré puisse arriver dans des conditions optimales aux alvéoles pulmonaires.
La muqueuse pituitaire a comme particularité d'être érectile, d'avoir un rythme alterné de congestion et de décongestion (cycle nasal), ce qui peut tout à fait permettre, avec la muqueuse de ses cornets, de ralentir l'air inspiré et de le réchauffer.

➡ Sémiologie des affections naso-sinusiennes

Plusieurs éléments doivent orienter vers la région nasale. Leur association permet de regrouper quelques syndromes.
Nous insisterons sur :
— la rhinorrhée ;
— l'épistaxis ;
— les algies ;
— l'obstruction nasale ;
— la rhinite allergique.

Rhinorrhée

C'est un écoulement par l'un ou les orifices des fosses nasales (rhinorrhée antérieure s'il s'agit des narines ; rhinorrhée postérieure s'il s'agit des choanes).
Il convient de préciser s'il est uni ou bilatéral, mucopurulent, intermittent ou continu, s'il s'accompagne d'épistaxis, d'obstruction nasale, de lésion cutanée de la narine, d'algies localisées ou loco-régionales.
En cas de rhinorrhée unilatérale purulente et fétide, il faut penser au corps étranger de l'enfant *(voir « Corps étrangers respiratoires », chapitre 50)*.
En cas de rhinorrhée bilatérale, il s'agit le plus souvent de rhinopharyngite.

Épistaxis

Elle se définit comme une issue de sang. Elle a lieu soit par l'orifice narinaire (épistaxis antérieure), soit par l'orifice choanal (épistaxis postérieure).
Elle peut se produire lors d'une poussée hypertensive, d'un surdosage en anticoagulant ou aspirine, d'une affection rénale ou d'un traumatisme.
En dehors d'une infection, son association à une obstruction nasale est suspecte.
Dans la plupart des cas, il convient de faire une compression entre pouce et index, suivie d'un méchage, puis d'une cautérisation.

Algies

Elles sont diverses au niveau nasal.
Le nez proprement dit n'est pas source d'algies très spécifiques : il s'agit le plus souvent de douleurs sinusiennes (douleur en barre de la région intersourcillière par atteinte frontale ; douleur plus sourde et profonde de l'atteinte de l'ethmoïde ou du sinus sphénoïdal).
À l'étage pharyngé, le cavum n'est pas à l'origine de douleur spécifique. La douleur amygdalienne est, en revanche, plus fréquente, responsable de difficultés de déglutition ou dysphagie.

Obstruction nasale

Fréquente lors d'une rhinite, elle peut traduire, en dehors de toute infection, une malformation anatomique (déviation de la cloison), un trouble muqueux (hypertrophie des cornets), l'existence d'une tumeur (polype).
Nous mettons à part l'obstruction totale par imperforation choanale, qui réalise une urgence néonatale et se traduit par une dyspnée aiguë, avec impossibilité pour le nouveau-né à s'alimenter *(voir chapitre 27)*.

Rhinite allergique

Elle est caractérisée par la triade suivante :
— éternuements en salves ;
— rhinorrhée ;
— obstruction nasale.
Elle peut être source de complications à type de sinusite, d'infection adénoïdienne, et peut d'abord entrer dans le cadre d'une maladie générale allergique, en particulier asthmatique.
Elle se distingue en rhinite apériodique et en rhinite périodique (ou « rhume des foins »).
Le plus fréquemment, les tests sanguins et cutanés retrouveront une allergie aux acariens, aux poussières de maison, aux poils d'animaux, aux pollens, aux moisissures.
En cas de complications ou d'échec au traitement médical, une désensibilisation pourra être proposée.

Larynx et carrefour digestif

Entre la tête et la cage thoracique coexistent deux conduits : le premier sert à respirer et plus accessoirement à parler ; le second permet le passage du bol

alimentaire et entoure latéralement le larynx pour former ce que l'on nomme les sinus piriformes, qui se prolongent par la bouche œsophagienne, puis l'œsophage.
Pour éviter toute fausse route alimentaire au niveau de la trachée, il existe un clapet, appelé épiglotte, qui vient recouvrir le larynx lors de la déglutition.

➡ Larynx

Anatomie

Le larynx comporte tout d'abord cinq cartilages principaux *(figures 35.5 et 35.6)* formant son squelette. De haut en bas, nous distinguons :
— le cartilage cricoïde ;
— le cartilage thyroïde, qui est le plus haut des deux, formant chez l'adulte ce que l'on appelle la « pomme d'Adam » ;
— l'épiglotte ;
— enfin, les deux cartilages aryténoïdes de forme pyramidale, sur lesquels s'insèrent les cordes vocales.

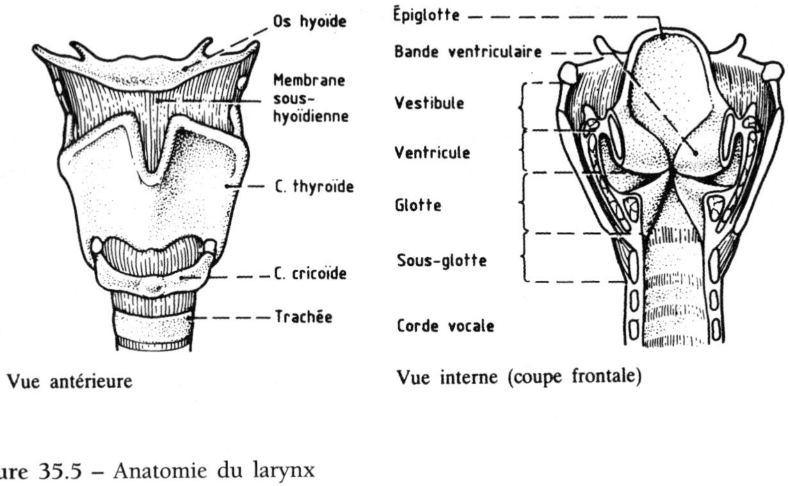

Figure 35.5 – Anatomie du larynx

1 – muscles extrinsèques du larynx
2 – os hyoïde
3 – cartilage thyroïde
4 – cartilage cricoïde
5 – cartilage aryténoïde
6 – épiglotte
7 – corde vocale
8 – muscle crico-aryténoïdien latéral
9 – nerf récurrent
10 – muscle constricteur inférieur
11 – trachée
12 – glande thyroïde
13 – muscles adducteurs
14 – muscles abducteurs
15 – fente glottique
16 – bande ventriculaire

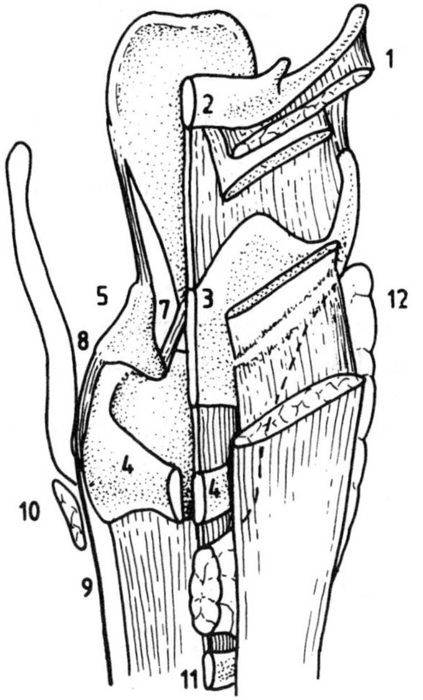

Vue antérieure

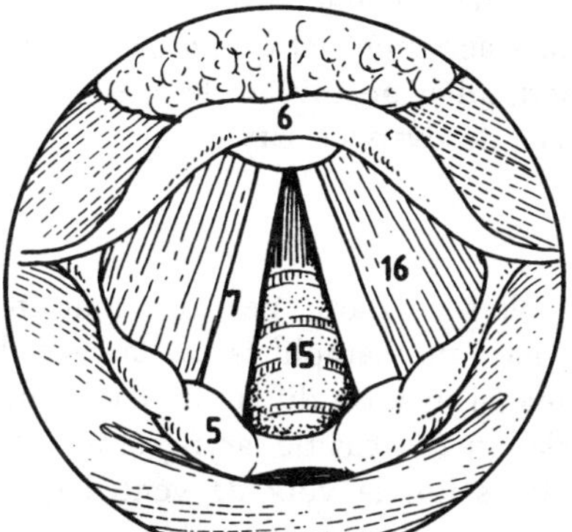

Vue laryngoscopique

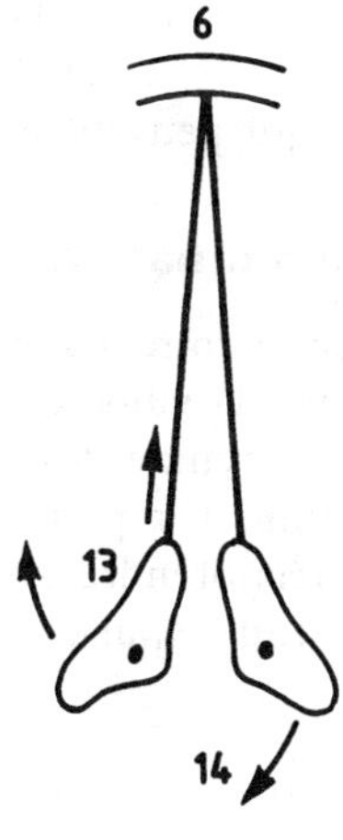

Mécanique de la glotte

Figure 35.6 – Le larynx

Il existe des ligaments au larynx et des articulations. Les ligaments les plus importants sont :
— le thyro-aryténoïdien inférieur (ligament des cordes vocales) ;
— le thyro-aryténoïdien supérieur (ligament de la bande ventriculaire) ;
— les aryténo-épiglottiques.
Les articulations crico-aryténoïdiennes sont le siège de mouvements complexes de glissement et de rotation.
À ces articulations et ces ligaments s'ajoutent des muscles intrinsèques et extrinsèques du larynx.
Du point de vue interne, le larynx est divisé en trois étages : sus-glottique, sous-glottique et glottique, celui-ci étant formé par le relief des deux cordes vocales.
L'innervation du larynx est assurée essentiellement du point de vue sensitif par le nerf laryngé supérieur et par le nerf récurrent, uniquement moteur, dont l'atteinte peut se voir lors de toute chirurgie thyroïdienne.

Physiologie

Le larynx a un rôle double.

Rôle respiratoire

Son rôle respiratoire est primordial car, à l'inspiration, le larynx assure le passage de l'air vers les poumons par l'intermédiaire de la trachée.
Il faut noter que la muqueuse laryngée est très sensible, provoquant un réflexe tussigène pour assurer la défense des voies aériennes, et qu'elle peut présenter des épisodes d'œdèmes fréquents, en particulier au niveau de la région sous-glottique, qui peuvent être source d'accès de dyspnée laryngée.

Rôle phonatoire

Le rôle phonatoire, quant à lui, est un rôle secondaire. Les sons sont en effet produits par la vibration des cordes vocales, puis amplifiés par la cage thoracique, le pharynx et les fosses nasales, mais l'ablation du larynx n'entraîne pas obligatoirement la perte de la vie de relation (en cas de laryngectomie totale, on peut réapprendre au patient à parler selon la voix de ventriloque, par action de l'air expulsé au niveau de l'œsophage).

Sémiologie

Les symptômes essentiels du larynx sont le fait de la dysphonie et de la dyspnée.
La dysphonie comporte l'ensemble des troubles vocaux et la dyspnée laryngée est particulière, car elle est inspiratoire avec ralentissement du rythme, parfois

accompagné de tirage, c'est-à-dire dépression sus-sterno-claviculaire et intercostale.
La dyspnée laryngée peut être gravissime, pouvant nécessiter une intubation, voire une trachéotomie.
Le larynx s'examine directement soit avec un miroir laryngé (c'est ce que l'on appelle la laryngoscopie indirecte, qui est effectuée en consultation), soit par laryngoscopie directe, dite en suspension, avec un laryngoscope permettant, sous anesthésie, de pratiquer un examen plus complet et des biopsies.
Ce dernier examen peut être complété par une endoscopie, des radiographies ou des tomographies.

Tableau clinique

Les laryngites aiguës se présentent sous deux tableaux : les laryngites striduleuses et les laryngites œdémateuses.

Laryngites striduleuses

Ce sont des laryngites congestives avec toux et voix rauque sans aucune dyspnée continue. La dyspnée survient par accès très brefs avec toux, suffocation, suivis d'apnée de quelques secondes avec cyanose. Après cet accès dû à un spasme laryngé, tout rentre dans l'ordre, sans aucune dyspnée. L'absence de toute gêne respiratoire continue entre les accès permet d'affirmer l'absence d'obstacle œdémateux. Il faut, dans ce contexte, chercher un signe de Koplick, un contage de rougeole *(voir chapitre 34)*.
Le traitement consiste à calmer l'enfant (Valium®) et à humidifier l'atmosphère. L'évolution est rapidement régressive.

Laryngites œdémateuses

Elles présentent deux variétés : la laryngite sous-glottique et l'épiglottite *(tableau 35.1)*.

Tableau 35.1 – Laryngites œdémateuses

Maladie et agent causal	Age et fréquence	Manifestations cliniques	Diagnostic	Traitement médical et soins	Complications
Laryngite Laryngo-trachéo-bronchite Pathologie virale	• 6 mois à 2 ans • Hiver	• Début progressif après une rhinopharyngite • Coryza • Toux rauque • Tirage intercostal • Fièvre modérée • Agitation • Anxiété • Difficulté alimentaire	• Interrogatoire • Examen clinique • Gaz du sang	• Aérosol humidifié • Aérosol corticoïde • Intubation (rare)	• Apnée
Epiglottite *Haemophilus influenzae* Pneumocoque Staphylocoque doré Streptocoque	• 2 à 7 ans	• Début rapide • Fièvre à 39-40 °C • Toux rauque voix éteinte • Tirage intercostal et sus-claviculaire • Pâleur • Hypersialorrhée • Dysphagie • Refus de l'alimentation et de la position allongée	• Interrogatoire • Examen clinique de la gorge • Gaz du sang	• Ampicilline ou céphalosporine de 3e génération • Intubation • Trachéotomie • Aérosol humidifié	• Asphyxie • Décès

• Laryngite sous-glottique

C'est en fait le cas le plus fréquent, pouvant même avoir un caractère suffocant aboutissant à l'asphyxie.

Typiquement, il s'agit d'un enfant de moins de 3 ans enrhumé qui, au milieu de la nuit, présente une dyspnée progressive, bradypnée inspiratoire avec voix et toux rauque, tirage et cornage d'intensité croissante, fièvre modérée.

Du point de vue thérapeutique, il convient d'emblée de pratiquer un traitement d'urgence : corticothérapie, humidification, antibiotiques, oxygénothé-

rapie, sédatifs non dépresseurs respiratoires, avec surveillance importante, car l'aggravation conduit à l'intubation, voire à la trachéotomie.
L'aspect de cette laryngite aiguë de l'enfant peut se rapprocher du corps étranger laryngé où, toutefois, l'absence de fièvre initiale et la notion de pénétration avec toux et cyanose font redresser le diagnostic.

• Épiglottite

Véritable abcès de l'épiglotte, c'est une affection plus rare mais plus grave, qui se voit chez l'enfant plus grand. Le début est également brutal, comme dans la laryngite sous-glottique, avec une dyspnée laryngée sévère précédée d'une dysphagie et s'accompagnant d'une fièvre élevée.
Dans certains cas, l'aspect de l'enfant, penché en avant avec la bouche ouverte et la langue sortie, évoque le diagnostic.

à savoir

Il est très important de savoir qu'il faut examiner l'enfant en position assise, car le coucher sur le dos peut entraîner un arrêt cardiaque, de même qu'un examen bucco-pharyngé trop brutal.

La stase salivaire est fréquente et les adénopathies sous-angulomaxillaires douloureuses.
Le traitement est encore plus urgent que dans la laryngite sous-glottique, car le pronostic vital est engagé à brève échéance :
— soit l'enfant est transféré de toute urgence, en position assise, dans un centre spécialisé ;
— soit il est remis entre les mains d'un opérateur entraîné qui essaye une intubation, en position assise, avec tout ce qu'il faut à portée de la main pour trachéotomiser en cas de problème, ou qui effectue une trachéotomie d'emblée.
Le germe en cause est le plus souvent *Haemophilus influenzae*. L'hémoculture et les prélèvements sont nécessaires avant le traitement par antibiotiques (ampicilline, aminoside, et céphalosporine de 3e génération). L'évolution est très rapide, avec extubation au bout de 2 à 3 jours.

Remarque ***La fréquence et la gravité des infections à* Haemophilus influenzae *ont conduit à préconiser la vaccination* (voir « Les vaccinations », chapitre 10).**

Diphtérie laryngée

La diphtérie laryngée est devenue exceptionnelle du fait de la vaccination systématique antidiphtérique.

Son diagnostic reposait sur la présence de fausses membranes, dont la constatation simple devait imposer une sérothérapie à doses massives et une pénicillinothérapie.
Ces fausses membranes pénétraient par la suite au niveau de l'arbre bronchique, entraînant l'asphyxie locale ainsi que des complications d'ordre général.

Tumeurs

Les tumeurs du larynx sont nombreuses.
Elles peuvent être bénignes, tels les nodules et les polypes, traduisant une dysphonie d'intensité variable. Il est à noter, à l'heure actuelle, la fréquence des polypes postintubation. Il peut s'agir d'angiomes.

Papillomes

La papillomatose de l'enfant, dont la gravité réside dans le caractère extensif et la fréquence de ses récidives, est d'origine plus probablement virale.
Elle se présente souvent sous la forme de végétations en chou-fleur, qu'il convient de retirer de façon itérative à la pince pour éviter toute trachéotomie.

Tumeurs malignes

Les tumeurs malignes sont heureusement exceptionnelles chez l'enfant.

Pharynx

Anatomie

Le pharynx comporte le **nasopharynx**, ou cavum, étudié avec les fosses nasales, et l'**oropharynx** situé sous le voile du palais, dont les parois latérales sont occupées par les loges amygdaliennes. Ces amygdales font partie de l'importante formation lymphoïde appelée anneau de Waldeyer (*figures 35.7 et 35.8*).
L'**hypopharynx** s'étend en un plan en passant par l'épiglotte au bord interne du cartilage cricoïde, dessinant deux gouttières évasées en haut (ou sinus piriformes).
Le pharynx possède plusieurs fonctions de par ses formations lymphoïdes ; il fait partie du système de défense et d'adaptation immunologique de l'organisme.
Les rôles phonatoire et respiratoire sont modérés. La fonction essentielle est la déglutition qui, dans un premier temps, est volontaire, puis réflexe dès que le bol alimentaire a passé la zone sensitive de Vassilief.

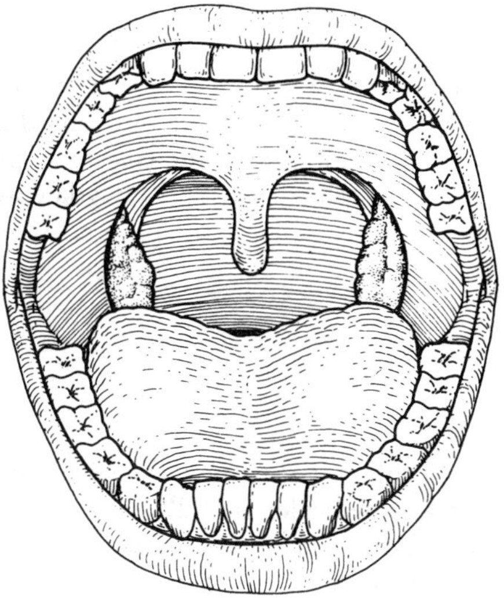

Figure 35.7 – La région amygdalienne

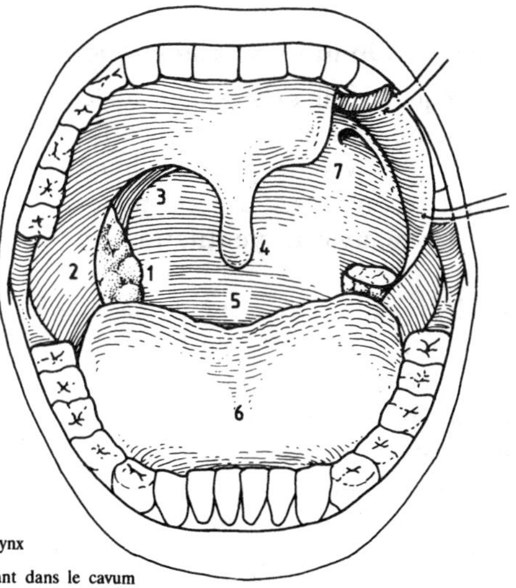

1 – amygdale
2 – pilier antérieur
3 – pilier postérieur
4 – luette
5 – paroi postérieure du pharynx
6 – langue
7 – trompe d'Eustache s'ouvrant dans le cavum

Figure 35.8 – Les amygdales palatines

Sémiologie

La dysphagie ou difficulté à avaler est un signe d'alarme important d'affection pharyngée ou œsophagienne et se complique souvent d'une otalgie réflexe. Elle peut parfois s'associer avec une dysphonie (par exemple, lors de l'atteinte du voile du palais ou lors d'un phlegmon de l'amygdale avec présence d'une voix nasonnée).

Tableau clinique

Rhinopharyngites

Les rhinopharyngites de l'enfant constituent le motif le plus fréquent des consultations en pathologies médicales de ville (environ 30 %).
Elles peuvent se définir comme une inflammation du cavum (c'est-à-dire la partie la plus distale des fosses nasales), zone carrefour où sont situées les végétations adénoïdes (tissu lymphoïde) situées sur la paroi postérieure du rhinopharynx.
Il existe des facteurs saisonniers et des facteurs climatiques où cette pathologie va s'exacerber. Le point de départ est généralement viral dans 80 % des cas, avec des surinfections qui peuvent entraîner des complications loco-régionales, auriculaires, laryngées, bronchitiques ou générales.

• Tableau de la rhinopharyngite non compliquée

C'est le cas le plus fréquent : il existe chez un enfant de 6 mois à 7 ans une rhinorrhée antérieure mucopurulente, parfois associée à un écoulement postérieur pharyngé avec respiration buccale qui va devenir plus bruyante, bouche ouverte, avec cet aspect, parfois, d'un enfant aux yeux cernés du fait de la mauvaise ventilation et du mauvais sommeil entraîné.
On peut noter des adénopathies sous-angulomaxillaires bilatérales, des tympans rosés, voire une otite séreuse et une fébricule.
Cette rhinopharyngite peut se compliquer :
— de fièvre persistante (plus de 48 heures) ;
— d'une otite surinfectée.
L'infection du nez et du cavum va entraîner une infection rétrotympanique provoquant une otite aiguë. Il peut y avoir une trachéite et une bronchite, des trachéo-bronchites, des laryngites.
Le tableau d'ethmoïdite consiste en une douleur et un œdème de l'angle interne de l'œil. Cette complication va nécessiter un scanner et un traitement adapté.
Enfin, citons les abcès rétropharyngiens et les adénophlegmons consistant en une surinfection des ganglions cervicaux.

■ Facteurs étiologiques des rhinopharyngites récidivantes :

— la maladie d'adaptation : du fait d'une socialisation précoce des enfants qui vont en crèche, qui peuvent être dans des appartements surchauffés ;
— les facteurs climatiques et atmosphériques, telle la pollution ;
— le tabagisme passif familial : c'est un grand vecteur de surinfection, d'autant que le revêtement cilié de la muqueuse du cavum est pauvre et que les végétations adénoïdes sont de nature cryptique favorisant la captation en permanence des germes ;
— la carence martiale et le terrain allergique : ils sont toujours à rechercher ; l'allergie et l'asthme chez l'enfant connaissent actuellement une augmentation nette ;
— le RGO et l'hypertrophie adénoïdienne.

■ Bilan en cas de rhinopharyngites chroniques

Il faudra demander la NFS, les IgE totales et les RAST à la recherche d'allergie ou de carence martiale, parfois une pHmétrie, une radiographie de cavum et une incidence de Blondeau afin de voir l'état du rhinopharynx et des sinus.

● Traitement

Il peut être local avec désinfection rhinopharyngée, aspiration, lavage au sérum physiologique.
L'antibiothérapie et les AINS seront à prescrire en cas de surinfection. Bien entendu, il faudra rechercher et traiter les allergies, le manque de fer. On peut s'aider des immunostimulants (Biostim®, Imocur®, Ribomunyl®), de cures soufrées dans de rares cas, du thermalisme ; enfin, peut se discuter l'ablation des végétations.

■ Indications de l'adénoïdectomie

Celle-ci est indiquée :
— en cas de rhinopharyngites récidivantes, fébriles et, si l'enfant a plus de 18 mois, en cas d'otites moyennes aiguës fébriles, de laryngites ou bronchites à répétition, de syndrome obstructif nasal permanent ;
— en cas d'otite séreuse pouvant entraîner, du fait de la surdité de transmission, un retard de langage chez l'enfant. Elle s'associe alors à une paracentèse évacuatrice et parfois, dans le cas d'une otite séreuse récidivante, à une pose de drains ou « yoyos ».
L'hospitalisation est courte, en général une journée, après vérification par le médecin et l'infirmière du bilan sanguin.

■ Contre-indications

La maladie d'adaptation est une contre-indication au moment du trou immunologique qui existe avant l'âge de 1 an *(figure 35.9)*. Lors de la naissance, les anticorps apportés par la mère par voie placentaire ou par l'allaitement vont

diminuer ; aux alentours de 6 mois, période à laquelle survient l'éclosion des dents de lait, il existe un déficit en anticorps. À ce moment, il existe des rhinites et des rhinopharyngites qu'il convient de traiter par désinfection et traitements locaux *(voir « Pré-requis : les défenses immunitaires », chapitre 34)*.
Les végétations vont se mettre à pousser et à grossir à partir de 1 an et, généralement, il existe une involution avec disparition des végétations à la puberté.
Parallèlement, les amygdales présentes dans l'enfance vont avoir un volume important vers les 2 ans ; à la différence des végétations, elles restent toute la vie.
Il faut bien connaître ce schéma, car il ne faut pas être trop interventionniste au niveau des végétations dans la petite enfance : en opérant trop tôt, on assiste à une repousse. Ce qui a été ôté est enlevé définitivement, mais s'il en reste latéralement, les végétations peuvent repousser et boucher à nouveau le cavum.
Outre le trouble immunologique, les troubles de la crasse sanguine sont à considérer, ainsi que la division palatine et la luette bifide, car le palais sert à fermer le rhinopharynx lorsque l'on boit et à former les consonnes vélaires (« on », « gne » et « en »). En cas de division du palais ou de la luette bifide, l'opération des végétations peut aggraver les rhinolalie : l'enfant peut se mettre à parler du nez.

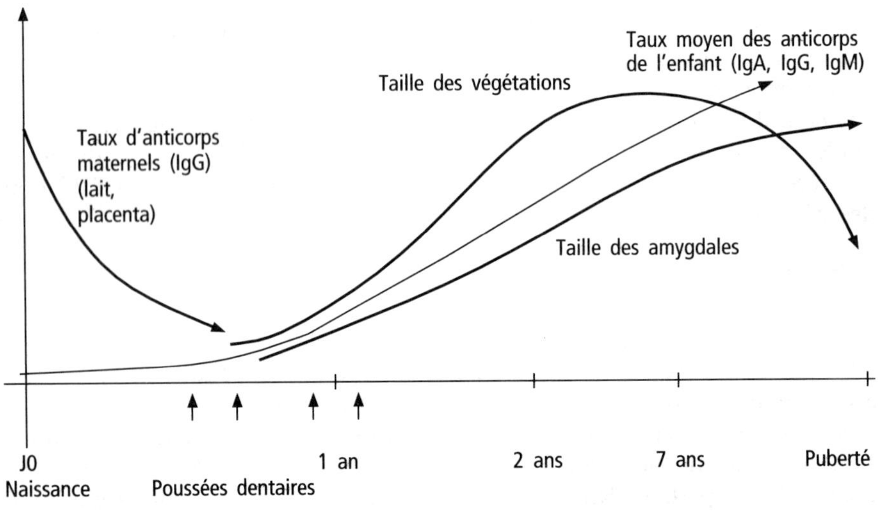

Figure 35.9 – Le trou immunologique

Sinusites

Elles sont caractérisées par la présence d'une infection au sein des cavités sinusiennes.
Elles se traduisent par une douleur, de la fièvre et un écoulement purulent.

Elles sont rares chez le nourrisson. Il n'existe que de rares ethmoïdoantrites, le plus souvent dues à un streptocoque, avec risque oculaire en premier lieu.
La sinusite chez l'enfant n'existe que rarement ; elle est le plus souvent axillaire, du fait de l'agénésie des sinus frontaux, et de type allergique ou infectieuse.
La sinusite allergique a un aspect caractéristique : image en cadre axillaire ; la sinusite infectieuse est contemporaine des rhinites pour la plupart.
Les ponctions sont à éviter chez l'enfant, et l'intervention n'est pas à effectuer du fait de la proximité des germes dentaires et de la présence d'un os facial en croissance.

Angines

L'angine aiguë réalise un état inflammatoire des amygdales.
Ce terme d'angine aiguë vient du latin *angere* qui veut dire « serrer », « étrangler ».
En fonction de la forme et de la couleur des amygdales, on distingue principalement quatre types d'angines.

• Angines vésiculeuses

L'étiologie est le plus souvent le zona.
Le début est souvent unilatéral et brutal, les vésicules peuvent se voir aussi dans l'herpès ou dans l'herpangine, qui est une atteinte par le virus Coxsackie.

• Angines pseudo-membraneuses

Elles relèvent surtout de la diphtérie et de la mononucléose.
La diphtérie semble actuellement avoir disparu du fait de la vaccination systématique.
Devant toute angine à fausses membranes, la vaccinothérapie doit être effectuée au moindre doute et suivie d'une pénicillinothérapie et d'un ensemencement sur milieu de Löffler.
La diphtérie était antérieurement la cause de paralysies et de mort par asphyxie (croup laryngé, puis dépôt de fausses membranes au niveau pulmonaire).

• Angines ulcéro-nécrotiques

La mononucléose infectieuse peut aussi revêtir une forme ulcéreuse.
Elle débute par une pharyngite diffuse, des adénopathies cervicales volumineuses et bilatérales, parfois accompagnées, dans 5 % des cas, d'une atteinte hépatique, d'une splénomégalie *(voir « Mononucléose infectieuse », chapitre 34).*
La fatigue est importante et la numération montre une hyperleucocytose avec mononucléose.

Dans les formes graves d'angines à mononucléose ou dans les formes compliquées avec hépatite (5 % des cas), une corticothérapie peut être prescrite.
Les angines ulcéro-nécrotiques peuvent être le point d'appel d'une leucose chez l'enfant.
Quant à l'angine de Vincent, celle-ci est due à une atteinte des micro-organismes d'origine dentaire ; l'aspect est celui d'une ulcération unilatérale jaunâtre.

• Dernier groupe

C'est surtout celui des angines érythémato-pultacées graves, où l'aspect de l'amygdale peut être rouge, avec des points blancs.
Cette angine peut être liée soit à une cause virale, soit à une cause bactérienne.
Pour les différencier :
— dans les **angines d'origine virale**, il existe une catarrhe associée, le nez coule, la toux est présente, la fièvre modérée et il existe un tableau grippal. Cette angine virale ne nécessite pas *a priori* de traitement antibiotique, mais peut se surinfecter ;
— dans l'**angine bactérienne**, il y a une altération de l'état général avec fièvre importante. Il y a dysphagie et otalgie avec présence, souvent, de deux adénopathies jugulo-carotidiennes. De nombreux germes peuvent en être la cause. La gravité vient de la présence d'un éventuel streptocoque bêtahémolytique.
En effet, les angines se compliquent :
— localement, il peut s'agir d'un phlegmon des amygdales avec fièvre importante, voix nasonnée devant nécessiter incision, drainage, puis amygdalectomie secondaire ;
— complications d'ordre général : citons les glomérulonéphrites revêtant la forme albuminocytologique œdémateuse ou hématurique, la polyarthrite postangineuse subaiguë au niveau articulaire, le rhumatisme articulaire aigu, associant des manifestations cardiaques et articulaires s'accompagnant d'un syndrome inflammatoire avec vitesse de sédimentation très augmentée.

• Traitement des angines

■ Traitement médical

Il faut obtenir la guérison la plus rapide possible et éviter les complications secondaires streptococciques. Le traitement de fond repose sur la pénicilline pendant environ 10 jours.

■ Traitement chirurgical

Il repose sur l'amygdalectomie. Les indications sont le fait :
— d'angines bactériennes vraies avec plus de cinq angines par an, fébriles, dysphagiantes, douloureuses. Rappelons la gravité des angines à streptocoques donnant le rhumatisme articulaire aigu ;

— d'hypertrophie amygdalienne très importante entraînant, chez le jeune enfant, une hypertension pulmonaire et, chez l'enfant à partir de 3 ans, une gêne respiratoire avec difficulté à s'alimenter et à respirer ;
— d'hypertrophie importante bilatérale ; l'enfant reste souvent petit, chétif, avec une fatigue chronique qui est levée par l'intervention ;
— d'hypertrophie unilatérale, si l'on suspecte un lymphome ou s'il y a eu phlegmon d'amygdale ;
— de problèmes orthodontiques. En effet, il existe ce qu'on appelle la classe III au niveau de l'articulé dentaire :
  - la classe I est un articulé normal ;
  - la classe II retrouve une avancée exagérée des dents du maxillaire supérieur ;
  - la classe III est caractérisée par une inversion de l'articulé avec un aspect de prognatie. Le médecin orthodontiste est parfois obligé de demander une ablation des amygdales, qui entraînent une protraction en avant du maxillaire et de la langue, avant d'avoir à mettre des bagues de contention.

acte infirmier

Rôle infirmier en ORL

(Voir « Techniques en ORL », chapitre 53.)

Oreille

■ Contention des enfants :

• en position assise, après avoir coincé les membres inférieurs entre les jambes croisées. L'IDE doit bloquer d'un bras le thorax de l'enfant contre sa poitrine ; la main restée libre maintient la tête au niveau de la région frontopariétale et présente au médecin, avec la main droite, l'oreille gauche et inversement ;
• en position couchée (technique réservée aux enfants turbulents ou aux nourrissons). L'enfant est enroulé dans un drap entravant ses membres inférieurs et supérieurs et placé sur la table d'examen ; la tête est maintenue sur le côté.

■ Soins d'oreille

En cas de **corps étrangers vivants**, en particulier un insecte, il convient de mettre une solution huileuse afin d'engluer l'insecte. Un corps étranger vivant provoque des douleurs intolérables. Il faut donc traiter rapidement.
S'il y a lavage pour **bouchons**, il faut toujours le faire avec une eau stérile à 37 °C afin d'éviter les vertiges.
Il ne faut jamais mettre de gouttes dans l'oreille s'il y a le moindre doute sur une perforation d'oreille. Ceci est un fait très important pour deux raisons :
• s'il y a perforation, les gouttes peuvent donner des vertiges, entraîner une infection chronique avec écoulement ;
• les gouttes auriculaires sont, pour la plupart, ototoxiques, c'est-à-dire qu'elles ont des composants antibiotiques qui peuvent rendre sourd.

■ En cas d'intervention pour tympanoplastie ou oreilles décollées

Avant l'intervention, il faudra vérifier l'examen préopératoire, laisser l'enfant à jeun, faire la prémédication indiquée et préparer le champ opératoire en rasant ou en coupant les cheveux autour de l'oreille, en évitant les ammoniums quaternaires qui peuvent être ototoxiques en cas de perforation. Un nettoyage à la Bétadine® peut être suivi de la mise en place d'un pansement américain stérile.
Après l'intervention, l'enfant est au repos sur le lit, a un traitement antibiotique, antalgique et anti-inflammatoire. Le pansement peut être fait par le chirurgien lui-même ou par l'IDE.
Il faudra se méfier de la présence d'un pansement imprégné de sang, qui peut traduire une hémorragie sur oreille décollée ou sur chirurgie de la surdité. Des soins avec des compresses d'antibiotulle ou de tulle gras sont à effectuer avec bandage souvent mieux maintenu par des filets de contention.
En cas de chirurgie de la surdité par tympanoplastie, il faut prévenir le chirurgien s'il y a une paralysie faciale, car le nerf facial passe par l'oreille, ou s'il y a des vertiges ou des bourdonnements importants.

Rhinologie

L'IDE ou la puéricultrice va être impliquée.

■ Chez le nourrisson et le petit enfant

Le nourrisson et le petit enfant ne savent pas se moucher : il faut les aider par l'aspiration qui est une méthode simple ; les mouche-bébés, les aspirateurs, les sérums physiologiques sont souvent utilisés.
Il faut éviter tout médicament par voie locale, agressif chez le jeune enfant.
L'ablation à la pince est parfois nécessaire en présence de croûtelles adhérentes. Il faut avoir à l'esprit que s'il existe une rhinorrhée fétide, à savoir un nez qui sent mauvais d'un côté, c'est qu'il y a souvent un corps étranger enclavé qu'il convient d'ôter.

■ Chez le grand enfant

Le mouchage, pour être efficace, peut être pratiqué en obturant alternativement une narine, puis l'autre. Très rapidement, vers 1 an et demi ou 2 ans, l'enfant peut apprendre à se moucher : on doit lui faire prendre conscience de la possibilité de pousser une petite plume ou un morceau de laine en soufflant.

■ Nettoyage des fosses nasales

Il peut exister différents modes d'administration des instillations, mais ces instillations doivent toujours se faire en position latérale basse et non tête en arrière, ce qui provoque un écoulement rapide vers le pharynx.
En pulvérisation, une meilleure dispersion est assurée.
En inhalation, un médicament volatil est mélangé à de l'eau chaude. Il faut éviter toutefois les inhalations chez le tout jeune enfant et les solutions mentholées ne sont pas recommandées, tout comme les instillations de gouttes huileuses chez le tout jeune.
En aérosols, le produit actif est divisé en très fines particules en suspension. La pénétration dans le sinus peut être retenue par utilisation d'aérosols sous pression ou soniques où la grosseur des particules ne dépasse pas 3 microns. Les traitements

locaux sur les cornets, les cloisons, les badigeonnages, les solutions adrénalinées ou anesthésiques sont à réserver aux médecins.
Rappelons l'interdiction des gouttes huileuses chez le tout jeune enfant qui ont entraîné à l'époque, par passage postérieur, des pneumopathies.
Les vasoconstricteurs qui rétractent la muqueuse ne doivent jamais être utilisés purs chez le jeune enfant ou le nourrisson sous peine d'accidents syncopaux. C'est le cas de l'adrénaline, de l'éphédrine, des amines et des imidazolines.

■ Epistaxis

L'épistaxis chez le jeune enfant est le plus souvent essentiel. Le point de départ siège au niveau de la tâche vasculaire, l'hémorragie étant souvent déclenchée par une congestion momentanée (exposition au soleil, microtraumatisme, grattage, prise d'aspirine, d'anti-inflammatoire). Des épistaxis peuvent être aussi de cause locale, traumatique (par fracture du nez), ou sur polype saignant, en cas de fibrome naso-pharyngien, et bien entendu au cours de maladies générales comme l'hypertension, les syndromes hémorragiques, les traitements anticoagulants ou sur chimiothérapie.
L'abondance de l'épistaxis constitue une véritable urgence mais elle est souvent exagérée par l'entourage.
Le rôle de l'infirmière devant une épistaxis est :
- de rassurer les malades particulièrement anxieux, d'éloigner l'entourage ;
- d'éviter la position dorsale qui est mauvaise car elle favorise la déglutition de sang ;
- de mettre le patient en position demi-assise tête légèrement penchée en avant, avec compression de la cloison nasale.

Un traitement sédatif léger est souvent bénéfique (gouttes de Valium®, 10 cg de Gardénal®) associé à des anti-hémorragiques (Exacyl® ou Dycinone®) et un méchage sera à effectuer au mieux des deux côtés, ce qui permet de comprimer la cloison, même s'il n'y a un saignement que d'un côté.
En cas d'épistaxis abondante, un bilan de coagulation est à effectuer avant la recherche étiologique et le traitement de la cause.
Après avoir pincé le nez entre le pouce et l'index, on peut mettre en place soit un coton imbibé d'eau oxygénée, de thrombase ou des tampons d'alginate (Coalgan®).
L'hémostase pourra se faire par la suite par cautérisation chimique à l'acide chromique ou au nitrate d'argent ou cautérisation électrique qui est souvent utilisée pour éviter les récidives.

Larynx

L'infirmière doit reconnaître une dyspnée laryngée et ses signes d'aggravation afin de pouvoir donner l'alerte. La dyspnée laryngée est facilement reconnue. L'enfant prend une position plus assise sur le lit. Il existe une dyspnée inspiratoire avec ralentissement du rythme, accompagnée de tirage se manifestant par une dépression sus-sternoclaviculaire, sous-sternale et intercostale avec stase veineuse objectivée par une turgescence de la jugulaire, troubles de la voix. Le rythme normal est d'environ 16 à 20 chez l'adulte, de 35 chez l'enfant et 50 chez le nourrisson.
La dyspnée permanente peut s'aggraver par des accès paroxystiques. Il existe, selon les aspects plus discrets et trompeurs, des dyspnées débutantes sans tirage et respiration superficielle au stade ultime de l'asphyxie chez l'enfant.
Dans le cadre des laryngites aiguës chez l'enfant, la gravité est due à l'étroitesse de la filière laryngée, surtout au niveau de la sous-glotte. La dyspnée va apparaître géné-

ralement au milieu de la nuit chez un grand enfant enrhumé et fébrile, avec toux suffocante et fièvre.
Il faut surtout, devant toute laryngite de l'enfant, éviter de mettre la tête en hyperextension, ce qui provoque une convexité de la colonne cervicale. La vie d'un enfant atteint de dyspnée peut être entre les mains de l'IDE. Un traitement médical d'urgence est à effectuer : corticothérapie, lutte contre la déshydratation, acidose avec oxygénothérapie et examen par laryngoscopie, voire intubation et très rarement trachéotomie.
L'IDE peut avoir à effectuer des soins dans le cadre d'une trachéotomie chez l'enfant. À cet effet, il faut :

- assurer l'humidification et le réchauffement de l'air inspiré, chambre climatisée, humidifiée par pulvérisations, aérosols ;
- débarrasser le patient des sécrétions par des aspirations douces et répétées ;
- prévenir la surinfection locale et broncho-pulmonaire par des soins autour du trachéostome, par des soins de canule, avec nettoyage de la chemise interne en faisant attention à ne pas traumatiser les parois de la trachée, en associant des antibiotiques, des corticoïdes et des mucolytiques ;
- veiller à la bonne mise en place de la sonde gastro-œsophagienne d'alimentation, avec surveillance générale (pouls, pression artérielle, rythme respiratoire), en essayant de rassurer ces patients anxieux et aphones.

à noter *Un enfant qu'on va décanuler peut avoir une crise de panique entraînant une apnée.*

Pharynx

Avant l'opération des amygdales et des végétations, l'IDE vérifiera que les examens de sang ont bien été pratiqués et que le traitement préopératoire a bien été exécuté, en particulier la prémédication opératoire.
Dans les suites des interventions, la surveillance doit être extrême, en particulier après amygdalectomie. Au moindre signe d'hémorragie ou s'il existe une pâleur, l'IDE doit alerter l'opérateur. Un bilan sanguin urgent pourra être demandé avec injection d'agent hémostatique, parfois tamponnement de la loge amygdalienne, avec mise en position latérale de sécurité.
Un traitement antidouleur sur les interventions des amygdales, qui sont douloureuse, est à instaurer dans les premières heures.

chapitre 36

Rabih Klink
Réjane Goussen

Maladies des voies respiratoires inférieures

Mucoviscidose

Rabih Klink

➡ Introduction

C'est la plus fréquente et la plus grave des maladies génétiques chez les Caucasiens. La morbidité et la mortalité restent élevées, mais ce n'est plus une exclusivité pédiatrique. Une meilleure compréhension physiopathologique et une meilleure prise en charge ont permis de ramener la médiane de vie de 2 ans (1950) à 35 ans (1997).

➡ Pré-requis

Définition

La mucoviscidose ou « fibrose kystique du pancréas », maladie autosomique récessive, est une exocrinopathie généralisée avec atteinte des glandes séreuses sudoripares et muqueuses donnant des sécrétions visqueuses, déshydratées (épithélium bronchique, intestinal, canaux pancréatiques, biliaires et déférents).

Épidémiologie

La fréquence mondiale chez les Caucasiens est de 1/3250 naissances ; en France, la fréquence moyenne est de 1/3200 et la prévalence est d'environ 240 cas par an. La mucoviscidose est très fréquente chez les Celtes.

Physiopathologie, génétique

La mucoviscidose, maladie autosomique récessive, est caractérisée par une altération du flux hydroélectrolytique transépithélial responsable de sécrétions déshydratées, épaisses avec stase et surinfection aboutissant à une destruction parenchymateuse d'amont. Cette altération du flux hydroélectrolytique est due à des anomalies du canal chlore-CFTR *(cystic fibrosis transmembrane regulator)* par mutation génétique.
On a décrit plus de 600 mutations génétiques qui ont une répartition ethnique et géographique particulière. La mutation DF 508 est la plus fréquente et représente 70 % des mutations rencontrées chez les Caucasiens. Elle est due à une perte de phénylalanine en position 508 sur la protéine CFTR altérant ce canal chlore ; la rentrée de sodium et d'eau dans la cellule épithéliale n'est plus contrée par la sécrétion de chlore et le mucus sera déshydraté. La forme homozygote DF 508/DF 508 est responsable d'une forme sévère de la maladie *(voir « Hérédité autosomique récessive », chapitre 13).*

Aspects cliniques

La mucoviscidose a une expression multiviscérale avec une sémiologie nouvelle tardive.

Atteinte respiratoire

Présente dans la première année de vie dans 90 % des cas, elle est responsable de 100 % de la mortalité adulte.
Les infections broncho-pulmonaires sont constantes, répétées. Le staphylocoque doré, *Haemophilus influenzae*, *Pseudomonas aeruginosa* et *Burkholderia cepacia* sont les germes les plus fréquemment rencontrés.
Le tableau clinique est celui d'une bronchopneumopathie chronique obstructive sécrétante avec toux sèche quinteuse, toux productive traînante, bronchites aiguës spastiques précoces répétées, sans intervalle libre. L'examen clinique retrouve une distension thoracique avec, à l'auscultation, des crépitants, des sibilants et des ronchus.

Atteinte pancréatique

Dans la forme homozygote, il existe constamment une insuffisance pancréatique externe avec épuisement des lipase, colipase, phospholipase, bicarbonate, amylase et zymogène.
Le tableau clinique associe une diarrhée chronique par maldigestion, des accès de pancréatites aiguës, une intolérance au glucose avec diabète sucré tardif.

Atteinte intestinale

Présente dès la vie fœtale, elle est due à l'accumulation de mucus déshydraté au niveau des villosités avec malabsorption et stase stercorale.
La traduction clinique peut être précoce avec un iléus méconial responsable d'une occlusion néonatale haute ou d'un retard d'émission méconiale au-delà du 1er jour *(voir chapitre 27)*.
Un iléus stercoral, une constipation opiniâtre, un prolapsus rectal peuvent résumer la symptomatologie chez l'enfant plus grand.

Atteinte hépatobiliaire

L'obstruction des canalicules biliaires avec fibrose hépatique focale peut se résumer par un ictère néonatal rétentionnel prolongé, des lithiases vésiculaires ou une cirrhose macronodulaire tardive.

Difficultés nutritionnelles

L'insuffisance pancréatique et la pneumopathie chronique vont aboutir à un tableau de malnutrition.
Cette malnutrition peut être globale ou spécifique portant surtout sur les acides gras essentiels, les vitamines liposolubles A, D, E, K, les oligoéléments et le sodium.

Autres atteintes viscérales

À côté de l'atteinte cardiaque (cardiomyopathie I), ORL (polypose naso-sinusienne) et rhumatismale, l'atteinte génitale est préoccupante. En effet, 95 % des patients adultes mâles sont stériles, globalement par agénésie des canaux déférents. La fertilité des femmes est basse (glaires épaisses).

Diagnostic positif

Au cours du 1er mois de vie, le diagnostic va reposer sur le dosage de la trypsine immunoréactive (TIR) et l'étude génétique. Après 1 mois, le diagnostic va reposer sur le test de la sueur et la biologie moléculaire.

Trypsine immunoréactive (TIR)

Son dosage se fait sur buvard prélevé au 3e jour. Le taux normal est d'environ 200 ng/mL. Un taux supérieur à 900 ng/mL doit amener à une étude moléculaire. Après l'âge de 6 mois, l'étude de la TIR est inutile, car son taux est très variable. Les faux positifs (2 %) et les faux négatifs (10 %) sont à prendre en considération.

Étude génétique (biologie moléculaire)

Elle repose sur l'étude de l'ADN et des globules blancs avec étude du gène de la CFTR en 7q31. Cette étude nécessite un prélèvement sanguin de 5 mL chez l'enfant et 10 mL chez les deux parents. L'étude génétique repose sur l'étude des exons probabilistes, puis sur l'inventaire complet des 27 exons composant le gène CFTR.

Test de la sueur

C'est la méthode la plus fiable et la plus spécifique dans le diagnostic positif *(voir « Protocole du test à la sueur à la pilocarpine », chapitre 53)*. Ce test repose sur le dosage du chlore dans la sueur, récoltée par la méthode de référence qui est la méthode de Gibson et Cooke (ionophorèse à la pilocarpine).
La quantité de sueur doit être supérieure à 150 mg. Le test est considéré comme positif quand le chlore est supérieur à 60 mEq/L. Il est considéré comme négatif quand le chlore est inférieur à 40 mEq/L.
Trois tests sont nécessaires pour infirmer ou confirmer une mucoviscidose.

Explorations paracliniques

Bilan respiratoire

Il repose sur :
— les **radiographies thoraciques** avec des images précoces, diffuses, sévères de distension, d'atélectasie et de dilatations des bronches localisées le plus souvent au niveau du lobe supérieur droit ;
— le **scanner thoracique**, la **scintigraphie**, l'**angio-IRM**, la **bronchographie** et enfin la **fibroscopie**, qui seront nécessaires pour les aspirations bronchiques et l'étude des foyers infectieux et les dilatations des bronches ;
— l'**exploration fonctionnelle respiratoire**, qui recherche un syndrome mixte, obstructif, restrictif avec distension ;
— l'**étude cytobactériologique des crachats** (ECBC) pratiquée sur un crachat profond : elle va rechercher et quantifier le germe pathogène. Un antibiogramme et un antifungiogramme sont nécessaires ;
— la **biologie**, qui va rechercher un syndrome inflammatoire et surtout étudier les précipitions antistaphylocoques, anti-*Haemophilus*, anti-*Pseudomonas* et anti-*Aspergillus fumigatus*, marqueuses d'une infection chronique.

Bilan digestif

Il comprend l'étude de la stéatorrhée, le PABA-test, la glycémie, l'hémoglobine glyquée, les transaminases, le taux de prothrombine (TP), le dosage des acides biliaires, le lipidogramme.

L'écho-Doppler hépatobiliaire et pancréatique est nécessaire pour l'étude parenchymateuse.
Sur le plan intestinal, le lavement à la gastrografine est important pour l'étude de la stase stercorale.

Bilan nutritionnel

La biométrie clinique, la calorimétrie indirecte et l'impédance bioélectrique sont nécessaires à côté du bilan biologique comprenant le dosage des vitamines A, D, E, du zinc, du sélénium, du fer, de la calcémie, de la phosphorémie, de la transferrine et l'électrophorèse des protéines.

Traitement

Malgré les énormes progrès, le traitement reste « symptomatique ». Ce traitement doit être précoce, individualisé, coordonné et mené à vie. Les quatre buts essentiels du traitement sont :
— le drainage bronchique ;
— la lutte contre les surinfections pulmonaires ;
— la compensation de l'insuffisance pancréatique ;
— l'optimisation du statut nutritionnel.

Descriptif

Traitement respiratoire

Il repose sur :
— le **drainage bronchique** capital comprenant la kinésithérapie de désencombrement, les fluidifiants (dornase-alfa : Pulmozyme®), les mucolytiques ;
— l'**antibiothérapie**, soumise à quelques règles : précoce selon les résultats de l'ECBC et antibiogramme associant deux antibiotiques bactéricides à forte posologie (150 % de la posologie usuelle), de longue durée ;
— le **traitement anti-inflammatoire** : les anti-inflammatoires non stéroïdiens (ibuprofène) semblent bien tolérés et efficaces. Les corticoïdes *per os* sont toxiques au long cours et les corticoïdes inhalés heurtent sur la barrière qu'est la stase bronchique permanente ;
— l'oxygénothérapie de longue durée (OLD) et l'assistance respiratoire sont nécessaires dès l'apparition de l'insuffisance respiratoire chronique partielle puis globale ; l'**OLD** devra être d'au moins 15 heures par jour, faite la nuit à l'aide de lunettes nasales ;
— l'**assistance respiratoire** faite par ventilation nasale en pression positive intermittente sera associée la nuit à l'oxygénothérapie au stade ultime de l'insuffisance respiratoire chronique globale ;

— la **transplantation pulmonaire** est l'ultime recours. Elle doit être évoquée tôt. Différentes techniques sont utilisées : bipulmonaire, transplantation cœur-poumon ou lobaire.
Le taux de survie actuel est d'environ 50 % avec de meilleurs résultats après l'âge de 10 ans.

Traitement hépatodigestif

L'iléus méconial nécessitera des lavements à la gastrografine à la dose de 50-100 mL.
L'iléus stercoral nécessitera de la gastrografine : 100 mL dans 200 cm^3 de jus de fruits ou 1 à 3 L en lavement.
La prise en charge de la constipation va reposer sur une adaptation de la posologie des enzymes pancréatiques gastroprotégées avec utilisation du Mucomyst® (2 ampoules/1 L de Coca).

Prise en charge pancréatique et nutritionnelle

Elle doit obéir à quelques recommandations :
— les apports énergétiques doivent être de 120 à 150 % de la normale avec 10 % de protides, 40 % de lipides (acides gras essentiels +++) et 50 % de glucides ;
— un apport en sodium (5 mEq/kg/j) et en eau est indispensable ;
— un apport en oligoéléments est nécessaire avant l'âge de 3 ans ;
— une supplémentation en vitamines A, D, E, K est nécessaire :
  - A : 5 000 U/j ;
  - D : 1 000 U/j ;
  - E : 200 U/j ;
  - K : 10 mg/trimestre ;

— une supplémentation en enzymes pancréatiques gastroprotégées est indispensable ($\leqslant$ 10 000 U/kg/j).
En pratique, l'enfant sera alimenté au début d'une façon normale avec supplémentation calorique (Nutrini®, Fortimel®). En cas d'aggravation nutritionnelle, une nutrition entérale discontinue nocturne par sonde naso-gastrique, puis par bouton de gastrotomie est mise en route. L'aggravation clinique ou l'échec de cette nutrition entérale va amener à la nutrition parentérale discontinue nocturne à l'aide d'un cathéter central (Broviac® ou Port-a-cath®) avec des solutés nutritifs comprenant 50 % de glucides, 30 % de lipides et 20 % de protides *(voir chapitre 57)*.

Vie quotidienne

Les soins et les hospitalisations à domicile sont de plus en plus pratiqués. Ils évitent les séparations et les ruptures de rythme de l'enfant. Ils nécessitent un personnel infirmier bien formé et une coordination IDE-médecin traitant et pneumopédiatre parfaite.

Le rôle des associations est capital (Association française de lutte contre la mucoviscidose et SOS mucoviscidose) dans le soutien psychologique, moral et matériel.
Les prestations sociales sont bien codifiées.
La mucoviscidose fait partie des affections de longue durée. Les allocations spécifiques comportent la carte d'invalidité, l'allocation d'éducation spécialisée et enfin l'allocation d'adulte handicapé.

Diagnostic prénatal : conseil génétique

Il a pour finalité l'interruption médicale de grossesse. Il s'adresse aux personnes à risque (couples avec enfant atteint, frères, sœurs, oncles, tantes, neveux et nièces d'un patient). Ce diagnostic prénatal repose sur la méthode enzymatique avec dosage dans le liquide amniotique à 17-18 semaines d'aménorrhée (SA) des phosphatases alcalines intestinales, de la gamma-glutamyl-transpeptidase et de la leucine aminopeptidase, qui sont à un taux bas en cas de mucoviscidose. Cette méthode enzymatique faite d'une façon assez tardive est supplantée actuellement par la biologie moléculaire avec prélèvements de trophoblastes faits à 9-10 SA *(voir chapitre 12)*.

Perspectives thérapeutiques

La thérapie génique est le grand espoir actuel dans la prise en charge de cette pathologie encore dévastatrice. Sur le plan théorique, un gène CFTR normal inclus dans un vecteur sera transmis aux cellules épithéliales respiratoires pour corriger les anomalies hydroélectrolytiques. Les vecteurs utilisés actuellement sont les adénovirus recombinants et les liposomes cationiques.
Différents protocoles sont en cours (États-Unis, Grande-Bretagne et France). Les résultats actuels sont modestes, mais encourageants, démontrant que le transfert du gène n'est plus du domaine de l'utopie.

acte infirmier

Rôle infirmier face à un enfant atteint de mucoviscidose

Réjane Goussen

Analyse de la situation et caractéristiques

■ Soins cliniques

Sur le plan respiratoire

L'IDE doit apprécier et noter quotidiennement :
- l'importance de la toux ;

- l'abondance des sécrétions, leur aspect plus ou moins visqueux.

La présence de fièvre témoigne de la surinfection broncho-pulmonaire.

Sur le plan digestif

Il faut noter l'importance de la diarrhée chronique.

Sur le plan général

Il convient d'apprécier les troubles de la croissance par rapport au poids et à la taille, dont les chiffres seront reportés sur les courbes de poids et de croissance.

■ Pratique du test de la sueur

C'est l'examen capital pour affirmer le diagnostic de mucoviscidose. Il consiste à doser l'ion chlore dans la sueur.
Sa réalisation exige plusieurs conditions *(voir « Protocole du test à la sueur à la pilocarpine », chapitre 53)*.
Les principales causes d'erreurs ou difficultés d'interprétation sont :

- le recueil insuffisant de sueur ;
- une déshydratation ;
- une dermatose ;
- la prise de corticoïdes.

L'IDE devra savoir reconnaître ces causes d'erreurs et les signaler.

Soins à un enfant atteint de mucoviscidose

Ils relèvent de la responsabilité d'une équipe pluridisciplinaire. Cette équipe doit être capable de lui faire bénéficier des traitements les plus récents et de lui apprendre à vivre le plus normalement possible.
Le traitement symptomatique vise à lutter contre l'encombrement et les surinfections bronchiques et à corriger les troubles liés à l'insuffisance pancréatique et ses conséquences.

■ À domicile

L'IDE aide la famille à prendre en charge l'enfant, car l'éducation précède l'institution du traitement.
Les soins infirmiers à domicile sont favorisés pour répondre à des impératifs médicaux (infections nosocomiales) et psychologiques (maintien de la vie de famille, continuité de la vie sociale et scolaire). Il faut éviter d'hospitaliser les enfants atteints de mucoviscidose.

Prise en charge pulmonaire

Kinésithérapie

Elle fait partie du traitement de fond et est pratiquée en général à raison d'une séance par jour. À certaines périodes de la maladie, plusieurs séances quotidiennes deviennent nécessaires *(voir chapitre 53)*.
Outre les techniques de désencombrement, le kinésithérapeute cherche à faire prendre conscience au patient de sa respiration pour mieux la maîtriser.
Pour des raisons de commodités, il est préférable qu'il exerce à proximité du domicile de l'enfant. C'est un personnage clé de la prise en charge de l'enfant, du fait des fréquents contacts.

Fluidifiants bronchiques

La dornase-alfa (Pulmozyme®) est administrée sous forme d'aérosols ; elle améliore la fonction respiratoire et diminue les infections. Des règles d'hygiène simples pour retarder au maximum la colonisation bactérienne sont indispensables à respecter :
- après chaque utilisation de l'aérosol, il faut nettoyer le nébuliseur (coupelle, couvercle), les tuyaux, le raccord en T et l'embout buccal avec de l'eau savonneuse, les rincer et les sécher avec un linge propre ;
- tous les jours, après nettoyage, il faut les faire tremper 1 heure dans une eau chlorée à 0,5°Cl, rincer et sécher.

Préparation de la solution chlorée à 0,5°Cl :
- verser un berlingot d'eau de Javel + 1 L d'eau : 12°Cl ;
- mettre deux verres (200 mL à 12°Cl) + 5 L d'eau : 0,5°Cl.

Cette solution doit être renouvelée toutes les 48 heures.

Traitement des surinfections bronchiques

Les cures antibiotiques IV peuvent être commencées à l'hôpital et poursuivies à domicile. La pose d'une chambre peut s'avérer nécessaire. Elle nécessite alors les soins d'hygiène et d'héparinisation habituels.

L'antibiothérapie par aérosols pneumatiques ou ultrasoniques prend de plus en plus le relais.

L'IDE doit veiller aux conditions d'hygiène de vie :
- humidifier la chambre à coucher et l'aérer ;
- éviter le tabagisme au contact de l'enfant ;
- recommander le sport : marche, course, tennis, natation ;
- déconseiller les activités exposant aux efforts trop intenses.

Prise en charge digestive et nutritionnelle

Extraits pancréatiques

Les gélules doivent être prises au début des repas. Si, chez le nourrisson, on ouvre les gélules, en revanche les granules ne doivent pas être écrasées.

Régime

L'usage des extraits pancréatiques autorise une alimentation hypercalorique sans restriction en graisse. Il doit être supplémenté en vitamines A, D, E, K.

La surveillance du régime et de son adaptation est fonction :
- de la croissance staturo-pondérale ;
- des habitudes alimentaires familiales ;
- de la tolérance des aliments et des préférences.

Assistance nutritionnelle

Lorsque les conditions ne sont plus réunies pour assurer un équilibre staturo-pondéral satisfaisant, différentes techniques sont à mettre en route :
- la supplémentation par des produits diététiques hypercaloriques ;
- la nutrition entérale par sonde gastrique, qui peut être faite à domicile.

L'infirmière à domicile apprend à la famille à déceler les symptômes qui doivent inquiéter et qui sont souvent synonymes d'infections pulmonaires :
- recrudescence de la toux ;
- apparition d'une fatigue ;

- fièvre ;
- purulence de l'expectoration.

Elle rappelle l'intérêt des vaccinations, la nécessité d'un suivi médical.

■ À l'hôpital

Examens

Outre les examens prescrits, en cas de surinfections bronchiques, l'examen cytobactériologique des crachats (ECBC) réclame une technique sans faille. Il se fait à jeun ou à distance d'un repas au cours d'une séance de kinésithérapie pour ramener des crachats profonds en évitant la contamination salivaire.

Les premiers crachats doivent être éliminés. Le prélèvement est envoyé aussitôt au laboratoire.

Précautions

Le milieu hospitalier doit faire l'objet d'une surveillance particulière en raison des germes qui peuvent être retrouvés à l'ECBC (staphylocoque doré, *Haemophilus influenzae, Pseudomonas aeruginosa) (voir « Les infections nosocomiales en pédiatrie », chapitre 52).*

La désinfection journalière des locaux et du matériel est obligatoire. L'enfant doit être isolé.

L'IDE ne doit jamais oublier que chaque poussée de surinfection broncho-pulmonaire chez un enfant atteint de mucoviscidose entraîne une dégradation de son potentiel respiratoire. D'où la nécessité d'expliquer aux personnels et aux parents les précautions à prendre pour éviter une surinfection d'origine nosocomiale.

Temps d'hospitalisation

Le temps de l'hospitalisation de l'enfant doit permettre de faire le point :

- avec la diététicienne : l'enquête alimentaire apprécie le niveau d'apport énergétique, ainsi que les insuffisances nutritionnelles globales et spécifiques. La diététicienne peut donner des conseils d'achats de produits de substitution ;
- avec la psychologue : si l'enfant commence à refuser les soins, à rejeter sa maladie, surtout à l'adolescence. Certains adolescents traversent une phase de doute sur la nécessité de la prise en charge et d'opposition sur la prise des médicaments. Ils expriment leurs craintes par rapport à la gravité de la maladie. Il leur faut un projet de vie pour motiver leurs efforts de formation scolaire ou professionnelle. Dans toute cette phase d'adolescence, l'équipe soignante doit rester très vigilante au moment où l'adolescent souhaite quitter le monde des soins pédiatriques.

Carnet de liaison

Disposer d'un historique des événements de la maladie aide à assurer un bon suivi. Le carnet de santé ne suffisant pas, l'AFLM (Association française de lutte contre la mucoviscidose) tient à la disposition des soignants ou des familles un carnet de soins qui permet d'assurer une bonne coordination entre les soins hospitaliers et ceux à domicile : « Informations et conseils pour le traitement de la mucoviscidose ».

Asthme du nourrisson et de l'enfant

Rabih Klink

Pré-requis

Définition

L'asthme fait partie des syndromes obstructifs respiratoires récidivants et chroniques. Il est caractérisé sur le plan anatomique par un rétrécissement diffus des voies aériennes, sur le plan physiopathologique par une inflammation avec hyperréactivité et spasmes bronchiques, sur le plan clinique par une dyspnée expiratoire avec sibilances et, sur le plan évolutif, par une réversibilité intercritique.

Fréquence

L'asthme touche environ 10 % des enfants en France, pays où la prévalence rejoint celle de la Grande-Bretagne et des États-Unis, qui est située aux environs de 10 à 12 %.

Âge de début et génétique

L'asthme débute dans environ 10 % des cas avant 1 an, dans 50 % des cas avant 2 ans et dans plus de 80 % des cas avant 5 ans.
Il touche 4 garçons pour 1 fille. La composante génétique est hétérogène, intervenant par le biais de l'atopie et de l'hyperréactivité bronchique. La pression de l'environnement sur cette composante génétique est primordiale.

Physiopathologie

Le rôle de l'inflammation dans l'hyperréactivité bronchique et le bronchospasme est évident. Cette inflammation est le plus souvent d'origine immunoallergique. Elle peut être aussi d'origine virale ou médiée par le tabagisme passif et la pollution.

Aspects cliniques

Asthme du nourrisson

Il répond à la définition de Tabachnik en 1981 : trois épisodes de dyspnée sifflante survenant dans les deux premières années de vie. Il concerne 20 à 30 % des nourrissons et l'asthme va subsister après 3 ans dans 20 à 50 % des cas.

Sur le plan clinique, cet asthme du nourrisson débute dans un cadre de bronchiolites fébriles hypersécrétantes. L'examen retrouve une polypnée avec sibilants et distension thoracique.
Le virus respiratoire syncitial joue un rôle majeur dans le déclenchement de ce tableau clinique qui, en cas de susceptibilité génétique, va aboutir à un asthme durable.

Asthme de l'enfant

Il peut être typique avec des crises associant sibilances, distension et dyspnées expiratoires, précédées par des prodromes à type de rhinite ou de conjonctivite.
Les « équivalents d'asthme » peuvent masquer le tableau au début et l'asthme peut se manifester par une toux sèche nocturne, des sibilants à l'effort ou des bronchites récidivantes.
Dans l'asthme typique, la crise se manifeste par une bradycardie expiratoire avec tirage et sibilances.

Asthme de l'adolescent

Il est caractérisé par le fait qu'il est méconnu dans environ 30 % des cas et qu'il est encore responsable d'une centaine de décès par an en France.
L'adolescence représente une période problématique à cause du tabagisme actif, de l'abandon du traitement de fond et du conflit psychologique et familial. Il nécessite une surveillance et une disponibilité importantes.

Classification de l'asthme

La classification actuelle de l'asthme prend en considération la sévérité clinique, la thérapeutique et le débit expiratoire de pointe.
L'asthme est bénin quand il se manifeste par des épisodes brefs nécessitant moins de trois doses de bronchodilatateurs par semaine, avec un état intercritique parfait.
Il est modéré quand il s'agit d'une crise en moyenne par semaine, avec utilisation de trois doses de bronchodilatateurs par semaine.
Enfin, l'asthme est sévère quand on assiste à plus d'une crise par semaine ou à une gêne permanente et quand les bronchodilatateurs et les corticoïdes inhalés sont nécessaires d'une façon permanente.

Diagnostic

Diagnostic différentiel

À côté de l'asthme, différentes pathologies peuvent provoquer un syndrome obstructif expiratoire parmi lesquelles il faudra évoquer le corps étranger bronchique, la mucoviscidose, le reflux gastro-œsophagien, une pathologie des arcs aortiques, une cardiopathie, un déficit immunitaire, une dyskinésie broncho-pulmonaire, une ciliopathie, une dilatation des bronches et, enfin, une alvéolite allergique extrinsèque. D'autres pathologies seront à évoquer selon le contexte clinique et familial.

Diagnostic étiologique

Chez l'enfant, l'asthme est d'origine allergique dans 80 % des cas.
L'**asthme allergique** est la résultante d'un terrain allergique génétique associé à des allergènes sensibilisants et favorisé par des cofacteurs divers.
Les pneumallergènes sont responsables dans 90 % des cas. Les acariens, les pollens, les phanères animales, les moisissures, enfin les blattes et le latex aéroporté sont les principaux pneumallergènes rencontrés.
Les trophallergènes sont responsables dans 4 à 6 % des cas.
Les **asthmes non allergiques** sont soit d'origine infectieuse, soit favorisés par la pollution et le tabagisme passif.

Bilan

La **radiographie thoracique** montre une distension bilatérale et élimine les autres pathologies.
Les **radiographies des sinus** sont utiles pour le diagnostic allergologique.
Sur le plan **biologique**, le Phadiatop, puis des RAST *(radio allergo sorbent test)* peuvent être utiles au diagnostic allergologique ; mais la clef du diagnostic allergologique reste les *prick-tests* réalisables dès le bas âge après avoir vérifié la réactivité cutanée.
Les **explorations fonctionnelles respiratoires** sont indispensables et peuvent être pratiquées chez le nourrisson. On étudiera la résistance des voies aériennes, les volumes à la recherche d'une distension et surtout, dès que la coopération de l'enfant est acquise, la courbe débit-volume avec étude du VEMS et les débits expiratoires proximaux et distaux.

Complications

Différentes complications peuvent émailler l'évolution, parmi lesquelles :
— la **fibrose sous-épithéliale** par inflammation traînante, qui va aboutir à une réparation chéloïde avec obstruction définitive des bronches ;
— le **retard de croissance**, qui est rencontré dans l'asthme sévère et lors des traitements prolongés par corticothérapie orale ;
— l'**état de mal asthmatique**, qui est plus fréquent chez les enfants que chez les adultes. Il peut être inaugural. Il est caractérisé par un tirage important, une cyanose, une diminution ou disparition des sibilants par épuisement ;

— la **mort** enfin, qui frappe encore malheureusement 150 enfants par année en France. Elle est évitable dans 90 % des cas et, le plus souvent, elle est due à une sous-médicalisation. Les adolescents payent le plus lourd tribu, d'où la nécessité d'une surveillance rapprochée à cette tranche d'âge.

Évolution

Dans l'ensemble, on assiste à une certaine amélioration à la puberté mais **70 % des patients gardent une hyperréactivité bronchique** avec un asthme induit par l'exercice.

➡ Traitement

L'asthme est une maladie chronique, son traitement va être nécessairement long. **Il y a deux volets thérapeutiques : le traitement des crises et le traitement de fond.** De toute façon, une disponibilité et une bonne information sont indispensables dans la prise en charge de cette pathologie.

Traitement des crises

Le traitement d'une **crise aiguë usuelle** est résumé dans le *tableau 36.1.*

Tableau 36.1 – Traitement d'une crise d'asthme aiguë usuelle

Ventoline®, Bricanyl® spray (2 bouffées + chambre d'inhalation) ou poudre (1 dose) ; Ventoline® sirop (1 à 2 mesures)

↓

Thérapeutique à répéter 30 min après si besoin

↓

Évaluation 1 heure après

↓ Succès

Traitement de consolidation : Bricanyl® (SC) ou autres bêta-2

↓ Persistance

Salbumol® (SC) : ¼ amp./15 kg + Célestène® 4 mg IM

↓

Persistance après 1 heure : hospitalisation

1. 3 nébulisations/20 min Ventoline® + Atrovent® + oxygène (maximum 6 nébulisations)
2. Solumédrol® IV : 2 mg/kg/6 h
3. Étude des gaz du sang + scope

↓

Évaluation après 2 heures ; si échec :

1. Salbumol® IV : 3 µg/kg/min, puis 1 µg/kg/min
ou théophylline IV : 5 mg/kg en 20 min, puis 1 mg/kg/h
2. Intubation-ventilation

Traitement de fond

Le **traitement de fond** est essentiel, il repose sur l'éviction des allergènes, l'action sur l'environnement, le traitement médicamenteux, la désensibilisation, la kinésithérapie, enfin les cures thermales et les séjours climatiques.
L'**éviction des allergènes** est indispensable (acariens, moisissures, blattes, pollens ?, animaux domestiques ?).
L'**action sur l'environnement** portera sur le tabagisme passif, les habitats insalubres, l'éviction des crèches et enfin la lutte contre la pollution.
Le **traitement médicamenteux** de fond, à visée préventive, repose sur les médicaments « d'adaptation », les bronchodilatateurs d'action prolongée et les anti-inflammatoires.
Les **médicaments d'adaptation** comprennent les antidégranulants (Lomudal®, Zaditen®) et les antihistaminiques I.
Les **bronchodilatateurs d'action prolongée** font appel aux théophyllines longue action ou aux bêta-2 adrénergiques d'action prolongée (Serevent®, Foradil®, Bricanyl® LP et Oxeol®).
Les **anti-inflammatoires** sont représentés par les corticoïdes inhalés qui, prescrits à une posologie de 30 à 40 µg/kg/j, évitent les inconvénients graves de la corticothérapie orale. Une nouvelle classe d'anti-inflammatoires est représentée par les antileucotriènes qui, prescrits par voie orale et en complément des corticoïdes inhalés, contribuent à maîtriser l'inflammation induite par les leucotriènes, agents inflammatoires majeurs.
Sur le plan thérapeutique, quelques points essentiels sont à souligner : les chambres d'inhalation sont d'un secours précieux dans l'administration des aérosols doseurs. L'administration des anti-inflammatoires par nébuliseur pneumatique peut être intéressante chez le nourrisson et, enfin, la surveillance thérapeutique par un débitmètre de pointe est indispensable.
La **désensibilisation spécifique** faite avec des extraits retard purifiés, administrés par voie sous-cutanée, peut être intéressante dans l'asthme modéré à sévère, où la responsabilité de l'allergène est flagrante avec une éviction impossible. Les incidents rencontrés au cours de cette désensibilisation sont le plus souvent des réactions locales et rarement générales avec choc anaphylactique.
Cette désensibilisation, faite pour un ou deux allergènes au maximum, doit être encadrée par un traitement efficace les six premiers mois, avec une observation au cabinet du praticien 30 minutes après l'injection. D'une durée globale de 4 ans, les résultats sont positifs dans 70 % des cas.
Les **cures thermales** dans des stations à eau bicarbonatée (La Bourboule) sont intéressantes dans l'asthme allergique.
Les **séjours climatiques** sont parfois nécessaires dans les asthmes sévères avec des problèmes sociaux majeurs. Effectués pour une année scolaire, ils permettent un encadrement, une éducation et une prise en charge globale.

acte infirmier

Rôle infirmier face à un enfant asthmatique

Réjane Goussen

Analyse de la situation

Il faut tout de suite apprécier l'importance de l'obstruction en précisant et en notant :
• les difficultés à tousser ;
• le degré de la dyspnée (++) ;
• l'agitation et le degré de l'anxiété ;
• l'importance des sueurs ;
• l'existence d'une cyanose ;
• la possibilité ou non de parler.

Une prise en charge bien codifiée

Lorsque la crise d'asthme est instituée, elle relève d'une prise en charge adaptée à son intensité et à l'histoire clinique :
• installer l'enfant confortablement en position semi-assise ou assise ;
• faire régner le calme autour de lui ;
• soigner l'enfant avec sérénité et efficacité et instituer un climat de confiance auquel l'enfant, habituellement anxieux, sera sensible. La présence rassurante et l'autorité de l'IDE sont absolument indispensables.

Certaines gênes respiratoires peuvent parfois céder à l'association d'une relaxation (enfant allongé au calme) et de quelques bouffées supplémentaires de bronchodilatateurs.

Lorsque la crise présente des signes de gravité plus inquiétants, la corticothérapie peut se révéler indispensable et l'IDE en surveillera et en notera les effets.

■ Techniques

La voie inhalée connaît un véritable succès en raison de la mise sur le marché de formes galéniques pour nébulisation, efficaces et faciles d'emploi.

Cette voie d'administration est compatible avec le jeune âge quand la coopération du malade est limitée et que la dyspnée rend difficile tout autre mode de traitement.

Nébuliseur

Il est branché sur une source d'oxygène à un débit de 4 à 6 L/min et un masque souple est adapté au visage de l'enfant.

Plus la nébulisation est de courte durée, mieux elle est acceptée.

Chambres d'inhalation

Elles ne nécessitent pas, contrairement aux aérosols doseurs, une coordination mains-poumons et peuvent être utilisées chez le nourrisson. Le *baby-haler* permet de prendre en charge efficacement la crise d'asthme, même en dehors du milieu hospitalier. L'inhalation de salbutamol grâce à ce système est efficace et très bien acceptée, quel que soit l'âge.

■ En dehors de la crise

L'IDE est au cœur du dispositif éducatif et joue un rôle prépondérant pour sensibiliser, informer et apprendre les grandes lignes de la pathologie et de la thérapeutique à l'enfant et aux parents.

Conduites souhaitables

Éviction du tabagisme familial

Éviction des allergènes

Elle concerne :
- les animaux domestiques. Leur éviction est souhaitable, mais peut poser des problèmes psychologiques pour détacher l'enfant de son animal préféré (chat, chien, hamster, lapin, etc.) ;
- les acariens, principaux constituants de la poussière de maison : ce sont de petites araignées mesurant 1/10 de millimètre environ et qui ne sont pas visibles à l'œil nu. Ils se nourrissent de produits de desquamation de la peau humaine ; un milieu chaud (25 °C) favorise leur reproduction, surtout en automne et en hiver ; on les retrouve dans les literies, matelas, sommiers, coussins, meubles, boiseries, parquet, plinthes, moquettes, rideaux, tentures murales.

Pour lutter contre les acariens, il faut :
- préférer les matelas synthétiques en mousse et les sommiers métalliques ;
- prévoir des housses antiacariens (+++) ;
- supprimer les oreillers et les traversins en plumes ; conseiller les oreillers antiallergiques ;
- éviter les peluches ou, éventuellement, les laver souvent ou les passer au congélateur (l'acarien meurt à la température des congélateurs) ;
- observer un entretien rigoureux du ménage ; éviter les moquettes ;
- aérer la chambre à coucher et les literies tous les jours (1/2 heure) ;
- laver les couvertures à l'eau chaude toutes les 3 semaines ;
- utiliser Acardus® trois fois par an.

La chambre de l'enfant doit être si possible orientée sud ; la température ne doit pas dépasser 20 °C et le degré hygrométrique doit se maintenir à 50 %.

Les acariens ne vivent pas au-dessus de 1 300 mètres d'altitude, ce qui explique l'amélioration des asthmatiques en montagne (vacances si possible).

Conseils

L'IDE doit conseiller aux parents :
- d'éviter la collectivité avant 3 ans ;
- de privilégier le mode de garde chez une nourrice, car le nombre d'enfants est réduit et le risque de contamination virale, donc, diminué.

Responsabiliser le patient dans la prise en charge de sa maladie ne relève pas seulement d'un diagnostic bien posé et d'une stratégie thérapeutique appropriée, mais également d'une information de base bien faite et complétée par un véritable programme d'éducation à long terme.

Tuberculose de l'enfant

Rabih Klink

Pré-requis

Tuberculose primaire

La tuberculose est due au *Mycobacterium tuberculosis* (bacille de Koch, BK, découvert en 1882), bacille acido-alcoolorésistant, non saprophyte.

La contamination se fait par inhalation de particules salivaires, émises le plus souvent par un adulte contagieux, avec dépôt bronchiolaire ou alvéolaire donnant un nodule primaire parenchymateux à partir duquel le bacille pourra disséminer soit par voie sanguine, soit par voie lymphatique. Ce nodule primaire et les ganglions médiastinaux atteints vont aboutir à une nécrose caséeuse.

L'organisme va réagir au bout d'une quinzaine de jours avec apparition en 6 semaines en moyenne d'une immunité cellulaire médiée par les lymphocytes T ; la primo-infection va rester latente tant que ces lymphocytes T maîtrisent le bacille. Dans les 5 ans qui suivent, 10 % des primo-infections latentes vont évoluer vers la tuberculose-maladie par perte de contrôle des lymphocytes T.

Les lymphocytes T sensibilisés sont responsables de l'immunité cellulaire antituberculeuse et de l'allergie tuberculeuse de type retardée.

Épidémiologie

La tuberculose est redevenue, depuis 1992-1993, un problème de santé publique avec recrudescence de la morbidité en France et en Europe en raison de la dégradation des conditions socio-économiques et surtout de l'épidémie de sida.

La morbidité pédiatrique en France représente 5 à 6 % des cas de tuberculose, tous âges confondus (510 cas en 1993). Dans la moitié des cas, les enfants atteints sont âgés de moins de 5 ans, avec 35 % de vaccinés.

Formes cliniques

Tuberculose-infection (primo-infection latente)

Elle représente la forme la plus fréquente. Elle est définie par un virage des réactions tuberculiniques en l'absence de tous signes cliniques, radiologiques ou biologiques. Cette tuberculose-infection est le plus souvent de découverte fortuite ou développée dans l'entourage d'un tuberculeux connu.

Tuberculose-maladie (primo-infection patente)

Sa traduction la plus fréquente est la tuberculose primaire pneumoganglionnaire. Elle se manifeste le plus souvent par une altération de l'état général avec asthénie et fébricule prolongées, rarement par une typhobacillose de Landouzy (fièvre augmentée isolée), un érythème noueux ou une kératoconjonctivite phlycténulaire unilatérale. Les manifestations pulmonaires proprement dites sont rares et peu spécifiques : toux traînante, *wheezing*, bronchites récidivantes.
La forme du nourrisson et de l'enfant âgé de moins de 4 ans est caractérisée par la forte fièvre, l'altération de l'état général, l'atteinte pulmonaire grave et les risques d'atteinte méningée. Dans cette forme du nourrisson et de l'enfant jeune, la microbiologie est plus fréquemment positive que chez les enfants plus grands.

Conditions du diagnostic

Un diagnostic précoce est capital afin d'éviter le passage d'une primo-infection latente (PIL) à une primo-infection patente (PIP).

Éléments d'orientation

Ils vont reposer sur le contexte épidémiologique, les tests tuberculiniques et l'imagerie thoracique.

• Contexte épidémiologique

Les groupes à risque sont les nourrissons, les adolescents, les immigrants récents, les personnes atteintes par le VIH ou par un déficit immunitaire chronique.

• Tests tuberculiniques

On pratique surtout l'intradermoréaction (IDR) à la tuberculine (test de Mantoux), qui est le seul test quantitatif nécessaire au diagnostic.
L'intradermoréaction avec injection de 0,1 mL de tuberculine à 10 UI sera appréciée sur le diamètre de l'induration étudié au 3e jour :
— inférieure à 5 mm, l'IDR est considérée comme négative ;
— supérieure à 15 mm, elle évoque une tuberculose avant tout ;
— entre 5 et 10 mm, elle traduit une vaccination par le BCG ou, en l'absence de celle-ci, une tuberculose ;
— supérieure à 10 mm et inférieure à 15 mm, cette IDR doit évoquer surtout une tuberculose ou une possible vaccination par le BCG.
Le monotest peut être pratiqué avant l'âge de 2 ans, mais n'épargne pas la pratique d'une IDR qui est l'examen clef du diagnostic.

● Imagerie thoracique

Avec l'étude de la radiographie du thorax, elle doit être analysée d'une façon attentive. Les éléments radiologiques recherchés sont :
— le **nodule primaire** : opacité arrondie à bords flous, lobaire variable ;
— les **adénopathies médiastinales** : multiples, bilatérales et compressives, hilaires ou sus-hilaires, latérotrachéales ou intertrachéo-bronchiques ;
— les **foyers alvéolaires** : aspect de pneumonie, lobaires supérieurs ou moyens ;
— les **troubles de ventilation**, avec alternance d'emphysème et d'atélectasie, rencontrés surtout chez le nourrisson.

➡ Certitude diagnostique

Elle est fournie par la microbiologie avec isolement du bacille de Koch. Chez l'enfant, les prélèvements bactériologiques reposent sur le tubage gastrique pratiqué à jeun 3 jours de suite et rarement sur l'expectoration spontanée.
La **microbiologie classique** repose sur **l'examen direct** avec coloration de Ziehl-Neelsen ou à l'auramine et la culture classique sur les milieux de Löwenstein-Jensen et de Colestos. Les résultats de cette culture classique sont longs : 3 à 4 semaines.
Les **méthodes de détection rapide** utilisées actuellement reposent sur la radiométrie (détection rapide de croissance), l'amplification d'ADN (PCR) avec étude de la séquence IS6 110, où la détection peut se faire en 24 à 48 heures *(voir « Outils de la génétique moléculaire », chapitre 12)*.
Quant à la **sérologie** avec détection par ELISA des IgG et IgM anti-Ag 60 (mycobactéries), elle pose le problème des faux positifs et elle n'est positive que dans 70 % des cas de tuberculose pédiatrique active. Elle n'est d'aucun secours dans la tuberculose infection (primo-infection latente).

à savoir

La tuberculose est une maladie à déclaration obligatoire.

➡ Traitement

Le traitement a plusieurs objectifs : traitement impératif des PIL pour éviter les PIP, traitement actif (bacille intracellulaire), bactéricide, fort pic sérique (plusieurs médicaments en une seule prise à jeun).
Les antituberculeux majeurs utilisés sont cités dans le *tableau 36.2*.

Tableau 36.2 – Antituberculeux majeurs

Drogue	Présentation	Dose par jour*	Dose par semaine	Effets secondaires
Isoniazide (INH) Rimifon® Bactéricide IC RP : 3 %	cp 50 et 150 mg	5 à 10 mg/kg/j (300 mg)	20 à 40 mg/kg par prise 2 prises par semaine	Except. avant 20 ans Élévation des transaminases Ictère Convulsions Neuropathies périphériques
Rifampicine Rimactan® Rifadine® Bactéricide IC et EC RP : 0,1 %	gélule 300 mg sirop : 5 mL = 100 mg	10 à 15 mg/ kg/j 10 : nouveau- né 10-15 : 1 mois à 7 ans 10 : 7 à 15 ans (600 mg)	10 à 20 mg/kg par prise 2 prises par semaine	Induction enzymatique Hépatotoxicité INH augmentée Coloration orange des urines Troubles intestinaux
Éthambutol Myambutol® Dexambutol® Bactériostatique IC RP : 0 %	cp 100 et 400 mg cp 250 et 500 mg	20 mg/kg/j (2 500 mg)	50 mg/kg par prise 2 prises par semaine	Rash cutané Névrite optique (cécité irréver- sible possible) À utiliser si surveillance (champs visuel, acuité visuelle, vision des cou- leurs) possible (à éviter avant 3-4 ans)
Pyrazinamide Pirilène® Tebrazid® Bactéricide IC RP : 0 %	cp 500 mg	20 à 30 mg/ kg/j (2 000 mg)	50 à 70 mg/kg par prise 2 prises par semaine	Hépatotoxicité Hyperuricémie Troubles intestinaux

* La dose maximale par jour est indiquée entre parenthèses.
IC : intracellulaire ; EC : extracellulaire ; RP : résistance primaire.

Traitement de la tuberculose-maladie (pneumoganglionnaire)

Le traitement va reposer sur l'association :
— isoniazide + rifampicine + pyrazinamide pendant 2 mois, puis rifampicine + isoniazide pendant 4 mois : total 6 mois en une seule prise le matin à jeun ;
— l'éthambutol sera utilisé les deux premiers mois dans les formes graves et l'isoniazide dans les formes résistantes ;
— le Cortancyl®, à la dose de 1 ou 2 mg/kg/j pendant 1 mois, sera utilisé dans les troubles de la ventilation graves et/ou en cas d'obstruction endobronchique supérieure à 50 %. Il est contre-indiqué dans les adénopathies latéro-trachéales.

Traitement de la tuberculose-infection (primo-infection latente)

Différents schémas sont proposés :
— schéma de l'OMS : isoniazide + rifampicine pendant 6 mois ;
— schéma de la société de pneumologie de langue française : INH pendant 9 mois ;
— INH + rifampicine pendant 3 mois, avec reconduite thérapeutique pendant 3 mois si anomalie radiologique ;
— rifampicine + pyrazinamide pendant 2 mois (en cours de validation).

Chimioprophylaxie de l'enfant

Elle cherche à prévenir l'infection, la contagion. Elle s'adresse aux nourrissons de moins de 2 ans et aux enfants au contact direct d'un adulte tuberculeux, quel que soit leur statut vaccinal.
Cette chimioprophylaxie repose sur l'administration d'isoniazide pendant 3 mois.
La **surveillance du traitement** est nécessaire et repose sur l'examen clinique, les bilans biologiques (NFS, plaquettes, transaminases, uricémie), les radiographies du thorax et enfin l'examen ophtalmologique (éthambutol).
Dans la tuberculose pulmonaire active, la contagiosité cesse 15 à 30 jours après le début du traitement.
Le nomadisme et le manque d'observance sont de réelles difficultés rencontrées dans ce traitement qui est dans l'ensemble assez long.

➡ Prévention de la tuberculose

Essentielle, elle repose sur le dépistage et la vaccination.

Dépistage

Il est capital et repose sur la pratique d'IDR, l'isolement et le traitement adéquat des malades, ainsi que sur la déclaration obligatoire de la tuberculose-maladie.

Vaccination

La vaccination repose sur le BCG inoculé en intradermique qui confère une immunité cellulaire retardée en 6 semaines. Le BCG, contre-indiqué chez le prématuré de moins de 3 kg, au cours des maladies aiguës, en cas de poussées d'eczéma, de déficit immunitaire congénital et acquis et, enfin, chez la femme enceinte, sera administré soit sous forme de Monovax® avant 3 ans, soit, mieux, par BCG intradermique (technique de référence).
L'âge optimal de vaccination se situe à la fin du 1er mois (pour les familles à risque), entre 3 et 6 mois (idéal) et avant 6 ans (vaccination obligatoire). La durée de protection conférée par le BCG est d'environ 10 ans *(voir « Les vaccinations », chapitre 10)*.

acte infirmier

Rôle infirmier face à un enfant atteint de tuberculose

Réjane Goussen

Analyse de la situation et caractéristiques

Cette maladie, que l'on croyait à court terme voir éradiquée dans les pays industrialisés et maîtrisée dans les pays en développement, constitue désormais à nouveau un sujet de préoccupation pour la **santé publique.**

■ État de l'enfant

Quel que soit le tableau clinique à partir duquel on intervient, il faut évaluer l'état de l'enfant avec les paramètres habituels dûment consignés et ne pas oublier de dresser les courbes de poids et de taille, de préciser l'importance de la toux et celle de la température. L'isolement, du moins au début, est de rigueur.

■ Diagnostic

Il repose sur les tests tuberculiniques.

Intradermo-réaction (IDR) à la tuberculine de Mantoux

C'est la technique la plus fiable à condition d'être pratiquée de façon rigoureuse et ce n'est pas toujours facile. Elle permet une analyse quantitative codifiée.

Technique

Après la désinfection habituelle et soigneuse de la peau de la face antérieure de l'avant-bras, il s'agit de faire une injection intradermique, c'est-à-dire dans l'épaisseur du derme (avec une aiguille intradermique montée sur une seringue à insuline). La

difficulté réside à ne pas faire l'injection en sous-cutané, car le derme à cet endroit n'a que quelques dixièmes de millimètre d'épaisseur.
L'injection du produit est douloureuse ; il faut donc bien immobiliser l'enfant et se faire aider quand il est petit. En piquant parallèlement à la peau, l'aiguille est bien dans le derme quand on la sent solidaire de celui-ci ; on doit voir l'aiguille par transparence.
L'injection progressive de 0,1 mL, soit 10 unités de tuberculine, entraîne un aspect de « peau d'orange » dû à la distension du derme. Cette distension est responsable de la douleur, mais garantit que l'injection a été réalisée correctement. Dans le cas contraire, il faut recommencer.
En cas de réaction positive se forme un infiltrat avec rougeur de la peau.

Lecture du résultat :

- la lecture du test se fait à 72 heures. Il faut déterminer le diamètre de l'infiltration cutanée ;
- un test est considéré comme positif si le diamètre de l'infiltration est au moins de 10 mm et son épaisseur au moins de 1 mm ;
- la réaction peut être intense et déterminer une grosse papule de 1 à 2 cm de diamètre entourée d'une cocarde rosée pouvant avoir plusieurs centimètres de diamètre ; la réaction s'accompagne souvent de prurit ;
- dans quelques cas, la papule peut présenter quelques phlyctènes (réaction dite phlycténulaire ou vésiculeuse).

Il ne faut pas oublier de noter les résultats non seulement sur la feuille de température, mais aussi sur le carnet de santé.

Autres tests

Le *patch* de Moro (timbre) est une application épicutanée de tuberculine, il se réalise au niveau de la région sternale après un nettoyage de la peau à l'éther. Il comporte deux timbres, dont l'un sert de témoin.
Le Tine Test® est l'application intradermique de spicules de métal couvertes de tuberculine. Monotest® se fait également à la face antérieure de l'avant-bras et se lit dans les mêmes conditions, mais il s'agit d'un test de dépistage qui doit toujours être confirmé par un test de Mantoux.

Examens et traitement

La recherche de BK est systématique. Elle se fait dans l'expectoration, mais surtout par tubages gastriques. Ils sont effectués 3 jours de suite le matin à jeun.
La surveillance du traitement est toujours importante. Les antituberculeux doivent être pris en une seule prise le matin à jeun.
Le traitement antituberculeux n'a pas pour seul but de guérir de façon définitive les patients, il constitue aussi, à court terme, un procédé efficace pour limiter la contamination par le bacille tuberculeux.

Conduites pour une meilleure prévention

Un relâchement des mesures de surveillance et de protection a eu lieu en 1970. La tuberculose est devenue la cinquième cause de décès par maladie contagieuse au niveau mondial.
Les raisons de cette évolution sont multiples :

- aggravation de la situation économique de nombreux pays du tiers-monde ;

- accroissement de la marginalisation sociale dans les pays développés ;
- explosion du nombre de cas de sida.

■ Prévention de l'émission des bacilles

Tout patient tuberculeux potentiellement contaminant doit être isolé d'une façon plus ou moins temporaire. Il sera placé en chambre individuelle. On fera porter un masque au patient chaque fois qu'il sera amené à quitter sa chambre pour un examen médical par exemple.
L'isolement des sujets contagieux sera maintenu tant que leurs expectorations montrent la présence de bacilles. Une durée de 2 à 3 semaines est nécessaire. La régression, voire l'arrêt de la toux, constitue un critère pertinent pour lever l'isolement.

■ Prévention de la transmission des bacilles

Les malades doivent cracher dans un petit sac ou dans des mouchoirs jetables. Ils doivent mettre une main devant leur bouche lorsqu'ils toussent et se laver régulièrement les mains.
Il faut laisser la vaisselle dans la chambre et la faire tremper dans de l'eau de Javel diluée.
Le stéthoscope et le tensiomètre restent dans la chambre pendant toute la durée de l'hospitalisation. Tout le matériel utilisé est à usage unique ou est ensuite décontaminé, notamment les endoscopes (infections nosocomiales).

■ Vaccination

Elle relève du rôle de la santé scolaire. La vaccination par le BCG doit être pratiquée pour l'entrée en collectivité.
Un Monotest® ou, mieux, une intradermo-réaction de contrôle à la tuberculine doit être pratiqué chez tout enfant entrant en classe (3 à 12 mois après le BCG).

Dyspnées obstructives aiguës de l'enfant [1]

Rabih Klink

➡ Introduction

Les dyspnées obstructives aiguës représentent les urgences respiratoires de l'enfant par excellence. Elles peuvent engager le pronostic vital avec risque asphyxique et nécessitent un traitement urgent et adapté.

---

1. Ont été réunies dans ce chapitre des affections dont la plupart sont traitées par ailleurs (voir les renvois) mais dont les sémiologies, souvent très proches, justifient ce regroupement qui permet de mieux appréhender ces types d'urgence.

La clinique est capitale pour le diagnostic positif, en constatant une bradypnée ou une tachypnée chez le nourrisson avec signes de lutte (tirage et balancement thoraco-abdominal), et pour la localisation de l'obstacle donc pour le diagnostic étiologique.
En effet, une dyspnée inspiratoire va orienter vers une origine pharyngo-laryngée avec suspicion d'abcès rétropharyngé, épiglottite aiguë, laryngite sous-glottique ou striduleuse, œdème de la glotte et, enfin, corps étranger pharyngo-laryngé.
Une dyspnée expiratoire avec sibilance va orienter vers un corps étranger bronchique, une bronchio-alvéolite aiguë du nourrisson ou une crise d'asthme.
Enfin, une dyspnée en deux temps inspiratoire et expiratoire permettra d'orienter vers une origine trachéale avec, en premier lieu, un corps étranger mobile.
D'emblée, il faut insister sur trois extrêmes urgences : l'épiglottite, le corps étranger et l'œdème de Quincke.

➡ Abcès rétropharyngé

C'est une surinfection ganglionnaire rétropharyngée compliquant une rhinopharyngite et due le plus souvent au staphylocoque doré, au streptocoque A ou aux anaérobies. Il survient le plus souvent chez les nourrissons entre 6 et 12 mois.
Les signes cliniques associent une fièvre élevée, une dysphagie et une dyspnée avec cornage.
L'enfant rejette sa tête en arrière, l'examen ORL retrouve une voussure de la paroi postérieure du pharynx et un abcès collecté au toucher pharyngé.
La radiographie de profil montre un épaississement des parties molles prévertébrales convexes en avant.
Le traitement repose sur une intubation, une incision et une aspiration avec antibiothérapie probabiliste de type Vancomycine®, Flagyl® et Amiklin®.

➡ Épiglottite aiguë (*voir chapitre 35*)

C'est un véritable abcès de l'épiglotte et des replis ary-épiglottiques, touchant environ 2 enfants sur 100 000 entre 2 et 7 ans avec un pic vers 3 ans. Les germes les plus fréquemment en cause sont *Haemophilus*, sécréteur de bêta-lactamase, le pneumocoque et le streptocoque.
Le tableau clinique associe une dysphagie avec hypersialorrhée, une dyspnée laryngée brutale allant en s'accentuant, le tout chez un enfant assis, penché en

avant et qui bave. La voix est étouffée et le teint terreux. Le risque vital est réel par insuffisance cardio-respiratoire d'origine vagale.
Sur le plan thérapeutique, à domicile, quelques gestes sont à bannir tels que l'utilisation d'abaisse-langue et l'allongement de l'enfant.
L'état clinique peut nécessiter une ventilation au masque, en position assise, et un transfert en réanimation pédiatrique par SMUR pédiatrique, toujours en position assise.
Le traitement à l'hôpital va reposer sur une intubation faite avec matériel de trachéotomie à proximité et sur l'antibiothérapie par céphalosporines de troisième génération, administrée pendant une dizaine de jours.
La pratique de la vaccination anti-*Haemophilus* B encapsulé a fait régresser la fréquence de cette pathologie grave.

➡ Laryngite aiguë sous-glottique (*voir chapitre 35*)

Elle se présente avec un œdème de la muqueuse sous-glottique, sous les cordes vocales, aggravant le rétrécissement physiologique, et évolue par épidémies automno-hivernales, frappant les enfants entre 6 mois et 3 ans.
Les agents responsables sont surtout viraux (*para-influenzae* et adénovirus).
Le début clinique est brutal avec une fièvre élevée supérieure à 38,5 °C et une bradypnée inspiratoire avec tirage et cornage. La toux est rauque mais la voix est normale.
Le traitement à domicile va reposer sur l'humidification (eau chaude) et la corticothérapie par voie IM ou IV. Le relais sera pris par les corticoïdes *per os* associés à une antibiothérapie en cas de surinfection.
L'hospitalisation est nécessaire en cas de doute diagnostique avec une épiglottite, si la corticothérapie est inefficace et, surtout, devant le bas âge (nourrisson âgé de moins de 1 an).
Le traitement lors de cette hospitalisation associe des nébulisations de Pulmicort® + adrénaline + oxygène et une corticothérapie par voie intraveineuse (Solumédrol®, 2 mg/kg/j).

➡ Laryngite striduleuse (*voir chapitre 35*)

Il s'agit de simples spasmes des cordes vocales dans un contexte de rhinopharyngite, d'une maladie éruptive ou d'une allergie. La laryngite striduleuse est rencontrée le plus souvent entre 2 et 6 ans.
La clinique associe une dyspnée inspiratoire brutale, une toux sèche, une voix rauque, le tout dans un contexte peu pyrétique.
Le traitement est simple et repose sur l'humidification et les corticoïdes *per os*.

Œdème de Quincke

C'est une véritable urticaire profonde aiguë, de mécanisme allergique avec œdème inflammatoire de l'épiglotte et du vestibule laryngé aboutissant à un risque asphyxique réel.
Les étiologies sont multiples parmi lesquelles les allergies aux venins d'hyménoptères, alimentaire ou médicamenteuse sont fréquentes.
La clinique associe une dyspnée laryngée intense, un œdème de la face et une urticaire généralisée.
Une prise en charge thérapeutique rapide et adaptée est indispensable et repose sur l'adrénaline à la dose de 0,5 à 1 mL par voie sous-cutanée et la corticothérapie par voie intramusculaire.
En cas d'aggravation ou d'inefficacité thérapeutique, une ventilation au masque puis une intubation seront tentées.
En cas d'échec de l'intubation, une mini-trachéotomie avec enfoncement au niveau de la fourchette sternale de trois aiguilles IV sera le seul geste salvateur.

Corps étranger respiratoire

On estime l'incidence à 4/10 000 enfants âgés de moins de 4 ans avec environ 500 à 1 000 cas par an en France.
Dans 80 % des cas, le corps étranger inhalé est d'origine végétale (cacahuète, noisette, pistache, etc.)
La clinique est souvent évocatrice. La dyspnée est brutale avec apparition d'un syndrome de pénétration bref et brutal se traduisant par une suffocation avec toux violente, agitation et cyanose et traduisant l'effraction laryngée.
Dans 90 % des cas, le corps étranger est bronchique, enclavé dans une bronche souche, le plus souvent à droite. La respiration redevient normale, L'auscultation pulmonaire retrouve une asymétrie du murmure vésiculaire avec *wheezing* du côté de la bronche concernée.
Dans ce cas, il faut éviter les gestes intempestifs comme faire vomir l'enfant ou le suspendre par les pieds. L'enfant sera transféré en position assise stricte, hospitalisé et bilanté. L'extraction du corps étranger, s'il est bien toléré, sera faite dans les 24 ou 48 heures qui suivent après vérification du cliché thoracique et encadrée par une antibiothérapie et une corticothérapie afin de diminuer l'inflammation séquellaire.
Un corps étranger négligé peut aboutir à des complications infectieuses (abcès du poumon ou broncho-pneumopathies traînantes) et/ou mécaniques avec obstruction bronchique et dilatation des bronches qui peuvent survenir après un séjour intrabronchique de 2 semaines et même devenir irréversibles au-delà de 5 à 6 semaines.

Dans 20 % des cas, le syndrome de pénétration ne sera pas suivi d'accalmie et une dyspnée pharyngo-laryngée va s'installer, traduisant un corps étranger obstructif pharyngo-laryngé.
Là, la dyspnée est menaçante, l'enfant s'enfonce dans un état asphyxique, ne pouvant ni crier ni parler ni tousser.
Devant ce tableau, il faut tenter en urgence une manœuvre de Heimlich ou de Mofenson (chez les nourrissons âgés de moins de 2 ans), allonger l'enfant en position latérale de sécurité et injecter du Célestène® ou de Soludécadron® par voie intramusculaire.
En cas de persistance de la dyspnée avec installation d'un état asphyxique, il faut renouveler les manœuvres d'expulsion une deuxième et une troisième fois, tenter l'extraction à l'aide d'une pince de Magill ou intuber l'enfant pour repousser le corps étranger vers la trachée s'il est en position pharyngo-laryngée libre.
En cas d'échec de l'intubation, une mini-trachéotomie au niveau de la fourchette sternale en enfonçant 2 à 3 aiguilles IV dans l'espace crico-trachéal sera tentée et l'enfant sera transféré en position assise dans un service de pneumologie pédiatrique où l'extraction sera pratiquée en urgence à l'aide d'un bronchoscope rigide.

➡ Crise d'asthme *(voir chapitre 36)*

➡ Bronchiolites aiguës *(voir chapitre 36)*

➡ Conclusion

Les dyspnées obstructives aiguës peuvent engager le pronostic vital et ceci d'une façon rapide. La séméiologie clinique est capitale pour le diagnostic positif et l'évaluation de la gravité.
Une bonne expérience en gestes de réanimation et dans le maniement des drogues d'urgence est indispensable pour une prise en charge efficace.

Infections broncho-pulmonaires aiguës bactériennes

Rabih Klink

➡ Pré-requis

Introduction

Les infections broncho-pulmonaires aiguës dites communautaires sont dominées par l'**étiologie virale prédominante dans 80 % des cas**, mais les virus vont favoriser l'adhésion bactérienne et la **surinfection** survient d'une façon quasi constante.
L'infection bactérienne primitive est rencontrée dans environ 10 % des cas. Les tableaux cliniques des atteintes virales représentent souvent la forme de début des infections bactériennes traitées dans ce chapitre.
Chez l'enfant de moins de 2 ans, ces infections virales s'accompagnent généralement d'une atteinte bronchio-alvéolaire qui définit la bronchiolite *(voir « Bronchiolites aiguës du nourrisson », chapitre 36)*.
Les infections broncho-pulmonaires aiguës ont un poids médical et socio-économique non négligeable. En effet, elles représentent 20 % de l'activité des pédiatres de ville, 10 % des hospitalisations en services de pédiatrie et enfin 30 % de la consommation d'antibiotiques en dehors d'épidémies de grippe.

Principaux agents responsables

Le *tableau 36.3* cite les principaux agents responsables de broncho-pneumopathies aiguës.

Tableau 36.3 – Principaux agents responsables de broncho-pneumopathies aiguës

	Enfants âgés de moins de 3 ans	**Enfants âgés de plus de 3 ans**
Pneumopathies virales	VRS Adénovirus *Para-influenzae* 1-3 Rougeole Grippe (A, B)	*Para-influenzae* 1-3 *Myxovirus influenzae* Adénovirus VRS Rougeole

Pneumopathies bactériennes	*Haemophilus influenzae* Pneumocoque Staphylocoque doré *Moraxella catarrhalis* *Bordetella pertussis* BK	Pneumocoque *Haemophilus influenzae* *Mycoplasma pneumoniae* *Chlamydia pneumoniae* *Bordetella pertussis* *Legionella pneumophila* BK

Clinique

Les tableaux cliniques réalisés sont les bronchites, les pneumonies, les abcès du poumon et les pneumopathies alvéolo-interstitielles.
La distinction entre les différents tableaux repose sur l'examen clinique et la radiographie thoracique.

Bronchite

Elle a un début progressif, la rhinite est facultative. La température est inférieure à 38 °C, la respiration est anormalement rapide, la toux est sèche, puis grasse, les signes généraux sont minimes ou absents, le *wheezing*[1] est fréquent. L'auscultation pulmonaire retrouve quelques ronchus et la radiographie thoracique montre un syndrome bronchique diffus. La biologie est négative, sans signes d'inflammation notables.

Pneumonie franche

Elle réalise un tableau brutal avec fièvre à 40 °C avec frissons. L'auscultation retrouve un syndrome auscultatoire en foyer. La radiographie thoracique montre une opacité lobaire avec bronchogramme aérien. La biologie révèle une hyperleucocytose avec un syndrome inflammatoire majeur.

Pneumopathies alvéolo-interstitielles aiguës d'origine bactérienne

Elles ont un début souvent progressif, marqué par une dyspnée d'effort, une toux sèche répétitive, une polypnée et une cyanose. À un stade évolué, un œdème pulmonaire lésionnel, avec syndrome infectieux important, est noté. L'examen pulmonaire retrouve des râles alvéolaires et une diminution du

1. Le phénomène de *wheezing* : on parle de *wheezing* lorsque des râles sibilants sont entendus à distance. Il s'agit d'un sifflement, le plus souvent expiratoire, témoignant d'une obstruction bronchique.

murmure vésiculaire. L'examen recherche par ailleurs des signes généraux associés à type d'adénopathie, d'hépato-splénomégalie, d'éruption cutanée et de confusion.

➡ Tableau clinique selon l'agent étiologique

Bronchites aiguës

Leur **tableau clinique** est modéré avec une toux sèche, puis grasse, sans hyperthermie majeure. La **radiographie thoracique** montre un syndrome bronchique avec majoration des opacités hilaires et épaississement des parois bronchiques réalisant des images en rail ou en anneau.

Haemophilus influenzae, le pneumocoque, le staphylocoque doré sont les **principaux agents**. Après 3 ans, *Mycoplasma* et *Chlamydia pneumoniae* peuvent être en cause. Ces infections bactériennes font souvent suite à une infection virale.

Sur le plan **thérapeutique** et à côté du traitement **fluidifiant et antipyrétique**, une **antibiothérapie probabiliste** sera nécessaire au bout de 3 jours en cas de fièvre ou de sécrétions purulentes.

Avant 3 ans, l'antibiothérapie doit viser *Haemophilus*, le pneumocoque, *Moraxella* ; l'amoxicilline avec l'acide clavulanique ou les céphalosporines de 2e et 3e génération seront mis en route.

Après 3 ans, en cas de suspicion de *Mycoplasma* ou de *Chlamydia*, un traitement par macrolide peut être tenté.

à savoir

Dans tous les cas, surtout chez le nourrisson, une kinésithérapie respiratoire de drainage sera pratiquée (voir « La kinésithérapie en néonatalogie », chapitre 53). *Le désencombrement rhynopharyngé sera pratiqué plusieurs fois par jour si nécessaire* (voir « Techniques ORL », chapitre 53).

Pneumonies à pneumocoques

Le **pneumocoque** est le principal agent des pneumonies franches lobaires aiguës, rencontrées le plus souvent après l'âge de 3 ans.

Le **début** est **variable**, parfois **typique** avec fièvre à 40 °C, frissons, point de côté brutal, toux et polypnée. Le plus souvent, le début est **trompeur** avec tableau d'appendicite ou de méningite aiguë, fièvre élevée, sans signe de localisation simulant une typhoïde.

Le **tableau typique** associe une hyperthermie à 39-40 °C, une tachycardie, une toux persistante. L'examen pulmonaire objective une matité ou submatité

thoracique localisée, un foyer de râles fins crépitants perçus en fin d'inspiration profonde.
Le diagnostic positif est conforté par la **radiographie thoracique** révélant, en règle générale, une opacité dense, homogène, segmentaire ou plus rarement lobaire.
La **biologie** révèle une hyperleucocytose majeure à polynucléaires neutrophiles et une inflammation.
Le **traitement** de l'enfant hospitalisé repose sur l'antibiothérapie qui fait appel soit à l'amoxicilline IV à forte dose (100 mg/kg/j), soit à l'association amoxicilline + acide clavulanique en IV, soit à une céphalosporine de 3ᵉ génération + un aminoside selon la sévérité clinique.
Le pneumocoque pose le problème de **résistance à la pénicilline** qui est passée en France de 10 % dans les années 90 à environ 60 % des souches actuellement par modification de leurs protéines membranaires de liaison. Quelques antibiotiques restent toujours actifs parmi lesquels la vancomycine (Vancocine®), la pristinamycine (Pyostacine®) et la rifampicine (Rifadine®).

Pneumonies à *Haemophilus influenzae*

Le tableau clinique ressemble à celui de la pneumonie à pneumocoque. Elles frappent les nourrissons et les jeunes enfants. L'association à une otite, une méningite ou une épiglottite est possible. La plupart des souches sont capsulées de type B avec une augmentation actuelle des résistances par sécrétion de bêtalactamases.
Ces résistances, qui étaient de 20 % dans les années 90, sont passées à 30 % actuellement en France dans les localisations pulmonaires.
Le traitement de choix repose sur l'association amoxicilline + acide clavulanique par voie IV et sur les céphalosporines de 3ᵉ génération.
La prévention repose sur la vaccination *(voir chapitre 10)*.

Staphylococcie pleuro-pulmonaire

Le **staphylocoque doré** est un **germe redoutable** par son pouvoir nécrosant et sa capacité d'adaptation et de résistance aux antibiotiques.
Les lésions pulmonaires relèvent d'**embolies septiques** qui forment des abcès miliaires multiples à topographie vasculaire (**furoncles pulmonaires**) dont l'extension vers la bronche aboutit à un véritable abcès du poumon avec son aspect bulleux. Cette zone nécrosée, située en plein parenchyme, va donner une excavation ; l'air échappé de ces excavations va réaliser un emphysème interstitiel aboutissant à la formation de bulles qui peuvent se rompre dans la plèvre.

L'extension de la lésion peut aussi se faire vers la plèvre, provoquant un pyopneumothorax ou un pneumothorax simple par perforation d'une bulle sous-pleurale.

La **staphylococcie** rencontrée surtout entre **2 et 4 mois** sera évoquée chez un nourrisson vivant le plus souvent en collectivité avec parfois notion de porte d'entrée : infection cutanée ou abcès du sein chez la mère.

Le tableau clinique brutal associe un **syndrome toxique sévère**, avec geignements, refus alimentaire, teint gris cyanosé, à un **météorisme abdominal** et à des signes neurologiques à type de convulsions ou de troubles de la conscience *(voir « Septicémies », chapitre 34)*.

L'**examen pulmonaire** retrouve une toux sèche ou une polypnée modérée. Les **radiographies thoraciques** de face, de profil et en décubitus latéraux droit et gauche confirment le diagnostic en objectivant des signes pleuraux et parenchymateux avec des images de condensations mal systématisées, des images bulleuses avec opacités micro ou macronodulaires, aux limites imprécises, de topographie segmentaire ou lobaire. Un pneumothorax ou un pyopneumothorax sont possibles en cours d'évolution.

La **biologie** révèle une hyperleucocytose avec une polynucléose importante et un syndrome inflammatoire majeur.

Le **diagnostic bactériologique** est fourni par les hémocultures, l'analyse de la ponction pleurale et des sécrétions bronchiques.

L'**évolution** de la staphylococcie traitée précocement et efficacement est souvent favorable.

Cette évolution peut être émaillée de **complications** telles que les accidents toxi-infectieux, les lésions pulmonaires bulleuses et les pleurésies ou les pyopneumothorax.

Sur le plan **thérapeutique**, une oxygénothérapie, une correction du choc avec hydratation par voie parentérale sont souvent nécessaires. Un drainage pleural aspiratif est pratiqué en cas d'épanchement pleural.

L'antibiothérapie associe des antistaphylococciques tels que oxacilline (Bristopen®), cloxacilline (Orbénine®), vancomycine (Vancocine®), fosfomycine (Monuril®, Uridoz®) à un aminoside par voie IV. La durée de l'antibiothérapie IV est de 1 mois, le relais oral sera poursuivi pendant 1 mois supplémentaire.

Coqueluche

Due à *Bordetella pertussis*, sa fréquence est en augmentation actuellement. La coqueluche est rencontrée aussi bien chez les nourrissons non encore vaccinés, par **absence d'immunité d'origine maternelle**, que chez les adolescents et les adultes du fait de la perte de leur immunité vaccinale. Ces derniers constituent alors une importante source de contamination pour les jeunes enfants *(voir « Coqueluche », chapitre 34)*.

La **contamination** est aérienne par les gouttelettes salivaires d'un malade, projetées lors de la toux.

La maladie sévit toute l'année avec des poussées épidémiques tous les 2 à 4 ans.

La forme commune de l'enfant comprend la **phase catarrhale** de début, qui dure une quinzaine de jours, où l'enfant va présenter une toux sèche nocturne et un écoulement nasal aqueux. La température est normale ou aux environs de 38-38,5 °C et l'état général conservé.

Puis cette toux va devenir de plus en plus spasmodique, cyanosante et, au bout de 15 jours, le tableau devient caractéristique avec la **phase d'état** où la quinte permet alors le diagnostic. Elle apparaît à l'occasion d'un facteur déclenchant souvent minime : effort, ingestion d'aliments, émotion ou colère. Les prodromes annoncent souvent la quinte. La quinte elle-même débute par une inspiration profonde, puis une série de cinq à vingt secousses expiratoires, se succédant sans inspiration entre elles, de plus en plus brèves et rapprochées, de moins en moins bruyantes. Cette série se termine par une apnée en expiration suivie au bout de 10 à 15 secondes d'une inspiration profonde, bruyante et prolongée, comparée au **chant du coq**, appelée « reprise », prélude à une nouvelle série de secousses expiratoires. En quelques minutes, plusieurs séries vont se succéder. La fin de la quinte est marquée par le rejet d'un paquet de mucosité filante, collante, transparente, avec vomissements alimentaires ou muqueux.

Les **quintes** résument pratiquement la sémiologie clinique. L'état général reste dans l'ensemble conservé. Ces quintes vont durer 5 à 6 semaines au bout desquelles la **période de déclin** va survenir.

La guérison va apparaître ultérieurement avec conservation parfois d'un tic coqueluchoïde responsable de bronchites spastiques pendant une période allant de plusieurs mois à 1 ou 2 ans.

À côté de cette forme typique, commune, il existe :

— des **formes frustes**, où on parle de coqueluchette ;

— les **formes du nourrisson**, avec le risque de coqueluche apnéïsante ;

— la **forme gravissime**, caractérisée par sa survenue avant l'âge de 3 mois, avec une tachycardie sinusale régulière, une hyperleucocytose supérieure à 50 000, une thrombocytose supérieure à 400 000 et les complications neurologiques (convulsions, comas).

La **radiographie thoracique** montre un syndrome bronchique, des foyers d'atélectasie ou des plages de surdistension.

Le diagnostic de la coqueluche repose sur le diagnostic direct et la sérologie.

Le **diagnostic direct** et l'identification de *Bordetella pertussis* dans les sécrétions nasopharyngées se font soit par **culture sur milieu de Bordet et Gengou**, soit par **immunofluorescence directe** qui a l'avantage de sa rapidité mais qui manque de spécificité et de sensibilité, soit enfin par **PCR**, c'est-à-dire par « **réaction de polymérisation en chaîne** », qui repose sur l'amplification d'une séquence d'acide nucléique spécifique de *Bordetella pertussis*. Les résultats par PCR sont obtenus en 1 à 2 jours. Cette méthode rapide et séduisante reste d'utilisation limitée étant donné son coût et les immenses précautions nécessaires à sa réalisation.

Le **diagnostic indirect ou sérologique** repose sur la détection d'anticorps spécifiques de la coqueluche. La technique de référence actuelle est la **technique de Western-Blot** ou immunoempreinte mise au point au Centre de biologie médicale spécialisée de l'Institut Pasteur à Paris. Cette technique permet de doser en une seule étape les **anticorps antitoxines** pertussiques, les anticorps **antihémagglutinines** filamenteuses, les anticorps **antiadénylcyclases** hémolysines et les anticorps **antipertactines**.

Sur le plan **thérapeutique**, l'hospitalisation des nourrissons de moins de 2 ans est souvent nécessaire et celle des bébés âgés de moins de 6 mois est obligatoire à cause des quintes asphyxiantes, du risque d'apnée et des bradycardies prolongées. Durant cette hospitalisation, le nourrisson sera placé sous monitorage cardio-respiratoire, oxygénothérapie et alimentation entérale.

Chez l'enfant plus grand, les **macrolides** (érythromycine, josamycine, à la dose de 50 mg/kg/j) sont indiqués les trois premières semaines d'évolution afin de réduire la contagiosité et d'écourter la maladie.

Une **chimioprophylaxie** est intéressante pour les membres de la famille et les enfants de la crèche. Elle repose sur l'érythromycine à la dose de 40-50 mg/kg/j durant 2 semaines.

La seule **prévention** de la coqueluche reste la **vaccination**, insuffisante encore en France. La mauvaise couverture est due à la mauvaise tolérance des vaccins coquelucheux à germes entiers, utilisés jusque-là. De **nouveaux vaccins coquelucheux acellulaires** sont mis actuellement sur le marché avec pour but d'obtenir une meilleure tolérance et, par voie de conséquence, une meilleure acceptabilité.

Selon le schéma vaccinal proposé en 1998, les primovaccinations pratiquées à 2, 3 et 4 mois de vie doivent utiliser le vaccin classique cellulaire (Tétracoq® ou Pentacoq®). Le rappel de 18 mois et le rappel tardif de 11 ans doivent être pratiqués avec le nouveau vaccin acellulaire commercialisé en France (Infanrix®).

Bronchopneumopathies à *Chlamydia*

Trois types de *Chlamydia* peuvent provoquer des infections bronchopulmonaires : *C. trachomatis*, *C. psittaci* et *C. pneumoniae*.

Chlamydia pneumoniae, ou Twar, est responsable de pneumopathies atypiques, souvent chez des **enfants de plus de 5 ans**, avec tableau clinique associant fièvre modérée, dysphagie, toux sèche persistante, crépitants, sibilants et dyspnée.

La **radiographie thoracique** montre une opacité alvéolaire ou alvéolo-interstitielle, le plus souvent unilatérale. La **biologie** révèle un hémogramme normal et une vitesse de sédimentation (VS) accélérée.

Le **diagnostic biologique** repose sur la sérologie. Deux tests sont utilisés : la **réaction de fixation du complément** et la **micro-immunofluorescence** (MIF). *Chlamydia pneumoniae* est sensible aux macrolides. Un traitement par érythromycine, josamycine ou clarythromycine (Zeclar®) sera instauré pendant une quinzaine de jours. En cas d'intolérance, les tétracyclines peuvent être utilisées chez le grand enfant. Les quinolones sont actifs et utilisés chez les enfants immunodéprimés.

Bronchopneumopathies à *Mycoplasma pneumoniae*

Germe intracelllulaire, *Mycoplasma pneumoniae* atteint l'enfant après l'âge de 5 ans, mais peut survenir chez le nourrisson.
Après une **incubation silencieuse** de 2 à 3 semaines, le tableau clinique est caractérisé par une **toux sèche, quinteuse, incessante**, avec râles fins d'alvéolite. Il existe souvent une altération de l'état général, un syndrome méningé et des troubles digestifs divers.
Les **signes systémiques** tels que arthralgies, myalgies, ectodermose pluri-orificielle, anémie et érythème maculo-papuleux ou urticarien sont évocateurs.
La **radiographie thoracique** révèle des images variées, évocatrices : opacités alvéolaires hilifuges mal systématisées à prédominance unilatérale, troubles de ventilation avec des opacités rétractiles, adénopathies hilaires et épanchements pleuraux.
La **biologie** montre une hyperleucocytose avec un **test de Coombs positif.**
Le **diagnostic positif** repose sur la mise en évidence de la bactérie soit par **culture** (qui reste une technique délicate), soit par **PCR**. La sérologie détecte les anticorps de type IgM par fixation du complément.
L'**évolution** clinicoradiologique en l'absence de tout traitement peut être traînante jusqu'à 2 mois. Le **traitement** repose sur les macrolides (érythromycine, josamycine ou clarythromycine : Zeclar®) pendant 1 semaine minimum. En cas d'intolérance, les cyclines peuvent être utilisées à partir de l'âge de 8 ans.

Bronchopneumopathies à *Legionella pneumophila*

Les légionelloses sont rares chez l'enfant. Elles sont dues à un bacille Gram– intracellulaire particulier par sa résistance à la digestion cellulaire lysosomiale et par sa sécrétion de différentes exotoxines responsables de l'altération de l'état général et de l'atteinte neurologique.
Legionella se transmet à partir de **réservoirs hydriques tièdes et humides**. La source de contamination est représentée par les circuits d'aération, de climatisation, les condenseurs à ruissellement, les pommeaux de douche et les nébuliseurs. **L'eau potable de ville peut être une source de contamination**. La multiplication de la bactérie est favorisée par la chaleur et la stagnation de l'eau.

Le **début clinique** est **brutal** et associe toux, dyspnée, douleurs thoraciques dans un contexte fébrile, atteinte neurologique avec agitation et obnubilation, tableau digestif avec vomissements, diarrhée et douleurs abdominales. Le tout réalisant un **syndrome pseudo-grippal** avec myalgie et céphalée.
La **biologie** révèle une hyperleucocytose à polynucléose neutrophile (PN).
La **radiographie pulmonaire** montre des opacités alvéolaires et interstitielles le plus souvent bilatérales, parfois systématisées. Un épanchement pleural modéré est fréquemment associé.
La **culture bactérienne** à partir des sécrétions bronchiques est possible.
En fait, le **diagnostic** est **surtout sérologique**, fait par la réaction d'immunofluorescence indirecte révélant une élévation des titres des anticorps d'au moins quatre dilutions.
Sur le plan **thérapeutique**, l'érythromycine est l'antibiotique de choix à la dose de 50 mg/kg/j ou le Zeclar® pendant 3 semaines pour éviter les possibles rechutes.

Bronchiolites aiguës du nourrisson *Rabih Klink*

→ Définition

Les bronchiolites avec atteintes bronchio-alvéolaires doivent répondre à cinq paramètres :
— présence de crépitants en fin d'expiration ;
— présence de sifflement expiratoire brutal ;
— atteinte des enfants de moins de 2 ans ;
— présence de signes de virose ;
— signes possibles de détresse respiratoire, de pneumonie ou d'atopie.
Il s'agit donc d'une infection respiratoire virale prédominante sur les petites voies aériennes avec souvent atteinte parenchymateuse.

→ Épidémiologie

Les bronchiolites évoluent par épidémies hiverno-printanières, touchant 6 à 10 % des nourrissons de moins de 2 ans avec un pic entre 6 semaines et 6 mois. La fréquence et la gravité sont en augmentation à cause des modifications de mode de vie (crèches, urbanisation, tabagisme).

➡ Agents viraux

Les virus en cause sont : le virus respiratoire syncytial (VRS, 80 %), le virus para-influenzae 3, l'adénovirus, le virus influenzae et le rhinovirus.
Le VRS, principal responsable, est un paramyxovirus à ARN avec enveloppe. La protéine d'enveloppe F est responsable de son intégration dans les cellules épithéliales et la protéine d'enveloppe G, responsable du tropisme cellulaire, comprend deux sous-groupes antigéniques : A et B. Le sous-groupe A est responsable d'épidémies sévères ; tous les 5 ans, il y a une alternance entre les sous-groupes A ou B.
L'épidémie de bronchiolites à VRS démarre habituellement en octobre-novembre pour atteindre son maximum en décembre-janvier, puis se termine en mars-avril environ. Durant cette épidémie, le VRS va toucher environ 100 % des nourrissons en crèche et 40 % des nourrissons élevés à domicile. La transmission du VRS se fait par voie aérienne (mucosité) et directe (mains, vêtements, jouets). En effet, le VRS survit 6 heures sur une paillasse et les vêtements, 2 heures sur les jouets et environ 30 minutes sur les mains. Durant les épidémies de VRS, 50 % du personnel d'un service de pédiatrie est porteur et peut transmettre ce virus. Les sécrétions nasales durent environ 1 semaine.
Le VRS est responsable d'une infection respiratoire localisée sans virémie réelle. Son action dans les bronchiolites est imparfaitement connue. Le VRS va agir par une cytotoxicité directe et par le biais de réactions immunopathologiques. La cytotoxicité directe du VRS est responsable d'une abrasion épithéliale au niveau de la jonction bronchio-alvéolaire avec nécrose et desquamation des cellules ciliées. Cette nécrose est responsable d'une libération de médiateurs inflammatoires avec infiltration péri-bronchiolaire, œdème sous-muqueux et hypersécrétion bronchique. Les réactions immunopathologiques portant tout d'abord sur l'immunité humorale sont caractérisées par une immaturité immunologique du nourrisson avec une insuffisance de synthèse d'IgA locales et d'IgG 2, les seuls neutralisants anti-protéine G et F du VRS. L'immunité cellulaire va être activée par le VRS qui colonise les macrophages et transforme les lymphocytes T en lymphocytes T cytotoxiques et induit la transformation des CD4 en TH2 avec synthèse accrue d'IgE anti-VRS, puis anti-allergènes. Cette théorie d'orientation des CD4 en TH2 avec synthèse d'IgE anti-VRS et anti-allergènes peut expliquer les rapports entre bronchiolites, allergies et asthme ultérieur.
À côté de la cytotoxicité directe, l'insuffisance en anticorps neutralisants et la présence de lymphocytes T cytotoxiques, le nourrisson est handicapé par des voies respiratoires étroites avec peu de fibres musculaires lisses distales et sans ventilation collatérale. Les grandes muqueuses sont très développées et, enfin, il existe une fatigabilité musculaire avec immaturité immunologique expliquant la gravité de la bronchiolite en bas âge.

Quoique d'origine virale avec prédominance nette du VRS, les co-infections bactériennes sont très fréquentes et présentes dans 44 % des cas. Les bactéries les plus rencontrées sont *Haemophilus influenzae*, *Moraxella catarrhalis* et le pneumocoque.

➡ Clinique

Après une incubation de 2 à 4 jours, la bronchiolite va démarrer par une rhinite, une pharyngite, puis la phase bronchiolaire va s'installer en 1 à 3 jours et sera traduite par une toux sèche, quinteuse, avec polypnée et tirage. L'examen clinique va retrouver une distension thoracique avec, à l'auscultation, des sibilants et des sous-crépitants. Il existe souvent une tachycardie et le nourrisson va présenter une difficulté alimentaire avec des vomissements.
Après cette phase bronchiolaire, une phase sécrétante va s'installer avec rhinorrhée claire et sécrétions bronchiques abondantes. Les mucosités purulentes vont traduire la co-infection bactérienne.
La guérison va apparaître en une quinzaine de jours.
Au cours de cette évolution, des complications immédiates à type d'apnée, de déshydratation et de convulsions sont à craindre.
Les signes de gravité qui doivent amener à hospitaliser le nourrisson sont les signes de lutte, la cyanose, l'hypersudation, la polypnée et la respiration irrégulière, la tachycardie, l'apnée, les vomissements, les troubles alimentaires et l'hyperthermie supérieure à 39 °C. L'hospitalisation sera aussi indiquée dans les situations délicates, à savoir le nourrisson âgé de moins de 6 semaines (pour certains auteurs, moins de 3 mois), le terrain fragilisé par une dysplasie broncho-pulmonaire, une cardiopathie congénitale, une mucoviscidose ou un déficit immunitaire, quand la kinésithérapie à domicile est impossible et en cas de mauvais contexte social et économique.

➡ Examens paracliniques

Dans les formes communes, les examens paracliniques ont peu d'indications. Toutefois, en cas d'aggravation ou d'hospitalisation, un bilan biologique et radiologique *a minima* sera pratiqué.
Le bilan biologique va comprendre une NFS, un ionogramme, une CRP, un dosage de fibrine. Un ECBU à la recherche d'une co-infection bactérienne sera demandé en cas d'ascension thermique ou d'aggravation de la symptomatologie.
La radiographie thoracique va montrer une distension bilatérale avec des opacités floues traduisant l'atteinte alvéolaire et des opacités péribronchiques traduisant l'atteinte interstitielle.

Parfois, des atélectasies des lobes supérieurs sont constatées.
Les explorations fonctionnelles respiratoires seront réservées aux formes graves, traînantes. Elles révèlent une augmentation de la capacité résiduelle fonctionnelle traduisant la distension et une diminution de la compliance dynamique avec augmentation des résistances pulmonaires totales.
L'étude des gaz du sang sera nécessaire chez les enfants hospitalisés en réanimation.
Le diagnostic virologique sera fait d'une façon directe ou indirecte.
Le diagnostic direct repose sur l'immunofluorescence indirecte faite sur les aspirations naso-pharyngées acheminées au laboratoire en moins de 3 heures et dont les résultats sont obtenus en 4 heures, ou par culture où on recherchera le syncytium obtenu en 1 à 2 semaines.
Le diagnostic virologique indirect à visée épidémiologique sera fait par deux sérologies successives à 15 jours d'intervalle.

➡ Rapports entre VRS-bronchiolites et asthme

Un asthme séquellaire est retrouvé selon les études dans une proportion allant de 30 à 70 % des cas après 5 ans de recul. Les facteurs de risque d'évolution vers la maladie asthmatique sont en rapport avec la sévérité de l'épisode initial, la présence d'une atopie familiale, d'antécédents de dysplasie broncho-pulmonaire, la vie en crèche, le contact précoce avec des pneumallergènes et, enfin, le tabagisme passif. Les mécanismes de cette évolution seraient l'hyperréactivité bronchique séquellaire à l'abrasion épithéliale, mettant les récepteurs bronchiques à nu avec une hypertonie vagale, et l'hypersécrétion d'IgE induite par le VRS favorisant la sensibilisation aux différents pneumallergènes.

➡ Traitement

Le traitement des bronchiolites commence à être codifié (conférence de consensus, septembre 2000) et fait l'objet de controverses inépuisables.
Il repose sur deux volets : traitement symptomatique et traitement spécifique.
Le **traitement symptomatique**, non contesté, repose sur la désobstruction nasale, le fractionnement des repas, l'hydratation optimale, la position proclive dorsale, l'humidification de l'atmosphère, la kinésithérapie respiratoire avec technique d'accélération du flux expiratoire, l'oxygénothérapie à l'aide de lunettes nasales et, enfin, le gavage et la ventilation mécanique en cas d'aggravation clinique.
Les controverses concernant le traitement symptomatique portent sur l'antibiothérapie, les bronchodilatateurs et la corticothérapie.

L'antibiothérapie fait couler beaucoup d'encre. Il n'existe pas de consensus actuellement, mais nombre d'auteurs insistent sur le pourcentage de la co-infection variant entre 30 et 60 % des cas.

L'antibiothérapie est indiquée en cas d'otite ou de pneumopathie associées, s'il existe un foyer pulmonaire radiologique, sur un terrain fragilisé (prématurité, dysplasie broncho-pulmonaire), si la fièvre est supérieure à 39 °C depuis plus de 2 jours. La CRP et les polynucléaires élevés sont des arguments supplémentaires à son utilisation.

Les antibiotiques utilisés doivent être probabilistes tenant compte des germes les plus rencontrés, à savoir *Haemophilus influenzae*, *Moraxella catarrhalis* et le pneumocoque.

Les plus utilisés seront donc Augmentin®, Orelox® et Zinnat®.

Les broncho-dilatateurs sont dans l'ensemble largement utilisés malgré des résultats d'études discordants où leur utilité est discutée.

En effet, beaucoup d'arguments sont contre leur utilisation, insistant sur l'obstruction mécanique cellulaire des bronchioles, la rareté des fibres musculaires lisses avant l'âge de 6 mois, la désaturation constatée après nébulisation de salbutamol. D'autres études sont au contraire favorables à leur utilisation en insistant sur l'amélioration clinique incontestable.

En conclusion, les bêta-2-adrénergiques en nébulisation ultrasonique avec source d'oxygène semblent efficaces malgré leur action transitoire.

Aucun bronchodilatateur n'a l'AMM dans le traitement des bronchiolites en ville. Ils sont tous réservés à l'usage hospitalier.

La corticothérapie a fait l'objet de nombreuses études qui restent discordantes et conflictuelles. Sur le plan physiopathologique, l'abrasion muqueuse avec l'afflux des cellules inflammatoires, la libération de médiateurs inflammatoires *in situ* et la co-infection bactérienne aggravant l'inflammation, poussent nombre de praticiens à son emploi. En effet, dans une enquête nationale pratiquée entre novembre 1996 et février 1997 et portant sur 1 481 bronchiolites examinées par 646 pédiatres en cabinet de ville, la corticothérapie était utilisée dans 60 % des cas.

La conférence de consensus retient, elle, l'absence d'efficacité de la corticothérapie tant par voie orale qu'en inhalation.

Le **traitement spécifique** fait appel à la ribavirine (Virazole®), virostatique utilisé en nébulisation et indiqué chez le nourrisson de moins de 2 mois fragilisé. Ses effets secondaires à type de conjonctivite, de rash, de bronchospasme, l'effet tératogène possible chez le personnel soignant féminin et, enfin, son coût limitent son utilisation d'une façon étendue.

➡ Prévention

La prévention de la bronchiolite se fait à **trois niveaux**.

La **prévention primaire** repose sur l'hygiène appliquée en collectivité, en insistant sur la désinfection stricte, le lavage des mains et l'éviction des nourrissons malades. Au niveau hospitalier, la prévention primaire va reposer sur le lavage soigneux des mains, l'utilisation des blouses de box, le port des masques, l'isolement par pathologie et, enfin, la limitation des visites.
La **prévention secondaire** repose sur l'utilisation d'immunoglobulines spécifiques anti-VRS qui, selon une étude multicentrique américaine, diminueraient les séjours en réanimation. Le rapport entre leur coût et leur bénéfice reste, néanmoins, à évaluer.
Actuellement les anticorps monoclonaux, dérivés d'un anticorps monoclonal d'origine murine, constituent une avancée intéressante. Le palivizumab (Synagis®) est utilisé depuis 1999 en France. Cet anticorps monoclonal humanisé anti-protéine F est indiqué chez les prématurés âgés de moins de 6 mois et les nourrissons de moins de 2 ans porteurs de dysplasie broncho-pulmonaire. Injecté en IM à la dose de 15 mg/kg/mois/5 mois, il permet une prévention efficace contre le VRS chez cette population spécialement fragile.
La **prévention tertiaire** vise l'évolution vers l'hyperréactivité bronchique et l'asthme et s'adresse aux enfants à risque. Elle repose sur l'éviction des crèches, la lutte contre le tabagisme et la pollution et, enfin, l'utilisation des cromones ou des corticoïdes inhalés pendant des périodes de 2 à 3 mois.

➡ Vaccination

L'utilisation dans les années 1965 de vaccins à base de virus tués, inactivés par le formol, s'est heurtée à la fabrication de complexes immuns responsables de vascularites pulmonaires graves. En plus, la modification de l'enveloppe virale aboutissait à la fabrication d'anticorps non neutralisants, peu efficaces. L'utilisation secondaire de vaccins à base de virus vivants, atténués, aboutissait à une faible immunogénicité, ce qui limitait leur intérêt.
L'avenir vaccinal va sûrement reposer sur des vaccins recombinants comprenant les protéines membranaires F et G.

Pleurésies de l'enfant

Rabih Klink

Pré-requis

Introduction

La plèvre est formée de deux feuillets, l'un viscéral recouvrant le poumon, l'autre pariétal recouvrant l'ensemble de la partie interne de la cage thoracique. Ces deux feuillets, qui glissent l'un sur l'autre lors des mouvements respiratoires, sont séparés par un espace virtuel contenant 1 à 2 mL de liquide. Il existe des mouvements de filtration et de réabsorption à travers cette membrane pleurale et toute modification ou tout déséquilibre entre l'absorption et la filtration au niveau de l'espace pleural va entraîner l'accumulation de liquide dans cet espace, d'où une **pleurésie.**

Étiologie des pleurésies

Les pleurésies traduisent une réaction inflammatoire, **le plus souvent secondaire** avec épanchement. L'épanchement peut être **séro-fibrineux**, clair, citrin, traduisant le plus souvent une infection tuberculeuse ou virale (myxovirus, adénovirus, varicelle, Coxsackie, oreillons), une infection à *Mycoplasma pneumoniae* ou une infection débutante à pneumocoque.
L'épanchement pleural **purulent, d'origine bactérienne**, représente 75 % des pleurésies des nourrissons. Cet **empyème** résulte de l'effraction dans la plèvre d'une collection bactérienne broncho-pulmonaire. Les germes en cause, retrouvés dans 50 à 80 % des cas, sont le pneumocoque, *Haemophilus influenzae* et le staphylocoque doré, principal agent avant 2 ans.
Les pleurésies secondaires font suite à une infection de proximité : infections pulmonaires (pneumonie bactérienne, tuberculose, infection à *Mycoplasma pneumoniae*, etc.), infections sous-diaphragmatiques (abcès hépatique, pancréatites aiguës hémorragiques, fistules pancréatico-pulmonaires), infections médiastinales et tumorales. À côté de ces infections de proximité, les pleurésies peuvent être dues à une maladie systémique (lupus érythémateux aigu disséminé, polyarthrite chronique juvénile, rhumatisme articulaire aigu et sarcoïdose, qui peuvent entraîner une réaction pleurale).

Clinique

Dans les pleurésies bactériennes purulentes succédant à une pneumonie bactérienne, la clinique va évoluer en deux temps. La reprise de la fièvre et l'apparition de signes fonctionnels et physiques nouveaux vont orienter vers cette pleurésie purulente. En effet, la fièvre élevée est associée à une toux, une douleur thoracique et une diminution de l'ampliation thoracique. La toux et la dyspnée sont particulières, car dépendantes des changements de position. L'auscultation pulmonaire retrouve une diminution ou une abolition du murmure vésiculaire associée à un souffle pleural situé à la limite supérieure de l'épanchement. La percussion thoracique retrouve une matité de l'hémithorax atteint.

Bilan

La paraclinique contribue au diagnostic positif.

La **radiographie thoracique** de face, de profil et en décubitus latéral du côté atteint révèle une opacité dense, homogène, masquant les côtes, comblant les culs-de-sac costo-diaphragmatiques avec ligne de Damoiseau oblique, en haut et en dehors. En cas d'épanchements abondants, elle montre un hémithorax blanc avec déplacement médiastinal et abaissement du diaphragme.

Le **scanner thoracique** sera pratiqué en cas de doute diagnostique avec un abcès pulmonaire, une tumeur ou une hypoplasie pulmonaire. Il affirme toutefois la nature liquidienne de l'épanchement.

L'**échographie pulmonaire** affirme l'épanchement, le localise et révèle son caractère enkysté ou non. Elle guide la ponction pleurale.

Le **bilan biologique** va comprendre une numération formule sanguine (NFS), une CRP, une fibrine et des hémocultures.

La **ponction pleurale** sera faite après anesthésie locale (crème Emla® + anesthésie locale à la Xylocaïne®) en pleine matité sur la ligne axillaire postérieure moyenne. Une étude cytobactériologique avec antibiogramme sera pratiquée sur le prélèvement, ainsi qu'un dosage des protéines, de la lacticodéshydrogénase (LDH), du glucose et des antigènes solubles (pneumocoque, staphylocoque et *Haemophilus influenzae*).

➡ Traitement des pleurésies

Le traitement sera étiologique. La **pleurésie séro-fibrineuse tuberculeuse** sera traitée par les antituberculeux majeurs associant isoniazide, rifampicine, éthambutol et pyrazinamide *(voir « Tuberculose de l'enfant », chapitre 36)*. Ce traitement sera de 9 mois, associé à une corticothérapie initiale.

Le traitement des **pleurésies bactériennes** est fondé sur le repos au lit, la ponction évacuatrice avec drainage aspiratif (–15 cm à –20 cm d'eau, pendant 8 à 10 jours), l'hydratation et enfin l'oxygénothérapie nécessaire dans les détresses respiratoires avec hypoxie.

Le **traitement antibiotique initial** sera souvent probabiliste, associant une bêtalactamine ou une céphalosporine de 3e génération à un aminoside, et

sera ensuite adapté en fonction des résultats bactériologiques et de l'antibiogramme.
Le **pneumocoque** sera traité en première intention par une pénicilline G ou, mieux, une amoxicilline à la dose de 100 mg/kg/j en quatre fois, associée à un aminoside à la dose de 15 mg/kg/j. En cas de résistance, la céfotaxime sera associée à un aminoside.
Haemophilus influenzae sera traité par l'association amoxicilline + acide clavulanique ou une céphalosporine de 3e génération associée à un aminoside.
Le **staphylocoque doré** sera traité par l'association oxacilline (Bristopen®) avec aminoside. S'il est métirésistant, on emploiera l'association vancomycine + amikacine ou l'association fosfomycine + céfotaxime + amikacine.
Les bacilles Gram– et surtout *Pseudomonas aeruginosa* seront traités par l'association ceftazidime (Fortum®) ou imipénème (Tienam®) avec aminoside.
Le traitement antibiotique sera instauré par voie intraveineuse pendant une période de 2 semaines et poursuivi *per os* pendant 2 mois suivant l'évolution inflammatoire et radiologique.
À côté de l'antibiothérapie, le traitement local comporte un **drainage pleural** et lorsque l'épanchement est peu abondant, deux ou trois ponctions sont, habituellement, suffisantes.
Une **corticothérapie** est le plus souvent nécessaire. Elle sera débutée vers le 8e jour, dès l'apyrexie et l'ablation du drain. Elle sera instaurée à forte dose pendant 3 semaines (1 à 2 mg/kg/j), puis à dose dégressive en 2 à 3 semaines.
La prévention des séquelles pleurales fait appel à la **kinésithérapie respiratoire**, qui sera débutée dès l'ablation du drain vers le 8e jour et maintenue pendant environ 3 mois.

➡ Conclusion

Les pleurésies de l'enfant sont **rares**, le plus souvent **secondaires** et **peu abondantes.**
La pneumonie reste la cause la plus fréquente des pleurésies. Les germes les plus rencontrés sont le **staphylocoque** avant l'âge de 6 mois, ***Haemophilus*** avant 3 ans et *Streptococcus pneumoniae* après 3 ans. Les bacilles Gram– et les anaérobies sont à rechercher sur des terrains fragilisés.

Bronchectasies de l'enfant

Rabih Klink

Pré-requis

Définition et aspect anatomopathologique

Les bronchectasies ou dilatations des bronches (DDB) ont une définition anatomique : augmentation permanente et irréversible du calibre des bronches se distribuant entre la quatrième et la huitième division bronchique. Elles sont uni- ou bilatérales et siègent surtout dans les territoires inférieur et moyen. Sur le plan **macroscopique**, ces dilatations, localisées ou étendues, ont une morphologie ***cylindrique***, ***fusiforme***, ***variqueuse***, ***pseudo-kystique*** ou ***sacculaire*** et sont des lésions évoluées, irréversibles avec destruction du mur cartilagineux.
Les **lésions histologiques** sont caractérisées par des **modifications muqueuses** avec métaplasie malpighienne, ulcération épithéliale, augmentation du nombre et de la taille des glandes muqueuses et altération de la structure ciliaire. Des **lésions vasculaires** sont parallèles aux lésions bronchiques avec hypervascularisation artérielle bronchique.
Ces perturbations anatomohistologiques font expliquer les manifestations et les complications des DDB, à savoir stagnation des sécrétions par perte de la fonction muco-ciliaire, surinfection, hémorragie, trouble de la ventilation et, au stade ultime, insuffisance respiratoire.

Pathogénie

À côté des **bronchectasies congénitales** par malformation, qui sont rares dans l'ensemble, on a évoqué différentes théories pathogéniques pour expliquer les **bronchectasies acquises**, plus fréquentes et dominées par deux mécanismes : l'un obstructif bronchique et l'autre inflammatoire.
Ainsi une **infection avec inflammation endobronchique prolongée** peut générer un processus destructif du mur bronchique. La colonisation bactérienne est délétère par la toxicité microbienne directe avec les ciliotoxines, le sabotage de l'escalator muco-ciliaire et la stimulation directe de la sécrétion muqueuse. La colonisation bactérienne va aboutir, par ailleurs, à un dérapage inflammatoire secondaire avec afflux de polynucléaires neutrophiles et libération *in situ* d'élastases, d'où la cytotoxicité directe.
Un **collapsus lobaire** peut produire une pression pleurale fortement négative aboutissant à la distension de la bronche impliquée.
Enfin, une **fibrose parenchymateuse** peut, par un mécanisme de traction sur le mur bronchique, aboutir à une distension de la bronche.

Tous ces facteurs sont souvent intriqués dans le déterminisme des lésions bronchiques, elles-mêmes susceptibles de concourir à leur autoaggravation avec constitution d'un cercle vicieux cause-conséquence.

Clinique

Le tableau clinique associe habituellement une **toux chronique**, **productive**, **matinale** dans un contexte de pneumopathie récidivante, toujours dans le même territoire, avec rechute habituelle à l'arrêt des antibiotiques. L'haleine est fétide, il existe une **bronchorrhée avec sputum muco-purulent**. L'auscultation retrouve des ronchus diffus ou localisés, avec *wheezing* et crépitants localisés fixes d'un examen à l'autre.
Un **hippocratisme digital** est habituel. L'hémoptysie est exceptionnelle. Un retard staturo-pondéral est présent dans les formes très évoluées.

Bilan

La **radiographie thoracique** d'excellente qualité peut objectiver l'**image directe** des bronchectasies avec leur aspect en rosette, en nid d'abeille, en doigts de gant, avec épaississement des parois bronchiques et impaction mucoïde. Elle montre aussi des **signes indirects** : opacité segmentaire traduisant une rétraction du lobe siégeant souvent au niveau moyen, image bulleuse ou hyperclarté.
La **scintigraphie pulmonaire de perfusion et de ventilation** révèle les territoires bronchectasiques, hypoperfusés et mal ventilés. La scintigraphie est un examen très sensible qui doit être néanmoins réalisé à distance de tout épisode infectieux aigu.
La **tomodensitométrie thoracique**, pratiquée avec injection et coupes fines, visualise la dilatation et l'épaississement des parois bronchiques, analyse la topographie et étudie le poumon controlatéral.
La **bronchographie** à l'Hytrast®, pratiquée sous anesthésie locale, permet de préciser le type des bronchectasies, leur étendue et la dynamique bronchique. Elle permet une étude morphologique de chaque bronche sur tout son trajet, en révélant l'absence de remplissage des extrémités bronchiques et l'augmentation du calibre des bronches, qui devient le double de la normale avec rupture du parallélisme des bords. Elle est incontournable chez l'enfant avec arrière-pensée chirurgicale.
La **fibroscopie bronchique**, essentielle au diagnostic positif, élimine un corps étranger, une cause locale, montre l'aspect de la muqueuse et permet des prélèvements bactériologiques, un brossage et une biopsie bronchique pour étude ciliaire.
L'**étude de la fonction pulmonaire** avec exploration fonctionnelle respiratoire et étude des gaz du sang évalue l'importance de l'obstruction bronchique, les

anomalies des volumes pulmonaires et dépiste l'insuffisance respiratoire chronique.
Le **bilan biologique** est surtout étiologique.

Étiologies

Les différentes étiologies sont résumées dans le *tableau 36.4*. L'association à une pathologie ORL doit faire évoquer une mucoviscidose, une dyskinésie ciliaire congénitale et un déficit immunitaire.

Tableau 36.4 – Étiologies des bronchectasies

Étiologies congénitales	Étiologies acquises
Malformatives Syndrome de William-Campbell Syndrome de Mounier-Kuhn Séquestration pulmonaire, kyste bronchogénique, trachéomalacie **Maladies génétiques** Mucoviscidose Dyskinésie et immobilité ciliaire Déficits immunitaires : – agammaglobulinémie – hypogammaglobulinémie Déficit en sous-classes Déficit en IgA Anomalies du complément Anomalies de la phagocytose	**Postinfectieuses** Rougeole, virus respiratoire syncitial (VRS), adénovirus, *H. influenzae*, coqueluche, mycoplasme, tuberculose **Corps étranger bronchique négligé** **Autres** Reflux gastro-œsophagien Séquelles d'atrésie de l'œsophage Dysplasie broncho-pulmonaire Tumeur bronchique carcinoïde

➡ Traitement

Le traitement est d'abord médical, puis chirurgical dans les formes très évoluées.
Le **traitement médical** a pour but d'assécher les bronches et de réduire l'hypoxémie. Il repose sur la kinésithérapie respiratoire quotidienne, les soins ORL et stomatologiques, les bronchodilatateurs, l'oxygénothérapie, l'action sur l'environnement avec lutte contre le tabagisme, les cures thermales et enfin l'antibiothérapie.
Des cures intraveineuses par bithérapie associant une bêtalactamine à un aminoside sont souvent nécessaires lors des exacerbations par périodes de 15 jours à 3 semaines. Ces cures IV seront suivies par une antibiothérapie continue, alternée, associant une bêtalactamine, un macrolide et un sulfamide,

en cures de 10 jours successifs, laissées toute l'année ou les mois d'hiver. Cette antibiothérapie est encadrée par des ECBC et la kinésithérapie.
La **chirurgie** d'exérèse est souvent nécessaire chez l'enfant, dans les bronchectasies irréversibles, mal tolérées, localisées uni ou bilatérales. Elle doit être économe, faite après une préparation médicale soigneuse et prolongée.
Le **traitement étiologique** est capital : exérèse d'un corps étranger ; ablation d'une tumeur ; gamma-globulines en IV en cas d'hypogammaglobulinémie ; cure chirurgicale d'un reflux gastro-œsophagien ou d'une malformation broncho-pulmonaire.

➡ Conclusion

Qualifiées de « maladies orphelines », les bronchectasies ou dilatations des bronches sont en fait beaucoup plus fréquentes qu'on ne le croit chez l'enfant. Il faut cependant savoir les détecter en y pensant devant des symptômes apparemment banals.

Bibliographie

Association française de lutte contre la mucoviscidose. *Informations et conseils pour le traitement de la mucoviscidose.*
LABBÉ A., DUTAU G. *Asthme du nourrisson et du petit enfant*. Paris : Arnette ; 1998.
LABBÉ A., DUTAU G. *Pneumologie de l'enfant*. Paris : Arnette-Blackwell ; 1996.
NAVARRO-BELLON G. *La Mucoviscidose*. Paris : éditions Espaces 34 ; 1995.
TOURNIER G., SARDET-FRISMARD A., BACULARD A. *Pneumologie pédiatrique*. Paris : Masson ; 1996.

chapitre 37

Bernard Boudailliez
Djamal Djeddi
Dominique Gervoise

Reins et appareil urinaire

Pré-requis : développement et évaluation de la fonction rénale de l'enfant

➜ Rappel anatomopathologique

Chaque rein est composé d'environ un million d'unités élémentaires excrétrices d'urine, les **néphrons** (*figure 37.1*). Chaque néphron comporte un glomérule et un tubule.

Le **glomérule** est le site de la formation de l'urine primitive par un processus de simple filtration. Il est formé par le floculus enveloppé par la capsule de Bowman. Entre ces deux éléments se trouve l'espace urinaire de Bowman. Le floculus est constitué par les capillaires glomérulaires issus de l'artériole afférente et drainés par l'artériole efférente. Ainsi, le glomérule possède deux pôles : l'un vasculaire, l'autre urinaire qui fait communiquer l'espace de Bowman avec la lumière du tube proximal.

Le **tube rénal** est un long canalicule composé de segments : tube proximal, anse de Henlé, tube distal. Le tube a pour fonction de traiter l'urine primitive par des phénomènes de réabsorption-excrétion. Ces phénomènes permettent une concentration de l'urine, une régulation de l'équilibre acidobasique, un contrôle des balances phosphocalciques.

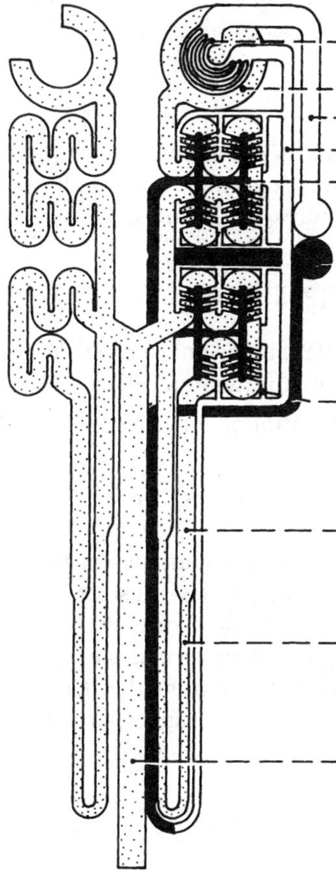

Figure 37.1 – Le néphron

➡ Rappel du développement fœtal

Le rein fœtal est fonctionnel dès la 10e semaine de gestation et se développe progressivement jusqu'à la 35e semaine de gestation. Après la naissance, les fonctions glomérulaires et tubulaires continuent de se développer et atteignent les valeurs de la maturité vers la fin de la 1re année de vie. Cette immaturité du rein est d'autant plus importante que l'enfant est prématuré. À l'échographie anténatale, le rein devient analysable à partir de la 20e semaine. Une évaluation de la fonction rénale fœtale est possible par la ponction des cavités pyélocalicielles sous échographie : le dosage du sodium et de la bêta-2-microglobuline permet une évaluation de la fonction rénale et sera un élément utile pour la prise de décision chez un fœtus porteur d'une uropathie malformative.

Éléments d'évaluation

Miction du nouveau-né

Quatre-vingt-treize % des nouveaux nés urinent dans les premières 24 heures, 99 % dans les premières 48 heures. Le volume de la diurèse passe de 50 à 100 mL dans les premières 48 heures à 500 mL dans le 2e mois.

Débit de la filtration glomérulaire

Il est calculé par la mesure des clairances, qui permet de chiffrer la capacité du rein à épurer une substance uniquement filtrée. Selon la formule : **clairance** = $\frac{UV}{P}$, où U est la concentration urinaire, V le débit urinaire et P la concentration plasmatique.

La valeur normale chez l'enfant à partir de l'âge de 2 ans est de 80 à 120 mL/min/1,73 m^2.

En pratique, le dosage de la créatinine plasmatique est utilisé : il s'agit d'une substance sécrétée à un taux continu par les muscles et qui a la propriété d'être uniquement filtrée par le glomérule. Pour un calcul rigoureux de la clairance, il est nécessaire de disposer d'un recueil d'urines des 24 heures, ce qui en pratique constitue chez l'enfant une difficulté. Des formules (formules de Schwartz) permettent d'approcher la clairance par un dosage isolé de la créatinine plasmatique.

Pouvoir de concentration maximal des urines

Il peut être évalué soit par une épreuve de restriction hydrique, soit par l'administration de DDAVP (1-désamino-8-D-arginine vasopressine) : Minirin®, analogue synthétique de l'ADH. Les urines sont régulièrement recueillies et l'osmolarité est mesurée sur chaque échantillon. Chez l'enfant, le pouvoir de concentration maximale des urines passe de 400 à 1 000 mOsm/kg d'eau de l'âge de 6 mois à 10 ans. L'atteinte du pouvoir de concentration des urines s'observe dans les pathologies rénales (tubulopathies, uropathies obstructives, diabètes insipides néphrogéniques) et endocriniennes (diabète insipide d'origine centrale par défaut de sécrétion de l'hormone).

Exploration des fonctions tubulaires

Elle repose sur :
— le dosage de bêtamicroglobinurie ;
— le dosage des acides aminés urinaires ;
— la recherche de glycosurie ;

— la recherche d'une fuite phosphatée ;
— l'étude de l'équilibre acidobasique avec mesure du seuil de réabsorption des bicarbonates ;
— l'étude des capacité de réabsorption du sodium, du potassium et du calcium par l'analyse des dosages sanguins et urinaires.

Recherche d'une hématurie

Elle se fait :
— soit par la bandelette (dépistage) ;
— soit par le décompte des hématies par millimètres cubes (normal < 5 hématies/mm^3). L'examen de la morphologie de l'hématie en microscopie optique est utile pour déterminer l'origine glomérulaire ou urologique d'une hématurie.

Recherche d'une protéinurie

Elle se fait par la bandelette (dépistage).
Le dosage pondéral sur des urines de 24 heures est indispensable pour une évaluation du débit. La recherche du caractère orthostatique de la protéinurie se fera par des dosages séquentiels sur les urines de la journée et de la nuit. Une protéinurie est pathologique au-delà de 50 mg/kg/j.

Néphrose lipoïdique

Définition

La **néphrose** est une entité anatomoclinique définie par l'association d'un syndrome néphrotique intense à l'absence de lésions histologiques spécifiques glomérulaires minimes au microscope. Le syndrome néphrotique se définit par l'association d'une protéinurie massive (> 50 mg/kg/j), d'une hypoprotidémie (< 50 g/L) avec hypoalbuminémie (< 25 g/L) et par l'existence de perturbations lipidiques.
La rétention hydrosodée (œdème et prise de poids) accompagne régulièrement ce syndrome. Sa survenue est brutale chez un enfant âgé le plus souvent de 2 à 8 ans. C'est la cause la plus fréquente de syndrome néphrotique chez l'enfant.
La réponse au traitement corticoïde est un élément de pronostic essentiel : on distingue ainsi les néphroses corticosensibles et les néphroses corticorésis-

tantes, de survenue beaucoup plus rare (10 %) mais de pronostic beaucoup plus préoccupant.

➡ Signes cliniques

Le début est brutal, manifesté par des œdèmes périphériques, voire parfois diffus avec ascite et épanchement pleural. La prise de poids sera chiffrée. Le déclenchement des poussées par une infection des voies respiratoires est fréquent, de même qu'un terrain allergique.

➡ Biologie

Le syndrome néphrotique est isolé (« pur »), sans signes associés tels qu'hématurie, hypertension artérielle, insuffisance rénale. Sont à connaître les perturbations de la calcémie généralement basse en raison de la baisse du calcium lié à l'albumine. Un dosage du calcium ionisé libre montrerait un taux normal. Des anomalies de l'hémostase aboutissent à un état d'hypercoagulabilité : un taux de fibrinogène supérieur à 6 g/L, une diminution de l'antithrombine III, la présence de produits de dégradation du fibrinogène sont une indication à un traitement par héparine.

➡ Ponction-biopsie rénale

Elle n'est indiquée que si le tableau est atypique :
— début avant 1 an ou après 10 ans ;
— début progressif avec notion de protéinurie ancienne, hématurie macroscopique ;
— insuffisance rénale ou hypertension artérielle.
En fait, l'indication la plus commune est la constatation d'une corticorésistance.

➡ Complications

Elles peuvent survenir au moment des poussées. Il peu s'agir :
— d'une hypovolémie par fuite du contenu hydrique vasculaire vers l'interstitium. Cette hypovolémie se manifeste par des douleurs abdominales, une asthénie, une tachycardie, une chute tensionnelle... ;
— d'une insuffisance rénale fonctionnelle secondaire à l'hypovolémie ;

— d'infections bactériennes, préférentiellement liées au pneumocoque ou au streptocoque ;
— de complications thromboemboliques. Ces accidents peuvent être favorisés par l'hypovolémie et souvent aggravés par l'utilisation de diurétiques.

Évolution et traitement

Le **traitement initial** comprend une corticothérapie par prednisone (Cortancyl®) à la dose de 60 mg/m^2/24 h, sans dépasser 80 mg/24 h pendant 4 semaines. Le plus souvent, la protéinurie disparaît en moyenne en une dizaine de jours (manifestée par une phase polyurique). Dans ces cas, la corticothérapie est diminuée très progressivement : pleine dose 1 jour sur 2 pendant 2 mois, puis dégression lente pour faire un total de 4 mois et demi de traitement. Si le **syndrome néphrotique** est inchangé ou s'il persiste, une protéinurie au terme des 4 premières semaines, un traitement par trois embols de prednisolone (Solumédrol®) de 1 000 mg/1,73 m^2 à 48 heures d'intervalle est préconisé. L'administration de ces embols nécessite une surveillance rigoureuse (surveillance tensionnelle et scope). La disparition de la protéinurie définit le caractère corticosensible de la néphrose (90 % des cas). Sa persistance définit le caractère corticorésistant de la néphrose.

Le **traitement symptomatique** est reconduit à chaque poussée :
— restriction des apports sodés (0,3 mg/kg/j) et hydriques ;
— la perfusion d'albumine n'est indiquée qu'en cas de signes d'hypovolémie mal tolérée ;
— les diurétiques doivent être utilisés avec la plus grande prudence puisqu'ils risquent de majorer l'hypovolémie et le risque de thrombose ;
— l'administration de pénicilline est justifiée pour prévenir les infections à pneumocoque et streptocoque ;
— tout syndrome infectieux nécessite des prélèvements à visée bactériologique et un traitement antibiotique vigoureux ;
— le risque thrombotique doit être prévenu : mobilisation, correction de l'hypovolémie, proscription de ponction du gros tronc veineux et du cathéter à demeure, héparinothérapie éventuellement relayée par antivitamine K.

Dans la situation de **syndrome néphrotique chronique** ou à rechutes fréquentes, on veillera à des apports caloriques et protidiques adéquats, une scolarité et une activité sportive normales. Les vaccinations peuvent être faites à distance des immunosuppresseurs.

Dans tous les cas la **surveillance à domicile** sera organisée rigoureusement : consignation sur cahier de liaison des contrôles du poids et de la corticothérapie. La surveillance de la pression artérielle n'est indiquée que sous forte dose de corticoïdes et en cas d'utilisation de la ciclosporine. Le régime sans sel est inutile lorsque l'enfant est en rémission et à distance de fortes corticothérapies. En cas de rechute, l'hospitalisation n'est nécessaire qu'en cas d'œdème très important.

L'évolution des **néphroses corticosensibles** est caractérisée par la fréquence de rechutes (*figure 37.2*). Dans la situation de corticodépendance de bas niveau, une corticothérapie prolongée (18 mois à 2 ans) discontinue permet de limiter les rechutes et, à ces doses, d'éviter les complications propres à une corticothérapie prolongée, en particulier sur la croissance. Certaines situations à rechutes multiples nécessitent de faire appel à d'autres traitements immunomodulateurs (levamisol : Solaskil®, cyclophosphamide et ciclosporine), qui permettront de diminuer, voire d'arrêter la corticothérapie. La prescription de ces traitements nécessite une surveillance rigoureuse (en particulier la nécessité d'une biopsie rénale après 2 ans de traitement par ciclosporine). Dans la plupart des cas, ces néphroses corticosensibles finiront par s'éteindre. Les risques d'apparition de corticorésistance secondaire sont faibles (2 à 5 %), tandis que les risques d'évolution vers l'insuffisance rénale sont estimés à 1 %.

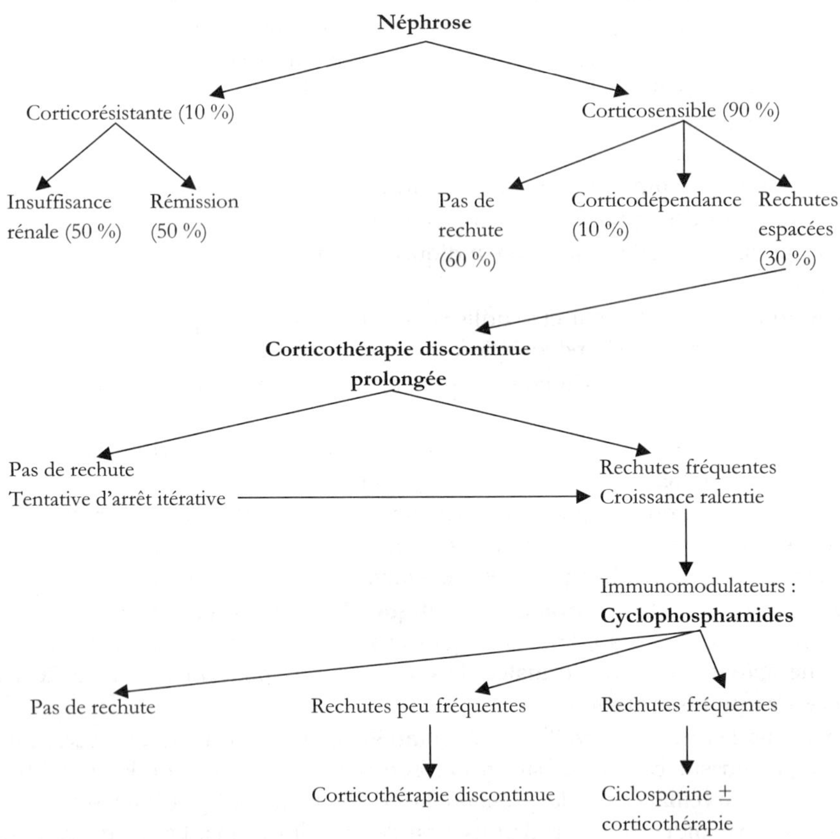

Figure 37.2 – Schéma évolutif des néphroses

Plus préoccupant est l'avenir des **néphroses corticorésistantes**. Dans près de la moitié des cas, l'évolution naturelle se fait vers l'insuffisance rénale terminale dans un délai de quelques années. La ciclosporine associée à la prednisone permet en revanche une rémission dans environ la moitié des cas. Il est à noter que la récidive de la néphrose sur le greffon est observée dans environ 70 % des cas, conduisant à la perte du greffon dans la moitié des cas.

Infections urinaires

Les **infections urinaires** de l'enfant sont fréquentes et le plus souvent bénignes. Mais elles peuvent être révélatrices d'une malformation des reins ou des voies excrétrices : c'est dans ce cadre qu'elles ont une gravité potentielle car non traitées, elles risquent d'entraîner des lésions rénales irréversibles.

➡ Manifestations cliniques

Les manifestations cliniques sont très variables et parfois trompeuses.

Chez le grand enfant

Il existe assez souvent des signes évocateurs :
— dysurie, pollakiurie, brûlures mictionnelles ;
— énurésie secondaire récente ;
— douleurs abdominales ou lombaires.
Des poussées fébriles inexpliquées doivent toujours faire rechercher une infection urinaire.

Chez le nourrisson

Le diagnostic est beaucoup plus difficile. Il faut penser à une infection urinaire devant :
— des accès fébriles inexpliqués ;
— des troubles digestifs (anorexie, vomissements, diarrhée) ;
— une hypotrophie.

En période néonatale

Il faut y penser devant des accès fébriles, des signes digestifs, un ictère.

Mais à la période néonatale, il faut toujours rechercher des signes de dissémination bactérienne en pratiquant des hémocultures, voire une ponction lombaire, car l'infection urinaire peut s'intégrer dans le cadre d'une septicémie.

Diagnostic

Le diagnostic est biologique. Il repose sur l'association d'une bactériurie et d'une leucocyturie.

Le recueil des urines

Il doit être fait de façon correcte par l'infirmière *(voir « Les prélèvements d'urines », chapitre 52)*.
Il doit être fait sans sondage, après un nettoyage soigneux, avec des antiseptiques, de la région vulvaire chez la fille, du gland chez le garçon, puis séchage par compresses stériles.
Chez l'enfant continent, les urines sont recueillies au milieu de la miction.
Chez le nourrisson ou l'enfant qui n'a pas de miction volontaire, les urines sont recueillies dans un sac collecteur stérile, changé toutes les demi-heures jusqu'à obtention de la miction.
Le prélèvement par ponction sus-pubienne est indiqué dans certaines circonstances.

L'examen d'urines

Prélèvement

Il doit être fait rapidement. Le prélèvement doit être conservé moins d'une heure à température ambiante et moins de quatre heures au réfrigérateur à + 4 °C.

Examens

Les examens à pratiquer sur ce prélèvement sont :
— un examen cytobactériologique du culot urinaire ;
— une numération des germes par mL (bactériurie quantitative) ;
— une culture et un antibiogramme.

Diagnostic

Il repose sur l'association d'une leucocyturie et d'une bactériurie.

La leucocyturie peut être affirmée s'il existe plus de 10 leucocytes/mm^3 d'urine ou plus de 2 000 leucocytes au **compte d'Addis**.
La bactériurie doit être quantifiée (méthode de dilution ou méthode de l'uricult) ; elle est pathologique si elle est égale ou supérieure à 10^3 germes/mL d'urine.
Un antibiogramme doit toujours être pratiqué, indispensable pour le choix des antibiotiques.

à savoir

La bactériurie est généralement constituée d'un seul type de germe. La présence de deux ou trois espèces microbiennes doit faire suspecter une souillure et impose un nouveau prélèvement.

Bilan

Dès que l'infection urinaire est affirmée, il faut faire le bilan en groupant un certain nombre d'éléments.

Éléments cliniques

L'interrogatoire doit faire préciser la date d'apparition des troubles évoquant une infection urinaire. On recherche des troubles mictionnels, des accès fébriles inexpliqués, la notion de polyuro-polydipsie, un retentissement sur le développement staturo-pondéral.
L'examen comporte la palpation des fosses lombaires, l'appréciation du jet urinaire, la recherche d'un globe vésical, la prise de la pression artérielle. On recherche une cause locale favorisante : vulvo-vaginite, **oxyurose**.
La découverte de malformations est un élément qui oriente vers une uropathie (malformations des organes génitaux externes, malformations vertébrales, cardiaques, anomalies faciales et plus particulièrement de l'oreille).

Éléments biologiques

Un bilan des fonctions rénales est effectué : dosage de l'urée sanguine, ionogrammes sanguin et urinaire, clairance à la créatinine, étude du pouvoir de concentration maximale des urines lors du test au DDAVP.

Localisation de l'infection urinaire

Certains arguments peuvent être en faveur d'une infection urinaire basse (**cystite**) ou d'une infection urinaire haute (**pyélonéphrite**).

En faveur d'une localisation basse de l'infection

On retient :
— les signes fonctionnels localisés à la vessie (dysurie, pollakiurie) ;
— l'absence de signes généraux d'infection ;
— la normalité des fonctions rénales.

En faveur d'une pyélonéphrite

On retient :
— l'existence de fièvre ;
— l'existence de douleurs abdominales ou lombaires ;
— la palpation d'un ou deux gros reins ;
— une HTA ;
— des signes d'atteinte rénale (protéinurie, diminution du pouvoir de concentration des urines).
Mais dans bien des cas, la distinction est difficile, et des examens spécialisés sont utiles : la visualisation en immunofluorescence de bactéries recouvertes d'anticorps dans les urines semble être un bon argument en faveur d'une atteinte parenchymateuse rénale.

Investigations radiologiques

Chez tout enfant porteur d'une infection urinaire haute, l'échographie sera pratiquée à la recherche de dilatation des cavités rénales. La cystographie (rétrograde chez la fille, sus-pubienne chez le garçon) sera pratiquée à distance de l'infection urinaire (4 à 6 semaines) et en s'assurant au préalable de la stérilité des urines.
Cet examen vise à rechercher l'existence d'un **reflux vésico-urétéro-rénal**, cause importante chez l'enfant de l'infection urinaire.

Remarque | *Si l'échographie et la cystographie sont normales, l'urographie intraveineuse n'est pas obligatoire.*

Traitement

Le traitement de l'infection urinaire doit être bien conduit :
— il faut adapter le traitement antibiotique aux données de l'antibiogramme ;
— il faut que la drogue utilisée ait une concentration urinaire correcte, mais également une bonne concentration sérique afin d'atteindre le parenchyme rénal en cas de pyélonéphrite ou d'infection urinaire associée à des malformations des voies urinaires ;

— le traitement doit être prolongé, son efficacité contrôlée par des examens des urines répétés, sa tolérance satisfaisante.
Toute infection urinaire peut être révélatrice d'une uropathie malformative (obstructive ou refluante) : un traitement antiseptique, mis en route immédiatement (sulfamide, Bactrim® ; nitrofuradantine, Furadabtine® ; hydroxyquinoléine, Nibiol®), sera maintenu jusqu'à ce que les investigations aient permis de faire un diagnostic complet.

Les infections urinaires hautes

Il s'agit d'infections urinaires avec pénétration tissulaire de germes (pyélonéphrite). Elles sont souvent l'expression d'une **uropathie malformative**.
Le traitement est toujours administré par voie parentérale pendant au moins 6 jours comprenant céphalosporine de 3e génération associée le plus souvent, toujours chez l'enfant de moins de 18 mois, à un aminoside (Amiklin®) pendant 48 heures. Le relais sera pris par un antibiotique oral pour réaliser une durée totale de traitement de 7 à 11 jours.

à savoir

Le contrôle des examens cytobactériologiques urinaires à la 48e heure est fondamental afin de s'assurer de l'efficacité du traitement.

La mise en évidence du germe et de ses caractéristiques pourra amener une modification des antibiotiques. En cas d'obstruction des voies excrétrices, un drainage pourra être indiqué en urgence. A distance, un traitement chirurgical pourra être indiqué sur la malformation. L'attitude thérapeutique devant un reflux vésico-urétéral sera nuancée : il convient d'attendre l'effet du traitement anti-infectieux qui est susceptible de le faire disparaître ; lorsque le reflux persiste après un certain temps d'évolution, l'intervention est alors indiquée.

Les infections urinaires basses

Il s'agit d'infections urinaires localisées au bas appareil urinaire. Elles sont caractérisées par l'absence de température, de douleurs lombo-abdominales et d'altération de l'état général. Brûlures mictionnelles et dysurie dominent. Le traitement sera administré par voie orale en fonction des données de l'antibiogramme.

Glomérulonéphrite aiguë postinfectieuse

➜ Définition

La **glomérulonéphrite aiguë** (GNA) **postinfectieuse** est l'expression d'une agression glomérulaire par des mécanismes immunitaires survenus au décours d'un épisode infectieux, le plus souvent poststreptococcique. Les lésions glomérulaires se manifestent par une rétention hydrosodée (œdèmes et prise de poids), une hypertension artérielle, une protéinurie avec hématurie. L'insuffisance rénale est fréquente. Cet ensemble symptomatique définit le syndrome néphrotique. Son évolution est le plus souvent favorable, mais des complications peuvent survenir durant la phase aiguë. Certaines situations peuvent rendre le diagnostic difficile : c'est la biopsie rénale qui permettra d'apporter les éléments diagnostiques déterminants.

➜ Signes cliniques et biologiques

La plupart des enfants atteints ont entre 2 et 10 ans. Le début est brutal : 2 à 3 semaines après un épisode infectieux, le plus souvent angine ou infection ORL. La forme habituelle associe :
— des urines « Coca-Cola » associées à une hématurie ;
— des œdèmes généralisés avec prise de poids ; parfois signes d'œdème aigu pulmonaire avec gêne respiratoire ;
— une hypertension artérielle ;
— une insuffisance rénale aiguë avec oligoanurie ;
— une fièvre modérée.
Biologiquement, l'abaissement du complément hémolytique total (CH50) et celui de la fraction C3 du complément sont des signes très évocateurs. La mise en évidence de l'infection par le streptocoque bêta-hémolytique du groupe A est difficile à démontrer. D'autres germes (staphylocoques, méningocoques...) peuvent être en cause.

➜ Évolution

Elle est favorable dans la majorité des cas : l'hypertension artérielle, l'insuffisance rénale disparaissent en moins de 15 jours. Le complément se normalise en 6 à 8 semaines. Certaines situations peu typiques ou d'évolution lente doivent faire porter l'indication d'une biopsie rénale. En effet, un syndrome néphrotique peut être l'expression non seulement des glomérulonéphrites à prolifération endocapillaire pure d'évolution favorable (c'est la GNA), mais aussi des glomérulonéphrites de pronostic plus réservé telles que les GN membranoprolifératives et les GN prolifératives endo- et extracapillaires à croissants focaux et diffus, dont la plupart ont une évolution chronique avec persistance d'une protéinurie et aboutissent à l'insuffisance rénale dans des délais variables.

Traitement

Il est uniquement symptomatique : régime désodé strict et restriction hydrique. En cas de surcharge cardio-vasculaire, on administre du furosémide (Lasilix®) à fortes doses, à répéter. S'il y a échec de cette mesure, l'épuration extrarénale doit être organisée. L'hypertension artérielle sera contrôlée par les vasodilatateurs périphériques (nicardipine). L'antibiothérapie se limite à la prescription d'une pénicilline pendant 10 jours. Le rôle de la puéricultrice est essentiel dans le recueil des éléments de surveillance : poids, pression artérielle, diurèse, état de conscience...

Hématurie

Définition

L'émission d'urines rouges, fonçant à la lumière, doit faire pratiquer un décompte d'hématies dans les urines : une hématurie macroscopique s'accompagne d'un taux d'hématies supérieur à 500 000 hématies/mm^3.
Cet examen permet de différencier l'hématurie macroscopique d'urine colorée soit par médicaments, soit par hémolyse ; ailleurs, c'est un examen systématique à la bandelette ou un décompte d'hématies demandé devant un tableau clinique qui fera poser le diagnostic d'hématurie microscopique, définie par la présence de plus de 5 hématies/mm^3.

Étiologie

L'examen au microscope des hématies permet, par l'étude de leur morphologie, de distinguer une origine glomérulaire (hématie alors déchiquetée) d'une hématurie urologique (hématie normale). L'origine glomérulaire est en outre suspectée par l'association à une protéinurie, une hypertension artérielle et l'absence de dysurie et de caillot.

Causes glomérulaires

Chez l'enfant, ce sont essentiellement : la glomérulonéphrite, la maladie de Berger (ou néphropathie à IgA) et le syndrome d'Alport, qui associe en outre une surdité de perception.

Causes urologiques

Pour un diagnostic précis, elles nécessitent de recourir aux techniques d'imagerie. Doivent être recherchées une lithiase, une tumeur rénale, une uropathie obstructive, une polykystose. Certaines circonstances orientent le diagnostic : traumatisme, cystite. Une cause à connaître est l'existence d'une hématurie en rapport avec une hypercalciurie.

En pratique, devant une hématurie chez l'enfant, l'**interrogatoire** permet d'orienter vers une cause urologique ou glomérulaire. Il sert à déterminer :

— les circonstances de survenue : traumatisme, fièvre, douleur, séjour à l'étranger, prise de médicament... ;

— le type de l'hématurie :
  - totale ou initiale ;
  - présence de caillot ;
  - couleur ;
  - durée, périodicité ;

— les antécédents familiaux :
  - maladie rénale dans la famille ;
  - lithiase ;
  - surdité.

➡ Examens

Examen clinique

Il comporte palpation des fosses lombaires et examen des organes génitaux. Il recherche la prise de poids, l'œdème, l'hypertension artérielle.

Examens paracliniques

Des examens de « débrouillage » seront organisés : ECBU, analyse des hématies en contraste de phase, recherche de protéinurie, dosage créatininémie et albuminémie, échographie rénale.

En fonction des premières données, des investigations complémentaires plus orientées seront prescrites.
Chez le nouveau-né, une hématurie doit faire rechercher une thrombose des veines rénales, souvent observée dans un contexte de souffrance périnatale.

Syndrome hémolytique et urémique

Définition

Le syndrome hémolytique et urémique (SHU), **première cause d'insuffisance rénale aiguë du nourrisson**, est caractérisé par l'association d'une anémie hémolytique avec schizocytes, d'une thrombopénie et d'une insuffisance rénale aiguë. Le SHU le plus fréquemment observé est le SHU typique, survenant dans un contexte de diarrhée (D+) épidémique. Il touche l'enfant de moins de 3 ans.

Étude clinique

La **phase d'état** est précédée d'une phase prodromique comportant de la diarrhée et potentiellement du melæna pendant quelques jours (en moyenne : 6 jours). Le début brutal est manifesté par une anémie (pâleur intense) et une insuffisance rénale aiguë avec oligoanurie et fréquemment hypertension artérielle.
L'**atteinte d'autres organes** que le rein est possible : atteinte colique avec atteinte hémorragique, atteinte hépatique, atteinte pancréatique avec possible diabète, atteinte neurologique avec convulsions, coma et signes neurologiques focaux.

Évolution

Elle est le plus souvent **favorable à court et moyen terme.**
Le taux de mortalité est inférieur à 5 %. Le pronostic vital est en jeu essentiellement dans les formes multiviscérales.
La durée de l'anurie est variable, inférieure à 10 jours, nécessitant la mise en œuvre d'une épuration extrarénale. La durée de l'anurie est le facteur pronostique essentiel.
Environ 5 à 10 % des cas évoluent vers l'insuffisance rénale terminale d'emblée ou après avoir récupéré une diurèse avec insuffisance rénale chronique pendant quelques mois ou années.

Environ 60 % des enfants n'ont pas de séquelles pendant les 5 à 10 ans suivant le début de la maladie mais, à très long terme, beaucoup révèlent une protéinurie et/ou une hypertension artérielle, voire une insuffisance rénale modérée.

➡ Étiologie

L'**étiologie du SHU D+** a été prouvée comme infectieuse. Les manifestations sont liées à une infection à *Escherichia coli* producteur de vérotoxines. Le sérotype d'*E. coli* le plus commun est O157 H7. Les vecteurs sont les bovins. La contamination humaine peut se faire soit par ingestion de produit alimentaire contaminé, soit par contact avec d'autres personnes infectées par ces germes. Des épidémies ont été rapportées dans des collectivités ou des lieux géographiques précis.
À côté du SHU D+ ont été décrits des SHU atypiques, bien différents dans leur mode d'installation (installation plus lente) et surtout dans leur pronostic (évolution vers une insuffisance rénale terminale).

➡ Traitement

Il est **symptomatique** : traitement conservateur de l'insuffisance rénale aiguë, contrôle de la pression artérielle, épuration extrarénale, transfusion sanguine, prise en charge des atteintes multiviscérales. Aucun traitement spécifique particulier n'a fait la preuve d'une efficacité.
Tout cas de SHU D+ doit être déclaré. Des mesures d'hygiène et la mise en observation des patients porteurs de diarrhées dans l'entourage doivent être systématiques.

Hypertension artérielle

La prise de la pression artérielle fait partie de l'examen clinique de l'enfant. Dans certaines circonstances (protéinurie, hématurie, insuffisance rénale, céphalées, convulsions, défaillance cardiaque, baisse brutale de l'acuité visuelle), l'hypertension artérielle n'est pas une surprise. Ailleurs, elle peut être une surprise et nécessite alors une prise en charge systématique.

➡ Méthodologie

La **mesure de la pression artérielle** chez l'enfant doit respecter une méthodologie rigoureuse et standardisée :
— enfant au calme, allongé depuis plus de 10 minutes ;
— manomètre à mercure ;
— taille du brassard couvrant au moins les deux tiers de la hauteur du bras (un brassard trop étroit augmente artificiellement les chiffres mesurés) ;
— pression systolique correspondant à l'apparition des premiers bruits, la pression diastolique à leur disparition complète.

L'avènement de dispositif de mesure de pression par oscillométrie est un progrès considérable. En cas de chiffre limite, la pression artérielle sera mesurée à plusieurs reprises et à plusieurs consultations.

Les **critères de définition de l'hypertension artérielle** reposent sur les chiffres de normales publiés *(tableau 37.1)*. En fonction du niveau d'écart par rapport aux normes publiées rapportées plus à la taille qu'à l'âge civil, on distingue l'HTA limite, sévère et immédiatement menaçante.

Tableau 37.1 – Pression artérielle avant l'âge de 4 ans

	Garçon				Fille			
Âge (ans)	1	2	3	4	1	2	3	4
Pression systolique (mmHg)	94	95	94	91	93	95	93	91
Pression diastolique (mmHg)	53	56	54	54	52	57	55	54

➡ Conduite à tenir

Il faut tout d'abord en évaluer le retentissement (fonction cardiaque par l'échocardiographie, examen ophtalmologique) et en rechercher la cause qui est, dans 80 à 90 % des cas, l'HTA secondaire à une pathologie rénale ou réno-vasculaire : anomalie du parenchyme rénal (reins cicatriciels, glomérulopathies chroniques, polykystose), anomalie de l'artère rénale. Certaines affections endocriniennes (phéochromocytome, bloc enzymatique surrénal) et des prises de toxiques peuvent être responsables d'HTA. La coarctation de l'aorte sera systématiquement recherchée par la palpation des pouls fémoraux et l'échocardiographie. En l'absence de cause retrouvée, l'HTA est dite essentielle et doit faire l'objet d'une surveillance attentive.

➜ Traitement

Le traitement de la poussée hypertensive sévère ou menaçante est une urgence en raison du risque de complications neurologiques et cardiaques. Les médicaments utilisés sont la nifédipine (Adalate®), vasodilatateur périphérique. La nicardipine (Loxen®) pourra être administrée par voie veineuse en continue afin de ne pas entraîner de chute trop brutale de la pression artérielle. Le labétalol est un alpha-bêtabloquant qui complétera l'action de la nifédipine. Des situations particulières comportent d'autres mesures, telle la lutte contre une surcharge hydrosodée par l'administration de furosémide, voire soustraction par épuration extrarénale.
Le traitement de fond repose sur l'association d'une restriction des apports sodés, de la prescription d'un bêtabloquant ou d'un inhibiteur de l'enzyme de conversion.

Thérapeutique de suppléance de l'insuffisance rénale chronique

➜ Définition

On définit trois niveaux d'insuffisance rénale chronique :
— insuffisance rénale modérée avec une clairance de la créatinine entre 50 et 20 mL/min/1,73 m^2 ;
— insuffisance rénale sévère avec une clairance de la créatinine comprise entre 20 et 5 mL/min/1,73 m^2 ;
— insuffisance rénale terminale (IRT) lorsque la clairance de la créatinine est inférieure à 5 mL/min/1,73 m^2, stade auquel il faut recourir à des méthodes d'épuration extra-rénale.
Cette thérapeutique de suppléance repose sur des techniques dont le but est d'épurer l'accumulation de substances toxiques, petites (urée, créatinine) et moyennes molécules.

➜ Traitement

Chez l'enfant, actuellement, l'hémodialyse et la dialyse péritonéale sont des moyens efficaces et possibles.

Bien entendu, ce traitement supplétif sera complété par :
— des mesures diététiques afin d'éviter l'accumulation trop importante de déchets et de permettre des apports caloriques et protidiques optimaux ;
— des mesures médicamenteuses : résines échangeuses d'ions pour lutter contre l'hyperkaliémie ; apports vitaminiques (vitamine D et dérivés actifs) ; apports calciques (carbonate de chaux permettant, outre l'apport calcique, la chélation du phosphore) ; les médications chélatrices du phosphore (Lithiagel®) sont formellement proscrites du fait de la charge en aluminium dangereuse qu'elles entraînent.

Les transfusions sont à envisager dans le cadre du protocole de préparation à la transplantation. En dehors de ce cas, l'utilisation de l'érythropoïétine a permis d'éviter les transfusions itératives. Cependant, dans le cas où un enfant a été transfusé, il est impératif d'effectuer, 15 à 20 jours après chaque transfusion, une recherche d'anticorps lymphotoxiques et d'agglutinines irrégulières, même si l'on a transfusé du sang isogroupe phénotypé (ce qui est préférable).

➡ Incidence

L'incidence annuelle d'enfants pris en charge sur un programme d'épuration extrarénale (EER) est actuellement en France de 7 ou 8 pour 1 million d'enfants. Ce chiffre est en diminution depuis quelques années, mais on assiste à une plus grande prise en charge d'enfants petits (les 0-4 ans représentent 14 % des enfants en EER).

➡ Analyse des étiologies

C'est un élément utile dans la prise en charge des enfants *(tableau 37.2)*. Une prise en charge très précoce est réalisable pour certaines affections *(voir chapitre 27)*.

Un conseil génétique est parfois possible.

Le profil évolutif est dépendant de l'étiologie.

Tableau 37.2 – Proportion (en %) des étiologies d'IRT chez l'enfant lors de la mise en route de l'EER

	Age (ans) au début du traitement par EER			Total
	0 - 4	5 - 9	10 - 14	
Néphropathies glomérulaires	30,7	17,2	32,4	26,75
Néphropathies génétiquement transmises	26,7	25,5	22,7	25,00
Malformations des voies urinaires	12,0	26,2	27,1	21,75
Maladies générales (purpura rhumatoïde, lupus)	1,3	2,4	5,6	3,10
Maladies vasculaires (SHU, nécrose corticale)	12,0	13,1	1,0	8,70
Divers (HTA, tumeur, trauma...)	8,0	9,9	6,5	8,10
Inclassés	9,3	5,7	4,7	6,60

➡ Mise en route d'un programme d'EER

Il se fera dès lors que la filtration glomérulaire sera inférieure à 5 mL/min/1,73 m^2.
Plus qu'un chiffre, c'est un ensemble de données cliniques (anorexie, asthénie, croissance) et paracliniques (urée, créatinine, bilan phosphocalcique, équilibre acidobasique) qui fera décider à la mise en route de l'EER.
Une encéphalopathie profonde et un retard mental sévère restent une contre-indication à l'EER.

Hémodialyse

Elle nécessite au préalable un accès vasculaire permettant un débit de l'ordre de 100 à 250 mL/min dans le circuit extracorporel (le volume de celui-ci ne dépassera pas 10 % de la masse sanguine, soit 8 mL/kg).
La création de la fistule artérioveineuse (FAV), par anastomose terminale sur la veine, latérale sur l'artère radiale, est un temps capital de la prise en charge de l'enfant.
Des règles sont à observer :
— préserver dès le départ le capital veineux en évitant au maximum les ponctions veineuses et perfusions prolongées ;
— éviter au maximum le cathétérisme de gros tronc veineux, source possible de thrombose ;

— prévoir suffisamment à l'avance la construction de la FAV, celle-ci se développant sur plusieurs mois chez l'enfant ;
— utiliser les techniques de microchirurgie après évaluation de l'état veineux par phlébographie ;
— respecter une hygiène stricte de la région (désinfection avant utilisation) ;
— surveiller cliniquement (auscultation, *thrill*, dilatation veineuse...) et par Doppler. Il faut en effet repérer la sténose au tout début, avant que la fistule ne se thrombose et ne soit perdue. L'asystolie par hyperdébit de la FAV est exceptionnellement rapportée.

L'introduction récente de cathéter siliconé intracave (cathéter de Hickman) a profondément modifié la stratégie en cas de panne de fistule ou d'insuffisance rénale brutale : les complications à long terme (thrombose des gros vaisseaux profonds) restent toutefois à évaluer.

Le maniement du générateur de dialyse (machine élaborant le liquide de dialyse), le choix du dialyseur (dispositif souvent sous forme de capillaire, permettant le contact entre le sang et le dialysat), le choix des lignes restent du domaine de la spécialité, de même que la conduite de la séance de dialyse (perte de poids par ultrafiltration, durée des séances bien souvent de trois fois 4 heures, hebdomadaires, concentration en sodium du bain...). L'anticoagulation par héparinisation du circuit est obligatoire.

Les premières séances comporteront toujours des précautions en vue d'éviter les phénomènes convulsifs.

Les chutes tensionnelles, habituelles en hémodialyse, sont souvent annoncées chez l'enfant par des douleurs abdominales, vomissements, bâillements, tachycardie. Elles imposent une perfusion rapide de 5 à 10 mL/kg de sérum salé isotonique.

Dialyse péritonéale (DP)

Elle réalise une épuration extrarénale par l'introduction d'un liquide dont la composition est proche de celle d'un sérum idéal dans la cavité péritonéale.

Échanges

Plusieurs échanges sont nécessaires si l'on veut obtenir une épuration valable :
— la DP peut être intermittente (DPI) : par exemple, les échanges ont lieu toute la semaine trois fois par 24 heures, les cycles durent de 30 à 45 minutes ;
— la DP peut être chronique ambulatoire (DPCA) : les échanges ont lieu en permanence toutes les 4 heures avec un cycle de 8 heures durant la nuit, soit cinq échanges par 24 heures ;
— la DP est chronique continue (DPCC) : les échanges (un cycle par 45 minutes) ont lieu alors uniquement la nuit.

Cette dernière technique nécessite un cycleur nocturne. Elle a l'avantage de libérer l'enfant durant la journée des contraintes de la technique.

Le volume de dialysat introduit est de l'ordre de 30 à 50 mL/kg par échange. Le cathéter utilisé est du type Tenckhoff pédiatrique, en silicone souple. Il est placé lors d'une brève intervention chirurgicale. Dès la pose de celui-ci, les dialyses seront immédiatement débutées sur un rythme rapide (une par heure) afin d'éviter son obstruction.

➡ Suivi

L'apprentissage de la technique aux parents et à l'enfant est un temps essentiel. Il suppose la participation active de l'infirmière et du médecin et nécessite une parfaite connaissance du matériel et de sa manipulation aseptique.

chapitre 38

Jean-Claude Madelin
Philippe Modiano
Louis Kremp

Maladies de la peau

Pré-requis

Jean-Claude Madelin

Fonctions

La peau est un organe complexe remplissant de nombreuses fonctions :
— fonction de protection :
- contre les agressions :
  - thermiques, grâce à la production de sueur et la présence des poils,
  - microbiennes, grâce à la desquamation et à son pH acide,
  - chimiques,
  - physiques (chocs) ;
- contre les radiations : en particulier contre les rayons ultraviolets (UV) ;

— fonction sensorielle : la peau est sensible au tact, au chaud, au froid, à la douleur ou aux caresses ;
— fonction d'échanges :
- thermiques ;
- de l'eau et des électrolytes ;
- de l'oxygène et du gaz carbonique ;
- des substances médicamenteuses ;

— fonctions psychoaffectives : la peau réagit à l'émotivité, à la peur ;
— fonctions de réserves métaboliques : grâce au tissu adipeux ;
— fonctions de synthèses : elle intervient dans la synthèse de la vitamine D, de la mélanine et dans les photo-oxydations ;
— fonction de différenciation :
- ethnique ;
- sexuelle.

Anatomie

Sur une surface de 1,5 à 2 m^2, à calculer sur les courbes d'après le poids et la taille de l'enfant (*voir « Administration des médicaments », chapitre* 52), elle comprend **trois couches stratifiées**, l'épiderme, le derme et l'hypoderme, qui renferment **poils**, **glandes sudoripares**, **glandes sébacées**, **terminaisons nerveuses**, **vaisseaux sanguins et lymphatiques**.

Épiderme

C'est un épithélium stratifié dans lequel on distingue deux couches :
— la couche cornée avec ses cellules aplaties, mortes, qui desquament ;
— la couche de Malpighi, zone vivante en perpétuel renouvellement.

Derme

Il est formé par un tissu conjonctif de soutien qui contient des cellules (fibroblastes, histiocytes), des fibres (collagènes, élastiques et de réticuline), et une substance fondamentalement amorphe, riche en eau (état d'hydratation).

Hypoderme

C'est un tissus graisseux sous-jacent, cloisonné de travées conjonctivo-élastiques ; par lui arrivent les vaisseaux et les nerfs.

Poils

Ils sont en deux parties :
— la tige de kératine, morte ;
— la racine enflée en bulbe pulpeux, qui contient un nerf et des vaisseaux compris dans la gaine : le follicule pileux, lieu de croissance de la tige.

Glandes sudoripares

Elles produisent la sueur. Elles comprennent un tube enroulé, le peloton sudoripare, et un canal excréteur qui traverse l'épiderme pour s'aboucher par un pore.

Glandes sébacées

Souvent annexées aux poils, elles sécrètent le sébum, surtout dans la 1re année de la vie et à la puberté (acné).

Terminaisons nerveuses

Elles comprennent les éléments de la sensibilité :
— au tact : corpuscule de Meissner ;
— au froid : corpuscule de Krause ;
— au chaud : corpuscule de Ruffini ;
— à la pression : corpuscule de Pacini ;
— et des filets sympathiques dont la fonction est vasomotrice et sécrétoire.

Vaisseaux sanguins et lymphatiques

Ils sont nombreux, formant un réseau capillaire serré, susceptible de s'ouvrir et de se fermer grâce à des anastomoses artério-veineuses précapillaires (glomus).

acte infirmier

Rôle infirmier dans l'examen cutané

Tout enfant doit être examiné complètement, la première fois et à chaque toilette, en étant nu. Le moindre symptôme doit être signalé.
Il faut alors noter le siège, l'étendue, l'évolutivité, les signes d'accompagnement (comme la douleur, le prurit, la fièvre...) ou un autre trouble.
Il peut s'agir :
• d'un érythème, rougeur excessive ;
• d'une macule, petite tache rosée de 1 à 2 mm, s'effaçant à la pression ;
• d'une papule, élevure ferme de la taille d'une lentille ;
• d'un nodule, élevure dure de plus grande taille ;
• d'une vésicule, soulèvement épidermique de petite taille ;
• d'une bulle ou phlyctène, soulèvement de plus grande taille ;
• d'un purpura, tache de sang ne s'effaçant pas à la pression, formant soit une pétéchie (moins de 1 mm), soit une ecchymose (supérieure en taille) ;
• de squames, qui correspondent à une chute importante et visible des lamelles d'épiderme ;
• d'une escarre, nécrose cutanée laissant une ulcération ;
• d'une pigmentation anormale qui peut être brune (tache café au lait), noire (tache mélanique), ardoisée (tache ethnique de la région sacrée), rouge (angiome plan), blanche (dépigmentation, vitiligo) ;
• d'un angiome tubéreux, tuméfaction rouge vif, saillante ;
• d'un suintement par perte d'eau, d'électrolytes ou de protéines de la peau.
La peau doit être entretenue régulièrement :
• par une toilette quotidienne avec savonnage et rinçage à l'eau ;
• par un change pluriquotidien lorsque la propreté n'est pas acquise ;
• en évitant de couvrir trop, de serrer trop, d'exposer aux agressions thermiques (soleil), chimiques (détergents, « adoucissants »), médicamenteuses.

Maladies de la peau chez le nouveau-né

Il faut savoir reconnaître :
— le *vernix caseosa*, qui recouvre l'enfant à la naissance : c'est un enduit sébacé qui disparaîtra à la première toilette ;
— l'acné du nouveau-né sur le front et les ailes du nez, qui régresse vite ;
— les angiomes plans de la ligne médiane du visage, appelés « aigrettes » du nouveau-né, et de la nuque, d'évolution régressive en 1 an ;
— la tache ardoisée de la région lombo-sacrée d'origine ethnique, régressive en 3 à 5 ans ;
— l'exanthème *neonatorum*, survenant dans les jours qui suivent la naissance, fait de papules centrées par un point blanc-jaunâtre, disséminées sur le corps y compris le visage, dont le nombre va de quelques éléments à plusieurs, sans signification pathologique, probablement en rapport avec l'alimentation, d'origine allergique.
Il faut informer les mères, les rassurer, les former à l'hygiène cutanée régulière en évitant tout produit non naturel.

Maladies de la peau dans la première enfance

Érythrodermie desquamative du nourrisson ou maladie de Leiner-Moussous

Description clinique

Le début a lieu du 8e au 15e jour, souvent plus tard.
Il apparaît aux plis inguinaux et fessiers, aux plis des oreilles et du cou, ainsi qu'au niveau du cuir chevelu constituant l'atteinte bipolaire. Au niveau fessier, il prend l'aspect d'un érythème fessier en Y.
Il s'étend par essaimage « en médaillon » aux surfaces des fesses, des cuisses, de l'abdomen, au visage et au crâne, atteignant les sourcils.
C'est un érythème suintant associé à des zones desquamantes à la périphérie. Les squames, surtout sur le crâne et le visage, sont grasses, jaune-brun, et dessous la peau est rouge, suintante, parfois ulcérée.

Évolution

Dans un tiers des cas, la maladie de Leiner-Moussous va régresser.
Dans un tiers des cas, elle pourra évoluer vers un eczéma atopique.
Dans le tiers restant, elle peut évoluer vers un psoriasis.
Il est donc important de rechercher des antécédents familiaux d'eczéma atopique et de psoriasis.
Les surinfections mycosiques et microbiennes sont alors constantes ; l'état général, d'abord conservé, va s'altérer ; une dénutrition, des troubles digestifs associés ne sont pas rares...

Traitement

À partir d'un cas clinique

François, 2 mois, est admis dans le service de pédiatrie avec le diagnostic de maladie de Leiner-Moussous traitée sans résultat à domicile depuis 2 semaines.
Ce jour, le pédiatre à prescrit le traitement suivant :
— savonnage avec un pain surgras deux fois par jour ;
— bain de permanganate de potassium dilué au 1/20 000 dans de l'eau tiède, deux fois par jour ;
— application de vaseline sur le cuir chevelu, puis shampooing.
François ne présente aucune autre pathologie.

Recueil des données

François :
— pèse 4 250 g, mesure 57 cm, a une température à 37,1 °C et un périmètre crânien à 39 cm ;
— est né à terme et pesait 3 100 g ; a été vacciné par le BCG à 6 jours ;
— est le premier enfant de M. et Mme X, âgés tous deux de 20 ans ;
— a un père sans emploi depuis 6 mois, la mère ne travaillant pas ;
— habite un appartement type F2 dans le centre-ville ;
— est un bébé souriant et vif ; il tient bien sa tête et fixe longuement. Il aime que l'on s'occupe de lui et regarder ce qui l'entoure ;
— est nourri au lait artificiel premier âge (il a six biberons de 120 g de lait et 2 cuillères à café de jus d'orange, à 9 heures) ; il boit bien et termine tous ses biberons ;
— urine normalement et a deux selles « moulées » par jour ;
— porte une couche plastifiée emballant un change complet.
Le siège, les plis inguinaux, le cou et les aisselles sont très abîmés ; le cuir chevelu et les sourcils sont recouverts de plaques érythémato-squameuses.

Analyse et interprétation des données

Il faut noter :
— que François a mal au niveau des lésions cutanées des plis et du siège ;
— qu'il présente une maladie de Leiner-Moussous traitée depuis 2 semaines à domicile sans succès ;
— qu'il ne présente pas de signe d'infection ou de pathologie associée, il est bien intégré au service, ses parents viennent chaque après-midi et souhaitent le ramener rapidement à la maison ;
— que la maman aura besoin de conseils quant à l'hygiène corporelle de son petit garçon.

acte infirmier

Rôle infirmier au cours d'une érythrodermie desquamative

Relevant du rôle de l'IDE et de la prescription, les actions attendues comprendront :
- soulager l'irritation ;
- assurer les soins locaux ;
- éviter la surinfection ;
- répondre aux besoins physiques et psychoaffectifs de François afin que celui-ci vive bien son hospitalisation ;
- donner à Mme X des conseils en vue de la sortie de cet enfant.

Soulager l'irritation :
- supprimer les changes complets, la couche plastifiée ;
- laisser le plus possible les fesses à l'air.

Assurer les soins locaux :
- savonnage matin et soir avec un savon liquide de type savon de Marseille ou un savon surgras ;
- rinçage dans une eau tiède à 37 °C dans laquelle est dilué un sachet de 0,50 g de permanganate de potassium (pour 10 L d'eau) en veillant à ce qu'il n'y ait pas de cristaux ;
- plonger délicatement l'enfant dans ce bain en évitant que les mains aillent dans l'eau, que les gouttes atteignent les yeux et que l'enfant ingère de l'eau en remuant beaucoup ;
- laisser l'enfant pendant 15 minutes en jouant avec lui, tout en surveillant la température de l'eau et de la pièce ;
- le sortir du bain et le sécher soigneusement en tamponnant (insister au niveau des plis) ;
- laisser la peau à l'air 15 à 20 minutes avant l'application du bleu de Milian, en tamponnant doucement les zone irritées (poser l'enfant sur un linge réservé à cet effet, car il y a risque de taches) ;

• le soir, avant le coucher, appliquer de la vaseline sur le cuir chevelu et les sourcils (ainsi les squames vont ramollir et le shampooing, le lendemain matin, sera efficace).
Réalisés depuis 3 jours, ces soins ont permis d'améliorer l'état cutané de François qui semble en voie de cicatrisation. Par ailleurs, les squames des sourcils et du cuir chevelu disparaissent peu à peu.

à savoir

Pour éviter la présence dans le bain de cristaux de permanganate qui, en s'incrustant dans la peau de l'enfant, pourraient occasionner des escarres, il faut diluer le sachet (paillettes) dans une très petite quantité d'eau (un verre) et ensuite filtrer la dilution.

à noter

L'utilisation de gants de protection est vivement conseillée : le permanganate de potassium colore les ongles en violet de manière persistante. Il faut opérer dans une baignoire réservée à cet usage, car le permanganate, qui est un antiseptique doux et peu sensibilisant, tache énormément.

Éviter la surinfection :

• laisser le plus possible le siège à l'air (décubitus ventral ou latéral) ;
• surveiller la température ;
• éviter la sudation, ne pas trop couvrir.

La surveillance quotidienne des zones irritées et l'observation de l'état général permettent d'éviter toute surinfection.

Répondre aux besoins de l'enfant :

• hygiène corporelle :
 ❑ en plus des soins locaux, veiller à l'hygiène en général (mains, visage, nez, pieds) ;
 ❑ changer très régulièrement l'enfant et surveiller l'état de son linge (draps, vêtements...) et de la peau ;
 ❑ couvrir légèrement (vêtements amples), utiliser des couches en coton ;
• alimentation : vérifier les quantités et les concentrations ;
• prise en charge affective ;
• repos.

Donner des conseils à la mère :

• la faire participer aux soins (la prévenir de l'heure des soins) et éventuellement les lui faire exécuter ;
• bien expliquer le pourquoi et le comment du traitement (bain de permanganate, savon, séchage, bleu de Milian, vaseline) à poursuivre à la maison ;
• lui donner des conseils afin que cela ne se reproduise pas :
 ❑ attendre 15 jours avant d'utiliser les changes complets ;
 ❑ ne jamais mettre deux épaisseurs de plastique ;
 ❑ changer l'enfant avant chaque repas ;
 ❑ bien laver le siège à l'eau savonneuse (savon non parfumé, type savon de Marseille, Le Chat®, Soleil®) ;
 ❑ rincer à l'eau claire +++ ;
❑ sécher soigneusement les plis ;

❑ ne pas utiliser de lait de toilette, de talc ;
❑ appliquer une crème protectrice au niveau du siège ;
❑ pour les cheveux et les sourcils : faire quotidiennement un shampooing, ne pas avoir peur de frotter, bien rincer et sécher ;

- revoir avec elle la poursuite du traitement, du régime et de la surveillance ultérieure ;
- remplir le carnet de santé.

Dermatite atopique (eczéma constitutionnel)

Rabih Klink

Définition

La dermatite atopique (DA) est une affection cutanée érythémato-vésiculeuse et prurigineuse, évoluant par poussées, survenant chez des enfants appartenant au « milieu atopique », prédisposés génétiquement au développement d'autres affections allergiques (asthme bronchique, rhinites allergiques).

Fréquence

Cette affection toucherait 3 à 5 % des enfants européens âgés de moins de 7 ans. Ces chiffres permettent de classer la DA parmi les maladies infantiles les plus fréquentes.
Avant l'âge de 1 an, on note une prédominance masculine (deux garçons pour une fille).
Un contexte familial d'atopie est retrouvé dans 70 % des cas.

Histopathologie

Au point de vue histologique, la dermatite est caractérisée par :
— des lésions épidermiques, notamment la spongiose. C'est une dissociation du corps muqueux et un écartement des cellules de Malpighi par la sérosité et l'œdème ;
— des lésions dermiques avec œdème, infiltrat périvasculaire, lymphohistiocytaire.
Actuellement, on admet que la vasodilatation papillaire au niveau du derme est responsable d'une exsudation de sérosité qui, envahissant le corps muqueux, réalise la spongiose puis les vésicules.

Étude clinique

Sémiologie

Les lésions élémentaires caractérisant l'affection sont représentées par l'érythème et les microvésicules.

Évolution

D'une poussée aiguë de dermatite, la poussée évolue en cinq phases.

• Phase érythémateuse

Il y a apparition d'un placard érythémateux, chaud, chagriné, grenu au toucher ; à ce stade, le prurit est intense.

• Phase vésiculeuse

Les vésicules apparaissent précocement ; elles sont visibles à l'œil nu ou à la loupe, transparentes, renfermant une sérosité claire.
Ces vésicules sont fragiles et vont sécréter spontanément ou à la suite d'un grattage.

• Phase de suintement

À ce stade, le prurit diminue, les vésicules s'ouvrent et le placard va suinter.

• Phase croûteuse

Peu à peu, le suintement se tarit, la peau va se couvrir de croûtes formant une carapace.
En quelques jours, les croûtes vont se dessécher et tomber.

• Phase de réparation

Lorsque les croûtes sont tombées, les téguments et la peau prennent un aspect lisse, érythémateux ; sa teinte est rouge vif. Puis, rapidement, elle sera couverte de squames fines qui vont tomber, laissant une peau d'aspect normal.
Ainsi, la poussée de dermatite va évoluer en cinq phases schématiques ; il faut savoir qu'un télescopage entre ces phases peut survenir, réalisant des lésions d'âge et d'aspect variables sur les différents points du corps.

Diagnostic clinique

Une dermatite atopique peut se présenter d'une façon typique ou sous des aspects atypiques, ce qui justifie l'utilisation de critères diagnostics dont aucun n'est spécifique.

● Critères diagnostics majeurs

Le **prurit** est constant, parfois féroce ; il favorise la surinfection.
Les aspects morphologiques et topographiques en fonction de l'âge sont également importants.

■ Forme du nourrisson

C'est la plus fréquente (80 % des cas). Elle débute habituellement vers le 3e mois de vie, mais parfois plus tôt, dès la 2e-3e semaine de vie.
L'aspect est celui d'un eczéma aigu (rougeur, vésicules, suintement, croûtes), dont la topographie est pathognomonique : atteinte initiale du visage, avec localisation aux régions convexes (bosses frontales, joues, menton) et respect de la région centrofaciale.
Ces lésions peuvent s'étendre par poussées successives au tronc, aux plis de flexion des membres, aux mains, aux doigts. Les lésions du cuir chevelu peuvent dominer et persister et la zone péribuccale peut être atteinte. L'érythème fessier peut également être présent prenant un aspect en Y.
Cette forme, à début précoce, bénéficie dans la majorité des cas d'une rémission spontanée vers l'âge de 2 ans.

■ Forme de l'enfant

Après 2-3 ans, elle représente 20 % des cas. Elle survient surtout d'emblée ou fait suite à la forme du nourrisson. La dermatose a tendance à se modifier dans son aspect et sa topographie. Il s'agit de lésions bien délimitées, épaisses, chroniques, prédominant aux plis de flexion des coudes, des genoux, au cou et sur la face antérieure des chevilles. Seulement 6 % des cas persistent au-delà de la puberté, ils sont alors souvent sévères.

Tendance à la chronicité :

— à court terme, les lésions évoluent par poussées ;
— à long terme, l'évolution est imprévisible : les lésions peuvent guérir vers l'âge de 2 ans ou, plus tard, vers l'âge de 7 ans, à la puberté, ou encore évoluer de façon indéfinie.

Contexte atopique :

— le contexte atopique familial : environ 70 % des enfants atteints de dermatite atopique ont des antécédents familiaux d'allergie respiratoire ou cutanée ;
— le contexte atopique personnel :
  - il existe un asthme évolutif dans 30 % des cas ;
  - l'association asthme, conjonctivite, rhinite allergique existe dans 12 % des cas ;
  - l'urticaire aiguë est fréquente dans 11 % des cas.

● Critères diagnostics mineurs :

— xérose ou sécheresse cutanée ;

— ichtyose vulgaire ;
— accentuation des plis palmaires ;
— pâleur faciale, prurit accentué par le port de vêtements en laine ;
— aspect sombre des régions sous-orbitaires ;
— repli sous-palpébral inférieur (signe de Dennie-Morgan) ;
— déformation conique de la cornée ;
— tendance aux infections cutanées récidivantes ;
— positivité immédiate des tests cutanés à divers allergènes ;
— élévation des IgE sériques totales.

En conclusion, le diagnostic de dermatite atopique est facile dans les formes typiques, réunissant au moins trois critères majeurs.

Dans les formes atypiques, l'analyse des critères mineurs peut aider au diagnostic.

Étude biologique

Il n'existe pas de marqueurs biologiques susceptibles d'aider au diagnostic positif ; toutefois, on peut chercher deux ordres d'anomalies biologiques fréquemment associées :
— l'hyperéosinophilie sanguine avec un chiffre de polynucléaires éosinophiles supérieur à 300/mm^3 ;
— l'élévation des IgE sériques totales, avec souvent des chiffres trois à dix fois supérieurs au taux sérique normal.

Les taux les plus élevés sont notés chez des enfants présentant parallèlement une dermatite atopique et des manifestations d'allergie respiratoire.

À noter enfin que près de 25 % des enfants atteints de DA ont des taux sériques normaux d'IgE totales.

Évolution

La dermatite atopique est une maladie chronique, émaillée de poussées inflammatoires et de complications, de durée imprévisible.

Poussées

Elles sont inévitables, mais habituellement atténuées par un traitement bien conduit.

Interviennent dans ces poussées :
— le climat, avec aggravation hivernale par le froid qui accentue la xérose cutanée ;
— les facteurs psychiques, avec les problèmes relationnels mère-enfant ;
— les facteurs alimentaires, dont la responsabilité reste à prouver ;
— les facteurs vestimentaires : préférer toujours les vêtements en coton ;

— la poussière de maison : éviter les moquettes dans les chambres, les doubles rideaux, passer régulièrement l'aspirateur, préférer les literies synthétiques ;
— les acariens : conseiller l'utilisation des acaricides et les housses de matelas antiacariens ;
— les animaux.

Durée de la dermatite atopique

Environ 45 à 50 % des dermatites atopiques du nourrisson cèdent avant 2 ans. La majorité des formes de l'enfant, après 2 ans et représentant 20 % des cas, guérissent vers la puberté. Seulement 1 % des cas de dermatite atopique se pérennisent chez l'adulte.

Complications

Infections cutanées

Elles sont très fréquentes :
— bactériennes : à staphylocoque doré, surtout avec impétiginisation ;
— virales : à herpès virus, avec risque de pustulose de Kaposi-Juliusberg, aux Poxvirus avec *molluscum contagiosum*, aux virus du papillome humain, avec verrues vulgaires multiples et chroniques ;
— mycosiques.

Syndrome de Kaposi-Juliusberg

Il est favorisé par la vaccination antivariolique ; elle doit donc être contre-indiquée.

Retard staturo-pondéral

Il est rare, d'origine souvent iatrogène (corticothérapie mal suivie et restriction alimentaire inutile).

Absentéisme scolaire et troubles psychiques

Ils sont causés par cette affection chronique.

Diagnostic différentiel

La dermite séborrhéique : avec sa forme généralisée de Leiner-Moussous (dans cette affection qui commence souvent plus tôt manquent le prurit et la notion de terrain atopique).
Les dermites allergiques de contact.
Le psoriasis.
Les eczématides du visage : dartres ou *pityriasis alba*.
Les prurigos de l'enfance.

Les parasitoses cutanées eczématisées comme la gale *(voir « Parasitoses cutanées et du cuir chevelu »).*

Étiopathogénie

Le mécanisme pathogénique exact demeure imprécis.
Les différentes anomalies biologiques constatées au cours de la dermatite atopique ont été analysées, puis incriminées inégalement dans la genèse de cette affection :
— l'élévation des IgE avec la théorie réaginique ;
— le déficit lymphocytaire T ;
— l'hyperhistaminémie ;
— le trouble du métabolisme des nucléotides cycliques, avec la théorie du blocage du récepteur bêta-adrénergique, avec vasoconstriction ;
— le déficit en acides gras essentiels (acide linoléique et acide linolénique).

acte infirmier

Traitement et prise en charge d'une dermatite atopique

Le traitement comprend deux grands volets :
- une information suffisante des parents ;
- le traitement symptomatique.

Information des parents

Il est nécessaire de consacrer un temps suffisant pour expliquer l'affection et les buts du traitement, et pour être certain que les informations suivantes ont été comprises par la famille :
- il n'y a pas de traitement curatif de la dermatite atopique ; tout traitement est palliatif et a pour but d'atténuer la gêne et de maintenir la dermatose à un niveau lésionnel faible ;
- une dermatite atopique n'est pas une maladie contagieuse, mais une affection s'intégrant dans un cadre « atopique » à caractère familial, comme l'asthme ou la rhinite allergique, qui doivent être guettés d'une façon vigilante chez ces patients ;
- un traitement bien conduit est indispensable et sans danger ; les moindres détails du traitement doivent être expliqués d'une façon simple, afin que les parents soient capables de l'appliquer d'une façon intelligente et logique.

Remarque *Une prévention primaire systématique est conseillée chez les nourrissons à risque (antécédents d'atopie chez les parents ou la fratrie) : allaitement maternel ou, à défaut, lait hypoallergénique dès le premier biberon en excluant tout autre supplémentation. L'allaitement maternel n'est bénéfique que s'il est poursuivi 6 mois et associé à un sursis de diversification alimentaire.*

Traitement symptomatique

En pratique, il associe les soins locaux et les traitements généraux, il vise à contrôler deux facteurs :
• l'inflammation ;
• la sécheresse cutanée.
Tous deux ont un rôle déterminant dans le symptôme, qu'il faut à tout prix contrôler.

■ Lutte contre l'inflammation cutanée

Elle fait appel à un dermocorticoïde non fluoré, adapté à l'âge de l'enfant et au siège des lésions. On dispose actuellement en France d'environ 150 préparations locales contenant un corticoïde isolé ou en association.
Actuellement, les dermocorticoïdes sont classés selon le niveau d'activité :
• classe I : activité très forte, type Dermoval® ;
• classe II : activité forte, Topsyne®, Diprosone® ;
• classe III : activité moyenne, Locapred®, Tridésonit® ;
• classe IV : activité faible, Dectancyl®, Hydrocortisone®.
Chez le nourrisson on utilisera les produits des classes II, III et IV. Les crèmes sont les préparations les plus faciles à manier.
Les effets secondaires des dermocorticoïdes se voient avec les traitements mal conduits, mal surveillés. Ils sont locaux et systémiques :
• effets secondaires locaux :
  ❑ atrophie cutanée ;
  ❑ hypertrichose ;
  ❑ surinfections cutanées ;
  ❑ dyschromie ;
• effets secondaires systémiques :
  ❑ syndrome cushingoïde ;
  ❑ HTA ;
  ❑ retard statural ;
  ❑ insuffisance surrénalienne par blocage de l'axe hypothalamo-hypophysaire.

■ Lutte contre la sécheresse cutanée ou xérose

Elle fait appel aux préparations graissantes récentes et aux pains dermatologiques surgras :
• pain surgras ;
• émulsion Xeroderm®, Nioléol®, Hydranorme®, Ictyane®, Physiane®.

à savoir

Il faut expliquer aux parents que les enfants atteints d'un eczéma atopique ont une peau sèche et que l'hydratation de cette peau sèche aura pour propriété d'améliorer les déficiences cutanées comme le ferait « une seconde peau ». Plus l'enfant aura une peau hydratée, moins il courra le risque d'une poussée d'eczéma.

On peut utiliser pour la toilette un savon surgras et une crème hydratante. Sachant que ces enfants devront utiliser des doses importantes de crèmes, ce qui représente un budget non négligeable pour la famille, on peut conseiller l'utilisation du cérat de

Galien, qui a l'avantage d'être une préparation magistrale remboursée. On pourra également proposer des huiles de bain pour améliorer cette hydratation, tel l'amidon de blé à raison de trois poignées par jour.
Les sirops et gélules à base d'acides gras essentiels peuvent apporter un plus, mais leur coût est élevé. Ils doivent être réservés à des familles qui ont les moyens de suivre un tel traitement.

Conduite pratique du traitement

Il n'y a pas d'impétigo : il faut d'emblée utiliser un dermocorticoïde de façon adaptée, c'est-à-dire à raison d'une application par jour, le soir, sur les plaques d'eczéma et ce pendant 8 jours.
Si ces plaques se localisent au niveau du tronc et des membres, on utilisera un dermocorticoïde de classe II.
Si les plaques se localisent au niveau du visage, on utilisera un dermocorticoïde de classe III.
Les applications sous occlusion, couches par exemple, sont contre-indiquées.
L'utilisation d'antihistaminiques peut permettre de passer un cap aigu mais ne doit pas être chronique, car elle pourrait interférer sur l'éveil de l'enfant.
Si l'enfant est agité la nuit, on peut lui proposer soit de l'Atarax® en sirop ou de la Polaramine®, soit du Tinset® en sirop ou de la Clarityne®.

Quelques conseils concernant la vie courante

Pour la toilette de l'enfant, il faut utiliser un pain surgras. Les bains doivent être quotidiens. La peau de l'enfant doit être « graissée » tous les jours.
Il faut laver le linge de l'enfant avec du savon de Marseille (ou Le Chat® machine) en évitant les adoucisseurs ; un bon rinçage est important. Il faut éviter les habits rêches (laines et synthétiques) et préférer les vêtements en coton.
Aucun régime alimentaire n'est nécessaire, en dehors, bien entendu, d'une allergie alimentaire associée et confirmée.
Les animaux domestiques doivent être évités : les poils de chat et de chien favorisent les poussées d'eczéma. Ceci pourra être conforté par des tests : *prick-tests* ou IDR aux poils d'animaux. Si les animaux sont déjà présents dans la famille, il faudra conseiller aux parents d'être très vigilants vis-à-vis des poils dans la maison qu'il faudra aspirer très régulièrement, en particulier dans la chambre de l'enfant.
Le soleil et la mer ont la plupart du temps une action bénéfique sur la peau, qui doit être bien traitée au préalable. Cependant, les lésions sont parfois aggravées.
Le bain en piscine n'est pas contre-indiqué, il faut simplement conseiller à l'enfant de bien rincer sa peau et de l'hydrater. Ces enfants doivent conserver une vie normale et ne pas vivre dans une « bulle », ce qui entraînerait, bien sûr, des troubles psychoaffectifs.
Tous les vaccins peuvent être pratiqués en dehors d'une poussée aiguë (hormis le vaccin antivariolique).
Plusieurs poussées peuvent survenir, et ce malgré un traitement bien conduit. À chaque poussée, le traitement doit être rediscuté entre le médecin et les parents.

Érythèmes fessiers *Jean-Claude Madelin*

C'est la plus fréquente des dermatoses du nourrisson.
Ils sont favorisés par le manque d'hygiène, l'humidité et les frottements, ainsi que par les contaminations microbiennes ou mycosiques d'origine digestive.

Formes

L'érythème simple peut prendre plusieurs aspects qu'il est important de reconnaître :
— l'érythème en Y, qui débute au niveau des plis : plis inguinaux, pli interfessier, réalisant un intertrigo. Les étiologies sont la mycose, en particulier candidosique au décours d'une diarrhée ou d'un large traitement antibiotique, l'eczéma atopique, le psoriasis, la maladie de Leiner-Moussous ;
— l'érythème en W, qui se localise en dehors des plis, à la face externe des cuisses, de la région pubienne. Son étiologie principale est la macération et l'irritation liées aux couches.

à savoir

Cette classification est souvent schématique et au stade où l'on voit l'enfant, on est fréquemment confronté à un érythème diffus du siège. Il est important de faire préciser aux parents où a débuté cet érythème, au niveau des plis ou en dehors des plis, puisque les étiologies sont différentes.

acte infirmier

Prévention et traitement de l'érythème fessier

Traitement préventif :

• changer fréquemment l'enfant, savonner et rincer le siège au savon liquide, éviter les antiseptiques ou les colorants qui ne permettent pas de bien suivre l'évolution clinique ;
• favoriser l'exposition à l'air et à la lumière.

Traitement curatif :

• des changes fréquents avec un savonnage au savon de Marseille, éviter les antiseptiques qui peuvent être irritants ;
• en cas de suintement important, un rinçage dans un bain de siège avec une solution de permanganate de potassium à 1/10 000 (permanganate en sachet bien dilué) ;
• un séchage et une application de solution antiseptique non alcoolisée et, parfois, de crème dermique antimycosique ;

- l'exposition à l'air, qui favorisera la cicatrisation ;
- dans les formes en Y liées à l'intertrigo mycosique, une crème antimycosique est indiquée *(voir « Candidoses cutanées », chapitre 38)* ;
- l'utilisation d'une pâte à l'eau permet de protéger les zones irritées et d'assécher les plaies : Aloplastine®, Érythroplast®.

Dermatoses bulleuses

Elles font discuter une origine infectieuse ou congénitale.

Origine infectieuse

Il s'agit d'un syndrome staphylococcique de Lyell. Il débute après 15 jours par des phlyctènes qui vont envahir tout le corps donnant un aspect ébouillanté et de linge mouillé.

Origine congénitale

En dehors d'une infection, il faut discuter (rare) :
— une épidermolyse bulleuse congénitale, qui se diagnostiquera par une fragilité cutanée importante ;
— une ichtyose congénitale avec un aspect en écaille de poisson sur un fond plus ou moins érythrodermique pouvant sonner l'aspect de « bébé collodion » ou de « bébé arlequin » avec une carapace épaisse de kératine ;
— un *Incontinentia pigmenti* avec un aspect de bulles et de pigmentation en jet d'eau ;
— une porphyrie congénitale.

Impétigo

Il est d'origine staphylococcique ou streptococcique. Il débute par des bulles louches, qui se rompent et se dessèchent en croûtes méliceriques (prenant l'aspect du miel) de plus en plus larges et épaisses.
Sous les croûtes se forment des ulcérations purulentes évolutives, entraînant une réaction ganglionnaire en rapport.
L'impétigo chez l'enfant est fréquent. Il peut survenir spontanément sans dermatose sous-jacente. Il nécessite une éviction scolaire, car il est très contagieux. Dans certains cas, l'impétigo est lié à une dermatose sous-jacente prurigineuse qui s'est surinfectée, on parle alors d'impétiginisation.

acte infirmier

Traitement de l'impétigo

Il est local :
- savonnage antiseptique des lésions, voire pulvérisation avec de l'Hexomédine® solution, associée à l'application de Fucidine® crème ou de vaseline pour faire tomber les croûtes rapidement ;
- rarement, selon l'étendue et la chronicité, une antibiothérapie générale adaptée.

à savoir

Ne pas oublier, au cours du traitement, de couper très court les ongles de l'enfant, de les brosser et de les désinfecter avec la solution d'Hexomédine®. L'enfant a en effet l'habitude de toucher aux lésions prurigineuses, ce qui essaime l'infection si on n'y prend pas garde. Ces soins sont à répéter après chaque intervention.

Prurigo strophulus

Il est très fréquent entre 2 et 5 ans.
Il évolue par poussées successives et est très tenace, très prurigineux.
Il est lié, le plus souvent, à la réaction immunoallergique à une piqûre de micro-insecte.
Il prédomine aux parties découvertes.

Forme vésiculaire

La forme vésiculaire est la plus fréquente :
— les papules sont érythémateuses, ortiées, centrées par une petite vésicule ;
— la lésion est vite modifiée par l'assèchement, le prurit, la surinfection fréquente.

Forme bulleuse

Elle est faite de grosses vésicules réunies, très prurigineuses, de taille inégale, à contenu clair, voire louche ou hématique.
L'impétiginisation de ces formes est fréquente.

Conduite à tenir

Il faut :
— soulager le prurit (antihistaminique) ;
— éviter la surinfection (savon antiseptique et colorants) ;

— n'administrer aucun régime d'exclusion ;
— arrêter les vaccinations durant l'évolution ;
— lutter contre les parasites domestiques (hexachlorohexane sur les parquets et la literie).

Parasitoses cutanées et du cuir chevelu

Louis Kremp

Les pédiculoses et la gale sont des parasitoses actuellement fréquentes qui surviennent par vague dans les collectivités, les écoles, les collèges, les camps de vacances... N'importe quel enfant, quel que soit son degré d'hygiène, peut être contaminé ; les parents sont souvent surpris, voire confus, que de telles infections frappent le leur alors qu'ils surveillent scrupuleusement sa propreté.

Pédiculoses ou phtiriases

Définition

Ces parasitoses de la peau et du cuir chevelu sont provoquées par la présence sur le corps d'une des trois variétés de **poux parasites** : *Pediculus corporis, Pediculus capitis, Pediculus inguinalis*. Ce sont des insectes sans ailes, grisâtres, qui présentent trois paires de pattes terminées par des crochets. L'insecte déchire la peau avec son appareil buccal qui est armé de dents et d'un « rostre » protractile pour aspirer le sang.
Chez l'enfant, c'est essentiellement le pou de tête *(Pediculus capitis)* qui est en cause. Un peu plus petit que le pou du corps, il est extrêmement prolixe : la femelle peut donner naissance à 5 000 individus en 2 mois ; les œufs ou lentes qu'elle pond sont réunis et collés aux cheveux.
Le parasite provoque des piqûres qui entraînent un prurit et des lésions de grattage ; celles-ci s'infectent rapidement.
Le diagnostic est évident si l'on prend soin de rechercher les poux qui courent dans la chevelure ou, plus facilement, si on trouve les lentes, de couleur jaune-grisâtre, collées sur la face latérale des cheveux.

Traitement

Il doit être patient et répété. Parfois, il est préférable, avec l'accord des parents, de raccourcir la longueur des cheveux.

Dans un premier temps, il faut poudrer les régions atteintes deux à quatre soirs de suite avec la poudre DDT ou de lindane (Aphtiria®). Le lendemain, on nettoie les cheveux à l'eau vinaigrée et au peigne fin pour décrocher les lentes.
Des shampooings ou des solutions pour traitements locaux contribuent au traitement ; ils sont à base de corps chimiques isolés ou associés : dépallérine, butoxide de pipéronyle, permétrine, phénotrine, malathion, pyréthrine... et commercialisés : Hégor® antipoux, Itax®, Item Marie-Rose®, Para Plus®, Parasidos®, Para spécial-pou®, Prioder®, Isol-20®, etc.
Ces produits sont plus ou moins irritants et nécessitent des précautions d'emploi :
— protéger les muqueuses, les yeux et les orifices pour éviter tout contact ;
— ne pas laisser les flacons à la portée des enfants ;
— arrêter le traitement en cas d'irritation locale importante ;
— se conformer strictement aux indications du fabricant et éviter chez le tout-petit des applications de longue durée.
En cas de surinfection, on peut avoir recours à la préparation suivante :
— Xylol® : 50 gouttes ;
— vaseline 50 g.
On applique la solution trois soirs de suite, on laisse agir toute la nuit et on rince à l'eau vinaigrée le lendemain matin.
Dans tous les cas, on procède à une désinfection rigoureuse des vêtements et de la literie plusieurs jours de suite avec la poudre DDT.

à savoir

Le traitement de la pédiculose est une affaire de patience ; passer les cheveux au peigne fin est un geste indispensable qui doit être exécuté soigneusement, de façon répétée et prolongée.

Gale

Définition

Affection cutanée parasitaire due à un acarien, le *Sarcoptes scabei*, elle est très contagieuse par passage des femelles fécondées d'un individu à l'autre. La transmission se fait par contact direct. Facile à reconnaître chez l'adolescent devant :
— les démangeaisons (prurit) à prédominance quasiment nocturne avec lésions de grattage et notion de prurit familial ;
— la topographie des lésions : dans les espaces interdigitaux, les plis des poignets et des coudes, les aisselles, les flancs, la verge et les mamelons ;

— l'existence de « sillons » tracés par le parasite dans l'épaisseur de l'épiderme et de vésicules perlées.
Elle peut être très difficile à diagnostiquer chez l'enfant, et en particulier chez le nourrisson, malgré le prurit, car ces lésions se compliquent rapidement d'infections cutanées et d'eczématisation, égarant le diagnostic. Les lésions les plus caractéristiques doivent être recherchées aux aisselles, aux chevilles et à la plante des pieds. Une efflorescence de nodules rouges au fond des plis est un bon signe lorsqu'elle s'associe à un prurit. Il faut savoir penser à la gale systématiquement devant des lésions prurigineuses étendues et pratiquer un traitement d'épreuve si un doute s'installe.

Traitement

Mais, avant tout traitement spécifique, il est nécessaire de traiter la surinfection ou l'eczéma surajouté, car le traitement de la gale est irritant *(voir plus haut « Lutte contre l'inflammation cutanée »)*.
Il est impératif de traiter le même jour tous les membres de la famille susceptibles d'être contaminés :
— commencer par un bain chaud avec savonnage abondant (savon noir ou savon de Marseille) ;
— appliquer ensuite sur tout le corps, en insistant sur les parties atteintes, du benzoate de benzyle (Ascabiol®) ou du DDT à 5 % (Benzochloryl®) ou encore de la créoline ou de la crotamine. C'est la classique « frotte » qui familièrement désigne la gale elle-même ;
— les produits à base de lindane (Elénol® crème, Scabécid® crème fluide) peuvent également être utilisés ;
— les pyréthrines en aérosol sont utilisables chez l'enfant à condition de protéger les orifices ;
— les badigeonnages doivent être pratiqués deux fois sur les zones les plus atteintes ;
— **chez les nourrissons**, tous ces produits seront utilisés avec précaution pour éviter les intoxications par voie transcutanée : pas de bain préalable, pas de friction, application de durée plus courte (12 heures au lieu de 24 heures pour l'ensemble des produits et 6 heures seulement pour le Scabécid®) ;
— il est de règle de faire deux applications ; on évitera pour la deuxième application d'utiliser la même molécule que pour la première (par exemple, première application : Benzochloryl® ; deuxième application : Sprégale®) ;
— ne pas oublier de désinfecter en même temps le linge de corps (faire bouillir), les vêtements et la literie, y compris le matelas et le sommier, avec une poudre DDT.

Mycoses

Fréquentes, elles prennent souvent des aspects cliniques atypiques. Leur épidémiologie s'est modifiée depuis 10 ans en fonction des habitudes de vie (animaux de compagnie de plus en plus nombreux) et de l'accroissement des échanges internationaux. Elles se présentent différemment chez le nourrisson et chez l'enfant plus grand.
Elles comportent essentiellement les dermatophytoses et les candidoses.

Dermatophytoses

On en distingue trois groupes selon leur habitat préférentiel : anthropophiles, zoophiles, telluriques.

Dermatophytoses du cuir chevelu ou teignes

Épidémiologie

Les teignes représentent un problème majeur de santé publique dans les grandes villes. Plus de 90 % de ces teignes sont de transmission interhumaine et surviennent par petites épidémies familiales au sein de familles émigrées d'Afrique noire ou d'Haïti.
Elles correspondent à une infection fongique superficielle du scalp et des cheveux, atteignant presque exclusivement l'enfant avant la puberté.
Les genres de dermatophytes le plus souvent rencontrés sont :
— *Microsporum canis*, surtout dans le sud de l'Europe ;
— *Trichophyton soudanense*, dans la région parisienne ;
— *Trichophyton violaceum*, originaire d'Afrique du Nord, qui est en diminution constante, ainsi que *Microsporum audouinii* et *Trichophyton shoenleinii*.

Aspects cliniques

On distingue trois variétés de teignes :
— les teignes tondantes :
- soit à grandes plaques de pelade (teignes microsporiques), transmises presque toujours par un animal domestique, un chat ou un chien (*Microsporum canis*) ;
- soit à petites plaques de pelade (teignes trichophytiques) (*Trichophyton soudanense, Trichophyton violaceum*) ;

— les teignes inflammatoires sous formes d'un macaron érythémato-squameux prenant en évoluant un aspect inflammatoire et pustuleux, c'est le classique kérion de Celse ;

— les teignes faveuses ou teignes de la misère, avec leur aspect en godet, sont devenues très rares.

Diagnostic

Il repose sur :
— l'examen de la lésion en lumière de Wood ;
— les prélèvements mycologiques.

Diagnostic différentiel

Dans certains cas, la pelade, la fausse teigne amiantacée ou le psoriasis seront éliminés grâce à la clinique et au laboratoire.
De même, les kérions peuvent poser un problème diagnostic avec les pyodermites, l'impétigo.

Traitement

La coupe de cheveux est nécessaire, voire dans certains cas, l'épilation des cheveux atteints.
Les topiques locaux font appel à plusieurs dérives imidazolés en pommade ou en crème : Pevaryl®, Fazol®, Trimysten®...
On emploiera des shampooings antiseptiques et antimycosiques après la toilette du type Pevaryl® lotion ou Kétoderm® gel moussant.
Le traitement général est indispensable : Griséfuline® ou Fulcine®, à la dose de 20 mg/kg/j, en surveillant le bilan hépatique et hématologique pendant au moins 6 semaines.

acte infirmier

Surveillance d'une dermatophytose du cuir chevelu

Les lésions du cuir chevelu doivent toujours être regardées avec circonspection, en particulier s'il y a une perte de cheveux.
L'interrogatoire de l'enfant et de la famille peut apporter un éclairage décisif s'il révèle des cas semblables, la présence de chat, de chien, de lapin, de cobaye, de hamster, etc., à la maison.
Le prélèvement mycologique doit être pratiqué de préférence au laboratoire ; si ce n'est pas possible, il faut faire un prélèvement d'au moins dix cheveux. Les cheveux cassés sont arrachés à la pince, les squames sont raclées au vaccinostyle et recueillies dans une boîte de Pétri. Une fiche de renseignements doit être jointe.
C'est dans un traitement local très soigneux que l'IDE apportera le plus ses compétences : le traitement sera appliqué une fois par jour, après le shampooing.

Si l'enfant est hospitalisé, l'IDE montrera aux parents sa façon de procéder afin de réduire au maximum l'hospitalisation.
Il faut rappeler aux parents que l'arrêté du 14 mars 1970 précise que l'éviction scolaire doit être poursuivie jusqu'à l'obtention d'un prélèvement négatif.

Dermatophytoses de la peau glabre

Elles peuvent résulter d'une contamination directe par un animal familier. Elles siègent volontiers sur les zones découvertes, en particulier sur le visage. La contamination d'autres zones comme les fesses ou la région inguino-pubienne provient souvent d'un manuportage par un membre de la famille. L'atteinte des pieds est rare chez le petit enfant, mais de plus en plus fréquente chez les enfants d'âge scolaire et les adolescents (« pieds d'athlètes » – *athletic foot* – par *Trichophyton rubrum*) du fait de la mode des *baskets*, de la fréquentation des piscines et de la pratique de sport pieds nus (danse, gymnastique, judo...).
Au niveau de la peau glabre, les lésions se présentent sous forme de petites plaques érythémato-squameuses, aux contours circulaires bien limités micro-vésiculaires et squameux d'évolution centrifuge ; cette fine collerette squameuse est assez caractéristique des mycoses. Plus rarement il s'agit de nodules infiltrés.
Au niveau des plis, en particulier des plis interdigitaux des pieds (entre le 4e et 5e orteil ou entre le 3e et 4e), il s'agit de fissures qui peuvent être ignorées du fait de leur discrétion ou, au contraire, s'accompagner de signes inflammatoires et de douleurs.

à savoir

Un déficit immunitaire peut être à la base du développement d'une mycose, surtout quand les lésions évoluent vers l'inflammation, l'ulcération ou des formes végétantes malgré le traitement (infections opportunistes).

Pour ces diverses localisations, un traitement antifongique local seul est en général suffisant.
Le choix de la forme galénique est adapté aux symptômes :
— crème pour les lésions sèches ;
— gel, lotion ou émulsion pour les lésions suintantes.
En cas de fissures ou de vésico-bulles, une antisepsie doit être associée : solution aqueuse de Bétadine® solution.

Remarque

À chaque occasion, on doit rappeler à l'enfant ou à l'adolescent qu'une hygiène des espaces interdigitaux des pieds doit être très soigneuse : il faut

bien les sécher après les avoir lavés. En cas de « pieds d'athlètes », il faut proscrire les chaussettes en matière synthétique et porter des chaussures larges et bien aérées.

Onychomycoses

Rares chez l'enfant, elles s'observeraient plus souvent chez l'enfant trisomique. Elles compliquent habituellement une atteinte du pied dans un contexte familial.
Elles se présentent sous forme d'une corne épaissie, stratifiée, jaunâtre occupant tout ou partie de l'ongle.
Leur diagnostic nécessite une confirmation biologique.
Outre le traitement local antifongique, un traitement oral de plusieurs semaines à la griséofulvine ou au kétoconazole est nécessaire jusqu'à la repousse complète d'un ongle sain.

➡ Pityriasis versicolor

Il se voit surtout après la puberté. Il est dû à une levure *(Malassesia furfur)*. Localisé au tronc, il peut atteindre fréquemment le visage chez l'enfant. Il se présente sous forme de petites macules confluantes, décolorées, entourées de peau saine qui semble légèrement pigmentée. Les lésions sont le siège d'une desquamation très fine ; leur importance ne peut être évaluée à l'œil nu : l'examen en lumière de Wood montre leur véritable étendue.
Le traitement comporte l'application d'un gel moussant type Kétoderm® sur l'ensemble du corps et du visage une fois par semaine répétée à deux ou trois reprises, ou encore Kétoderm®, tube monodose (traitement minute).

➡ Candidoses cutanées

Elles touchent surtout le nourrisson.
Elles se développent dans la région anale, fessière et inguino-pubienne.
Elles compliquent souvent une candidose digestive à la suite d'un traitement antibiotique et peuvent être associées à un muguet buccal *(voir « Maladies de la bouche », chapitre 29)*. Elles sont favorisée en outre par le port de couches humides, imperméables.
Le traitement est celui de l'érythème fessier *(voir « Érythèmes fessiers »)* auquel on adjoint un antifongique type amphotéricine B (Fungizone® lotion) ou un dérivé azoté (Pevaryl® lotion).
En cas de candidose digestive, une traitement *per os* par la Mycostatine® ou la Fungizone® doit être associé.

Acné juvénile

Louis Kremp

C'est une dermatose fréquente de l'adolescent qui touche le follicule pilo-sébacé, entraînant une folliculite.
Elle peut toucher le nourrisson lorsque il y a eu un passage important d'androgènes à travers la barrière fœto-maternelle pendant la grossesse. Ces acnés prennent souvent un aspect rétentionnel. Elles peuvent être aggravées également par les soins locaux utilisés par la maman qui, en mettant de nombreuses crèmes comédogènes, fait plus de mal que de bien.
L'acné survient habituellement à la puberté ou est favorisée par des thérapeutiques (Gardenal®, dérivés cortisonés...).
Précédée d'une peau grasse et luisante, elle siège électivement sur le visage, le dos, la zone intermammaire.
Sur le plan clinique, on distingue deux types d'acnés :
— l'acné rétentionnelle, avec des microkystes et des comédons (points noirs) ;
— l'acné inflammatoire avec des papules, des pustules, des macules érythémateuses. Cette acné inflammatoire est due à la prolifération du *Propribacterium acnes.*
Dans certains cas, l'acné peut être d'emblée grave, laissant des cicatrices chéloïdiennes, et doit nécessiter un traitement d'urgence.

acte infirmier

Traitement de l'acné

Le traitement de l'acné est un traitement long.
L'IDE doit en avertir l'adolescent dès le début du traitement, dont les principes sont maintenant bien établis :
- les **conseils** sont primordiaux :
  - ne pas « tripoter » les lésions, car les microtraumatismes les aggravent et favorisent l'infection ;
  - éviter les expositions solaires qui entraînent une fausse amélioration lors du bronzage et qui sont suivies d'un rebond ;
  - éviter les régimes, qui ne servent à rien ;
  - ne pas négliger, dans certains cas, la prise en charge psychologique ;
- si les lésions sont **modérées** : les dérivés à base de peroxyde de benzoyle seront utilisés à 5 % ou 10 % associés à une antibiothérapie locale type Érythromycine® ;
- si l'acné inflammatoire est plus **diffuse** : un traitement antibiotique par voie générale type cyclines ou Rubozinc® peut être associé ;
- en cas d'acné **rétentionnelle, à type de comédons** : employer un traitement à base de vitamine A acide local, en débutant à faible dose (0,025 %) pour éviter les phénomènes d'irritation importants ;

- en cas d'acnés **sévères**, étendues, kystiques : recours à l'isotrétinoïne (Roaccutane®), dont les effets secondaires sont à bien connaître :
  - ❑ effets tératogènes qui contre-indiquent absolument son emploi chez la femme enceinte et nécessitent, chez toute jeune fille en âge d'avoir des enfants, l'utilisation d'une contraception ;
  - ❑ sécheresse de la peau avec chéilite et conjonctivite ;
  - ❑ hypertriglycéridémie ; la surveillance biologique lipidique régulière est nécessaire (cholestérol, triglycérides) ainsi qu'un bilan hépatique périodique ;
- dans tous les cas : un traitement d'entretien est nécessaire pendant de longs mois, voire des années ; il ne doit être interrompu que très progressivement.

Remarque *Chez la jeune fille, si une contraception est nécessaire, préférer une pilule de troisième génération ; on peut également prescrire Diane®.*

Tumeurs et malformations vasculaires superficielles de l'enfant

Louis Kremp

La Société internationale pour l'étude des anomalies vasculaires (ISVA) propose une nouvelle classification des anomalies vasculaires :
« On distingue deux grands groupes : les tumeurs et les malformations. Les **tumeurs vasculaires** sont définies par une hyperplasie, une prolifération de cellules (cellules endothéliales, péricytes, cellules musculaires lisses).
Les **malformations vasculaires** sont constituées de vaisseaux dysplasiques sans prolifération cellulaire : elles relèvent d'un processus de dysmorphogenèse. Selon le secteur vasculaire concerné, les malformations vasculaires sont capillaires, veineuses, lymphatiques (trois types de malformations à flux lent). Il existe aussi des malformations à flux rapide, artérielles (anévrismes) ou avec des fistules artérioveineuses. Il existe des combinaisons lésionnelles : ainsi le syndrome de Klippel-Trenaunay (malformation combinée à un gigantisme du membre atteint). »

➔ Tumeurs vasculaires

Hémangiome infantile

Selon l'ancienne terminologie, il est qualifié de « cellulaire, immature, phasique, capillaire, ou même caverneux. »

Incidence

Ils atteignent 10 % des nourrissons.
Leur fréquence est augmentée dans les phacomatoses (sclérose tubéreuse de Bourneville, neurofibromatose de Recklinghausen).

Aspects cliniques

L'angiome tubéreux pur réalise l'aspect en « fraise ».
L'angiome sous-cutané réalise une masse sous-cutanée qui donne à la peau une couleur normale ou bleutée.
Les angiomes mixtes combinent les deux aspects.

Topographie

On peut trouver les angiomes immatures partout. Les localisations les plus spectaculaires sont réalisées par :
— l'angiome Cyrano ou Pinocchio de la pointe du nez ;
— l'angiome tapir de la lèvre supérieure ;
— l'angiome Louis-Philippe, biparotidien et volumineux.

Mode évolutif

L'hémangiome passe par plusieurs phases évolutives : une première phase de poussée de quelques mois, un stade de régression lente en quelques années, enfin une disparition complète avec ou sans séquelles, avant l'adolescence. Dans plus de trois quarts des cas, l'hémangiome est de petite taille (moins de 2 cm de diamètre) et va régresser facilement, parfois au prix d'une cicatrice cutanée.
Parfois, l'hémangiome présent dès la naissance prend une allure alarmante du fait de sa taille, son volume, son siège, voire son association exceptionnelle à une localisation viscérale (foie, larynx, tube digestif).

Complications

Elles se manifestent par une extension en surface ou en profondeur (rare, 2 %).

• Retentissement sur une structure noble :

— oreille (conduit auditif externe) ;
— paupière avec risque d'amblyopie ;
— cervical antérieur avec risque de dyspnée ;
— orificiel vulvaire avec risque de nécrose.

● **Nécrose :**

— pas dans les formes sous-cutanées ;
— induite par frottement, blessure, neige carbonique ;
— souvent spontanée et brutale ;
— accompagnée parfois de suppuration et quelquefois d'hémorragie ;
— responsable parfois d'un problème fonctionnel (lèvre-succion, nasale-respiration, de l'oreille, palpébral-vision) ;
— mutilante quelquefois, avec des séquelles difficiles à corriger.

Actuellement, on considère que les phases de poussées et de régression correspondent à une balance entre molécules angiogènes (*basic fibroblast growth factor* (bFGF) et d'autres facteurs dont *vascular endothelial growth factor/vascular permeability factor* (VEGF/VPF)).

Des taux de bFGF sont retrouvés dans les urines chez les nourrissons dont l'hémangiome est en poussée. Cet examen simple (un échantillon d'urines) est utile pour suivre la poussée ou la régression ainsi que l'influence du traitement.

➡ Association possible à d'autres malformations :

— le PHACE(S), syndrome qui associe des anomalies de la fosse Postérieure, un Hémangiome céphalique, des Anomalies artérielles, intra et extracrâniennes, une Coarctation aortique, des anomalies oculaires *(Eye)* et des anomalies du sternum ;
— hydrocéphalie (Dandy Walker) ;
— malformations des organes génitaux ou imperforation anale...

➡ Exploration

L'exploration des angiomes immatures est généralement inutile.

➡ Possibilités thérapeutiques

L'**abstention** est le meilleur traitement puisque l'angiome va régresser tout seul.

En revanche, les hémangiomes mal situés et *a fortiori* à croissance néonatale alarmante nécessiteront un traitement destiné à en bloquer la croissance et, si possible, à en accélérer la résorption. On utilise la corticothérapie par voie générale (2 à 3 mg/kg/jour de Prednisolone®) ou l'interféron α-2a ou 2b®.

L'**exérèse chirurgicale** : il faut y résister et surtout résister aux parents (sauf vers 3-4 ans, s'il persiste un tégument mollasse ou fripé après résorption) !

Certains angiomes peuvent nécessiter un traitement chirurgical d'emblée :
— du fait de leur localisation inesthétique difficile à supporter pour l'enfant (angiome Cyrano) ;

— du fait de risque fonctionnel important (angiome localisé au niveau d'une paupière).
La chirurgie plastique n'est indiquée que pour les séquelles des grandes angiomatoses.
L'**embolisation** est exceptionnelle, sauf si complication incontrôlable.
L'injection locale de corticoïdes retard est très rarement utilisée.
Les injections sclérosantes doivent être proscrites, car elles sont douloureuses, nécrosantes, et risquent de provoquer un choc anaphylactique.

Le syndrome de Hasabach Merritt

Il est très rare mais de pronostic grave.
Vers 2 mois, il associe :
— un énorme hématome sur une lésion vasculaire faite d'une plaque infiltrée ou d'une véritable tumeur congénitale ;
— une thrombopénie sévère (activation locale des plaquettes).
Il s'agit d'un hémangio-endothélium kaposiforme ou d'un angiome en touffe.
Le traitement est soit de la vincristine ou de l'interféron α ou l'association ticlopidine et aspirine ou des corticoïdes.

➡ Malformations vasculaires

Elles sont moins fréquentes que les tumeurs vasculaires et sans prédominance de sexe. Elles persistent toute la vie et la plupart en s'aggravant. Elles nécessitent une prise en charge par des centres de référence où elles seront explorées et traitées.

Angiomes artérioveineux

Il peut s'agir d'une malformation très localisée, souvent post-traumatique. Cependant, le plus souvent, il s'agit de malformations congénitales complexes, intéressant toute une région, qui se rencontrent en n'importe quel point du corps, mais surtout en position distale.
Dans l'enfance, elles peuvent ressembler à un angiome plan. Plus tard, elles se traduisent par des masses tendues, rouges, chaudes, luisantes, avec en périphérie des dilatations veineuses importantes.
Elles sont quelquefois très douloureuses. Elles évoluent souvent vers des nécroses distales. Lorsqu'elles sont grosses, elles peuvent entraîner progressivement une insuffisance cardiaque. Elles peuvent subir des poussées lors d'infections, à la puberté. Elle peuvent s'intégrer dans des dysplasies osseuses complexes.

Le bilan en est fait par le Doppler, l'artériographie sélective, le scanner, l'étude du débit cardiaque.
Le traitement s'oriente le plus possible vers une embolisation sélective des artères qui nourrissent la malformation, avec chirurgie secondaire.

Angiomes veineux

Les aspects cliniques sont très variés.
Ils peuvent être capillaro-veineux, ressemblant au début à des angiomes immatures sous-cutanés, puis réalisant une masse froide, élastique, sous une peau normale ou parcourue de fines télangiectasies, masse compressible, gonflant à l'effort ou en position déclive.
D'autres aspects sont possibles, avec association en particulier à des anomalies osseuses.
Les explorations sont les mêmes que pour les angiomes artério-veineux.
Le traitement est variable suivant les formes, associant contention et embolisation dans certains cas très précis. La chirurgie est rarement indiquée.

Angiomes capillaires

Angiomes plans isolés

Ils sont présents dès la naissance : c'est la « tache de vin ».
Ils suivent la croissance corporelle, entraînant un retentissement esthétique, mais non fonctionnel. Certains angiomes plans médians de la nuque, ou médiofrontaux, débordant sur le nez et la paupière, régressent spontanément en 1 ou 2 ans.
Ils nécessitent peu d'explorations.
Le traitement le plus simple consiste à les masquer avec un maquillage très couvrant et tenace : le *cover-mark*.
La cryothérapie, la chirurgie d'exérèse avec greffe, l'embolisation et la radiothérapie ont plus d'inconvénients que d'avantages.
Le laser donne de bons résultats : actuellement, plus que le laser Argon, c'est le laser colorant pulsé qui est indiqué dans ce type d'angiome. Il peut être débuté très tôt sous anesthésie générale.

Angiomes plans marqueurs de maladies généralisées

Ils peuvent être associés à des anomalies osseuses, à une angiomatose des méninges (syndrome de Sturge-Weber, avec atteinte oculaire et convulsions).
Ils peuvent être diffus, comme dans l'ataxie-télangiectasie ou dans la maladie d'Osler qui donne des épistaxis à répétition.

➡ Conclusion

En conclusion, les angiomes de l'enfant doivent être confiés à des centres de référence où les équipes sont entraînées non seulement à décider d'explorations complexes, qui ne sont pas toujours indispensables, mais aussi à entreprendre des traitements qui peuvent s'étaler sur plusieurs années. Les nouvelles données sur ces malformations mettent l'espoir dans la thérapeutique génique pour certaines d'entre elles.

Bibliographie

CONTET-AUDONNEAU N. « Épidémiologie et diagnostic biologique des dermatophyties ». *Revue internationale de pédiatrie* 1998 ; 289 : 3-7.

LARRÈGUE M., BRÉCHETEAU P. « Mycoses à dermatophytes et phénomènes dysimmunitaires ». *Revue internationale de pédiatrie* 1998 ; 289 : 8-14.

FEUILHADE DE CHAUVIN M. « Traitement actuel des mycoses cutanées de l'enfant : moyens thérapeutiques et indications ». *Revue internationale de pédiatrie* 1998 ; 289 : 16-9.

ENJOLRAS O. « Angiomes et malformations vasculaires superficielles ». *Encyclopédie médico-chirurgicale* (Elsevier, Paris). Dermatologie, 12-715-A-10-5. 1985.

ENJOLRAS O. « Les angiomes de l'enfant à un tournant dans leur compréhension et dans leur prise en charge ». *Archives de pédiatrie* 1999 ; 6 ; 1261-5.

chapitre 39

Catherine Devoldère

Rhumatismes de l'enfant

Pré-requis

La rhumatologie intéresse toutes les maladies pédiatriques à expression articulaire.
Ainsi, les maladies auto-immunes, inflammatoires, hématologiques, de pathogénies différentes peuvent avoir pour point commun l'atteinte de l'appareil locomoteur.
Dans ce vaste domaine qu'est la rhumatologie pédiatrique seront abordées :
— les pathologies à expression ostéo-articulaire en rapport avec une infection à distance telles que :
- la synovite aiguë transitoire de hanche (SATH) ;
- la borréliose de Lyme ;
- le rhumatisme articulaire aigu (RAA), qui a presque disparu en Europe mais demeure un problème de santé publique dans nombre de pays ;

— les arthrites inflammatoires chroniques, qui regroupent les arthrites juvéniles idiopathiques (AJI) et les spondylarthropathies dont la prise en charge doit être pluridisciplinaire.

Pathologies à expression ostéo-articulaire en rapport avec une infection à distance

Parmi les trois pathologies concernées, la synovite aiguë transitoire de hanche est la plus fréquente en pédiatrie. Elle est aussi appelée « rhume de hanche ».

➡ Rhume de hanche

Cette pathologie touche les enfants entre 2 et 13 ans ; ce sont des garçons dans 70 % des cas. Son étiologie est inconnue, mais elle est souvent précédée d'une infection virale (*voir « Principales causes orthopédiques de boiterie chez l'enfant », chapitre 40*).

Elle se manifeste par :
— une boiterie ;
— une douleur inguinale ou à la face antérieure de la cuisse ;
— une limitation des amplitudes de la hanche.
Le reste de l'examen clinique est normal :
— biologie normale ou révélant une discrète inflammation ;
— radiographie le plus souvent normale ;
— échographie qui confirme l'épanchement (25 % des cas : épanchement controlatéral asymptomatique).
Il faut éliminer :
— une arthrite infectieuse ;
— une hémarthrose ;
— une tumeur ;
— et surtout une ostéochondrite de hanche qui débute comme une SATH. Une radiographie normale du bassin à 6 semaines éliminera le diagnostic. L'évolution est favorable en 5 jours le plus souvent.
Le traitement repose sur une mise en décharge totale de l'articulation lors de l'hospitalisation, avec traction continue complétée par un traitement anti-inflammatoire.

➡ Borréliose de Lyme

Cette pathologie est due à *Borrelia burgdorferi*. Elle est transmise par la tique en forêt et surtout du printemps à l'automne *(voir « Maladie de Lyme », chapitre 34)*.
Elle se manifeste par :
— une lésion d'inoculation pathognomonique et un érythème *migrans* (tache érythémateuse avec extension en quelques jours, disparition après 3 semaines sans traitement) ;
— une atteinte articulaire, qui survient des mois ou années après le contage.
Il n'y a pas d'atteinte neurologique.
Le diagnostic biologique par dépistage en immunofluorescence indirecte (IFI) est pratiqué, avec ELISA. On demandera une confirmation par Western-Blot si la sérologie est positive.
Le traitement par bêtalactamines est de 2 à 3 mois.

Remarque

Après des promenades en forêt, il faut :
— conseiller de rechercher les tiques le soir et de surveiller l'apparition d'une atteinte cutanée ;
— convaincre de la nécessité de traiter pour éviter les complications tardives.

➔ Rhumatisme articulaire aigu

Introduction

Le RAA est lié à une infection non suppurée des voies aériennes supérieures par un streptocoque bêtahémolytique du groupe A touchant le cœur, les articulations et le système nerveux.
Il est exceptionnel en Europe depuis la mise en place d'une prévention efficace. En revanche, il reste un problème de santé publique sous les tropiques et au Maghreb.
Ce rhumatisme résulte de l'interaction entre le streptocoque A, l'hôte et l'environnement.
Il survient entre 5 et 10 ans après l'infection.

Diagnostic

Le diagnostic, fait sur les critères de Jones modifiés en 1992 *(tableau 39.1)*, repose sur :
— une polyarthrite migratrice, fugace, touchant les grosses articulations, douloureuse avec atteinte des tissus périarticulaires ;
— une absence de notion d'angine ;
— des signes cutanés à type de nodules (rare) ;
— une atteinte cardiaque, qui en fait la gravité lorsqu'elle touche les trois tuniques et nécessite un diagnostic et une surveillance échocardiographique ;
— la chorée de Sydenham, qui se traduit par des mouvements explosifs, désordonnés, involontaires, déclenchés par l'émotion, survenant 2 à 6 mois après, ou par une simple maladresse de l'écriture ;
— le dosage de l'antistreptolysine O ou d'autres anticorps streptococciques, dont l'élévation traduit une infection streptococcique récente ;
— la présence du streptocoque du groupe A au prélèvement de gorge ;
— une scarlatine récente.

Tableau 39.1 – Critères de Jones modifiés (deux critères majeurs ou un critère majeur et deux critères mineurs)

Critères majeurs	Critères mineurs
Cardite Polyarthrite Chorée Érythème marginé Nodules sous-cutanés	Fièvre Arthralgies Antécédents RAA ou atteinte cardiaque rhumatismale Élévation de la CRP et de la vitesse de sédimentation Allongement de l'espace PR à l'ECG

Biologie

Les tests biologiques d'inflammation sont très fortement positifs :
— augmentation des globules blancs ;
— vitesse de sédimentation accélérée ;
— élévation de :
  - la protéine C réactive (CRP) ;
  - la fibrine ;
  - des alphaglobulines ;
  - du taux d'anticorps antistreptococciques (ASLO, antistreptokinases, antidésoxyribonucléases, antihyaluronidase).

L'absence d'élévation des trois types d'anticorps permet d'affirmer que l'enfant n'a pas fait une infection récente.

Traitement

Lors de l'épisode initial, l'hospitalisation est nécessaire dans tous les cas :
— repos au lit ;
— traitement de l'insuffisance cardiaque ;
— pénicillothérapie orale pendant 10 jours pour éradiquer un foyer streptococcique (aucune action sur le RAA).

RAA sans atteinte cardiaque

Salicylothérapie : parfois suffisante à 100 mg/kg/j pendant 2 semaines, puis 75 mg/kg/j.

RAA avec atteinte cardiaque

(Voir « Cardiopathies acquises », chapitre 33.)

Corticothérapie : 2 mg/kg/j sans dépasser 80 mg/j, puis diminution progressive au 15e jour pour une durée de 8 à 14 semaines.
L'atteinte articulaire régresse en 48 heures.

acte infirmier

Rôle de l'IDE dans le RAA

Il s'agit de :
- dépister les signes d'insuffisance cardiaque ;
- dépister :
  - ❑ en cas de salicylothérapie, les signes de surdosage des salicylés ;
  - ❑ en cas de corticothérapie, des troubles gastro-intestinaux (gastrite, douleurs abdominales), des troubles neurologiques (humeur, sommeil), des signes d'impré-

gnation avec prise de poids, les risques d'hyperglycémie et d'hypertension artérielle.

Il convient également de mettre en place les mesures de prophylaxie.

La durée de la prophylaxie dépend de l'atteinte cardiaque ou non :

- s'il n'y a pas atteinte cardiaque : pénicillothérapie au long cours (minimum 5 ans), souvent jusqu'à l'âge de 15 ans, par Extencilline® IM tous les mois ;
- s'il y a atteinte cardiaque : prophylaxie à vie, selon la gravité :
  - ❑ benzathine-pénicilline G : 1 200 000 U, voie IM tous les mois ;
  - ❑ pénicilline V (pénicilline retard) quotidienne (problème d'observance ou macrolides si allergie).

La prophylaxie repose également sur l'éradication des foyers dentaires, ORL, avec antibiothérapie préventive obligatoire pour éviter l'endocardite d'Osler en cas de séquelles valvulaires.

Arthrites inflammatoires chroniques

Arthrites juvéniles idiopathiques

Définition

Les arthrites juvéniles idiopathiques (AJI) regroupent toute affection articulaire inflammatoire débutant avant 16 ans et durant au moins 3 mois, dès lors que toute affection infectieuse, immuno-hématologique, systémique ou maligne ainsi qu'auto-immune a été éliminée.

Elles concernent environ 3 000 enfants en France.

Clinique

Les arthrites juvéniles idiopathiques sont classées en trois groupes selon leur forme *(tableau 39.2)* : oligoarticulaire, à début polyarticulaire et systémique.

Tableau 39.2 – Classification de l'arthrite chronique juvénile en fonction du mode de début

	Systémique	**Oligoarticulaire**	**Polyarticulaire**
Répartition	20 %	50 %	30 %
Âge de début garçons/filles	2 à 7 ans 1/1	Avant 5 ans 1/5	Variable 1/3
Nombre d'articulations	Variable	Moins de 5	Plus de 4

	Systémique	Oligoarticulaire	Polyarticulaire
Signes systémiques	Intenses	Absents	Modérés ou absents
Uvéite	Exceptionnelle	30 %	5 %
Anticorps antinucléaires	Absents	70 %	50 %
Facteur rhumatoïde	Absent	Absent	10 %
Pronostic articulaire	Variable	Bon	Moyen ou mauvais

Formes oligoarticulaires :

— 50 % des AJI ;
— nombre d'articulations touchées inférieur ou égal à 4 ;
— atteinte asymétrique, surtout aux membres inférieurs ;
— peu ou pas de signes extra-articulaires.

On distingue les oligoarthrites à début précoce de celles à début tardif.

• Oligoarthrites à début précoce :

— début avant 3 ans dans les deux tiers des cas ;
— survenue neuf fois sur dix chez la fille ;
— respect des articulations proximales ;
— pas d'antécédents familiaux, sauf une fréquence plus élevée de psoriasis ;
— inflammation modérée révélée par la biologie ou absente ;
— anticorps antinucléaires présents à un taux de dilution modéré.

L'évolution : l'atteinte articulaire émaillée de poussées est favorable, surtout avec les thérapeutiques locales.

L'atteinte oculaire nécessite des contrôles réguliers en ophtalmologie, car il n'y a pas de signes « visibles » de l'uvéite, sinon en réalisant un examen en lampe à fente. Après 10 ans, 37 % des enfants ont une uvéite. Les risques de complications sont la cataracte et le glaucome. Le traitement comprend les anti-inflammatoires non stéroïdiens à visée antalgique. L'injection intra-articulaire d'hexacétonide de triamcinolone peut être utile dans certains cas *(voir « Maladies de l'uvée », chapitre 47)*.

Le traitement comprend également des corticoïdes par voie locale ou générale.

• Oligoarthrites à début tardif

Elles concernent des garçons plus âgés, avec des critères évocateurs de spondylarthropathies tels que enthésopathies (talalgie, douleur plantaire).

Attention à l'atteinte monoarticulaire, car il est urgent de rechercher des éléments en faveur :

— d'une infection (fièvre, aspect très inflammatoire) ;

— d'un traumatisme ;
— d'une malformation ;
— d'une tumeur.

En effet, une ponction articulaire peut être nécessaire et le traitement adapté urgent.

Formes à début polyarticulaire

On distingue classiquement cinq formes de polyarthrites qui représentent 30 % des cas d'arthrite chronique.

• Polyarthrites avec présence du facteur rhumatoïde dites séropositives

■ Clinique :

— 10 % des formes à début polyarticulaire ;
— touchent les filles de 8 à 10 ans ;
— atteinte articulaire symétrique, à prédominance distale ;
— douleur importante, malgré une synovite discrète ;
— atteinte rachidienne avec risque d'instabilité C1 – C2.

■ Biologie :

— syndrome inflammatoire intense ;
— présence du facteur rhumatoïde (deux examens à 3 mois d'intervalle) avec test au latex > 1/40 et Waaler-Rose > 1/32.

■ Pronostic

Le pronostic évolutif est sévère.

• Polyarthrites avec présence d'anticorps antinucléaires :

— 35 % des formes à début polyarticulaire ;
— touchent surtout les filles ;
— débutent avant 3 ans ;
— risque élevé d'uvéite.

• Polyarthrites avec synovite importante

■ Clinique :

— débutent vers 8-10 ans ;
— touchent les garçons autant que les filles ;
— peu de douleur ;
— peu de gêne fonctionnelle.

■ Biologie :

— vitesse de sédimentation supérieure ou égale à 40 mm/h ;

— hyperleucocytose ;
— augmentation du taux de CRP ;
— pas d'anticorps.

● **Polyarthrites avec peu ou pas de synovite**

■ **Clinique** :

— raideur articulaire progressive, diffuse ;
— maladresse ;
— absence d'épanchement articulaire ;
— évolution vers l'ankylose articulaire.

■ **Biologie** :

— IRM montrant une absence de prise de contraste après injection de gadolinium ;
— traitements médicamenteux peu actifs ;
— nécessité de rééducation, attelles, postures.

● **Polyarthrites avec critères de spondylarthropathie**

Toute atteinte polyarticulaire dans la deuxième enfance nécessite d'éliminer une affection auto-immune, en particulier un lupus érythémateux disséminé, une vascularite ou une affection hématologique *(voir « Spondylarthropathies juvéniles »)*.

● **Traitement des formes polyarticulaires :**

— a pour but un effet antalgique et le maintien de la fonction articulaire ;
— fondé sur des anti-inflammatoires non stéroïdiens (AINS) ;
— si échec à 1 mois, traitement de fond :
  – Méthotrexate® (10 mg/m^2/semaine) ;
  – sels d'or ou chrysothérapie.

➡ **Forme systémique ou maladie de Still :**

— 20 % des cas ;
— enfant de 3 à 5 ans (parfois plus âgé, voire adulte) ;
— autant de filles que de garçons (avant 1 an, uniquement des filles).

● **Début :**

— intensité de la fièvre avec pic à 39,5-40 °C tous les jours chutant brutalement à 37 °C, peu sensible aux antipyrétiques ;
— éruption, surtout lors du pic fébrile, fugace, discrète, retrouvée dans 90 % des cas ;
— splénomégalie, hépatomégalie parfois ;
— atteinte articulaire inconstante au début (parfois arthralgies, myalgies).

• Évolution

Atteinte articulaire symétrique des poignets et genoux avec gonflement articulaire et inflammation périarticulaire durant plus de 6 semaines, puis atteinte des chevilles, des coudes, des hanches. Les petites articulations peuvent être touchées.

Après plusieurs mois :

— guérison sans séquelles possible ;

— poussées avec signes systémiques ou non ou absence de rémission avec destruction articulaire.

• Biologie :

— augmentation des globules blancs, environ 20 000/mm^3 ;

— anémie inflammatoire ;

— augmentation des plaquettes jusqu'à $1.10^6/mm^3$;

— augmentation du taux de CRP ;

— absence d'autoanticorps, complément élevé.

• Traitement :

— acide acétylsalicylique : 100 mg/kg/j en six prises en milieu hospitalier (améliore la température et les douleurs dans 50 % des cas) ;

— aucune action sur la biologie ;

— surveillance de la salicylémie ;

— en cas d'échec après 1 mois ou d'intolérance : corticothérapie 2 mg/kg/j (en deux prises).

acte infirmier

Rôle infirmier dans la prise en charge de la forme systémique

En hospitalisation :

- prendre la température toutes les 4 heures, même la nuit au début, afin d'établir une courbe évocatrice du diagnostic ;
- rechercher, lors des pics à 40 °C, d'éventuelles macules et avertir rapidement le médecin car elles sont fugaces ;
- déceler une gêne respiratoire ou une douleur thoracique évocatrice d'une péricardite ; réaliser un ECG au moindre doute dans l'attente d'une échographie cardiaque ;
- évaluer la douleur de l'enfant.

Lors de la sortie, informer les parents d'une surveillance biologique toutes les semaines ou 2 semaines (salicylémie et transaminases) et leur indiquer les signes de surdosage à dépister : troubles de l'humeur, acouphènes.

Une polypnée justifie une réhospitalisation urgente.

➡ Spondylarthropathies juvéniles

C'est l'ensemble des affections articulaires inflammatoires, débutant avant 16 ans, ayant :
— une atteinte axiale (rachis dorsal et lombaire, articulations sacro-iliaques et thoraciques antérieures) ;
— des arthrites périphériques ;
— des enthésopathies (inflammation des zones tendineuses).
Ces signes s'associent à des manifestations extra-articulaires (oculaires, digestives, cutanées).

Classification des spondylarthropathies

Les critères cités dans le *tableau 39.3* sont les critères de classification du Groupe d'études européen des spondylarthropathies.

Tableau 39.3 – Critères de classification du Groupe d'études européen des spondylarthropathies

Douleur rachidienne inflammatoire	OU	Synovite asymétrique prédominant aux membres inférieurs

↓
ET
Au moins l'un des critères suivants
↓

Histoire familiale positive
Psoriasis
Colopathie inflammatoire chronique
Douleur fessière à bascule
Enthésopathie
Sacro-iléite

Physiopathologie

La spondylarthropathie est une affection liée au groupe HLA-B27 dans 80 à 90 % des cas (transmission autosomique dominante).
L'environnement joue un rôle dans ces affections à travers les infections : *Yersinia*, *Shigella*, salmonelle...
L'inflammation de la paroi digestive augmente sa perméabilité, ce qui permet aux antigènes bactériens de la traverser et d'amorcer des réactions immunes.

Clinique

On distingue différents types de spondylarthropathies.

➡ Spondylarthropathies indifférenciées :

— 4 garçons pour 1 fille ;
— âge moyen : 11 ans (2 à 16 ans) ;
— enthésopathies dans 20 % des cas ;
— débutent par des arthrites (80 % des cas), surtout aux membres inférieurs, révélées par une boiterie ;
— biologie normale dans 50 % des cas ;
— groupe HLA-B27 : argument diagnostic important ;
— radiographies normales au début ;
— évolution par poussées dans 80 % des cas pendant quelques mois ou années sans traitement ;
— bon pronostic globalement (à 3 ans : 80-90 % des cas n'ont pas ou que peu de gêne fonctionnelle).

➡ Pelvispondylite rhumatismale :

— 4 garçons pour 1 fille ;
— âge moyen : 11 ans ;
— antécédents d'uvéite, de psoriasis ou d'entérocolopathie chronique (20 à 30 %) ;
— arthrites et enthésopathies (75 à 90 %) ;
— atteinte axiale constante après 5 à 10 ans d'évolution ;
— syndrome inflammatoire (VS accélérée, augmentation de la CRP, anémie et thrombocytémie) ;
— sacro-iléite radiologique constante après 5 ou 8 ans d'évolution ;
— pronostic fonctionnel qui dépend de l'atteinte des hanches et des pieds.

➡ Arthrites réactionnelles

Arthrites inflammatoires non infectieuses, elles surviennent au décours d'une infection à salmonelle, *Yersinia*, *Shigella*, *Campylobacter* parfois après une infection respiratoire à *Mycoplasma* ou *Chlamydia*.
L'infection digestive est retrouvée dans 60 % des cas. Les arthrites surviennent 1 à 3 semaines plus tard.
L'évolution par poussées se fait vers la rémission dans 60 % des cas à 2 ans.

➡ Rhumatisme des entérocolopathies

Manifestations articulaires survenant lors d'une maladie de Crohn ou recto-colite hémorragique (5 à 25 % des cas).

Traitement des spondylarthropathies

Il repose sur :
— les anti-inflammatoires non stéroïdiens (corticothérapie non indiquée) ;
— un traitement de fond, parfois par sels d'or avec surveillance hématologique, rénale ;

— des injections intra ou périarticulaires de dérivés cortisoniques ;
— la rééducation et la physiothérapie pour maintenir une bonne trophicité musculaire des amplitudes articulaires maximales sans attitude vicieuse ;
— la chirurgie (synovectomie) dans les formes sévères.

acte infirmier

Rôle infirmier dans les atteintes articulaires

Il dépend du lieu de la prise en charge.

En hospitalisation

L'IDE doit :

- évaluer la douleur plusieurs fois par jour et son retentissement physique, psychologique ;
- observer le comportement de l'enfant lors de :
  - ❑ la rééducation ;
  - ❑ la toilette ;
  - ❑ les jeux et les activités ;
- adapter le traitement antalgique à chaque situation ;
- pendant la poussée inflammatoire :
  - ❑ mettre l'articulation au repos en bonne position (orthèse) ;
  - ❑ appliquer de la glace ;
  - ❑ entretenir la mobilité articulaire et la fonction musculaire une à deux fois par jour ;
- après la poussée inflammatoire :
  - ❑ lutter contre l'enraidissement par des mobilisations quotidiennes (idéal dans un bain chaud) ;
  - ❑ faire percevoir à l'enfant et sa famille le rôle positif des orthèses et attelles qui permettent les activités et ne se bornent pas à être une contrainte quotidienne ;
  - ❑ aider l'enfant et sa famille à comprendre la maladie, la prévention des complications, afin qu'ils soient assidus même si le traitement est contraignant (kinésithérapie par exemple) ;
  - ❑ prendre contact avec l'école ou l'assistante sociale en fonction des situations.

Après l'hospitalisation

Lors des consultations, il faut :

- s'assurer de la prise effective du traitement, de sa tolérance ;
- prendre connaissance des répercussions familiales de la maladie, de la vie à la maison, des difficultés rencontrées à l'école pour apporter une écoute et une aide dans la prise en charge d'une pathologie le plus souvent chronique.

En résumé

Devant une atteinte articulaire chronique, il est nécessaire de :

- lutter contre l'inflammation :
  - ❑ grâce aux médicaments par voie orale :
    - – aspirine,

  – AINS,
  – corticoïdes ;
- ❑ par un traitement local : injection intra-articulaire (rhumatologie ou orthopédie pédiatrique) ;
- prévenir et traiter l'atteinte articulaire ;
- préserver sa fonction normale :
  - ❑ par la rééducation (kinésithérapie) et le port d'orthèses (de repos ou de fonction) ;
  - ❑ par la chirurgie (synovectomie, ténotomie) ;
- limiter les répercussions de la maladie dans la vie quotidienne :
  - ❑ favoriser les vêtements amples, les fermetures Velcro, les chaussures à bouts larges ;
  - ❑ adapter les couverts, différents objets (rôle de l'ergothérapeute) ;
  - ❑ favoriser sans restriction les jeux adaptés à son état ;
  - ❑ inciter à la natation dès que les signes inflammatoires ont diminué.

Conclusion

Les pathologies qui provoquent une atteinte articulaire nécessitent de la rigueur dans l'approche diagnostique et l'IDE, par son observation et ses soins, y contribue.
De même, au cours de l'évolution, par sa connaissance de la maladie et des complications, elle participe avec tous les professionnels (kinésithérapeutes, médecins) à une prise en charge assidue et optimale de l'enfant au sein de sa famille.

Bibliographie

PRIEUR A.-M. *Rhumatologie pédiatrique*. Paris : Flammarion ; 1999.
QUARTIER P., PRIEUR A.-M. « La Forme systémique chronique juvénile ou maladie de Still ». *Médecine thérapeutique pédiatrie* 1999 ; 4 suppl. 2.
SOMMELET D., BELTRANO F. « La Vie quotidienne de l'enfant atteint d'arthrite chronique juvénile. Pathologies articulaires chez l'enfant ». *Revue du praticien* 1994.

chapitre 40

Guy Allovor
Louis-Michel Collet

Appareil locomoteur

Scoliose de l'enfant et de l'adolescent

➜ Définition

Elle correspond à une déformation de la colonne vertébrale dans le plan frontal entraînant une courbure dont la convexité détermine le côté, associée à une rotation des corps vertébraux dans le plan horizontal responsable de la gibbosité clinique. Il peut s'y associer une déformation dans le plan sagittal (cyphose).

➜ Diagnostic positif

Il est fait facilement par l'examen clinique, enfant debout, découvert, dos à l'examinateur.
Il faut préciser l'étage, le côté (convexité), rechercher une cyphose associée (cyphoscoliose), mesurer la déviation latérale par rapport au fil à plomb suspendu de C7 qui doit normalement passer dans le pli interfessier (*figure 40.1*).

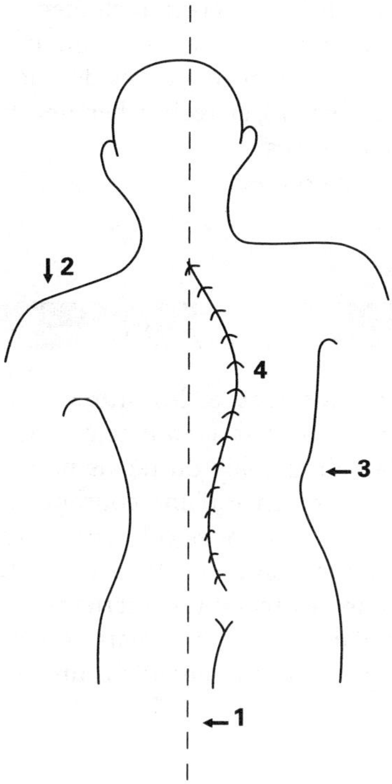

Figure 40.1 – Diagnostic de la scoliose, enfant debout
La scoliose se manifestera par : 1 : un déséquilibre du tronc ; 2 : un déséquilibre des épaules ; 3 : un coup de hache du tronc ; 4 : une déviation en S de la ligne des épineuses.

On fera ensuite pencher l'enfant vers l'avant afin de rechercher une gibbosité qui signera le diagnostic témoignant de la rotation vertébrale. Cette gibbosité sera mesurée par rapport au côté controlatéral (*figure 40.2*).

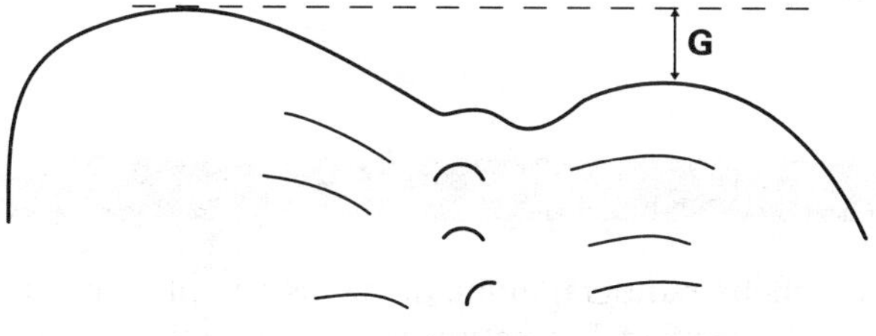

Figure 40.2 – Diagnostic de la scoliose, enfant penché
L'enfant penché en avant fait le dos rond. La gibbosité G est mesurée par rapport à l'autre côté. Elle signe la rotation vertébrale et donc la scoliose. En cas d'attitude scoliotique, il n'y a pas de gibbosité.

L'atteinte peut intéresser plus d'un étage rachidien.
Il faut également pratiquer un examen neurologique et un examen général de l'enfant (douleur, touffe de poil médiane du dos, fossette du pli interfessier, taches cutanées « café au lait ») et rechercher une hyperlaxité articulaire ou d'autres malformations associées.
On appréciera le stade pubertaire.

➡ Diagnostics différentiels

Ce sont les **attitudes scoliotiques** et les attitudes antalgiques. L'absence de gibbosité en position penchée vers l'avant témoigne de l'absence de rotation vertébrale. De même, la radiographie du rachis ne montre pas de rotation des corps vertébraux malgré l'existence d'une courbure rachidienne.
Le traitement des attitudes scoliotiques correspond au traitement de la cause : par exemple, la compensation de longueur par une talonnette quand il existe une inégalité de longueur des membres inférieurs.
Le pronostic est bénin dans l'ensemble, mais certaines attitudes scoliotiques non corrigées peuvent, à la longue, aboutir à une « structuralisation » de la courbure rachidienne.

➡ Étiologie des attitudes scoliotiques

Les causes des attitudes scoliotiques sont : les mauvaises postures, l'inégalité de longueur des membres inférieurs, l'asymétrie de bassin, les troubles de l'équilibre visuel, l'asymétrie de tonus des muscles du cou...
Les causes des attitudes antalgiques sont traumatiques, dues à des discopathies infectieuses ou dégénératives ou à des tumeurs (ostéome ostéoïde, tumeur médullaire).

➡ Radiographie

On demande un cliché radiographique de rachis complet debout de face et de profil. Il permet d'objectiver la rotation vertébrale, qui peut être mesurée, de déterminer l'angulation de la courbure et de suivre l'évolution. Il peut mettre en évidence des stigmates étiologiques (Scheuermann) (*figure 40.3*).
On détermine la maturation vertébrale par le test de Risser sur la radiographie du bassin de face.

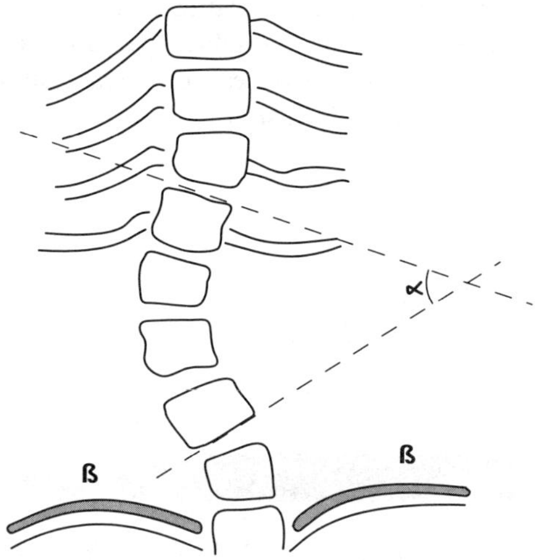

Figure 40.3 – Détermination de l'incurvation et de la maturation vertébrales
L'angle alpha mesure l'incurvation dans le plan frontal. C'est l'angle de Cobb.
L'ossification des crêtes iliaques (bêta) permet d'apprécier la maturation pubertaire du rachis. C'est le test de Risser.

➡ Étiologies des scolioses vraies

Environ 70 % des scolioses vraies sont idiopathiques, tandis que 30 % ont une cause :
— neuro-musculaire : séquelles de poliomyélite, infirmité motrice d'origine cérébrale (IMOC), myopathies, etc. ;
— malformative : malformations vertébrales, tels le spina-bifida, une hémivertèbre... ;
— génétique : neurofibromatose de Von Recklinghausen, Marfan ;
— malnutrition : rachitisme vitaminodépendant.
Quelle que soit leur cause, les scolioses vont s'aggraver à la période pubertaire.

➡ Traitement

Il peut être :
— orthopédique : le corset a pour ambition de stopper l'aggravation de la scoliose ; la kinésithérapie ne permet pas d'empêcher une scoliose d'évoluer, elle ne peut donc être qu'un éventuel appoint thérapeutique aux autres traitements ;

— chirurgical : il est réservé aux angulations de plus de 50° ; il consiste à réaliser une arthrodèse (fusion des vertèbres par une greffe osseuse) afin de stopper l'aggravation des courbures. Les vertèbres sont maintenues par des « tiges » le temps nécessaire à la fusion.

Hanche de l'enfant

Introduction

La hanche de l'enfant peut être sujette à diverses affections à tous les âges et à chaque âge sa pathologie. Avant la marche, la luxation congénitale de hanche (LCH) est la plus courante. Lorsque la marche est acquise, c'est souvent la boiterie, douloureuse ou non, qui attire l'attention.

Luxation congénitale de hanche

Définition

La LCH correspond à une position de la tête fémorale complètement ou partiellement hors du cotyle de façon permanente ou transitoire. Il s'agit d'une pathologie habituellement antérieure à la naissance. Sous le terme « luxation congénitale de hanche » se trouvent souvent regroupées plusieurs situations anatomocliniques :
— perte des rapports normaux entre la cavité acétabulaire et la tête du fémur de manière réductible ou irréductible ;
— hanche luxable ou laxe ;
— dysplasie cotyloïdienne (acétabulaire).
Les remaniements ostéo-cartilagineux résultant de cette anomalie entraînent la dysplasie de hanche. Le cotyle devient émoussé avec parfois néocotyle par empreinte de la tête si la réduction est tardive *(figure 40.4)*.

Dépistage diagnostique

Le dépistage néonatal systématique et obligatoire a permis un traitement précoce, meilleur garant d'une guérison. La LCH est relativement fréquente : 6 à 20 enfants sur 1 000 naissances.

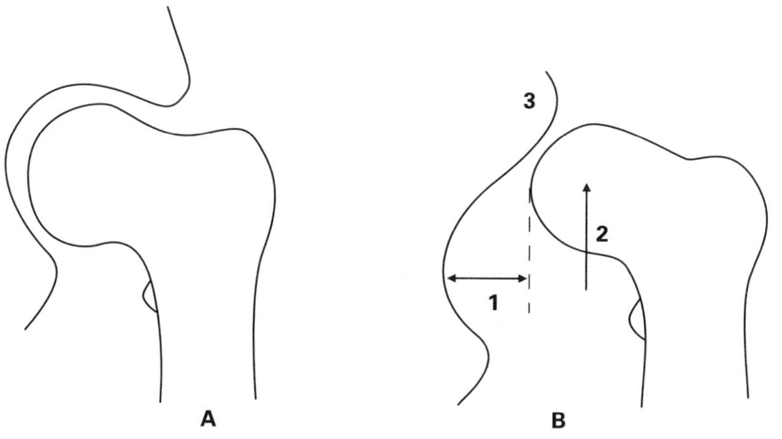

Figure 40.4 – Luxation congénitale de hanche
A : hanche normale.
B : luxation congénitale de hanche. La tête fémorale est excentrée (1) ascensionnée (2) ; le toit du cotyle est oblique et le talus émoussé (3).

Le dépistage est avant tout clinique :
— recherche des antécédents familiaux, des modalités de la grossesse et de l'accouchement (manœuvres de version, siège), des plis cutanés, d'une anomalie de la gestualité et des postures, d'une asymétrie du bassin ;
— recherche également d'un bassin oblique, d'un ressaut de hanche ou d'une instabilité (manœuvres d'Ortolani et de Barlow).
Ce dépistage doit être répété par le médecin accoucheur, le pédiatre à la sortie de maternité, ainsi que par le pédiatre ou médecin de famille lors des différentes visites durant la 1re année.
L'échographie de hanche peut aider au moindre doute. Elle est performante avant l'apparition des noyaux d'ossification (avant 4 mois et demi) et apprécie la stabilité en temps réel.
La radiographie du bassin supplée l'échographie après 4 mois et demi. Elle est indiquée en cas de hanche pathologique ou à risque.

Traitement

Il n'est pas sans risque et ne doit donc jamais être systématique ou « préventif ».
Les moyens à la disposition des soignants sont :
— orthopédiques :
  – langeage en abduction, culotte d'abduction (*figure 40.5*) ;

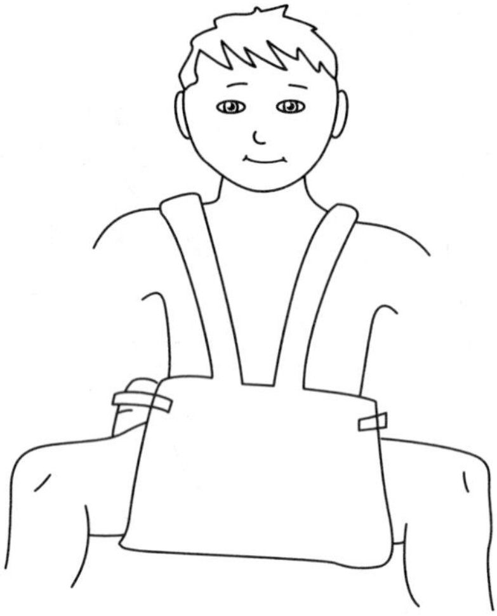

Figure 40.5 – Culotte d'abduction
Elle posture et stabilise la tête fémorale dans le fond du cotyle.

- harnais (Pawlik, Scott...) ;
- mise en traction suivie de plâtre pelvi-bipédieux en cas de diagnostic plus tardif ; le port du bébé en abduction au dos expliquerait la relative rareté de la LCH chez les Africains ;

— chirurgicaux : en cas d'échec à la réduction par obstacle anatomique ou dans les formes vues après l'âge de la marche : ostéotomies du bassin et ou du fémur.

Principales causes orthopédiques de boiterie chez l'enfant

Remarque *Toute boiterie chez l'enfant nécessite un examen complet des membres inférieurs et du bassin, ainsi qu'un examen général et neurologique. Chaque segment de membre et chaque articulation doivent être examinés. Devant toute boiterie, la radiographie du bassin de l'enfant sera systématique.*

Synovite aiguë transitoire (ou rhume de hanche)

Définition

Dans sa forme typique, il s'agit d'une arthrite réactionnelle. Son étiologie est mal définie. C'est une affection fréquente qui se voit entre 2 et 5 ans.

Diagnostic

C'est un diagnostic d'élimination. Dans le tableau stéréotypé, le début est brutal, souvent le matin au réveil, sans notion de traumatisme.
La boiterie est souvent majeure, pouvant entraîner un refus d'appui.
Souvent une notion d'infection ORL ou virale est trouvée qui peut donner des signes généraux. *(Voir « Rhumatisme de l'enfant », chapitre 39.)*
La hanche est hyperalgique à la palpation et à la mobilisation, surtout en rotation interne et en abduction qui sont limitées, et la trophicité des cuisses est symétrique.
La radiographie de bassin est normale. L'échographie montre le plus souvent un épanchement articulaire. Un bilan sanguin s'assure de l'absence de syndrome inflammatoire biologique (NFS + CRP, VS) pour ne pas méconnaître une arthrite infectieuse.

Traitement

Il repose sur la décharge par le repos. Ce doit être un repos strict, sans marche, ce qui est difficile à faire respecter au domicile et peut justifier l'hospitalisation avec traction collée au lit pendant quelques jours.
L'amélioration s'observe par l'assouplissement de la hanche et la disparition des douleurs en quelques jours.
La reprise d'activité doit être progressive.
Les anti-inflammatoires n'ont pas fait la preuve de leur efficacité. Une radio de bassin doit être réalisée 4 à 5 mois après afin de ne pas méconnaître une pathologie évoluant à bas bruit (ostéochondrite...).

Ostéochondrite primitive de hanche ou maladie de Legg-Perthes-Calvé

Définition

L'ostéochondrite primitive de hanche (OPH) est une affection caractérisée par une nécrose ischémique d'étendue variable intéressant la tête du fémur, qui évolue par plusieurs stades anatomopathologiques successifs de traduction radiologique différente.
Avant la cicatrisation définitive, la tête est très fragile, ce qui justifie la décharge pendant la période évolutive. L'étiologie est inconnue.

Diagnostic

- **Âge :**

— 5-6 ans, elle atteint le plus souvent le garçon ;
— elle peut survenir plus tôt (de meilleur pronostic) ou plus tard (plus péjorative).

● **Tableau**

Les douleurs sont modérées, avec boiterie et limitation de la mobilité de hanche.

Le caractère insidieux peut faire méconnaître la symptomatologie et la lenteur évolutive conduire à une amyotrophie de la cuisse.

L'état général est conservé.

La radio sert de base pour définir les stades évolutifs (*figure 40.6*).

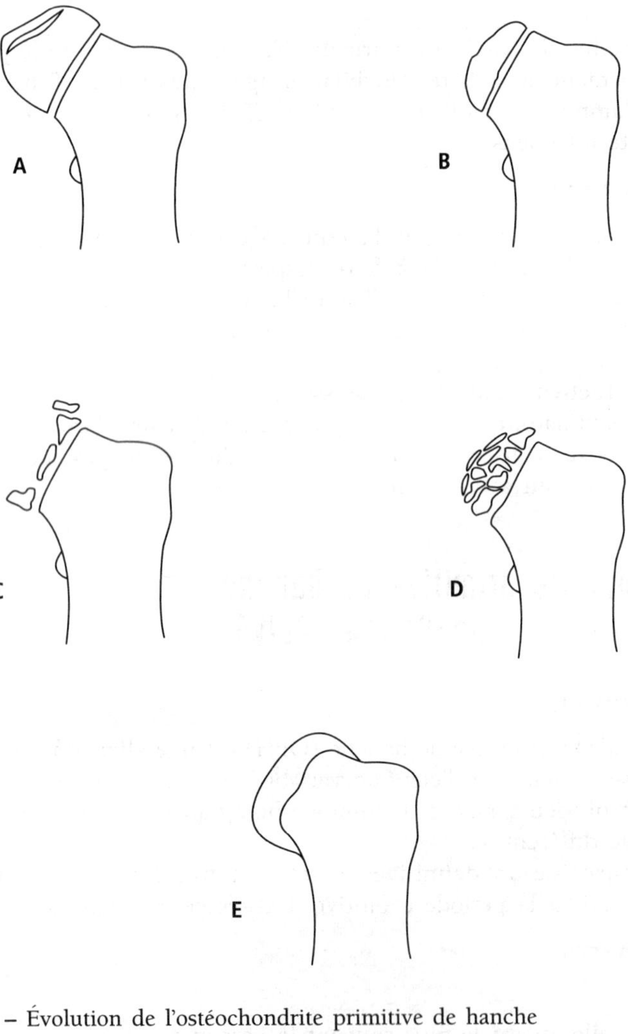

Figure 40.6 – Évolution de l'ostéochondrite primitive de hanche

A : phase de début de « fracture sous-chondrale » ; B : phase dite de nécrose avec aplatissement et densification épiphysaire ; C : phase de fragmentation ; D : phase de reconstruction ; E : phase séquellaire dite en *loxa magna*.

Chronologiquement :
— au début de l'ischémie : la radiographie peut être normale, mais parfois une excentration de la tête et une image en coup d'ongle sous-chondral du noyau épiphysaire sont déjà visibles sur les clichés ;
— au stade dit de nécrose : une image du noyau épiphysaire qui s'aplatit apparaît ;
— au stade de revascularisation : une fragmentation du noyau ;
— au stade de réparation : une reconstruction de la tête.
La scintigraphie osseuse autrefois demandée en cas de doute diagnostique est maintenant détrônée par l'IRM qui permet également un bilan topographique.

Traitement

L'objectif est fonction du stade évolutif : au début, limiter l'ischémie par la mise au repos stricte de l'articulation ; ensuite, préserver de la déformation par la décharge et, au moment du remodelage, favoriser la sphéricité par des postures. Aucun moyen ne permet d'écourter ou de modifier le cours évolutif de la maladie qui peut aller au-delà de 18 mois.
Les moyens dont disposent les soignants sont les suivants :
— mise au repos stricte par traction douce réalisée en milieu spécialisé jusqu'à l'assouplissement de l'articulation ;
— décharge et posture en abduction avec appui par appareillages en ambulatoire difficile à faire respecter (appareil d'Atlanta, Bois Larris...) ;
— en raison des difficultés d'observance des consignes du traitement ambulatoire, certains préfèrent le traitement orthopédique et rééducatif en centre de médecine physique auquel on peut reprocher son coût et la séparation familiale ;
— chirurgie de recentrage réservée aux hanches déformées et aux enfants de plus de 9 ans (ostéotomie fémorale de varisation ou pelvienne de couverture).

Autres ostéochondrites et maladies des apophyses

Elles regroupent les ostéochondrites de croissance ou ostéochondroses et les apophysites. Il est utile de faire mention de quelques-unes d'entre elles compte tenu du motif de consultation fréquent qu'elles constituent.
Elles occasionnent des douleurs volontiers de type mécanique chez l'adolescent sportif.
On distingue les ostéochondrites disséquantes, épiphysaires (dont le mécanisme se rapproche de celui de l'OPH), et les apophysites. Elles sont souvent désignées par des éponymes. Nous n'en citerons que quelques-unes :
— les apophysaires : survenant après une sollicitation mécanique excessive :
  - maladie d'Osgood Schlatter à la tubérosité tibiale antérieure (TTA) ;
  - maladie de Sinding Larsen à la pointe de la rotule (tendon rotulien) ;

– maladie d'Iselin à l'apophyse styloïde du 5e métatarsien (long péronier latéral) ;
– maladie de Sever au calcanéum (tendon d'Achille) ;

— les épiphysaires :
– maladie de Köhler au scaphoïde tarsien ou os naviculaire ;
– maladie de Freiberg aux têtes métatarsiennes ;
– maladie de Kienböck au lunatum ou semi-lunaire ;
– les ostéochondrites disséquantes de König aux condyles fémoraux, au dôme astragalien...

Le plus souvent, l'évolution est longue mais favorable avec le repos sportif. Elle sera suivie par des bilans radiographiques successifs.

➡ Épiphysiolyse de hanche

Définition

L'épiphysiolyse de hanche (EH) correspond au glissement souvent postéro-inférieur de l'épiphyse fémorale proximale dans le plan du cartilage de croissance (*figure 40.7*). L'origine n'est pas clairement élucidée, mais des facteurs mécaniques ont été évoqués, peut-être associés à des phénomènes hormonaux.

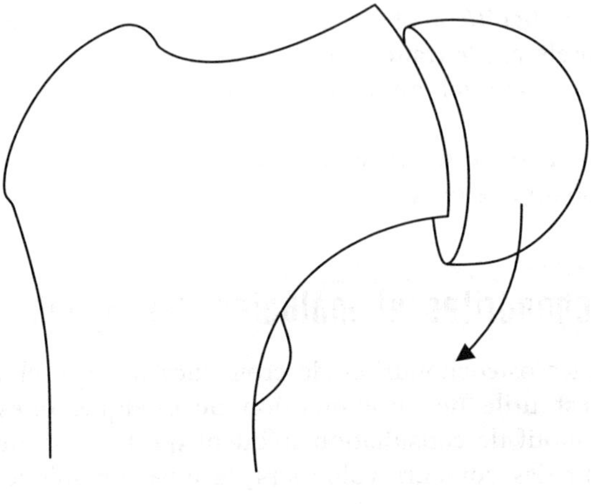

Figure 40.7 – Épiphysiolyse de hanche

Diagnostic

Le terrain habituel est celui de l'adolescent adiposogénital. Cette maladie évolue sur un mode chronique ou aigu selon les circonstances du diagnostic.

Épiphysiolyse chronique

On retrouve un tableau de boiterie modérée et insidieuse accompagnée de mise en rotation externe du membre ; une amyotrophie de la cuisse est difficilement retrouvée du fait de l'obésité.
Une douleur projetée à type de gonalgie peut égarer le diagnostic.
La limitation de mobilité prédomine sur l'abduction et la rotation interne.
La radio du bassin de face et surtout de profil de la hanche malade fait le diagnostic en mettant en évidence le glissement de la tête sur la métaphyse, une physe d'aspect feuilleté, une métaphyse un peu élargie.
Une fois le diagnostic posé, le patient sera opéré dans un délai court.

Épiphysiolyse aiguë

Elle est souvent précédée d'une forme chronique négligée.
Le tableau est proche de celui de la fracture du col du fémur. À l'occasion d'une chute banale : vive douleur, impotence fonctionnelle totale et membre apparemment raccourci en adduction et rotation externe.
La radiographie s'impose et montre le glissement manifeste de l'épiphyse fémorale.
Le traitement est envisagé sans tarder.

Traitement

Il est chirurgical.
Pour l'épiphysiolyse chronique : épiphysiodèse en place (fixation de l'épiphyse) par vis ou broches.
L'épiphysiolyse aiguë sera réduite sous anesthésie, sans chercher une réduction anatomique, puis fixée selon les mêmes modalités.
En postopératoire, la décharge sera prolongée pendant plusieurs mois.

Complications

Même avec un traitement bien conduit, il existe un risque de nécrose de la tête fémorale, de troubles d'orientation de la tête, de coxite laminaire et, à long terme, d'arthrose.

Coxite laminaire ou chondrolyse ou chondrofibrose

Elle touche l'adolescent. Elle peut être primitive ou secondaire à une épiphysiolyse.
Elle se manifeste essentiellement par une hanche raide.

La radio fait le diagnostic en montrant une interligne coxo-fémorale globalement pincée, une déminéralisation et une disparition prématurée du cartilage de conjugaison.
L'évolution est grave vers une hanche bloquée et détruite.

Antéversion du col fémoral

Les troubles de la marche constituent sans doute le motif de consultation le plus fréquent. Les parents consultent parce que l'enfant marche avec « les pieds qui tournent » vers le dedans, des chutes fréquentes ou une « marche bizarre ».

Définition

L'antéversion fémorale correspond à l'orientation de l'axe du col du fémur vers l'avant par rapport au plan frontal de sa diaphyse. Cela détermine l'angle d'antéversion. Chez le nourrisson, il est de 30 à 40° et va s'atténuer au fil des années pour atteindre les chiffres adultes en fin de croissance (10 à 15°).

Conséquences

Pour une congruence optimale entre le cotyle (qui est également orienté vers l'avant) et la tête fémorale, le genou regardera d'autant plus en dedans que l'antéversion est importante. Contrairement à l'adulte (chez qui la jambe est vrillée d'une trentaine de degrés en dehors), le segment jambier du petit enfant est neutre, le pied est donc orienté en dedans. C'est souvent plus tard, vers 4 à 6 ans, que le segment jambier commence notablement à subir la détorsion externe pour atteindre progressivement les valeurs de l'adulte en fin de croissance. Il est donc normal qu'un petit enfant marche les pieds vers le dedans et légèrement plats. Avec la croissance, cette particularité va s'atténuer et disparaître. Cependant, un certain nombre de facteurs peuvent entraver l'atténuation naturelle de l'antéversion fémorale : ce sont les mauvaises postures lors des jeux au sol en position dite de *frog-sitting* (comme la grenouille). Ces habitudes posturales contribuent à pérenniser l'antéversion fémorale excessive. De mauvaises postures peuvent donner un retard à la détorsion tibiale externe.

Traitement

Il est avant tout préventif et fondé sur les conseils de lutte contre les postures de jeux ou de sommeil en position de prière mahométane (pieds enroulés sous les fesses) afin d'éviter la pérennisation de l'antéversion fémorale.

Ostéomyélite de l'enfant

Définition

C'est une infection bactérienne métaphysaire, le plus souvent staphylococcique, diffusant par voie hématogène, qui atteint le plus souvent les zones de croissance dites fertiles (extrémités inférieure du fémur, supérieure du tibia, inférieure du radius, supérieure de l'humérus).

Clinique

Typiquement, chez un enfant de 10 ans, le début est brutal, marqué par des douleurs intenses au niveau de la métaphyse inférieure du fémur, exacerbées par le moindre contact, de type articulaire, segmentaire.
L'impotence fonctionnelle est absolue.
La fièvre à 39-40 °C, les frissons, les sueurs et le pouls accéléré témoignent du syndrome infectieux tel qu'on peut le rencontrer dans les septicémies *(voir chapitre 34)*.
L'examen peut trouver un genou inexaminable du fait de la douleur, un peu augmenté de volume, rouge, chaud, avec augmentation du lacis veineux. La recherche d'une porte d'entrée peut révéler une effraction cutanée du membre parfois passée inaperçue ou une infection cutanée ou même un foyer dentaire, ORL, broncho-pulmonaire, urinaire, au niveau d'un accès veineux ou d'un cathéter central. Chaque fois que cela sera possible, il sera pratiqué des prélèvements bactériologiques pour orienter le diagnostic et permettre l'isolement d'un germe.

Examens complémentaires

Ils confirment le syndrome infectieux intense :
— les hémocultures sont nécessaires au diagnostic ; prélevées avant toute antibiothérapie, il faut savoir les répéter ;
— la NFS montre une hyperleucocytose à polynucléaires neutrophiles ;
— la VS est accélérée ;
— le taux de CRP est très élevé ; répété, il sera un bon indicateur pour suivre l'évolution du syndrome inflammatoire ;
— le dosage de la glycémie ou la recherche d'une glycosurie peuvent éventuellement révéler un état diabétique latent ;

— la radio **peut être normale au début**. Les images de déminéralisation et de réaction périostée n'apparaissent qu'après quelques jours ;
— l'échographie peut montrer une collection purulente sous-périostée ;
— la scintigraphie objective une hyperfixation ;
— dans le doute, on peut parfois recourir à l'IRM.

à savoir

Avant toute antibiothérapie, il faut effectuer des hémocultures et des prélèvements au niveau d'une éventuelle porte d'entrée et des portes d'entrée potentielles.
(Voir « Septicémies », chapitre 34.)

Traitement

C'est une urgence thérapeutique, avant même d'avoir les résultats bactériologiques.
Les germes le plus souvent en cause sont *Staphylococcus aureus* et *Haemophilus influenzae*.
Le traitement comportera un traitement local par immobilisation du membre et traitement de la porte d'entrée et un traitement général par antibiotiques. L'antibiothérapie sera intraveineuse, multiple (céphalosporine de 3e génération associée à un aminoside), adaptée secondairement aux germes retrouvés et à l'antibiogramme.
L'évolution sera suivie sur les signes cliniques, biologiques et de l'imagerie. En cas d'évolution favorable, les antibiotiques intraveineux seront relayés par voie orale jusqu'à normalisation biologique, soit habituellement quelques semaines.

Autres formes cliniques

D'autres formes sont possibles :
— selon la localisation : toutes les zones de croissance peuvent être concernées ;
— selon le germe ;
— selon l'âge, car tant qu'il y a croissance, le risque existe ;
— chez l'enfant immunodéprimé, drépanocytaire ;
— chez le **nouveau-né** :
  - la hanche est souvent atteinte ;
  - compte tenu de son anatomie, il s'agira d'une ostéoarthrite quasi d'emblée ;
  - l'hypomotilité et les pleurs lors des changes devront attirer l'attention devant tout syndrome infectieux ;

– l'évolution peut être défavorable, même malgré un traitement bien conduit, aboutissant à :
- un abcès sous-périosté,
- une atteinte des zones de croissance source d'épiphysiodèse pouvant être responsable de séquelles à type de raccourcissement ou de déviation
- une destruction articulaire dans les ostéoarthrites.

Tout ceci souligne l'importance d'un traitement des portes d'entrée potentielles et surtout d'un diagnostic et d'un traitement précoces, garants des meilleures chances de guérison.

acte infirmier

Surveillance d'un enfant atteint d'ostéomyélite

Au cours de toute ostéomyélite, un certain nombre de mesures sont nécessaires :
- surveillance toutes les 3 heures de la température qui doit être notée sur la pancarte ;
- administration des antibiotiques ;
- surveillance du plâtre *(voir « Surveillance d'un patient sous plâtre », chapitre 52)* : vérifier l'absence de signe de compression et de lésions cutanées aux extrémités du plâtre ;
- prévention des escarres :
  - ❑ en plaçant l'enfant sur un matelas *alternating* ;
  - ❑ en le retournant régulièrement ;
  - ❑ en lui faisant des massages ;
- le rôle préventif est essentiel en pratiquant une asepsie rigoureuse au cours de tous les cathétérismes, en particulier ombilicaux chez le nouveau-né.

Genu varum

Il est physiologique *(figure 40.8)* au cours de la deuxième année, surtout chez les blondinets hyperlaxes avec excès pondéral qui ont marché tôt.
Il peut être le témoin d'un rachitisme ou d'une rare maladie de Blount.

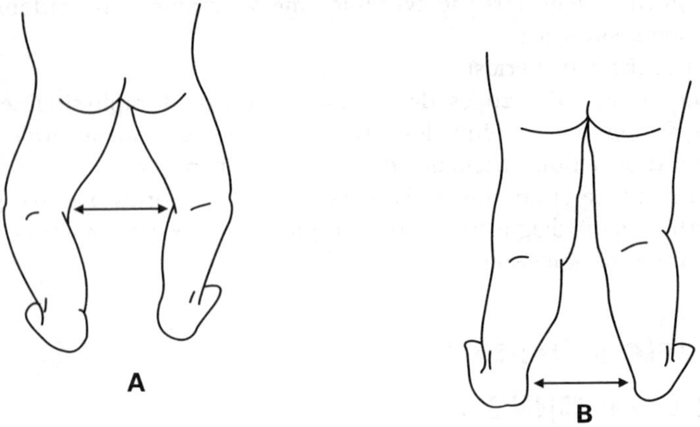

Figure 40.8 – Genu varum et valgum
Un genu varum (A) à 2 ans et un genu valgum (B) à 3 ans sont physiologiques.

Genu valgum

C'est une déformation physiologique (*figure 40.8*) chez l'enfant, qui apparaît vers 18 mois pour disparaître spontanément vers 6 ans.
Mesurée sur l'enfant en décubitus dorsal, la distance intermalléolaire est en général inférieure à 10 cm.
L'évolution est spontanément favorable ; il est très rare que la persistance ou l'aggravation du genu valgum de plus de 10 cm ou après 10 ans oblige à envisager un traitement chirurgical.
Un excès pondéral chez l'adolescent peut cliniquement faire croire, à tort, à un genu valgum.

Anomalies courantes du pied de l'enfant

➡ Metatarsus varus

Définition

Le metatarsus varus correspond à une disposition anormale de l'avant-pied avec adduction du métatarse (surtout le premier qui est dévié vers le dedans).

Souvent constatée dès la naissance, l'anomalie peut donner l'impression de s'aggraver entre le 4e et le 9e mois et à l'acquisition de la marche. Plus de 90 % des cas s'améliorent entre 3 et 6 ans, qu'il y ait eu traitement ou non (*figure 40.9*).

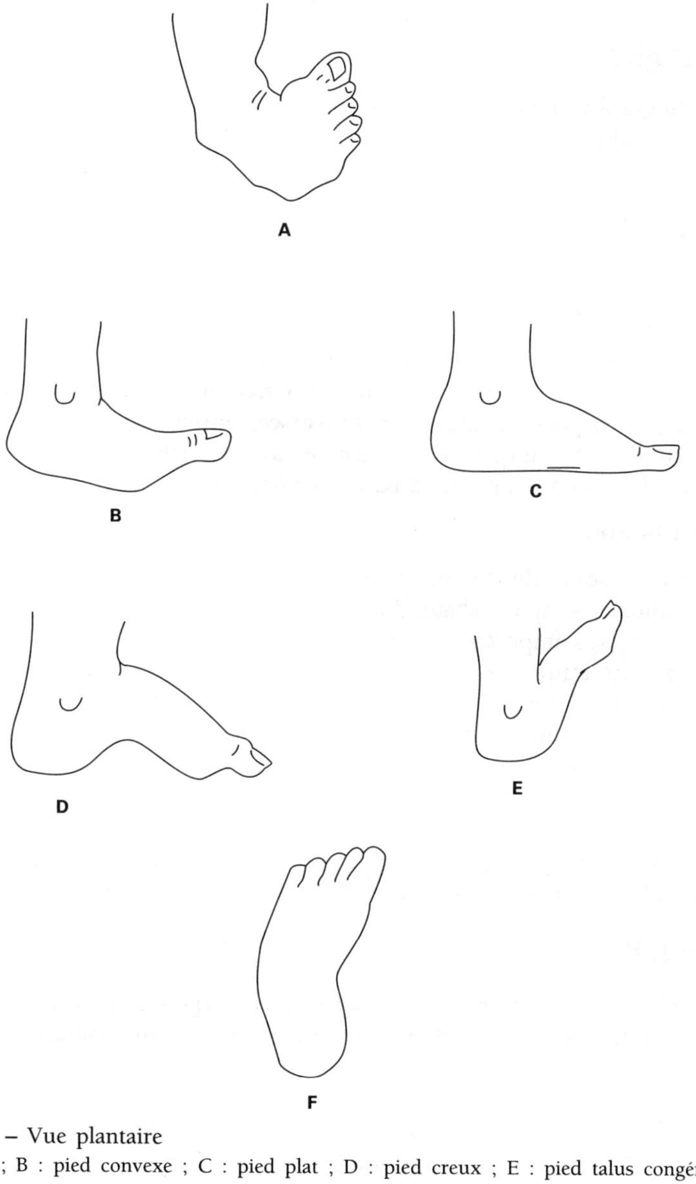

Figure 40.9 – Vue plantaire

A : pied bot ; B : pied convexe ; C : pied plat ; D : pied creux ; E : pied talus congénital ; F : métatarsus varus.

Examen

L'examen général recherche la posture fœtale et des malformations éventuelles associées. L'examen du membre inférieur recherche un tibia varum, une torsion tibiale interne, des plis plantaires arrière-pied.

Radiologie

La radiographie standard de l'avant-pied en charge, de face et de profil, montre l'adduction de l'avant-pied ; répétée, elle permettra de suivre l'évolution.

Traitement

➡ Méthodes :

— abstention, l'évolution étant le plus souvent favorable ;
— orthopédie : kinésithérapie limitée à quelques séances ou mobilisation passive par les parents, chaussures inversées antivarus ;
— chirurgie : technique de Heyman et autres techniques associant le plus souvent des ostéotomies de la base du métatarsien.

➡ Indications :

— certaines sont admises par tous :
- adductus simple : abstention ;
- metatarsus important après 7 ans : chirurgie ;
- dans les autres cas : les avis divergent, mais il ne faut pas oublier qu'il s'agit d'une pathologie bénigne, donc pas de traitement abusif.

Les metatarsus varus dans le cadre de syndromes polymalformatifs sont de plus mauvais pronostic.

➡ Pied plat

Définition

Le pied plat correspond à un excès de divergence astragalo-calcanéenne entraînant un affaissement de l'arche interne de la voûte plantaire (*figure 40.9*).

Étiologie

Le pied plat est souvent physiologique chez le petit enfant, mais il faut éliminer une origine neurologique.

Pied plat physiologique

C'est souvent le cas avant 7 ans et il ne nécessite donc pas de traitement abusif. Il est favorisé par les troubles de torsion des membres inférieurs :
— le diagnostic est clinique : excès de rotation interne par rapport à la rotation externe ;
— la cause essentielle est le *frogg-sitting (voir « Antéversion du col fémoral »)* ;
— le traitement repose sur l'arrêt des mauvaises postures de jeux ;
— l'évolution est spontanément favorable avec la croissance.

Pied plat neurologique

Il est à évoquer devant tout pied plat, surtout s'il est asymétrique.
L'examen neurologique de base doit être systématique : il peut retrouver des circonstances évocatrices d'antécédents néonatals difficiles ou des signes cliniques discrets, telle une flexion dorsale insuffisante témoignant d'une légère spasticité. Les causes neurologiques sont multiples : souffrance néonatale, maladies hérédodégénératives, spina-bifida, moelle attachée...
Le traitement dépend de celui de la cause neurologique, associé au traitement symptomatique du déficit neuro-musculaire (kinésithérapie, plâtres, attelles, chaussures, chirurgie).

Pied plat familial

En règle générale, il est bien toléré, quasi physiologique ; les semelles orthopédiques ne s'imposent pas, mais peuvent contribuer à améliorer le confort.

Autre étiologie

Les synostoses scapho-calcanéennes se manifestent à la préadolescence par des crampes et des douleurs plantaires à l'effort ou des pseudo-entorses itératives. Les pieds sont effilés.

Pied talus congénital

Définition

Le pied talus congénital (PTC) correspond à une flexion dorsale importante de la cheville. C'est une anomalie fréquente à la naissance *(figure 40.9)*.

Cause

L'origine est le plus souvent la posturale fœtale, mais le PTC peut être neurologique ou malformatif.

Examens

L'examen général recherche d'autres anomalies posturales associées, tels une LCH, un torticolis...
L'examen neurologique recherche une fossette sacrée, un pli interfessier, une hypertension des extenseurs du pied...
Il faut rechercher d'autres malformations associées, notamment au niveau des membres inférieurs.

Radiologie

Elle est rarement nécessaire quand il s'agit d'un PTC postural.

Évolution

Elle dépend de la cause :
— PTC postural : guérit spontanément ;
— PTC malformatif : dépend du syndrome malformatif ;
— PTC neurologique : à évoquer systématiquement s'il persiste au-delà de 3 mois.

Traitement

Pour les PTC posturaux : abstention ou maintien postural par chaussons. Dans les autres cas : traitement spécifique.

➡ Pied bot varus équin congénital

Bot (de *butta* : émoussé, arrondi).

Définition

Le pied bot varus équin (PBVE) congénital est réalisée par l'association d'une triple déformation du pied : varus de l'arrière-pied qui est incliné en dedans, équin avec pseudo-supination de l'avant-pied ; le pied est fixé dans cette position par des rétractions des parties molles (*figure 40.9*).

Fréquence

Elle est estimée à 1,5 cas sur 1 000 naissances.

Cause

Elle est inconnue, de multiples théories étiopathogéniques ont été élaborées pour expliquer les différentes rétractions capsulo-ligamentaires et tendineuses fixées associées aux déformations ostéo-articulaires.
Il existe des facteurs :
— mécaniques : postures fœtales, disproportions fœto-maternelles ;
— génétiques, qui ont été évoqués compte tenu de la fréquence plus élevée dans certaines familles.
Pour certains, il s'agirait d'une forme distale d'arthrogrypose. Le PBVE se rencontre également dans certains grands syndromes polymarformatifs (nanisme dystrophique par exemple).

Diagnostic

Le PBVE est évident à la naissance par l'association caractéristique de la triple déformation.
L'aspect est comparé par les Anglo-Saxons à un club de golf, d'où le nom de *club foot*.
La radiologie est peu contributive avant 4 mois.

Traitement

Il existe plusieurs méthodes thérapeutiques :
— traitement orthopédique : immobilisation plâtrée ;
— orthèses de posture (type Denny-Brown), kinésithérapie (stimulations musculaires, mobilisations continues) ;
— chirurgie : libération des rétractions, allongement du tendon d'Achille, reposition osseuse.

Indications

Les techniques orthopédiques sont débutées dès la naissance, le plus souvent avec alternance de séances de kinésithérapie journalières et de maintien postural entre les séances *(voir « Rôle du kinésithérapeute », chapitre 53)*.
Si les méthodes orthopédiques ne suffisent pas, il faudra faire appel à la chirurgie loin des premiers mois et avant la marche.
Il persiste toujours des séquelles : pied plus court, plus raide, mollet gracile.
Néanmoins, le plus souvent, en cas de PBVE isolé, on peut espérer un chaussage du commerce, une démarche seulement très discrètement claudicante et une activité sportive de loisir possible.

à savoir

La prise en charge du pied bot doit se faire dès le premier jour de la naissance par la kinésithérapie (voir « La kinésithérapie en néonatalogie », chapitre 53).

Autres anomalies du pied et des orteils

Pied creux

L'arche interne de la voûte plantaire a un sommet exagérément aigu (*figure 40.9*). Il doit faire rechercher une cause neurologique.

Pied convexe

Dans cette anomalie (*figure 40.9*), l'articulation médiotarsienne (Chopart) est incurvée à concavité dorsale. Il est rare et souvent associé à des aberrations chromosomiques.

Pieds en miroir

Ils sont positionnels et guérissent par stimulations neuro-musculaires sollicitant les muscles fibulaires (péroniers latéraux).

Os surnuméraires : trigone scaphoïde

Ils sont fréquents et souvent sans caractère pathologique.

Orteils

Il peut s'agir d'halux valgus de l'enfant (gros orteil), d'orteils surnuméraires (polydactylies), de syndactylies (orteils accolés), de quintus varus supra-adductus (le cinquième orteil chevauchant le quatrième), de camptodactylies (orteil incurvé en flexion), de clinodactylies (orteil incurvé dans le plan frontal), d'orteils absents...

chapitre 41

Bernard Boudailliez
Hélène Bony-Trifunovic
Isabelle Boilly

Maladies des glandes endocrines

L'endocrinologie regroupe l'étude des diverses glandes de l'organisme. Les glandes endocrines, par la sécrétion des hormones, ont un rôle essentiel pour le maintien des équilibres intérieurs (glycémie, eau, calcémie, natrémie...), la croissance staturale et le développement pubertaire. Tout processus pathologique à leurs niveaux entraînera des troubles graves.

Anatomie et physiologie

Le système endocrinien est constitué par l'anté- et la post-hypophyse, la thyroïde, la parathyroïde, les surrénales, les ovaires, les testicules et le pancréas. Font également partie du système endocrine, mais sans structure glandulaire véritablement individualisée, le cerveau, le thymus, le tractus gastro-intestinal, le rein.
L'**hypophyse** *(figure 41.1)*, comprenant l'anté- et la posthypophyse, est située à la base du crâne. En réponse aux facteurs hypothalamiques, l'antéhypophyse sécrète plusieurs hormones :
— la **GH** *(growth hormone)*, ou hormone de croissance, est sécrétée de manière pulsatile, essentiellement nocturne. Elle permet la croissance osseuse par l'intermédiaire des somatomédines, IGF-I et IGF-II (facteurs de croissance insulinomimétiques I et II), dont elle stimule la sécrétion hépatique ;
— la **TSH** *(thyroid stimulating hormone)*, ou thyréostimuline hypophysaire, a un rôle de stimulation sur la thyroïde qui sécrète la triiodothyronine (T3) et la thyroxine (T4). Celles-ci jouent un rôle fondamental sur le développement statural, osseux et cérébral ;
— la **prolactine** permet la lactation ;

— la **FSH** *(follicule stimulating hormone)*, ou gonadotrophine A, et la **LH** *(luteinizing hormone)*, ou gonadotrophine B, sont sécrétées au début de la puberté avec la maturation de l'axe hypothalamo-hypophysaire. Elles vont entraîner secondairement, en cascade, la sécrétion des hormones sexuelles (testostérone chez le garçon, responsable de la masculinisation, œstrogènes chez la fille responsables de la féminisation) ;
— l'ACTH *(adrenocorticotrophic hormone)*, ou corticotrophine hypophysaire, qui stimule la zone fasciculée de la surrénale responsable de la sécrétion de cortisol. Les hormones responsables de la régulation du chlorure de sodium sont sécrétées par la zone glomérulée et sont contrôlées par le système rénine-angiotensine ;
— l'ADH *(antidiuretic hormone)*, ou vasopressine, est sécrétée par la posthypophyse et permet la réabsorption d'eau au niveau du tube rénal. Son absence

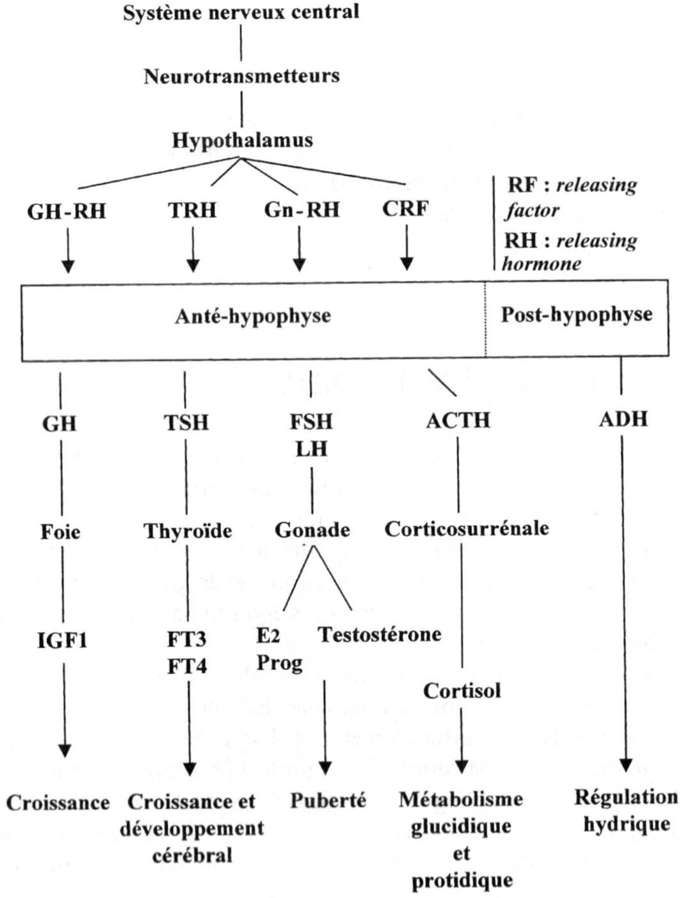

Figure 41.1 – Axe hypothalamo-hypophysaire

se manifeste par un diabète insipide, c'est-à-dire une polyurie massive, de très faible concentration.

La **thyroïde**, située au niveau du cou, sécrète les hormones T3 et T4.

Les **surrénales** sont situées au pôle supérieur des reins et sécrètent les hormones glucocorticoïdes (cortisol), minéralocorticoïdes (aldostérone), responsables du maintien de concentration de sodium, et sexocorticoïdes (déhydroépiandrostérone) qui ont un rôle de maturation pour la puberté.

Les **parathyroïdes**, au nombre de quatre, sont situées près de la thyroïde et contrôlent le métabolisme phosphocalcique, en relation étroite avec la vitamine D. La *figure 41.2* résume la régulation de la calcémie dans l'organisme. Cette régulation extrêmement fine est sous la dépendance :

— de la vitamine D dont la forme active est une hormone : le 1,25(OH)2D3 ; cette hormone a une action positive sur l'absorption intestinale du calcium et sur la minéralisation osseuse ;

— de la parathormone (PTH) qui a un rôle hypercalcémiant par la mobilisation osseuse qu'elle entraîne et par son rôle actif sur la transformation de la vitamine D en $1,25(OH_2)D_3$.

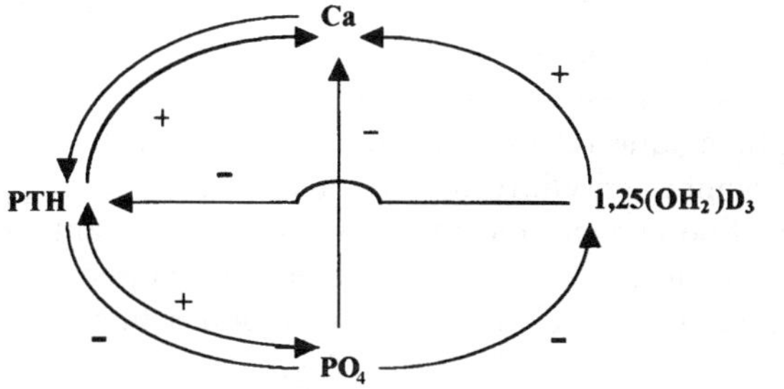

Figure 41.2 – Régulation du métabolisme phosphocalcique
– : freination de la synthèse et/ou diminution du taux sanguin ; + : stimulation de la synthèse et/ou augmentation du taux sanguin ; Ca : calcémie ; PO_4 : phosphorémie ; PTH : parathormone.

Les **gonades**, testicules ou ovaires, assurent respectivement masculinisation et féminisation sous la stimulation (cyclique chez la fille) de l'axe hypothalamo-hypophysaire. Outre cette fonction endocrine, ces glandes ont une fonction exocrine : spermatogenèse et ovule.

Le **pancréas** possède, outre sa fonction exocrine digestive (suc pancréatique), une fonction endocrine : les cellules bêta des îlots de Langerhans sécrètent de l'insuline, hormone essentielle de la régulation glycémique *(voir « Diabète de l'enfant », chapitre 32)*.

Pathologie de l'hypophyse

➡ Déficit en hormone de croissance

Il représente une cause minoritaire dans l'ensemble des causes des petites tailles *(voir chapitre 21)*. Son diagnostic a cependant des conséquences importantes puisqu'il entraîne une indication thérapeutique : le traitement par hormone de croissance.

Description clinique

Le déficit statural (taille – 2 DS) avec ralentissement de la vitesse de croissance est constant. Il est d'autant plus important que le déficit est ancien. Il peut survenir dès les premiers mois de vie alors que la taille et le poids à la naissance sont le plus souvent normaux. Dans l'insuffisance somatotrope acquise (tumeur, radiothérapie), la cassure de la courbe de croissance est toujours franche et importante.
La maturation osseuse est toujours retardée.
L'aspect morphologique est caractéristique dans les formes à début précoce : front haut et bombé, ensellure nasale, menton peu développé, joues rondes avec une peau fine et peu colorée, cheveux fins donnant un aspect rond et « poupin » au visage. Les muscles sont peu développés et contrastent avec une surcharge pondérale relative qui correspond à une obésité surtout tronculaire.
Lorsque le déficit en GH est congénital, les garçons présentent souvent un micropénis. La présence de testicules ectopiques ou de toute anomalie des organes génitaux externes doit faire évoquer une insuffisance gonadotrope associée à un début anténatal : la primiparité, la présentation par le siège, un accouchement difficile avec souffrance fœtale, l'utilisation de forceps sont souvent retrouvés. Les manifestations d'hypoglycémie (malaises, pertes de connaissance, vomissements) surviennent surtout dans la petite enfance et sont d'autant plus importantes que s'y associe un déficit en ACTH (corticotrophine) dans la petite enfance.

Diagnostic biologique

L'hormone de croissance est le plus souvent basse à l'état basal et **un dosage unique ne permet pas l'étude de sa sécrétion**. Il existe différents types d'exploration de la sécrétion de GH :
— **l'étude de la sécrétion provoquée par des stimulations pharmacologiques**, en utilisant les propriétés des acides aminés ou l'effet stimulant de l'hypogly-

cémie. L'intensité de la réponse est exprimée par le pic maximal. L'absence ou l'insuffisance de sécrétion de GH est affirmée si le pic est inférieur à 10 ng/mL ; elle est vérifiée à deux reprises ;
— l'**étude de la sécrétion spontanée et physiologique nycthémérale ou de sommeil** sur des échantillons de sang prélevés tous les 20 minutes révèle le nombre et l'amplitude des pics de GH ;
— l'**étude du facteur de croissance somatomédine** (IGF-I) : les valeurs des concentrations d'IGF-I sont abaissées dans les insuffisances somatotropes.

Diagnostic étiologique

Il peut s'agit de :
— déficits congénitaux :
  – isolés sporadiques ;
  – héréditaires ;
  – associés à d'autres déficits hypophysaires ;
  – associés à des syndromes malformatifs :
    • anomalie de la ligne médiane (dysraphie),
    • agénésie de l'hypophyse avec ou sans syndrome,
    • « de section de la tige pituitaire »,
    • selle turcique « vide » ;
  – insensibilité à l'hormone de croissance (syndrome de Laron) ;
— déficits secondaires :
  – tumeurs intracrâniennes :
    • craniopharyngiome (le plus fréquent),
    • gliome du chiasma,
    • dysgerminomes, tératomes... ;
  – histiocytose-sarcoïdose ;
  – radiothérapie cérébrale ;
  – autres lésions (séquelles de méningites, d'encéphalites, traumatisme crânien, vasculaires) ;
— déficits idiopathiques, complets ou partiels.

L'exploration neuroradiologique est nécessaire devant tout dysfonctionnement hypophysaire (radiographie du crâne, scanner ou IRM cérébrale).
Le déficit en GH peut être congénital ou secondaire à une lésion hypophysaire ou hypothalamique. Le plus souvent, il est idiopathique. Il peut être isolé ou associé à un autre déficit antéhypophysaire.

Traitement

Le traitement de cette variété de nanisme fait appel à l'hormone de croissance. La prescription de celle-ci passe par un diagnostic formellement établi (deux épreuves de stimulation). La dose est de 0,7 U/kg/semaine, à injecter sur

7 jours, par voie sous-cutanée à l'aide d'un stylo injecteur. Les effets indésirables sont rares (céphalées, douleurs articulaires) avec cette hormone recombinante fabriquée par génie génétique. Les complications de transmission d'agents infectieux (virus...) ont ainsi complètement disparu. La surveillance du développement statural et de la maturation osseuse sera régulière. Le traitement sera poursuivi jusqu'à la fin de la croissance, c'est-à-dire après le pic de croissance pubertaire, lorsque la vitesse de croissance sera inférieure à 3 cm par an et l'âge osseux supérieur à 15 ans chez le garçon et 13 ans chez la fille. À côté de cette indication indiscutable qu'est le déficit en hormone de croissance, il existe d'autres indications de traitement par hormone de croissance : insuffisance rénale, retard de croissance intra-utérin, syndrome de Turner.

➡ Déficit en FSH et LH

Il peut être isolé et se manifester par un impubérisme : associé à des troubles de l'odorat, il réalise le syndrome de De Morsier. Ailleurs, le déficit en FSH et LH s'intègre dans un déficit de toutes les lignes hypophysaires, réalisant le panhypopituitarisme. Le diagnostic n'est fait que par le test à la LHRH : cette hormone, que l'on injecte, permet d'évaluer la capacité de la glande hypophyse à sécréter FSH et LH. Le déficit complet de ces deux hormones réalise un impubérisme. Le traitement fera appel aux hormones mâles (testostérone) et femelles (œstradiol) à doses progressivement croissantes.

➡ Déficit en TSH

Cette insuffisance thyréotrope est rarement isolée. Elle fait le plus souvent partie d'un déficit multiple. Ce déficit, prouvé par le test au TRH, peut se manifester secondairement à la mise en route du traitement par GH. Ce déficit réalise une hypothyroïdie *(voir « Hypothyroïdie »)*.

➡ Insuffisance corticotrope

Elle n'est qu'exceptionnellement isolée. C'est un élément de l'hypopituitarisme, manifesté par hypoglycémie, asthénie intense, troubles digestifs. Son traitement fait appel à l'hydrocortisone, dont l'emploi sera réfléchi car elle peut réduire l'efficacité de l'hormone de croissance (ainsi, le plus souvent, elle ne sera prescrite que lors de situation aiguë, stress...).

➡ Déficit en ADH

Il réalise un diabète insipide : l'incapacité du rein à concentrer les urines, attestée par l'hypodensité urinaire (osmolarité urinaire inférieure à 200), entraîne une polyurie majeure et une polydipsie. L'administration d'ADH synthétique (Minirin®) restitue le pouvoir de concentration et permet de maîtriser ce symptôme extrêmement invalidant. Une cause tumorale (hamartome) doit être recherchée régulièrement par IRM. Le traitement repose sur l'administration régulière de Minirin®.
La situation inverse, liée à l'excès de sécrétion d'hormone ADH, réalise un tableau d'intoxication par l'eau. Elle se rencontre dans certains états pathologiques (méningite, infection, traumatisme...).

Pathologie de la thyroïde

➡ Hypothyroïdie

L'insuffisance du fonctionnement thyroïdien peut être **primaire**, liée à une lésion primitive de la glande, ou **secondaire**, liée à une atteinte hypothalamo-hypophysaire *(voir « Pathologie de l'hypophyse »)*. L'hypothyroïdie primitive est fréquente chez l'enfant (incidence annuelle : 1 pour 4 000 naissances). Elle est le plus souvent congénitale chez l'enfant, en rapport soit avec une anomalie de migration de la glande (ectopie dans 70 % des cas et athyréose dans 20 %), soit avec un trouble de l'hormonosynthèse (10 % des cas). L'hypothyroïdie primaire doit être reconnue dès le plus jeune âge : sa méconnaissance entraîne des séquelles irréversibles. Le dépistage généralisé permet ce diagnostic et a transformé le pronostic de cette affection.

Signes cliniques

Ce sont :
— un **retard du développement** : ce retard concerne le développement statural, la maturation osseuse (retard osseux majeur) et le développement cérébral (retard psychomoteur et intellectuel) ;
— un **ralentissement des métabolismes** : hypothermie, bradycardie, ictère, constipation, hypersomnie, hypotonie... ;
— un **ensemble dysmorphique** caractérisé par un faciès infiltré, peu expressif, une langue protruse, une chevelure abondante, une fontanelle postérieure

bien perceptible, un abdomen ballonné et étalé, une hernie ombilicale, une peau sèche et marbrée, etc. ;
— dans de rares cas, **un goitre**. Il s'agit alors d'un trouble de l'hormonosynthèse. Ce goitre peut être source de fausse route et nécessitera, dans certains cas, une alimentation par nutrition continue.
En l'absence de traitement, l'évolution se fait vers un tableau de retard statural majeur et d'anomalie profonde du développement intellectuel, irréversible.

Sur le plan biologique

Le diagnostic est aisé : des taux bas d'hormones thyroïdiennes libres (T3, T4) associés à une élévation majeure de la TSH (par mise en œuvre de *feed-back*) prouve l'hypothyroïdie primitive. L'échographie et, de manière plus sûre, la scintigraphie au technétium, sans danger, permettent de préciser la localisation de la glande thyroïde en place, ectopique ou absente. Le dosage de l'iodurie chez la mère et l'enfant prouvera une intoxication iodée suspectée si la glande est en place à la scintigraphie.

Traitement

Il est simple et repose sur l'administration quotidienne de la thyroxine à la dose de 7,5 µg/kg/24 h en une prise (L-Thyroxine® 1 goutte = 5 µg). Ce traitement sera adapté en fonction des éléments de surveillance clinique et biologique (viser des taux de FT4 à la limite supérieure et des taux de TSH normaux). Le pronostic apparaît excellent pourvu que le traitement soit instauré précocement.

Dépistage

Il a transformé le pronostic de cette affection (bien difficile à repérer par les seuls signes cliniques dans les premiers jours de vie) par la mise en route d'un traitement précoce : ce dépistage systématique repose sur le dosage de la TSH au 3e jour à partir d'un prélèvement sanguin sur papier buvard. Sur ce même prélèvement sont en outre dépistées la phénylcétonurie et l'hyperplasie congénitale des surrénales *(voir chapitre 9)*.

Hypothyroïdie primitive acquise

Il existe des situations d'hypothyroïdie primitive acquise chez l'enfant. Elles sont rares, correspondant soit à des thyroïdites auto-immunes, soit à des carences isolées.

➡ Hyperthyroïdie

L'hyperthyroïdie par maladie de Basedow est une situation rare chez l'enfant. La symptomatologie est dominée par le goitre, l'exophtalmie, la tachycardie, une nervosité, un amaigrissement alors que l'appétit est conservé. Une accélération de la croissance staturale peut être observée. Le diagnostic repose sur l'élévation majeure des hormones circulantes (dosage FT4 jusqu'à quatre fois la normale tandis que la TSH est indosable). Le traitement repose sur les antithyroïdiens de synthèse et, en cas de rechute, sur la thyroïdectomie. Ce tableau d'hyperthyroïdie peut s'observer chez le nouveau-né d'une mère porteuse d'une maladie de Basedow : il s'agit alors d'une hyperthyroïdie passivement transmise de la mère à l'enfant par l'excès d'hormones thyréostimulantes présentes chez la mère.

➡ Goitres et nodules

Ils regroupent les pathologies décrites précédemment.
L'hyperthyroïdie diffuse peut correspondre à :
— une thyroïdite de Hashimoto (intoxication iodée, hypothyroïdie) ;
— un goitre simple péripubertaire (euthyroïdie) ;
— une maladie de Basedow (hyperthyroïdie).
Les nodules thyroïdiens doivent être distingués (souvent grâce à l'échographie) des masses situées à proximité de la glande : ganglions, kyste du tractus thyréoglosse...
Le nodule thyroïdien unique peut être hypersécrétant (nodule chaud) ou froid à la scintigraphie : dans ce dernier cas, l'indication opératoire est formelle.

Pathologie des surrénales

La glande corticosurrénale sécrète trois variétés d'hormone :
— les hormones glucocorticoïdes (cortisol) ;
— les hormones minéralocorticoïdes (aldostérone) responsables de l'équilibre hydrosodé ;
— les hormones sexocorticoïdes (DHA) intervenant dans le processus de maturation pubertaire.
Outre les dosages dans le sang et les urines, il peut être fait appel à des tests dynamiques de freination (dexaméthasone) ou de stimulation (Synacthène®). L'imagerie repose sur l'échographie, le scanner et l'IRM.

Insuffisance surrénale (IS)

Diagnostic clinique et biologique

En dehors d'une décompensation aiguë, les signes sont peu spécifiques : troubles digestifs chroniques (douleurs abdominales, vomissements) et fatigabilité excessive. Une pigmentation peut être associée signant le caractère primitif. Le syndrome de perte de sel peut se manifester uniquement par une appétence particulière pour le sel.
L'insuffisance surrénale aiguë survient à l'occasion d'un stress (infection, intervention chirurgicale, jeûne...). Elle se manifeste par un tableau dramatique qu'il convient de repérer tôt (rôle de la puéricultrice ++) et de prévenir par l'augmentation des doses de glucocorticoïdes (hydrocortisone) en cas de stress prévu. Il se manifeste par :
— un collapsus et une détresse hémodynamique avec déplétion hydrosodée (natrémie < 120 mEq/L) avec fuites sodées urinaires paradoxales : la natriurèse est conservée (> 30 mEq/L) ;
— des troubles digestifs sévères, des vomissements incoercibles ;
— des troubles de la conscience ;
— une hypoglycémie.
Le traitement est une urgence absolue visant à assurer un remplissage rapide (un quart de la masse sanguine) associé à une perfusion d'hémisuccinate d'hydrocortisone (2 mg/kg toutes les 6 heures) et une administration d'hormone minéralocorticoïde (Syncortil® IM, puis 9-alpha-fluoro-hydrocortisone).

Étiologie

Déficit hypophysaire

L'IS peut être secondaire à un déficit hypophysaire, d'expression alors peu marquée en dehors du stress *(voir « Pathologie de l'hypophyse »)*.

Hyperplasie congénitale des surrénales (HCS)

C'est la cause la plus fréquente des insuffisances surrénales (IS) chez le nourrisson : il s'agit d'un défaut enzymatique empêchant la fabrication des hormones. Le défaut le plus fréquent est celui en 21-hydroxylase, de transmission génétique, récessif autosomique. Ce bloc entraîne une impossibilité de fabriquer cortisol et aldostérone (fuite de sel) tandis que le *feed back* réactionnel positif entraîne une hyperplasie de la glande qui va sécréter en excès les hormones sexocorticoïdes. Chez la fille, la sécrétion en excès est responsable d'un PHF (pseudo-hermaphrodisme), c'est-à-dire un syndrome de virilisation

chez un sujet de caryotype féminin XX et dont les gonades sont des ovaires. Ainsi l'HCS peut se manifester :
— par une ambiguïté sexuelle chez la fille ;
— par une décompensation surrénale vers le 8ᵉ-10ᵉ jour dans les deux sexes ;
— ailleurs la forme peut être minime et se révéler tardivement par une accélération de la croissance et un syndrome de virilisation (pseudo-puberté chez le garçon).

Le diagnostic repose sur le dosage de la 17-OH-P, métabolite juste en amont du bloc, et de la rénine. Le traitement est substitutif par administration de l'hydrocortisone (18 à 25 mg/m^2) et de 9-alpha-fluoro-hydrocortisone (et, dans les premières années, d'une supplémentation sodée). La surveillance repose sur la surveillance de la croissance staturale et des paramètres hormonaux. L'augmentation des doses d'hydrocortisone (à multiplier par deux, voire par trois) en cas de stress est impérative. En cas de vomissements ou de signes de décompensation, l'hospitalisation est impérative. L'enfant doit porter sur lui une carte indiquant l'affection dont il est porteur et les mesures à prendre.

Le diagnostic d'HCS est maintenant rendu possible par le dépistage systématique sur le prélèvement réalisé chez tout enfant au 3ᵉ jour de vie. À noter l'existence de faux positif non rare chez le prématuré. L'enquête familiale par étude en biologie moléculaire sera systématique pour anticiper le diagnostic prénatal et proposer un traitement précoce (< 8ᵉ semaine) *in utero* par la prise de dexaméthasone chez la mère si l'enfant est porteur d'un déficit enzymatique et qu'il est une fille.

Maladie d'Addison ou insuffisance surrénale primitive

Elle est rarement isolée et s'intègre le plus souvent dans un contexte d'atteinte à médiation auto-immune (thyroïdie, diabète, hypoparathyroïdie).

Hypercorticisme (maladie de Cushing)

Il se manifeste par une surcharge pondérale associée à un ralentissement, voire à un blocage de la croissance, association hautement pathologique. Le diagnostic est assuré par des taux élevés de cortisol, parfois modérément mais avec disparition du cycle nycthéméral et élévation du cortisol libre urinaire (CLU). Les explorations complexes visent à définir le niveau de la dysrégulation.

Tumeurs de la surrénale

Il s'agit le plus souvent de corticosurrénalomes malins métastasant au foie et à l'os. Leur pouvoir sécrétant est responsable d'un syndrome de virilisation. Le traitement est chirurgical, précédé par une chimiothérapie par OP'DD.

Anomalies phosphocalciques

➡ Hypocalcémie

L'**hypocalcémie** se manifeste chez le nouveau-né par une hyperexcitabilité, des trémulations. Chez l'enfant plus grand, il peut s'agir de paresthésies des extrémités, de crises de tétanie. Les manifestations graves sont les crises convulsives, le laryngospasme, l'insuffisance cardiaque avec cardiomégalie faisant de l'hypocalcémie une urgence métabolique.
Biologiquement, le calcium total est inférieur à 2,3 mmol/L. Le dosage du calcium ionisé apporte des informations irremplaçables : il est le reflet du calcium « efficace ». Son taux normal est la moitié du calcium total (normale 1,1-1,3 mmol/L) ; en effet, le calcium est fixé pour moitié sur les protides. Le dosage de l'excrétion urinaire (étude du rapport calciurie sur créatininurie) et le dosage du phosphore sont des éléments indispensables pour une orientation étiologique.

Calcémie et phosphatémie basses

Le rapport calciurie/créatininurie est effondré. Il s'agit d'un défaut d'absorption du calcium, du fait le plus souvent d'une carence vitaminique D. L'hypocalcémie entre dans le cadre d'un rachitisme *(voir chapitre 31)*.

Calcémie basse et phosphatémie élevée

Elles sont évocatrices d'une hypoparathyroïdie, confirmée par un taux de réabsorption urinaire du phosphore élevé. Il peut s'agir d'une hypoparathyroïdie transitoire d'un nouveau-né de mère porteuse d'une hyperparathyroïdie. Il peut s'agir d'une hypoparathyroïdie, avec défaut de production de la PTH, s'intégrant dans un contexte malformatif (syndrome de Di George avec anomalie aortique et absence de thymus) *(voir « Glossaire », chapitre 17)*. Ailleurs, le dosage de PTH est élevé, témoin d'un défaut des récepteurs à la PTH : il s'agit alors d'une pseudo-hypoparathyroïdie.

Traitement

Le traitement consiste dans tous les cas en apports de calcium-élément (1 000 mg/m^2/24 h ; ne pas dépasser une concentration de 10 % dans les solutés intraveineux) associés à une vitaminothérapie D : vitamine D mère à la dose de 4 000 UI pour le rachitisme, dérivé 1-alpha-hydroxylé à la dose de 2 pg/24 h pour les situations d'hypoparathyroïdie.

➡ Hypercalcémie

L'**hypercalcémie** (> 3 mmol/L) se manifeste par une hyperexcitabilité, une déshydratation et une conjonctivite. Parfois, une lithiase ou une néphrocalcinose peuvent être révélatrices. Elle peut être le fait d'un hyperparathyroïdisme. Une hypophosphatémie est alors observée. C'est une situation rare. Ailleurs, l'hypercalcémie peut être idiopathique et familiale. Elle peut se voir en outre dans les situations d'hémopathie maligne.
Au cours de l'insuffisance rénale chronique, des **anomalies osseuses**, du fait de profondes perturbations du métabolisme phosphocalcique, sont rencontrées. Elles sont le fait de la rétention phosphatée, de la balance calcique négative et des défauts de production des dérivés 1-alpha-hydroxylés actifs de la vitamine D. L'hyperparathyroïdisme secondaire est constant. La prévention de cette ostéodystrophie osseuse doit être précoce par l'administration de carbonate de chaux et de dérivés actifs de la vitamine D.

Pathologie des gonades

Les gonades sont sous le contrôle de l'axe hypothalamo-hypophysaire. Elles conditionnent, par les hormones sécrétées (testostérone par le testicule dans le sexe masculin, œstrogène par l'ovaire dans le sexe féminin), le développement pubertaire et, à terme, l'aptitude à la procréation.

➡ Hypogonadisme

L'**hypogonadisme** entraîne un impubérisme (défaut d'apparition de la puberté).
Il peut être **primitif**, dû à une altération de la glande soit acquise (oreillons, torsion de testicule, chimiothérapie), soit en rapport avec une anomalie chromosomique. Il est appelé hypergonadotrophique, car il existe une hyperinflation des hormones gonadotropes d'origine hypophysaire, contrastant avec des taux d'hormone testostérone ou œstrogène bas.
Il peut être **secondaire** (il est alors dit hypogonadotrophique), en rapport avec une pathologie hypophysaire. L'atteinte des autres axes hormonaux rend compte de l'association à l'impubérisme d'autres signes cliniques. Le diagnostic sera posé par les dosages hormonaux statiques et dynamiques (test au LHRH) qui ne seront véritablement interprétables que lorsque l'âge osseux aura dépassé l'âge maturatif de la puberté (11 ans chez la fille, 13 ans chez le garçon). Chez la fille, les mensurations utérines et ovariennes, par échographie pelvienne, sont un élément utile pour l'analyse du retard pubertaire. Les

causes sont celles des hypopituitarismes. Parfois, le déficit gonadotrope est isolé, entrant dans le cadre d'un syndrome de De Morsier.

➜ Cryptorchidie

La **cryptorchidie** se définit par une position ectopique du testicule, situé en permanence hors des bourses. L'absence de malformations associées (hypospadias, scrotum bifide) doit être recherchée. Le traitement fait appel à une série d'injections de HCG (3 × 1 500 unités 1 jour sur 2). L'échec de ces mesures fait poser l'indication chirurgicale d'une orchidopexie.

Anomalies de la croissance et de la puberté

➜ Retard de croissance

Il est défini par une taille s'écartant de la moyenne normale de plus de 2 déviations standard (DS) et/ou lorsqu'il existe un ralentissement (cassure) de la vitesse de croissance (normale : 6 cm/an de l'âge de 4 à 10 ans) quel que soit le couloir sur lequel grandissait l'enfant antérieurement *(voir « Étude de la croissance », chapitre 10)*.

Démarche diagnostique

Elle doit être rigoureuse : mensurations fiables, établissement d'une courbe de croissance, évaluation de la maturation osseuse en comparant la radiographie de la main et du poignet avec les standards (atlas de Greulich et Pyle), recueil de l'anamnèse familiale (taille des parents) et personnelle (mode d'accouchement, taille à la naissance, développement psychomoteur), recherche systématique de pathologies associées (polyurie, polydipsie, céphalées, transit intestinal). L'examen clinique sera complet et précisera le niveau du développement pubertaire.

Diagnostic étiologique

L'étiologie des petites tailles est la suivante :

— **petites tailles primitives** : génétiques ou constitutionnelles ; elles ont le plus souvent une vitesse de croissance régulière, avec un âge osseux retardé par rapport à l'âge chronologique. L'étude des antécédents familiaux retrouve souvent des petites tailles familiales ;

— **petites tailles liées à une pathologie anténatale** : elles ont un pronostic de taille finale à l'âge adulte très médiocre :

- le **retard de croissance intra-utérin** (RCIU) observé à la naissance ne va pas se corriger dans les premières années de vie pour 10 à 15 % des enfants. Le pronostic a été transformé par l'administration d'hormone de croissance *(voir chapitre 21)* ;
- la plupart des **anomalies chromosomiques** (trisomies 21, 18, 15) s'accompagnent d'un retard statural. Le syndrome de Turner (45 XO) associe au déficit statural un syndrome dysmorphique et malformatif ;
- les **dysplasies osseuses** sont révélées par des malformations et/ou des **anomalies radiologiques du squelette liées à une anomalie congénitale du métabolisme** ;
- des **syndromes particuliers** peuvent être évoqués sur l'aspect phénotypique de l'enfant ;

— **petites tailles secondaires** : elles doivent être reconnues, car elles peuvent être améliorées par le traitement de l'affection en cause :

- les **maladies chroniques sévères** s'accompagnent régulièrement d'un retard statural. La correction de celui-ci peut être un bon marqueur de l'efficacité du traitement. Citons la maladie de Crohn, l'insuffisance rénale, la thalassémie. La maladie cœliaque peut se révéler tardivement sur ce mode ;
- les **carences nutritionnelles ou vitaminiques** par sous-alimentation ;
- la **carence affective** peut se manifester par un nanisme dit psychosocial ;
- les **causes endocriniennes** :
  - hypothyroïdie,
  - retard pubertaire,
  - dysgénésie gonadique, syndrome de Turner *(voir chapitre 14)*,
  - fusion prématurée des cartilages avec précocité pubertaire,
  - hypercorticisme,
  - déficit en hormone de croissance.

➡ Avance staturale

Elle se définit par une taille s'écartant de la moyenne normale de plus de 2 DS ou par une accélération de la vélocité staturale. La démarche diagnostique est comparable à celle des retards staturaux. La grande taille peut être constitutionnelle familiale ou entrer dans le cadre d'un syndrome bien identifié (Marfan, Klinefelter) *(voir chapitre 14)*.

L'avance staturale peut également être le témoin d'une inflation hormonale, comme le suggère la cassure vers le haut de la courbe staturale, l'accélération de l'âge osseux et les signes cliniques propres à la nature de l'hormone en cause :

— inflation des hormones thyroïdiennes par maladie de Basedow ;

— inflation des hormones sexuelles dans le cadre d'une puberté précoce ou d'une hyperplasie congénitale des surrénales ;
— inflation de l'hormone de croissance (acromégalie).

➡ Anomalie de la puberté

Développement prématuré et isolé d'un caractère pubertaire

Il peut s'agir du développement mammaire (prémature thélarche), de pilosité pubienne isolée, de métrorragies isolées... Ce développement prématuré nécessite une surveillance attentive afin de ne pas méconnaître un tout début pubertaire.

Puberté précoce

Elle se définit comme l'apparition des caractères sexuels secondaires avant l'âge de 10 ans chez le garçon (signe formel : augmentation du volume des testicules dont les mensurations sont supérieures à 25 × 15 mm) et de 8 ans chez la fille (signe formel : apparition d'un développement mammaire et augmentation des mensurations utérines).
La **puberté précoce** est dite **« vraie »**, car elle correspond à la maturation et à la mise en route de l'axe hypothalamo-hypophyso-gonadique, comme l'attestent les dosages de FSH et de LH de base et après stimualtion par LHRH. Les étiologies (nécessité d'une IRM) sont rapportées dans le *tableau 41.1*. Le traitement freinateur par LHRH retard a pour but non seulement de freiner les caractères sexuels secondaires, mais aussi de préserver le capital de croissance.

Tableau 41.1 – Étiologies des pubertés précoces

Puberté précoce centrale
Idiopathique Tumeurs du système nerveux central Hamartome hypothalamique Gliome du chiasma Astrocytome hypothalamique Atteinte du système nerveux central (non tumorale) Kyste arachnoïdien Hydrocéphalie Post-radiothérapie Infections Traumatisme crânien Hyperplasie congénitale des surrénales (traitée tardivement)

Puberté précoce périphérique : pseudo-puberté précoce (plus rare)
Chez la fille Sécrétion d'œstrogènes : tumeur ovaire, surrénale, kyste ovarien syndrome de Mac Cune Albright *Chez le garçon* Sécrétion tumorale de HCG Sécrétion d'androgènes (testicule ou surrénale) : hyperplasie congénitale des surrénales tumeur surrénale tumeur des cellules de Leydig

La **pseudo-puberté précoce** est définie par l'apparition de signes de virilisation ou de féminisation du fait d'une sécrétion hormonale inappropriée. L'axe hypothalamo-hypophysaire est au repos, comme l'attestent les explorations. Les étiologies sont dominées par l'hyperplasie des surrénales chez le garçon.

Retard pubertaire

Il se définit par l'absence de signes de la puberté à l'âge de 13 ans chez la fille et de 15 ans chez le garçon. Du fait de l'absence de pic statural pubertaire, le retard statural constitue le plus souvent le motif de la consultation. Le *tableau 41.2* résume les étiologies essentielles. Deux tableaux sont particulièrement typiques :

— le retard pubertaire simple du garçon est fréquent, suggéré par un volume testiculaire prépubertaire (30 × 15 mm), un retard statural, un âge osseux comparable à l'âge statural. Une surveillance attentive, des explorations endocriniennes (test au LHRH, test HCG) permettent d'assurer le diagnostic ;

— le syndrome de Turner chez la fille réalise un impubérisme par anomalie gonadique primitive. Sa fréquence est de 1 sur 2 500 filles. Le traitement associera imprégnation œstrogénique et hormone de croissance *(voir chapitre 14)*.

Tableau 41.2 – Étiologies des retards pubertaires

Retard simple de puberté
Insuffisances gonadiques primitives (hypogonadisme hypergonadotrophique FSH)
Chez le garçon Syndrome de Klinefelter, Noonan Anorchidie Atrophie testiculaire bilatérale : après irradiation, torsion-inflammation, cryptorchidie

Chez la fille Syndrome de Noonan Dysgénésie gonadique après irradiation pelvienne ou abdominale, chimiothérapie, insuffisance ovarienne auto-immune
Insuffisances gonadiques secondaires à une insuffisance hypophysaire (hypogonadisme hypogonadotrophique)
Organiques Congénitaux : syndrome de Kallmann Acquis : tumeurs de la région hypothalamo-hypophysaire, irradiations... *Fonctionnels* Pathologie endocrinienne (non traitée) Affections chroniques Anorexie mentale

acte infirmier

Rôle de la puéricultrice

Il est essentiel à tous les niveaux :

- recueil des signes et reconnaissance de l'état pathologique : bien souvent, la puéricultrice sera en situation de première ligne pour déclencher une prise en charge médicale devant la mise en évidence de signes d'alerte ;
- réalisation des investigations : elle se fait le plus souvent dans le cadre de l'hôpital de jour. Les investigations consistent le plus souvent en épreuve de stimulation ; une grande rigueur dans la réalisation, une surveillance attentive, un accompagnement de l'enfant et de la famille par des explications adaptées sont des éléments essentiels assurés par la puéricultrice ;
- contrôle de l'exécution adéquate du traitement et réalisation des prélèvements sanguins de contrôle : le rôle de la puéricultrice est essentiel ; l'accompagnement est irremplaçable, en particulier dans la période de l'adolescence où l'observance thérapeutique peut être problématique.

chapitre 42

Jean-Louis Bernard

Pathologie du sang et de la moelle

Rappels physiologiques

Sang

Le sang est un fluide circulant dans les vaisseaux composé d'une phase liquide, le plasma, et d'éléments figurés, visibles au microscope, les hématies (globules rouges), les leucocytes (globules blancs) et les plaquettes.
Le volume sanguin total, appelé masse sanguine, est de 80 à 85 mL/kg de poids. Le rapport entre le volume des éléments figurés et le volume sanguin total s'appelle le taux d'hématocrite, il se situe normalement entre 40 et 50 %.

Plasma

Il contient de très nombreuses substances en solution : protéines, glucides, lipides, ions, oligoéléments... Il est le vecteur essentiel des nutriments, des hormones, des anticorps, des déchets cellulaires. Sa production et son équilibre sont sous la dépendance d'une multitude de facteurs et de nombreux organes : foie, rein, appareil digestif notamment.

Éléments figurés

Ils sont produits par les cellules hématopoïétiques situées dans la moelle osseuse, celle-ci étant particulièrement abondante dans les os plats (bassin, vertèbres, côtes, crâne notamment) et relativement moins abondante dans les os longs des membres.

Hématies

Issues de la maturation des réticulocytes, eux-mêmes produits par les érythroblastes, les hématies sont des cellules dépourvues de noyau, sortes de sacs emplis d'hémoglobine (Hb), protéine très particulière sur laquelle repose le transfert de l'oxygène des poumons vers tous les tissus de l'organisme et l'évacuation en retour du dioxyde de carbone.
L'électrophorèse de l'hémoglobine permet l'analyse de cette protéine essentielle de la chaîne respiratoire. Normalement, une hémoglobine de type fœtal (Hb F) laisse place, dans les premiers mois de vie, à l'hémoglobine A. Parfois, des hémoglobines anormales sont fabriquées (hémoglobinopathies). La synthèse de l'hémoglobine consomme du fer, dont la carence provoque des anémies fréquentes chez l'enfant en raison de l'augmentation rapide de la masse sanguine. Le fonctionnement normal des hématies nécessite la présence de certaines enzymes (notamment glucose-6-phosphate déshydrogénase, ou G6PD, et pyruvate-kinase, ou PK), dont l'anomalie provoque des anémies. La durée de vie moyenne des hématies est de 120 jours, ce qui revient à dire que chaque jour, l'organisme renouvelle un peu moins de 1 % de ses hématies. Les réticulocytes sont des hématies jeunes, nouvellement produites, reconnaissables dans le sang périphérique. Leur mesure constitue un bon indicateur sur l'importance de la production médullaire en réponse au déficit périphérique ; en cas d'anémie par destruction excessive des hématies ou par hémorragie, la moelle tente de compenser le déficit (anémie régénérative, réticulocytes élevés) ; à l'inverse, une anémie non ou peu régénérative indique une pathologie de la moelle osseuse elle-même : carence ou aplasie.

Leucocytes

Ce sont des cellules nucléées, appartenant à différents types qui correspondent à des fonctions différentes. La distribution entre les différents types s'appelle la formule leucocytaire et s'exprime en pourcentage ou en valeur absolue par unité de volume. Le nombre total de leucocytes et leur distribution sont variables avec l'âge de l'enfant.

• Polynucléaires

Ils représentent environ la moitié des leucocytes. Ce sont des cellules essentielles dans la lutte contre les agents infectieux figurés (bactéries) qu'ils sont capables d'attaquer et de digérer (phagocytose). Plusieurs sous-types existent : les polynucléaires neutrophiles (les plus nombreux), éosinophiles et basophiles (plutôt impliqués dans les réactions de type allergique). La durée de vie des polynucléaires neutrophiles est courte (4 jours), donc l'organisme renouvelle chaque jour 25 % d'entre eux. À l'état normal, une proportion importante des polynucléaires ne circule pas, ces cellules étant plaquées sur les parois des vaisseaux. Elles constituent un réservoir rapidement mobilisable en cas d'infection. La corticothérapie diminue également cette « marginalisation » des polynucléaires et donc augmente apparemment leur nombre, tel qu'on peut le mesurer dans un échantillon de sang.

• Lymphocytes

Ils constituent environ un tiers des leucocytes et représentent des cellules essentielles dans les mécanismes de défense spécifique de l'organisme. On distingue, et on peut quantifier par des examens spécifiques (typage lymphocytaire), deux grands types :
— les lymphocytes T, formés dans le thymus, organe lymphoïde rétrosternal développé chez l'enfant jeune et qui s'atrophie au cours des premières années ; ces lymphocytes T sont responsables de l'immunité dite cellulaire (reconnaissance des cellules étrangères, mémoire immunitaire, reconnaissance des antigènes, régulation des réactions immunitaires...) ;
— les lymphocytes B, formés dans la paroi de la partie terminale de l'intestin grêle, qui sont des usines à fabriquer les anticorps (immunoglobulines G, A, M).
À l'état normal, les lymphocytes se répartissent dans le sang, mais aussi dans la lymphe, les ganglions, les amygdales. Leur durée de vie est très variable selon le type ; certains lymphocytes T, qui assurent la mémoire immunitaire, ont une durée de vie très longue : ce sont eux qui permettent d'obtenir une immunité prolongée après une maladie infectieuse (varicelle par exemple) ou une vaccination *(voir « Pré-requis : les défenses immunitaires », chapitre 34)*.
Les cellules productrices des lymphocytes, appelées lymphoblastes, sont à l'origine, quand elles deviennent cancéreuses, de la plupart des leucémies et des lymphomes malins de l'enfant.

• Monocytes

Ces cellules représentent environ 10 % des leucocytes dans le sang circulant. Elles ont la capacité de migrer hors des vaisseaux, sans effraction vasculaire, et de se déplacer dans le tissu interstitiel ; elles prennent alors le nom de macrophages et constituent un élément important du système de défense de l'organisme.

Plaquettes

Ce sont des corpuscules détachés de la cellule productrice appelée mégacaryocyte et qui réside dans la moelle osseuse. Elles ont un rôle essentiel dans la réparation des brèches des parois vasculaires en constituant le caillot sanguin dans le cadre d'un mécanisme complexe dans lequel interviennent de nombreux facteurs : la coagulation sanguine. La durée de vie des plaquettes est en moyenne de 10 jours, donc chaque jour l'organisme renouvelle 10 % de son stock. Le nombre des plaquettes peut être abaissé par un défaut de production (aplasie), un excès de consommation (syndrome de coagulation intravasculaire disséminée) ou une agression, auto-immune par exemple.

➡ Coagulation

On appelle hémostase l'ensemble des mécanismes qui concourent à l'arrêt d'un saignement.
L'hémostase primaire est le fait des plaquettes et aboutit, par leur agrégation, à la formation d'un bouchon, le clou plaquettaire. Cette phase est explorée par le temps de saignement, la numération des plaquettes et, dans des cas particuliers, par des tests de la fonction plaquettaire.
L'hémostase secondaire, ou coagulation *stricto sensu*, comporte une cascade d'interactions de nombreux composants sanguins : des protéines, appelées facteurs de la coagulation, et certains ions (calcium). Il existe deux voies d'activation dites voie intrinsèque (explorée par le temps de céphaline activée) et voie extrinsèque (explorée par le temps de Quick). L'aboutissement de ces interactions aboutit à la fabrication de thrombine qui transforme le fibrinogène en fibrine, substance stable assurant l'étanchéité de la brèche : c'est le caillot.
Le déficit par défaut de synthèse ou excès de consommation de certains facteurs entraîne une baisse générale des capacités de coagulation et provoque donc des hémorragies.

➡ Valeurs normales chez l'enfant

Elles sont répertoriées dans le *tableau 42.1*.

Tableau 42.1 – Variations des valeurs normales chez l'enfant selon l'âge

	1er jour	21e jour	3-6mois	1 an	4 ans	10 ans
GR (10^{12}/L)	5,2	5,8	4-5	3,5-4,5	4-5	4,2-5,2
Hb (g/L)	170-200	170-210	130-180	100-130	110-120	120-130
VGM (μm^3)	100-120	–	90-100	75-80	–	78
Réticulocytes ($10^3/mm^3$)	200-400	–	40-60	–	–	–
Leucocytes ($10^3/mm^3$)	15-25	–	10-14	8-12		6-7
Neutrophiles (%)	60	55	40	30-40	–	50
Lymphocytes (%)	30		50	50-60	–	40
Plaquettes ($10^3/mm^3$)	100-300	100-300	100-300	100-300	150-350	200-400

Hémogramme

Les résultats de l'hémogramme doivent être interprétés en fonction de l'âge de l'enfant.

Il faut retenir :

— les valeurs élevées du nombre d'hématies et du taux d'hémoglobine à la naissance et leur augmentation jusqu'à la 3e semaine de vie, puis leur diminution jusqu'à un minimum entre le 3e et le 6e mois et enfin leur remontée progressive jusqu'aux valeurs qui seront celles de l'adulte, atteintes vers 10 ans ;

— un nombre normal de leucocytes d'autant plus élevé que l'enfant est plus jeune ;

— l'inversion de la formule leucocytaire entre 1 mois et 4 ans (plus de lymphocytes que de polynucléaires) ;

— la faible variation du nombre de plaquettes en fonction de l'âge.

Facteurs de l'hémostase

Les facteurs de la coagulation, dont la synthèse est dépendante de la vitamine K (facteurs II, VII, IX, X), ont des taux faibles chez le nouveau-né et dans les premières semaines de vie (30 à 50 % des valeurs de l'adulte) en raison d'un déficit physiologique en vitamine K à cet âge, d'où l'intérêt de la supplémentation systématique en vitamine K à la naissance. De ce fait, le taux de prothrombine (TP) est plus bas que chez l'adulte (environ 50 %) et le temps de céphaline kaolin (TCK) est plus long (40 secondes pour un témoin à 30).

Après la période néonatale, les taux normaux des facteurs de la coagulation sont identiques à ceux de l'adulte (100 %), de même que les tests de la coagulation.

Pathologies

Anémies

Signes cliniques d'anémie

La diminution de l'hémoglobine entraîne une pâleur de la peau et des muqueuses qui doit être appréciée en fonction de l'âge et de la carnation. La coloration de la conjonctive, indépendante de la pigmentation, est l'élément le plus fin à prendre en considération.

La diminution du transport de l'oxygène vers les organes entraîne :
— une mauvaise adaptation à l'effort (essoufflement chez le grand enfant, difficulté lors de la prise du biberon chez le nourrisson) ;
— un rythme cardiaque et respiratoire accéléré (tachycardie et tachypnée) ;
— et, en cas d'anémie chronique, une mauvaise croissance staturo-pondérale.
D'une manière générale, à taux d'hémoglobine équivalent, une anémie chronique est mieux tolérée qu'une anémie d'installation rapide.
Quand le mécanisme de l'anémie est une hémolyse (destruction excessive des hématies), un ictère s'associe à la pâleur.

Signes biologiques

Une anémie se définit par la diminution du taux d'hémoglobine en dessous de la valeur moyenne diminuée de deux écarts types *(tableau 42.2)*. Cette valeur seuil de la normalité est variable en fonction de l'âge et on doit tenir compte de l'état d'hémodilution ou d'hémoconcentration (taux d'hématocrite) dans l'interprétation.

Tableau 42.2 – Diagnostic d'anémie selon le taux d'hémoglobine et l'âge de l'enfant

Hb g/100 mL	Nouveau-né	3-6 mois	6 mois-2 ans	2-12 ans	12-18 ans (fille)	12-18 ans (garçon)
Anémie si moins de	13,5	9,5	10,5	11,5	12	13

L'hémogramme renseigne systématiquement sur le volume globulaire moyen (VGM) et le contenu corpusculaire moyen en hémoglobine (CCMH), qui permettent de caractériser l'anémie (microcytaire ou non, hypochrome ou non...).
En sus, le bilan biologique d'une anémie comporte la recherche de son caractère régénératif ou non par la mesure du taux de réticulocytes.
Dans une situation d'anémie aiguë, il est important de réaliser en urgence, juste avant de brancher la transfusion d'hématies, un prélèvement sanguin en vue de réaliser des examens à visée étiologique qui deviendraient ininterprétables après la transfusion : dosage des enzymes érythrocytaires (G6PD, PK), électrophorèse de l'hémoglobine, test de Coombs, frottis et réticulocytes, échantillon de sérum, ferritinémie.

Anémies non ou peu régénératives

Les réticulocytes sont inférieurs à $50\ 000.10^3/mm^3$, la moelle osseuse produit peu d'hématies.

Anémies microcytaires hypochromes

Les anémies microcytaires (VGM < 80 µm³) et hypochromes (CCMH > 30 %) correspondent le plus souvent à une carence martiale (près de 40 % des nourrissons à 1 an). Les besoins en fer au cours du premier trimestre de vie sont très importants, or le lait maternel est relativement pauvre en fer. Il peut exister aussi un défaut d'absorption (intolérance au gluten) ou un saignement occulte chronique (reflux gastro-œsophagien).
La prévention est essentielle, par une supplémentation dès la fin de la grossesse et chez le petit nourrisson (lait enrichi, diversification du régime). Le lait de femme est peu concentré en fer, mais son coefficient d'absorption est très élevé ; de ce fait, le nourrisson nourri au sein n'est pas exposé à une carence, sauf en cas de prématurité ou d'alimentation au sein exclusive au-delà du 6ᵉ mois de vie. Une supplémentation orale médicamenteuse est indiquée pendant les six premiers mois chez des enfants à risque majoré de carence : prématurés, jumeaux, prélèvements sanguins répétés. Le traitement curatif comporte l'administration de fer par voie orale. Il faut savoir que la tolérance digestive du fer peut être médiocre si les doses sont trop élevées (mieux vaut privilégier la durée du traitement que sa posologie), qu'il faut le répartir en deux à trois prises en dehors des repas (meilleure absorption) et que l'association à l'acide ascorbique augmente la fraction absorbée. Les selles peuvent être ramollies et sont colorées en noir. Le traitement, pour être suivi d'effet, doit être poursuivi régulièrement pendant au moins 2 mois. En l'absence d'efficacité d'un traitement bien administré, il faut rechercher une cause toxique associée : le saturnisme infantile, qui est une intoxication chronique par le plomb *(voir chapitre 7)*.
Elle est parfois associée à un processus inflammatoire chronique, qui est consommateur de fer.

Anémies normocytaires normochromes

La moelle produit des hématies normales en volume et bien concentrées en hémoglobine, mais en quantité insuffisante. Un myélogramme (étude cytologique de la moelle osseuse après ponction) recherche une prolifération tumorale primitive (leucémie) ou secondaire (neuroblastome), causes principales à écarter avant d'envisager d'autres maladies moins graves (carence en vitamine B12...).

Anémies régénératives

La moelle osseuse cherche à compenser l'anémie en augmentant sa production d'hématies. C'est le cas dans les anémies aiguës et dans une série de maladies dites anémies hémolytiques, dans lesquelles les hématies produites sont détruites prématurément, soit parce qu'elles sont anormales et fragiles, soit parce qu'elles sont agressées par un agent extérieur.

Anémies corpusculaires

• Déficits enzymatiques érythrocytaires

D'origine congénitale, ces déficits (G6PD, PK) sont susceptibles d'entraîner une hémolyse brutale (anémie aiguë) quand les hématies rencontrent certains agents inducteurs ; ainsi, en cas de déficit en G6PD, les fèves et de nombreux médicaments (sulfamides, anti-infectieux, antimalariques...) peuvent déclencher une anémie aiguë, mais il existe des différences importantes dans la sensibilité d'un malade donné à ces différents agents. Après correction de l'hémolyse aiguë par transfusion, l'éducation de la famille et de l'enfant en vue de l'éviction de ces agents inducteurs constitue la seule action préventive.

• Maladies de la membrane érythrocytaire

La maladie de Minkowski-Chauffard, aussi appelée sphérocytose héréditaire, provoque une anémie chronique progressive accompagnée de splénomégalie. La splénectomie permet habituellement de corriger l'anémie.

• Anomalies héréditaires de l'hémoglobine

Ces maladies se traduisent par une anémie hémolytique chronique. Leur diagnostic repose sur l'électrophorèse de l'hémoglobine. Dans les formes sévères, les greffes de moelle osseuse allogénique constituent aujourd'hui une possibilité thérapeutique à considérer.

■ Drépanocytose

C'est une maladie héréditaire autosomique récessive qui se rencontre chez les sujets originaires d'Afrique noire et d'Afrique du Nord *(voir note 1, page 107, chapitre 9)*. Elle est caractérisée par la présence d'une hémoglobine S, anormale, qui a la particularité d'entraîner une déformation des hématies en faucilles (falciformation) dans des situations d'hypoxie relative (avion, fièvre) favorisées par l'anémie chronique et de déshydratation. Seuls les sujets drépanocytaires homozygotes présentent des signes cliniques : anémie chronique, grosse rate, sensibilité aux infections, qui peuvent être très graves (septicémies, ostéomyélites...), aux thromboses, crises drépanocytaires (fièvre, douleur), qui requièrent une hospitalisation en urgence. Une hydratation veineuse abondante est toujours indiquée, associée, selon les cas, à des transfusions, des antalgiques, des antibiotiques.
L'éducation de la famille est importante : boisson abondante en cas de fièvre, traitement énergique de tout début d'infection.
Une attention particulière doit être portée aux vaccinations ; une prophylaxie anti-infectieuse par Oracilline® est parfois prescrite.

■ **Thalassémies**

Elles représentent différentes anomalies de l'hémoglobine qui affectent les populations d'origine méditerranéenne, africaine et asiatique. Ce sont des maladies autosomiques récessives, les sujets hétérozygotes sont des porteurs asymptomatiques.
Les sujets homozygotes souffrent d'une anémie chronique invalidante et requérant des transfusions répétées, porteuses de leurs propres complications : infections, surcharge en fer.

Anémies hémolytiques acquises

Elles existent chez l'enfant comme chez l'adulte. Ces maladies rares correspondent à des agressions des hématies par des toxiques, des agents infectieux ou un processus d'ordre immunologique.

Syndrome hémolytique et urémique

C'est un syndrome très spécifique dans lequel une anémie hémolytique est associée à une thrombocytopénie et à une insuffisance rénale aiguë *(voir chapitre 37)*.

Anomalies de la coagulation

Signes cliniques

Un trouble de la coagulation se manifeste par des hémorragies. Celles-ci peuvent être cliniquement patentes ou latentes.
L'extravasation de sang en dehors des capillaires, se manifeste par :
— des pétéchies : taches cutanées punctiformes de 1 à 3 mm, rouge vif ou brunes, liées à la présence d'hématies dans le derme ; elles se distinguent d'une éruption d'origine infectieuse ou inflammatoire par leur persistance inchangée après les avoir comprimées (alors qu'un « bouton » pâlit) ; leur présence sur les muqueuses (voile du palais notamment) ou à l'examen du fond de l'œil constitue un élément de gravité clinique ;
— des vibices, lignes rouge vif correspondant au même mécanisme au niveau des plis de flexion ;
— des ecchymoses, taches violacées, irrégulières, témoignant de la présence diffuse d'hématies dans l'hypoderme, qui s'étendent en nappe ; elles évoluent en une dizaine de jours vers la disparition après être passées par les couleurs de la biligenèse locale (bleu et jaune) ;
— des hématomes, qui correspondent à la constitution d'une collection enkystée de sang à l'intérieur d'un organe : muscle notamment ;
— des hémorragies muqueuses et viscérales : ORL (épistaxis), gencives (gingivorragies), tube digestif (hématémèse et melæna), rein et voies urinaires

(hématurie), cavités articulaires (hémarthrose), cerveau et méninges (hémorragie cérébro-méningée). Cette dernière constitue un risque vital majeur dans les troubles graves de la coagulation.

Signes biologiques

L'exploration biologique d'un trouble de la coagulation comporte toujours un premier niveau de débrouillage qui vise à comprendre quel est le grand mécanisme en cause, plaquettaire ou plasmatique. Ce premier bilan comprend :
— la mesure du temps de saignement ;
— la mesure du nombre de plaquettes circulantes ;
— la vérification de la voie plasmatique de la coagulation par des examens.
Les valeurs normales chez l'enfant sont semblables à celles de l'adulte, sauf chez le nouveau-né. D'une manière générale, la tolérance de l'enfant à un défaut de la coagulation sanguine est meilleure que celle de l'adulte, du fait de la qualité de son réseau capillaire.
Il n'est pas rare de rencontrer chez l'enfant des hyperplaquettoses ($> 450.10^3/mm^3$), presque toujours sans manifestation ni conséquence, qui témoignent d'une intense activité de la moelle osseuse en réaction habituellement à une maladie infectieuse ou inflammatoire.

Principales maladies chez l'enfant

On distingue schématiquement des maladies hémorragiques d'origine plaquettaire (purpuras) et d'origine plasmatique.

Purpuras

Ils correspondent soit à des maladies plaquettaires, soit à des maladies du revêtement interne des vaisseaux, l'endothélium.

• Purpuras d'origine plaquettaire

Ils sont dus à un déficit de production des plaquettes (maladies tumorales de la moelle osseuse, aplasie médullaire, certaines maladies congénitales, certaines carences) ou à un excès de destruction (notamment purpura thrombocytopénique immunologique, encore appelé purpura thrombopénique idiopathique ou PTI) ou de consommation (coagulation intravasculaire disséminée, angiome néonatal extensif...).
Le PTI est le purpura le plus fréquent chez l'enfant. Son début est aigu, brutal, chez un enfant de 2 à 5 ans, en bon état de santé général. Il se manifeste par des pétéchies et des ecchymoses extensives, d'abord et surtout dans les zones déclives (jambes et lombes) du fait de la pression capillaire plus élevée, et par des douleurs abdominales dues au purpura de la paroi digestive, au melæna, à

l'épistaxis... La seule anomalie biologique est un nombre de plaquettes très bas, souvent inférieur à 20 G/L, les autres lignées, blanche et rouge, étant normales.
La maladie est due à la production d'auto-anticorps antiplaquettaires, souvent favorisée par une infection passagère banale survenue quelques semaines plus tôt. Le traitement comporte toujours la mise au repos et une surveillance clinique et biologique rapprochée ; en dessous de 30 G/L de plaquettes, l'administration de gammaglobulines intraveineuses à hautes doses est indiquée, parfois associée à une corticothérapie. La transfusion de plaquettes est souvent inefficace, les plaquettes transfusées étant elles aussi détruites par la réaction immunitaire anormale. L'évolution est généralement favorable, mais 20 % des cas s'installent dans la chronicité.

• Purpuras vasculaires

Ce sont des maladies appelées vascularites, dans lesquelles une inflammation de l'endothélium vasculaire d'origine immunologique entraîne un défaut d'étanchéité vasculaire.

➡ Hémophilie

L'hémophilie est une maladie constitutionnelle rare (1/10 000). Elle correspond à une anomalie de production d'un facteur de la coagulation :
— soit le facteur VIII : hémophilie A, la plus fréquente (8/10) ;
— soit le facteur IX : hémophilie B (2/10).
Selon l'importance du déficit de synthèse du facteur, on définit pour chaque type d'hémophilie trois niveaux de gravité :
— sévère : taux = 1 % de la valeur normale (1 malade sur 2) ;
— modérée : 2 à 4 % ;
— atténuée : entre 5 et 30 %.
L'hémophilie est une maladie héréditaire, transmise sur le mode récessif lié au chromosome X. De ce fait, la quasi-totalité des sujets malades sont des garçons, puisqu'il suffit d'avoir un chromosome X sain pour que le taux de synthèse du facteur A ou B soit suffisamment élevé pour n'avoir aucune conséquence clinique (> 50 %). Le taux du facteur et donc la sévérité sont constants dans une même famille.
La maladie se révèle rarement à la naissance (traumatisme obstétrical), mais habituellement à l'âge de la marche. Les traumatismes, même mineurs et passés inaperçus, provoquent des ecchymoses, des hématomes et des hémarthroses (épanchement sanguin à l'intérieur de la cavité articulaire). La répétition de ces hémorragies articulaires compromet la fonction des articulations touchées (membres inférieurs essentiellement). Certaines hémorragies peuvent mettre la vie en danger (hématome compressif des voies aériennes supérieures, hémorragie cérébro-méningée). Des hémorragies urinaires, diges-

tives peuvent également survenir, le risque hémorragique opératoire est majeur.
Les examens biologiques montrent un TCK allongé et un facteur VIII ou IX diminué, le temps de saignement et le temps de Quick étant normaux.
Le traitement comporte toujours une éducation de la famille et de l'enfant : précautions dans l'environnement domestique, dans les activités quotidiennes, les activités physiques, interdiction de la mesure rectale de température, interdiction absolue des salicylés qui diminuent l'agrégation plaquettaire.
L'apport du facteur déficitaire est nécessaire, à titre curatif et en urgence devant une hémorragie, ou à titre préventif quand une intervention chirurgicale est programmée. Les concentrés de facteur VIII ou IX, hautement purifiés et inactivés pour les virus de l'hépatite B et C et le VIH, sont distribués par les établissements de transfusion sanguine. Des facteurs obtenus par génie génétique (facteurs recombinants), parfaitement purs, commencent à être utilisés. Leur dosage est exprimé en unités internationales (1 UI = activité de 1 mL de plasma normal). Présentés sous forme lyophilisée, conservés à + 4 °C, ils sont reconstitués avec de l'eau distillée et leur stabilité est alors de quelques heures. Ils sont administrés par voie intraveineuse directe, au débit de 1 à 2 mL/min, à des doses variant entre 20 et 40 unités/kg de poids. Les injections sont renouvelées si nécessaire toutes les 8 heures, pour maintenir un taux de facteur égal à 50 %. Une intolérance est rarement observée, elle doit être signalée au centre de transfusion. Parfois, le Minirin® est utilisé dans l'hémophilie A, car il a la propriété d'augmenter légèrement la synthèse du facteur A.
Les injections intramusculaires sont formellement contre-indiquées chez l'hémophile, même dans les formes atténuées. Une prudence s'impose pour tout accès veineux ; une compression du point de ponction est utile.
Devant une hémorragie, le traitement local a toute sa place (compression, immobilisation d'une articulation). L'hémarthrose, très douloureuse, requiert une prise en charge antalgique de qualité (pas de salicylés !).
Le diagnostic prénatal constitue aujourd'hui une étape essentielle de la prévention des formes sévères d'hémophilie.
Il existe dans toutes les grandes villes des centres régionaux de référence pour le traitement de l'hémophilie. Chaque malade se voit remettre une carte d'hémophile (type et sévérité du déficit, présence éventuelle d'agglutinines et/ou d'un anticoagulant, groupe sanguin, adresse du centre de référence), ainsi qu'un carnet de surveillance sur lequel chaque soignant doit inscrire son intervention.

Maladie de von Willebrand

Il s'agit d'un déficit congénital en facteur Willebrand, lequel a un double rôle dans le processus de la coagulation : adhésion des plaquettes et transport du facteur VIII. Ce déficit héréditaire autosomique dominant est fréquent (1 à 2 % de la population), mais très variable dans son importance au sein d'une même famille (pénétrance et expression variables). La symptomatologie clinique est similaire à celle de l'hémophilie quand le déficit en facteur Willebrand est important. Sur les examens biologiques, il existe un allongement du temps de saignement et des anomalies des dosages de l'activité Willebrand. Le traitement comprend l'éducation de la famille et de l'enfant et, en cas de besoin, l'administration de Minirin® ou de dérivé sanguin enrichi en facteur Willebrand peut être indiquée.

➡ Anomalies des globules blancs

On distingue les anomalies des polynucléaires et des lymphocytes.

Anomalies des polynucléaires

Il s'agit soit d'un déficit quantitatif (neutropénie) ou fonctionnel, soit d'une prolifération (polynucléose).

➡ Neutropénies

Il existe une neutropénie quand le nombre de polynucléaires neutrophiles circulants est inférieur à $1{,}5.10^3/mm^3$ après 1 an, à $2.10^3/mm^3$ entre 2 et 12 mois et inférieur à $3.10^3/mm^3$ ensuite.
Les conséquences cliniques d'une neutropénie sont un risque majoré vis-à-vis des infections bactériennes essentiellement, mais aussi mycosiques.
Ce risque est fonction :
— de la profondeur de la neutropénie : risque modéré au-dessus de $0{,}5.10^3/mm^3$, important entre 0,2 et 0,5, majeur en dessous de 0,2 ;
— de la durée de cette neutropénie : plus elle dure (au-delà de quelques jours), plus le risque augmente ;
— du mécanisme : les neutropénies d'origine centrale, par défaut de fonctionnement de la moelle osseuse, présentent plus de risque infectieux que les neutropénies périphériques par infection ou réaction immunitaire ;
— des circonstances de survenue et du contexte : présence d'une porte d'entrée infectieuse potentielle (mucite après chimiothérapie, cathéter central, drain...).
L'observation d'une neutropénie est fréquente chez l'enfant ; la plupart sont transitoires, d'origine périphérique (la production de polynucléaires est normale), et sont la conséquence d'une infection virale récente ou parfois d'une toxicité médicamenteuse inattendue. D'autres fois, la neutropénie est un effet secondaire accepté de certains traitements (chimiothérapie anticancéreuse, radiothérapie), rarement il s'agit d'une maladie propre du polynucléaire (défaut de fabrication ou de fonction) entrant dans le cadre plus général des déficits immunitaires congénitaux.

Devant une neutropénie, il faut sans tarder instituer des mesures de prévention : hygiène attentive du sujet (buccale et corporelle), précaution à prendre par son entourage (lavage soigneux des mains, éviction des personnes enrhumées, infectées), isolement plus ou moins poussé, étude bactériologique systématique des urines, du pharynx et de toute lésion suspecte, parfois décontamination digestive par l'administration d'antibiotiques non absorbables. Une prescription systématique d'antibiotique peut être indiquée dans les neutropénies chroniques.
Quand une infection survient chez un sujet neutropénique, un traitement antibiotique bactéricide associé et intraveineux doit être institué au plus tôt, car le développement de l'infection peut être extrêmement rapide.

Polynucléoses

Elles correspondent le plus souvent à une production massive de polynucléaires neutrophiles par la moelle osseuse en réaction à un processus infectieux bactérien. Parfois, la polynucléose circulante n'est que relative, sans augmentation du nombre total de polynucléaires présents dans le secteur vasculaire : la corticothérapie, en effet, entraîne la mise en circulation de tous les polynucléaires du secteur vasculaire alors que, en temps normal, une grande proportion d'entre eux est fixée sur les parois des vaisseaux, donc n'est pas mesurée dans un échantillon sanguin. L'interprétation du nombre de polynucléaires chez le sujet sous traitement cortisonique doit donc tenir compte de cette situation.

Anomalies des lymphocytes et des monocytes

Elles correspondent soit à des excès (lymphocytose, monocytose), soit à des déficits qui peuvent être quantitatifs et/ou qualitatifs et ont une origine soit congénitale (déficit immunitaire constitutionnel, primitif), soit acquise (déficit immunitaire secondaire, notamment à l'infection par le VIH).

acte infirmier

Conduite à tenir lors des prélèvements

Anticipation des phénomènes douloureux

En dehors de l'urgence extrême, il y a lieu de programmer les prélèvements et de prévoir les analgésiques locaux, voire *per os (voir chapitre 48).*

Numération formule sanguine

La ponction veineuse doit être franche après désinfection de la peau par une solution antiseptique.

Si plusieurs examens sont programmés en même temps, la numération formule doit l'être en premier, pour éviter que les cellules soient abîmées.
Les demandes d'examens adressées au laboratoire doivent être clairement libellées, avec des renseignements cliniques et les tubes marqués au nom du patient.
Comme dans tout examen en hématologie, il faut respecter le trait de jauge, qui est déterminé en fonction de la quantité d'anticoagulant mise préalablement dans le tube.
La numération se prélève sur EDTA (séquestrène, complexon). Il suffit de 3 mL environ pour faire numération, formule, plaquettes, taux d'hémoglobine, hématocrite, taux de réticulocytes.
Le tube est ensuite bouché, retourné plusieurs fois pour éviter la formation de caillots.
Les prélèvements doivent être adressés au laboratoire le plus vite possible.

Autres examens habituels

Il s'agit :
• de la vitesse de sédimentation : le prélèvement se pratique sous citrate ;
• de la fibrinémie : le prélèvement se pratique sous EDTA ;
• de l'électrophorèse de l'hémoglobine : le prélèvement se pratique sous EDTA ;
• de l'électrophorèse des protéines : se pratique sur tube sec ;
• du fer sérique, de la capacité de fixation de la transferrine, du coefficient de saturation de la transferrine : se pratiquent sur tube sec ;
• du dosage de la bilirubine totale et indirecte : se pratique sur tube sec ;
• du dosage de l'haptoglobine : se pratique sur tube sec.

Myélogramme

Il se fait par ponction dans le sternum, la crête iliaque ou la crête tibiale chez le nouveau-né.
Une légère prémédication peut être nécessaire : Valium® (1/2 mg/kg).
Il faut préparer des compresses stériles, de la Bétadine®, une seringue en verre, du sparadrap, des lames propres nettoyées à l'éther.
Il faut expliquer aux grands enfants l'intérêt de l'examen et ce qui va se passer exactement. Le médecin pique avec le trocart et son mandrin, franchit la table osseuse, retire le mandrin, adapte la seringue, aspire quelques gouttes de moelle, retire le trocart et projette la moelle sur les lames pour faire les étalements.
Une compression de quelques secondes est ensuite nécessaire ; elle est plus longue si l'enfant est thrombopénique (5 minutes au moins).

Biopsie médullaire

Elle est réalisée :
• sous anesthésie locale (Xylocaïne®) : il faut prévoir une aiguille fine et une seringue de 10 mL ;
• sous anesthésie générale chez le jeune enfant.
Elle se pratique dans l'épine iliaque postérieure. Le trocart est plus long et on prélève une « carotte » que l'on met dans un milieu spécial fourni par le laboratoire d'anatomopathologie.
La compression doit être d'au moins 5 minutes, un pansement compressif est nécessaire pendant 24 à 48 heures.

Ponction ganglionnaire

Elle se fait à l'aiguille fine, elle est pratiquement indolore, encore faut-il avoir bien préparé l'enfant.

Précautions à prendre chez un enfant susceptible de saigner

La compression doit être prolongée au niveau du point de ponction.

Les injections intramusculaires sont prohibées, ainsi que les prélèvements au niveau artériel ou des gros troncs veineux (jugulaire par exemple).

Les prises de température doivent se pratiquer sous l'aisselle.

Les sondes d'intubation ou éventuellement les sondes gastriques doivent être manipulées avec une extrême douceur.

Certains médicaments comme l'aspirine ou les anti-inflammatoires sont prohibés.

chapitre 43

Françoise Boidein

Maladies du système nerveux

Affections infectieuses aiguës et subaiguës du système nerveux central

Méningites

Définition

La méningite est une inflammation des méninges d'origine infectieuse. Elle se traduit par un syndrome méningé fébrile.

Diagnostic

Chez l'enfant et l'adolescent

• Symptomatologie fonctionnelle

Elle se traduit par :
— des céphalées continues, intenses, diffuses, exagérées par le bruit, la lumière expliquant la photophobie ;
— des vomissements en jet, faciles ;
— inconstamment une constipation.

• Signes physiques

Constants, ils se traduisent par la souffrance des méninges lors de l'étirement de l'axe céphalo-rachidien : raideur de la nuque (signe de Kernig) ou flexion des membres inférieurs (signe de Brudzinski).

Chez l'enfant plus petit

Chez le **nouveau-né**, tout syndrome infectieux, toute souffrance ou détresse neurologique doit faire suspecter une méningite.
Chez le **nourrisson**, le syndrome méningé est rarement typique. Il se traduit le plus souvent par :
— des troubles du comportement à type de léthargie ;
— une hyperesthésie cutanée, des douleurs lors de la mobilisation ;
— une hypotonie, une adynamie ;
— une fontanelle tendue ;
— des signes infectieux, souvent au premier plan.

Ponction lombaire

Le diagnostic de méningite ne peut être confirmé que par la ponction lombaire *(tableau 43.1)*.
Elle ramène un liquide céphalo-rachidien (LCR) caractérisé par :
— une pléiocytose : augmentation du nombre des cellules ;
— une hyperprotéinorachie.
On distingue ainsi :
— les méningites purulentes : les cellules du LCR sont en majorité des polynucléaires ;
— les méningites lymphocytaires : les cellules sont en majorité des lymphocytes.

Tableau 43.1 – Caractéristiques du liquide céphalo-rachidien normal en fonction de l'âge

	Aspect	Cellules	Protéines	Glucose
Prématuré	Jaune ou rose	50	0,25-1,30	0,20-0,40
Naissance	Incolore ou xanthochromique	30-40	0,20-1,20	0,20-0,40
< 3 mois	Incolore ou limpide	0-8	0,15-0,45	0,50
> 3 mois	Incolore ou limpide	0-5	0,15-0,45	0,50

Méningites purulentes

Ce sont en fait les méningites bactériennes.
Cliniquement, on note l'association d'un syndrome méningé et de signes d'infection sévère, en particulier chez le nourrisson.

Diagnostic

Le liquide céphalo-rachidien est le plus souvent trouble, parfois franchement purulent, permettant d'affirmer le diagnostic et de débuter le traitement immédiatement.

Parfois, il peut être clair et le diagnostic est porté sur la prédominance des polynucléaires, en général altérés à l'examen microscopique.
Rarement, le diagnostic peut être difficile devant un liquide à formule panachée (50 % de lymphocytes, 50 % de polynucléaires). C'est le cas, parfois, au tout début de la maladie ou si la méningite a été « décapitée » par une antibiothérapie préalable.

• Signes évocateurs

Sont alors évocateurs d'une méningite bactérienne :
— une baisse de la glycorachie ;
— un profil à cinq bandes des isoenzymes de la lacticodéshydrogénase (LDH) ;
— la présence de germes dont l'identification est nécessaire pour le choix de l'antibiotique.

• Recherche du germe

L'identification du germe est fondamentale pour le choix de l'antibiothérapie et de la prophylaxie.
Elle repose sur l'examen direct du LCR avec coloration de Gram si des colonies bactériennes sont mises en évidence et sur sa mise en culture, qui exige 24 à 48 heures, avec antibiogramme.
D'autres examens bactériologiques sont utiles : hémoculture, prélèvement de gorge.
La recherche d'antigènes solubles dans le LCR et les urines est un moyen rapide d'identifier certains germes : méningocoques, *Haemophilus influenzae*, streptocoques B, pneumocoque, *Escherichia coli*.

• Bactéries en cause

Les bactéries principales sont :
— le méningocoque, souvent au décours d'une infection rhinopharyngée ; chez le grand enfant, la découverte d'éléments purpuriques est évocatrice ; parfois est associée une atteinte articulaire ;
— le pneumocoque et *Haemophilus influenzae*, qui atteignent surtout le nourrisson, compliquent souvent une otite ;
— *Listeria monocytogenes*, les colibacilles (*Escherichia coli*) et le streptocoque B, qui sont souvent l'apanage du nouveau-né.

➡ Complications

• Complications immédiates :

— surtout les complications infectieuses : septicémie, choc septique, arthrite, abcès cérébral ;
— le risque de convulsion, notamment chez le nourrisson ;
— le syndrome de sécrétion inappropriée d'hormone antidiurétique se manifestant par l'hyperhydratation, l'hyponatrémie et le risque d'œdème cérébral.

à noter | *Le purpura fulminans est une septicémie gravissime* (voir « Septicémies », chapitre 34) *avec collapsus cardio-vasculaire et purpura nécrotique essentiellement dû au méningocoque, mais aussi à* Haemophilus.

• Complications séquellaires :

— l'hydrocéphalie par cloisonnement des espaces péricérébraux (surtout avec le pneumocoque) ;
— les séquelles neurologiques (épilepsie, déficit moteur, trouble cognitif) ;
— l'hypoacousie.

Traitement

• Principes

Il doit être instauré rapidement, tout retard pouvant conduire au décès ou à des séquelles neurologiques.
Il s'appuie sur une antibiothérapie parentérale par voie intraveineuse que l'on adaptera au germe dès qu'il est identifié.

• Première intention

En première intention, on utilise :
— chez le nourrisson, étant donné la fréquence des méningites à *Haemophilus*, une céphalosporine de 3e génération : céfotaxime (Claforan®) ou latamoxef (Moxalactam®), à la posologie de 200 mg/kg/j en quatre perfusions de 30 min ou ceftriaxone (100 mg/kg/j) en deux fois ;
— chez l'enfant plus grand, ampicilline ou amoxicilline à la posologie de 200 à 300 mg/kg/j en quatre perfusions de 30 min. Si le méningite complique une otite, on emploiera une céphalosporine de 3e génération ;
— chez le nouveau-né, seule une association céphalosporine de 3e génération + ampicilline + aminoside permet d'être efficace à la fois sur le streptocoque B, *Listeria* et les colibacilles.

• Mesures symptomatiques

Il ne faut pas négliger les mesures symptomatiques :
— la lutte contre l'œdème cérébral passe par une restriction hydrique : 25 à 50 mL/kg/j, la tête surélevée ;
— l'emploi des corticostéroïdes semble réduire la mortalité, la morbidité et le risque de séquelles neurologiques, particulièrement de surdité ;
— le traitement des convulsions repose sur le Diazépam® par voie intraveineuse ou intrarectale. Un traitement préventif de ces convulsions est souhaitable chez le nourrisson par le phénobarbital (5 mg/j) pendant la période aiguë ;
— contre la fièvre, on utilisera les antipyrétiques : aspirine, paracétamol ;
— le traitement du collapsus est à base du remplissage par de la sérum albumine à 10 ou 20 %.

Prophylaxie

La déclaration des méningites à méningocoques est obligatoire en raison du risque d'épidémie.
Pour les sujets en contact, principalement les enfants, on préconise une antibiothérapie orale : rifampicine (20 mg/kg/j) pendant 48 heures s'il s'agit d'un méningocoque, 5 jours s'il s'agir d'un *Haemophilus*.
La vaccination existe pour le méningocoque du groupe A et C, en cas d'endémie, et plus récemment pour *Haemophilus* de type B. La vaccination est conseillée pour les nourrissons de moins de 2 ans *(voir « Les vaccinations », chapitre 10)*.
La vaccination antipneumococcique doit être habituelle chez les enfants à risque (enfants splénectomisés, enfants drépanocytaires).

Méningites lymphocytaires

On les appelle aussi méningites à liquide clair. Elles comprennent les méningites virales, tuberculeuses et parasitaires.

Méningites virales

Ce sont les plus fréquentes. Elles sont bénignes.
Elles touchent les nourrissons avant 1 an et les grands enfants.
Cliniquement, elles se traduisent par un syndrome méningé typique associé à une hyperthermie.
Biologiquement, le LCR :
— est clair, le nombre de cellules y est moins important que dans la méningite bactérienne et les lymphocytes y prédominent ;
— la protéinorachie est également moins élevée ;
— la glycorachie est normale ;
— il n'y a pas de germe (direct, culture).
L'**évolution** se fait vers la guérison en quelques jours.
Le **traitement** est symptomatique à base d'antipyrétiques et de repos.

Méningite tuberculeuse

Elle est devenue rare.
Cliniquement, elle se traduit par un début :
— parfois aigu (coma, convulsion) simulant une méningite virale ;
— souvent plus lent, insidieux avec altération de l'état général, troubles du comportement, atteinte du tronc cérébral.
Le diagnostic repose sur :
— l'analyse du LCR, qui se caractérise par une hyperalbuminorachie et une hypoglycorachie ;
— l'isolement du germe (PCR ou recherche d'anticorps par la méthode ELISA) ;

— un syndrome d'hypersécrétion d'ADH ;
— le scanner pouvant révéler une arachnoïdite.

Le **traitement** comporte une polythérapie antituberculeuse pendant 1 an.

Les **complications** sont fréquentes, secondaires au cloisonnement des espaces péricérébraux : hydrocéphalie, tuberculomes.

Méningites parasitaires

Elles sont rares en France.

Elles se caractérisent en général par une éosinophilie importante dans le sang et le LCR.

acte infirmier

Rôle infirmier au cours d'une méningite

Il comporte :

- la mise en condition ;
- la surveillance ;
- les rapports avec l'entourage.

Mise en condition :

- installer l'enfant en évitant le bruit, l'éclairage violent, les gestes brusques ;
- assurer immédiatement une voie d'abord ;
- effectuer les prélèvements nécessaires (hémoculture, sang, urines, gorge) ;
- préparer le plateau pour une ponction lombaire.

Surveillance :

- monitoring de différents paramètres (EEG, PA) ;
- état de la conscience ;
- recherche de taches purpuriques sur le téguments ;
- débit et volume urinaire après la pause d'un recueil d'urines ;
- contrôle de l'alimentation entérale ou parentérale, en comparant les entrées et les sorties ;
- noter tous les soins et tous les débits.

Rapports avec l'entourage :

- informer les parents en coordination avec les médecins ;
- favoriser, si possible, la présence de la mère au chevet de son enfant ;
- rappeler que la déclaration de la maladie est parfois obligatoire en fonction du germe mis en évidence ;
- rappeler les mesures prophylactiques au niveau de la fratrie ou des condisciples si nécessaire (antibiothérapie, vaccination...).

➡ Abcès et empyème cérébral

Ceux-ci correspondent à des collections purulentes intracérébrales (abcès) ou situées dans les espaces sous-duraux ou sous-arachnoïdiens (empyème).

Clinique

Ils se traduisent par :
— un syndrome infectieux ;
— des céphalées, vomissements ;
— un déficit moteur ;
— des convulsions ;
— des troubles de conscience ;
— un œdème périorbitaire.
Il faut toujours rechercher la notion de traumatisme crânien ou une sinusite.

Examens

On doit pratiquer :
— des examens à visée diagnostique : scanner avec injection ou IRM ;
— des examens à visée étiologique :
  - échographie cardiaque ;
  - scanner de la base osseuse du crâne (recherche de brèche).

Traitement

Le **traitement médicamenteux** consiste à administrer :
— une antibiothérapie en fonction du germe isolé pendant 3 semaines en IV, puis *per os* ;
— des antiépileptiques ;
— des anti-œdémateux.
Le **traitement chirurgical** est un drainage urgent.

➡ Thrombose des sinus veineux

Rare, elle survient dans le cadre d'infections ORL graves.

Clinique

Cette pathologie associe :
— des signes d'hypertension intracrânienne ;

— des convulsions ;
— des signes déficitaires.

Diagnostic

Il repose sur l'IRM ou l'angiographie.

Encéphalites

On peut distinguer différentes formes d'encéphalites.

Encéphalites virales primitives avec réplication virale

La plus typique est l'encéphalite herpétique de type I. Il y a invasion des cellules du système nerveux par le virus.
Ces encéphalites surviennent durant la 1re année ou à l'adolescence.

Clinique

Elles associent :
— un syndrome fébrile ;
— des convulsions focalisées ;
— des troubles de conscience.
Dès suspicion, un **traitement** par les antiviraux (aciclovir) est à débuter, car ce traitement a amélioré le pronostic.

Diagnostic

Il est suspecté sur :
— EEG (ondes lentes, périodiques, unilatérales, temporales) ;
— scanner (hypodensité bitemporale) ou IRM.
Il est confirmé par le LCR si on découvre la présence :
— d'un titre élevé d'interféron (résultat en 36-48 heures) ;
— de la PCR *(polymerase chain reaction) (voir chapitre 12)*, pour amplifier l'acide nucléique du virus en cause ;
— plus tardivement, d'anticorps antiherpès.

Évolution :

— chez le nourrisson : sévère avec séquelles motrices, épilepsie sévère, troubles cognitifs possibles ;
— chez l'adolescent, évolution meilleure.

Encéphalites postinfectieuses aiguës

L'atteinte est due à une réponse inflammatoire ou immunitaire.
Ce sont les plus fréquentes, elles surviennent au cours des maladies éruptives et d'autres maladies virales et touchent donc principalement les enfants de 3 à 8 ans.

Clinique

Elles débutent brutalement par :
— une hyperthermie à 38-39 °C ;
— une altération de la conscience allant jusqu'au coma parfois ;
— des convulsions pouvant se compliquer en état de mal.

Examens

Le LCR présente une formule de méningite lymphocytaire.
À l'EEG, il existe des grandes ondes lentes, discontinues.
Le scanner est normal.

Traitement

Il est symptomatique : anti-œdémateux, antiépileptiques et *nursing*.

Évolution

Elle est favorable dans 80 % des cas.

Encéphalites subaiguës

Panencéphalite subaiguë sclérosante de Van Bogaert

C'est une infection persistante par virus de la rougeole. Elle est rare depuis la vaccination antirougeoleuse. Elle débute à l'adolescence, donc longtemps après les manifestations aiguës de la rougeole *(voir chapitre 34)*.
Elle se traduit par une dégradation intellectuelle associée à des myoclonies périodiques, des chutes.
Le tracé EEG est caractéristique par l'existence d'ondes lentes périodiques. Le LCR révèle un taux d'anticorps antirougeoleux élevé.
L'évolution se fait vers la mort en 1 à 3 ans.

Encéphalite aiguë retardée de la rougeole

Infection exceptionnelle, elle survient 3 mois après la rougeole.

Elle est marquée par un début brutal, souvent à type d'état de mal myoclonique.
Le LCR révèle un taux élevé d'anticorps antirougeoleux.
L'évolution est fatale.

Atteintes vasculaires

Hémorragies méningées et hématomes intracérébraux

Ce sont des épanchement sanguins qui ont diffusé dans les espaces méningés ou cérébraux méningés ou qui se sont circonscrits dans le parenchyme cérébral.

Clinique

Ils se traduisent par un début brutal et associent :
— des signes d'hypertension intracrânienne : céphalées, vomissements ;
— une altération de la conscience ;
— un syndrome méningé avec une raideur méningée souvent importante ;
— un déficit moteur.

Examens

Le **fond d'œil** montre des hémorragies rétiniennes, ainsi que parfois un œdème.
La **ponction lombaire** ramène un liquide sanglant dans plusieurs tubes.
Le **scanner** ou l'**IRM** feront la preuve du saignement.

Causes

Les principales causes sont les suivantes :
— les malformations vasculaires intracérébrales ou intrarachidiennes ;
— le traumatisme crânien ;
— les hémopathies : purpura thrombopénique, hémophilie, leucose ;
— la déshydratation aiguë du nourrisson ;
— la méningite purulente.
Deux **étiologies** sont à retenir :
— l'angiome caverneux ;
— les malformations artério-veineuses.

➡ Accidents vasculaires ischémiques

Clinique

Chez le nourrisson ou grand enfant, ils se traduisent par un début brutal et associent cliniquement :
— une hémiplégie ;
— une hémianopsie (amputation partielle du champ visuel) ;
— des troubles sensitifs ;
— une ataxie ;
— souvent, il n'existe pas de trouble de conscience.

Examens

Le fond d'œil est normal.
Le diagnostic se fait à l'IRM : les lésions sont visibles dès les premières heures.
L'artériographie est parlante dès les premiers jours.

Bilan étiologique

Il comporte un bilan cardiologique, une recherche d'anomalies biologiques étudiant les facteurs favorisant les thromboses.
Dans la majorité des cas, aucune cause n'est trouvée, l'évolution est alors bonne sans récidive.
Sinon, les causes retrouvées sont : une artériopathie, une pathologie cardiaque, une maladie générale auto-immune.

➡ Céphalées

Les maux de tête ou céphalées correspondent à une plainte fréquente chez l'enfant et constituent une des causes les plus fréquentes de consultation. Beaucoup de maladies infectieuses banales s'accompagnant de fièvre causent des céphalées aiguës, c'est le cas des infections des voies respiratoires supérieures, des otites et des sinusites.
Les causes les plus fréquentes de maux de tête chroniques ou récidivantes sont la migraine et les céphalées de type tensionnel.
Faute de pouvoir s'exprimer verbalement, le jeune enfant manifeste sa douleur par des pleurs inhabituels. Il est parfois difficile de savoir si un enfant ou même un adolescent éprouve réellement des céphalées ; s'en plaindre peut être une façon d'exprimer autre chose. C'est le cas par exemple de l'enfant qui souffre de « phobie scolaire » et qui présente des céphalées matinales le jour de l'école : il exprime ainsi son angoisse de se séparer de sa mère.

Il faut :
— savoir dépister l'urgence, en particulier les méningites ou les tumeurs ;
— limiter les examens, en particulier radiologiques ;
— aider l'enfant par un traitement et une attitude adaptés.
D'où l'importance de l'interrogatoire et de l'examen clinique avec mesure de la pression artérielle.

à savoir

Une cause très fréquente de céphalées est celle due aux troubles de la réfraction de l'œil : un examen ophtalmologique est donc indispensable devant toute céphalée ; il comportera obligatoirement l'examen du fond d'œil (FO).

Migraines

Il s'agit le plus souvent d'une maladie familiale (40 à 50 % des cas).
Sa physiopathologie est dominée par les troubles de la vasomotricité cérébrale.

Dans sa forme typique

La crise est précédée de prodromes (auras) : irritabilité, troubles de l'appétit, insomnie, tendance dépressive.
La première manifestation de la crise est le scotome scintillant. Ce signe est cependant loin d'être constant chez le petit enfant. Ce scotome est le plus souvent entouré de scintillations brillantes formant des lignes en zigzag (en fortification). Les enfants parlent de vision trouble, de point lumineux.
La céphalée apparaît après la disparition du scotome, mais peut être souvent le premier signe.
Typiquement, il s'agit :
— d'accès de céphalées pulsatiles ;
— touchant un hémicrâne ;
— à localisation frontale ou rétro-orbitaire ;
— de durée variable, cédant au sommeil ou repos.
Des nausées et des vomissements surviennent souvent après le début des céphalées.
Certaines manifestations neurologiques mineures surviennent parfois au début de la crise : anesthésie, fourmillements d'une main ou de la bouche, aphasie transitoire, vertiges.
Le caractère familial intervient dans 50 à 70 % des cas.

à noter

Chez le petit enfant, les migraines peuvent prendre l'aspect de douleurs abdominales paroxystiques.

Migraine accompagnée

Des signes neurologiques peuvent accompagner la crise : confusion mentale, hémiparésie, hémiplégie transitoire, grand syndrome vertigineux, troubles visuels transitoires.
C'est l'anamnèse personnelle et familiale et la négativité des examens complémentaires qui permettront le diagnostic dans ces formes trompeuses.

Facteurs favorisants

On retrouve parmi ces facteurs les prédispositions familiales (génétique), le sexe féminin, certaines influences hormonales, le stress et l'anxiété, l'exercice intense, les contraceptifs oraux.
Certains aliments riches en tyramine comme les ananas, les avocats, les bananes, la bière, le chocolat, les fèves, les figues, le foie de porc, certains fromage (roquefort, cheddar...) le hareng, le raisin, la sauce soja et le vin.

Remarque

En cas de migraine grave et réfractaire, l'adolescente doit parfois abandonner les contraceptifs oraux. De plus, il est important de conseiller de ne pas prendre trop d'analgésiques, ceux-ci pouvant être source de rebond de la céphalée.
De plus, toute adolescente migraineuse doit être avertie du fait que le risque d'accident cérébro-vasculaire est accru si elle prend des contraceptifs oraux.

Traitement

Il doit être individualisé et fonction de l'intensité des crises et de leur répétition.
Il faut d'abord rassurer l'enfant et sa famille, éviter les facteurs déclenchants et conseiller la relaxation. Éventuellement, on peut conseiller un régime d'élimination si l'on veut retenir un facteur alimentaire.

• En cas de crises peu fréquentes :

— les antalgiques mineurs sont à prescrire dès le début des signes prémonitoires (aspirine, paracétamol) ;
— chez l'adolescent, le naproxène à la dose de 275 mg toutes les 6 à 8 heures ;
— en cas d'échec, deux possibilités :
 - les dérivés de l'ergotamine (tartrate d'ergotamine, dihydroergotamine) *per os*, en IM, en IV, en SC, par voie nasale ou sublinguale ; chez l'adolescent, ils sont contre-indiqués en cas de migraine compliquée ;
 - le sumatriptan (100 mg *per os* ou 6 mg en SC en dose unique).

• En cas de crises fréquentes

Les médicaments sont nombreux, témoignant de la difficulté de trouver ce qui convient le mieux à chaque enfant ou adolescent pour instituer un traitement préventif.

On a le choix entre :

— un bêtabloquant qui bloque les récepteurs bêta-adrénergiques, type propranolol :

- **chez l'adolescent** : dose initiale, 20 mg matin et soir, à augmenter progressivement jusqu'à 40 mg matin, midi et soir si nécessaire ;
- **chez l'enfant** : 2 à 4 mg/kg/j en deux fois (maximum : 120 mg/j) ;

— un inhibiteur calcique, type flunarizine :

- **chez l'adolescent** : 10 mg *per os* le soir au coucher ;
- **chez l'enfant** : 5 mg *per os* le soir au coucher (semble particulièrement indiqué chez l'enfant si le traitement est prolongé 6 à 8 semaines) ;

— un antidépresseur tricyclique, type amitriptyline. **Chez l'adolescent**, uniquement : 10 mg *per os* trois fois par jour ;

— un agent prostaglandine. **Chez l'adolescent**, uniquement : 275 mg *per os*, trois fois par jour ;

— un antagoniste de la sérotonine et de l'histamine. **Chez l'adolescent**, uniquement : pozofitène, 0,73 mg *per os* au coucher.

à savoir

Les bêtabloquants sont contre-indiqués chez l'asthmatique.

à savoir

Le méthysergide doit être évité en raison de ses effets secondaires graves comme la fibrose rétropéritonéale.

Céphalées psychogènes

Elles se voient principalement chez les enfants de 7 à 15 ans et sont plus fréquentes que les migraines.

Clinique

Elles sont isolées et ne s'accompagnent d'aucun malaise, ni manifestation digestive ou oculaire.

Elles sont souvent liées à des facteurs psychologiques (difficultés scolaires, conflits intrafamiliaux).

Traitement

Il consiste à rassurer parents et enfant et à proposer un soutien psychologique ainsi que, parfois, l'emploi d'anxiolytiques légers.

Céphalées de l'hypertension intracrânienne

Ce sont les plus insidieuses et elles risquent de ne pas inquiéter alors qu'elles nécessitent un bilan complet et rapide.

Clinique

Ce sont des céphalées :
— le plus souvent modérées ;
— survenant la nuit ou encore le matin au réveil ;
— de courte durée ;
— quotidiennes ou au moins plurihebdomadaires.
Elles s'accompagnent :
— de vomissements en jets soulageant les céphalées ;
— souvent de douleurs abdominales.

à savoir

Entre l'âge de 2 et 5 ans, toute céphalée persistante doit systématiquement faire évoquer la possibilité d'une hypertension intracrânienne car, à cet âge, la migraine et les céphalées psychogènes sont plus rares.

Bilan

Leur évocation doit faire envisager un bilan précis :
— mesure du périmètre crânien chez le tout-petit ;
— fond d'œil à la recherche d'un œdème de la papille ;
— examens radiologiques (radio du crâne, scanner, IRM...) qui décideront des autres examens à effectuer.

Causes :

— les tumeurs du cerveau, l'abcès, l'hydrocéphalie ;
— les causes non tumorales :
  - kyste arachnoïdien ;
  - hypertension intracrânienne bénigne, médicamenteuse (vitamines A et D) ou secondaire aux intoxications (oxyde de carbone, plomb...).

Céphalées de cause plus rare

Il s'agit notamment de :
— céphalées après ponction lombaire ;

— céphalées révélant une hypertension artérielle ;
— céphalées provoquées par des infections ORL, dentaires.
Quant aux troubles de réfraction oculaire, nous avons vu qu'ils devaient être systématiquement recherchés au cours de toute céphalée.

acte infirmier

Rôle infirmier dans les céphalées

Les céphalées, qui peuvent aller de l'expression d'une trouble banal à la première manifestation d'une affection grave, réclament du personnel soignant une attention particulière pour ne pas inquiéter inutilement ou sous-estimer un signe clef.
L'analyse du contexte est donc capitale ; c'est l'interrogatoire de l'enfant et de son entourage qui apportera les éléments les plus convaincants.
Les caractéristiques de chaque étiologie sont assez parlantes : il faut donc faire préciser le type de douleur, les horaires, la fréquence, les signes d'accompagnement et les antécédents médicaux ou chirurgicaux.
Il faudra savoir soulager, sans pour autant induire un comportement de dépendance médicamenteuse.

Atteintes traumatiques

Hématome sous-dural

Définition

Il correspond à une collection de liquide hématique sous la dure-mère.
Il survient principalement chez le nourrisson et doit faire suspecter systématiquement une origine traumatique.

Clinique

Dans sa forme aiguë, il se révèle par des crises convulsives ou un état de mal convulsif, dans un contexte non hyperthermique.
Dans sa forme subaiguë ou chronique, il se révèle :
— au tout début, par un changement de comportement ;
— puis par une tension de la fontanelle, des troubles de conscience et un syndrome d'hypertension intracrânienne complet.

L'examen recherchera une augmentation excessive du volume du crâne et des signes du syndrome des enfants battus.

Éléments diagnostiques

Au FO, on découvre la présence d'hémorragies, parfois d'âges différents.
Le scanner confirme l'hématome et précise son ancienneté.

Recherches étiologiques

Elles sont dominées par la recherche d'un syndrome de maltraitance (syndrome de Silverman) *(voir « Les enfants victimes de sévices », chapitre 7)*, mais il peut s'agir d'un traumatisme accidentel. Plus rarement, il est secondaire à une méningite bactérienne ou à une déshydratation aiguë.

Traitement

Il consiste à évacuer le liquide hématique soit par ponction transcutanée, soit par pose d'un drain.

➡ Traumatismes crâniens

Généralités

Les traumatismes cranio-cérébraux sont extrêmement fréquents chez l'enfant et l'adolescent.
Dans les pays développés, ils sont responsables d'un tiers des morts.
Leur symptomatologie est trompeuse, parfois spectaculaire et ne correspondant qu'à des lésions minimes, parfois modérée et suivie de complications ou de séquelles importantes.
La bonne organisation des services d'urgence est indispensable pour réduire la morbidité de ces accidents.

Clinique

Elle repose sur une évaluation initiale qui doit comporter :
— un contrôle de la perméabilité des voies respiratoires supérieures et des fonctions respiratoires ;
— une appréciation des fonctions cardio-circulatoires ;
— une manipulation de l'enfant avec prudence en raison de la possibilité d'un traumatisme rachidien associé.

En cas de coma, le degré d'atteinte de la conscience doit être quantifié (score de Glasgow).

à savoir

Tout enfant présentant un coma d'origine traumatique ou des signes neurologiques focaux (hémiplégie, par exemple) après un traumatisme doit immédiatement être examiné au scanner cérébral.
De même, tout enfant traumatisé chez qui apparaissent des signes neurologiques focalisés ou une détérioration de la conscience doit être exploré au scanner cérébral.
Le but est de dépister la présence d'un hématome à évacuer rapidement.

Traumatismes crâniens d'apparence bénigne

La surveillance est essentiellement clinique.
Une radiographie osseuse est à réaliser chez l'enfant de moins de 1 an.
Les complications immédiates sont les suivantes :
— perte de connaissance brève, syncope ;
— crise convulsive (réflexe), qui n'entrave pas le pronostic du traumatisme.
Les complications retardées surviennent après les premières heures et à la fin de la première semaine après le traumatisme. Elles sont de trois types :
— œdème cérébral ;
— hématome sous-dural ;
— hématome extradural.
Elles se traduisent cliniquement par des signes d'hypertension intracrânienne.

Traumatismes crâniens graves

Ils sont souvent dus à un accident de la voie publique.
Le pronostic neurologique est plus mauvais si le coma dure plus de 10 jours.
Il convient :
— d'établir un pronostic ;
— d'aider à la réinsertion sociale et scolaire.
L'évolution motrice à long terme est bonne, hormis des mouvements involontaires et des tremblements. L'évolution cognitive est difficile (lenteur, troubles mnésiques, troubles d'attention et du comportement...). La récupération se fait en général sur 2 ans et la réinsertion scolaire est difficile.

Différentes formes

Hématomes intracrâniens

• Hématomes sous-duraux

Ils ont déjà été traités précédemment.

• Hématome extraduraux

Rares chez le nourrisson, ils touchent plutôt les adolescents et les adultes. Ils se développent le plus souvent en cas de lésion d'une branche de l'artère cérébrale moyenne dans la région temporale, faisant suite à une fracture dans cette région. Mais ils peuvent également survenir après des traumatismes crâniens apparemment mineurs, sans fracture du crâne et sans perte de connaissance.

à noter

Dans les formes plus classiques, il y a la notion d'intervalle libre dont la durée peut être comprise entre le quart d'heure et plusieurs semaines.
Les signes neurologiques qui apparaissent alors sont :
— troubles de la conscience ;
— hémiparésie ;
— inégalités pupillaires ;
— œdème pupillaire au FO ;
— détérioration des signes vitaux.
En cas d'évacuation précoce, le pronostic est bon.

Les hématomes extraduraux peuvent donner lieu à des aggravations fulgurantes et, en cas d'évacuation trop tardive, à des séquelles neurologiques graves.

• Hématomes intracérébraux

Ils sont le plus souvent controlatéraux par rapport à l'impact (contrecoup).
Ils surviennent le plus souvent dans la région frontale et temporale.
Le diagnostic est effectué au scanner cérébral.

➡ Fractures du crâne

• Fractures linéaires

Souvent, les fractures linéaires ne sont pas de pronostic défavorable.
Les enfants qui devront être particulièrement surveillés sont ceux qui présentent un trait de fracture qui croise les sinus duraux ou les artères méningées.

• Fractures de la base du crâne

Elles ne sont pas visibles sur les radiographies standard. Il faut les suspecter en cas d'hémotympan ou d'écoulement de liquide céphalo-rachidien par le nez, la bouche ou les oreilles, ou lors de la présence d'ecchymoses mastoïdiennes ou périorbitaires (en lunettes).

• Embarrures

Les embarrures, fractures avec dépression, doivent généralement être levées chirurgicalement.

acte infirmier

Rôle infirmier lors d'un traumatisme crânien

Il comprend :
- la mise en condition ;
- la surveillance ;
- les rapports avec l'entourage.

Mise en condition

En fonction de l'état de l'enfant, elle doit permettre de rassurer, soulager, rendre plus confortable le traumatisme en vérifiant la position de la tête, du corps et des membres.

Surveillance et rapports avec l'entourage

Une bonne surveillance est capitale pour réduire la mortalité et la morbidité des enfants traumatisés dans les services d'urgence.

■ Surveillance à domicile

Après décision de surveillance à domicile, il faut que les parents prennent officiellement la responsabilité de cette surveillance et connaissent les signes de détection d'une détérioration secondaire.
Ces parents doivent être capables de surveiller l'enfant à la maison et de revenir immédiatement à l'hôpital en cas de détérioration secondaire, c'est-à-dire qu'ils doivent être capables de surveiller l'état de conscience de leur enfant en le réveillant toutes les heures si nécessaire. Le personnel soignant doit donc être précis dans ses explications, conseiller, par exemple, de noter sur un cahier toutes les heures les réactions de l'enfant, la fréquence du pouls (vérifier que les parents savent prendre le pouls), etc.
Une telle conduite peut être réalisée si l'enfant n'a pas présenté de perte de connaissance de plus de 5 minutes, si l'état de conscience est normal, s'il n'y a pas de fracture, s'il n'y a pas de signes neurologiques.

■ Hospitalisation

Il doit y avoir hospitalisation dans tous les autres cas pour une durée d'un à plusieurs jours suivant l'importance du traumatisme est des signes associés.

à savoir

À la maison, comme à l'hôpital, la meilleure des surveillances est la surveillance horaire de la conscience de l'enfant en le réveillant.
Toute aggravation de la conscience ou apparition d'un signe neurologique déficitaire motive l'examen d'un scanner en urgence.

Affections chroniques du système nerveux central

Signes cliniques

Signes révélateurs

Ces affections sont le résultat de processus d'ordre génétique, infectieux, vasculaire, métabolique ou traumatique.
La symptomatologie est donc polymorphe et peut se manifester par :
— une hypotonie ou une hypertonie ;
— un calme excessif ;
— un défaut d'intérêt (déficit sensoriel ?) ;
— des atypies comportementales ;
— des difficultés alimentaires.

Démarche diagnostique

Il convient :
— d'affirmer la réalité du décalage par rapport aux normes et de préciser le ou les domaines de développement atteints (motricité globale, motricité fine, langage, socialisation) ;
— de rechercher le caractère évolutif ou fixé de l'atteinte ;
— de rechercher, par l'interrogatoire et l'examen neurologique complet, une atteinte lésionnelle ;
— de préciser par un examen clinique complet l'existence d'autres signes évoquant une « maladie » ou un « syndrome défini » (examen cutané, bilan sensoriel, recherche de dysmorphie, examen osseux, cardiaque...).

Tableaux cliniques

Ils seront fonction de la cause et de la date d'atteinte du système nerveux :
— retard peu significatif : à surveiller avant d'entreprendre un bilan ;
— retard touchant principalement une fonction (motrice, sensorielle, du langage).
(Voir chapitre 44.)

Fonction motrice

Elle correspond au tableau d'infirmité motrice cérébrale. Elle constitue la séquelle de lésions cérébrales datant de la période pré- ou périnatale.

Elle peut se traduire par des tableaux cliniques différents.

Hémiplégie cérébrale infantile

C'est la forme la plus fréquente des infirmités motrices cérébrales. Elle est souvent découverte vers l'âge de 4 mois après un intervalle libre par une paralysie touchant un hémicorps de façon plus marquée ou les membres supérieurs ou les membres inférieurs.
Dans la majorité des cas, l'intelligence est conservée ; l'épilepsie est la complication la plus fréquente.

Diplégie spastique (maladie de Little)

C'est une paralysie spastique qui touche de façon préférentielle les membres inférieurs. L'intelligence est le plus souvent normale ou limite. Une épilepsie survient dans un quart des cas. Les autres complications sont le strabisme ou les troubles neuroperceptifs.

Tétraplégie spastique

Les membres supérieurs et inférieurs sont touchés. C'est la forme la plus sévère d'infirmité motrice cérébrale. Le déficit intellectuel est souvent sévère et s'y associent des convulsions ainsi que des troubles ophtalmologiques et alimentaires.

Athétose

Elle associe des troubles du tonus avec des mouvements anormaux entraînant un trouble fonctionnel sévère, alors que l'intelligence est souvent préservée.

Ataxies congénitales

Elles sont beaucoup plus rares et se traduisent par des tremblements des membres, une démarche instable et une hypotonie.

Fonctions sensorielles

La surdité entraîne souvent un retentissement sur le langage, tandis que les atteintes oculaires entraînent des troubles perceptivo-moteurs et le comportement du graphisme.

Atteinte langagière

Le retard simple du langage est résolutif en général vers 5-6 ans.

En revanche, la dysphasie de développement, se caractérisant par un langage déviant et correspondant à un trouble constitutionnel, nécessite une prise en charge longue.

Encéphalopathies fixées

Elles sont la conséquence d'un processus non évolutif limité à une période de développement anté, péri ou postnatal.

Malformations cérébrales

On retrouve notamment les malformations suivantes :
— schizencéphalie, dysplasie. Ce sont des lésions d'origine ischémique et accidentelle, survenues en général au cours du 2e ou du 3e trimestre de grossesse ;
— lissencéphalie : anomalie du cortex ;
— holoprosencéphalie : défaut des structures interhémisphériques ;
— agénésie du corps calleux : parfois isolée, parfois associée à d'autres malformations (syndrome d'Aicardi, anomalies chromosomiques). Le pronostic est variable. Le retard mental fréquent ;
— hydrocéphalie congénitale...

Encéphalopathies avec anomalies de taille du cerveau

Macrocranies

Le diagnostic est retenu si le périmètre crânien (PC) est supérieur à + 2,5 DS (dérivation standard).
La démarche diagnostique comporte : mesure et établissement d'une courbe de PC, examen neurologique et somatique, anamnèse familiale, imagerie cérébrale.
Les causes sont :
— une hydrocéphalie externe du nourrisson ;
— la macrocéphalie bénigne familiale ;
— l'hémi-mégaencéphalie.

Microcéphalies

Le diagnostic est retenu si le PC est inférieur à – 2,5 DS.
Les causes sont :
— des microcéphalies malformatives (troubles de la giration, fœtopathie) ;
— des microcéphalies vraies familiales (bon pronostic) ;
— une craniosténose (soudure prématurée des sutures crâniennes).

Encéphalopathies dans un contexte malformatif ou génétique

Anomalies chromosomiques

Le diagnostic est fait par le caryotype, avec orientation en fonction des signes cliniques associés *(voir chapitre 13)*.
La recherche d'un X fragile est nécessaire.

Maladie de Recklinghausen

C'est une maladie neuro-cutanée dont le signe clinique essentiel est la présence de taches « café au lait » (de plus de 5 cm). Peuvent s'associer des tumeurs, en particulier ophtalmologiques et sur les nerfs périphériques.

Sclérose tubéreuse de Bourneville

Elle associe des taches cutanées achromiques, parfois une épilepsie sévère et des hamartomes pouvant toucher le myocarde.

Encéphalopathies congénitales ou retard mental sévère sans élément d'orientation

Environ 20 % des retards sévères ou profonds n'ont pas de cause retrouvée.

Encéphalopathies progressives

Ce sont les affections neurologiques génétiques, telles les glycogénoses, les sphingolipidoses, etc., liées à un déficit enzymatique connu ou supposé, qui évoluent de façon progressive vers une détérioration intellectuelle profonde et souvent vers le décès.
La plupart de ces maladies se transmettent sur un mode récessif autosomique.
Cliniquement, les premières manifestations surviennent souvent après un développement initial normal, quelques semaines à quelques années après la naissance, et se traduisent par une dégradation secondaire.
La symptomatologie neurologique est variable :
— épilepsie ;
— signes pyramidaux ;
— syndrome pseudo-bulbaire ;
— ataxie ;
— mouvements anormaux ;
— paralysie des nerfs crâniens ;

— troubles végétatifs.
Certaines encéphalopathies progressives ont une symptomatologie complexe, correspondant à une atteinte de la substance blanche et de la substance grise. Une atteinte extraneurologique peut être retrouvée.
L'étude familiale est essentielle.
Il n'y a pas de bilan paraclinique systématique, mais des examens d'orientation en fonction de la clinique peuvent être proposés (IRM, ERG, bilan biologique). Un certain nombre de ces encéphalopathies peuvent bénéficier d'un diagnostic prénatal.

➡ Hydrocéphalies

Définition

Il s'agit d'une distension des cavités ventriculaires provoquée par une anomalie de la circulation-résorption ou de la production de liquide céphalo-rachidien.
L'hydrocéphalie peut être liée :
— à un obstacle sur la voie de circulation du LCR ;
— à un défaut des mécanismes complexes de la résorption du LCR ;
— exceptionnellement, à un excès de production de LCR par les plexus choroïdes.

Étiologie

Les étiologies sont nombreuses :
— prénatales :
  - infectieuses : toxoplasmose congénitale (sténose de l'aqueduc de Sylvius) ;
  - associées à des malformations cérébrales ;
  - génétiques et familiales ;
— périnatales : hémorragie périventrivulaire du prématuré ;
— postnatales :
  - méningite bactérienne, tuberculeuse ;
  - hémorragie méningée ;
  - tumeur.

Clinique

Les signes sont insidieux et doivent être recherchés systématiquement au cours de la surveillance des nourrissons.
Il s'agit de :
— l'augmentation rapide du périmètre crânien ;

— le bombement de la fontanelle ;
— l'élargissement des sutures crâniennes ;
— les yeux en « coucher de soleil ».

Signes échographiques

Dilatation des cavités ventriculaires à l'échographie transfontanellaire.

Traitement

Toute hydrocéphalie évolutive doit être opérée dès que possible. L'intervention consiste en une dérivation du liquide :
— soit dans le péritoine : dérivation ventriculo-péritonéale ;
— soit dans les cavités cardiaques : dérivation ventriculo-cardiaque.

Épilepsies et convulsions

Il faut distinguer les crises convulsives occasionnelles, appelées habituellement « convulsions », des épilepsies. Ces dernières sont des maladies chroniques caractérisées par la répétition de crises convulsives.
Dans tous les cas, le mécanisme physiologique est le même : c'est la décharge excessive de tout ou d'une partie des neurones cérébraux avec, pour traduction électroencéphalographique, des ondes d'amplitude et de fréquence accrues : ce sont les « pointes » et les « pointes-ondes ».

Crises convulsives occasionnelles

Généralités

Les crises convulsives occasionnelles, qu'on appelle convulsions, sont fréquentes chez l'enfant, surtout avant l'âge de 5 ans, où près de 5 % sont concernés. C'est la première hypothèse à évoquer chez l'enfant, car ces crises ne nécessiteront que rarement un traitement au long cours, tandis que l'épilepsie, plus rare (environ 0,35 % des enfants), nécessitera dans la plupart des cas un traitement prolongé.
Les étiologies sont nombreuses mais deux dominent : les convulsions fébriles et les désordres métaboliques.
Une crise convulsive occasionnelle est donc due à une activité excessive, anormale et synchrone d'un groupe plus ou moins important de neurones.

Si leur étiologie est variée, elles ont en commun d'être des crises tonicocloniques le plus souvent généralisées.

Cliniquement, la crise se manifeste par une modification involontaire, de début brutal, de la mobilité, de la sensibilité, de la vigilance ou du comportement :

— parfois précédée d'un vague malaise, la crise débute par une perte de connaissance avec chute ;

— c'est ensuite la phase tonique, avec raidissement du tronc et des membres en hyperextension et cyanose du vissage ;

— puis apparaissent des secousses rythmées des membres, du visage, avec révulsion oculaire, qui s'espacent ensuite avant de s'arrêter ;

— à cette phase tonicoclonique de 1 à 3 minutes succède la phase postcritique avec somnolence (souvent le sujet s'endort) : hypotonie, respiration bruyante et, souvent, mélange de mucosités et de mousse aux lèvres. Cette dernière phase dure de quelques minutes à quelques dizaines de minutes ;

— la morsure de langue et la perte des urines sont assez rares chez l'enfant ;

— surtout chez le nourrisson, le déroulement est souvent différent, mais la signification des troubles est la même lorsque la crise se limite à une des phases. On décrit ainsi des phases purement cloniques ou purement toniques.

Fréquemment, la crise prédomine ou se localise à un côté.

La crise convulsive s'accompagne sur l'EEG de décharges électriques dont la morphologie varie suivant le type de crise, mais qui présentent en général une amplitude et une rythmicité excessive. Le tracé électrique entre les crises peut être normal ou montrer des anomalies permanentes soit diffuses, soit en foyer.

Étiologie des convulsions ou crises occasionnelles

Crises convulsives fébriles

Appelées habituellement convulsions, elles sont fréquentes (3 à 5 % des enfants). Répétées, on observe 30 à 40 % de récidives après la première crise. L'âge de prédilection va de 1 an à 5 ans.

Elles surviennent le plus souvent lors de l'ascension thermique initiale d'une atteinte infectieuse.

Par principe, une méningite doit toujours être discutée (ponction lombaire) mais, habituellement, c'est une infection oto-rhino-laryngologique qui a provoqué une fièvre brutale.

Spectaculaires mais le plus souvent sans conséquence, elles sont brèves, cédant spontanément, sans anomalie après la crise.

Un traitement préventif dans le cadre des hyperthermies est à prescrire chez les enfants enclins à ces manifestations. Le traitement antiépileptique n'est envisageable que si la répétition des crises est importante.

En effet, certains critères de gravité peuvent entraîner une attitude différente. Outre le traitement antiépileptique plus systématique, la réalisation d'un bilan complémentaire s'impose quand :
— l'âge est inférieur à 1 an ;
— il y a des antécédents familiaux ;
— la durée de la crise est supérieure à 15 minutes ;
— il existe un déficit postcritique ;
— le développement psychomoteur ou examen neurologique était anormal avant la crise.

Désordres métaboliques :

— l'hypocalcémie, surtout dans le cadre du rachitisme commun par carence en vitamine D *(voir chapitre 31)* ;
— l'hypoglycémie ;
— les troubles ioniques en cas de déshydratation aiguë.

Autres causes :

— l'hématome sous-dural chez le nourrisson ;
— les intoxications accidentelles ;
— les glomérulonéphrites avec hypertension artérielle.

à savoir

Les signes électroencéphalographiques n'étant ni constants ni spécifiques, le diagnostic repose essentiellement sur la clinique et sur l'interrogatoire, car on n'assiste que rarement à la crise.
En faveur de la convulsion, on retiendra : le début brutal et inopiné, la perte de connaissance, l'hypotonie, la somnolence postcritique et l'amnésie.
L'anamnèse est en général suffisante pour écarter une syncope, un accès migraineux, des vertiges paroxystiques.
Les **spasmes du sanglot** *sont souvent confondus à tort avec une convulsion, alors que les mécanismes physiopathologiques sont totalement différents. L'interrogatoire permettra de préciser le déroulement si caractéristique du spasme du sanglot dont il existe deux forme :*
— dans la **forme blanche** *: brutalement l'enfant pâlit, tombe en syncope, devient mou. Il reprend connaissance en quelques secondes ;*
— dans la **forme bleue** *:*
- *l'enfant commence à pleurer, s'arrête de respirer, devient bleu, puis perd connaissance ;*
- *les yeux se révulsent, il se raidit et peut présenter quelques clonies brèves ;*
- *il reprend sa respiration et pleure ;*
- *le tout dure moins de 3 minutes ;*
- *ces crises sont bénignes et ne nécessitent aucun traitement ;*
- *elles sont spectaculaires et l'on doit rassurer les familles.*

Les circonstances de survenue sont stéréotypées : début après une chute, un choc, une contrariété...

Crises convulsives à répétition ou épilepsies vraies

L'épilepsie s'exprime par la répétition de crises qui peuvent revêtir différents types.
Des classifications de différentes sortes ont été proposées et sont à bien distinguer. Il en existe deux principales : la classification des crises et celle des différents syndromes épileptiques reconnus par l'aspect des différentes crises observées, le contexte clinique (âge de début, signes associés), l'aspect de l'EEG et l'évolution initiale. Le but de la classification syndromique est de tenter des pronostics, d'aider à la mise en place de thérapeutiques précises et adaptées et d'apporter des renseignements épidémiologiques.

Différentes crises convulsives à répétition

Les crises sont dites généralisées lorsqu'elles débutent dans les deux hémisphères à la fois et altèrent la conscience ; elles sont dites partielles lorsqu'elles débutent dans une seule région.

Crises généralisées

On peut citer :
— les absences :
  – typiques simples, suspension de conscience à début et fin brutaux :
    • avec des éléments cloniques,
    • avec des éléments toniques,
    • avec des éléments atoniques,
    • avec des automatismes,
    • avec des troubles vasomoteurs ;
  – atypiques avec modification tonique très prononcée, début et fin progressifs ;
— les crises myocloniques : contraction brutale d'un groupe musculaire ;
— les crises cloniques : contraction rythmée, répétée sur un rythme rapide de groupe musculaire provoquant des mouvements de grande amplitude ;
— les crises toniques : contraction de groupes musculaires ;
— les crises atoniques : relâchement musculaire complet ;
— les crises tonicocloniques : phase tonique, puis clonique.

Crises partielles

Ce sont :
— les crises simples avec conscience préservée :
  – avec signes moteurs plus ou moins étendus (hémicorporel, plus focal) ;
  – avec signes sensitifs ou sensoriels (hallucinations élémentaires) ;
  – avec troubles neurovégétatifs (douleurs épigastriques, nausées...) ;
  – avec symptomatologie végétative (rougeur, pâleur...) ;
— les crises complexes : avec altération de la conscience plus ou moins précocement dans le déroulement de la crise.

Crises partielles secondairement généralisées

Il s'agit de :
— crise partielle simple évoluant vers une crise généralisée ;
— crise partielle complexe évoluant vers une crise généralisée ;
— crise partielle simple évoluant vers une crise partielle complexe, puis une crise généralisée.

État de mal convulsif

• Définition

Il s'agit d'une crise prolongée ou d'une crise à répétition sans reprise d'un état de conscience normal au-delà de 30 minutes, qu'elle soit généralisée ou localisée.

• Points à préciser

Il est important de connaître :
— les antécédents, notamment de crises convulsives fébriles, de maladies neurologiques héréditaires, de traumatismes crâniens ;
— le début et le mode d'évolution de la crise ;
— la prise de toxique ou de médicaments ;
— l'arrêt intempestif du traitement anticomitial.

• Éléments de gravité

Ce sont :
— le délai écoulé avant la prise en charge ;
— l'ancienneté et la gravité de la maladie épileptique ;
— l'importance de la détresse respiratoire et de l'inhalation éventuelle ;
— l'existence d'un état de choc.

• Étiologies

Toutes les causes de convulsion ou d'épilepsie peuvent être retrouvées.

à savoir

On peut méconnaître un état de mal convulsif chez un nourrisson devant des clonies frustes et intermittentes des extrémités, alors qu'il présente un état de mal électrique à l'enregistrement électroencéphalographique.

Électroencéphalogramme

Le bilan de toute épilepsie doit comporter un EEG. Selon le moment où il sera réalisé, les éléments qu'il apportera seront différents.
Les EEG critiques sont toujours du plus grand intérêt. Le plus souvent, il s'agit cependant de tracés intercritiques qui doivent être de longue durée (20 minutes) et comporter du sommeil de façon systématique si l'enfant a moins de 5 ans.
Les principales figures électriques pathologiques sont des pointes, des ondes et des pointes-ondes.
En fonction de la sévérité de l'épilepsie, les EEG seront ou non à répéter. Des enregistrements sur 24 heures et de la vidéo EEG peuvent être proposés.
Les autres examens neuroradiologiques et métaboliques sont à décider en fonction de la nature des crises, des examens neurologiques, cutanés, ophtalmologiques, des résultats des EEG et de la classification syndromique des épilepsies. *(Voir « Les techniques d'exploration neurologique », chapitre 53.)*

Syndromes épileptiques

Définition

Les syndromes épileptiques seront déterminés en fonction des types de crises, de l'âge de survenue, des signes associés et de l'aspect électroencéphalographique.
On distinguera :
— les **épilepsies symptomatiques**, avec cause neurologique sous-jacente déterminée (malformation, tumeur, cause métabolique). Le pronostic de ces épilepsies est souvent réservé ;
— les **épilepsies idiopathiques**, sans cause décelable, mais où un facteur génétique est prouvé ou très probable. Le pronostic est nettement meilleur ;
— les **épilepsies cryptogéniques**, avec cause neurologique sous-jacente très vraisemblable mais non prouvée dans l'état actuel des connaissances. Le pronostic est le plus souvent réservé.

Syndromes les plus connus

En période néonatale

Les convulsions néonatales bénignes du 5e jour :
— crises cloniques très nombreuses le 5e jour ;
— EEG typique de thêta alternant ;
— disparition sans séquelle.

De la première et de la deuxième enfance

• Syndrome de West :

— entre 3 mois et 1 an ;
— associe cliniquement :
  - des spasmes en flexion ou extension ;
  - une régression des acquisitions et des troubles du contact ;
  - un tracé hypsarythmique très désorganisé à l'EEG ;
— 85 % des cas sont symptomatiques (sclérose tubéreuse de Bourneville...) ;
— traitement : valproate de sodium, benzodiazépines, vigabatrin, corticoïdes.

• Syndrome de Lennox-Gastaut :

— de 2 à 5 ans ;
— cliniquement, associe des crises multiples (toniques, absences atypiques, chutes atoniques, myoclonies) ;
— EEG : rythme de base ralenti, pointes ondes lentes ;
— évolution sévère : retard mental, troubles psychiatriques, épilepsie possible.

• Petit mal-absence :

— de 5 à 10 ans ;
— absences typiques, plus ou moins clonies des paupières ;
— EEG caractéristique : pointes ondes à 3 c/s, début et fin brutaux ;
— hyperpnée positive ;
— évolution bénigne.

• Syndrome de Landau-Kleffner et épilepsies cognitives :

— de 3 à 6 ans ;
— peu de crises, mais altération des fonctions cognitives, en particulier du langage dans le Landau-Kleffner ;
— anomalies EEG continues, en particulier durant le sommeil ;
— traitement difficile ;
— séquelles variables (aphasie...).

- **Épilepsie à pointes rolandiques :**

— 20 % des épilepsies de l'âge scolaire ;
— de 3 à 13 ans, pic de 8 à 10 ans ;
— crises sensitivo-motrices de la face survenant durant le sommeil ;
— EEG : pointes centrales activées dans le sommeil ;
— pronostic bon ;
— traitement non systématique (valproate de sodium).

➡ Traitement

Il comprend le traitement de la crise et le traitement de fond de l'épilepsie.

Traitement de la crise :

— Valium® : 0,5 mg/kg en intrarectal avec possibilité de réinjection de 0,25 à 0,50 mg/kg, 15 minutes après la première injection ;
— si la crise persiste : Rivotril® IV, Dilantin®, Gardénal®.
Chez le nouveau-né, des mesures de protection cérébrales immédiates sont souvent nécessaires *(voir « Les convulsions de la première enfance », chapitre 50)*.

Traitement de l'épilepsie

Le but d'un traitement antiépileptique est d'empêcher ou de limiter la répétition des crises en modifiant le moins possible le mode de vie du patient. La principale règle générale de prescription est l'utilisation très préférentielle d'une monothérapie. Le choix initial d'un antiépileptique dépend du type de syndrome épileptique et des risques de complications dues au traitement. Le début du traitement est progressif.

Remarque | *Au-delà de ces règles générales, les modes de traitement d'une épilepsie peuvent être distingués suivant l'évolution après mise sous traitement.*

➡ Épilepsie d'évolution simple

La surveillance de la tolérance des antiépileptiques se fait essentiellement sur des données cliniques. La répétition des examens complémentaires n'est pas nécessaire. La vie courante, scolaire et sportive de l'enfant doit être normale, la piscine, sous la surveillance d'un adulte, peut être autorisée. La conduite de vélos ou de cyclomoteurs est possible après 6 mois sous traitement sans crise. Dans la plupart des cas, le traitement pourra être arrêté après 2 à 3 ans sans crise. Cet arrêt est toujours réalisé progressivement.

Épilepsie d'évolution difficile

Les crises récidivent malgré le traitement. L'adaptation de ce dernier est nécessaire et doit être réalisée en parfaite connaissance de la pharmacologie et des effets secondaires des produits utilisés. Les dosages thérapeutiques peuvent être d'une grande aide.

Épilepsies chimiorésistantes

L'épilepsie reste active malgré un traitement bien conduit chez environ 20 % des patients. Dans ces cas, peuvent être utilisés les nouveaux médicaments encore en cours d'expérimentation et la chirurgie (exérèse focale, callosotomie).

Principaux antiépileptiques

Ils sont répertoriés dans le *tableau 43.2*.

Tableau 43.2 – Principaux antiépileptiques

Médicaments	Effets secondaires
Phénobarbital (Gardénal®, Kaneuron®)	Hyperactivité
Phénytoïne (Di-Hydan®)	Hyperplasie gingivale Ataxie Diplopie Nystagmus
Carbamazépine (Tégrétol®)	Ataxie Diplopie
Valproate de sodium (Dépakine®)	Nausée Prise de poids Tremblement Alopécie Hépatite
Ethosuximide (Zarontin®)	Nausée Anémie
Clonazépam (Rivotril®) Clobazam (Urbanyl®)	Encombrement bronchique Somnolence Agitation paradoxale

Médicaments	Effets secondaires
Vigabatrin (Sabril®)	Somnolence Agitation Nausée
Lamotrigine (Lamictal®)	Rash, vertige
Tiagabine (Gabitril®)	Vertige, somnolence
Topiramate (Epitomax®)	Troubles neuropsychiatriques Perte de poids
Felbamate (Taloxa®)	Troubles sanguins, hépatiques

acte infirmier

Rôle infirmier lors d'une crise convulsive

C'est souvent le soignant qui assistera à la crise, si l'enfant est hospitalisé, ou qui sera amené à faire les premiers gestes d'urgence.

En urgence

Il faut :
- assurer la liberté des voies aériennes ;
- éviter une fausse route en mettant l'enfant en position de sécurité, tête en proclive à 30°, dans l'axe du corps, bien calée ;
- éviter une blessure traumatique.

Le rôle de l'IDE est important pour rassurer les parents et diminuer leurs légitimes inquiétude et anxiété.
En cas d'état de mal, il convient de poser un abord veineux périphérique.

Remarque *La restriction hydrique est importante dans toute pathologie du cerveau pour ne pas faciliter ou augmenter l'œdème cérébral. Ne pas dépasser 1,5 à 3 mL/kg/h, selon l'âge, dilution des médicaments comprise.*

Observation

Les renseignements fournis par une observation attentive seront précieux pour préciser le diagnostic et orienter les investigations complémentaires :
- déroulement des manifestations ;
- siège, généralisé, focalisé, droit ou gauche ;
- évolution ;
- manifestations résiduelles éventuelles en particulier les paralysies ou les parésies.

Dès que possible, la transcription par écrit de ces observations est indispensable.

Mise en route du traitement

Après prescription médicale, l'administration des anticomitiaux doit se faire le plus rapidement possible, notamment le Valium® intrarectal pour faire céder la crise.

Surveillance

La surveillance de ces enfants, surtout durant les premières heures, est très importante :
- état de conscience ;
- troubles respiratoires ;
- cyanose ;
- surveillance du pouls et de la pression artérielle ;
- reprise ou non des manifestations tonicocloniques qui peuvent être frustes, difficiles à interpréter, surtout chez le jeune enfant.

Tumeurs

(Voir aussi chapitre 46.)

Fréquence et signe d'appel

Fréquence

Les tumeurs cérébrales sont les plus fréquentes des tumeurs solides de l'enfant et représentent environ 20 % de tous les cancers en pédiatrie.
Les tumeurs sous-tentorielles sont plus fréquentes, 60 à 70 % des tumeurs cérébrales, que les tumeurs sus-tentorielles chez le nourrisson *(tableau 43.3)*.

Tableau 43.3 – Localisation et type de tumeur

Localisation	Type	Fréquence
Sous-tentorielle	Médulloblastome	20 à 25 %
	Astrocytome	15 à 20 %
	Épendymome	5 à 10 %
	Gliome du tronc	5 à 10 %
Sus-tentorielle	Gliome hémisphérique	10 à 20 %
	Craniopharyngiome	5 à 10 %
	Gliome du chiasma	5 à 10 %
	Épendymome	2 à 4 %
	Papillome plexus	2 à 4 %
	Divers	2 à 5 %

Symptômes révélateurs d'une tumeur du système nerveux

Céphalées et signes d'hypertension intracrânienne :

— avec leurs caractéristiques propres qui ont été détaillées précédemment *(voir « Céphalées »)* ;
— ou, chez le nourrisson, hydrocéphalie avec augmentation rapide du PC.

Crises convulsives et épilepsies résistantes

C'est une symptomatologie plus rare qui oriente vers les tumeurs sus-tentorielles touchant le cortex.
La crise convulsive comme premier signe d'une pathologie tumorale est très rare.
En revanche, sont évocatrices :
— les crises focales se répétant de façon identique associées à un foyer électroencéphalographique précis et permanent ;
— l'épilepsie rebelle persistante malgré un traitement.
Elles doivent donc entraîner la réalisation d'une IRM qui sera à répéter si nécessaire.

Atteinte motrice :

— l'ataxie est souvent associée à un torticolis et à des signes d'hypertension intracrânienne. Elle évoque les tumeurs de la fosse postérieure ;
— l'ataxie cérébelleuse est souvent statique et cinétique ;
— les torticolis permanents, peu douloureux ou se traduisant uniquement par une attitude guindée de la tête ;
— l'hémiplégie, d'installation progressive, correspond à une atteinte du faisceau pyramidal sus-tentoriel ou au niveau du tronc cérébral.

Perte progressive de la vue :

— soit dans le cadre d'une hypertension intracrânienne ;
— soit isolée par augmentation de la tache aveugle, très rare (oriente vers une tumeur médiane, gliome du chiasma, craniopharyngiome...).

Paralysie des paires crâniennes :

— paralysie faciale, paralysie du VI, troubles de la déglutition ;
— évoque une atteinte du tronc cérébral.

Atteintes de l'état général :

— amaigrissement ;
— signes endocriniens :
  - syndrome polyuro-polydipsique ;
  - cassure de la courbe de taille.

Éléments du diagnostic

L'imagerie cérébrale ainsi que des examens neuropathologiques de la tumeur sont les deux éléments diagnostiques fondamentaux.

Imagerie :

— scanner sans et avec injection de produit de contraste : bon moyen diagnostique de première intention ;
— IRM avec et sans injection : toujours nécessaire en préopératoire, précise l'extension de la tumeur.

Autres examens complémentaires

Avant chirurgie, ils sont en fonction de la localisation de la tumeur :
— bilan ophtalmologique : FO, acuité visuelle, champs visuel ;
— bilan biologique :
  - alpha-fœtoprotéine ;
  - fonctions hypophysaires ;
— recherche d'un facteur génétique favorisant :
  - maladie neuro-cutanée ;
  - ataxie télangiectasique.

Examen anatomopathologique

L'examen neuropathologique des fragments tumoraux prélevés soit en biopsie stéréotaxique, soit lors de l'intervention a pour but :
— d'établir un diagnostic histologique ;
— d'aider dans les décisions thérapeutiques ultérieures (radio et chimiothérapie) ;
— d'établir un pronostic.

Principales tumeurs

Tumeurs de la fosse postérieure

Ce sont les plus fréquentes.

Médulloblastome :

— tumeur très maligne, médiane, touchant le vermis cérébelleux, souvent volumineuse, inhomogène, prenant le contraste, disséminant vers le névraxe et les espaces sus-tentoriels ;
— traitement : chirurgie et chimiothérapie ; avec ou sans radiothérapie ;
— survie à 5 ans de 45 à 70 % des cas en fonction ou non de l'exérèse totale.

Astrocytome kystique :

— tumeur bénigne latérale de l'hémisphère cérébelleux, volumineuse, kystique, homogène, prenant le contraste ;
— traitement : chirurgical ;
— survie à 5 ans dans 90 % des cas si exérèse totale.

Épendymome :

— tumeur très évolutive, qui se développe dans le tronc cérébral, déformante, envahissante, inhomogène, prenant le contraste ;
— traitement : biopsie stéréotaxique ou exérèse de la portion extra-tronc cérébral ; radio et chimiothérapie ;
— décès dans 90 % à 1 an.

Tumeurs sus-tentorielles hémisphériques

Il s'agit principalement de gliomes bénins de type astrocytome ou oligodendrogliome :
— traitement : chirurgical avec ou sans chimiothérapie selon l'aspect histologique ;
— pronostic variable à 5 ans dans 80 % des cas si tumeur bénigne.
Les autres types sont rares.

Tumeurs sus-tentorielles de la ligne médiane

Gliome du chiasma :

— tumeur des fibres optiques, le plus souvent rencontrée dans le cadre d'une maladie de Recklinghausen ; cliniquement, début insidieux, souvent découvert dans le cadre d'un bilan de surveillance d'une maladie de Recklinghausen. C'est une tumeur irrégulière, prenant le contraste ;
— traitement en fonction du retentissement sur la vue : radiothérapie, chimiothérapie, exérèse ou surveillance simple.

Craniopharyngiome :

— tumeur développée aux dépens de la zone pituitaire, kystique, volumineuse, calcifiée, érodant la selle turcique ;
— traitement : chirurgical ou radiothérapie ;
— séquelles endocrinologiques possibles.

Autres tumeurs

Il existe d'autres types de tumeurs plus rares : adénome hypophysaire, pinéalome, hamartome de la ligne médiane.

Traitement

Il comporte deux phases : le traitement neurochirurgical et oncologique et la surveillance.

Phase neurochirurgicale et oncologique

Traitement neurochirurgical

Il consiste en une chirurgie d'exérèse ou une biopsie stéréotaxique si on a un diagnostic non établi ou une tumeur difficilement opérable.

Radiothérapie

Elle ne peut être pratiquée que chez l'enfant de plus de 3 ans en raison des risques cognitifs majeurs induits avant cet âge. Elle comporte une irradiation de la tumeur plus ou moins étendue.

Chimiothérapie

Elle dépend du type de la tumeur et de l'âge de l'enfant ; elle est réalisée selon des protocoles multicentriques.

Surveillance

Elle dure de 5 à 10 ans et nécessite une collaboration entre oncologue, pédiatre, endocrinologue et neurochirurgien.
Les retentissements physique et psychologique d'une tumeur maligne et de son traitement sont importants, difficiles à évaluer, variables en fonction du moment.

Surveillance de la récidive :

— rythme et type en fonction du type histologique de la tumeur ;
— se fait grâce à des IRM et des ponctions lombaires.

Surveillance endocrinologique :

— se réalise par des tests biologiques jusqu'à la fin de la croissance ;
— des traitements substitutifs sont souvent donnés.

Surveillance des capacités cognitives et de l'insertion scolaire :

— une atteinte est notée dans 60 à 80 % des cas ;
— n'est parfois visible que 3 à 4 ans après le début du traitement ;
— surveillance pendant au moins 5 ans.

Aide à un handicap secondaire spécifique :

— oculaire ;
— neurologique après radiothérapie (calcifications, vasculopathies).

Tableau récapitulatif des urgences cérébrales

Le *tableau 43.4* récapitule les différents types d'urgences cérébrales.

Tableau 43.4 – Schéma d'orientation des urgences neurologiques

Type d'urgence	Symptômes	Examen principal	Étiologies
Hypertension intracrânienne	Céphalées Vomissements Somnolence	Fond d'œil Scanner	Tumeur Hémorragie Hydrocéphalie Encéphalite
État de mal	Convulsions Durée > 20 min	EEG	Hypoxie-ischémie Encéphalite Toxique Hématome sous-dural Sevrage médicamenteux
Coma	Coma	Selon signes associés	Origines infectieuse, vasculaire, métabolique...
Syndrome méningé	Fièvre Raideur	FO, LCR	Méningite Hémorragie
Atteinte médullaire	Paralysies Troubles des sphincters Troubles de la sensibilité	IRM, moelle puis LCR	Compression Myélite
Atteinte des nerfs périphériques	Paralysies Raideur, douleur	LCR	Polyradiculonévrite
Accident vasculaire	Hémiplégie	Scanner	Ischémie Hémorragie Migraine
Atteinte du nerf optique	Perte vision	FO	Névrite optique, HIC

Affections médullaires et du système nerveux périphérique

➜ Affections aiguës

De la moelle

Ce sont les myélites et les myélopathies aiguës. Elles correspondent à une atteinte inflammatoire postinfectieuse par atteinte directe ou atteinte immunoallergique.

➜ Clinique

Elles se traduisent par :
— une paraparésie s'aggravant rapidement, avec abolition des réflexes ostéotendineux ;
— des atteintes sphinctériennes ;
— des signes sensitifs.

➜ Évolution

Elle se fait vers une augmentation progressive le long de la moelle épinière avec atteintes respiratoires.

➜ Examens complémentaires :

— PL : méningite lymphocytaire avec hyperprotéinorachie peu intense ;
— IRM : élimine la compression médullaire.

De la corne antérieure

Il s'agit de la poliomyélite antérieure aiguë, une atteinte touchant la corne antérieure de la moelle. Elle est actuellement en voie de disparition dans les pays développés en raison de la vaccination antipoliomyélitique, mais elle reste encore une maladie endémique et épidémique dans de nombreuses régions du globe.
Des atteintes à peu près identiques peuvent être notées avec d'autres entérovirus.

➜ Clinique :

— signes neurologiques précédés par un épisode fébrile, avec pharyngite et troubles digestifs ;
— début de la maladie brutal avec hyperthermie à 40 °C, céphalées, syndrome méningé et douleurs importantes musculaires ;

— apparition des paralysies périphériques flasques, amyotrophiantes, sans déficit sensitif en 1 à 3 jours. Les réflexes ostéo-tendineux sont abolis ;
— risque essentiel : atteintes respiratoires.

Bilan paraclinique

Méningite lymphocytaire avec protéinorachie qui s'élève au cours de la maladie.

Des nerfs périphériques

La polyradiculonévrite aiguë ou maladie de Guillain-Barré est une maladie fréquente, d'origine immunoallergique, induite par diverses affections virales (rougeole, Coxsackie, cytomégalovirus, varicelle).

Clinique :

— installation rapidement progressive de manière ascendante de paralysie motrice pure, symétrique, avec abolition des réflexes ostéo-tendineux, touchant les membres principalement inférieurs, avec une prédominance distale. Pas d'atteinte sensitive, pas d'atteinte sphinctérienne ;
— atteinte des nerfs crâniens (paralysie faciale et atteinte oculaire) ;
— signes de dysautonomie (trouble de la pression artérielle, tachycardie).

Examens complémentaires :

— LCR : hyperprotéinorachie isolée ;
— électromyographie (EMG) : au début augmentation des latences, puis diminution des vitesses de conduction nerveuse.

Évolution :

— pendant 10 jours en moyenne, aggravation possible, avec diffusion des paralysies (muscle respiratoire) et augmentation des signes de dysautonomie ;
— plateau durant 1 à 4 semaines avec stabilisation des paralysies ;
— récupération sur 3 mois en moyenne.

Traitement :

— symptomatique et surveillance de l'ascension des paralysies ;
— les veinoglobulines ont été conseillées.

Des muscles

(Voir chapitre 44.)
Il s'agit des myosites qui se caractérisent par :
— un début brutal ;
— des douleurs et une faiblesse des muscles proximaux avec des problèmes de rétraction ;

— une dermatomyosite s'il y a une éruption associée ;
— des éléments diagnostiques : CPK très élevées ;
— une évolution variable.
Le traitement repose sur les corticoïdes si l'atteinte est grave.

Affections chroniques

Atteintes médullaires chroniques

Spina-bifida

C'est l'absence de fermeture postérieure du canal médullaire, il s'agit d'une myélodysraphie *(voir chapitre 27)*.
La malformation est visible :
— avant la naissance, à l'échographie prénatale ;
— dès la naissance, avec absence d'arc postérieur de plusieurs vertèbres entraînant une extériorisation de la moelle : c'est une urgence chirurgicale.
Cette malformation est fréquente : 1 pour 1 000 naissances.
Cliniquement, elle associe :
— une tumeur, le plus souvent sacro-lombaire, contenue dans un sac kystique (le myéloméningocèle), plus ou moins importante avec protrusion par absence des arcs postérieurs de plusieurs vertèbres sans revêtement cutané ;
— des paralysies flasques des membres inférieurs avec troubles sensitifs et atteinte sphinctérienne anale et surtout vésicale ;
— une hydrocéphalie est souvent concomitante.
Le pronostic est fonction du niveau et de l'étendu du myéloméningocèle.
Le diagnostic prénatal est possible par :
— le dosage de l'alpha-fœtoprotéine et l'acétylcholinestérase par ponction amniotique entre la 14e et la 16e semaine ;
— l'échographie prénatale.

Malformations de la charnière cervico-occipitale

Ce sont :
— la malformation d'Arnold-Chiari ;
— la syringomyélie ;
— les compressions médullaires.
Elles sont dues à :
— des tumeurs latérovertébrales se prolongeant dans le canal rachidien (neuroblastome) ;
— des tumeurs médullaires ;
— des tumeurs extramédullaires (méningiomes).

Clinique :
— le début est souvent marqué par des troubles de la marche ou des douleurs du tronc et des membres ;
— le tableau associe une radiculite, une paraplégie spasmodique avec troubles sensitifs et sphinctériens et une raideur rachidienne avec douleurs locales.
L'examen complémentaire est réalisé avec l'IRM médullaire.
Le traitement repose sur la décompression chirurgicale d'urgence.

Dégénérescence médullaire

Il s'agit de l'ataxie de Friedreich. Elle débute dans la deuxième enfance avec des troubles de la marche.
Clinique :
— pieds creux ;
— ataxie cérébelleuse ;
— troubles de la sensibilité profonde.
Les examens complémentaires comportent :
— un bilan électrophysiologique qui précise qu'il s'agit d'une neuropathie sensitivo-motrice axonale ;
— un bilan cardiaque pouvant montrer une cardiomyopathie ;
— des troubles du cycle glycémique.
C'est une affection autosomique récessive[1].
Le diagnostic prénatal est possible.

Atteinte de la corne antérieure

Il s'agit de l'amyotrophie spinale infantile, une atteinte chronique de la corne antérieure. C'est une maladie héréditaire autosomique, caractérisée par la dégénérescence de la corne antérieure dans la moelle et le tronc cérébral. La localisation du gène de cette affection est sur le bras long du chromosome 5.

---

1. « Le gène responsable a été localisé en 1988, puis identifié en 1996 par l'équipe du Pr Jean-Louis Mandel (Institut de génétique et de biologie moléculaire et cellulaire, Strasbourg). La mutation se situe sur le chromosome 9 au niveau du gène codant pour la frataxine, une protéine dont la fonction est inconnue. Un an plus tard, en 1997, c'est l'équipe du Pr Arnold Munnich (INSERM U393) qui mit en évidence le mécanisme de la maladie : une accumulation de fer dans les mitochondries, responsable de l'apparition de radicaux libres toxiques pour les cellules. D'où l'idée d'explorer la piste des antioxydants. Parmi les molécules testées *in vitro*, l'idebenone s'est affirmée comme le meilleur candidat. Les résultats publiés dans le *Lancet* tendent à le confirmer et ouvrent la voie au premier traitement de cette maladie héréditaire... » *Le Quotidien du médecin* ; Journal 6 septembre 1999 ; n° 6541.

Cliniquement, on distingue trois formes en fonction de la gravité de la maladie :
— la **forme majeure 1** néonatale ou maladie de Werdnig-Hoffmann ;
— la **forme 2**, ou maladie de Werdnig-Hoffmann intermédiaire, de gravité moyenne :
  - elle se traduit par un début plus tardif ;
  - une quadriparésie des membres apparaît progressivement, mais l'enfant garde une certaine mobilité ;
  - l'enfant peut survivre plusieurs années ;
— la **forme 3**, ou maladie de Kugelberg-Welander, moins grave, juvénile :
  - elle débute à la fin de la 1re année par des difficultés de la marche ;
  - le déficit musculaire prédomine aux racines ;
  - le diagnostic est réalisé à l'électromyographie (EMG), la biopsie neuromusculaire et en étude cytogénétique ;
— le diagnostic prénatal est possible.

Atteinte de nerfs périphériques

Ce sont les neuropathies sensitivo-motrices chroniques. Il s'agit d'un groupe de maladies héréditaires affectant de façon diffuse les nerfs sensitivo-moteurs et provoquant des paralysies avec amyotrophie de la partie distale des membres, en particulier inférieurs. Ce groupe d'atteinte comporte :
— la maladie de Charcot-Marie, la plus fréquente ;
— les neuropathies sensitives héréditaires ;
— les neuropathies à axones géants ;
— la neuropathie diabétique ;
— les neuropathies toxiques ;
— l'insensibilité congénitale à la douleur.
La caractérisation des neuropathies constitutionnelles repose de plus en plus sur l'approche moléculaire.

Atteinte de la jonction neuro-musculaire

Il s'agit de la myasthénie qui se traduit cliniquement par une faiblesse musculaire s'accroissant avec la fatigue de la journée, prédominant sur les muscles à innervation riche et à travail constant (muscles oculaires, pharyngés).
Les examens complémentaires sont les suivants :
— électrophysiologie, test au Tensilor® ;
— anticorps antirécepteurs à l'acétylcholine.
Le traitement repose sur les anticholinestérasiques.

Bibliographie

DULAC O. « Épilepsies et convulsions ». Encyclopédie médico-chirugicale (Elsevier, Paris). Pédiatrie, 4091-A-10. 1990 : 27 p.

ECHENNE B. « Céphalées de l'enfant ». Encyclopédie médico-chirugicale (Elsevier, Paris). Pédiatrie, 4094-A-10. 1990 : 6 p.

LAVAUD J., SAUVAGEON X., RICHTER F., SEPULVEDA S., FUILLA C., HABERER J.-P. *et al. Guide pratique de pédiatrie d'urgence préhospitalière*. Paris : Doin ; 1996.

LELLOUCH-TUBIANA A., PFISTER A. « Classification des tumeurs du système nerveux central de l'enfant ». Encyclopédie médico-chirugicale (Elsevier, Paris). Pédiatrie, 4092-A-20. 1994 : 6 p.

LYON G., EVRARD P. *Manuel de neurologie pédiatrique*. Paris : Masson ; 1998.

WEBER MICHEL L. *Dictionnaire de thérapeutique pédiatrique*. Paris : Presses de l'Université de Montréal/Doin ; 1994.

chapitre 44

Sylvie Sukno

Maladies du muscle

Introduction

Les maladies neuro-musculaires constituent un large groupe de maladies le plus souvent héréditaires.
Elles atteignent :
— soit le motoneurone (amyotrophies spinales) ;
— soit le nerf (neuropathies...) ;
— soit la jonction neuro-musculaire ;
— soit le muscle.
Seules les maladies du muscle et celles de la jonction neuro-musculaire seront abordées dans ce chapitre *(voir chapitre 43)*.

Maladies du muscle

Il existe deux groupes de maladies musculaires :
— les affections primitives, le plus souvent héréditaires, de transmission autosomique dominante (AD), autosomique récessive (AR), liées à l'X... ;
— les affections acquises.

➡ Affections musculaires « primitives »

Classification

Elles sont héréditaires, nombreuses et recouvrent plusieurs types d'atteinte du muscle.

Elles sont actuellement classées de la façon suivante :
— les anomalies structurelles du muscle :
- dystrophies musculaires progressives ;
- dystrophies musculaires congénitales ;
- myopathies congénitales ;
— les anomalies de la décontraction musculaire : myotonies ;
— les paralysies périodiques familiales ; proches sur le plan physiopathologique des myotonies, de transmission autosomique dominante, ce sont des maladies rares, dont on distingue deux formes principales :
- la paralysie hyperkaliémique (anomalie d'un canal sodium) ;
- la paralysie hypokaliémique ;
— les myopathies métaboliques : parmi lesquelles on distingue :
- les cytopathies mitochondriales : très nombreuses, tout type de transmission (hérédité, maternelle, AD, AR, liée à l'X) ;
- les déficits de l'oxydation des acides gras musculaires (ex. : déficit en carnitine) ;
- les glycogénoses musculaires (maladie de Pompe).

Nous n'aborderons dans ce chapitre que les anomalies structurelles du muscle et les anomalies de la décontraction musculaire.

Anomalies structurelles du muscle

On distingue :
— les dystrophies musculaires, où il existe une destruction des fibres musculaires histologiquement avec des lésions dites « dystrophiques » : zones de nécrose, zones de régénération, prolifération du tissu conjonctif ;
— les myopathies congénitales, où l'on trouve une altération constitutionnelle de la structure des fibres.

Dystrophies musculaires progressives

On différencie actuellement sept formes de révélations plus ou moins précoces.

• Dystrophie musculaire de Duchenne de Boulogne

C'est le cas le plus fréquent (1/3 500). Cette dystrophie est de transmission récessive, liée à X (Xp21.2) *(voir chapitre 13)*.

Elle débute dans la petite enfance (2-3 ans) par une gêne motrice progressive avec faiblesse musculaire : difficultés à courir, sauter, monter les escaliers... Cliniquement, on retrouve :
— une démarche dandinante ;
— une hyperlordose, parfois plus tardive ;
— une pseudo-hypertrophie des mollets, très évocatrice ;
— une faiblesse musculaire, notamment lors des manœuvres de Gowers et de Tredelenbourg : l'enfant se relève du sol en s'appuyant sur ses cuisses ;

— des difficultés d'apprentissage sont associées dans 40 % des cas.
Biologiquement, il existe une augmentation significative des CPK (× 10) et des autres enzymes musculaires (LDH, aldolase...).
L'électromyogramme (EMG) est rarement nécessaire dans ces formes.
Le diagnostic, suspecté surtout s'il existe des antécédents familiaux compatibles avec une transmission liée à l'X, est confirmé par :
— la biopsie musculaire : signes histologiques dystrophiques ;
— l'absence de dystrophine en immunofluorescence (quantitative), en Western-Blot (quantitative et qualitative). La dystrophie est une protéine constitutive de la membrane de la cellule musculaire. Elle est totalement absente de la myopathie de Duchenne alors que, pour la myopathie de Becker, elle est présente en quantité normale ou légèrement diminuée, mais qualitativement anormale.
L'évolution est marquée par :
— des rétractions, qui débutent au niveau des tendons d'Achille et s'étendent plus ou moins rapidement. Ces rétractions, associées à la progression de la faiblesse musculaire, conduisent à une perte de la marche vers 10-12 ans ;
— une atteinte des membres supérieurs plus tardive, qui entraîne une gêne dans les actes de la vie quotidienne ;
— des atteintes cardiaques et respiratoires, qui sont responsables du pronostic vital de la maladie.
Le dépistage des mères conductrices se fait par dosage des CPK et étude en biologie moléculaire.
Un conseil génétique auprès de l'ensemble de la famille est indispensable.
La prise en charge repose sur :
— la prévention, le dépistage et le traitement des complications orthopédiques par la kinésithérapie, les appareillages, la chirurgie orthopédique ;
— la surveillance annuelle des fonctions cardio-respiratoires avec prévention et traitement des facteurs aggravants (antibiothérapie, politique vaccinale...) ;
— la mise en œuvre de thérapeutiques adaptées (kinésithérapie respiratoire, technique ventilatoire...) ;
— la mise en œuvre de moyens permettant l'autonomie la plus grande possible (fauteuil électrique, informatique...).

• Myopathie de Becker

Également récessive liée à X (Xp21.2), cette maladie est due à une anomalie surtout qualitative de la dystrophine. Dans les formes sévères, elle est parfois associée à une anomalie quantitative.
Cette myopathie est :
— dix fois moins fréquente que celle de Duchenne ;
— plus tardive (6-15 ans) :
  - faiblesse musculaire surtout avec ceinture ;
  - hypertrophie des masses musculaires ;
  - crampes fréquentes ;

— d'évolution beaucoup plus lente (dans 50 % des cas : autonomie de marche après 40 ans).
Le pronostic de l'affection est lié à l'atteinte cardiaque qui peut être précoce et souvent responsable du décès.

• Autres dystrophies musculaires progressives

Il s'agit des myopathies :
— des ceintures : soit AR, soit AD, elles débutent entre 10 et 30 ans par une faiblesse atrophique des ceintures ;
— autosomiques récessives de l'enfance ;
— d'Emery Dreifuss liées à l'X, avec atrophie huméro-péronière ;
— oculo-pharyngées, AD, de révélation chez l'adulte.

Dystrophies musculaires congénitales

Elles sont de transmission AR.
Cliniquement, elles sont marquées dès la naissance par une grande hypotonie et/ou une arthrogrypose (rétractions articulaires peu ou non réductibles).
Biologiquement, les CPK sont élevées initialement, puis se normalisent rapidement.
La biopsie musculaire retrouve des signes dystrophiques : nécrose, régénération, prolifération du tissu conjonctif.
On distingue :
— les dystrophies musculaires pures, avec déficit en mérosine (protéine du cytosquelette de la cellule musculaire), de localisation en 6q22.23, parfois associées à un retard intellectuel ; elles sont peu évolutives sur le plan moteur ;
— les dystrophies musculaires, avec atteinte du système nerveux central, le plus souvent sans déficit en mérosine ; leur pronostic est beaucoup moins bon.

Myopathies congénitales

Les myopathies congénitales sont des maladies génétiques d'expression musculaire, plus ou moins grave, à début précoce (débutent à 6 mois), lentement ou non évolutives.
Le diagnostic repose sur la clinique, l'étude histopathologique et les études génétiques.
Les enzymes musculaires sont normales ou modérément élevées.
L'EMG est normal, parfois myogène.
Le diagnostic précis est fait par la biopsie musculaire. Cependant, celle-ci peut être aspécifique, notamment lorsqu'elle est faite en période néonatale. Il faudra alors la refaire après quelques années d'évolution pour préciser le type histologique.
Cinq types sont actuellement identifiés.

• Myopathie à *central core* :

— anomalie du centre de la fibre avec un trouble de l'organisation de la strie Z ;
— AD (19q13.1) ;
— hypotonie, gracilité musculaire diffuse ; retard du développement moteur, faciès hypomimique ;
— peu d'évolutivité et peu invalidante ;
— susceptibilité à l'hyperthermie maligne, atteinte cardiaque possible.

• Myopathie à bâtonnets ou *nematine myopathy* :

— accumulation dans le cytoplasme de « bâtonnets » d'actine ;
— surtout AD (1q21.23) ;
— même tableau que la *central core*, hypotonie parfois plus marquée en période néonatale ;
— évolutivité potentiellement plus sévère avec déformation orthopédique, insuffisance respiratoire et/ou cardiaque, troubles de déglutition.

• Myopathie à *multicore* :

— désorganisation de la structure interne des fibres, notamment de la strie Z ;
— AR ;
— faiblesse musculaire et atrophie ; pas de rétraction ;
— peu évolutive ; possibilité d'insuffisance cardiaque et/ou respiratoire.

• Myopathie centronucléaire :

— malposition des noyaux au centre de la cellule ;
— AD ou sporadique ;
— souvent simple retard du développement moteur, **mais** atteinte fréquente de la musculature oculaire (ptôsis, limitation des mouvements oculaires...).

• Myopathie myotubulaire :

— fibres de petites tailles avec centralisation des noyaux ;
— AR liée à X (Xq28) ;
— parfois décès en période néonatale du fait de l'insuffisance respiratoire et des troubles associés de déglutition ;
— évolution plus sévère avec atteinte motrice marquée, atteinte oculaire (ophtalmoplégie, ptôsis).

à noter *La prise en charge est fondamentale pour prévenir les déformations qui grèveraient le bon pronostic de ces myopathies. Le dépistage doit concerner également les atteintes respiratoires et cardiaques.*

Anomalies de la décontraction musculaire : les myotonies

Les formes à révélation pédiatrique sont les suivantes :
— maladie de Thomsen (AD, 7q35) : elle est liée à des anomalies de certains canaux chlore membranaires ;
— myotonie congénitale de Becker (AR) : elle est liée également à des anomalies de certains canaux chlore membranaires ;
— paramyotonie congénitale (AD) : elle est liée à une anomalie d'un canal sodium.

Elles se traduisent par des difficultés à relâcher les muscles après une contraction (serrer la main...). Cette difficulté est aggravée par le froid, s'améliore parfois avec le mouvement. On peut provoquer cette « hypercontraction » musculaire par la percussion de la langue ou de l'éminence thénar avec apparition d'une « bosse ».

Il n'y a pas d'évolutivité.

à savoir

Il existe des tableaux d'hypotonie néonatale parfois sévères chez les enfants de mère atteinte d'une myotonie de Steinert. L'hypotonie du nouveau-né révèle parfois la maladie maternelle : il faut savoir y penser devant une hypotonie du nouveau-né sans cause évidente.

→ Affections acquises

Myosites aiguës

Le plus souvent virales, elles sont marquées par une asthénie, des douleurs musculaires augmentées par la palpation.

Les enzymes musculaires (notamment CPK) sont élevées.

L'évolution est en général rapidement favorable.

Dermatomyosite

Maladie auto-immune touchant les muscles et la peau, elle associe : asthénie, douleurs musculaires, aspect inflammatoire avec parfois éruption de la peau, troubles de la déglutition, douleurs abdominales.

Les enzymes musculaires sont élevées.

L'EMG et la biopsie musculaire (et/ou cutanée) sont parfois utiles au diagnostic.

Des complications (rétraction musculaire, calcification) peuvent survenir.

Le traitement repose sur la corticothérapie et la kinésithérapie.

Maladies de la jonction neuro-musculaire

Ce sont les myasthénies.
Plusieurs formes sont rapportées chez l'enfant. Elles ont en commun une fatigabilité musculaire fluctuante, atteignant notamment les muscles d'innervation bulbaire (muscles faciaux intervenant dans la déglutition, la phonation) et le diaphragme.

➡ Myasthénies néonatales transmises

Chez un enfant né de mère myasthénique, on observe dans les heures suivant la naissance :
— des troubles de succion, déglutition ;
— une hypotonie, une hyporéactivité ;
— des troubles respiratoires, un cri faible.
Après une phase d'aggravation, on observe une évolution favorable, favorisée par le traitement anticholinestérasique et les mesures appropriées associées (ventilation...).
Ce tableau est secondaire au passage placentaire des acides antirécepteurs à l'acétylcholine, dosables chez le nouveau-né.

➡ Myasthénies congénitales

Affections rares, de transmission AR ou AD, les altérations concernent soit la région présynaptique, soit la région postsynaptique (anomalie des récepteurs).
Il existe deux grands tableaux :
— formes aiguës à révélation néonatale avec hypotonie majeure, insuffisance respiratoire, troubles de la déglutition ;
— formes tardives avec hypotonie modérée, ptôsis bilatéral, hypomimie, retard moteur.
Le diagnostic repose sur l'EMG avec stimulations répétitives (mise en évidence du décrément).

➡ Myasthénie auto-immune

Elle peut débuter avant 1 an, classiquement entre 1 et 15 ans.
Elle touche plus souvent les filles.
Les signes inauguraux les plus fréquents sont : ptôsis, diplopie, dysphagie, dysphasie, faiblesse musculaire.

Cette maladie connaît une grande variabilité au cours du temps ; des formes très graves sont possibles.
Le diagnostic repose sur la clinique, la recherche d'un décrément à EMG avec stimulation, le dosage des acides antirécepteurs, qui, dans 50 % des cas chez l'enfant, est négatif, et l'amélioration après injection d'endrophonium chloride. Le traitement repose entre autres sur les anticholinestérasiques et la thymectomie.

acte infirmier

Rôle infirmier au cours d'une myopathie

L'IDE intervient à plusieurs titres, en particulier dans la myopathie, maladie musculaire la plus fréquente que nous prendrons pour type.

Auprès de la famille

Si, dans une fratrie atteinte, une sœur, une cousine ou même une parente plus éloignée désirent se marier ou avoir des enfants, l'IDE saura les diriger vers une consultation de conseil génétique, qui évaluera, en dressant l'arbre généalogique et en dosant les enzymes musculaires, les risques éventuels de transmission.
Si ces risques sont importants, une étude de l'ADN sera tentée dans la famille, non seulement chez la jeune fille, mais aussi chez la mère et, selon les cas, un frère myopathe survivant, des frères non atteints et, éventuellement, si la nécessité l'exige, d'autres membres de la famille.
Les limites du gène sur le bras court du chromosome X sont maintenant définies en région p2.1-2.2 ; l'étude de l'ADN, particulièrement lourde, sera entreprise préalablement à toute grossesse et réservée au cas où le calcul de risque permettra de craindre une probabilité non négligeable.
Si la jeune fille est transmettrice, elle risque alors d'avoir 1 garçon atteint sur 2 et la moitié des filles transmettrices.

Autour des soins

L'IDE surveille différents points :
- que les parents soient en relation avec une association de familles, en particulier pour la myopathie ;
- que l'hygiène de vie de l'enfant soit bonne ; qu'il évite les refroidissements, qu'il poursuive le plus longtemps possible une activité scolaire normale, qu'il prenne régulièrement ses médicaments (vasodilatateurs), qu'il reçoive ses vaccins, notamment contre les maladies respiratoires ;
- que l'enfant ne soit pas trop protégé ni, au contraire, rejeté par une famille dont la surveillance psychologique est indispensable. Les soins au myopathe constituent en effet, avec les années, une charge de plus en plus lourde. La mère est harassée, le père révolté ou absent, les frères et sœurs jaloux de l'enfant privilégié ou honteux de son handicap. Les enseignants sont prudents, souvent effrayés par ce rappel de la maladie dans leur classe, et ne désirent parfois que se dégager le plus possible de l'enfant qu'ils cherchent à orienter vers des instituts spécialisés. Ceux-ci, en trop petit nombre,

ne sont d'ailleurs pas exempts d'écueils psychologiques liés aux collectivités de handicapés ;

• que les séances de rééducation, qui constituent l'essentiel du traitement, soient régulièrement et surtout correctement assurées en piscine chauffée ou, à défaut, après réchauffement, bain chaud, thermothérapie (si possible sans efforts violents qui risquent de provoquer un rapide épuisement musculaire) et en sachant prévenir les déformations (scoliose en particulier), les rétractions par des attelles de posture ou un appareillage de marche. Toutes les activités exposant aux accidents sont à proscrire, car un plâtre, une fracture, une entorse peuvent se révéler catastrophiques à cause de l'immobilisation qu'ils entraînent ;

• que les difficultés respiratoires qui surviennent en fin d'évolution soient prises en considération ; elles nécessitent la mise en place d'une respiration assistée, surtout la nuit.

à savoir

Tout myopathe couché est un myopathe qui s'aggrave. Cette règle de fer ainsi que la rééducation qui ralentit l'inéluctable évolution se révèlent pour l'instant, en l'absence de thérapeutique spécifique, les seuls principes valables du traitement.

C'est le rôle de l'IDE de faire admettre ces recommandations à des parents moralement éprouvés, auxquels un soutien psychologique constant et chaleureux est indispensable.

Bibliographie

BARBOIS A. *Maladies neuromusculaires*. Paris : Doin ; 1998.

DESGUERRE I., FONTAINE B., MAYER M., BRUNEAU B. « Les Myopathies ». *Médecine & Enfants* 1998 ; 18 : 253-60.

KURZ R., ROOS R. *Pédiatrie*. Stuttgart/Paris : Thieme/Vigot ; 1997 : 256-60.

PIUSSAN C. « Myopathies chez l'enfant ». In : KREMP L., éd. *Puériculture et Pédiatrie*. Paris : Lamarre ; 1998 : 613-7.

TARDIEU M. « Neurologie ». In : Sizonenko P.C., Griscelli C., éd. *Précis de pédiatrie*. Lausanne/Paris : Payot/Doin ; 1996 : 382-5.

chapitre 45

Maroun Khoury

Handicaps de l'enfant

De nombreux chapitres de ce livre traitent d'états responsables de handicaps, mais il nous paraît nécessaire de faire une synthèse sur les origines du handicap chez l'enfant. Cependant, pour plus de détails sur les affections responsables, il sera utile de se reporter aux chapitres concernés comme : les aberrations chromosomiques *(voir chapitre 14)*, les syndromes héréditaires *(voir chapitre 13)*, la prématurité *(voir chapitre 20)*, les malformations du nouveau-né *(voir chapitre 27)*, la pathologie du système nerveux *(voir chapitre 43)*, pour ne citer que les principaux. Les mesures législatives concernant la prise en charge des enfants handicapés sont abordées dans la première partie *(voir chapitre 4)*.

Définition du handicap

Les définitions sont multiples. Une des plus complètes semble être celle donnée par Wood à l'Organisation mondiale de la santé (OMS).

→ Déficience

C'est une anomalie sûrement biologique qui peut s'exprimer en termes anatomopathologiques, biochimiques, biophysiques. (Ex. : la phénylcétonurie est une anomalie congénitale du métabolisme des protides qui touche 1 enfant sur 15 000. Si elle n'est pas diagnostiquée, l'enfant présentera un retard intellectuel majeur. Si elle est diagnostiquée dès la naissance, l'enfant aura un régime alimentaire très strict qui lui permettra d'avoir un développement normal.) La déficience est donc une perte de substance ou une altération d'une structure ou d'une fonction, qu'elle soit psychologique, physiologique ou anatomique : cela correspond donc à l'aspect lésionnel du handicap. Cet état lésionnel peut être temporaire ou permanent.

➡ Incapacité

C'est la perte ou réduction partielle ou totale d'une aptitude fonctionnelle (incapacité de la marche, de la parole, ou diminution de l'efficience intellectuelle, scolaire). Il n'y a pas de corrélation absolue entre la déficience et l'incapacité : certaines réductions des capacités intellectuelles peuvent se faire jour sans qu'il y ait réellement déficience biologique ou lésion. Au contraire, certaines déficiences importantes peuvent entraîner des incapacités modérées (une absence de main, par exemple, qui est parfaitement bien appareillée). Une déficience du langage peut être responsable d'incapacité de communication.

➡ Désavantage

C'est l'aspect que donne une déficience ou une incapacité dans la limitation ou l'interdiction de l'accomplissement d'un rôle normal. Ceci est en rapport avec l'âge, le sexe, les facteurs socioculturels (ex. : une situation de dépendance physique, comme la dépendance assistée par un appareillage, ou la dépendance économique, comme la dépendance précaire nécessitant un apport extérieur).
Donc les désavantages peuvent être une dépendance physique, de mobilité, d'occupation (scolarité ou travail) et économique.
Le handicap peut donc provoquer sur le plan de l'insertion sociale une invalidité plus ou moins importante et qui aura chez l'enfant, l'adolescent, l'adulte des répercussions plus ou moins conséquentes.
L'action sociale en faveur de l'enfant dont le handicap doit être reconnu est traitée *chapitre 4*.

Séquences menant au handicap

Elles sont répertoriées dans les *figures 45.1 et 45.2*.

Déficience
↓
Incapacité
↓
Handicap

Figure 45.1 – Séquence menant au handicap d'après M. Bury

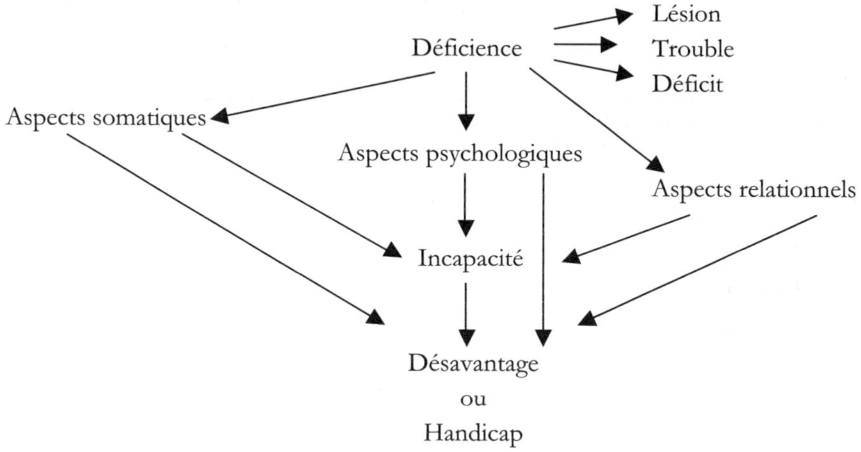

Figure 45.2 – Séquence menant au handicap : un modèle plus complexe d'après S. Lebovici et M. Manciaux

Épidémiologie des handicaps

L'unité de recherches épidémiologiques sur la santé des femmes et des enfants (U.149 de l'INSERM), suite au programme de périnatologie mis au point en 1971 qui s'était fixé comme objectif de réduire la mortalité périnatale et la prévalence des handicaps, a réalisé une enquête qui fournit des estimations sur la proportion et la prévalence des principales déficiences.

Cette enquête, effectuée avec les Commissions départementales de l'éducation spéciale de seize départements, donne les résultats suivants *(tableau 45.1)*. Les enfants ont été subdivisés en deux groupes. Le premier groupe correspond aux déficiences majeures isolées ou associées, le second aux autres déficiences après exclusion des précédentes.

Tableau 45.1 – Répartition et prévalence des principales déficiences* prises en charge dans quatorze départements

	Effectifs*	Proportions**	Prévalences***
Premier groupe *Total*	*2 714*	*49,2*	*6,49*
Toutes déficiences motrices	1 355	24,6	3,24
Trisomies 21	341	6,2	0,82

	Effectifs*	Proportions**	Prévalences***
Autres retards mentaux importants (trisomies 21 exclues)	706	12,8	1,69
Cécités et amblyopies bilatérales	302	5,5	0,72
Surdités profondes et sévères bilatérales	336	6,1	0,80
Autismes	194	3,5	0,46
Autres psychoses	274	5,0	0,66
Deuxième groupe** *Total*	*2 799*	*50,8*	*6,69*
Malformations	357	6,5	0,85
Autres maladies somatiques	366	6,6	0,88
Autres troubles mentaux (maladies somatiques exclues)	1 530	27,7	3,66
Autres déficiences (à l'exclusion de toutes les précédentes)	604	11,0	1,44
Nombre total d'enfants	**5 513**	**100,0**	**13,19**

* Un enfant peut figurer plusieurs fois à l'intérieur de chaque groupe, sauf si la mention contraire est portée.

** Les pourcentages sont calculés par rapport au nombre total d'enfants enregistrés dans l'enquête.

*** La prévalence est le nombre total de cas d'une maladie donnée existant à un moment donné ; à ne pas confondre avec « incidence », qui est le nombre de nouveaux cas survenant dans une population donnée, pendant une période donnée. Les pourcentages sont calculés par rapport à la population des enfants appartenant aux mêmes générations et résidant dans le même département, soit 418 016 enfants.

**** À l'exclusion du premier groupe.

Les différents types de handicaps

Les handicaps sont variés, mais on distingue des formes motrices, sensorielles et mentales. Cette distinction arbitraire est commode pour l'exposé didactique ; toutefois, elle ne correspond pas à la réalité, car il y a souvent association : ainsi, un infirme moteur cérébral (IMC) peut très bien présenter une atteinte oculaire ou auditive associée ou encore un déficit intellectuel sévère. De même, certaines maladies viscérales d'évolution chronique comme l'asthme, le diabète, l'insuffisance rénale, la mucoviscidose peuvent avoir un caractère handicapant du fait des contraintes que ces affections entraînent. Enfin, le milieu social intervient : non seulement les handicaps sont plus fréquents dans les milieux défavorisés, mais leur retentissement y est plus important du fait du dépistage souvent plus tardif et de la mauvaise efficience des mesures envisageables. Parfois même, il n'y a pas de déficience biologique et les difficultés surviennent du seul fait de l'environnement économique, culturel ou social de la famille ; on parle alors de handicap social ou socioculturel.

Handicaps moteurs

Handicaps moteurs d'origine périphérique

Ces handicaps, secondaires à un traumatisme, à une affection acquise ou à une maladie évolutive, sont traités au chapitre des maladies neurologiques *(voir chapitre 43)*.

Infirme moteur cérébral

Le plus souvent congénital, c'est un ensemble hétérogène qui nécessite une approche globale d'autant qu'il s'accompagne souvent de troubles associés.

Définition

C'est en 1953 que Guy Tardieu a défini l'enfant infirme moteur cérébral (IMC). Il l'a ainsi séparé des autres enfants porteurs de lésions cérébrales périnatales.

L'IMC est un individu porteur de lésions cérébrales périnatales stables engendrant des troubles moteurs prédominants *(figure 45.3)*. Ces lésions cérébrales sont stables, provoquant des désordres moteurs invalidants, respectant l'efficience intellectuelle globale. La lésion n'altère pas en elle-même la vie affective, le comportement ou la personnalité.

S'il existe des troubles neuropsychiatriques associés avec retard mental ou une maladie évolutive, on peut parler d'infirmité motrice d'origine cérébrale (IMOC).

Il faut différencier l'IMOC du polyhandicap, qui regroupe un déficit moteur grave associé à un retard mental sévère réduisant de façon extrême l'autonomie des sujets atteints.

La prévalence de l'IMC est de 1/1 000.

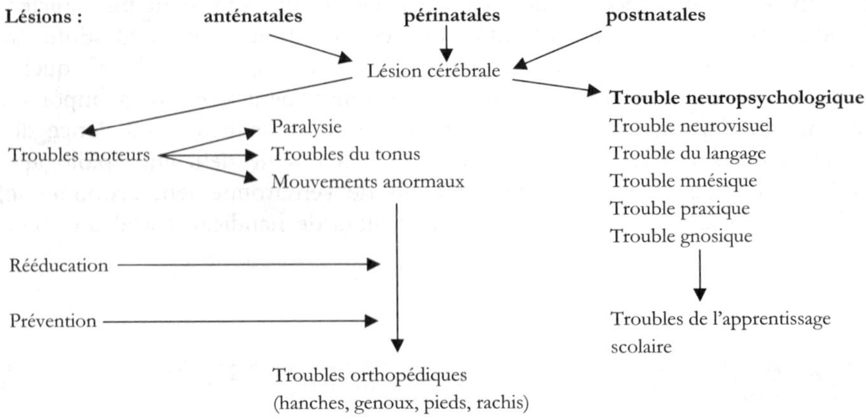

Figure 45.3 – Conséquences de la lésion cérébrale chez l'IMC

Suivant la prédominance de telle ou telle localisation, plusieurs tableaux neurologiques sont possibles :
— hémiplégie cérébrale infantile, diplégie spastique, tétraplégie spastique ;
— dystonies, ataxies congénitales *(voir chapitre 43)*.
En pratique courante, toutes ces formes sont englobées sous le nom de syndrome de Little du fait des problèmes globaux qu'elles soulèvent.

Syndrome de Little

• Facteur étiologique

La prématurité représente la majeure partie des IMC (80 %), particulièrement les prématurés de faible poids de naissance.
D'autres causes de souffrance peuvent être observées chez des enfants ayant eu une souffrance néonatale à terme avec un accouchement difficile, par le siège, ou une grossesse gémellaire. Parfois, il n'y a pas d'antécédent pathologique.
L'IMC la plus fréquente observée chez les prématurés est l'encéphalopathie périventriculaire avec atteinte de la capsule interne ; il peut aussi exister une atrophie corticale ou localisée.

• Diagnostic

La persistance d'une hypotonie axiale au-delà de 6 mois associée à une mauvaise tenue de la tête et une rigidité des membres inférieurs, dont la motilité spontanée reste très pauvre, doit attirer l'attention.
L'examen mettra en évidence les éléments suivants.

■ Au niveau du tonus axial

Une difficulté pour relever la tête quand l'enfant est en position ventrale.

■ Au niveau des membres inférieurs

Les membres inférieurs sont raides, serrés, un peu décollés du lit, en flexum de hanches.

En position assise, la résistance à la flexion des hanches s'accompagne souvent d'une cyphose dorso-lombaire.

L'attitude caractéristique reste l'extension des membres inférieurs :

— avec attitude en ciseaux, particulièrement chez le grand prématuré qui a été mal positionné en période néonatale ; avec les cuisses en adduction ;

— avec les pieds en équin, orteils pointés vers le sol.

Un syndrome pyramidal, parfois asymétrique, sera retrouvé au niveau des deux membres inférieurs.

Le réflexe d'étirement est positif avec un angle non fonctionnel plus ou moins important.

■ Au niveau des membres supérieurs

On peut trouver des éléments uni ou bilatéraux avec :

— un pouce en flexion adductus ;

— une anomalie de la préhension palmaire ;

— une pronation automatique ;

— une déformation du poignet en col de cygne ;

— une attitude dystonique des doigts ;

— une difficulté à la pronation-supination, voire une dyskinésie du poignet et de l'avant-bras ;

— une atteinte de la motricité fine, de la main et des doigts.

Les épreuves graphiques mettent en évidence des difficultés avec des dystonies des doigts et des mains par les efforts posturaux ou des athétoses des doigts exagérées au moment de l'effort.

■ Au niveau bucco-facial

Parfois existe une atteinte avec dysfonctionnement bucco-facial qui se manifeste par le bavage, la difficulté à avaler les morceaux, à gonfler les joues et une hypotonie du maxillaire inférieur. Il est nécessaire de la prendre en compte durant la rééducation.

■ Au niveau ophtalmique

Il est à noter souvent un strabisme paralytique.

Les anciens prématurés présentent des troubles de la réfraction ; une atrophie optique est retrouvée chez 20 % des IMC. De ce fait, la stratégie visuelle est perturbée avec une mauvaise poursuite oculaire.

Des troubles visio-spatiaux engendrent des troubles de poursuite oculaire et de perception visuelle avec des difficultés de la lecture et de l'écriture.

Peuvent s'y associer des troubles diffus mnésiques et praxiques qui perturberont les acquisitions scolaires et les apprentissages pratiques.
Une rééducation spécialisée ergothérapique et en psychomotricité est nécessaire.

• Examens complémentaires

Un ensemble d'examens précisera les différentes séquelles qui résultent d'hémorragies ventriculaires ou de lésions de leucomalacie : échographie transfontanellaire (ETF), scanner, imagerie par résonance magnétique (IRM), recherche de potentiels évoqués auditifs (PEA) et de potentiels évoqués visuels (PEV), électroencéphalogramme (EEG) *(voir « Techniques d'exploration neurologique », chapitre 53)*.

• Évolution

Les progrès sont très lents, l'accès à la marche, avec ou sans aide, tardif. La station debout n'est obtenue qu'aux environs de 4 ans (dans le meilleur des cas) et souvent la marche ne se fait que sur la pointe des pieds, genoux collés, fléchis, lordose lombaire, cyphose dorsale, tête en avant ou bien la marche est d'emblée sautillante, sur la pointe des pieds.
Tout ce tableau évolue en fonction du degré de l'atteinte neuromotrice qui peut être minime, moyen ou grave.
Parfois, on a besoin de l'aide d'appareillage type cannes, parfois la marche peut n'être jamais acquise (dans les formes graves). Il faut savoir que l'obtention de la marche demande un effort très important à l'enfant et à sa famille.
Des séances de kinésithérapie spécialisées sont nécessaires, trois à quatre fois par semaine.
La lutte contre les déformations orthopédiques peut nécessiter l'utilisation de sièges moulés, d'attelles de nuit, d'attelles de station debout, de bottes plâtrées successives ou bien des injections de toxine botulinique ou même parfois des ténotomies, des transplantations ou de la neurotomie.
Une surveillance attentive sera indispensable pour éviter la constitution de déformation structurale importante, type luxation des hanches, scoliose, déformation irréductible des genoux et des pieds.
L'éducation des troubles sphinctériens, souvent présents, nécessitera une rééducation. De même, la rééducation orthophonique et bucco-faciale ne devra pas être oubliée.
L'apparition d'une épilepsie doit être redoutée ; elle nécessite un traitement spécifique.
C'est dire l'intérêt des structures spécialisées telles que les Centres d'action médico-sociale précoce (CAMSP), qui réunissent des spécialistes au sein d'une équipe *(voir chapitre 4)* pour une prise en charge globale de l'enfant et de sa famille.

➡ Handicaps sensoriels

Les cinq sens (la vue, l'ouïe, le goût, l'odorat et le toucher) fournissent des informations essentielles à la connaissance et à la communication. Leur déficience, qui affecte la neurosensorialité, aura donc chez le petit enfant des répercussions majeures sur son potentiel de développement moteur, affectif et cognitif.
L'atteinte visuelle ou auditive et l'association des deux sont les plus importantes des déficiences sensorielles, tant par leur fréquence et que par leurs conséquences.

Handicap visuel

La fonction visuelle permet non seulement de reconnaître les formes, les couleurs, mais également de se repérer dans l'espace. Elle fait intervenir les globes oculaires, véritables objectifs d'appareil photographique, qui, grâce à la rétine, transmettent des informations aux lobes occipitaux, eux-mêmes connectés aux différents organes associatifs du cerveau.
À côté de la vision centrale et des couleurs, il existe une vision périphérique crépusculaire et du relief. Cette vision aide beaucoup dans le développement moteur.
L'examen ophtalmologique fait donc partie intégrante de l'examen neurologique, voire étiologique.

➡ Lésions observées :

— les troubles de la réfraction : myopie, hypermétropie, astigmatisme ;
— les troubles de la motricité oculaire :
- le strabisme, trouble fréquent dont l'absence de traitement entraîne une cécité de l'œil qui est dévié (amblyopie). De ce fait, la vision binoculaire nécessaire à la vision du relief disparaît. Il existe plusieurs types de strabismes : le traitement doit être le plus précoce possible pour éviter l'amblyopie *(voir chapitre 47)* ;
- le nystagmus, mouvement pendulaire des yeux, est plus rare ;

— les troubles de la vision oculaire ou dyschromatopsie, dont le daltonisme est la forme la plus fréquente. C'est une affection héréditaire liée au sexe, touchant plus les garçons ;
— la cécité corticale rencontrée particulièrement dans un contexte polymalformatif de polyhandicap, telle une souffrance cérébrale. Elle est à prendre en compte dans la rééducation.
La mesure de l'acuité visuelle doit tenir compte de l'acuité visuelle de loin et de l'acuité visuelle de près.

Différents types de déficience

On peut distinguer :
— la cécité totale et absolue, qui se définit par la perte totale bilatérale de la vision ;
— la malvoyance profonde, qui correspond à une acuité visuelle bilatérale non chiffrable inférieure à 1/20 ;
— l'amblyopie, qui correspond à une baisse sensible de l'acuité visuelle, quelle qu'en soit la cause ; elle peut être uni- ou bilatérale.

à noter *Un trouble de la réfraction, même important, entièrement corrigé par un moyen optique ne sera pas considéré comme une défaillance oculaire.*

Fréquences et causes

Le nombre de déficients visuels est moins élevé que celui des déficients auditifs *(tableau 45.1)* ; en revanche, le strabisme avec amblyopie unilatérale est très fréquent, d'où l'importance du dépistage *(voir chapitre 47)*.
Hormis le strabisme, les principales causes de déficiences visuelles sont :
— la cataracte ou opacité du cristallin, affection héréditaire ou secondaire à une fœtopathie ;
— le glaucome, la dégénérescence tapéto-rétinienne, le rétinoblastome, les traumatismes oculaires, la toxoplasmose congénitale, la prématurité (par fibroplasie rétrolentale).

Dépistage

Il doit être le plus précoce possible. Il peut se faire avant le 3e mois si l'on remarque que l'enfant ne suit pas des yeux. Au 2e trimestre, on peut être alerté devant un larmoiement persistant, une photophobie ou un nystagmus chez un enfant qui ne s'intéresse pas.
Les examens à effectuer sont l'électrorétinogramme (ERG), ainsi que la recherche des potentiels évoqués visuels (PEV). Ils permettent d'objectiver la déficience. Plus tard, ce sont les méthodes de mesure de l'acuité visuelle qui mettront en évidence les troubles de la réfraction.
Les troubles associés sont fréquents, il faut distinguer :
— les troubles visuels sans déficience mentale pour lesquels une insertion est relativement aisée ;
— les déficiences avec une atteinte mentale sévère. C'est ici que l'on trouve la majeure partie des enfants atteints d'arriération mentale, IMC, comitialité, syndrome de West. Il faut distinguer la cécité corticale due à la souffrance cérébrale, qui, progressivement, peut récupérer partiellement avec la myélinisation jusqu'à l'âge de 4-5 ans.

Handicap auditif

Toute atteinte motrice, langagière, psychoaffective et cognitive doit attirer l'attention sur la déficience auditive, car elle fait partie intégrante de plusieurs tableaux cliniques. La fonction auditive est fondamentale, tant dans l'acquisition du langage et de la communication que dans la compréhension et les acquisitions psychoaffectives. C'est le lobe temporal qui reçoit toutes les informations des voies auditives primordiales.
Là aussi, le dépistage doit être très précoce. La pratique des otoémissions provoquées a rendu ce dépistage fiable et précis dans les premiers mois de la vie. Plus tard, le diagnostic doit être évoqué particulièrement devant un aspect de pathologie pseudo-psychiatrique.

Lésions

Il faut différencier :
— les surdités de perception dues à l'atteinte de la cochlée et du nerf auditif ;
— les surdités de transmission dues à l'oreille moyenne ou, plus rarement, à l'oreille externe.

Causes

La déficience auditive est beaucoup plus fréquente que la déficience visuelle et à l'origine de troubles du langage, de troubles du comportement, de difficultés scolaires. Elle doit être dépistée à tout âge.
Les étiologies peuvent être classées par ordre chronologique en :
— causes génétiques : ce sont des surdités familiales responsables de la moitié des causes de surdité ;
— causes prénatales, où l'on retrouve :
- les embryopathies (malformations congénitales du premier arc branchial) ;
- les fœtopathies et plus particulièrement celles secondaires à la rubéole, aux cytomégalovirus (CMV), à la toxoplasmose, à la listériose... ;

— causes périnatales avec, en particulier, l'ictère nucléaire (devenu rare du fait de la prévention des incompatibilités sanguines fœto-maternelles et de l'anoxie au décours des souffrances fœtales aiguës) ;
— causes postnatales où, à coté des méningites et des méningo-encéphalites, il faut insister sur le rôle des otites *(voir chapitre 35)* et sur les effets des médicaments ototoxiques (aminosides, diurétiques...).

Dépistage

Devant tout trouble du langage et de la parole, même si l'enfant semble bien entendant, un examen audiométrique est nécessaire, car certaines surdités

partielles peuvent faire illusion. Il est important que ce dépistage soit le plus précoce possible :
— en maternité avec les otoémissions, en particulier chez les enfants nés prématurés ;
— dans les familles à risque ou devant un enfant qui ne réagit pas aux bruits ;
— devant des troubles du comportement inexpliqués.
Il faut avoir recours à des méthodes objectives :
— l'électrocochléogramme qui nécessite une anesthésie générale ;
— l'étude des potentiels évoqués auditifs du tronc cérébral (PEA).
Chez l'enfant plus grand, des techniques audiométriques objectives et d'audiométrie tonale et vocale sont possibles.

Troubles associés

Ils sont fréquents et trompeurs, notamment les troubles du comportement avec atteinte intellectuelle.

à savoir

Devant un enfant présentant des troubles du comportement, des difficultés scolaires ou un retard intellectuel, il faut toujours rechercher un trouble auditif.

Détermination de la déficience auditive et prise en charge

Pour déterminer la déficience, on doit tenir compte non seulement de la perte auditive totale, mais aussi des répercussions de cette déficience sur le langage et sur la qualité de l'expression orale.
Le calcul de cette déficience est fondé sur l'audiogramme tonal à partir de la perte en décibels pour les fréquences de 500 000 – 2 000 et 4 000 hertz suivant les recommandations de l'Organisation internationale des standards.
La déficience est dite modérée lorsqu'elle est inférieure à 50 %, moyenne de 50 à 70 %, sévère à partir d'un taux supérieur à 70 %.
Le dépistage doit être rigoureux, que ce soit dans les maternités, à la crèche, à l'hôpital ou à la consultation de PMI.
Devant tout enfant, l'IDE doit avoir l'attention attirée par des troubles du comportement, des difficultés langagières, des troubles de la communication.
La prise en charge de l'enfant et de sa famille dans le contexte de déficience auditive est importante le plus tôt possible, surtout avant l'âge de 9 mois, afin de conserver la lallation de l'enfant grâce à des guidances parentales par des équipes pluridisciplinaires entraînées à la déficience auditive.
L'appareillage peut corriger une partie de la surdité, mais ne rend pas une audition normale. Le gain maximal prothétique est de 50 décibels, un gain trop fort peut amplifier les bruits ambiants et altérer l'intelligibilité de la parole.

L'enfant doit être intégré dans le milieu scolaire avec des enseignants sensibilisés à la surdité. Une prise en charge de rééducation orthophonique et un appareillage stéréophonique seront nécessaires.

Déficience mentale

Définition

On considère que la déficience mentale est une insuffisance de développement des capacités mentales entraînant des difficultés au niveau des apprentissages scolaires et des acquis pratiques. Elle influe sur la qualité de l'adaptation à la vie quotidienne et à la vie sociale.
Ce déficit peut s'inscrire dans le cadre de certaines maladies ou peut être isolé sans cause apparente.
Lorsque le nourrisson présente un retard psychomoteur alors qu'il y a absence de déficit moteur, il faut rechercher si cela s'accompagne aussi d'un retard mental.
Différentes théories et conceptions de la déficience mentale se sont fondées soit sur le déficit structurel de base, soit sur le retard de développement, soit sur le déficit stratégique et cognitif, soit sur le déficit du processus d'autorégulation. En fait, la déficience résulte probablement de l'intrication de différents processus.
La classification internationale distingue :
— l'arriération profonde ou idiotie : le QI est inférieur à 30 ;
— la débilité profonde : le QI est entre 30 et 50 ;
— la débilité moyenne : le QI est entre 50 et 70 ;
— la débilité légère : le QI est entre 70 et 80.
Ce quotient ne peut être pris à la lettre et doit être interprété dans son contexte clinique en fonction de l'évolution et des capacités globales de l'enfant.

Évaluation

WPPSI

Le test le plus utilisé est la WPPSI. Il s'agit de l'échelle d'intelligence de Wechler pour la période préscolaire et primaire avec des tests verbaux et des tests de performance. Les tests verbaux reflètent les connaissances scolaires et les tests de performance montrent la qualité du raisonnement intellectuel.
Un quotient intellectuel global est alors défini avec la combinaison de ces tests.

Brunet-Lézine

Un quotient de développement peut aussi être réalisé chez les tout-petits avec le **Brunet-Lézine**. Il apprécie quatre domaines : moteur ou postural, coordination oculo-manuelle, verbal, socialisation. Ce quotient de développement n'équivaut pas à un quotient intellectuel.

Causes

Causes génétiques :

— trisomie 21 (qui représente 25 % des handicaps mentaux), trisomie 13, trisomie 18, monosomies, atteintes du chromosome X et X fragile *(voir partie III)* ;
— syndromes d'Angelman, de Prader-Willi, de Williams et Beuren, de Rett, de Rubinstein et Taybi, de Di George ;
— maladies métaboliques *(voir chapitre 32)* : phénylcétonurie, hypothyroïdie, troubles du métabolisme des acides aminés, mucopolysaccharidoses, maladies dégénératives...

Causes périnatales :

— embryopathies dues à la maladie des inclusions cytomégaliques, la toxoplasmose, les autres virus... ;
— fœtopathies secondaires à la malnutrition, aux toxicomanies : tabac, alcool, autres drogues ;
— grossesses à haut risque avec toxémie gravidique ;
— prématurité, souffrance fœtale, hémorragie cérébro-méningée, anoxie, hypoglycémie, acidose, infection...

Causes postnatales :

— accidents, traumatismes ;
— infections : méningite, septicémie, méningo-encéphalite, herpès, rougeole, etc.

Causes comitiales :

— syndrome de West ;
— tumeurs ;
— maladies dégénératives.

à noter | *Dans un tiers des cas, aucune étiologie évidente n'est retrouvée.*

Lésions

Sur le plan macroscopique

Les différentes pathologies peuvent s'accompagner de lésions cérébrales visibles au scanner à type d'atrophie corticale, de dilatation ventriculaire, d'agénésie du corps calleux, de microcéphalie, de calcifications périventriculaires...

Sur le plan microscopique

Il peut exister une diminution importante du nombre des synapses neuronales et gliales, ainsi que des anomalies de leur agencement, de leur câblage, ce qui expliquerait le dysfonctionnement neuromoteur.
D'autres auteurs incriminent la possibilité de perturbations des gènes du développement qui ordonnent l'agencement des embranchements synaptiques.
Il est à noter dans ce cadre le syndrome de dysfonctionnement *a minima* que les Anglo-Saxons ont décrit pour expliquer l'inadaptation somatique et sociale de déficience mentale sans lésion évidente. Mais cette description est vivement contestée.

Diagnostic différentiel

Il est important de différencier de la déficience mentale :
— le ralentissement ou retard des acquisitions simples lié :
  – à un défaut socio-éducatif soit par défaut de stimulations, en particulier chez le nourrisson, soit par carence affective ;
  – aux perturbations de la relation mère-enfant ;
  – aux carences nutritionnelles qui se rencontrent dans les milieux sociaux économiquement défavorisés ou dans des contextes de maltraitance ;
— la dépression du nourrisson : il a alors un aspect apathique avec, progressivement, une inertie motrice allant à l'encontre de l'exploration de l'environnement. Cet état fait souvent suite à une dépression de la mère ;
— les difficultés relationnelles, les troubles du comportement secondaires à des déficits sensoriels. Il faut être attentif aux échecs scolaires chez les enfants normalement intelligents, avec troubles dysphasiques, troubles de l'attention et de la concentration... ;
— la prostration de la douleur ;
— les psychoses infantiles ;
— l'autisme infantile dont le diagnostic est difficile en bas âge.

Aspect clinique des troubles

Fonctionnement mental harmonieux

C'est une déficience intellectuelle sans troubles du caractère ; la vie affective est bloquée et exprimée d'une manière brutale avec un fond de relation anxieux, un

manque de réponses aux différentes stimulations, un manque de curiosité. Il existe un certain aspect répétitif des gestes et des paroles (stéréotypies).
Le langage est pauvre, mal structuré, avec une altération de l'abstraction de la pensée.
L'enfant a une attitude de repli, d'opposition, une compensation inadaptée et vit dans une ambiance d'expériences et d'échecs, de frustrations.
Ces retards des acquisitions sont en décalage important par rapport à l'âge réel.
Il existe des difficultés temporo-spatiales, de mémorisation et des fonctions cognitives, ainsi qu'une limitation des capacités de base (vitesse, profondeur, qualité dans le traitement de l'information entraînant des troubles des systèmes perceptifs, mnésiques, énergétiques).
Tout cela nécessite une prise en charge par stimulation éducative.

➡ Fonctionnement dysharmonieux

C'est une déficience plus grave avec des troubles associés dès le bas âge. Il existe des troubles de l'alimentation, des troubles graves du sommeil, des acquisitions très discordantes avec des réussites dans des domaines et des échecs importants dans d'autres. L'enfant est isolé dans son monde, le regard est fuyant. Le contact avec autrui est très difficile, ainsi que le rapport aux objets. Il existe souvent une instabilité psychomotrice.
S'y ajoutent des désordres affectifs et émotionnels importants à type de colères soudaines, de tendance à l'isolement, de comportement phobique, voire parfois de comportement psychotique.

Examens complémentaires

En fonction de l'anamnèse et de la clinique, ils doivent comporter :
— une étude du caryotype en haute résolution ainsi que l'étude moléculaire de l'X fragile ;
— une IRM ou un scanner cérébral ;
— les PEA, l'otoémission ;
— les PEV, un électrorétinogramme (ERG) et une consultation ophtalmologique avec étude du FO ;
— une radio de crâne et du rachis dorso-lombaire de profil ;
— une chromatographie des acides aminés, acides organiques sanguins et urinaires.

➡ Enfant autistique

Définition

« L'autisme est un désordre complexe de la fonction de relation qui s'accompagne de troubles du comportement touchant tous les moyens de communi-

cation et de contact avec autrui. » Dit aussi « trouble envahissant du développement », il atteint 3 garçons pour 1 fille.
L'autisme a été décrit par Léo Kanner en 1943. Son étiologie est encore contestée, mais on s'oriente actuellement vers une origine génétique.

Diagnostic

Syndrome autistique

Ce syndrome comprend :
— une déficience qualitative des relations sociales ;
— une déficience de la communication ;
— une déficience des activités et des intérêts.
Surtout chez le grand enfant, c'est l'ensemble des signes et non pas un seul signe qui est évocateur.

• Troubles du contact :

— l'enfant évite le contact visuel : son regard n'est pas utilisé pour attirer l'attention, il a souvent un regard périphérique, transparent, non communicatif ;
— il n'a pas d'intérêt pour les autres, ne partage pas leurs jeux : absence d'empathie ;
— il considère l'adulte comme une partie de lui-même (exemple : il prend les mains des autres pour obtenir quelque chose).

• Utilisation des objets

Les objets sont utilisés de manière détournée ou bien stéréotypée : ainsi, au lieu de jouer avec une voiture, de la faire rouler, il tourne les roues près de ses oreilles. Il s'attache à un objet inhabituel : un fil ou un caillou.
Il n'a pas de jeu spontané et ses intérêts sont restreints.

• Communication et langage

■ Troubles de l'expression et de la compréhension

Ils sont manifestes. Il existe une déficience qualitative de la communication : le langage peut être absent ou bien retardé, voire écholalique (répète en écho). Si le langage existe, il est incapable de soutenir une conversation. Il inverse les pronoms : il remplace le « je » par « il » ou « tu » ; il est incapable de nommer les objets. Les mots compris sont des mots concrets, il ne maîtrise pas l'abstrait.

■ Communication non verbale

Elle est absente :
— pas de geste ni de mimique ; il ne désigne pas du doigt ; pas de mouvement de joie ni de peur ;

— sourire rare, visage de « glace » ;
— ne comprend pas les mimiques des autres.

• Réactions bizarres à l'environnement

L'autiste est attaché à des routines ou des rituels spécifiques et non fonctionnels.
Il cherche à induire des stimuli sensoriels : il tourne sans cesse un objet, se balance, frappe ses mains l'une contre l'autre, joue avec un doigt devant ses yeux, etc.
Il est indifférent au monde sonore (il ne répond pas à son prénom), mais a des réactions sélectives aux sons : bruits de l'aspirateur, fascination pour la musique, sursaut au froissement d'un papier.
S'il est indifférent au monde visuel, il peut être attiré par quelques lumières.
Il a ses manies alimentaires : aliments mixés, pas de morceaux, goût prononcé pour un type d'aliments.
Son comportement est très variable d'un moment à l'autre avec des réactions d'angoisse, de colère, d'agressivité si on change les vêtements, la nourriture ou les jouets.

• Émotions

Elles sont pauvres ou non adaptées :
— il peut être agressif, coléreux si on lui refuse quelque chose ;
— il peut être agressif envers lui-même : il se frappe, se mord et s'automutile ;
— il peut être agressif envers les autres : il mord, pince et griffe.

• Motricité

Son activité spontanée peut être réduite. Il bouge peu, ne prend pas d'initiative ou, au contraire, il est sans cesse en mouvement.
Il a parfois une démarche bizarre, sur la pointe des pieds, en écartant les bras, en sautillant, et manifeste parfois des stéréotypies (mouvements de battements ou de torsion des doigts, des mains ou du corps).

• Fonction intellectuelle

Les performances cognitives sont très variables, souvent le QIV est inférieur à 70 et le QI global inférieur à 55.
En général, les performances visuo-spatiales ou de la mémoire sont augmentées ou supérieures à la normale.

➡ Formes apparentées

Le syndrome d'Asperger : c'est un syndrome autistique de « haut niveau ». Le langage est mieux conservé. L'enfant est apte à une communication verbale, avec un langage souvent recherché, un vocabulaire étendu, mais la compréhension des concepts est difficile, il ne garde que le sens littéral des mots. Certains de ces enfants, dans cette forme, développent un intérêt immodéré pour des sujets restreints comme les nombres, le calendrier, les horaires d'autobus, les cartes routières...

Handicaps associés

L'autisme peut être associé à de nombreuses affections :
— une anomalie neurologique, génétique ou sensorielle (cécité, surdité, syndrome cérébelleux avec hémiplégie) entraînant un polyhandicap ;
— une embryopathie par infection virale (rubéole congénitale, CMV...) ;
— un syndrome de West, une épilepsie (30 %) ;
— une maladie génétique, une anomalie chromosomique autosomique telle que la trisomie 18, la monosomie 4, le syndrome d'Angelman (atteinte du 15), une délétion, une translocation..., un syndrome de l'X fragile, de Williams et Beuren, de Sotos... ;
— une maladie métabolique telle la phénylcétonurie ;
— une phacomatose, comme la sclérose tubéreuse de Bourneville.

Diagnostic différentiel

L'autisme sera à différentier :
— de la surdité : ici la communication non verbale est bien développée, mais surdité et autisme peuvent s'associer ;
— des troubles du langage, mais l'enfant communique avec les gestes et expressions du visage ;
— du retard mental, mais autisme et retard mental peuvent être associés ;
— de la dépression et des carences affectives : dans la dépression, la capacité de communication reste possible ; on assiste à une nette amélioration s'il y a une prise en charge de l'environnement ;
— de la schizophrénie infantile : la confusion est peu probable, mais il peut y avoir passage de l'un vers l'autre ;
— du syndrome de Rett : il se manifeste chez les filles vers l'âge de 7 à 18 mois avec arrêt du développement du PC. Le QI chute progressivement et des troubles du comportement apparaissent. Il peut s'associer des traits autistiques avec stéréotypies manuelles.

Prise en charge

Elle doit être pluridisciplinaire et en relation étroite avec la famille : un travail de soutien est indispensable à toute la famille, y compris la fratrie, car les conséquences sont importantes.
Il peut s'agir d'une prise en charge :
— par psychothérapie analytique : structure harmonieuse de la personnalité ;

— éducative : TEACH *(treatment and education of autistic and related communication handicap children)* :
- éducation de la vie quotidienne de l'enfant ;
- engagement parental ;
- images utilisées pour faciliter la communication ;
- images pour désigner les objets (l'autiste a une bonne mémoire visuelle).

La prise en charge doit comprendre plusieurs volets :
— travail de psychothérapie ;
— travail éducatif ;
— travail de socialisation.

Tout ce travail doit se faire dans le respect de l'enfant et de sa famille soit en ambulatoire (comme dans les CAMSP), soit en hôpitaux de jour. Le maintien et l'intégration en maternelle, puis en classe d'intégation scolaire (CLISS), doit être favorisé en coordination avec les structures scolaires.

Parfois, des prises en charge dans des structures spécialisées type instituts médico-éducatifs (IME) sont nécessaires, avec un programme d'éducation spécifique.

acte infirmier

Rôle infirmier face à un enfant handicapé

Pour le professionnel de santé, le risque de handicap doit être une préoccupation à toutes les étapes de ses interventions.

Il doit connaître les principes de la prévention à tous les stades du développement de l'enfant : pendant la grossesse de la mère, puis après la naissance. Il doit pouvoir informer sans inquiéter inutilement, faire peur ou induire l'angoisse par son comportement.

Il doit :
- parler avec la future mère ou la famille pour attirer l'attention sur des antécédents familiaux et personnels et ainsi recueillir des renseignements utiles ;
- conseiller une consultation, un suivi obstétrical régulier en cas d'antécédents de maladie génétique, métabolique ou infectieuse, *a fortiori* en cas d'anomalies de la grossesse, voire de la toxémie gravidique ;
- expliquer ce que peut apporter un conseil génétique, une étude du caryotype après une amniocentèse si les circonstances l'indiquent (antécédents familiaux, âge de la future mère...) ;
- prodiguer des conseils diététiques et mettre en garde contre les facteurs de risque que sont les toxiques au cours de la grossesse (alcool, tabac, drogues, médicaments...) ;
- savoir évaluer le vécu de la grossesse et diriger vers une consultation pour une prise en charge psychologique si nécessaire, car elle peut être utile pour la future relation mère-enfant ;
- dire ce que peut apporter une préparation à l'accouchement ;

• savoir que la prévention de la prématurité, ainsi que le transfert des grossesses et accouchements à risque dans les services spécialisés abaissent le nombre des souffrances périnatales ;
• entretenir la bonne entente et la coordination entre les équipes obstétricales et pédiatriques pour l'accueil du nouveau-né à la naissance, car c'est le gage d'une diminution du nombre de souffrances cérébrales par anoxie, hypoxie, hémorragie cérébrale ;
• participer à l'éducation et à la promotion de la relation mère-enfant dans les maternités pour aider les jeunes mères dans une interaction optimale avec leur bébé ;
• prévoir une prise une charge des difficultés maternelles du post-partum sur le plan psychique pour éviter la dépression maternelle et ses conséquences sur l'enfant.

À coté des besoins médicaux (intubation, ventilation, perfusion, gaz du sang...), le personnel soignant doit être conscient des besoins affectifs et de maternage du bébé. Les soins médicaux provoquent souvent la souffrance, l'angoisse et la perturbation des relations de l'enfant avec l'environnement extérieur. Il faut éviter les gestes agressifs vis-à-vis des prématurés et des nouveau-nés, lutter contre la douleur en utilisant les techniques récentes d'analgésie, même et surtout chez le prématuré *(voir chapitre 20)*.

Le handicap reconnu, sa révélation à la mère et à la famille est un moment crucial pour la suite des prises en charge et l'avenir de l'enfant. Cette révélation nécessite du doigté, de l'expérience et une excellente cohésion au sein et entre les différentes équipes. Il n'y a pas de « recette », chaque cas est particulier. Malgré toutes les précautions, elle peut être mal vécue ; en tout cas, les mères s'en souviennent toute leur vie.

Le soutien apporté à la famille aidera à l'acceptation de l'enfant. Cette prise en charge doit se faire dès la maternité, mais aussi dans les services de néonatalogie. Pour les parents, il faut mettre en évidence les capacités de l'enfant car il existe toujours un potentiel, quel que soit son état. Des équipes sont là pour aider dans les prises en charge et l'éducation des enfants, mais l'IDE ne doit pas oublier que la très grande majorité des parents ont des ressources inestimables à mettre au profit de leur enfant : il faut parfois savoir les détecter.

Il est important de prendre en compte tous les besoins psychoaffectifs afin de mieux gérer l'angoisse et d'aider au développement de l'enfant. La guidance parentale prend ici tout son sens. Des structures comme les CAMSP peuvent être importantes étant donné qu'elles comprennent une équipe multidisciplinaire travaillant en coopération avec les différentes structures départementales. Elles peuvent ainsi assurer à l'enfant un meilleur développement psychoaffectif, mais aussi une rééducation orthophonique, en psychomotricité, ergothérapie...

Dans tout cela, l'adhérence de la famille aux projets médico-éducatifs est cruciale.

Bibliographie

PERELMAN R. « Pathologie du système nerveux et des muscles en psychiatrie ». In : *Pédiatrie pratique (tome I)*. Paris : Maloine 1985.

Ponsot G. « Infirmité motrice cérébrale. Polyhandicap ». : In : Arthuis M., Pinsard N., Ponsot G., Dulac O., Mancini J., éds. *Neurologie pédiatrique*. Paris : Médecine-Sciences Flammarion : 289-315.

Roge B., Ramos O., Madelin G.-J., Lelord G. *Textes fondamentaux en autisme. Approche neuropsychologique des apprentissages chez l'enfant*. 1997.

Rumeau-Rouquette C., du Mazaubrun C. *Prévalence des handicaps, évolution dans trois générations d'enfants 1972, 1976, 1981*. Paris : éditions INSERM/ Doin ; 1994.

Sauvage D. *Autisme du nourrisson et du jeune enfant*. Paris : Masson ; 1988.

Serratrice G., Habib M. « Émotions et motivation ». Encyclopédie médico-chirurgicale (Elsevier, Paris). Neurologie, 17-022-E-30. 1997 : 7 p.

Wood P.-N. *Comment mesurer les conséquences de la maladie ? La classification internationale des infirmités, incapacités et handicaps*. Clinique OMS ; 1980 : 34-400.

chapitre 46

Jean-Louis Bernard

Cancers de l'enfant

Les cancers de l'enfant sont des maladies rares (moins de 3 % des cancers dans l'espèce humaine), mais très graves. Ces maladies ont bénéficié d'importants progrès thérapeutiques au cours des trente dernières années, avec une augmentation très importante des succès thérapeutiques (près de 3 enfants sur 4 sont aujourd'hui guéris) et une diminution des séquelles. Néanmoins, les cancers demeurent la deuxième cause de mortalité entre 1 et 15 ans, après les accidents.

Généralités

→ Particularités biologiques et conséquences cliniques

Les cancers de l'enfant sont des maladies pour la plupart fort différentes des cancers survenant à l'âge adulte, mais ce sont bien des cancers, c'est-à-dire des proliférations cellulaires incontrôlées, issues d'une même cellule (maladie monoclonale).

La première cellule maligne se caractérise par un dérèglement des mécanismes de régulation de la division cellulaire. De ce fait, la cellule cancéreuse se divise indéfiniment, se reproduisant à l'identique tant qu'elle dispose des ressources nécessaires (nutriments, oxygénation...), au mépris des cellules et des tissus qui l'entourent et qu'elle détruit de proche en proche. Ainsi, la cellule cancéreuse est potentiellement immortelle, au contraire de toute cellule vivante normale qui est inéluctablement mortelle. Quand la multiplication exponentielle des cellules cancéreuses conduit à l'apparition d'une tumeur cliniquement décelable (moment du diagnostic de la maladie), l'histoire biologique de la maladie est déjà ancienne (phases infraclinique et préclinique).

La plupart des cancers de l'adulte sont des tumeurs épithéliales que l'on appelle des carcinomes (ou épithéliomas) : il s'agit de la cancérisation des cellules du revêtement muqueux de divers organes (seins, bronches, prostate, utérus, côlon...). Ce sont des tumeurs dites différenciées. Ces adénocarcinomes se caractérisent par une lenteur de la multiplication cellulaire. De ce fait :
— les phases infraclinique et préclinique sont longues (plusieurs années), voire très longues (plusieurs décennies) ;
— la longueur de la phase préclinique permet souvent de mettre en place des dépistages (diagnostic de tumeurs asymptomatiques) fort utiles en santé publique ;
— leur sensibilité aux traitements médicaux, notamment aux chimiothérapies, est limitée. En effet, les médicaments anticancéreux agissent en perturbant la multiplication cellulaire et si la proportion de cellules en train de se diviser au moment d'une administration d'agents anticancéreux est faible, l'effet du médicament est modeste ;
— les récidives, quand elles surviennent, peuvent être tardives.
La plupart des cancers de l'enfant sont des tumeurs embryonnaires, c'est-à-dire que les cellules dont ils dérivent sont des cellules des divers organes embryonnaires, indifférenciées ou peu différenciées. Ces cellules malignes reproduisent la « vitalité » des cellules normales de l'embryon dont la multiplication est naturellement très rapide. Ainsi, le temps de doublement, c'est-à-dire l'intervalle de temps nécessaire pour que le nombre de cellules soit multiplié par deux, est beaucoup plus court dans les tumeurs embryonnaires que dans les tumeurs différenciées de type adulte. De ce fait :
— les phases infraclinique et préclinique sont courtes (quelques mois à quelques années) ;
— les possibilités de dépistage sont très réduites, le délai entre le moment où la tumeur est cliniquement détectable et celui où elle se manifeste cliniquement et conduit au diagnostic étant bref ;
— leur sensibilité aux traitements médicamenteux, notamment aux chimiothérapies, est élevée. Chaque dose de médicament atteint un nombre élevé de cellules sensibles car engagées dans une division cellulaire. Les progrès thérapeutiques décisifs enregistrés dans le dernier quart du XXe siècle dans les cancers de l'enfant sont directement ou indirectement la conséquence de cette chimiosensibilité ;
— les récidives, quand elles surviennent, sont souvent précoces, la maladie qui récidive faisant preuve de la même « vitalité » que la tumeur primitive.

Notion de volume tumoral et phases de la maladie

Le volume d'une tumeur, reflet du nombre de cellules cancéreuses, varie beaucoup avec le temps, spontanément ou sous l'effet des traitements qui lui sont opposés. Ces deux paramètres, volume et temps, permettent de définir des phases et de comprendre des notions cliniques importantes en cancérologie *(figure 46.1)*.

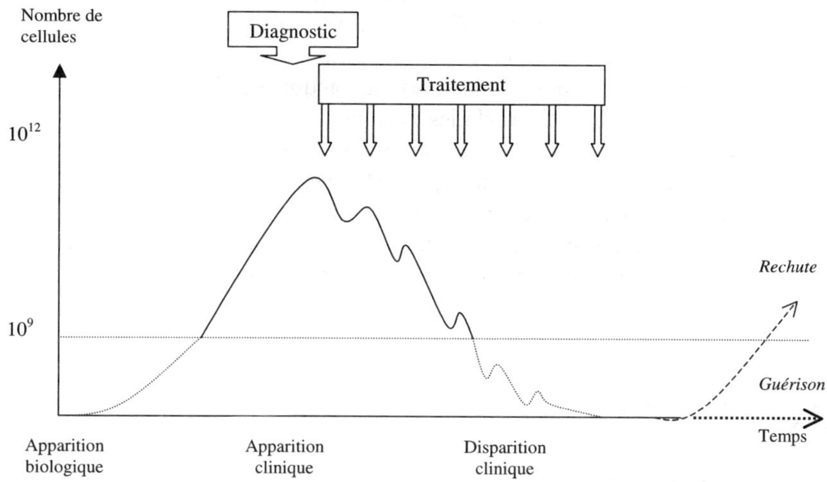

Phase infraclinique	Phase préclinique	Phase clinique	Phase de rémission

Figure 46.1 – Évolution schématique du nombre de cellules tumorales en fonction du temps et des traitements

La **phase infraclinique** correspond au développement de la tumeur à un niveau microscopique et, sauf exception, elle n'a aucune chance d'être détectée. On peut fixer schématiquement ce seuil à un milliard de cellules (10^9) qui correspond à 1 g de tissu tumoral.

La **phase préclinique** correspond au développement macroscopique de la maladie. Les actions de dépistage et les efforts de diagnostic précoce ont pour objectif de la raccourcir. Il est possible, même chez l'enfant, que le diagnostic ne soit porté qu'au moment où la tumeur comporte mille milliards de cellules (10^{12}), soit 1 kg de tissu tumoral.

La plupart du temps, chaque action thérapeutique (injection de chimiothérapie notamment) ne détruit qu'un pourcentage de cellules cancéreuses, inversant la courbe de croissance tumorale ; entre deux traitements successifs, nécessairement espacés en raison de leur toxicité, la courbe peut repartir à la hausse, d'où l'importance de la chronologie du traitement. Il s'agit en fait d'une course de vitesse entre la maladie et le traitement.

Quand, sous l'effet du traitement, il n'existe plus aucun signe observable de la maladie (examen clinique, imagerie, biologie éventuellement), on dit que l'enfant est **en rémission**, ce qui n'est pas équivalent à guérison. En effet, il est possible que des cellules subsistent à l'échelon microscopique. Ceci explique l'importance de poursuivre les traitements alors même qu'apparemment il n'y a plus de maladie. Cette notion doit être bien comprise des familles et des malades. L'arrêt du traitement est de ce fait décidé sur des données statistiques, à partir de l'expérience acquise par les équipes soignantes sur un grand nombre de malades comparables.
La différence entre un malade qui va rechuter et un malade qui ne va pas rechuter, c'est-à-dire qui va guérir, réside dans la persistance ou non de quelques cellules malignes résiduelles au moment de l'arrêt du traitement. Le risque de rechute diminue toujours avec le temps qui passe après l'arrêt du traitement ; la décroissance de ce risque est plus ou moins rapide selon le type de cancer.

➡ Notion de stade d'extension et de métastase

Une des caractéristiques essentielles de la cellule cancéreuse est qu'elle ne respecte pas son environnement. De ce fait, la tumeur s'étend de proche en proche, envahissant les tissus normaux adjacents, se propageant par les canaux lymphatiques (extension régionale), ou se transportant à distance par voie sanguine à partir de cellules ayant pénétré dans les vaisseaux (métastases hématogènes). Les sites de métastases à distance sont variables selon le type de cancer (poumon, moelle osseuse). Les métastases hépatiques sont rares chez l'enfant, et les métastases cérébrales exceptionnelles, au contraire de ce qui est observé chez l'adulte.
Il est important de comprendre que le processus métastatique peut être très précoce, débutant bien avant la phase clinique, et que la notion de phase infraclinique s'applique aussi bien aux métastases qu'à la tumeur primitive. Ainsi, quand on retient, à l'issue du bilan initial, que la maladie n'est pas métastatique, ceci ne concerne évidemment que la maladie observable, mesurable, sans que l'on puisse éliminer la présence de métastases microscopiques, pulmonaires par exemple.

➡ Épidémiologie

Un nouveau-né sur 500 présentera un cancer avant d'avoir atteint l'âge de 15 ans. Le nombre de nouveaux cas annuels, c'est-à-dire l'incidence, est en effet en moyenne dans l'enfance de 13 cas par 100 000 enfants et par an. Ce taux d'incidence est faible par comparaison avec le taux d'incidence des can-

cers dans la population générale. Cela représente environ 1 500 nouveaux cas chaque année en France.
Ce taux est en très légère augmentation au cours des dernières décennies dans les pays développés, sans qu'il soit possible de savoir quelle est la part des progrès diagnostiques et d'éventuelles modifications des facteurs d'environnement.
Il existe des particularités selon les pays, qui correspondent parfois de façon certaine à des différences de susceptibilité d'ordre génétique ; par exemple, la tumeur d'Ewing n'existe pas dans la race noire, et cela est aussi vrai pour les populations vivant en Afrique que pour celles vivant aux États-Unis.
Le taux de succès thérapeutique actuel (près de 3 sur 4) appliqué au taux d'incidence permet de calculer que 1 jeune adulte sur 750 est aujourd'hui un survivant d'un cancer dans l'enfance. Cette prévalence de l'antécédent « cancer de l'enfant » représente un taux élevé d'un point de vue de santé publique. La prévention des séquelles constitue une préoccupation constante en oncologie pédiatrique. (Pour la définition de « prévalence » et « incidence », *voir « Épidémiologie des handicaps », chapitre 45*.)
La distribution des âges au moment du diagnostic *(figure 46.2)* montre un maximum de cas autour de 3 ans, trait caractéristique des tumeurs de type embryonnaire. On remarque le nombre de cancers pendant la 1re année de vie (10 % du total) qui correspond au fait que sont diagnostiquées dans ces premiers mois de vie des tumeurs qui existaient déjà anatomiquement avant la naissance ; de fait, le diagnostic prénatal au moment de la dernière échographie obstétricale n'est plus aujourd'hui une situation exceptionnelle.
Après l'âge de 3 ans, on observe une diminution progressive de l'incidence qui passe par un minimum vers 10 ans, avant de remonter très progressivement. En fait, les tumeurs de type embryonnaire ne sont pratiquement plus observées après 10 ans ; ce sont les tumeurs de type adulte qui prennent peu à peu le relais.

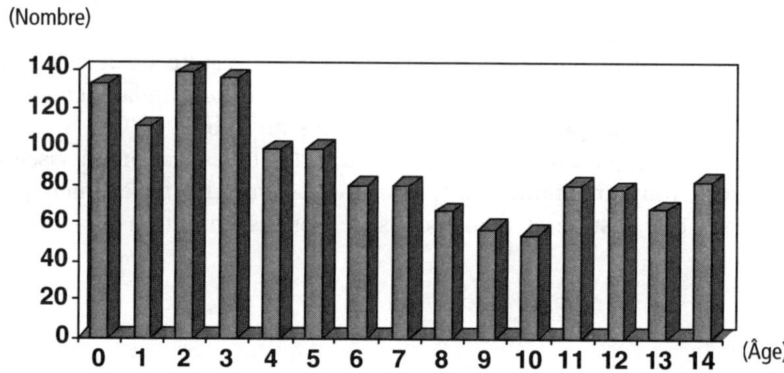

Figure 46.2 – Distribution par classe d'âge au moment du diagnostic sur 1 356 cas (D'après le Registre des cancers de l'enfant Provence-Alpes-Côte-d'Azur et Corse.)

➔ Types de cancers

Les cancers de l'enfant se caractérisent par leur grande diversité *(tableau 46.1)*.

Tableau 46.1 – Distribution des cancers de l'enfant par grands types

Types de cancers	Fréquence
Leucémies	35 %
Tumeurs cérébrales	25 %
Neuroblastomes	10 %
Tumeurs des os	5 %
Tumeurs du rein	5 %
Tumeurs mésenchymateuses	6 %
Tumeurs germinales	4 %
Rétinoblastomes	2 %
Divers	8 %
TOTAL	100 %

➔ Particularités cliniques

Les cancers de l'enfant étant des maladies à croissance rapide, la révélation clinique est souvent rapide : un enfant qui se portait apparemment très bien peut être trouvé porteur, quelques jours plus tard, d'une tumeur conséquente. Les métastases sont rarement révélatrices, sauf dans les neuroblastomes. L'état général n'est altéré que tardivement.

La difficulté du diagnostic des cancers de l'enfant résulte de leur rareté, de leur diversité, de la difficulté pour le soignant de rester vigilant chaque jour devant des signes qui peuvent être bien banals au début.

Comme il est de règle constante en pédiatrie, les investigations à visée diagnostique sont toujours limitées au strict nécessaire, chaque examen paraclinique devant être justifié et réalisé dans de bonnes conditions.

Principaux cancers de l'enfant

➡ Leucémies

Les leucémies représentent une prolifération maligne des lymphoblastes, cellules de la moelle osseuse à l'origine des globules blancs. La plupart des leucémies de l'enfant sont des leucémies aiguës, et notamment des leucémies aiguës lymphoblastiques.

Elles se manifestent essentiellement par des signes d'insuffisance médullaire, la prolifération des cellules cancéreuses gênant la production des cellules sanguines normales. Ainsi, les premiers symptômes sont souvent des infections traînantes par baisse des défenses immunitaires, des signes hémorragiques (ecchymoses) par baisse des plaquettes. L'enfant est souvent fatigué, pâle (anémie), et peut présenter des signes de douleurs osseuses (boiterie, changement de caractère, nuits agitées). L'augmentation de volume des organes lymphoïdes (ganglions, rate) complète souvent le tableau. Le risque d'extension principal est l'envahissement des méninges, systématiquement recherché par l'analyse anatomopathologique du liquide céphalo-rachidien prélevé par ponction lombaire.

Le diagnostic repose sur la détection de cellules anormales (lymphoblastes malins) soit dans le sang périphérique (formule sanguine), soit dans la moelle osseuse (myélogramme). Les anomalies chromosomiques dont sont porteuses les cellules malignes constituent un élément pronostique, de même que l'âge et le volume tumoral initial.

Le traitement repose sur des combinaisons de chimiothérapie, dont la phase initiale, dite d'induction, entraîne toujours une aplasie médullaire profonde. Le début de traitement des leucémies aiguës lymphoblastiques est marqué également par le risque de syndrome de lyse, c'est-à-dire de destruction trop rapide d'un trop grand nombre de cellules cancéreuses, dépassant les capacités d'épuration par le rein des déchets cellulaires (risque d'insuffisance rénale aiguë). La prévention comporte une hyperhydratation alcaline par voie veineuse et l'administration de médicaments détruisant l'acide urique (principal déchet cellulaire à risque). La progressivité de l'intensité du traitement chimiothérapique contribue à écarter ce risque initial.

Un traitement prophylactique des localisations méningées est également réalisé, avec notamment des injections intrarachidiennes d'agent chimiothérapique (méthotrexate).

➡ Lymphomes malins

Ce sont des maladies cancéreuses développées aux dépens des lymphoblastes situés dans les tissus (ganglions, amygdale, thymus, tube digestif). Tous les lymphomes malins observés chez l'enfant sont d'un haut grade de malignité. On distingue la maladie de Hodgkin et les lymphomes malins non hodgkiniens.

La maladie de Hodgkin existe chez l'enfant comme chez l'adulte. Elle se manifeste par une augmentation du volume de chaînes ganglionnaires superficielles (ganglions cervicaux, sus-claviculaires, axillaires, inguinaux), visibles et palpables, ou profondes (ganglions thoraciques, abdominaux et pelviens), qui ne peuvent être analysées que par une imagerie : échographie abdomino-pelvienne, radiographie du thorax, scanographie ou résonance magnétique. La rate et le thymus peuvent participer à la maladie, et des extensions métastatiques dans la moelle osseuse peuvent survenir. Il peut exister des signes inflammatoires biologiques (VS, fibrinémie...) et parfois cliniques (fièvre). La maladie de Hodgkin se traite par une association de chimiothérapie et de radiothérapie, à des doses qui sont aujourd'hui le plus souvent modérées (20 Gy). Le pronostic de la plupart des cas est excellent et les essais en cours sont essentiellement des essais de « désescalade » thérapeutique (peut-on guérir autant d'enfants avec un traitement plus léger, moins toxique ?), mais il persiste des formes résistantes aux traitements, de mauvais pronostic.

Les lymphomes non hodgkiniens dérivent des lignées de lymphocytes B et T, ce sont des tumeurs lymphoblastiques voisines des leucémies.

Les lymphomes B prennent naissance, le plus souvent, dans le tissu lymphoïde de la dernière anse de l'intestin grêle ; ils constituent des tumeurs abdominales, de croissance très rapide, qui se manifestent en général comme une masse abdominale accompagnée de douleurs, et parfois par des signes d'invagination intestinale aiguë (douleur brutale, occlusion). Les lymphomes B peuvent également apparaître dans une amygdale (grosse amygdale unilatérale non infectieuse) et plus rarement dans des ganglions périphériques. Le diagnostic repose sur un examen cytologique ou anatomopathologique. Une extension métastatique peut exister dans la moelle osseuse (myélogramme) et dans le liquide méningé (PL). Le traitement est exclusivement chimiothérapique. Cette maladie étant très chimiosensible, le traitement débute progressivement et s'accompagne des mesures de prévention du syndrome de lyse tumorale, comme dans les leucémies aiguës (hyperhydratation alcaline et uricolytique). La chimiothérapie comporte une succession de séquences agressives, aplasiantes, mais la durée totale du traitement est limitée (4 à 6 mois). Le pronostic est très bon quand la rémission est rapidement obtenue, ce qui est le cas le plus fréquent.

Les lymphomes T prennent naissance le plus souvent dans le thymus, organe lymphoïde rétrosternal qui involue normalement au cours des premières années de vie. Ils peuvent également apparaître dans les différentes chaînes ganglionnaires. Le diagnostic est cytologique ou anatomopathologique (ponction ou biopsie) et le risque d'extension (moelle osseuse, LCR) est étudié par la réalisation d'un myélogramme et d'une ponction lombaire. Le traitement est chimiothérapique, les protocoles utilisés étant plus longs que dans les lymphomes B. Le pronostic est également très bon en cas d'absence de localisation méningée et de bonne réponse initiale.

➡ Tumeurs cérébrales

Les tumeurs cérébrales de l'enfant se caractérisent par :
— leur caractère toujours primitif ;
— leur localisation surtout dans la fosse postérieure (2/3) ;
— leur grande diversité anatomopathologique *(voir chapitre 43)*.

Les signes d'alerte sont surtout liés à un trouble de la circulation du LCR du fait de la compression par la tumeur dans la fosse postérieure (le LCR est sécrété dans le IIIe ventricule et réabsorbé dans la région lombaire). Il s'agit de signes d'hypertension intracrânienne, par distension des ventricules cérébraux. Ces signes comportent l'association de céphalées et de vomissements, notamment au moment des changements de position et des efforts (vomissement « en jet », facile, du matin). Il est parfois difficile de relever le caractère inquiétant de ces vomissements et nombreux sont les cas où le diagnostic a été retardé de plusieurs mois, faute d'avoir porté attention à ces petits signes considérés comme banals. Chez le nourrisson, du fait de la souplesse des sutures crâniennes, l'hypertension intracrânienne se manifeste principalement par une augmentation anormale du périmètre crânien, d'où l'importance de surveiller systématiquement ce paramètre chez chaque nourrisson. Un autre signe qui doit attirer l'attention est l'apparition d'un strabisme interne, correspondant à la souffrance d'un nerf oculomoteur (la VIe paire), nerf ayant un long trajet intracrânien et donc particulièrement sensible à toute augmentation de la pression intracrânienne.

L'examen du fond de l'œil peut montrer un œdème de la papille, reflet de l'hypertension intracrânienne, mais cet examen est d'autant plus délicat et d'autant moins sensible que l'enfant est plus jeune. Les signes neurologiques peuvent comporter des déficits moteurs périphériques, liés à la compression des voies nerveuses dans le tronc cérébral (troubles de la marche...). En fait, devant toute suspicion de tumeur cérébrale, la seule attitude permettant de lever le doute est de réaliser une imagerie cérébrale sans tarder (scanographie ou résonance magnétique, et aussi échographie transfontanellaire chez le tout-petit). L'examen doit être de bonne qualité pour avoir de la valeur (qualité de l'immobilité et clichés avec injection notamment).

En présence d'un processus expansif intracrânien documenté par une imagerie, une intervention chirurgicale est le plus souvent indiquée en première intention. L'abord de la tumeur, parfois réalisé après une dérivation du LCR destinée à diminuer l'hypertension intracrânienne, permet d'obtenir un diagnostic exact par l'examen anatomopathologique de la tumeur et de réaliser un premier acte thérapeutique. La qualité de l'exérèse constitue toujours un paramètre important du pronostic, que la tumeur soit bénigne ou maligne. La grande diversité des tumeurs cérébrales de l'enfant couvre tout l'éventail du bénin au malin. S'il est en général assez facile d'identifier les extrêmes, par exemple l'astrocytome kystique de la fosse postérieure, toujours bénin, et le médulloblastome, toujours malin, l'appréciation du degré de malignité d'un certain nombre de tumeurs, notamment gliales, est souvent délicate.
Le médulloblastome est une tumeur cérébrale maligne spécifique de l'enfant, apparaissant dans la fosse postérieure, et caractérisée par son potentiel d'extension régionale, par l'intermédiaire du LCR : des localisations tumorales secondaires peuvent apparaître tout le long du névraxe (au-dessus, hémisphères cérébraux, et en dessous, moelle épinière). Le bilan comporte de ce fait toujours un examen du LCR et une résonance magnétique de tout le système nerveux central. Après l'exérèse chirurgicale, le traitement comporte toujours une irradiation de la fosse postérieure et, à une dose plus faible, du reste du système nerveux, ainsi qu'une chimiothérapie conventionnelle. Chez le petit enfant, en raison des séquelles que peut induire l'irradiation du système nerveux, des essais thérapeutiques testent l'intérêt de différer l'irradiation par le biais d'une chimiothérapie prolongée.

➡ Neuroblastomes

Les neuroblastomes sont des tumeurs du système nerveux sympathique embryonnaire. Elles sont spécifiques de la petite enfance et peuvent apparaître partout où existe du tissu nerveux sympathique : chaînes ganglionnaires paravertébrales droite et gauche, de la base du crâne au sacrum, et glandes médullosurrénales. Les localisations abdominales (médullosurrénale + ganglions sympathiques rétropéritonéaux) représentent plus des deux tiers des cas. Plus d'un neuroblastome sur deux est métastatique au moment du diagnostic, les métastases étant essentiellement localisées dans la moelle osseuse. Deux formes particulières de métastases méritent d'être signalées : des métastases orbitaires, entraînant une ecchymose orbitaire avec ou sans tuméfaction visible, uni- ou bilatérale, et d'exceptionnelles métastases hépatiques qui ne sont observées que chez le tout petit nourrisson et posent de difficiles problèmes thérapeutiques.
Les signes cliniques sont très variables selon la localisation : tuméfaction cervicale, signes respiratoires ou thoraciques (fausse pneumopathie traînante,

toux), tuméfaction abdominale, troubles fonctionnels pelviens (constipation...). Quand existent des métastases osseuses, celles-ci peuvent constituer la première manifestation de la maladie : ce sont des signes d'envahissement de la moelle osseuse, tout à fait comparables à ceux que l'on observe dans les leucémies : douleurs osseuses avec boiterie, irritabilité, asthénie, etc.
Le diagnostic d'un neuroblastome repose sur :
— l'analyse de la tumeur par l'imagerie (échographie, scanographie ou résonance magnétique selon les cas) ;
— la recherche d'une excrétion urinaire anormale de catécholamines : la plupart des neuroblastomes sécrètent en quantité de la dopamine, de l'acide homovanillique (HVA, *homovanillic acid*) et/ou de l'acide vanylmandélique (VMA, *vanillylmandelic acid*) ; le dosage doit être réalisé sur une quantité suffisante d'urine couvrant plusieurs mictions, en évitant des facteurs de confusion pouvant fausser les dosages, notamment la vanille alimentaire (banane, biscuits, petits pots...) et certains médicaments ;
— une scintigraphie particulière, à la MIBG (méthyl-iodo-benzyl-guanidine, molécule spécifique des tumeurs du système nerveux sympathique), ce produit se fixant sélectivement sur les cellules tumorales des neuroblastomes.
Une biopsie de la tumeur peut être nécessaire, permettant de réaliser un examen de biologie moléculaire pour mettre en évidence une amplification de l'oncogène MycN qui a une valeur pronostique. Une recherche approfondie d'éventuelles localisations dans la moelle osseuse (plusieurs myélogrammes et biopsies ostéo-médullaires) est nécessaire, car ce type de métastase revêt un caractère de gravité important et nécessite une stratégie thérapeutique spécifique, intensive.
Dans les formes non métastatiques, la chirurgie de la tumeur primitive est un élément important du traitement ; elle est réalisée soit d'emblée, soit après une chimiothérapie de réduction du volume tumoral. Dans les formes métastatiques, c'est l'éradication de la maladie métastatique qui constitue l'enjeu principal ; une chimiothérapie première essaie de faire disparaître ces localisations médullaires et prépare la chirurgie d'exérèse. Le traitement est poursuivi par une chimiothérapie intensive suivie d'une autogreffe de moelle osseuse. Le pronostic est globalement bon pour les formes non métastatiques ; il demeure mauvais pour les formes évoluées.

➡ Tumeurs du rein

La plupart d'entre elles sont des néphroblastomes (tumeur de Wilms), tumeur du tissu rénal embryonnaire spécifique de l'enfant. Elle est quelquefois bilatérale, parfois associée à des malformations des voies urinaires, à une asymétrie de croissance (hémihypertrophie corporelle), à une malformation de l'iris (aniridie). Certains néphroblastomes sont liés à une anomalie génétique.

Ces tumeurs sont révélées une fois sur deux par la découverte d'une masse abdominale, soit par la mère à l'occasion de la toilette, soit par le médecin lors d'un examen de routine (la palpation des fosses lombaires doit être systématique chez l'enfant). Parfois, ce sont des douleurs abdominales (souvent liées à des hémorragies intratumorales) qui conduisent à découvrir la tumeur. Les signes urinaires sont rares. Exceptionnellement, le début est brutal, par rupture tumorale à l'occasion d'un traumatisme (guidon de vélo par exemple). Le risque métastatique est pulmonaire.

La masse abdominale peut être volumineuse, visible en avant, déformant l'abdomen. Il est important d'éviter tout traumatisme, la rupture tumorale constituant toujours un élément pronostique péjoratif. Le diagnostic est en général établi avec une très forte probabilité de certitude par les examens radiologiques, essentiellement échographie rénale et scanographie. Il s'agit de l'un des rares cas en cancérologie où le traitement chimiothérapique débute sans que l'on ait la certitude absolue du caractère malin de la maladie par une preuve anatomopathologique ; en effet, devant un néphroblastome fort vraisemblable (clinique + radiologie), il y a intérêt à réaliser une chimiothérapie première pendant 4 à 8 semaines, puis une chirurgie seconde (néphrectomie), celle-ci étant alors réalisée sur une tumeur de volume réduit, donc avec un risque de rupture peropératoire bien plus faible. La chimiothérapie préopératoire, le plus souvent très efficace, s'accompagne assez souvent de poussées de fièvre qui correspondent en fait à la nécrose tumorale massive et non à un processus infectieux. Le traitement postopératoire comporte toujours une chimiothérapie, plus ou mois longue et complexe en fonction des constatations microscopiques sur la pièce opératoire, parfois associée à une irradiation de la loge rénale (rupture).

Le pronostic est globalement bon ; il est excellent dans les stades I (tumeur n'ayant pas envahi la capsule rénale) pour lesquels les essais thérapeutiques en cours sont des essais de « désescalade » thérapeutique. Les enfants ayant une maladie métastatique sont guéris plus d'une fois sur deux.

Il existe peu de séquelles chez les enfants guéris, notamment quand il n'y a pas eu d'irradiation, ce qui est le cas pour la plupart d'entre eux. Il n'y a pas, en général, de risque d'insuffisance rénale, le rein restant suppléant sans problème le rein manquant. Ce problème se pose parfois dans les tumeurs bilatérales. *(Voir « Tumeur de la surrénale », chapitre 41.)*

Tumeurs osseuses

Les tumeurs osseuses malignes de l'enfant se répartissent pour moitié en ostéosarcomes (tumeurs des ostéoblastes, cellules qui fabriquent l'os) et en tumeurs d'Ewing, dont la cellule d'origine est située dans la moelle des os. De ce fait, on comprend que l'ostéosarcome est une maladie qui survient essentiellement au niveau des cartilages de croissance les plus actifs (fémur infé-

rieur et tibia supérieur) et au moment de la poussée de croissance maximale (période prépubertaire et pubertaire), alors que la tumeur d'Ewing se rencontre plutôt dans les os riches en moelle osseuse, c'est-à-dire les os plats (crâne, vertèbres, côtes, bassin...), sans âge particulier.
Les signes cliniques sont dominés par le problème difficile des douleurs osseuses. Celles-ci, liées essentiellement à la distension du périoste par la poussée tumorale, peuvent être capricieuses, répondent souvent bien aux antalgiques banals, notamment aux anti-inflammatoires, et peuvent rétrocéder spontanément quand le périoste est rompu (baisse de la tension), rassurant à tort le malade, la famille et le médecin. La plus grande vigilance doit donc présider devant toute douleur susceptible d'être d'origine osseuse chez l'enfant ; le risque est de banaliser en la mettant facilement sur le compte de tel ou tel traumatisme ou de douleurs de croissance, ou encore de réaliser des radiographies mal centrées, faussement rassurantes. Parfois, la tumeur d'Ewing s'accompagne de signes inflammatoires locaux et généraux (fièvre, altération de l'état général).
Le bilan comporte toujours une imagerie locale de qualité (radiographies simples, scintigraphie osseuse, résonance magnétique) pour apprécier l'extension de la maladie, notamment par rapport aux cartilages de croissance, ce qui va conditionner la tactique chirurgicale ultérieure. Les métastases, pulmonaires, sont systématiquement recherchées par une scanographie thoracique.
La biopsie chirurgicale de la tumeur primitive est obligatoire dans un premier temps pour caractériser la tumeur. Le traitement débute toujours aujourd'hui par une chimiothérapie, différente selon le type de tumeur, durant environ 2 mois. Elle obtient la plupart du temps le contrôle du processus tumoral, permettant au chirurgien d'envisager une chirurgie d'exérèse limitée à la zone malade, avec préservation du membre et le plus souvent de sa fonction. Différentes techniques de reconstruction sont mises en œuvre selon les cas (autogreffe osseuse, prothèse interne). Une chimiothérapie postopératoire, dont la nature est orientée par l'analyse microscopique de l'impact de la chimiothérapie préopératoire, complète le traitement.
Le pronostic de ces tumeurs a été transformé au cours du dernier quart du XXe siècle grâce à la découverte de leur chimiosensibilité : gains importants en termes de survie (un tiers des malades guérissaient en 1970, plus des deux tiers aujourd'hui) et diminution importante des séquelles (amputations fréquentes auparavant, exceptionnelles aujourd'hui). Cependant, la tolérance à moyen et long terme des montages orthopédiques représente un motif de préoccupation chez ces jeunes dont l'espoir de vie se chiffre en plusieurs dizaines d'années.

➡ Tumeurs mésenchymateuses

Il s'agit essentiellement de tumeurs malignes dérivées des muscles striés, appelées sarcomes embryonnaires ou rhabdomyosarcomes. Elles peuvent

apparaître partout où existent des muscles : muscles superficiels des membres, du tronc, mais aussi muscles des viscères (utérus, vessie, prostate...). Les signes d'alerte sont très variables selon le site. Il faut retenir que toute tuméfaction des parties molles superficielles, chez un enfant, doit nécessairement faire l'objet d'un diagnostic précis. Une biopsie ou une biopsie-exérèse est souvent nécessaire.
Le traitement comporte une chimiothérapie, associée selon les cas à une exérèse chirurgicale, première ou différée, et rarement à une irradiation.

➡ Tumeurs germinales

Chez l'enfant, les tumeurs germinales ont pour particularité de pouvoir survenir dans les glandes sexuelles, testicule et ovaire, mais aussi dans des sites où se sont trouvées ces cellules pendant la vie embryonnaire, notamment l'axe médian du corps, du cerveau au pelvis, et le foie. Plusieurs types anatomopathologiques existent, parfois associés et pouvant sécréter des marqueurs biologiques, très utiles pour le diagnostic et le suivi de l'évolution. On mesure ainsi les taux d'alpha-fœtoprotéine et de β-HCG dans le sang et/ou dans le LCR, selon les cas.
Les traitements comportent l'association de chimiothérapie, de chirurgie et parfois d'irradiation, selon les cas.

➡ Tumeurs oculaires

Le petit enfant peut présenter un cancer de l'œil très particulier, le rétinoblastome, qui est une tumeur de la rétine embryonnaire. Environ 20 % des rétinoblastomes sont liés à une anomalie génétique constitutionnelle, donc transmissible ; ces sujets ont souvent des tumeurs bilatérales précoces.
Le diagnostic est porté dans trois circonstances *(voir chapitre 47)* :
— strabisme, c'est-à-dire asymétrie du regard, en rapport avec la mauvaise vision d'un œil due à la tumeur ; ceci implique que tout strabisme du nourrisson et de l'enfant doit faire l'objet d'un examen ophtalmologique attentif ;
— la leucocorie, c'est à dire la possibilité pour un observateur d'apercevoir directement la tumeur, qui est blanche, au niveau de la pupille, qui est noire ; ceci nécessite des conditions d'observation rares et toujours fugaces (pupille dilatée donc sujet dans la pénombre, rayon lumineux incident sur l'œil malade et bon positionnement de l'observateur...).

à savoir

On doit toujours prendre très au sérieux une mère qui dit qu'elle a eu une drôle d'impression, passagère, en voyant comme du blanc dans l'œil de son enfant.

Fort probablement, le professionnel de santé qui se penche sur l'enfant n'arrivera pas à reproduire ces conditions ; il doit d'urgence adresser l'enfant, sans plus d'argument, à un ophtalmologiste ;
— surveillance systématique d'un enfant déjà porteur d'un rétinoblastome (bilatéralisation) ou appartenant à une famille où existent un ou plusieurs cas de rétinoblastome.
Le traitement est dominé par le risque fonctionnel, le maintien de la vision résiduelle étant une préoccupation constante. L'énucléation est encore assez souvent nécessaire. Le risque vital est assez faible, car la tumeur est longtemps contenue à l'intérieur du globe optique, la seule voie de propagation étant par le nerf optique, vers les méninges. L'envahissement du nerf optique constitue un facteur de mauvais pronostic.

Traitements

Les traitements des cancers de l'enfant sont complexes, coûteux, à haut risque pour le malade, et génèrent de nombreux effets secondaires. On distingue ainsi les traitements spécifiques, traitant la maladie elle-même, et les traitements non spécifiques, visant à prévenir ou traiter les effets toxiques indésirables. Enfin, le traitement de la douleur, préventif avant les actes de soins ou curatif, occupe une place essentielle en oncologie pédiatrique *(voir chapitre 48)*.

➡ Traitements spécifiques

Protocoles et essais thérapeutiques

Les progrès déterminants enregistrés au cours des dernières décennies sont dus à l'approche rationnelle et coopérative de l'étude des stratégies thérapeutiques. En effet, pour progresser dans la connaissance de maladies rares, il faut réunir les expériences des différentes équipes et explorer pas à pas les voies de progrès. De fait, la plupart des cancers de l'enfant sont traités dans le cadre de protocoles thérapeutiques définis au niveau national ou international. Beaucoup étudient l'intérêt de nouvelles approches thérapeutiques, ce sont des essais thérapeutiques. Les essais thérapeutiques sont strictement encadrés par la législation française et la participation des mineurs fait l'objet de règles particulières (personnes particulièrement protégées). Entre autres dispositions, il faut savoir que, en sus de l'accord des parents, l'accord de l'enfant doit être recherché chaque fois que son « discernement » le permet *(voir partie IX)*.

Chirurgie

Elle demeure un moyen thérapeutique essentiel quand elle permet de réaliser une exérèse carcinologiquement satisfaisante, c'est-à-dire macroscopiquement complète. Elle est aujourd'hui incluse dans un programme thérapeutique d'ensemble. De fait, elle est souvent différée, ne prenant place que de façon secondaire dans le traitement, après qu'une réduction du volume tumoral a été obtenue par une chimiothérapie première. Le meilleur exemple de cette évolution est celui des tumeurs osseuses des membres, dans lesquelles on est passé en deux décennies d'une chirurgie première, mutilante, d'amputation, à une chirurgie différée, élaborée, visant à maintenir la fonction.
Une limite de la chirurgie des cancers réside dans les sacrifices qu'elle peut comporter ; aujourd'hui, les mutilations importantes (pelvectomie par exemple) sont de plus en plus souvent récusées, au risque de diminuer parfois les chances de guérison.

Chimiothérapie anticancéreuse

Les cancers de l'enfant sont globalement sensibles aux chimiothérapies. Celles-ci constituent aujourd'hui la base du traitement de la plupart des cancers de l'enfant et ont permis d'enregistrer d'importants progrès thérapeutiques au cours du dernier quart de siècle. Outre l'amélioration du pronostic vital, ces traitements ont permis de réaliser des interventions chirurgicales plus fines, moins délabrantes, et de diminuer fortement les séquelles liées aux traitements.
Les chimiothérapies comportent l'administration de médicaments anticancéreux qui ont la propriété de perturber les divisions cellulaires. A une exception près (asparaginase), ils ne sont pas spécifiques des cellules cancéreuses et interfèrent donc aussi dans la multiplication des cellules normales. Les cellules cancéreuses, se divisant plus rapidement que la plupart des cellules normales et étant moins aptes à réparer les dégâts causés par ces traitements, sont les plus touchées par l'agression chimiothérapique. Les cellules normales qui se renouvellent le plus vite dans l'organisme sont celles de la moelle osseuse, des poils, du tube digestif et des glandes sexuelles (chez le sujet pubère), d'où les effets secondaires principaux des chimiothérapies.
Certains médicaments anticancéreux nécessitent l'administration conjointe d'autres médicaments destinés à pallier leur toxicité : ainsi, le méthotrexate est aujourd'hui souvent utilisé à très haute dose (ostéosarcome, lymphomes), à des posologies qui ne seraient pas tolérées si l'on n'administrait pas dans les heures suivantes un antidote. La toxicité pour la muqueuse des voies urinaires du cyclophosphamide et de l'ifosfamide à hautes doses nécessite l'administration conjointe d'une hyperhydratation et d'un médicament uroprotecteur (mesna). D'une façon générale, il faut retenir que les conditions d'administra-

tion des médicaments anticancéreux sont essentielles pour leur efficacité et leur sécurité (dilution, hydratation, débit, médicaments d'accompagnement). Les médicaments anticancéreux sont la plupart du temps utilisés de façon combinée, en séquences (« cures ») associant plusieurs médicaments sur quelques jours, certains médicaments potentialisant l'effet de certains autres. Puis on observe une période de repos pour laisser le temps aux cellules saines de retrouver un fonctionnement normal, avant qu'une nouvelle séquence ne soit débutée.

La plupart des médicaments anticancéreux sont « dose-dépendants », c'est à dire que leur effet antitumoral est d'autant plus fort que la dose est élevée, ce qui incite à les utiliser à la limite supérieure de la tolérance. Les chimiothérapies chez l'enfant sont réalisées à des posologies élevées, car la tolérance de l'enfant est généralement bonne (capacités d'élimination intactes), sauf chez le jeune nourrisson, qui est plus fragile. La posologie de ces traitements est toujours adaptée de façon très fine, la marge entre toxicité tolérable et toxicité dommageable étant très étroite. La chimiothérapie chez l'enfant ne peut être réalisée que dans un service habilité par un personnel soignant expérimenté.

L'un des risques majeurs dans un service d'oncologie pédiatrique est que, dans une même vacation, l'infirmière va devoir administrer à des enfants de poids fort différents (du nouveau-né à l'adolescent) des médicaments dont la posologie est très précise pour chacun d'eux ; ainsi, elle va utiliser un même médicament à des doses variant dans un rapport de 1 à 10 par exemple ; la plus grande vigilance est nécessaire pour ne pas se tromper de dosage !

Une autre difficulté est celle de l'abord veineux, la plupart des agents anticancéreux devant être injectés par voie veineuse et nombre d'entre eux étant toxiques pour les tissus mous en cas d'extravasation. Aujourd'hui, la plupart des enfants bénéficient de la mise en place d'une voie veineuse centrale, fort utile pour le confort de l'enfant, ainsi que pour la facilité et la sécurité des injections *(voir « Techniques d'abord vasculaire », chapitre 53)*.

Radiothérapie

La radiothérapie est un moyen thérapeutique que l'on cherche à limiter au minimum chez l'enfant, en raison de la très grande radiosensibilité des tissus sains en croissance. Par exemple, l'irradiation d'une pièce osseuse limite irrémédiablement sa croissance, pouvant entraîner une asymétrie en fin de croissance et des séquelles fonctionnelles et/ou esthétiques. L'irradiation des hémisphères cérébraux avant l'âge de 5 ans entraîne très souvent des difficultés d'apprentissage qui vont grever l'avenir scolaire et social de l'enfant. Le risque carcinogène des rayons est en outre plus grand chez l'enfant que chez l'adulte. Enfin, la réalisation des séances de radiothérapie, qui nécessitent une immobilité de quelques minutes dans une pièce isolée, sans accompagnant, est d'autant plus difficile que l'enfant est plus jeune, pouvant conduire à irradier sous anesthésie générale les petits enfants. La radiothérapie n'est utilisée aujourd'hui régulièrement que dans les tumeurs cérébrales, les rétinoblastomes et certains lymphomes (maladie de Hodgkin), les autres indications étant devenues rares.

Greffes de moelle osseuse et de cellules souches

Elles constituent le moyen qui a été mis au point pour délivrer des chimiothérapies et/ou une irradiation à des doses qui seraient mortelles du fait de leur toxicité médullaire, si l'on ne pouvait restaurer la moelle osseuse en injectant au malade, après le traitement intensif, des cellules souches de la moelle osseuse. Ces cellules souches ont été prélevées chez le malade lui-même avant le traitement intensif (par cytaphérèse), il s'agit alors d'une autogreffe, ou alors, chez un donneur compatible, c'est une allogreffe. Les autogreffes sont utilisées dans les tumeurs solides, les allogreffes ou les autogreffes dans les leucémies.

L'indication générale de ces greffes est la suivante : maladie cancéreuse ayant bien répondu à la chimiothérapie conventionnelle (maladie chimiosensible), mais dont le pronostic reste néanmoins mauvais. On propose alors de réaliser un dernier traitement à dose extrêmement forte au moment où la maladie est la plus faible.

La réinjection des cellules hématopoïétiques (la greffe) est réalisée par voie veineuse dans les 2 jours qui suivent la fin du traitement intensif. Les cellules greffées commencent à produire des globules blancs et des plaquettes mesurables dans le sang périphérique en 2 à 4 semaines. Dans cet intervalle, le malade doit être hospitalisé dans une unité protégée pour le mettre à l'abri de toute contamination infectieuse exogène. Un support nutritionnel et transfusionnel est toujours nécessaire.

La récupération d'une bonne capacité immunitaire nécessite toujours plusieurs mois, l'enfant restant fragile bien après la restauration d'un nombre correct de globules blancs sur la numération sanguine. Des précautions sont mises en place dans cette période postgreffe (reprise prudente et progressive des activités sociales, scolaires, souvent traitement antibiotique prophylactique des infections opportunistes).

➡ Effets secondaires et traitements non spécifiques

On appelle traitements non spécifiques l'ensemble des moyens qui concourent au traitement de la maladie cancéreuse, sans agir directement sur les cellules cancéreuses. Il s'agit essentiellement du traitement des effets secondaires de la chimiothérapie et du traitement de la douleur.

Aplasie

L'aplasie médullaire, ou plutôt l'hypoplasie médullaire, constitue l'un des effets secondaires principaux des chimiothérapies. Elle est directement la conséquence de l'action cytostatique des médicaments anticancéreux et concerne les trois lignées de cellules sanguines. Selon les médicaments anticancéreux et leurs combinaisons, certaines lignées peuvent être plus ou moins atteintes que d'autres.

Lignée blanche

Les polynucléaires sont les cellules du sang qui se renouvellent le plus rapidement (un quart chaque jour). De ce fait, ce sont les premières cellules à baisser sous l'effet d'une chimiothérapie. La baisse survient dans les 3 à 5 jours qui suivent le traitement, le taux des polynucléaires passe par un « nadir » (point le plus bas) avant de remonter au bout de quelques jours (sortie d'aplasie). Les polynucléaires ont pour fonction principale la défense contre les infections bactériennes. Leur diminution en dessous de 0,5 giga/L entraîne pour le sujet un risque plus élevé d'infection ; cela nécessite une surveillance clinique (foyers infectieux, température) et des mesures d'asepsie (lutte contre les infections manuportées notamment). En dessous de 0,2 giga/L, le risque est très important. La durée de l'aplasie constitue aussi un facteur important de risque de complication infectieuse. Après certaines combinaisons de chimiothérapie connues pour être particulièrement aplasiantes sur la lignée blanche, on utilise aujourd'hui, dès la fin de la chimiothérapie, un médicament stimulant la multiplication des cellules produisant les polynucléaires (cytokine). Ce type de médicament permet de supprimer ou de limiter l'aplasie blanche dans sa profondeur et sa durée. Il n'est pas utilisé de façon systématique après toute chimiothérapie en raison :
— de son caractère contraignant pour l'enfant : injection sous-cutanée quotidienne pendant plusieurs jours ;
— de son coût très élevé.
En cas d'apparition d'une fièvre chez un enfant aplasique, une hospitalisation s'impose sans tarder afin de réaliser des prélèvements bactériologiques systématiques (sang, urines, cathéter et tout site suspect) et de mettre en œuvre immédiatement une antibiothérapie bactéricide associée intraveineuse. Les mesures d'isolement de l'enfant s'imposent aussi, bien entendu, en milieu hospitalier.

Lignée plaquettaire

Les plaquettes se renouvellent aussi rapidement (demi-vie de 10 jours). Leur baisse est souvent associée à celle des polynucléaires, retardée en général dans son début et dans sa remontée. La baisse des plaquettes implique un risque hémorragique. On considère en général que chez l'enfant, dont le système vasculaire est par ailleurs de bonne qualité, il n'existe pas de risque appré-

ciable tant que le taux reste au-dessus de 30 giga/L, sauf pour les enfants dont le cerveau est fragilisé (chirurgie, irradiation) chez lesquels le seuil est fixé plus haut, à 50 giga/L.
Quand ces taux sont atteints, l'indication d'une transfusion de plaquettes est posée.

➡ Lignée rouge

Les globules rouges ont une longue durée de vie (120 jours). De ce fait, l'impact des chimiothérapies ne se traduit, quand il existe, que très progressivement dans le cours du traitement. La baisse des globules rouges au fil des semaines ou mois est aussi largement dépendante des spoliations sanguines que peuvent représenter les prélèvements sanguins répétés, notamment chez le petit enfant. Des transfusions d'hématies sont parfois nécessaires, toujours limitées au minimum.

Mucites

La mucite est une conséquence fréquente de l'utilisation de certains médicaments de chimiothérapie. En effet, les cellules de la muqueuse buccale sont sensibles à plusieurs de ces médicaments (méthotrexate notamment), la muqueuse devient fragile et risque de s'infecter alors facilement. Cette mucite peut s'accompagner d'aphtes qui sont des ulcérations de cette muqueuse. La mucite et les aphtes entraînent des douleurs, parfois très importantes, et gênent toujours l'alimentation.
Une bonne hygiène buccale est susceptible de limiter la gravité d'une mucite chimio-induite. En effet, une hygiène défectueuse s'accompagne d'un état inflammatoire chronique de la muqueuse buccale qui la rend plus sensible à la chimiothérapie et facilite la surinfection. Celle-ci est alors beaucoup plus fragile vis-à-vis de l'éventuelle toxicité de la chimiothérapie. Il est donc très important pendant toute la période de chimiothérapie de veiller à ce que les enfants aient une bonne hygiène buccale. L'infirmière joue ici un rôle très important d'éducation du patient et de sa famille.
La mucite peut perturber gravement l'alimentation par la douleur, puis par l'altération du goût qu'elle induit *(voir « Stomatites du nourrisson et de l'enfant », chapitre 28).*

Nausées et vomissements

Beaucoup de médicaments anticancéreux ont tendance à provoquer, dans les heures qui suivent leur administration, des nausées et des vomissements inconfortables pour le malade. Il faut savoir que :
— tous les médicaments anticancéreux n'ont pas le même pouvoir de provoquer ces vomissements, certains sont à plus haut risque que d'autres ;

— la tolérance d'une chimiothérapie donnée est variable d'un sujet à un autre, les enfants les plus jeunes ayant tendance à mieux supporter les chimiothérapies sur ce plan ;
— une participation psychologique, liée à l'inquiétude de recevoir ces traitements, peut majorer ces nausées et vomissements, notamment chez le grand enfant et l'adolescent ;
— l'équipe soignante prend toujours en compte cet inconvénient en associant à la chimiothérapie des antinauséeux, parfois eux-mêmes associés (antinauséeux périphériques, corticoïdes, cétrons) ; en fonction de leur effet lors d'une cure de chimiothérapie, ce traitement d'accompagnement est reconduit ou modifié lors des cures suivantes ;
— il est important d'arriver à empêcher l'installation des vomissements car, une fois déclarés, il est plus difficile de les arrêter ;
— certains anticancéreux (platine) peuvent provoquer des vomissements retardés de plusieurs jours.

Alopécie

La chute des cheveux constitue le stigmate le plus connu qui marque le sujet recevant une chimiothérapie. La toxicité pilaire des anticancéreux est variable selon les médicaments et les combinaisons, mais rares sont les sujets traités qui y échappent. Elle ne survient jamais immédiatement, brutalement. C'est au bout de quelques semaines que la chute survient, ce qui laisse le temps de préparer l'enfant et sa famille. Il convient de dédramatiser cet inconvénient, de rassurer sur la repousse (de beaux cheveux, plus fins !) dans les 2 mois qui suivront l'arrêt du traitement, de conseiller de raccourcir les cheveux avant le début de la chute, de prévoir foulard, casquette ou postiche selon les cas. D'une manière générale, cet inconvénient n'a pas ou que peu d'impact psychologique chez le jeune enfant. Il n'en est pas de même chez le grand enfant, surtout au moment de l'adolescence : cette altération de l'image de soi (cheveux, mais aussi pilosité sexuelle) interfère souvent fortement dans l'identification du sujet. Une écoute, un accompagnement psychologique de qualité sont alors très souhaitables.
Les méthodes destinées à limiter l'alopécie chimio-induite, parfois utilisées chez l'adulte, ont peu de place en pédiatrie : elles sont pénibles (garrot autour du crâne, casque réfrigérant), mal acceptées, et d'ailleurs peu efficaces.

Fertilité

Les glandes sexuelles en cours d'activité, donc à partir du début de la puberté, peuvent être atteintes par les chimiothérapies. Le testicule est plus sensible que l'ovaire et les médicaments anticancéreux présentent un risque gonadique variable de l'un à l'autre. Dans certaines maladies (Hodgkin par exemple),

certains essais thérapeutiques de désescalade visent à limiter l'utilisation des médicaments à plus haut risque gonadique. En pédiatrie, les indications d'un prélèvement et d'une conservation de sperme avant traitement sont rares en raison de la rapidité avec laquelle doivent être institués la plupart des traitements et du caractère psychologiquement délicat de ce projet.
D'une manière générale, on considère que l'effet gonadique, quand il existe, est plus une hypofertilité qu'une infertilité. Ce sujet est toujours abordé avec les anciens malades quand émerge leur souci de paternité ou de maternité.

Toxicité auditive

Une diminution de l'audition peut être provoquée par un type d'anticancéreux, les sels de platine. Ce risque est majoré par l'utilisation, souvent nécessaire lors des aplasies fébriles, d'antibiotiques de la classe des aminosides. L'administration correcte des uns et des autres et la surveillance régulière (audiogramme) cherchent à éviter l'installation d'un déficit auditif socialement pénalisant, c'est-à-dire atteignant les fréquences de la parole.

Toxicité cardiaque

Les anticancéreux du groupe des anthracyclines, très utilisés car indispensables dans le traitement de plusieurs cancers, ont pour particularité de se fixer spécifiquement sur les cellules du cœur, de façon définitive, chaque dose s'ajoutant à la précédente. À partir d'une certaine accumulation, une défaillance cardiaque peut survenir. Ces traitements sont étroitement surveillés par des échographies cardiaques régulières pour détecter tout début d'altération de la fonction cardiaque qui imposerait l'interruption de ce traitement.

acte infirmier

Parcours de l'enfant et de ses proches

La survenue d'un cancer chez un enfant constitue toujours un drame familial. L'entrée souvent rapide dans la maladie, son caractère injuste, l'image de mort, d'autodestruction et de souffrance qui lui est attachée plongent la famille dans une détresse que le comportement des soignants doit s'attacher à limiter.
Le professionnalisme de l'équipe soignante est un élément essentiel de son efficacité dans l'accompagnement psychologique de l'enfant malade et de ses proches. La qualité de l'information qui est donnée et sa forme sont déterminantes. Les premières paroles, les premières attitudes vont souvent rester marquées dans leur mémoire et chaque membre de l'équipe soignante doit être très attentif.
La vérité est un élément essentiel de la confiance. De fait, dans toutes les équipes d'oncologie pédiatrique, il est de règle d'exprimer toujours aux parents l'exacte vérité de la situation médicale, avec les vrais mots, sans faux-fuyant. Dès que le diagnostic est

exprimé, il est nécessaire de pouvoir immédiatement enchaîner sur des informations sur le pronostic et les possibilités thérapeutiques. Le pronostic est abordé de façon générale, en évitant de citer des statistiques qui, à l'échelon individuel, sont dénuées de sens. Le programme thérapeutique est présenté dans ses grandes étapes, de même que la façon dont il va se dérouler avec les séjours à l'hôpital, les séances en hôpital de jour, la surveillance à la maison. Le sens du traitement, l'intention thérapeutique finale qui est le plus souvent curative sont exprimés tout en faisant comprendre que c'est pas à pas qu'il faudra apprécier l'efficacité du traitement protocolaire sur leur enfant en particulier. Il est difficile aux parents de tout entendre, de tout comprendre en peu de temps. Il sera souvent utile de revenir sur ces informations à plusieurs reprises.

L'information de l'enfant lui-même est un élément capital. Ici aussi, la vérité et le respect sont la condition indispensable de l'établissement d'une relation confiante. L'enfant est mis au courant de la réalité de sa maladie, avec les vrais mots ; la gravité est exprimée pour lui faire comprendre et accepter un traitement difficile. Chez l'enfant en âge de comprendre, son consentement doit être recherché et obtenu pour l'engager dans un essai thérapeutique. Au quotidien, chaque soin doit être anticipé, expliqué, les précautions contre la douleur induite doivent être détaillées. Les repères de la vie normale doivent être préservés dans toute la mesure du possible. Pendant les séjours hospitaliers, la présence d'enseignants (école à l'hôpital) est un élément important de cet ancrage dans la normalité ; c'est aussi un signal fort que, malgré les difficultés présentes, il faut continuer à préparer l'avenir, donc qu'il y a bien un espoir d'avenir.

L'IDE, par ses paroles, par ses attitudes au quotidien, occupe une place essentielle dans le vécu de ces moments difficiles et dans le souvenir et les traces qu'ils laisseront chez l'enfant et sa famille. Son action doit être parfaitement coordonnée avec celle des autres professionnels, médecins et psychologues, mais aussi auxiliaires de puériculture et éducatrices.

Il est fréquent que le moment de l'arrêt du traitement soit à nouveau une période d'inquiétude. Ce traitement, si pénible au quotidien, était pourtant rassurant, les contacts avec les soignants hospitaliers vont être aussi moins fréquents. La période de la surveillance est dominée par ce que l'on a pu appeler le « syndrome de Damoclès » : on craint toujours une rechute, chaque bilan réactive cette inquiétude, et d'ailleurs, s'il n'y avait pas de risque, on ne ferait pas ces examens.

Le suivi de ces anciens malades comporte des examens de surveillance de la maladie, qui s'espacent avec le temps qui passe après l'arrêt du traitement, des examens de surveillance d'éventuelles séquelles physiques et physiologiques (croissance, audition, apprentissages...) et une détection d'éventuelles conséquences psychosociales de la maladie, parfois tardives. L'écoute attentive et les conseils adéquats doivent être proposés à ces anciens malades sur une longue durée. Souvent il est utile, chez l'ancien malade devenu jeune adulte, de reprendre toute son histoire avant de lui donner les conseils de surveillance à long terme et d'hygiène de vie. L'éviction totale et permanente du tabac est centrale ; il faut leur expliquer que leur guérison a été acquise au prix d'une toxicité non négligeable et qu'il leur appartient de ne pas accumuler d'autres facteurs de risque, évitables ceux-là. En effet, tabac et médicaments anticancéreux ont en commun un potentiel carcinogène important, outre leurs toxicités cardiaques et pulmonaires.

chapitre 47

Jean-Claude Lombardo

Ophtalmologie

Rappel anatomique

➡ Anatomie du globe oculaire

Le globe oculaire (*figure 47.1*) a la forme d'une sphère dont la longueur axiale antéropostérieure est d'environ 17 mm à la naissance et augmente au cours de la croissance pour atteindre, vers l'âge de 15 ans, la longueur définitive de 23 mm.

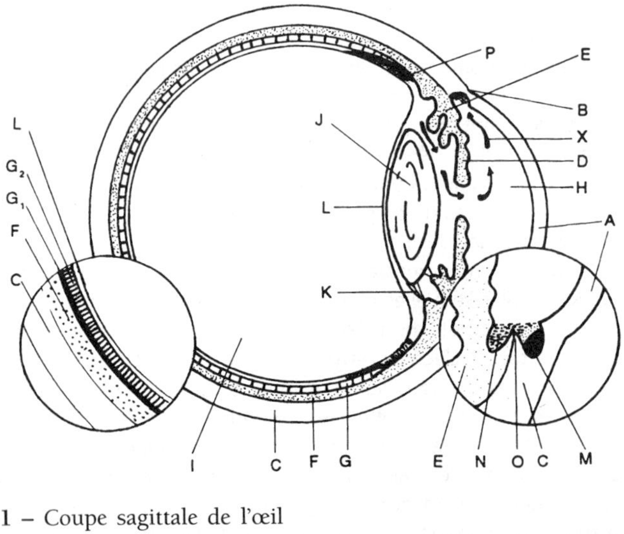

Figure 47.1 – Coupe sagittale de l'œil

A : cornée ; B : limbe ; C : sclère ; D : iris ; E : corps ciliaire ; F : choroïde ; G : rétine ; G1 : épithélium pigmentaire ; G2 : rétine visuelle ; H : humeur aqueuse ; I : vitré ; J : cristallin ; k : zonule de Zinn ; L : hyaloïde ; M : canal de Schlemm ; N : trabéculum ; O : éperon scléral ; P : base du vitré.

La coque externe du globe oculaire est constituée, à la partie antérieure, par la cornée transparente dont le diamètre est de 10 à 12 mm, prolongée en arrière par la sclérotique blanche opaque.
Intérieurement, la sclérotique est tapissée par la choroïde, tissu richement vascularisé qui se prolonge en avant par l'iris, membrane colorée située dans un plan frontal en arrière de la cornée et percée en son centre par l'orifice pupillaire.
La pupille a un diamètre variable. Elle est bordée par le sphincter irien qui permet le resserrement de la pupille (**myosis**) et se dilate sous l'influence des fibres dilatatrices de la pupille disposées radiairement dans l'épaisseur de l'iris.
La jonction entre l'iris et la cornée forme une gouttière circulaire que l'on appelle l'angle irido-cornéen.
À la jonction entre l'iris et la choroïde se trouve le corps ciliaire sur lequel s'attache la zonule, ligament annulaire qui suspend le cristallin.
Plus intérieurement, la choroïde est tapissée par la rétine qui s'arrête en avant au niveau du corps ciliaire.
La rétine est composée de deux feuillets :
— un feuillet externe pigmenté ;
— un feuillet interne neurosensoriel, complètement transparent.
Ces deux feuillets sont plaqués l'un contre l'autre sans adhérence solide, ce qui explique la possibilité de clivage entre les deux feuillets (décollement de rétine).
L'intérieur du globe oculaire est rempli de deux liquides différents :
— entre le cristallin et la cornée : l'humeur aqueuse, fluide comme de l'eau ;
— entre le cristallin et la rétine : le vitré, substance visqueuse transparente.
Le globe oculaire est relié à l'encéphale par le nerf optique qui se détache du globe oculaire à sa partie postérieure, un peu en dedans par rapport au pôle postérieur de l'œil.
La tête du nerf optique, visible à l'examen du fond d'œil en dedans par rapport au pôle postérieur de la rétine (**macula**), s'appelle la papille optique.

➡ Orbite

Le globe oculaire est situé dans l'orbite, qui a grossièrement la forme d'une pyramide à quatre côtés dont le sommet (**apex**) est postérieur.
Les parois osseuses de l'orbite sont en rapport en haut avec le lobe frontal du cerveau, en dedans avec les sinus ethmoïdal et sphénoïdal, en bas avec le sinus maxillaire et en dehors avec la fosse temporale.
La partie postérieure de l'orbite présente des orifices permettant le passage du nerf optique vers l'étage antérieur de la base du crâne et le passage vers l'orbite des éléments vasculaires de l'œil et des éléments nerveux (nerfs oculomoteurs).

→ Annexes de l'œil

Paupières

Elles protègent l'œil en avant. La paupière supérieure et la paupière inférieure sont constituées par un squelette fibreux tapissé en avant par le muscle orbiculaire des paupières qui permet la fermeture palpébrale.
Ce squelette fibreux ou tarse est tapissé en arrière par la conjonctive palpébrale.
Au bord supérieur du tarse de la paupière supérieure, s'amarre le muscle releveur de la paupière supérieure situé en arrière de l'orbiculaire.
L'orbiculaire des paupières est recouvert par la peau.
Au niveau de la partie interne du bord libre des deux paupières se trouve un petit orifice, le point lacrymal, qui est le point de départ des canalicules lacrymaux.
Le canalicule lacrymal supérieur et le canalicule lacrymal inférieur se réunissent en un canal d'union situé à la jonction de la paupière supérieure et de la paupière inférieure, dans l'angle interne de la fente palpébrale, auquel succèdent le sac lacrymal, puis le canal lacrymo-nasal, disposé verticalement, dont l'extrémité inférieure s'ouvre dans les fosses nasales.

Conjonctive

À sa partie antérieure, la sclérotique est recouverte d'une membrane transparente, la conjonctive bulbaire, mobile sur la sclérotique pour permettre librement les mouvements oculaires.
La conjonctive bulbaire et la conjonctive lacrymale sont dans le prolongement l'une de l'autre. La zone de jonction forme un cul-de-sac en arrière de la fente palpébrale, peu profond en bas et en dedans, beaucoup plus profond en haut et en dehors.
La conjonctive ferme donc en avant la base orbitaire.

Muscles oculomoteurs

Ils sont au nombre de six pour chaque œil et ont la forme de languettes. Cinq d'entre eux ont leur insertion postérieure au niveau de l'apex orbitaire, tout autour du point de pénétration du nerf optique dans l'orbite (muscles droits, supérieur et inférieur, interne et externe, muscle grand oblique).
Le releveur de la paupière supérieure part également de l'apex orbitaire. Le muscle petit oblique part de la partie antéro-inférieure de l'orbite.

Ces muscles oculomoteurs s'amarrent sur la sclérotique par des tendons situés sous la conjonctive à environ 8 mm en arrière par rapport à la jonction cornéo-sclérale (limbe).
Les corps musculaires sont reliés les uns aux autres par une aponévrose formant un cône protégeant le nerf optique.

➡ Vascularisation du globe et des annexes

Elle est assurée par l'artère ophtalmique, branche de la carotide interne qui donne elle-même naissance aux vaisseaux ciliaires qui vascularisent la choroïde, et par l'artère centrale de la rétine ; celle-ci pénètre dans le nerf optique un peu en arrière du globe oculaire et émerge sur la rétine au niveau de la papille, formant quatre vaisseaux principaux se ramifiant en de nombreuses artérioles, puis en des capillaires.
Les veinules rétiniennes se réunissent en quatre veines principales qui se rejoignent au niveau de la papille pour former la veine centrale de la rétine.

Physiologie

➡ Vision

Les rayons lumineux qui pénètrent à l'intérieur de l'œil traversent les milieux transparents (cornée, cristallin, vitré) ainsi que les couches les plus internes de la rétine, qui sont transparentes, pour parvenir à la couche la plus externe formée par les cellules photoréceptrices.
À tout point de l'espace visuel correspond un point de la rétine.
Pour cela, il faut que les rayons lumineux qui traversent la cornée soient focalisés sur la rétine afin que la vision soit nette.
On distingue deux types de cellules photoréceptrices :
— les cellules à bâtonnet, qui servent essentiellement en vision crépusculaire et qui sont incapables de discriminer les couleurs ;
— les cellules à cône, qui servent pour la vision diurne et qui permettent la vision colorée.
Il existe trois populations de cônes, chacune sensible à une longueur d'onde lumineuse déterminée, la perception colorée étant la résultante de l'analyse de toute longueur d'onde du spectre par ces trois populations de cônes.
La densité des cônes est maximale au pôle supérieur de la rétine (macula) et va en décroissant vers la périphérie de la rétine.

Il en résulte que la vision fine des détails est dévolue à la macula, alors que la périphérie rétinienne capte le champ visuel périphérique de façon moins précise.
Les cellules photoréceptrices font synapse avec les cellules bipolaires, lesquelles sont en relation avec les cellules ganglionnaires situées à la partie la plus interne de la rétine et dont les axones cheminent à la surface interne de la rétine et convergent vers la papille du nerf optique. Le nerf optique est constitué par un million de fibres nerveuses.
Après pénétration du nerf optique dans la boîte crânienne, les deux nerfs optiques se rejoignent au niveau du chiasma optique où s'effectue une redistribution des fibres nerveuses.
Du chiasma partent les deux bandelettes optiques.
La bandelette droite véhicule l'information provenant de tout l'hémichamp visuel gauche et inversement.
Au niveau des corps genouillés externes, se fait un relais avec les cellules géniculocorticales qui aboutissent au cortex visuel occipital, où l'information visuelle sera intégrée et interprétée.
La focalisation sur la rétine des images des objets que l'on regarde nécessite une mise au point permanente en fonction de la distance de l'objet examiné. Cette mise au point ou accommodation est un réflexe. L'accommodation est rendue possible par la souplesse du cristallin qui se bombe plus ou moins sous l'effet de la contraction du muscle ciliaire.
La vision des objets rapprochés nécessite à la fois une accommodation et une convergence des deux globes oculaires en direction de l'objet fixé.
Ce couplage accommodation-convergence permet d'expliquer les strabismes accommodatifs *(voir « Strabisme »)*.

→ Pupille

Le diamètre de la pupille est commandé par le système nerveux végétatif (le parasympathique est pupilloconstricteur et entraîne un myosis, le sympathique est pupillodilatateur et entraîne une mydriase). La pupille se dilate donc à l'obscurité (mydriase) et se resserre à la lumière (myosis), c'est le réflexe photomoteur.

→ Mouvements oculaires

Les mouvements oculaires sont permis par les muscles oculomoteurs, eux-mêmes commandés par trois nerfs crâniens différents :
— le nerf moteur oculaire commun (III) commande les muscles droit supérieur, releveur de la paupière supérieure, droit interne, droit inférieur et petit oblique, ainsi que le sphincter de la pupille ;

— le nerf pathétique (IV) commande le muscle grand oblique ;
— le muscle moteur oculaire externe (VI) commande le muscle droit externe.

➡ Humeur aqueuse

L'humeur aqueuse est un liquide transparent comme de l'eau, constamment sécrété par le corps ciliaire, remplissant la cavité comprise entre le cristallin et la cornée.

L'évacuation de l'humeur aqueuse hors du globe oculaire se fait au niveau de l'angle irido-cornéen, à travers un filtre appelé trabéculum vers un canal circulaire et, de là, vers les petites veines aqueuses situées à la surface de la sclérotique, juste en arrière de la cornée.

Tout obstacle à l'écoulement de l'humeur aqueuse au niveau de l'angle irido-cornéen engendre une augmentation de la pression oculaire (hypertonie) qui, à la longue, sera responsable d'une altération des fibres rétiniennes au niveau de la papille du nerf optique.

➡ Physiologie lacrymale

Les larmes sont sécrétées essentiellement par les glandes lacrymales principales, situées à la partie antéroexterne du plafond de l'orbite, et par les glandes lacrymales accessoires (glandes microscopiques situées dans l'épaisseur de la muqueuse conjonctivale). La sécrétion lacrymale est obligatoire. Elle permet une lubrification permanente de la conjonctive et de la cornée nécessaire à la trophicité de ces structures.

Les larmes sont évacuées par les voies lacrymales.

Les points lacrymaux, plaqués contre la conjonctive, aspirent les larmes à chaque clignement des paupières et drainent les larmes vers les fosses nasales.

Examens ophtalmologiques

➡ Cliniquement

Étude du comportement

Elle est importante chez l'enfant pour déceler une éventuelle déficience visuelle. À la naissance, le réflexe photomoteur est présent, ainsi que le

clignement à l'éblouissement. Dès le 1er mois, l'enfant doit suivre les objets, les lumières.
Il faut examiner s'il présente des mouvements oculaires anormaux (nystagmus : secousse oculaire rythmique qui peut témoigner d'une pathologie neurologique ou d'une malvoyance).
En cas de malvoyance, on peut observer le signe oculodigital (ce qui témoigne d'une cécité bilatérale, l'enfant se créant des sensations lumineuses artificielles, en appuyant sur ses globes oculaires).

Mesure de l'acuité visuelle

L'acuité visuelle est mesurable cliniquement dès l'âge de 3 mois à l'aide des cartons de Teller (test « bébé vision »). L'examen n'est fiable qu'à partir de 7 à 8 mois. Le principe des cartons de Teller consiste à présenter simultanément devant chaque œil (l'un des deux étant fermé) deux cartons, l'un imprimé par une fine striation, l'autre de teinte grise homogène. Le regard sera attiré par la plaque striée. Plus l'œil est capable de repérer une fine striation, plus l'acuité visuelle est élevée.
L'acuité visuelle est d'environ :
— 1/10 à 3 mois ;
— 2/10 à 6 mois ;
— 4/10 à 1 an.
Dès que l'enfant sait parler, c'est-à-dire vers 2 ans et demi, on mesure l'acuité visuelle en présentant des planches de dessin calibré placées à 2,50 m ou 5 m (échelle de Pigassou, test « cadet »).
Après 4 ans, on peut utiliser des tests précis (lettre E orientée dans des sens différents par exemple).
À partir de 6 ans, on fait reconnaître des chiffres ou des lettres.

Mesure de la réfraction

La réfraction est la mesure des défauts optiques éventuellement présentés par l'enfant (amétropie).
Elle peut se faire de deux manières.

➡ Skiascopie

Elle nécessite l'instillation préalable de gouttes (atropine ou dérivés) pour dilater la pupille et supprimer tout effort d'accommodation (cycloplégie).
Elle consiste à observer le sens de déplacement de la lumière réfléchie par la rétine lorsque l'on éclaire l'œil par une lumière animée de mouvements horizontaux, verticaux ou obliques.
L'interposition devant l'œil d'une réglette de verres correcteurs permet de savoir pour quelle valeur de correction la lumière ne se déplace plus, ce

qui permet, pour un examinateur entraîné, de mesurer avec précision le degré d'amétropie éventuelle.
Il existe trois types d'amétropie :
— myopie ;
— hypermétropie ;
— astigmatisme.
Lorsqu'il n'y a aucun défaut, on dit que l'œil est emmétrope. La skiascopie peut se pratiquer dès la naissance.

Réfractomètre automatique

C'est une skiascopie assistée par ordinateur qui nécessite une coopération beaucoup plus grande de la part de l'enfant, car il doit placer sa tête sur une mentonnière et fixer une image de façon active.

Recherche d'une déviation oculaire

C'est un temps essentiel de l'examen chez un enfant.
Lorsqu'il n'existe aucune déviation visuelle d'un œil par rapport à l'autre, on dit que les yeux sont orthophoriques.
Une déviation en convergence est le résultat soit d'un strabisme convergent (ésotropie), soit d'une paralysie oculomotrice.
Une déviation en divergence est le résultat soit d'un strabisme divergent (exotropie), soit d'une paralysie oculomotrice.
La différence entre le strabisme et une paralysie oculomotrice est que, dans le cas d'un strabisme, bien que les deux axes visuels ne soient pas dirigés dans la même direction, il n'y a pas de vision double (diplopie). Ceci résulte du fait que le strabisme s'installe chez le jeune enfant et que le cerveau s'adapte à cette déviation par des mécanismes pour éviter la diplopie.
Si la cause de la déviation persiste, qu'elle soit sensorielle ou d'origine oculomotrice, cette adaptation du cerveau créera une perturbation sensorielle définitive et la perte d'une vision binoculaire normale.
Dans le cas d'une paralysie oculomotrice survenant chez un enfant plus grand ou un adulte, la diplopie persistera, car le cerveau ne sera plus capable d'établir une correspondance erronée entre la vision des deux yeux.
Mais la complication la plus grave du strabisme est la possible survenue d'une amblyopie (faible vision définitive non améliorable par des verres correcteurs) pouvant affecter l'œil qui est constamment dévié.
Par ailleurs, l'apparition d'un strabisme peut être le signe d'une lésion organique de l'œil dévié, toute perte visuelle par lésion oculaire entraînant en général une déviation oculaire.
La déviation oculaire peut être évidente si le strabisme est important. En cas de strabisme léger ou de simple suspicion de strabisme (ce qui est fréquent chez le tout-petit qui présente souvent un épicanthus, c'est-à-dire un aspect

bridé de la fente palpébrale à sa partie interne, si bien que l'on voit beaucoup moins le blanc de l'œil en dedans qu'en dehors, d'où l'impression de déviation en dedans), il faudra recourir au test de l'écran :
— si on fait fixer un point lumineux par l'enfant et si on cache l'œil non dévié, on voit aussitôt se redresser l'œil dévié qui prend à son tour la fixation ;
— si c'est toujours le même œil qui est dévié, cet œil se remettra aussitôt en déviation dès qu'on aura découvert l'œil directeur ;
— si, en revanche, la déviation peut affecter indifféremment l'un ou l'autre œil, il s'agit d'un strabisme alternant. On peut alors en déduire que l'enfant voit aussi bien d'un œil que de l'autre.
En faisant tourner les yeux de l'enfant dans les différentes positions du regard en lui faisant suivre un objet, on pourra apprécier l'éventuelle existence d'une paralysie oculomotrice ou rechercher une variabilité dans l'angle du strabisme en fonction de la direction du regard (incomitance).

Examen au biomicroscope (lampe à fente)

Il permet d'examiner avec précision la cornée, la chambre antérieure, l'uvée et le cristallin.
Cet examen est très difficile chez le tout-petit qu'il est malaisé de faire tenir derrière l'appareil et qui, en outre, ferme énergiquement les paupières.
À partir de 3 ans, 3 ans et demi, il n'y a plus de résistance de la part de l'enfant.
Avant cet âge, on pourra néanmoins déceler l'existence d'opacité des milieux transparents, lors de la skiascopie, si on observe des zones d'ombre dans la lueur pupillaire.

Mesure du champ visuel

Le relevé du champ visuel est difficile chez l'enfant. Il nécessite en effet que celui-ci fixe un point immobile et dise s'il voit les objets qu'on lui présente en périphérie de sa vision : une petite boule blanche montée sur une tige (champ visuel à la boule) ou simplement les doigts. Chez un enfant plus grand, on pourra, comme chez l'adulte, relever le champ visuel à l'aide d'un campimètre.

Fond d'œil

Il est indispensable pour rechercher une lésion rétinienne ou de la papille du nerf optique.
On dilate au préalable les pupilles par une installation de collyre Mydriaticum® et Néosynéphrine®.
Chez le tout-petit, dont les paupières se retournent lorsqu'on les écarte, ce qui efface la fente palpébrale, il est nécessaire de mettre un blépharostat.

Examen sous anesthésie générale

Si l'examen clinique a décelé une lésion jugée importante, il sera parfois nécessaire, surtout chez le très jeune enfant, de préciser cette lésion par un examen sous anesthésie générale.

Examens complémentaires

Ils peuvent être nécessaires dans certains cas précis. Ce sont :
— les examens radiographiques du crâne et le scanner ;
— l'échographie oculaire ;
— l'électrorétinogramme (ERG), qui enregistre l'activité électrique rétinienne induite par l'éclairement et dont certaines altérations sont caractéristiques de certaines maladies ;
— les potentiels évoqués visuels (PEV) qui permettent d'évaluer la conduction nerveuse de la rétine au cortex *(voir « Techniques d'exploration neurologique », chapitre 53).*

Pathologies de l'œil et des annexes

Nous développerons de façon beaucoup plus détaillée la pathologie courante en distinguant les atteintes fonctionnelles, où il n'existe aucune lésion visible ni de l'œil ni du système nerveux, et les atteintes organiques.

Atteintes fonctionnelles

Troubles de la réfraction

Myopie

Dans la myopie, il existe une augmentation de la longueur axiale du globe oculaire si bien que la focalisation des rayons lumineux se fait en avant de la rétine, lorsque l'œil regarde au loin.
En revanche, la focalisation se fait normalement sur la rétine pour les objets rapprochés. Il existe donc un trouble de la vision de loin.
La myopie est très rare dès la naissance, mais apparaît plus souvent au cours de l'enfance ou de l'adolescence, avec la croissance du globe oculaire. Elle est plus fréquente chez les enfants dont les parents et les grands-parents sont myopes.

Elle est en général dépistée parce que l'enfant plisse les yeux pour voir au loin ou se rapproche. On la corrige par le port de verres concaves.

Hypermétropie

Une hypermétropie physiologique est normale chez tous les enfants (environ de 2 dioptries à la naissance). Elle régresse avec la croissance et ne donne habituellement pas de symptômes.
En revanche, un enfant non hypermétrope à la naissance risque de devenir myope en grandissant.
L'œil a la possibilité de voir net malgré l'hypermétropie grâce au réflexe d'accommodation. En effet, dans l'hypermétropie, la longueur axiale du globe oculaire est inférieure à la normale.
L'accommodation, qui augmente le pouvoir de focalisation de l'œil, permet une focalisation sur la rétine, donc une vision nette.
L'hypermétropie sans symptôme est dite latente.
L'hypermétropie peut devenir patente de deux manières :
— lorsqu'elle est peu importante, l'acuité visuelle est normale grâce à l'accommodation, mais les yeux présentent des signes de fatigue accommodative : clignements, sensations de picotement et de brûlure, rougeur du rebord palpébral et de la conjonctive, larmoiement et céphalées surtout en fin de journée. Dans ce cas, et malgré une acuité visuelle de 10/10, il sera nécessaire de prescrire provisoirement des lunettes jusqu'à disparition des symptômes ;
— lorsque l'hypermétropie est plus importante, l'accommodation ne suffit plus pour permettre une bonne acuité visuelle. En outre, la nécessité pour les yeux d'accommoder fortement peut entraîner un strabisme accommodatif (en effet, la convergence est sollicitée en même temps que l'accommodation, puisque l'accommodation sert normalement à la vision de près qui nécessite en même temps une convergence des yeux).
La détermination du degré d'hypermétropie nécessite la mise au repos préalable de l'accommodation (laquelle masque l'hypermétropie) par l'instillation de collyres dit cycloplégiques (atropine et dérivés).
L'hypermétropie est corrigée par des verres convexes.

Astigmatisme

La grande majorité des astigmatismes est due à une irrégularité de la courbure antérieure de la cornée.
Lorsque l'astigmatisme est régulier, la courbure cornéenne varie de façon régulière depuis le diamètre cornéen le plus aplati jusqu'au diamètre cornéen le plus bombé.
L'astigmatisme peut être régulier, il s'agit dans ce cas d'une atteinte organique de la cornée (opacités, dystrophies de la cornée).

L'astigmatisme entraîne, lorsqu'il est léger, des symptômes fonctionnels analogues à ceux de l'hypermétropie et, lorsqu'il est important, une diminution de l'acuité visuelle surtout de loin, mais également de près.

Anisométrie

L'anisométrie est la différence de réfraction entre les deux yeux.
Si un œil est emmétrope et si l'autre présente une amétropie assez importante, cela constitue pour l'œil amétrope un handicap supplémentaire pouvant être à l'origine d'une amblyopie fonctionnelle si le défaut n'est pas dépisté et corrigé à temps par des lunettes.
Cette amblyopie peut toutefois être réversible si le dépistage est précoce. Elle peut être définitive et non améliorable par des lunettes si le dépistage est tardif, d'où la nécessité de faire un dépistage chez tous les enfants dont les parents présentent une amétropie.

Strabisme

Le strabisme est une perturbation très complexe à la fois motrice (déviation oculaire et incomitances) et sensorielle (perversion de la vision binoculaire normale).
Ces perturbations motrices et sensorielles sont très intriquées.
Le trouble moteur peut être la conséquence du trouble sensoriel ou inversement. Mais la plupart du temps, il est impossible de déterminer l'origine exacte du strabisme.
Le *primum movens* peut être moteur (paralysie oculomotrice secondaire à une affection neurologique de la petite enfance).
Il peut être sensoriel : forte hypermétropie, mauvaise vision d'un œil par amétropie unilatérale entraînant une déviation de l'œil faible, déviation qui va aggraver la mauvaise vision, car l'œil dévié n'est plus utilisé pour la fixation.

Types de strabismes

On distingue différents types de strabismes :
— le strabisme convergent est le plus fréquent ; il peut être d'apparition très précoce ;
— un strabisme intermittent jusqu'à l'âge de 3 mois n'est pas alarmant, mais nécessite un examen ophtalmologique s'il persiste plus longtemps ;
— un strabisme d'apparition plus tardive, vers l'âge de 1 an et demi évoque fortement un strabisme accommodatif ;
— le strabisme divergent est plus rare, et d'apparition plus tardive ; bien souvent d'abord intermittent avant de devenir constant ; il est parfois associé à une myopie.

On trouve souvent associée une déviation verticale, qui peut être beaucoup plus marquée dans certaines directions du regard, au strabisme soit convergent, soit divergent.
C'est dans ces strabismes avec importante incomitance que l'on peut retrouver des anomalies d'insertion des muscles oculomoteurs sur les globes oculaires.

Traitement du strabisme

Le traitement devra être le plus précoce possible, car c'est ainsi qu'on évitera l'apparition d'une amblyopie profonde irréductible d'un œil et qu'on pourra espérer prévenir les perversions sensorielles (neutralisation, correspondance rétinienne anormale, mécanisme tous deux mis en place par le cerveau pour éviter la diplopie).
Il faut donc :
— affirmer le strabisme et le différencier d'un simple épicanthus ;
— faire une skiascopie après atropinisation afin de corriger par des lunettes les défauts de réfraction ;
— traiter une amblyopie déjà installée par pénalisation du « bon œil », qui forcera l'œil constamment dévié à se redresser et à utiliser sa fixation maculaire ; le moyen le plus efficace est l'occlusion du bon œil en surveillant la remontée de l'acuité visuelle de l'autre œil, si l'acuité visuelle est chiffrable, ou la capacité de l'œil à se redresser spontanément si l'enfant a moins de 2 ans et demi : il faut surveiller également l'œil occlus (toute occlusion prolongée sans surveillance pouvant entraîner une amblyopie) ; on considère que l'amblyopie est guérie dès que l'enfant peut fixer alternativement et indifféremment par les deux yeux ;
— maintenir l'alternance des deux yeux en plaçant derrière les verres de lunette des secteurs, petits caches translucides, généralement mis en place à la partie interne des deux verres de lunette. Ceux-ci obligent l'enfant à utiliser son œil droit lorsqu'il regarde à droite, et son œil gauche lorsqu'il regarde à gauche si les deux yeux ont tous deux une bonne vue. En revanche, si par exemple l'œil droit est amblyope, l'enfant tournera fortement la tête vers la droite pour utiliser son œil gauche, même lorsqu'il veut voir un objet situé à droite. Ces secteurs permettent donc de dépister une éventuelle rechute de l'amblyopie d'un œil.
On doit expliquer aux parents comment surveiller si l'enfant utilise les deux yeux ou utilise préférentiellement l'un et l'autre.
En cas de strabisme divergent, on utilisera volontiers des prismes qui permettent, même en cas de déviation d'un œil, la formation de l'image d'un objet sur les deux maculas en même temps et qui stimulent donc la vision binoculaire.
Ce traitement médical permet bien souvent de voir se redresser l'angle du strabisme. Lorsqu'il persiste un strabisme inesthétique, on pourra envisager, à partir de l'âge de 4 ans le plus souvent, de redresser chirurgicalement la

déviation par une intervention portant en général sur les deux yeux et consistant, en cas de strabisme convergent, à affaiblir les deux muscles droits et internes et, en cas de strabisme divergent, à affaiblir les deux muscles droits externes.

Ce traitement ne doit pas intervenir avant la régression de l'amblyopie. En cas d'amblyopie persistante en préopératoire, il y a en effet un grand risque de voir réapparaître le strabisme secondairement.

Il est également possible qu'un strabisme convergent opéré devienne ensuite peu à peu divergent.

Ce risque est d'autant moins fréquent que l'enfant a pu développer avant l'intervention une vision binoculaire, même imparfaite, qui aide ensuite au maintien de la rectitude des yeux.

Troubles congénitaux de la vision des couleurs

Il s'agit d'affections héréditaires définitives. On distingue :

— les dyschromatopsies (« daltonisme »), de transmission héréditaire liée au chromosome X, donc touchant essentiellement les garçons, les filles étant seulement conductrices de l'anomalie héréditaire. L'acuité visuelle est normale. Il existe le plus souvent des antécédents familiaux déjà connus : certaines professions nécessitant une bonne vision des couleurs seront interdites plus tard à l'enfant ; donc, il est important de reconnaître l'anomalie pour son orientation professionnelle ; la cause est due à l'absence génétique du pigment dans l'une des trois populations de cônes rétiniens ;

— les achromatopsies où le pigment des trois populations de cône fait défaut. Ces achromatopsies s'accompagnent très fréquemment d'une importante amblyopie fonctionnelle.

Nystagmus congénital

Le nystagmus congénital est constitué par l'existence de tremblements oculaires permanents en rapport avec une perturbation fonctionnelle des centres nerveux responsables de la statique oculaire.

Ceci l'oppose donc au nystagmus d'origine neurologique ou vestibulaire (où il existe une pathologie organique soit nerveuse, soit au niveau de l'oreille interne) et au nystagmus secondaire à une très faible vision des deux yeux (nystagmus secondaire).

Dans le nystagmus congénital, on trouve fréquemment un strabisme associé. En général, il existe une position de la tête et des yeux pour laquelle les mouvements oculaires sont d'intensité minimale ; l'enfant recherche cette position, dite « de blocage », ce qui peut être à l'origine d'une attitude vicieuse ou d'un torticolis.

Le nystagmus provoque une baisse de l'acuité visuelle, le mouvement incessant des yeux ne permettant pas une vision nette, et comme le nystagmus augmente lorsqu'on ferme un œil, l'acuité visuelle monoculaire est en générale inférieure à l'acuité visuelle binoculaire.
L'acuité visuelle est meilleure lorsque l'enfant regarde dans la position « de blocage ».
Le traitement chirurgical des nystagmus congénitaux consiste, d'une part, à traiter le strabisme associé et, d'autre part, à agir sur les muscles oculomoteurs, de telle manière que ce soit en position primaire (tête droite et les yeux droits devant) que le nystagmus soit le moins prononcé, ce qui évite les positions vicieuses et les torticolis.

Maladies organiques

Anomalies congénitales de la taille des globes oculaires

La microphtalmie peut être uni ou bilatérale. Elle peut être plus ou moins importante, voire extrême. Il peut même s'agir d'une anophtalmie.
La plupart des cas sont sporadiques, mais il existe des formes liées soit à des anomalies chromosomiques, soit à des anomalies héréditaires d'origine génique (hérédité récessive dominante).
La prévention peut en être faite par la recherche systématique de la présence des cristallins lors de la surveillance échographique de la grossesse.
En cas de microphtalmie, il faut faire un bilan neurologique pour rechercher une malformation cérébrale associée.

Maladies des paupières

Malformations congénitales

On peut observer une absence totale de fente palpébrale, un colobome de la paupière inférieure (fente verticale) parfois associé à une fente labiale ou à d'autres syndromes malformatifs de la face, des anomalies de la marge palpébrale (entropion et ectropion) ou des cils.
Une affection relativement fréquente est le ptôsis congénital (chute de la paupière supérieure). Quand le ptôsis est important, il empêche la vision et entraîne donc une amblyopie fonctionnelle. Il faut donc dans ce cas le traiter chirurgicalement très précocement. Dans les autres cas, il peut exister une amélioration spontanée permettant d'attendre pour un éventuel traitement chirurgical sur le releveur de la paupière supérieure.
Les angiomes palpébraux nécessitent de pratiquer un scanner pour rechercher une extension intraorbitaire. Très souvent, ils régressent spontanément vers l'âge de 5-6 ans *(voir « Tumeurs vasculaires », chapitre 38)*.

Le kyste épidermoïde siège au niveau de la queue du sourcil et doit être retiré chirurgicalement précocement, car il augmente de volume et peut éroder l'os.

Pathologie infectieuse

Les orgelets sont des infections des bulbes des cils.
Les chalazions sont des kystes granuleux, qui se surinfectent secondairement, développés au niveau des glandes sébacées tubulaires des paupières.
Ils peuvent régresser soit spontanément, soit grâce à l'application de pommade contenant de la cortisone et un antibiotique : mais il faut souvent les retirer chirurgicalement, donc sous anesthésie générale chez le petit enfant.
L'origine en est la sécrétion exagérée de sébum souvent provoquée par un trouble de réfraction (hypermétropie ou astigmatisme) qui doit être recherché systématiquement.

Pathologie traumatique

Ce sont des plaies souvent associées à une plaie oculaire (arrachement de la paupière inférieure par coup de patte de chien).

Pathologie des voies lacrymales

Il s'agit de l'imperforation du canal lacrymo-nasal. Elle n'est pas rare et entraîne un larmoiement depuis la naissance associé à des épisodes de conjonctivites purulentes fréquents par stase des larmes dans le sac lacrymal. L'infection du sac lacrymal est une dacryocystite.
Si le larmoiement persiste au-delà de l'âge de 4-5 mois, il faut pratiquer un sondage qui permet d'ouvrir l'orifice du canal lacrymo-nasal dans les fosses nasales.
Il ne faut pas attendre au-delà de l'âge de 6 mois, sinon l'enfant se débat trop et l'on est obligé de faire ce sondage sous anesthésie générale. En l'absence de traitement, il y a risque d'évolution vers le mucocèle du sac lacrymal qui impose un traitement chirurgical avec pose d'une sonde bicanaliculo-nasale, parfois même une dacryocystorhinostomie.
Une plaie du bord libre de la paupière en dedans de l'orifice lacrymal entraînera une sténose de canalicule lacrymal si une intubation bicanaliculo-nasale n'est pas réalisée en même temps que la suture de la paupière.

Pathologies de l'orbite

Toute pathologie de l'orbite se traduira par une exophtalmie.

Maladies infectieuses

Les cellulites orbitaires sont presque toujours secondaires à une infection de voisinage (ethmoïde, sinusite maxillaire, ostéomyélite du maxillaire).

Tumeurs

Elles peuvent être primitives (sarcome musculaire, tumeur nerveuse : neurofibromes, gliomes, en particulier du nerf optique) ou secondaires (localisation orbitaire d'une leucose aiguë ou d'un neuroblastome) ou encore par extension d'une tumeur de voisinage (méningiome, méningo-encéphalocèle).

Kyste hydatique

Il peut se localiser au niveau de l'orbite.

Traumatismes orbitaires

Ils peuvent entraîner :
— une fracture du plancher de l'orbite avec incarcération des muscles droit inférieur et petit oblique, rendant impossible la motilité du globe vers le haut et vers le bas et nécessitant une désincarcération et une réparation du plancher très précoces ;
— une fracture du canal optique, en général responsable d'une perte de vision par lésions irréversibles du nerf optique ;
— une fracture au niveau de la loge caverneuse, qui peut provoquer une fistule carotido-caverneuse, qui sera responsable d'un « exophtalmos pulsatile ».

Maladies de la conjonctive

Lésions traumatiques de la conjonctive

Les lésions par coup d'ongles ou griffes de chat entraînent une hémorragie sous-conjonctivale ou une plaie conjonctivale nécessitant un examen sous anesthésie générale pour rechercher une plaie sclérale sous-jacente.

Conjonctivites infectieuses et allergiques

• Conjonctivites infectieuses

Parmi elles, on distingue :
— les conjonctives bactériennes (en particulier dues au gonoccoque ou à *Chlamydia*, contractées lors de l'accouchement et nécessitant un prophylaxie systématique) ;
— les conjonctives virales (adénovirus, herpès, rougeole).

• Conjonctivites allergiques

Elles peuvent être aiguës, très impressionnantes en raison du gonflement conjonctival (chémosis) et du prurit intense, chroniques (il faudrait faire le

diagnostic différentiel avec une irritation conjonctivale chronique par trouble de la réfraction).
Une forme particulière à l'enfant, notamment au garçon, est la conjonctive printanière, également allergique, caractérisée par l'apparition de papilles géantes sur la conjonctive palpébrale supérieure qui peuvent léser secondairement gravement la cornée par frottement, laissant des opacités cornéennes séquellaires.

Maladies de la cornée

Anomalies congénitales

Il s'agit de :
— mégalocornée ;
— microcornée.

Dystrophies cornéennes

Ce sont des affections héréditaires, souvent autosomiques dominantes, caractérisées par l'apparition d'opacités dans la cornée, parfois très précoces, parfois dans la deuxième enfance, avec une baisse de l'acuité visuelle, une photophobie, parfois des douleurs dues à des ulcérations de l'épithélium cornéen. Le kératocône (extasie cornéenne) survient le plus souvent à l'adolescence. Ces dystrophies cornéennes augmentent tout au long de la vie et peuvent nécessiter ultérieurement une greffe cornéenne.

Maladies de surcharge

Le tissu conjonctif cornéen (**stroma**) peut se charger de substances anormales, provoquant une opacification de la cornée lors de certaines maladies héréditaires par déficience enzymatique touchant l'ensemble des tissus conjonctifs et du squelette : les mucopolysaccharidoses, les oligosaccharidoses, la tyrosinose et la cystinose, ainsi que certaines sphingolipidoses, où il existe en outre un retard mental (*voir « Autres maladies métaboliques », chapitre 32*).

Infections

Les kératites infectieuses peuvent être la conséquence d'une conjonctivite infectieuse.
Elles se manifestent par des douleurs, une photophobie, une baisse d'acuité visuelle et un larmoiement.
La kératite herpétique est particulièrement grave en raison du risque d'infection profonde (kérato-uvéite) avec des phénomènes secondaires immunitaires aggravant les lésions.
Elles nécessitent un traitement par collyres antiviraux spécifiques et parfois un traitement antiviral par voie générale.

Traumatismes cornéens

Ils vont de la simple éraflure cornéenne par coup d'ongles à la plaie de cornée par ciseaux ou par projectile, malheureusement non exceptionnelles chez l'enfant et souvent associées à une hernie de l'iris et à une blessure du cristallin provoquant une cataracte traumatique, voire à des lésions du segment postérieur.
Une suture de la cornée devra être pratiquée dans les meilleurs délais, sous microscope opératoire avec réintégration de l'iris si possible.

Glaucome congénital

Il s'agit d'une maladie grave, responsable de 15 % des cécités de l'enfance, le plus souvent héréditaire (dans ce cas, le glaucome est bilatéral) et parfois secondaire à une infection rubéolique pendant la gestation. Elle est soit isolée, soit associée à d'autres malformations oculaires.
Dans un tiers des cas, l'affection est déjà présente à la naissance, mais elle peut aussi se développer au cours de la 1re année.
En raison d'une malformation de l'angle irido-cornéen, il existe une hyperpression de l'humeur aqueuse qui va entraîner un trouble cornéen, responsable d'une photophobie, d'un larmoiement et d'une opalescence de la cornée. L'hyperpression provoque également une augmentation du volume du globe oculaire avec augmentation du diamètre cornéen et aspect en œil de bœuf (buphtalmie) responsable d'une forte myopie et, secondairement, d'un risque de décollement de rétine.
Le diagnostic devra être fait de façon précoce par un examen sous anesthésie générale permettant de mesurer la tension oculaire, le diamètre cornéen et d'examiner l'angle irido-cornéen (gonioscopie).
Le traitement est obligatoirement chirurgical (goniotomie ou trabéculectomie, qui permet de créer une soupape par laquelle l'humeur aqueuse filtre sous la conjonctive).
En l'absence de traitement, il en résulte une altération sévère de la papille du nerf optique et une importante dégradation de la fonction visuelle. Après traitement, la surveillance doit être rigoureuse afin de vérifier que la trabéculectomie est toujours fonctionnelle.
Certains glaucomes congénitaux sont associés à des angiomatoses cérébrales et rétiniennes ou à ce qu'on nomme les neurocristopathies (également responsables d'anomalies ORL, dentaires, cardiaques).

Maladies de l'uvée

Ce sont essentiellement les inflammations ou uvéites. On distingue plusieurs types d'uvéites.

Uvéites antérieures ou iridocyclites

Ce sont les inflammations de l'iris et du corps ciliaire. Elles sont le plus souvent secondaires à une maladie systémique d'origine auto-immune (rhumatisme chronique infantile surtout dans sa forme oligo-articulaire, maladie de Crohn, sarcoïdoses) *(voir « Rhumatismes de l'enfant », chapitre 39)*.
Cette inflammation chronique est très souvent latente (sans rougeur ni douleur oculaire) et peut se compliquer d'une opacification du cristallin (cataracte) ou de la cornée (kératite en bandelette), parfois d'une atrophie du globe oculaire. Elle doit donc être recherchée systématiquement, surtout en cas d'arthrite chronique juvénile.

Uvéites postérieures (choroïdites ou chorio-rétinites)

Elles sont le plus souvent d'origine infectieuse ou parasitaire.
La toxoplasmose est une affection fœtale due à la contamination de la mère pendant la grossesse ; elle s'accompagne en général d'une atteinte neurologique et elle est grave, car l'atteinte est souvent située au niveau de la macula, ce qui laisse une cicatrice maculaire responsable d'une perte de la vision centrale *(voir chapitre 25)*.
Il existe, en outre, le risque de récidive ultérieure de l'infection oculaire toxoplasmique, car les kystes de toxoplasme restent vivants dans la cicatrice et peuvent se réveiller ultérieurement, provoquant des rechutes de l'uvéite (parfois révélatrices de la maladie si le diagnostic n'a pas été fait à la naissance).

Autres infections chorio-rétiniennes

Ce sont la rétinine à cytomégalovirus, en particulier chez le nouveau-né ou le nourrisson atteint de sida, l'exceptionnelle tuberculose rétinienne (tubercule de Bouchut) et l'infection parasitaire à *Toxocara canis* (contractée par l'enfant vivant avec un jeune chien), c'est le syndrome de *larva migrans* viscéral.
L'uvéite peut être totale, en particulier dans les méningo-uvéites comme l'ophtalmie sympathique : cette affection redoutable survient après une plaie oculaire ayant entraîné des lésions sévères de l'uvée et de la rétine et atteint l'autre œil par immunisation de l'organisme contre les tissus oculaires, pouvant aboutir à une cécité bilatérale, nécessitant un diagnostic précoce et parfois un traitement immunosuppresseur.

Pathologies du cristallin

Cataractes

On distingue les cataractes congénitales et les cataractes acquises.

• Cataractes congénitales

Elles peuvent se traduire par une leucocorie (pupille blanche), par un signe digito-oculaire si elles sont bilatérales ou par un nystagmus par mauvaise vision ou un strabisme.
Elles peuvent être modérées et se révéler plus tardivement lorsque la cataracte augmente.
Les étiologies principales sont :
— les cataractes héréditaires, par mutation d'un gène, le plus souvent de transmission autosomique dominante ;
— les cataractes s'inscrivant dans le cadre d'un syndrome polymalformatif général, éventuellement d'origine chromosomique, en association avec des anomalies du squelette, musculaires, rénales, faciales, nerveuses ou cutanées ;
— les cataractes par embryo-fœtopathie d'origine virale dont la principale est la cataracte rubéolique, heureusement de fréquence beaucoup moins grande actuellement depuis l'introduction de la vaccination antirubéolique. Il s'agit d'une cataracte sévère, en général bilatérale, souvent associée à d'autres anomalies oculaires (glaucome) et s'accompagnant d'une inflammation oculaire, car le virus est encore présent à la naissance dans l'œil. Cette cataracte rubéolique devrait disparaître avec la vaccination systématique de toute femme en âge de procréer et n'ayant jamais contracté la rubéole.

• Cataractes acquises

Elles surviennent secondairement sur des cristallins initialement transparents. Elles sont de meilleur pronostic.
On les rencontre dans les anomalies innées du métabolisme glucidique (galactosémie congénitale en particulier) et phosphocalcique (hypo- et pseudo-hypoparathyroïdie) ainsi que, exceptionnellement, dans l'eczéma constitutionnel chronique.
Rappelons encore les cataractes post-traumatiques (une des causes les plus fréquentes et les plus graves) et les cataractes secondaires aux uvéites.

Ectopie et luxation du cristallin

Les ectopies sont des déplacements du cristallin par étirement de la zonule. Elles se rencontrent soit de façon isolée (hérédité dominante), soit dans les maladies générales du tissu élastique affectant également la zonule (syndrome de Marfan, homocystinurie).
Les luxations sont dues au détachement du cristallin soit secondaire à une ectopie, soit post-traumatique.
Le cristallin peut se luxer soit vers la chambre antérieure, provoquant une hypertonie aiguë, soit dans le fond du vitré.

Chirurgie de la cataracte chez l'enfant

La cataracte devra être opérée très précocement, vers l'âge de 2 mois en cas de cataracte totale, afin d'éviter l'amblyopie, inéluctable si l'intervention est trop retardée.
La technique chirurgicale a évolué récemment afin de ménager la possibilité de placer secondairement, voire d'emblée, un cristallin artificiel (implant). Ainsi, on ne retire pas la totalité du cristallin, mais on laisse en place une double collerette de la capsule qui enveloppe le cristallin (collerette au niveau de la face antérieure et de la face postérieure de cette capsule) et on associe à l'aspiration de tout le contenu du cristallin (mou à cet âge) une vitrectomie antérieure large.
Les indications varient en fonction de l'uni ou de la bilatéralité de la cataracte et de son importance. Les opacités n'entraînant pas une gêne trop importante ne seront naturellement pas opérées et l'intervention ne se fera que si la cataracte augmente progressivement.
En cas de cataracte bilatérale, l'intervention sur le deuxième œil devra être très rapide après intervention sur le premier et il faudra corriger l'enfant par des verres fortement convexes (très grossissants).
Si la cataracte est unilatérale, le problème est plus délicat, car la correction de l'œil ne pourra pas se faire par un verre fortement convexe, le cerveau ne pouvant fusionner l'image très agrandie de l'œil opéré avec l'image de taille normale de l'œil non opéré. Dans ce cas, il faudra corriger par des lentilles de contact avec une surveillance très étroite. Certains chirurgiens implantent d'emblée un cristallin artificiel mais, contrairement à la puissance d'un cristallin naturel, le cristallin artificiel restera de puissance constante au cours de la croissance et, si on a corrigé l'enfant avec un cristallin de puissance suffisante pour que sa vision de loin soit bonne dès l'implantation, cet œil deviendra obligatoirement myope par la suite et ceci de façon parfois importante. C'est pourquoi la plupart des chirurgiens préfèrent corriger par des lentilles de contact et n'implanter que secondairement, à un âge où la réfraction ne change pratiquement plus.
Les ectopies cristalliniennes peuvent également nécessiter une intervention si le cristallin est très déplacé et si l'acuité visuelle est mauvaise parce que le bord du cristallin se situe au niveau de l'axe visuel.

Pathologie du vitré

L'enfant peut présenter une opacité du vitré soit congénitale (persistance du vitré primitif par absence de régression de la vascularisation du vitré fœtal), soit secondaire à une uvéite ou à une rétinopathie des prématurés *(voir « Neuropathie optique dégénérative héréditaire »)*. Le traitement consiste en une vitrectomie.

Affections rétiniennes

De nombreuses maladies rétiniennes peuvent toucher l'enfant. On peut les regrouper en différents groupes.

Maladies dégénératives

Ce sont des affections au cours desquelles se développe un vieillissement prématuré d'une population cellulaire donnée aboutissant à la mort de ces cellules.

Ces maladies dégénératives sont très fréquemment héréditaires et touchent les cellules sensorielles (dégénérescences tapéto-rétiniennes).

L'atteinte peut toucher préférentiellement la périphérie rétinienne : rétinite pigmentaire qui peut commencer à l'adolescence et qui se caractérise par une héméralopie (impossibilité de voir dans la pénombre), par un rétrécissement du champ visuel et, au fond d'œil, par l'existence de nombreuses mottes pigmentées rétiniennes formant des mouchetures. Secondairement, l'acuité visuelle centrale sera également atteinte et surviendra une atrophie de la papille.

L'atteinte peut être surtout centrale et se manifester par une baisse de l'acuité visuelle et une perturbation de la vision des couleurs (maladie de Stargardt, dégénérescence des cônes).

Cette affection peut commencer avant l'âge de 10 ans.

Maladie de surcharge

Les sphingolipidoses, comme la maladie de Tay-Sachs, provoquent une surcharge rétinienne en gangliosides se traduisant au fond d'œil par un aspect rouge cerise de la macula. Ces sphingolipidoses s'accompagnent d'une démence précoce.

Maladie des vaisseaux

La rétinopathie diabétique peut toucher un adolescent après environ 10 ans d'évolution du diabète, surtout si celui-ci a été mal équilibré. Il s'agit d'une microangiopathie touchant avant tout les capillaires dont les parois sont altérées, ce qui provoque l'apparition d'un œdème rétinien qui entraîne une baisse visuelle si la macula est atteinte *(voir « Diabète de l'enfant », chapitre 32)*. Par ailleurs, surviennent des phénomènes ischémiques dus à l'occlusion de certains territoires capillaires.

À la périphérie des territoires ischémiques peuvent proliférer des néovaisseaux d'une grande fragilité, provoquant des hémorragies intravitréennes.

La prolifération des néovaisseaux dans le vitré donne lieu à la rétinite proliférante, pouvant se compliquer de décollement de la rétine.

Lors des hémopathies malignes, on peut observer un courant granuleux dans les vaisseaux rétiniens en rapport avec l'hypercellularité sanguine.
Le ralentissement circulatoire peut se compliquer d'oblitérations artérielles ou veineuses.
On peut ainsi voir des hémorragies rétiniennes en forme de navettes avec un centre blanc et, dans certains cas, une véritable rétinite leucémique par infiltration de la rétine par des cellules malignes.
La rétinopathie des prématurés est également une affection dont l'origine est une altération des capillaires de la périphérie rétinienne.
En cas d'oxygénation excessive et surtout si le poids de naissance est inférieur à 1,8 kg, les artérioles de la périphérie rétinienne se spasment et il en résulte une ischémie par non-perfusion capillaire avec, secondairement, prolifération de néovaisseaux au bord des zones ischémiques.
Au pire, le tableau peut être celui d'une fibroplastie rétrolentale par opacification du vitré qui se complique de décollement de la rétine par traction du vitré sur la rétine.
La maladie de Coats survient uniquement chez le garçon, parfois très jeune. Elle est due à l'existence d'anomalies vasculaires (dilatations anévrismales) dans certains secteurs rétiniens, ce qui aboutit à une exsudation majeure sous-rétinienne avec énormes amas lipidiques donnant un aspect blanc à la rétine et parfois une leucocorie.
Cette affection est toujours unilatérale et peut maintenant être traitée par le laser (sous anesthésie générale si l'enfant est très jeune).

Rétinoblastome

Il s'agit d'une tumeur gravissime de la rétine qui peut se voir depuis l'âge de quelques mois jusqu'à 3 ans, beaucoup plus rarement après.
Cette affection peut être soit sporadique, soit héréditaire (dans 40 % des cas, sous forme autosomique dominante).
Lorsque l'affection est bilatérale, elle est toujours héréditaire. Elle se traduit par l'apparition d'une leucocorie, d'un strabisme convergent ou d'une complication (hémorragie intra-oculaire, glaucome, cataracte).
En cas de forme peu évoluée et diagnostiquée précocement, un traitement conservateur par radiothérapie et éventuellement chimiothérapie est possible ; dans les formes très évoluées, l'énucléation du globe oculaire reste indispensable. Le pronostic vital peut être en jeu (métastases ou ostéosarcomes souvent associés) *(voir chapitre 46)*.

Décollement de la rétine

Il est exceptionnel chez l'enfant. Il peut toutefois survenir chez un enfant présentant un glaucome congénital ou en cas de très forte myopie ou bien être post-traumatique (après plaie du globe oculaire, violente contusion).

Atteintes infectieuses rétiniennes

Elles sont dominées par la rubéole congénitale qui donne un aspect poivre et sel à la rétine.
L'acuité visuelle peut être toutefois assez bien conservée.

Maladies du nerf optique et de la papille

Malformations congénitales

Il s'agit :
— d'aplasie ou d'hypoplasie papillaire parfois associées à des anomalies cérébrales ;
— de colobomes de la papille (par anomalie du développement embryonnaire du nerf optique).

Œdème papillaire chronique

Il est secondaire aux hypertensions intracrâniennes chroniques (hydrocéphalie, craniosténose) pouvant aboutir à une atrophie du nerf optique.

Neuropathie optique dégénérative héréditaire

Elle apparaît dans l'enfance ou l'adolescence et évolue vers une perte plus ou moins sévère de la fonction visuelle bilatérale, en particulier la maladie de Leber dont le début est brutal.
Cette maladie touche essentiellement les garçons.
On pense que la transmission héréditaire se fait à partir du cytoplasme des mitochondries de l'ovule maternel.

Tumeurs du nerf optique

Le gliome du nerf optique, en particulier, peut se voir chez le petit enfant, dans le cadre d'une maladie de Recklinghausen, et donne lieu à une exophtalmie.

Pathologie traumatique

Il faut insister sur la fréquence et la gravité des traumatismes oculaires chez l'enfant par plaies perforantes ou par contusions sévères, ou encore par projection dans l'œil d'agents caustiques (acide ou base) entraînant des brûlures très sévères de la cornée et parfois des structures profondes.

Ceci est dû à la turbulence et l'inconscience des enfants face au danger, mais également parfois à la négligence des parents qui les laissent pratiquer des jeux dangereux (fléchettes, lance-pierres, etc.).
Au total, la pathologie oculaire de l'enfant recouvre pratiquement toute la pathologie de l'adulte.
Il faut insister particulièrement sur le dépistage précoce des troubles de la réfraction et sur le traitement précoce du strabisme afin d'éviter l'amblyopie.

chapitre 48

François Dusol

La douleur de l'enfant

Introduction

Depuis une décennie, la prise en charge de la douleur physique de l'enfant a beaucoup évolué : la douleur, barrière à la pensée et à la communication, peut être ressentie par tout enfant, quels que soient son âge et ses capacités intellectuelles. De signe de maladie, elle est devenue symptôme à traiter ou à éviter ; son traitement est fondé non sur des impressions, mais sur une évaluation la plus objective possible ; les mécanismes d'actions et le maniement des antalgiques sont mieux connus ; l'évolution des autorisations de mise sur le marché (AMM) et l'amélioration des présentations facilitent l'administration des médicaments aux enfants ; la mise en place de protocole d'établissements permet une prise en charge efficace, en sécurité et sans délai. Des écueils persisteront toujours, reflets du caractère humain de l'acte médical : il ne suffit pas de penser à la douleur et même de la traiter ; la recherche du bien-être d'un individu passe par la prise en compte de tous les éléments, palpables et non palpables, qui le composent.

La prise en charge de la douleur de l'enfant est le travail de toute une équipe. La recherche des signes de la douleur, l'indication d'un traitement et sa surveillance sont l'affaire du médecin autant que de l'infirmière et de l'auxiliaire puéricultrice. Le rôle des parents est grand également, variable selon la position de parents ou de soignants qu'ils prennent. Des explications précises peuvent les aider dans ce rôle. Le traitement sera facilité si l'enfant, centre d'intérêt, peut en être acteur.

La mise en route d'un traitement contre la douleur, quelle qu'en soit l'intensité et quel que soit le médicament utilisé, exige un dialogue entre le soignant, l'enfant et sa famille pour expliquer :

— les signes de la douleur ;

— les raisons du traitement ;

— les principes du traitement, la surveillance de son efficacité et des effets secondaires.

Définitions

➡ Douleur

Selon l'association internationale de la douleur, « la douleur est une expérience sensorielle et émotionnelle désagréable, liée à une lésion tissulaire réelle ou potentielle, ou décrite en les termes d'une telle lésion ».
La douleur est donc une sensation, elle est subjective. On ne peut donc l'affirmer que selon les dires, les comportements, les attitudes du patient. *A priori* si un enfant dit qu'il a mal, c'est qu'il a mal, et sa douleur doit être prise en charge, quelle que soit l'importance de la composante émotionnelle.

Douleur aiguë

Elle est « parlante », se manifestant par des **signes émotionnels** (cris, pleurs, gesticulation) et des **signes directs** (évitement, boiterie, désignation de la zone douloureuse).

Douleur chronique

Quand la douleur dure, les signes se modifient, parfois rapidement. Chez l'enfant, 48 heures suffisent, quand la douleur est intense, pour modifier le tableau, les signes directs et émotionnels s'atténuant au profit du tableau d'atonie psychomotrice.

➡ Types de douleurs

Ils sont souvent intriqués.

Douleur nociceptive

Elle est en rapport direct avec une lésion tissulaire et correspond à la stimulation des récepteurs périphériques. Sa topographie est précise. Elle est permanente et n'est pas accompagnée de troubles de la sensibilité objective. Elle se décrit comme une sensation de lourdeur, d'éclatement... Elle est traitée par les antalgiques.

Douleur neuropathique ou de désafférentation

Elle est liée à une lésion nerveuse (compression, section par amputation). On la rencontre dans les contextes suivants : berges cicatricielles, noyade, traumatisme crânien, allongement des membres, sida, cancer, neuropathies dégénératives.
Les **signes subjectifs** sont les dysesthésies (sensations anormales comme des fourmillements, des serrements, des brûlures, spontanées ou provoquées, en général permanentes) et des fulgurances (douleurs en éclair).
Les **signes objectifs** sont l'hypoesthésie, l'allodynie (sensation douloureuse en réponse à un stimulus normalement non douloureux, comme un effleurement), l'hyperpathie (sensation douloureuse exagérée provoquée par un stimulus répétitif).

Douleur viscérale

Elle est due à une infiltration, une obstruction ou un compression entraînant un hyperpéristaltisme ou une distension des viscères. Douleur sourde ou à type de colique, elle est soignée par les antispasmodiques.

➡ Échelles d'évaluation

Les échelles d'évaluation de la douleur ont pour but d'évaluer de façon fiable et valide l'existence et l'intensité d'une douleur physique. La validité est le degré de certitude que l'outil évalue réellement la douleur physique, et non d'autres dimensions du vécu de l'enfant, comme son anxiété, son affolement, son découragement. Créer de tels outils est une procédure complexe et il vaut mieux utiliser des échelles validées que d'essayer d'en construire une nouvelle qui ne pourrait être correcte qu'au prix d'une recherche scientifique de longue durée.

➡ Protocole d'établissement

Depuis 1993, l'infirmière est habilitée à mettre en œuvre un traitement d'urgence avant l'intervention du médecin. Elle suit pour cela des protocoles écrits, datés et signés.
Depuis la circulaire DGS/DH/DAS/SQ2/99/84 du 11 février 1999, la douleur aiguë est entrée dans le cadre de ces traitements d'urgence : « L'amélioration de la prise en charge de la douleur aiguë des personnes malades concerne l'ensemble des services hospitaliers, notamment les services d'urgences, ainsi que les institutions médico-sociales. Cette démarche repose sur un travail

d'équipe formée et sachant utiliser les outils d'évaluation de la douleur. Dans ce cadre, les personnels médicaux et infirmiers doivent agir sur protocoles de soins. La mise en œuvre de ceux-ci peut, dans des conditions prédéterminées, être déclenchée à l'initiative de l'infirmier. »
Le protocole permet à l'infirmière de prescrire elle-même le traitement avant l'intervention du médecin, sous certaines conditions. Rédigé en équipe pluridisciplinaire, il est distribué à tous les soignants de l'établissement. Il est réactualisé et revalidé au moins une fois par an. Chacun dispose d'une réglette d'autoévaluation de la douleur et des grilles d'hétéroévaluation.

à savoir

L'infirmière qui a prescrit un antalgique doit ensuite, en appliquant le protocole, informer le médecin de son initiative et la consigner dans le dossier de soins.

Prise en charge non médicamenteuse[1]

Sa bonne exécution conditionne en grande partie l'efficacité du traitement médicamenteux.

Principes généraux

Il faut :
— évaluer le niveau de l'angoisse et apaiser ;
— écouter la plainte ;
— établir une relation de confiance ;
— expliquer simplement, en tenant compte du niveau de compréhension de l'enfant.

Déroulement

Accueillir

Le soignant doit :
— s'assurer du confort de l'enfant et de celui de sa famille ;

1. Ce texte est tiré *in extenso* du protocole du Groupement hospitalier de l'Institut catholique de Lille (GHICL).

— demander si l'enfant possède un objet familier qui le rassure (peluche, doudou...) ;
— réduire l'angoisse : maintenir une ambiance calme, dégagée de trop d'excitations. Essayer d'éviter la précipitation génératrice d'angoisse : hors urgence vitale, ne pas se précipiter sur l'enfant pour faire un soin douloureux. Prendre le temps d'expliquer ce soin, d'informer l'enfant et les parents d'une douleur possible et leur expliquer que vont être utilisés des moyens pour combattre cette douleur ;
— s'interroger systématiquement sur le passé médical de l'enfant pour évaluer sa mémorisation d'une éventuelle rencontre avec la douleur : il existe des enfants de 2 ans multihospitalisés qui ne pleurent plus pour manifester leur émotion. Pour réduire l'angoisse, on peut intéresser l'enfant à des objets, des livres ou de la musique, ce qui permet d'éviter chez lui l'anticipation anxieuse de la douleur qui majore les perceptions désagréables ;
— établir une relation de confiance en veillant à ne pas minimiser ni dramatiser la situation. Donner des informations exactes accessibles à la compréhension de l'enfant et qui tiennent compte de son développement et de sa compréhension du temps. Il est donc important d'éviter de raconter des choses inexactes à l'enfant pour conserver cette relation de confiance qu'il faut établir avec lui en priorité ;
— se demander comment évoquer la douleur. Parce que reconnaître la douleur c'est faire preuve de faiblesse dans l'esprit de certaines personnes et aussi parce que la douleur peut engendrer un sentiment de culpabilité, un enfant ne reconnaîtra pas volontiers aussi directement qu'il a mal. C'est pour cette raison qu'à la question : « Est-ce que tu as mal ? », un enfant risque de répondre par la négative. C'est pourquoi il est préférable de dire : « J'ai l'impression que tu as mal, qu'est-ce que tu en penses ? » ou bien « dis-moi (ou montre-moi) où tu as mal » ;
— faire décrire la douleur : proposer à l'enfant une comparaison verbale imaginable pour lui. Dans tous les cas, proposer des images verbales qui associent la perception de la douleur à une perception connue de l'enfant (piqûre de moustique ou d'aiguille à coudre, « ça mord », « ça pince »...) ;
— aider aussi l'enfant à évoquer lui-même sa douleur à l'aide de ce type d'image. Il faut savoir que, dans la perception de la douleur, cohabitent toujours à la fois un aspect objectif et un aspect subjectif. Il est donc important de chercher par des questions simples à avoir accès à la façon dont l'enfant perçoit la douleur et ce qu'elle évoque éventuellement pour lui. L'angoisse peut majorer la perception de la douleur, comme elle peut en empêcher l'expression ;
— l'examen clinique étant très important, être particulièrement attentif à tout ce que l'enfant communique de manière non verbale (position antalgique, manifestation de retrait ou d'abandon) ;
— lors de la réalisation d'un soin potentiellement douloureux ou angoissant, proposer à l'enfant de compter jusqu'à un certain nombre évalué auparavant par le soignant en tenant compte de la durée du soin (« Compte jusqu'à 10 et

ce sera fini »), car le plus souvent, peur et douleur restent mêlées dans la mémoire de l'enfant. Lui permettre de se représenter le temps du soin, c'est lui permettre une certaine maîtrise sur ce souvenir difficile et cela pourra l'aider à s'apaiser ou à envisager ultérieurement un autre soin de façon moins angoissante ;

— avec les très jeunes enfants et les bébés :
  - garder dans la mesure du possible une attitude calme et contenante ;
  - parler à l'enfant (même s'il ne possède pas de langage), le bain de paroles apaisantes ayant un pouvoir calmant reconnu ;
  - veiller aussi avec les parents à établir un climat de confiance et expliquer le soin qui va être réalisé ;
  - ne pas oublier que l'état émotionnel du parent est perçu par le bébé et a une influence sur le souvenir que parents et enfant garderont de cette expérience difficile ;
  - après le soin, toujours veiller à aider l'enfant à revenir à un état plus détendu ;
  - encourager, quand cela est possible, le parent à participer aux soins en restant vigilant ; ne pas en faire une attitude systématique en respectant le souhait des parents.

Repenser

Il importe de sans cesse réfléchir :

— aux indications du geste douloureux. Lors des actes répétitifs, s'interroger avec l'équipe médicale sur leur pertinence et proposer d'éventuels moyens alternatifs ;

— aux habitudes du service. Décider de prévenir la douleur nous oblige à nous interroger sur nos soins : chaque geste est étudié, remis en cause dans son utilité, son opportunité et sa systématisation. Il peut s'agir de gestes techniques (aspiration trachéale, prélèvements sanguins...), mais aussi des soins réputés non agressifs : toilette systématique, prise de température... ;

— à l'adaptabilité de la méthode. Y réfléchir en permanence par rapport à l'état de l'enfant et éviter les attitudes systématiques. Faire plusieurs propositions permettant à l'enfant de choisir ;

— à l'importance du toucher dans le soin et à son côté apaisant qu'il ne faut jamais oublier. L'enfant, particulièrement quand il est petit ou vulnérable (enfant polyhandicapé), a besoin de se sentir contenu.

Anticiper

Il faut anticiper les événements douloureux :

— solliciter une prescription antalgique efficace avant le soin (le paracétamol est inefficace dans la majorité des cas, en particulier lors de l'effraction cuta-

née). Favoriser les protocoles de mise en place de la crème Emla® à domicile, moyennant une éducation préalable des parents. Regrouper les soins (un seul prélèvement journalier au lieu de trois ponctions réparties sur la journée) ;
— choisir un matériel adapté. Privilégier le matériel le moins générateur de douleur : taille des électrodes du scope... Préférer les sondes siliconées (urinaires, naso-gastriques...) ;
— montrer le matériel à l'enfant pour lui permettre de comprendre le déroulement des soins et se l'approprier, par exemple : en ORL, on montre à l'enfant l'image d'un objet familier passé à la caméra ce qui lui permet de se faire une idée sur ce qui se passe quand on regarde ses oreilles et pourquoi on le fait. Car c'est la possibilité pour l'enfant de se faire une représentation intellectuelle de ce qui va se passer dans le soin qui l'aide à être moins angoissé ;
— installer pour un soin. Négocier la position la plus confortable pour l'enfant, ne pas gêner sa respiration, ne pas lui imposer une contention absolue (éviter de bloquer les jambes de façon systématique). L'immobilisation de l'enfant peut provoquer et augmenter sa détresse et sa douleur. Lui expliquer qu'il faut essayer de ne pas bouger et le mettre en confiance pour obtenir un maximum de coopération. Immobiliser (sans écraser) l'articulation sus- et sous-jacente suffit le plus souvent. Avant le geste, évaluer si l'opérateur a besoin d'aide pour maintenir l'enfant dans une position optimale ;
— faire preuve d'habileté technique. Le geste doit être sûr, rapide, sans pour autant brusquer l'enfant. Ne pas hésiter à « passer la main » à un collègue après deux tentatives. Laisser un temps de récupération à l'enfant ;
— veiller à l'environnement :
  - diminuer les stimuli extérieurs : bruits, lumière, musique, télévision, qui peuvent se transformer rapidement en nuisances ;
  - respecter les rythmes de sommeil dans la planification des soins (ne pas réveiller l'enfant pour un soin non urgent) ;
  - encourager la présence des parents et maintenir leur rôle auprès de l'enfant.

Analyse de la douleur

➡ But

Avant de traiter une douleur, il importe d'en confirmer l'existence, d'en préciser le type, la localisation, l'intensité et, quand cela est possible, la cause. L'interrogatoire, l'examen clinique et les évaluations répétées permettent de préciser la conduite à tenir et d'adapter le traitement en fonction de ses résultats.

➔ Examen clinique

Il s'agit d'un examen clinique complet avec recherche de signes neurologiques objectifs ou subjectifs. Il faudra souvent le réaliser en plusieurs fois en fonction de l'acceptation de l'enfant. L'utilisation du jeu pourra faciliter l'examen. Il faut observer l'enfant au repos, mais aussi lors de ses mouvements, de ses jeux, des soins, dans les bras de sa mère, pendant le déshabillage, sur la table d'examen. On note les réactions affectives de l'enfant, son appétence pour la communication et le jeu, la position qu'il adopte ou qu'il évite.
Il faut savoir écouter et accepter les remarques de l'entourage et du reste de l'équipe soignante pour enrichir l'observation de l'enfant des différents points de vue.
La recherche de signes neuropathiques se fait par des effleurements, des caresses, des tapotements de l'enfant avec un jouet, un objet fétiche. Ces gestes habituellement agréables provoquent des réactions de retrait, des cris...
Le tableau d'atonie psychomotrice décrit par Pichard-Léandri et Gauvain-Piquard est bien particulier. Il est seulement et spécifiquement induit par la douleur chez l'enfant et réalise une symptomatologie pseudo-dépressive : « À l'observation, l'enfant est immobile, avec une grande raréfaction des initiatives motrices. Le tronc et les grosses articulations sont particulièrement figés, même en dehors de la zone potentiellement douloureuse, tandis qu'une motricité fine, souvent stéréotypée, des extrémités peut être conservée. Les rares gestes existants sont lents, apparaissent avec une certaine latence et restent segmentaires sans accompagnement du reste du corps et sans coloration affective. Le visage est inexpressif, parfois légèrement triste. L'enfant ne montre aucun intérêt pour ce qui l'entoure, ne tourne pas la tête vers l'examinateur et détourne avec une hostilité sourde les yeux à son approche. Il ne prend pas d'initiative dans la relation et ne répond pas à la stimulation. Lorsqu'il doit être mobilisé, l'enfant n'accompagne pas le mouvement que l'on imprime à son corps, rendant la mobilisation difficile et maladroite. Cette atonie est totalement indépendante de la présence des parents, mais surtout de l'altération de l'état général. L'atonie psychomotrice peut n'être que la seule expression de la douleur chez le petit enfant. »

➔ Évaluation

Hétéroévaluation

Chez l'enfant de moins de 5 ans, l'observation est le temps le plus important de l'évaluation d'une douleur. Le petit enfant n'a pas assez de mots pour décrire sa douleur. L'évaluation de l'intensité de la douleur ne peut se faire que par hétéroévaluation.

À l'aide de grilles d'observation ou de méthodes d'évaluation par le patient lui-même, il s'agit d'établir un chiffre qui reflète le plus objectivement possible l'intensité de la douleur.
Tout au long de la prise en charge de la douleur d'un enfant, il faut impérativement se servir de la même méthode chez le même enfant, afin d'avoir une idée aussi juste que possible de l'évolution de la douleur et de l'efficacité du traitement.
On choisit la méthode en fonction de l'âge de l'enfant. Dans le protocole du GHICL, on utilise :
— de 0 à 1 mois : EDIN (évaluation de la douleur et de l'inconfort du nouveau-né) ;
— de 1 mois à 1 an : BAT (Barrier-Amiel-Tison) ;
— de 1 an à 5 ans : mCHEOPS (*modified children hospital of Eastern Ontario pain scale*).
La grille DEGR (douleur enfant Gustave-Roussy) a l'avantage de bien étudier la douleur chronique (atonie psychomotrice) et d'analyser aussi la composante émotionnelle de l'expression de la douleur.
Toutes ces méthodes d'évaluation sont regroupées en annexe à la fin de ce chapitre.

Autoévaluation

Après 5 ans, l'autoévaluation de sa douleur par l'enfant devient possible. L'hétéroévaluation est encore utile (échelle DEGR).

Test des visages

On montre à l'enfant des visages gais, indifférents, tristes, criants... Ce test est peu spécifique, peu fiable, peu reproductible. L'enfant hésite à s'identifier à quelqu'un de triste ou de mécontent.

Questionnaires

Ces questionnaires reposent sur des échelles de vocabulaire. C'est le cas par exemple de l'EVS (échelle verbale simple) : douleur nulle, faible, moyenne, forte.
Certains questionnaires (questionnaires douleur Saint-Antoine) permettent de donner des mots au type de douleur (coup de poing, éclair...) ou de préciser le ressenti psychologique (douleur énervante, déprimante...).

Dessin

Une planche représentant un bonhomme de face et de dos est donnée à l'enfant pour qu'il colorie les endroits douloureux, de différentes couleurs selon l'intensité de la douleur.

EVA

Très utile, l'Échelle Visuelle Analogique est fiable et reproductible. On montre à l'enfant une réglette graduée de 0 à 10.
Avant l'autoévaluation, le curseur doit être placé au milieu de la réglette : « Ici, c'est quand tu n'as pas mal du tout. Là, c'est la douleur la plus grande que tu puisses imaginer. C'est comme un bulldozer qui t'écrase le pied. Montre-moi comment tu as mal. »

Évaluation chez l'enfant polyhandicapé

L'enfant polyhandicapé est porteur d'une sévère atteinte encéphalique. Il souffre d'une restriction extrême de l'autonomie, des possibilités de perception, d'expression et de relation. Les causes de douleur sont fréquentes dans ce contexte : intervention chirurgicale orthopédique, accidents domestiques (brûlures....), œsophagite peptique...
La communication répond rarement à un code linguistique et il faudra être capable de déchiffrer un code qui n'est pas spécifique du symptôme douloureux. Les troubles neuro-orthopédiques (spasticité) et psychotiques rendent l'évaluation encore plus difficile.
L'enfant peut apparaître paisible devant une agression douloureuse. Parfois une douleur provoque seulement une agitation motrice incoordonnée, des accès hypertoniques, une recrudescence de phénomènes psychotiques, une aggravation de l'automutilation. Les douleurs de désafférentation sont fréquentes, provoquant des cris aux massages ou à l'effleurement.
Une **grille spécifique** existe, prenant en compte l'état de base de l'enfant (d'après COLLIGNON *et al.*).

Traitement de la cause de la douleur

Le traitement de la cause de la douleur est logique et nécessaire. Il ne doit pas faire oublier de traiter également le symptôme douleur ; il ne doit pas non plus être plus néfaste qu'utile, quand le pronostic d'une maladie est sombre. Cependant, même en phase palliative, il faut tenter de traiter la cause de la douleur, si cela peut permettre d'apporter plus de réconfort que d'inconvénients. Il faut donc rechercher la cause de la douleur par l'examen clinique et par des examens paracliniques raisonnables.
Le traitement de la cause peut être :
— médical (antibiotique...) ;
— chirurgical ou orthopédique (immobilisation d'une fracture) ;
— radiothérapique (pour réduire une masse cancéreuse, pour lutter contre les douleurs osseuses d'un neuroblastome). ;

— chimiothérapique en permettant parfois des rémissions prolongées, au prix d'une toxicité acceptable.

Douleur iatrogène

Étymologiquement due au médecin (du grec *iatros* : médecin), la douleur iatrogène est souvent provoquée par l'infirmière : piqûres, pansements...
Ces douleurs prévisibles sont traitées ou évitées par la gestion non médicamenteuse du stress *(voir « Prise en charge non médicamenteuse »)* ou médicamenteuse (anxiolytiques comme le midazolam : Hypnovel®), par l'anesthésie locale (lidocaïne et Emla®) ou générale. Le méopa associe anxiolyse et analgésie.
Il faut sans cesse réviser sa pratique et s'enrichir de celle des autres : le site Internet Pédiadol est une source d'informations et d'échanges allant dans ce sens.

➡ Prélèvements sanguins périphériques

Il faut s'organiser en regroupant les soins, en anticipant la ponction par une pose d'Emla®. Un cathéter laissé en place évite les ponctions répétées. Le garrot doit être adapté à l'âge et à la taille du membre de l'enfant.

➡ Pansements

La technique de pansement (pose, ablation, nettoyage) doit être régulièrement révisée, à propos des gestes comme du matériel utilisé. Il faut notamment essayer d'éviter les contentions et privilégier au maximum les fixations non adhésives.

➡ Crème Emla®

Composants

La crème Emla® est un mélange analgésiant local de prilocaïne et de lidocaïne. Le risque de methémoglobinémie chez le nouveau-né est minime si des précautions simples sont prises.

Utilisation

à savoir

Le délai d'attente dans le service des urgences sera mis à profit pour enduire de crème Emla® la peau des enfants qui, a priori, *sont susceptibles d'avoir un bilan sanguin.*

Pour les enfants de plus de 3 mois

La crème Emla® ou l'Emla® *patch* doivent être posés **1 heure 30 à 2 heures** avant une ponction veineuse ou lombaire : au bout de 2 heures, la peau sera analgésiée sur une profondeur de 5 mm. Si la ponction doit être réalisée au bloc opératoire, l'horaire prévu de l'intervention sera communiqué aux services de soins.

En cas de ponction veineuse, choisir une belle veine facilement accessible, si possible au membre supérieur gauche chez un droitier et inversement. L'application d'Emla® provoque souvent une vasoconstriction rendant difficiles la visualisation et la palpation de la veine à ponctionner. Il faut enlever la crème 20 à 30 minutes avant la ponction, puis en signaler la zone d'application (crayon dermographique ou tampon Emla®) : la veine retrouvera un volume normal et l'analgésie persistera pendant environ 1 heure.

Pour un bilan sanguin, il n'y a souvent pas urgence et les délais peuvent être respectés. Si la ponction doit être réalisée au bloc opératoire, la préparation du ou des sites Emla® sera demandée sur le dossier d'anesthésie. Il faudra alors se fonder sur l'heure prévue de l'intervention.

En cas de ponction lombaire, la crème Emla® doit être appliquée au niveau L4-L5 ou L3-L4 (L5 se repère à hauteur de la ligne horizontale unissant les deux épines iliaques postérosupérieures).

Pour les nouveau-nés de 0 à 3 mois :

— AMM :
  - dose : 0,5 g à 1 g maximum ;
  - une fois par jour ;
— temps maximum d'application : 1 heure ;
— contre-indication : nouveau-né de moins de 37 semaines d'âge gestationnel.

Remarque

Expliquer aux parents que l'on pose de l'Emla® sur une région sélectionnée pour son accessibilité veineuse, mais qu'un échec de ponction est toujours possible et qu'il faudra alors procéder à la ponction dans une zone non analgésiée.

à savoir

En cas de ponction veineuse programmée, il est souhaitable de prescrire de l'Emla® à l'avance et d'expliquer aux parents quand et comment la poser eux-mêmes à domicile.

➡ Méopa (Entonox®)

Il s'agit d'un mélange gazeux équimolaire d'oxygène et de protoxyde d'azote, donné par auto-inhalation, qui a un effet euphorisant et analgésiant. Excellente solution pour l'analgésie des gestes légèrement ou modérément douloureux, le méopa est d'une utilisation très simple et son administration est parfaitement sûre lorsqu'il n'est pas associé à d'autres médicaments et lorsque les contre-indications sont respectées (traumatisme crânien non évalué, altération de l'état de conscience, hypertension intracrânienne, bulle d'emphysème, accident de plongée, pneumothorax non drainé, distension gastrique ou abdominale...).

➡ Anesthésie locale par la lidocaïne (Xylocaïne®)

Il importe de respecter la démarche suivante :
— attention, ne pas utiliser plus de 2 mg/kg sur les muqueuses, 4 mg/kg sur la peau :
  - 1 mL de Xylocaïne® visqueuse à 2 % contient 20 mg de lidocaïne ;
  - une instillation de Xylocaïne® nébuliseur contient 9 mg de lidocaïne ;
  - 1 mL de Xylocaïne® injectable à 1 % contient 10 mg de lidocaïne ;
— n'utiliser que de la Xylocaïne® non adrénalinée ;
— injecter après un test d'aspiration (absence de reflux sanguin) ;
— aborder l'intérieur de la plaie et non la peau saine ;
— injecter lentement ;
— utiliser la nalbuphine (Nubain®) (avant l'anesthésie locale) s'il s'agit d'une plaie des extrémités ou d'une plaie du visage, ou encore d'une plaie nécessitant plus de sept points.

Prise en charge médicamenteuse [1]

➡ Marche à suivre

Il faut :
— évaluer à l'aide d'une échelle adaptée à l'âge ;
— noter le score ;

1. La marche à suivre exposée dans ce texte est celle du protocole enfant du GHICL.

— classer l'intensité de la douleur en fonction du score obtenu, par exemple selon les scores cités dans le *tableau 48.1* ;
— traiter la douleur en fonction de son intensité *(tableau 48.2)*. Objectif : obtenir des scores meilleurs et, dans tous les cas, ne pas rester avec un score de douleur intense ;
— 15 à 30 min après l'administration, évaluer le traitement : noter le score ;
— adapter le traitement au résultat obtenu *(tableau 48.2)* :
- donner les médicaments à heure fixe et non pas « à la demande » ;
- noter systématiquement l'heure de l'administration des médicaments ;
- noter systématiquement les scores de douleur ;
- n'arrêter ou ne modifier ce protocole qu'après avis médical.

Tableau 48.1 – Classification de la douleur en fonction des scores obtenus

Âge	Douleur modérée	Douleur intense
0 à 1 mois	EDIN 4 à 7	EDIN ⩾ 8
1 à 12 mois	BAT 16 à 18	BAT < 16
À partir de 12 mois	mCHEOPS 5 à 7	mCHEOPS > 7
À partir de 5 ans	EVA 3 et 4	EVA > 4
	EVS 1 et 2	EVS 3 et 4

Tableau 48.2 – Schéma de traitement de la douleur

ÂGE	EDIN : 4 à 7 BAT : 16 à 18 mCHEOPS : 5 à 7 EVA : 3 et 4 EVS : 1 et 2 **DOULEUR MODÉRÉE**	EDIN ⩾ 8 BAT < 16 mCHEOPS > 7 EVA > 4 EVS : 3 et 4 **DOULEUR INTENSE**	Morphine = intervention du médecin
0-6 mois	Paracétamol →	Nubain® →	Morphine
6 à 12 mois	Paracétamol ± AINS →	Nubain® → + Nubain® 1/2 dose →	Morphine
12 mois et +	Paracétamol ± AINS → Paracétamol codéine ± AINS ou Di-Antalvic® si 0 de 50 kg →	Nubain® → + Nubain® 1/2 dose →	Morphine

□□⟹ En cas d'échec (pas d'amélioration du score 1/2 heure après l'administration de l'antalgique), suivre la flèche.

⟶ Le traitement par la morphine nécessite l'ordonnance et l'intervention du médecin.

Médicaments

Ce chapitre classe les médicaments selon les paliers de l'OMS : avec chaque palier croît l'intensité de l'action antalgique. Les détails correspondent au protocole de prise en charge de la douleur de l'hôpital Saint-Antoine de Lille (GHICL). Pour tout détail concernant l'AMM, les précautions d'emploi, les contre-indications, les modes d'administration, le *Dictionnaire Vidal* de l'année en cours reste la référence.

Palier I

Aspirine

Efficace contre la douleur, mais peu utilisé en raison de ses complications digestives et hématologiques, l'acide acétylsalicylique se donne à la dose de 25 à 75 mg/kg/j en cinq à six fois *per os*.

Paracétamol

L'effet antalgique apparaît 30 minutes après l'administration *per os* et persiste 4 heures.

• Contre-indication (CI)

Aucune.

• Précautions d'emploi

En cas d'aplasie, afin de surveiller la température, ne pas administrer de paracétamol : remplacer par de la codéine ou Nubain®.

• Présentations :

— Doliprane® :
  - suppositoire à 100 mg (sécable), 150 mg, 200 mg, 300 mg ;
  - sachets à 100 mg, 150 mg, 200 mg, 300 mg ;
  - suspension buvable à 2,4 % ;

— Efferalgan® :
  - sachets à 80 mg, 150 mg et 250 mg ;
  - suspension buvable à 3 % ;
  - suppositoire ;

— Pro-Dafalgan® : flacons de 1 et 2 g (voie IV).

• Posologie :

— *per os* et voie intrarectale :
  - 60 mg/kg/j, soit 15 mg/kg par prise toutes les 6 heures ;

- possibilité d'une dose de charge de 25 mg/kg ;
- pas plus de 4 sup./j ;

— voie IV : Pro-Dafalgan® :
- IV lente (10 min) ou au moyen d'une seringue électrique ;
- 30 mg/kg toutes les 6 heures ;

— chez le nouveau-né jusqu'à 10 jours, la dose de proparacétamol est de 15 mg/kg toutes les 6 heures.

à savoir

La voie IV est la meilleure et la plus efficace en hospitalisation. Elle permet une administration précise et on peut la renouveler la nuit sans réveiller l'enfant.

● **Associations possibles**

AINS, codéine, Nubain®, morphine.

Palier II

Généralités sur les morphiniques

Ce sont des analgésiques centraux ; chaque morphinique se caractérise par une affinité plus ou moins importante pour les récepteurs morphiniques et a donc une plus ou moins grande activité thérapeutique ou toxique.
Les **effets secondaires** des morphiniques sont à surveiller et à prévenir :
— prurit ;
— somnolence ;
— nausées et vomissements ;
— dépression respiratoire par dépression centrale et/ou bronchoconstriction. Exceptionnelle, elle est le plus souvent due à une erreur de dose ;
— constipation : constante, elle doit être prévenue par des mesures diététiques (boissons...) et médicamenteuses (Duphalac®, Jamylène®, Mestinon®).
Les effets de toxicomanie sont exceptionnels : la dépendance n'apparaît pas si la prescription est donnée pour traiter une douleur chronique ; l'accoutumance est possible, obligeant à augmenter les doses ; une diminution progressive peut être nécessaire pour éviter un syndrome de manque.

Morphiniques faibles

● **Dextropropoxyphène :**

— 3 à 10 mg/kg/j en quatre à six prises ;
— Antalvic® : CI avant 15 ans ;
— Di-Antalvic® (avec paracétamol) : CI avant 15 ans ;
— Propofan® (avec paracétamol) : pas conseillé avant 12 ans.

■ **Contre-indications**

Poids inférieur à 50 kg ou âge inférieur à 15 ans.

■ **Précaution d'emploi**

Aucune.

■ **Présentations :**

— gélules de 400 mg de paracétamol et 30 mg de dextropropoxyphène ;
— suppositoires à 800 mg de paracétamol et 60 mg de dextropropoxyphène.

■ **Posologie :**

— 4 à 6 gélules régulièrement réparties sur 24 heures ;
— 2 suppositoires régulièrement répartis sur 24 heures.

● Codéine

■ **Contre-indications :**

— Codenfan® : enfant de moins de 1 an ;
— Codoliprane®, Efferalgan-codéine® : enfant de moins de 6 ans ou de moins de 14 kg.
Leur administration nécessite alors une ordonnance et une prise de responsabilité par le médecin prescripteur.

■ **Précaution d'emploi**

Insuffisance respiratoire : avis médical nécessaire.

■ **Présentations :**

— sans paracétamol : Codenfan®, sirop 1 mg/mL (pipette graduée en mg de 1 à 15) ;
— avec paracétamol :
  - Codoliprane® enfant : comprimé sécable à 20 mg de codéine + 400 mg de paracétamol ;
  - Efferalgan-codéine® : comprimé à 30 mg de codéine et 500 mg de paracétamol.

■ **Posologie :**

— Codenfan® : 1 mL/kg, toutes les 4 à 6 heures ;
— Codoliprane® : voir *tableau 48.3* ;

Tableau 48.3 – Posologie du Codoliprane®

Poids de l'enfant (kg)	Posologie maximale quotidienne
14-15	1/2 cp toutes les 6 heures
16-20	1/2 cp toutes les 4 heures
21-30	1 cp toutes les 6 heures
31-40	1 cp toutes les 4 heures

— Efferalgan-codéine® : voir *tableau 48.4*.

Tableau 48.4 – Posologie de l'Efferalgan-codéine®

Poids de l'enfant (kg)	Posologie maximale quotidienne
15-22	1/2 cp toutes les 6 heures
23-30	1/2 cp toutes les 4 heures
31-44	1 cp toutes les 6 heures
45-50	1 cp toutes les 4 heures

■ Associations

Association possible avec AINS et paracétamol (pour les formes qui n'en comportent pas déjà).

Morphiniques mixtes

La nalbuphine (Nubain®) et la buprénorphine (Temgésic®), qui ont une affinité très forte pour les récepteurs morphiniques, ont la particularité de ne pas voir leur activité augmentée à partir d'une certaine dose : c'est l'effet plafond. La nalbuphine est très utilisée en pédiatrie.

• Nalbuphine (Nubain®)

■ Contre-indication

Aucune, mais voir précautions d'emploi.
Ce médicament n'a l'AMM qu'au-delà de 18 mois, mais **peut être utilisé quel que soit l'âge de l'enfant, sous couvert de ce protocole**.

■ Précautions d'emploi

Âge inférieur à 18 mois en l'absence de médecin.
Ne pas associer de sédatifs (exemple Hypnovel®) sans avis d'un médecin.

Appeler le médecin si :
— traumatisme crânien avec perte de connaissance ;
— état hémodynamique précaire ;
— insuffisance respiratoire en l'absence de médecin.
Retour au domicile : après Nubain®, surveillance pendant au moins 2 heures de la conscience et de la fonction respiratoire :
— enfant réveillé ou aisément réveillable (ne se rendort pas immédiatement) ;
— pouvant répondre à une question ;
— se tenant debout à la demande ;
— capable de boire un verre d'eau.

■ **Présentation**

Ampoules de 2 mL dosées à 20 mg.

■ **Posologie** :

— voie intrarectale : 0,3 mg/kg toutes les 4 à 6 heures ;
— IVD : 0,2 mg/kg en 3 minutes toutes les 4 à 6 heures ;
— en continu par SAP : 0,05 mg/kg/h.
Exemple de dilution : 10 mg de Nubain® (1/2 ampoule) dans 50 mL correspondent à 0,2 mg/mL. Pour un enfant de 4 kg : 0,05 mg/h × 4 kg = 0,2 mg/h, soit 1 mL/h.

■ **Associations possibles**

Paracétamol, AINS.

■ **Surveillance**

État de conscience, respiration.
Si après 30 minutes, le score d'évaluation douloureuse reste mauvais, réinjecter une demi-dose et appeler le médecin. Les injections suivantes seront pratiquées 4 heures après l'injection initiale.
Si nécessaire, l'antagoniste du Nubain® est la naloxone *(voir « Naloxone (antagoniste des morphiniques) »).*

● Buprénorphine (Temgésic® 0,2 mg)

La buprénorphine se présente en comprimé sublingual. Elle est d'utilisation exceptionnelle en médecine.

Palier III

➡ Péthidine (Dolosal® 100 mg/2 mL)

Elle est parfois préférée à la morphine, car elle est moins constipante. Elle peut être utilisée pour des douleurs viscérales, à la dose de 5 à 10 mg/kg/j en IM ou IV continu. Son administration répétée entraîne un risque de convulsions qu'il faut prévenir par l'administration concomitante d'un anticonvulsivant.

Morphine *per os*

La dose de départ habituelle est de 0,5 à 1 mg/kg/j. La préparation magistrale (sirop sucré et chlorhydrate de morphine à la concentration de 1 mg pour 1 mL) est donnée toutes les 4 heures. Classiquement, on augmente la dose de 50 % si le résultat sur le score de la douleur est insuffisant après 8 à 12 heures.
La titration permet une adaptation plus rapide : on commence par une dose de charge de 0,3 à 0,5 mg/kg ; on évalue 30 minutes plus tard ; on donne des doses supplémentaires de 0,1 mg/kg toutes les 30 minutes jusqu'à disparition de la douleur. La dose antalgique, obtenue en additionnant la dose initiale et les doses supplémentaires, doit être administrée toutes les 4 heures.
Une fois connue la dose efficace, on peut donner une forme retard (sulfate de morphine : Moscontin® ou Skenan®) toutes les 12 heures.

Morphine parentérale

• Précautions d'emploi

Pas de contre-indication liée à l'âge.
Prudence :
— chez un patient hypovolémique ;
— chez un patient insuffisant respiratoire ;
— chez un patient recevant des produits psychotropes ou sédatifs.

• Voie sous-cutanée ou intramusculaire

La dose initiale habituelle est de 0,2 mg/kg, à répéter toutes les 4 à 6 heures en fonction de l'importance de la douleur. Si la voie sous-cutanée est donnée en relais de la voie orale, la dose est la moitié de la dose orale.

• Voie intraveineuse

Elle nécessite une surveillance particulière *(voir « Surveillance d'un enfant sous morphine intraveineuse »)*.
En fonction de l'importance de la douleur, généralement intense dans ce type d'indication, la dose initiale quotidienne est de 1 à 2 mg/kg/j. Des doses beaucoup plus importantes peuvent être données (5, voire 15 mg/kg/j), limitées seulement par le risque de dépression respiratoire. Le risque de dépression respiratoire est faible aux doses moyennes, important à partir de 3 à 4 mg/kg ou en cas d'association à d'autres dépresseurs respiratoires et d'erreur de posologie.
Si la voie intraveineuse est donnée en relais de la voie orale, la dose est le tiers de la dose orale.
La titration est le moyen le plus rapide de connaître la dose efficace : dose de charge de 0,10 à 0,15 mg/kg par voie IVL de 10 minutes ; évaluation toutes les 5 à 10 minutes ; ajouter un bolus de 0,02 mg/kg toutes les

10 minutes jusqu'à obtention de l'analgésie. La dose antalgique, obtenue en additionnant la dose initiale et les doses supplémentaires, doit être administrée toutes les 4 heures.

• PCA

La morphine peut être administrée par voie veineuse continue, mais la PCA (*patient controlled analgesia* : analgésie contrôlée par le patient) permet une plus grande souplesse d'administration, soit en mode continu, soit en bolus, soit selon les deux modes associés. Dès l'âge de 5 ans, l'enfant peut actionner lui-même le mécanisme de bolus. Les doses ont été données au paragraphe précédent.

Surveillance d'un enfant sous morphine intraveineuse

• Périodicité

Toutes les heures le premier jour, toutes les 2 heures les deux jours suivants, toutes les 4 heures ensuite.

• Cinq critères de surveillance :

— la douleur évaluée par l'enfant ou l'infirmière (voir scores de douleur) ;
— le score de sédation :
  - bien éveillé = S1 ;
  - somnolent et facilement réveillable = S2 ;
  - somnolent et difficilement réveillable = S3 ;
  - impossible à réveiller = S4 ;

— fréquence respiratoire par minute : mesurer une valeur de référence avant toute administration de morphine ;
— saturation en O_2 (SaO_2) si problème respiratoire ou de déglutition antérieur à la pose de la perfusion ;
— effets secondaires éventuels : nausées, vomissements, prurit, rétention urinaire, constipation.

• Conduite à tenir :

— score de douleur inadéquat : augmenter la posologie après avis médical ;
— fréquence respiratoire par rapport à la valeur de référence mesurée avant le début du traitement :
  - baisse de 25 à 50 % : surveillance tous les 1/4 d'heure :
    - O_2,
    - brancher SaO_2,
    - appeler le médecin ;
  - baisse > 50 % : arrêter la perfusion :
    - O_2,
    - naloxone,
    - SaO_2,

• appeler le médecin ;
— SaO_2 (si posée) < 90 % : O_2 et appel du médecin ;
— sédation :
– S3 : surveillance tous les 1/4 d'heure et appel du médecin ;
– S4 : O_2, naloxone et appel du médecin ;
— nausées, vomissements : Vogalène® (1/2 à 1 mg/kg/j) ; si échec : Droleptan® IV 0,1 mg/5 kg ;
— prurit : Polaramine® pendant 48 heures ;
— constipation : constante, prévenir systématiquement par Duphalac®.

• Naloxone (antagoniste des morphiniques)

▪ Présentation

Ampoules de 0,4 mg (1 mL) de Narcan®.

▪ Voie d'administration

Voie IV lente.

▪ Posologie

10 μg/kg.

▪ Indications :

— score de sédation S4 ;
— fréquence respiratoire diminuée de 50 % par rapport à la fréquence initiale.

▪ Mode d'administration :

— diluer l'ampoule avec 9 mL d'eau pour obtenir 10 mL ;
— injecter lentement 1 mL de la solution obtenue (*tableau 48.5)* pour 4 kg de poids (0,25 mL/kg) Répéter l'injection à la même posologie en l'absence d'effet notable après 1 à 2 minutes. Une fois la sédation ou la dépression respiratoire levées, assurer une perfusion continue sur 4 heures avec le reste de Narcan®.

Tableau 48.5 – Volume de solution de Narcan® obtenue à injecter

Poids de l'enfant (kg)	Volume de la solution obtenue à injecter (mL)	Dose (mg)	Dose (μg)
4	1	0,04	40
8	2	0,08	80
12	3	0,12	120
16	4	0,16	160
20	5	0,20	200

Anti-inflammatoires non stéroïdiens (AINS) et corticoïdes

Les anti-inflammatoires non stéroïdiens et les corticoïdes peuvent être utilisés avec les médicaments antalgiques, à titre de coanalgésiques.

• AINS

Peu d'AINS sont disponibles pour l'enfant. Les plus pratiques sont l'acide niflurique en suppositoires (Nifluril®) et l'ibuprofène en suspension pédiatrique, tous deux autorisés à partir de 6 mois. Des anti-inflammatoires plus puissants (Voltarène®, Profénid®) peuvent être d'un grand secours.
Il faut tenir compte de contre-indications habituelles : antécédents digestifs, troubles de l'hémostase, insuffisance rénale.

• Corticoïdes

Outre leurs actions carcinostatique, antinauséeuse, orexigène, l'action anti-inflammatoire des corticoïdes est utile dans le traitement de douleurs par œdème tumoral, tumeurs pelviennes, compressions médullaires, méningites tumorales, métastases osseuses.

▪ Contre-indications

Ulcère en évolution, HTA non contrôlée, diabète décompensé, affection psychiatrique aiguë, toute infection bactérienne, virale ou mycosique non contrôlée.

▪ Complications

Donnés au long cours, leur complication la plus gênante est l'obésité et la déformation du visage, source supplémentaire de souffrance.

Antispasmodiques

Les douleurs spasmodiques sont traitées par le tiémonium (Viscéralgine® simple, 6 mg/kg/j, *per os*, IM, IV) ou la butylhyoscine (Buscopan®, 1 mg/kg/j).

Traitement des douleurs neuropathiques

• Antidépresseurs tricycliques

Ils sont utilisés pour lutter contre la composante dysesthésique de la douleur de désafférentation (picotements, brûlures...).
La clomipramine (Anafranil®) et l'amitriptyline : Laroxyl® (soluté : 1 goutte = 1 mg) sont données à doses progressives jusqu'à 1 mg/kg/j, en une dose unique le soir.
Les complications possibles sont : bouche sèche, somnolence, désorientation, rétention urinaire, constipation.

• Anticonvulsivants

Ils sont donnés pour le traitement des douleurs en éclairs, en augmentant la dose progressivement (une faible dose le matin, une dose de charge le soir). On utilise :
— le clonazépam (Rivotril® : 0,1 mg/kg/j ; 1 goutte = 0,1 mg) : risque de somnolence ;
— la carbamazépine (Tégrétol® : 10 mg/kg/j) : céphalées, vomissements, sensation ébrieuse.

➜ Particularité de la prise en charge de la douleur chez le nouveau-né

Modèle de dépendance et de fragilité, le nouveau-né, et plus encore le prématuré, est l'objet de toutes sortes d'agressions stressantes et douloureuses. Pourtant, depuis sa vie fœtale, les voies de la douleur sont en place et le nouveau-né est à même de ressentir la douleur. De plus, la myélinisation des fibres nerveuses n'étant pas achevée, il est vraisemblable que l'inhibition des influx nerveux ne soit pas satisfaisante, entraînant des douleurs plus importante que chez l'enfant plus âgé.
On connaît maintenant l'intérêt de la prise en charge du confort du nouveau-né sur sa morbidité à court terme. Plus immédiatement, un stress imposé avant un geste douloureux majore la réactivité de ces bébés à cette douleur. Tous les efforts des soignants doivent donc porter sur la réduction du stress et l'obtention d'un confort pour le nouveau-né.
À cause d'une immaturité de la conjugaison hépatique et de l'élimination rénale, les demi-vies des morphiniques sont plus longues que chez l'adulte, les risques de dépression respiratoire et d'hypotension sont augmentés. Des précautions supplémentaires de dosage et de surveillance sont donc nécessaires.
L'effet saccharose, supérieur à celui de l'eau et des autres sucres et indépendant de l'effet tétine (auquel il peut s'ajouter), peut être utilisé avant un acte douloureux.

acte infirmier

Prise en compte de la douleur

État d'esprit

L'histoire de la prise en charge de la douleur passe par le malaise de l'infirmière qui fait mal, sa compassion devant l'enfant souffrant, puis sa lutte contre les idées reçues, sa

recherche du confort de l'enfant et de meilleurs moyens d'analgésie, dans une équipe dont elle est partenaire et souvent catalyseur.
L'infirmière remplira d'autant mieux son rôle qu'elle aura su éviter certains pièges. Ni mère, ni médecin, elle doit cependant accepter son rôle de soignant (avec ses gestes agressifs) et assumer celui de protecteur de l'enfant : la main qui pique et le bras qui entoure.
Elle n'a pas un rôle central, c'est l'enfant qui l'a ; elle ne peut pas tout et ne fait pas tout ; elle n'a pas la science infuse et son intuition, son *feeling,* peut l'aider comme il peut la faire errer.
Même dans l'urgence, où le geste technique est prioritaire, c'est l'écoute de l'enfant et de sa famille qui permet à l'infirmière d'être entière dans son rôle d'accueil, d'aide, de conseil et de soin. C'est aussi dans l'écoute de toute l'équipe (collègues, médecins, auxiliaires, éducatrices, institutrices, assistantes sociales, psychologues, kinésithérapeutes...) que se forme l'expérience et que s'affine la connaissance du patient. L'infirmière doit veiller à associer les parents et l'enfant dans la recherche du meilleur confort.

Arrivée de l'enfant dans le service

L'infirmière doit se plier aux séquences suivantes :
- accueil ;
- évaluation rapide de l'éventualité d'une ponction pour anesthésie locale préventive ;
- mise en position de confort ;
- recherche du risque douloureux de la pathologie ;
- évaluation de la douleur ;
- traitement du symptôme dans le cadre du protocole ;
- information et explication à l'enfant et à sa famille ;
- évaluation de l'efficacité du traitement, adaptation du traitement, information du médecin et de l'équipe ;
- surveillance de l'enfant.

■ En amont

L'infirmière aura su participer :
- à la recherche d'un cadre accueillant ;
- à l'élaboration du protocole « douleur » et à son évaluation régulière ;
- à une formation personnelle et en équipe sur les techniques de prise en charge de la douleur : congrès, réunions de service, manipulation d'une PCA, du méopa.

■ En aval

Il sera nécessaire :
- d'assurer minutieusement les transmissions ;
- de participer à la révision de chaque dossier sur le plan douleur (risque de douleur, évaluation, prise en charge) ;
- de reprendre en équipe les situations qui ont posé des problèmes ;
- de veiller à la coordination avec les équipes de soins à domicile s'il y a lieu.

Annexes

Grille de douleur et d'inconfort du nouveau-né (EDIN)

Visage	
0	Visage détendu
1	Grimaces passagères : froncement des sourcils/lèvres pincées/plissement du menton/tremblement du menton
2	Grimaces fréquentes, marquées ou prolongées
3	Crispation permanente ou visage prostré, figé ou visage violacé
Corps	
0	Détendu
1	Agitation transitoire, assez souvent calme
2	Agitation fréquente, mais retour au calme possible
3	Agitation permanente : crispation des extrémités et raideur des membres ou motricité très pauvre et limitée, avec corps figé
Sommeil	
0	S'endort facilement, sommeil prolongé, calme
1	S'endort difficilement
2	Se réveille spontanément en dehors des soins et fréquemment, sommeil agité
3	Pas de sommeil
Relation	
0	Sourire aux anges, sourire réponse, attentif à l'écoute
1	Appréhension passagère au moment du contact
2	Contact difficile, cri à la moindre stimulation
3	Refuse le contact, aucune relation possible. Hurlement ou gémissement sans la moindre stimulation
Réconfort	
0	N'a pas besoin de réconfort
1	Se calme rapidement lors des caresses, au son de la voix ou à la succion
2	Se calme difficilement
3	Inconsolable. Succion désespérée

Échelle comportementale mCHEOPS *(modified children hospital of Eastern Ontario pain scale)*

Critères	Comportement observé	Score
Cris, pleurs	Absents Gémissements, pleurs Cri vigoureux, sanglots	1 2 3
Expression du visage	Sourire, faciès résolument positif Expressivité nulle, faciès neutre Grimaces, faciès résolument négatif	0 1 2
Verbalisation	Parle de choses diverses ; ne se plaint de rien Ne parle pas Se plaint, mais non de souffrir Se plaint de souffrir	0 1 1 2
Attitude corporelle	Corps au repos Agitation, mouvements désordonnés, rigidité Debout dans son lit	1 2 2
Désir de toucher la zone douloureuse	Nul Important	1 2
Membres inférieurs	Au repos ou animés de rares mouvements Mouvements incessants ; donne des coups de pied Se met debout, s'accroupit ou s'agenouille	1 2 2

Échelle comportementale BAT (Barrier-Amiel-Tison)

Score	2	1	0
Mimique douloureuse	Marquée	Faible	Nulle
Sommeil dans les 30 min précédant l'examen	Non	Compris entre 5 et 10 min	> 10 min
Qualité du cri	Aigu	Normal	Nul
Motricité spontanée	Incessante	Modérée	Normale
Excitabilité spontanée	Trémulation	Excessive	Calme
Crispation (doigts, orteils)	Globale	Dissociée	Nulle
Succion	Nulle	Discontinue	Forte
Tonus	Très hyper	Hyper	Normal
Sociabilité	Nulle	Difficile	Facile
Consolabilité	Nulle ou > 2 min	Possible	Facile

EVS (échelle verbale simple)

À la question « Je crois que tu as mal, dis-moi comment », l'enfant répond :	
– Je n'ai pas mal du tout	0
– J'ai un peu mal	1
– J'ai mal « moyen »	2
– J'ai très mal	3
– C'est insupportable	4
NB : Bien préciser à l'enfant qu'on lui demande d'évaluer une douleur et non pas une gêne, une autre sensation désagréable...	

Échelle DEGR (douleur enfant Gustave-Roussy)

Item 1 : position antalgique au repos
Spontanément, l'enfant évite une position ou bien s'installe dans une posture particulière, malgré une certaine gêne, pour soulager la tension d'une zone douloureuse. À évaluer lorsque l'enfant est **sans activité physique**, allongé ou assis. **À ne pas confondre** avec l'attitude antalgique dans le mouvement **Cotation :** 0 : absence de position antalgique : l'enfant peut se mettre n'importe comment 1 : l'enfant semble éviter certaines positions 2 : l'enfant **évite** certaines positions, mais n'en paraît pas gêné 3 : l'enfant **choisit** une position antalgique évidente qui lui apporte un certain soulagement 4 : l'enfant recherche sans succès une position antalgique et n'arrive pas à être bien installé
Item 2 : manque d'expressivité
Concerne la capacité de l'enfant à ressentir et à exprimer sentiments et émotions, par son visage, son regard et les inflexions de sa voix. À étudier alors que l'enfant aurait des raisons de s'animer (jeux, repas, discussion) **Cotation :** 0 : l'enfant est vif, dynamique, avec un visage animé 1 : l'enfant paraît un peu terne, éteint 2 : au moins un des signes suivants : traits du visage peu expressifs, regard morne, voix marmonnée et monotone, débit verbal lent 3 : plusieurs des signes ci-dessus sont nets 4 : visage figé, comme agrandi, regard vide, parle avec effort.
Item 3 : protection spontanée des zones douloureuses
En permanence, l'enfant est attentif à éviter un contact sur la zone douloureuse **Cotation :** 0 : l'enfant ne montre aucun souci de se protéger 1 : l'enfant évite les heurts violents 2 : l'enfant protège son corps, en évitant et en écartant ce qui pourrait le toucher

3 : l'enfant se préoccupe visiblement de limiter tout attouchement d'une région de son corps 4 : toute l'attention de l'enfant est requise pour protéger la zone atteinte
Item 4 : plaintes somatiques
Cet item concerne la façon dont l'enfant a dit qu'il avait mal, spontanément ou à l'interrogatoire, pendant le temps d'observation **Cotation :** 0 : pas de plainte : l'enfant n'a pas dit qu'il a mal 1 : plaintes « neutres » : – sans expression affective (dit en passant « j'ai mal... ») – et sans effort pour le dire (ne se dérange pas exprès) 2 : au moins un des signes suivants : – a suscité la question « qu'est-ce que tu as, tu as mal ? » – voix geignarde pour dire qu'il a mal – mimique expressive accompagnant la plainte 3 : en plus de la **cotation 2**, l'enfant : – a attiré l'attention pour dire qu'il a mal – a demandé un médicament 4 : c'est au milieu de gémissements, sanglots ou supplications que l'enfant dit qu'il a mal
Item 5 : attitude antalgique dans le mouvement
Spontanément, l'enfant évite la mobilisation ou l'utilisation d'une partie de son corps. À rechercher au cours d'**enchaînements de mouvements** (ex : la marche) éventuellement sollicités. **À ne pas confondre** avec la lenteur et rareté des mouvements **Cotation :** 0 : l'enfant ne présente aucune gêne à bouger tout son corps. Ses mouvements sont souples et aisés 1 : l'enfant montre une gêne, un manque de naturel dans certains de ses mouvements 2 : l'enfant prend des précautions pour certains gestes 3 : l'enfant évite nettement de faire certains gestes. Il se mobilise avec prudence et attention 4 : l'enfant doit être aidé, pour lui éviter des mouvements trop pénibles
Item 6 : désintérêt pour le monde extérieur
Concerne l'énergie disponible pour entrer en relation avec le monde environnant **Cotation :** 0 : l'enfant est plein d'énergie, s'intéresse à son environnement, peut fixer son attention et est capable de se distraire 1 : l'enfant s'intéresse à son environnement, mais sans enthousiasme 2 : l'enfant s'ennuie facilement, mais peut être stimulé 3 : l'enfant se traîne, incapable de jouer, il regarde passivement 4 : l'enfant est apathique et indifférent à tout

Item 7 : contrôle exercé par l'enfant quand on le mobilise (mobilisation passive)
L'enfant que l'on doit remuer pour une raison banale (bain, repas) surveille le geste, donne un conseil, arrête la main ou la tient **Cotation :** 0 : l'enfant se laisse mobiliser sans y accorder d'attention 1 : l'enfant a un regard attentif quand on le mobilise 2 : en plus de la **cotation 1**, l'enfant montre qu'il faut faire attention en le remuant 3 : en plus de la **cotation 2**, l'enfant retient de la main ou guide les gestes du soignant 4 : l'enfant s'oppose à toute initiative du soignant ou obtient qu'aucun geste ne soit fait sans son accord
Item 8 : localisation de zones douloureuses par l'enfant
Spontanément ou à l'interrogatoire, l'enfant localise sa douleur **Cotation :** 0 : pas de localisation : à aucun moment, l'enfant ne désigne une partie de son corps comme gênante 1 : l'enfant signale, **uniquement verbalement**, une sensation pénible dans une région **vague** sans autre précision 2 : en plus de la **cotation 1**, l'enfant montre avec un geste vague cette région 3 : l'enfant désigne avec la main une région douloureuse précise 4 : en plus de la **cotation 2**, l'enfant décrit, d'une manière assurée et précise, le siège de sa douleur
Item 9 : réactions à l'examen des zones douloureuses
L'examen de la zone douloureuse déclenche chez l'enfant un mouvement de défense ou de retrait et des réactions émotionnelles. Ne noter que les réactions provoquées par l'examen, et **non celles préexistantes à l'examen** **Cotation :** 0 : aucune réaction déclenchée par l'examen 1 : l'enfant manifeste, juste au moment où on l'examine, une certaine réticence 2 : lors de l'examen, on note au moins un de ces signes : raideur de la zone examinée, crispation du visage, pleurs brusques, blocage respiratoire 3 : en plus de la **cotation 2**, l'enfant change de couleur, transpire, geint ou cherche à arrêter l'examen 4 : l'examen de la région douloureuse est quasiment impossible, en raison des réactions de l'enfant
Item 10 : lenteur et rareté des mouvements
Les mouvements de l'enfant sont lents, peu amples et un peu rigides, même à distance de la zone douloureuse. Le tronc et les grosses articulations sont particulièrement immobiles. À comparer avec l'activité gestuelle habituelle d'un enfant de cet âge

Cotation : 0 : les mouvements de l'enfant sont larges, vifs, rapides, variés et lui apportent un certain plaisir 1 : l'enfant est un peu lent et bouge sans entrain 2 : un des signes suivants : – latence du geste – mouvements restreints – gestes lents – initiatives motrices rares 3 : plusieurs des signes ci-dessus sont nets 4 : l'enfant est comme figé, alors que rien ne l'empêche de bouger
Signes directs de douleur 1 + 3 + 5 + 7 + 9 =
Expression volontaire de douleur 4 + 8 =
Atonie psychomotrice 2 + 6 + 10 =

Bibliographie

CARBAJAL R. « Analgésie par mélange (50/50) de protoxyde d'azote/oxygène chez l'enfant ». *Archives pédiatriques* 1999 ; 6 : 578-85.

COLLIGNON P., GIUSIANO B., BOUTIN A.-M., COMBES J.-C. « Utilisation d'une échelle d'hétéroévaluation de la douleur chez le sujet sévèrement polyhandicapé ». *Douleur et analgésie* 1997 ; 1 : 27-32.

DOMMERGUE J.-P., FOURRIER-CHARRIÈRE E. *Douleurs et urgences chez l'enfant.* Paris : Arnette-Blackwell ; 1995.

DUSOL F., COURRÈGES P., LECOUTRE D., LEDUC E. *Les Infirmières et Auxiliaires de l'établissement* [à paraître].

ECOFFEY C., MURAT I. *La Douleur chez l'enfant.* Paris : Médecine-Sciences Flammarion ; 1999.

GAUVAIN-PIQUARD A. *Principes de validation des échelles d'évaluation de la douleur.* Congrès : « Douleur, quelles réponses ? » ; 1998.

Noblins M., Fourrier-Charrière E. « Comment évaluer la douleur chez l'enfant ? ». *Journal de pédiatrie et de puériculture* 1993 ; 3 : 131-7.

PÉDIADOL. Site Internet : www.pediadol.org

PICHARD-LEANDRIE E., GAUVAIN-PIQUARD A. *La Douleur de l'enfant.* Medsi-Mac Graw Hill.

Protocole de prise en charge de la douleur de l'enfant de l'Hôpital Saint-Antoine (Lille) : Protocole Enfant GHICL.

partie VI

Urgence et accidents

chapitre 49

Jean-Marie Le Borgne

Réanimation cardio-pulmonaire

Introduction

L'arrêt cardio-respiratoire représente un quart des décès de l'enfant de moins de 15 ans, soit près de 2 500 décès par an.
Il est le plus souvent dû aux accidents, aux inhalations de corps étrangers, aux asphyxies et noyades et enfin aux « morts subites », dont le nombre a pourtant régressé ces dernières années grâce à la prévention *(voir « Prévention de la mortalité infantile », chapitre 1)*.
Le personnel des services hospitaliers, mais aussi des crèches, des écoles, des colonies de vacances, etc., et les parents d'enfants à risque doivent savoir mettre en œuvre une réanimation cardio-respiratoire adaptée à l'enfant et aux moyens dont ils disposent selon l'environnement dans lequel l'accident se produit.
Les lésions cérébrales deviennent pratiquement irréversibles dès que l'anoxie du cerveau dépasse 3 minutes : le pronostic ultérieur dépend donc de la rapidité et de la qualité de l'intervention.

Manœuvres de première intention

➡ Prise du pouls

Suivant les circonstances, le pouls pourra être pris :
— au **niveau carotidien** : en posant l'index et le majeur entre la pomme d'Adam et le muscle sterno-cléido-mastoïdien tout en réclinant ce dernier vers l'extérieur ;
— au **niveau huméral** : en posant l'index et le majeur à la face interne du bras, juste au-dessus du pli du coude ;

— au **niveau fémoral** : en posant l'index et le majeur sous l'arcade crurale, en déprimant légèrement le tiers interne du creux inguinal.

➡ Subluxation du maxillaire inférieur

Il faut se mettre à la tête de l'enfant, placer le cou en légère hyperextension et ouvrir la bouche en portant le menton vers le bas avec les deux pouces. On doit ensuite porter le maxillaire inférieur en avant et en haut en subluxant l'articulation temporo-maxillaire avec les index et les majeurs mis en crochet sous l'angle de la branche montante : les voies aériennes supérieures (VAS) sont ainsi libérées.

➡ Ventilation au bouche-à-bouche

Le maxillaire inférieur doit être subluxé. Après avoir pris une inspiration profonde, il faut appliquer la bouche sur celle de l'enfant, tout en lui pinçant le nez, et pratiquer une insufflation lente (1 seconde) de volume suffisant pour que le thorax se soulève doucement. On doit pratiquer 10 à 12 insufflations par minute.

➡ Ventilation à l'Ambu

Il faut procéder de la façon suivante :
— poser une canule de Guédel de taille adaptée au poids (distance bouche-angle de la mâchoire) en faisant avec sa courbe un mouvement d'enroulement autour du massif lingual ;
— choisir un masque facial et un Ambu adapté au poids *(voir « Matériel nécessaire »)* ;
— appliquer le masque sur la face de l'enfant de façon étanche, en tenant le masque entre le pouce et l'index placés en demi-cercle au sommet du masque et en maintenant le maxillaire inférieur subluxé avec les trois autres doigts *(figures 19.5 et 19.6, chapitre 19)* ;
— de l'autre main, déprimer le ballon de l'Ambu lentement, de telle façon que le thorax se soulève ;
— pratiquer 10 à 12 mouvements lents et amples par minute.

Remarque *La ventilation au masque est plus difficile à réaliser seul correctement qu'un bouche-à-bouche : en cas d'inexpérience et/ou d'absence d'aide, il vaut mieux ne pas s'en servir.*

➡ Massage cardiaque externe

Chez l'enfant

On doit allonger l'enfant sur un plan dur (sol, planche, etc.) et surélever légèrement les épaules (serviette roulée, vêtement...) afin de mettre le cou en légère hyperextension, ce qui facilite la perméabilité des voies aériennes supérieures pour la ventilation au bouche-à-bouche.
Il convient ensuite de :
— comprimer le tiers inférieur du sternum en prenant garde à ne pas prendre appui sur le volet costal gauche (50 % de risque de fractures costales en moins) avec les paumes de main croisées l'une sur l'autre, les bras tendus, le buste du sauveteur faisant lui seul le travail ;
— pratiquer des appuis successifs de 1,5 à 3 cm de profondeur, à une fréquence de 80 à 100 cycles par minute.

Chez le nourrisson

Il faut pratiquer :
— l'appui sternal avec les deux pouces croisés l'un sur l'autre, les deux mains entourant le thorax *(figure 19.7, chapitre 19)* ;
— le massage cardiaque externe ;
— un cycle respiratoire (bouche-à-bouche) tous les 5 à 8 massages.

à savoir

L'efficacité de la réanimation cardio-respiratoire ainsi conduite doit être estimée toutes les 2 minutes par le temps de recoloration, l'état des pupilles, l'examen neurologique.

➡ Manœuvre de Heimlich

Elle doit être pratiquée avec précaution dans des circonstances spécifiques *(voir « Corps étrangers respiratoires », chapitre 50).*

Chez l'enfant conscient

En position verticale, il faut ceinturer l'enfant par derrière, avec les deux avant-bras croisés sur la ceinture abdominale, juste sous les côtes pour le grand enfant, avec deux ou trois doigts sur la région épigastrique chez le jeune enfant.

Il convient ensuite de créer une violente pression sous-diaphragmatique (violente toux artificielle) et, immédiatement après, de mettre l'enfant en position de sécurité, c'est-à-dire en décubitus latéral (*figure 49.1*).

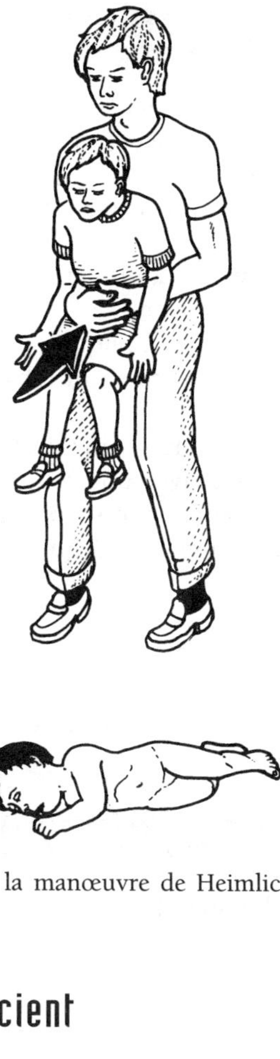

Figure 49.1 – Description de la manœuvre de Heimlich

Chez l'enfant inconscient

On doit allonger l'enfant sur le dos et pratiquer la même compression sous-diaphragmatique avec les deux paumes de mains, bras tendus, après s'être assis à califourchon sur ses jambes.

Chez l'enfant de moins de 15 kg

Il faut passer un bras entre les jambes pour aller empaumer le thorax, soulever l'enfant la tête en bas et administrer de violentes claques dorsales avec la paume de l'autre main.

Arrêt cardio-respiratoire

➡ Reconnaissance de l'arrêt cardio-respiratoire

Pour poser le diagnostic, il faut affirmer :
— la **perte de conscience**, par l'absence de réponse aux stimulations sonores et douloureuses (au pincement) ;
— les **difficultés** ou l'**arrêt respiratoire**, par l'absence de mouvement respiratoire ;
— l'**arrêt circulatoire**, en prenant le pouls carotidien chez l'enfant ou le pouls huméral ou fémoral chez le nourrisson.
L'absence de respiration et de pouls implique qu'il faille prévenir l'équipe de réanimation, car on peut se trouver face à un obstacle laryngé et/ou un arrêt cardio-respiratoire imminent.
En présence de mouvements de lutte inspiratoire (enfant assis, bouche ouverte, les mains sur les genoux, avec une respiration bruyante, des muscles respiratoires accessoires sollicités), on doit penser à un obstacle des voies respiratoires supérieures et faire prévenir l'équipe de réanimation médicalisée la plus proche (faire le 15).

à savoir

Il ne faut jamais obliger un enfant qui suffoque à s'allonger (voir « Épiglottites »).

➡ Réanimation cardio-pulmonaire élémentaire

Il s'agit des mesures à prendre sur place.

Appel à l'aide

On doit :
— appeler à l'aide et confier la coordination au plus expérimenté présent ;
— si on est seul, passer à l'opération suivante tout de suite, c'est-à-dire : assurer une oxygénation cérébrale suffisante avant de donner l'alerte ;
— faire prévenir l'équipe de réanimation mobile médicalisée la plus proche (faire le 15) ;
— fournir les renseignements suivants :
  - âge approximatif de l'enfant ;
  - circonstance de l'arrêt cardio-respiratoire, étiologie présumée, localisation précise de la victime et numéro de téléphone de contre-appel ;

– état ventilatoire, circulatoire et neurologique de la victime.

Levée des obstacles

En premier lieu, il convient de rechercher un obstacle des voies respiratoires supérieures et de l'éliminer (les obstacles provoquent la moitié des suffocations chez l'enfant).
Si l'obstacle est éliminé, il faut passer à l'ouverture des voies aériennes supérieures.

Épiglottites

Les épiglottites *(voir chapitre 35)* forment un obstacle en clapet au-dessus du larynx. L'enfant en détresse, avant arrêt cardio-respiratoire, est en position de recherche d'air, assis, la tête légèrement en avant, la bouche ouverte. Il ne faut pas allonger l'enfant. Les seuls secours possibles sont l'oxygène, l'intubation et/ou l'abord trachéal d'extrême urgence en cas d'arrêt cardio-respiratoire.

Corps étrangers

Inhalés, les corps étrangers *(voir « Les corps étrangers des voies respiratoires de l'enfant », chapitre 50)* représentent 20 % des arrêts cardio-respiratoires du petit enfant (cacahuètes, Lego, comprimés, etc.). Suivant l'état de conscience, il peut être nécessaire d'appliquer la manœuvre de Heimlich.

Ouverture et libération des voies respiratoires supérieures

En cas de traumatisme, accident de la voie publique, il faut :
— vérifier le rachis, l'immobiliser par traction et immobiliser l'enfant en bloc si nécessaire ;
— placer l'enfant sur un plan dur, couché sur le dos ;
— ouvrir les voies aériennes supérieures. Le massif lingual, atonique, obstrue le carrefour aérodigestif : le porter en avant en subluxant le maxillaire inférieur ;
— nettoyer la cavité buccale et le carrefour aérodigestif en passant un doigt couvert de tissu ;
— écouter, en collant l'oreille sur la bouche, s'il existe une ventilation spontanée ;
— regarder si le thorax bouge. Si oui, estimer la qualité de l'amplitude et de la fréquence et l'hémodynamique *(voir « Massage cardiaque externe », chapitre 49)* ;
— appliquer la ventilation artificielle si la ventilation spontanée est insuffisante ou nulle.

Ventilation artificielle

Il s'agit de recréer un renouvellement d'air suffisant au niveau des alvéoles pulmonaires pour que l'épuration du CO_2 et l'apport d'O_2 sanguins soient suffisants. Pour cela :
— pratiquer le bouche-à-bouche en l'absence d'Ambu et de masque adaptés ;
— si l'insufflation est difficile, vérifier l'état des voies respiratoires supérieures ;
— surveiller la présence ou la réapparition du pouls. Si le pouls chute, passer au massage cardiaque externe ;
— surveiller le survenue d'une dilatation aiguë gastrique éventuelle, due à une mauvaise qualité d'insufflation : elle est prévenue par la qualité et la lenteur (1 seconde) de l'insufflation.

Massage cardiaque externe

Pendant la ventilation artificielle, il faut vérifier le pouls. S'il chute ou s'il est absent, on doit pratiquer le massage cardiaque externe. Le but est d'établir une hémodynamique artificielle suffisante pour obtenir une circulation et une oxygénation cérébrale minimales.
Chez l'enfant, et encore plus chez le nourrisson, l'efficacité du massage cardiaque externe (MCE) est due à la compression trans-sternale du cœur. Il convient également de :
— surveiller l'efficacité de la réanimation cardio-pulmonaire :
  - temps de recoloration cutanée ;
  - réapparition d'un pouls satisfaisant ;
  - examen neurologique et notamment régression d'une mydriase pupillaire éventuelle ;
— prévenir les complications du MCE (hémothorax par fractures des côtes gauches, hémopéricarde traumatique) par la qualité des soins ; tout MCE doit être suivi d'une surveillance ECG et échographique ;
— poursuivre la réanimation cardio-pulmonaire élémentaire ainsi conduite jusqu'à l'arrivée de secours médicalisés.

➡ Réanimation cardio-pulmonaire médicalisée

La réanimation cardio-pulmonaire médicalisée vient se greffer sur la réanimation cardio-pulmonaire élémentaire, à laquelle elle doit amener :
— un confort technique améliorant la réanimation cardio-pulmonaire ;
— une surveillance paraclinique ;
— une aide pharmacologique ;
— une prévention des complications habituelles aux réanimations cardio-pulmonaires.

Elle comprend :
— une aspiration bucco-pharyngée ;
— une intubation endotrachéale ;
— une réanimation hémodynamique.

Aspiration bucco-pharyngée

Grâce à la source de vide *(voir « Matériel nécessaire », chapitre 49)*, il est possible d'aspirer la cavité bucco-pharyngée à l'aide d'une sonde d'aspiration d'assez fort calibre pour pouvoir absorber des débris alimentaires éventuels. De même, il faut aspirer les fosses nasales sans faire saigner. L'aspiration ne sera exercée qu'au retrait de la sonde.

Intubation endotrachéale

Il est préférable de la pratiquer à deux :
— la personne qui instrumente :
- aspire à la main : passe successivement à l'opérateur le laryngoscope allumé et la sonde d'intubation avec son raccord ;
- appuie, éventuellement, légèrement sur l'axe trachéal ;
- surveille la qualité de l'hémodynamique pendant le geste (MCE poursuivi par une tierce personne) ;
- gonfle le ballonnet dès que l'intubation est faite (attention au volume d'air) ;

— la personne qui intube :
- oxygène correctement l'enfant, car, pendant l'intubation, celui-ci sera en anoxie ;
- applique ensuite les mesures indiquées *(tableau 49.1)* ;
- vérifie l'intubation par la pression thoracique ;
- vérifie la position de la sonde et l'oxygénation par l'auscultation bilatérale des poumons.

Tableau 49.1 – Mesures indiquées pendant l'intubation

Main gauche	Main droite
Introduire le laryngoscope dans la bouche	Introduire la sonde d'intubation dans la bouche
Chasser la langue vers la gauche avec la lame	
Visualiser la luette	Aspirer l'arrière de la cavité

Soulever en bloc le massif lingual vers le haut	Introduire la sonde d'intubation par une narine perméable (l'intubation nasale est plus stable) Gare aux épistaxis
Visualiser la sonde	
Progresser jusqu'à l'épiglotte	
Si lame droite, charger l'épiglotte sur la lame Si non, becquer légèrement vers le haut, sans appui dentaire	Prendre la pince de Magill et attraper avec elle la sonde à 2 cm de son extrémité (attention au ballonnet)
Visualiser ainsi les cordes vocales	Glisser la sonde entre les cordes vocales
Retirer le laryngoscope	Faire progresser la sonde de 1 à 2 cm dans la trachée

Si l'intubation dure plus de 30 secondes

Il importe de :
— savoir arrêter le geste, réoxygéner l'enfant correctement, puis reprendre l'opération ;
— ventiler ensuite l'enfant avec une forte concentration d'oxygène soit à l'Ambu, soit avec un respirateur adapté (FIO_2 = 100 ; VC = 10 à 15 mL/kg ; pression d'insufflation : < 40 cm H_2O ; fréquence = 20 à 30 cycles/min).

Si l'intubation est impossible

En cas de syndrome de Pierre Robin, fracas facial, tumeur ORL, etc. :
— si l'opérateur est entraîné : réaliser une trachéotomie ;
— si l'opérateur n'est pas expérimenté :
  - réaliser un abord trachéal sus-cricoïdien ;
  - piquer un cathlon 14 G dans la trachée, au-dessous du corps thyroïde, dans l'espace crico-trachéal ;
  - ventiler sur le cathlon avec un Ambu par l'intermédiaire d'un corps de seringue de 20 mL.

Réanimation hémodynamique orientée par le tracé ECG

En cas d'asystolie

Si le tracé est plat avec dissociation électromécanique (rythme idioventriculaire et pouls absent), ce qui représente 90 % des cas d'arrêts cardio-respiratoires chez l'enfant, il faut donner de l'adrénaline par voie endotrachéale

(30 μg/kg), puis pratiquer un accès veineux (*voir « En cas d'accès veineux nécessaire en urgence »*).

En cas de fibrillation auriculaire

On doit donner de l'adrénaline par voie intratrachéale et pratiquer un choc électrique externe ou défibrillation (2 à 4 J/kg).

En cas de troubles du rythme ou de la conduction :

— prendre un accès veineux ;
— si tachycardie ventriculaire (par hyperkaliémie le plus souvent : insuffisance rénale aiguë) : injection intraveineuse de chlorure de Ca^{++} (0,2 mL/kg/dose, soit 20 mg/kg/dose : maximum 5 mL) ou de gluconate de calcium à 10 % IV, injection à pratiquer en 15 à 20 min (maximum 10 mL) en surveillant l'ECG ;
— si bloc auriculo-ventriculaire : indication de l'isoprotérénol (isoprénaline) à raison de 0,05 à 1 μg/kg/min à injecter en perfusion intraveineuse.
Ce cas est rarissime chez l'enfant sans passé cardiologique.

En cas d'accès veineux nécessaire en urgence

La technique la mieux connue est toujours la mieux adaptée. Toutefois, il faut préférer les accès centraux :
— chez l'enfant, l'abord de la sous-clavière gauche est plus facile d'accès que la jugulaire droite et plus propre que la fémorale ;
— chez le nourrisson, si la fontanelle est perméable, le sinus longitudinal supérieur est abordé (cathlon 20 G), mais attention à l'asepsie.

Soins après l'arrêt cardio-respiratoire

Après stabilisation hémodynamique et respiratoire, il convient de pratiquer ce qui suit :
— mettre en place une sonde gastrique, puis aspirer pour évacuer l'estomac (l'aspiration doit être douce) ; on peut aussi utiliser une sonde à double courant ;
— surveiller les grands équilibres :
  - glycémie (Dextrostix®) ;
  - débit urinaire, en plaçant une poche de recueil autocollante stérile ;
  - température ;
— pratiquer une réanimation neurologique, car une réanimation cardio-pulmonaire, même bien réussie, peut être suivie de séquelles neurologiques inap-

préciables immédiatement ; une hypoxie cérébrale est source d'œdème cérébral, donc veiller à :
- surélever la tête de l'enfant ;
- penser à une sédation, voire une curarisation ;
- veiller à une restriction hydrique légère.

Matériel nécessaire

Il doit être standardisé, bien connu, vérifié régulièrement et prêt à l'emploi dans un endroit connu de tous.
C'est un matériel à usage unique ou facilement décontaminable.

➡ Pour l'aspiration

Source de vide

Cela peut être :
— soit une prise murale avec un modulateur de dépression (de 0 à 30 mmHg) ;
— soit un aspirateur portatif avec un débit d'au moins 30 L/min et un modulateur de dépression.

Sondes d'aspiration

Elles sont :
— à usage unique, souples et transparentes ;
— de calibre :
  - Ch 6 ou 8 pour le nourrisson ;
  - Ch 10 ou 12 pour le petit enfant ;
  - Ch 14 ou 16 pour le grand enfant.

Canules de Guédel

Elles sont :
— avec bande adhésive de fixation prête à l'emploi (un exemplaire de chaque taille) ;
— de calibre :
  - n° 1 pour le nourrisson ;
  - n° 2 pour le petit enfant ;

– n° 3 pour les grands.

Masques faciaux

La préférence actuelle va aux masques transparents préformés, de la taille du nouveau-né à la taille petit enfant (quatre tailles). Pour le grand enfant, on utilise les premières tailles de masque adulte.

Ambu

Ils existent en deux tailles : enfant et adulte. La taille enfant est utilisable jusqu'à un poids de 15 à 20 kg.
Ils sont composés d'un ballon autogonflable avec branchement d'oxygène additionnel et d'une valve unidirectionnelle qui doit être propre et vérifiée avant emploi.

➡ Pour l'oxygénation

La pression de sortie doit être au moins égale à 3,5 bars (branchement de respirateurs mécaniques) à la sortie du détendeur, et le débitmètre doit être de 0 à 5 L/min pour les petits enfants et de 0 à 12 L/min pour les grands. Comme pour les sources de vide, l'accès mural est indispensable dans les chambres d'hospitalisation.

➡ Pour l'intubation endotrachéale

On a besoin :
— de pinces de Magill pour enfant et adulte ;
— d'un laryngoscope dont l'état de fonctionnement est vérifié régulièrement, ainsi que l'état de ses piles ;
— de lames droites pour nourrisson n° 1 et n° 2 ;
— de lames courbes pour enfant ;
— de sondes d'intubation de 2,5 à 5 mm de diamètre avec ou sans ballonnet.

➡ Pour l'abord trachéal sus-cricoïdien

Le matériel doit comprendre un cathlon 18 G ou, mieux, un matériel à usage unique (UU), d'utilisation assez facile et dont l'usage tend à se répandre.

➡ Pour la réanimation circulatoire

Matériel de surveillance

On a besoin :
— d'électrodes à usage unique pédiatriques, d'un électrocardioscope, d'un défibrillateur couplé et de cuillères adaptées, le tout sur batterie. Ce matériel doit être vérifié régulièrement ;
— de tensiomètres de tailles adaptées aux différents âges ou d'un tensiomètre automatique ;
— de sondes pour la surveillance transcutanée de la saturation en O_2.

Matériel d'abord vasculaire

Le matériel le mieux connu doit toujours avoir la préférence :
— rasoirs et désinfectants pour la peau ;
— aiguilles à prise de sang et tubes à prélèvements ;
— cathlons de 24 à 14 G ;
— sets d'abord veineux central (méthode de Sedlinger) ;
— seringues UU de 2,5 mL, 10 mL, 20 mL et 50 mL ;
— pousse-seringues et batterie ;
— prolongateurs et robinets à trois voies ;
— bande adhésive prédécoupée.

Médicaments et posologies

Les médicaments nécessaires pour la réanimation cardio-pulmonaire sont les suivants :
— **adrénaline** :
  - ampoule de 1 mL (= 1 mg) ;
  - posologie IV : 10 µg/kg ou 0,3 à 2 µg/kg/min ;
  - posologie intratrachéale : 30 µg/kg ;
— **bicarbonate de sodium** :
  - ampoules de 10 mL (= 5 mmol) ;
  - posologie : 1 mmol/kg/min ;
— **lidocaïne** :
  - ampoules de 10 mL (= 100 mg) ;
  - posologie : 1 mg/kg/15 min ;
— **sérum glucosé** à 30 % : ampoules de 20 mL (= 6 mg) ;

— **soluté de remplissage** (gélatine) : 10 à 20 mL/kg (en perfusion rapide, puis adaptée à l'état circulatoire) ;
— **isoprotérénol** (emploi exceptionnel) :
  - ampoules de 10 mL (= 0,2 mg) ;
  - posologie : 2 µg/kg en IV ou 0,1 à 1 µg/kg/min ;
— **atropine** :
  - ampoules de 10 mL (= 1 mg) ;
  - posologie : 0,05 à 0,1 mg/kg en IV ;
— **morphiniques** (Fentanyl®) : 1 à 3 µg/kg en IV ;
— **pachycurares** (Norcuron®) : 0,05 à 0,1 mg/kg en IV.

Bibliographie

HUAULT G., LABRUNE B. *Pédiatrie d'urgence*. Paris : Médecine-Sciences Flammarion ; 1995.

WEBER MICHEL L. *Dictionnaire de thérapeutique pédiatrique*. Paris : Presses de l'Université de Montréal/Doin ; 1996. p. 114-25.

chapitre 50

Désirée Feghali
Bernard Gerbaka

Situations d'urgence

Les intoxications chez l'enfant

Bernard Gerbaka, Désirée Feghali

Introduction

Les intoxications représentent un problème médical quotidien chez l'enfant dans le monde entier ; elles comportent des dépenses de santé considérables et sont à l'origine de nombreux handicaps psychologiques et physiques. Elles prédominent avant l'âge de 5 ans, ainsi que lors de l'adolescence.
Pour être efficace, la prévention est principalement primaire ; cependant, elle est aussi secondaire. Ainsi, en présence d'une suspicion d'intoxication, les **règles de Lanza** doivent être appliquées :
— un enfant présentant un comportement inhabituel doit être suspect d'intoxication ;
— une intoxication potentielle est considérée comme étant réelle ;
— la quantité maximale doit être considérée comme étant la quantité absorbée ;
— le produit ingéré sera rapidement évacué, sauf contre-indication ;
— l'action doit être la plus rapide possible : observer et surveiller.

Épidémiologie

Les intoxications touchent 2 millions d'enfants de moins de 5 ans chaque année. C'est la troisième cause d'accidents traités aux urgences chez l'enfant avant l'âge de 16 ans. Parmi les accidents domestiques, les intoxications tiennent le deuxième rang après les traumatismes. L'intoxication avant l'âge de 5 ans représente 2 % des décès par accident dans les pays développés et 5 % dans les pays en voie de développement.

La plupart des intoxications sont accidentelles et domestiques (75 à 90 %), survenant habituellement au domicile personnel, mais parfois chez les grands-parents ou des amis de la famille. Elles sont le plus souvent médicamenteuses (55 %) et fortuites, atteignant un peu plus souvent le garçon, particulièrement avant l'âge de 4 ans.
Les intoxications volontaires sont rares chez l'enfant (2 %) ; elles sont, en revanche, fréquentes chez l'adolescent et l'adulte jeune.

Facteurs de risque

Les facteurs de risque sont généralement retrouvés sur le lieu de l'accident :
— stockage de produits chimiques dangereux (détergents, pesticides) dans des bouteilles à eau ou des récipients ouverts rangés dans des placards bas ;
— médicaments placés dans un endroit situé à portée des enfants ou stockage de plusieurs médicaments dans les mêmes conteneurs, accessibles à l'enfant ;
— changement des routines normales du domicile (80 % des intoxications surviennent à domicile) ou comportement sociofamilial à risque :
- changement de domicile, période de déménagement, préparation des vacances, période de stress familial, famille nombreuse ou au contraire monoparentale, mère très jeune, chômage parental ;
- visite d'amis ou parents n'ayant pas d'enfants et prenant des médicaments.

Circonstances pouvant accentuer le risque de survenue

Il s'agit notamment :
— du manque d'information parentale, qui constitue un risque majeur (57 %) :
- manque d'attention parentale, risque modéré relatif : 26 % ;
- imprudence caractérisée, risque majeur : 39 % ;
— de l'absence des parents du lieu de l'accident, qui représente un risque minime relatif : 4 %.
(D'après GERBAKA B. *et al. 15 600 enfants libanais* [inédit]. 1995.)

→ Étiologie

On retrouve quatre étiologies principales :
— l'intoxication accidentelle ;
— la tentative de suicide ;
— l'intoxication iatrogène (la plus grave) ;
— l'intoxication méconnue (poubelle).

Intoxication accidentelle

Elle représente 90 % des intoxications.
Le garçon est un peu plus souvent (55 %) victime que la fille (45 %).
Le risque de récidive est quatre fois plus fréquent chez les garçons que les filles.
Quel que soit le type de l'intoxication, l'enfant de moins de 4 ans représente 85 % de la population concernée, surtout avant l'âge de 2 ans (50 %), période de la vie où l'enfant explore son environnement et où sa mobilité augmente. Il porte à la bouche tout ce qui est à portée de ses mains et imite souvent l'adulte.
L'intoxication médicamenteuse a souvent lieu aux heures du repas, qui correspondent aux heures de prise médicamenteuse des parents (10 h-13h et 18 h-21 h). La découverte de l'intoxication par l'entourage est alors souvent précoce.
Les intoxications par produits ménagers ont surtout lieu le week-end (parents occupés au ménage, au jardinage ou au bricolage).
Les **produits les plus souvent incriminés** sont énumérés dans le *tableau 50.1*.

Tableau 50.1 – Produits les plus souvent incriminés dans les cas d'intoxication

Médicaments :	55 %
Tranquillisants, surtout benzodiazépines	26 %
Barbituriques	19 %
Aspirine	17 %
Produits ménagers :	25 %
Eau de Javel	60 %
Cosmétiques	6 %
Produits industriels et de bricolage	5 %
Produits agricoles :	2 %
Pesticides	90 %
CO	2 %
Végétaux	2 %
Alcool	0,5 %
Divers	2,5 %

Si le toxique est connu, il suffit généralement d'appliquer une thérapeutique actuellement bien codifiée. Si le toxique est méconnu, le problème est d'abord celui du diagnostic.

Tentative de suicide

Elle concerne surtout l'adolescente entre 12 à 15 ans dans 80 % des cas. Elle est souvent médicamenteuse, avec un risque de récidive élevé.

Sa découverte est souvent tardive ; il s'agit plus d'un appel au secours que d'une véritable intention suicidaire.

Intoxication iatrogène

Elle est moins fréquente, mais plus grave, que l'intoxication accidentelle. Elle est souvent méconnue et cumulative. Elle peut avoir des conséquences dramatiques, car l'erreur n'est pas toujours découverte rapidement.
L'origine de l'erreur peut provenir :
— du **médecin** :
  – posologie erronée ;
  – mauvaise rédaction ;
— du **pharmacien** :
  – présentation inadéquate ;
  – remplacement du médicament ;
— des **parents** :
  – dose inadéquate ;
  – médicament non prescrit par un professionnel.

Intoxication méconnue (poubelle)

Deux situations peuvent se présenter :
— intoxication connue, mais produit et posologie inconnus ;
— intoxication et toxique méconnus : c'est le cas le plus difficile.

à savoir

Toute symptomatologie d'apparition rapide et de caractère insolite, survenant chez un enfant jusque-là en bonne santé, doit conduire à évoquer une intoxication.

acte infirmier

Rôle infirmier devant une intoxication

Conduite à tenir au téléphone

Il faut s'informer sur :
• le produit en cause ;
• l'enfant ;
• l'intoxication elle-même.

■ Produit en cause :

• nombre de produits ;
• présentation ;

- composition ;
- nom, firme ;
- quantité ingérée (toujours considérer la dose maximale absorbée comme réellement prise).

■ Enfant :

- âge ;
- poids ;
- antécédents (surtout si pathologie chronique comme l'asthme, le diabète) ;
- histoire médicale récente ;
- nom, adresse et numéro de téléphone des parents ;
- si prise d'un traitement particulier (ex. : la digoxine et la théophylline ont un seuil de toxicité très proche du seuil thérapeutique) ;
- demander à consulter l'enfant même s'il est en bonne santé.

■ Intoxication elle-même :

- heure de l'intoxication ;
- gestes déjà effectués par l'entourage ;
- faire apporter la boîte, le contenant ou un exemplaire du produit ;
- si une histoire nette d'intoxication n'est pas donnée, les signes évocateurs peuvent simuler le début brutal d'une maladie chez un enfant bien portant auparavant, surtout si les symptômes sont inhabituels, étranges, ou s'il existe une situation sociale désorganisée ;
- attention particulière sur le plan psychiatrique et médico-légal, surtout quand il s'agit d'une intoxication répétée ; en effet, il peut s'agir d'une forme rare de maltraitance : le syndrome de Munchausen.

à savoir

Gestes à éviter !
Faire boire du lait, de l'eau (sucrée ou salée), de l'huile, un antiacide.
Allumer un feu en présence d'une odeur.
Aller seul dans une atmosphère confinée.

Conduite à tenir au chevet de l'enfant

Il est nécessaire :

- de savoir suspecter l'intoxication devant :
  - un comportement inhabituel ;
  - une atmosphère confinée ;
  - une somnolence et hébétude ;
  - une odeur suspecte ;
- d'observer l'enfant, avec une attention particulière pour la bouche, la peau, les mains et les habits, à la recherche d'une irritation locale, d'une brûlure, d'une coloration ou d'odeurs particulières ;
- d'évaluer les fonctions vitales : pouls, pression artérielle, fréquences cardiaque et respiratoire, rythme et amplitude respiratoires, encombrement ;

- d'évaluer l'état neurologique : pupilles, conscience, convulsions, tonus, équilibre ;
- d'évaluer l'état digestif : dysphagie, nausées, vomissements, douleur abdominale ;
- de quantifier les pertes : selles, urines, vomissements.

Certes, l'examen de l'enfant peut être évocateur, mais le diagnostic différentiel à partir des signes cliniques est très difficile. La réponse individuelle est variable et la possibilité d'ingestion mixte doit être considérée.

Manifestations cliniques

Il est important de savoir détecter les manifestations cliniques qui suivent l'ingestion de certains produits.

■ Signes vitaux

Pouls :

- *bradycardie :*
  - ❑ gazoline ;
  - ❑ digoxine ;
  - ❑ narcotiques ;
  - ❑ organo-phosphorés ;
  - ❑ cyanide ;
  - ❑ monoxyde de carbone ;
  - ❑ plantes (*Lily of the valley* : muguet) ;
- *tachycardie :*
  - ❑ alcool ;
  - ❑ amphétaminiques et sympathomimétiques ;
  - ❑ atropiniques ;
  - ❑ antidépresseurs tricycliques ;
  - ❑ théophylline ;
  - ❑ salicylés ;
  - ❑ cocaïne.

Respiration :

- *bradypnée :*
  - ❑ alcool ;
  - ❑ barbituriques (plus tard) ;
  - ❑ narcotiques ;
  - ❑ sédatifs, hypnotiques ;
- *tachypnée :*
  - ❑ amphétaminiques ;
  - ❑ barbituriques (au début) ;
  - ❑ méthanol ;
  - ❑ salicylates ;
  - ❑ monoxyde de carbone.

Pression artérielle :

- *hypotension :*
  - ❑ méthémoglobinémie (nitrates, nitrites, phénacétine) ;
  - ❑ cyanide ;

- ❑ monoxyde de carbone ;
- ❑ phénothiazine ;
- ❑ antidépresseurs tricycliques ;
- ❑ barbituriques ;
- ❑ narcotiques ;

• *hypertension :*
- ❑ amphétamines (sympathomimétiques, spécialement phénylpropanolamine) ;
- ❑ antidépresseurs tricycliques ;
- ❑ phénothiazine ;
- ❑ phénylclidine ;
- ❑ antihistaminiques, atropiniques.

Température :

• *hypothermie :*
- ❑ éthanol ;
- ❑ barbituriques ;
- ❑ sédatifs/hypnotiques ;
- ❑ narcotiques ;
- ❑ phénothiazine ;
- ❑ clonidine ;

• *hyperpyrexie :*
- ❑ atropine ;
- ❑ quinine ;
- ❑ salicylés ;
- ❑ amphétamine ;
- ❑ phénothiazine ;
- ❑ tricycliques ;
- ❑ théophylline.

■ Signes neuro-musculaires

Coma :

- narcotiques antidépresseurs ;
- sédatifs hypnotiques ;
- anticholinergiques (antihistaminiques, antidépresseurs, phénothiazine, atropiniques) ;
- alcool ;
- anticonvulsivants ;
- monoxyde de carbone ;
- salicylés ;
- insecticides organo-phosphorés.

Delirium, psychose :

- alcool ;
- phénothiazine ;
- phénylclidine (drogues : LSD, mescaline, marijuana, cocaïne, héroïne) ;
- sympathomimétiques et anticholinergiques ;
- stéroïdes ;

- métaux lourds.

Convulsions :

- alcool ;
- amphétamines ;
- phénothiazine ;
- antidépresseurs ;
- antihistaminiques ;
- camphre ;
- acides organo-phosphorés ;
- isoniazide ;
- salicylés ;
- plantes (tulipes, azalées...).

Ataxie :

- alcool ;
- barbituriques ;
- monoxyde de carbone ;
- diphénylhydantoïne ;
- métaux lourds ;
- solvants organiques ;
- sédatifs hypnotiques ;
- hydrocarbones.

Actions devant une suspicion d'intoxication

Elles dépendent de l'état de l'enfant.
Si l'état de l'enfant est alarmant, un abord veineux est nécessaire.
En présence de convulsions ou de coma, il faut mettre l'enfant en position latérale de sécurité.
En présence d'un arrêt cardio-respiratoire, on doit pratiquer la réanimation *(voir chapitre 49)*.
Si l'enfant est conscient, l'observation et le traitement symptomatique sont indiqués dans les intoxications modérées.

Sirop d'Ipéca (induction de vomissements pour évacuation gastrique des toxiques) :

— âge de 6 à 18 mois : 10 mL, à diluer dans 10-20 mL d'eau ;
— âge supérieur à 2 ans : 15 mL, à répéter au maximum une fois 20 min plus tard ;
— délai d'action : 20 à 30 min ;
— contre-indications : âge inférieur à 6 mois ; inconscient ; ingestion de produits corrosifs, moussants ou volatils.

➡ Charbon activé (prévention de l'absorption des toxiques) :

— pas de passage systémique ;
— dose initiale : 1 g/kg, suivie d'une dose de 0,5 à 1 g/kg/4 h, jusqu'à ce que le charbon soit visible dans les selles ou que les signes cliniques de l'intoxication soient résolus ;
— peut être mélangé à du yaourt, de l'eau, du lait ou de la glace ; le mélange améliore son goût, mais diminue sa capacité d'absorption.
Certaines substances ne sont pas adsorbées par le charbon activé *(tableau 50.2)*, d'autres nécessitent des administrations répétées pour qu'il puisse être efficace *(tableau 50.3)*.

➡ Lavage gastrique

• Indications

L'évacuation gastrique est effectuée dans les cas suivants :
— intoxications sévères ;
— délai inférieur :
  - à 2 heures depuis l'ingestion en général ;
  - à 4 heures depuis l'ingestion si inconscient ou intoxication à l'aspirine ;
  - à 6 heures dans les intoxications aux antidépresseurs tricycliques ;
— heure d'ingestion et produit inconnus ;
— substances non absorbées par le charbon (ex. : sirop de fer) ;
— dose importante d'une substance pouvant causer une dépression rapide du SNC (ex. : carbamazépine).

• Procédure

Il se fait à l'aide d'une sonde naso-gastrique la plus large possible selon la taille du patient (16F-36F) ou 3,5 à 8,5 mm, avec du NaCl à 45 ‰, à raison de 10 à 20 mL/kg/cycle jusqu'à un total de 100 à 200 mL/kg.

• Contre-indications

Ingestion de liquides caustiques, volatils ou moussants, de capsules trop larges pour le tube.

Remarque | *Si l'enfant est inconscient, il faut l'intuber avant.*

Tableau 50.2 – Substances non adsorbées par le charbon activé

Substances
Acides
Alcalins
Alcool (éthanol, isopropanol, méthanol)
Cyanide
Glycols
Metaldéhyde
Métaux (fer, plomb, lithium, mercure)
Dérivés du pétrole
Huiles minérales
Sodium chlorate

Tableau 50.3 – Substances pour lesquelles des doses répétées de charbon activé peuvent être efficaces

Substances
Aspirine
Barbituriques
Carbamazépine
Dapsone
Phénytoïne
Théophylline

Accélération du transit

Cette procédure peut être effectuée à l'aide de la solution de polyéthylène glycol électrolyt (*klean prep* ou PEG), à raison de 15 à 40 mL/h, qui sera administrée par la sonde naso-gastrique ou par la bouche jusqu'à ce que la solution sorte identique par le rectum (2 à 6 heures).
L'efficacité dépend beaucoup de l'agent en cause ; des données supplémentaires sont encore nécessaires pour établir l'utilité de ce produit dans le traitement des intoxications.
L'utilisation de laxatifs n'a pas démontré une diminution de la morbidité ou de la mortalité, et les risques d'effets secondaires sont supérieurs aux effets bénéfiques.

Examens de laboratoire

• Recherche toxicologique

On procède au prélèvement :
— de 5 à 10 mL de sang, sur tube hépariné ;

— d'urines ;
— d'un échantillon du liquide gastrique.
Quand l'agent est connu, la concentration dans le sang influence la conduite à tenir dans certains cas, surtout à la suite d'ingestion de : paracétamol, aspirine, fer, méthanol, éthylène glycol, métaux lourds, lithium et inhalation de monoxyde de carbone. Par la suite, si un traitement spécifique est donné, l'efficacité peut être contrôlée par des examens de laboratoire en série.

• Dosage biochimique

Le dosage biochimique (électrolytes, gaz du sang, bilan hépatique et rénal) est indiqué lorsque la substance en cause est réputée perturber l'équilibre hydro-électrolytique ou si elle est toxique pour le foie ou les reins. Les gaz du sang seront mesurés si l'enfant est inconscient.

• Investigations hématologiques

Elles sont moins utiles. En effet, l'anémie est fréquente après une intoxication chronique ; parfois, la présence de carboxy-hémoglobine ou de méthémoglobine oriente le diagnostic. La prolongation du temps de Quick est le premier signe d'une atteinte hépatique, surtout importante dans les intoxications au paracétamol.

Radiologie

à savoir

La radiographie n'est pas effectuée de manière systématique.

• Radiographie du thorax :

— à la suite d'une aspiration, après des vomissements ;
— en présence d'une ingestion de produits volatils ;
— lors d'une détresse respiratoire consécutive à l'intoxication.

• Radiographie de l'abdomen sans préparation

Après une ingestion de fer, de mercure, de plomb ou de permanganate de potassium.

Endoscopie digestive

Elle est indiquée :
— après ingestion de corrosifs, en raison du risque important de brûlures, surtout au niveau de l'œsophage ou de l'estomac. Cependant, elle est contre-indiquée en présence de brûlures du troisième degré, de brûlures de l'hypo-

pharynx ou lors d'une détresse respiratoire ou d'une atteinte du larynx ; dans ces conditions, elle sera remplacée par un transit œso-gastro-duodénal, à froid ;
— pour ablation d'un corps étranger ;
— après ingestion de comprimés de fer, de $KMnO_4$, d'une pile.

Antidotes

Il s'agit d'une substance thérapeutique utilisée pour contrecarrer l'action toxique d'un produit spécifique. En fait, très peu de produits ont des antidotes (*tableau 50.4*).

Tableau 50.4 – Les principaux antidotes

Toxique	Antidote	Administration
Fer	Desféral	0,5 g à 1 g/j IM ou IV, dilué dans 250 mL de G 5 %
Magnésium Cuivre	D-pénicillamine	25 mg/kg/j *per os*
Hypoglycémiants	Glucose + Potassium ± Glucagon	Sérum glucosé 10 ou 30 % en perfusion 0,5 g/kg à 1 g/kg de glucose 0,5-1 mg IM
Hypocalcémiants	Calcium ± PTH	Perfusion à 10 %
Héparine	Sulfate de protamine	1 mg/100 U d'héparine des dernières 4 heures
Isoniazide (INH)	Vitamine B6 (pyridoxine) + sérum glucosé	25 mg/kg IVL
Dérivés nitrés Méthémoglobinisants	Bleu de méthylène	1-2 mg/kg/j IV lente
Opiacés Morphine	Naloxone (Narcan®)	0,1 mg/Kg IV
Organo-phosphorés (anticholinestérasiques)	Pralidoxime (Contrathion®)	200 mg/1,73 m^2 dans 250 mL G 5 % jusqu'à réapparition des cholinestérases
	Atropine	0,05 mg/kg à 0,1 mg/kg IV jusqu'à disparition du myosis (maximum chez l'adolescent : 5 mg/dose)

Toxique	Antidote	Administration
Pb, Cr, Co	EDTA calcique Calcitrétracémate disodique (Arguenon®)	25-75 mg/kg/j IVL dans G 5 %
Acétaminophène Paracétamol	N-acétylcystéine (Mucomyst®)	140 mg/kg *per os* : charge Puis 70 mg/kg/4 h (17 doses)
Amphétamines	Chlorpromazine	1 mg/kg, IM ou IVL 0,5 mg/kg si autres dépresseurs du SNC
Anti-dépresseurs tricycliques Anticholinergiques Antihistaminiques	Physostigmine	0,02 mg/kg en IV lente à répéter si besoin à 15 min et à H2 ou H3 sans dépasser 2,0 mg au total
CO	O_2	100 % FiO_2 < 2 h
Carbamates	Atropine	50-100 µg/kg/dose
Digitaliques	Anticorps anti-Fab	
Éthylène glycol (antigel) Méthanol	Alcool éthylique 50 % + Ca + Vitamines B6 et B1	Perfusion glucosée : 0,75 mg/kg IV 0,50 mg/kg/4 h Jusqu'à disparition des cristaux d'oxalate des urines
Dicoumariniques	Vitamine K1	50 mg IV
Eau de Javel ou permanganate	Hyposulfite de sodium 2 % EMGE lumière (Hyposulfène®)	1/2 verre 5 à 10 ampoules injectables *per os*
Métaux lourds : As, Pb, Cu, Mg	Dimercaprol (BAL®)	2 mg/kg/inj IV/8 j J1 et J2 : 1 inj/4 h J3 : 1 inj/8 h J4-J8 : 1 inj/j

* Pb : plomb ; Cu : cuivre ; Co : cobalt ; Cr : chrome ; G : Sérum glucosé à 5 % ; PTH : parathormone ; DTA : éthylène-diamine-tétra-acétique ; CO : monoxyde de carbone ; As : arsenic ; BAL : *British-anti-lewisite.*

Autres techniques d'élimination

Il s'agit de l'hémodialyse, de la dialyse péritonéale ou de l'hémofiltration. L'élimination d'un produit par dialyse dépend de la taille de la molécule (< 500 daltons), de sa solubilité (solubilité élevée dans l'eau), du volume de distribution (petit), du métabolisme (faible liaison aux protéines) et de l'élimination du produit (rénale).

Ces techniques sont indiquées :
— lors d'une détérioration clinique, malgré un traitement symptomatique ;
— en cas de maladie préexistante, avec susceptibilité à un agent particulier ;
— en cas de dose ingérée fatale.
La méthode utilisée dépend du produit :
— théophylline : hémofiltration ;
— éthylène glycol, lithium, méthanol et salicylés : hémodialyse.

➜ Prévention

La prévention primaire reste le meilleur traitement des intoxications ; l'approche préventive peut être assurée par :
— une **infrastructure adéquate** : Centre antipoison ;
— une **information de la population adulte** : dans les maternités, les garderies, les écoles (à travers le carnet de santé et pédiatrique) et dans les médias, les programmes télévisés. Ainsi, les parents garderont-ils les médicaments et les produits ménagers haut placés, hors de la portée des enfants ; ils éviteront, de même, de transvaser les produits ménagers dans une bouteille d'eau et de donner des médicaments sans prescription médicale. Ils seront encouragés à faire attention à la date de péremption des médicaments ;
— l'**éducation et la formation des professionnels** de la santé, médecins, pharmaciens et infirmières. Ainsi, le médecin donnera des prescriptions claires, le pharmacien ne délivrera pas de médicaments sans prescription médicale et contactera le médecin si l'ordonnance est très antidatée ou illisible, si le médicament n'est pas disponible ou s'il existe un doute sur la présentation ou la posologie. Il réexpliquera la posologie aux parents ;
— la **participation des importateurs et des fabricants de médicaments**. Ainsi, les flacons doivent-ils être spécifiques et résistants.

Les corps étrangers chez l'enfant

➜ Introduction

Il s'agit d'un accident fréquent chez l'enfant de moins de 5 ans.
Les corps étrangers digestifs restent 10 fois plus fréquents que les corps étrangers trachéo-bronchiques et, dans 9 cas sur 10, ils sont récupérables dans les selles au bout de 24 à 48 heures.

L'inhalation de corps étrangers dans les voies respiratoires reste une urgence vu sa gravité vitale et les conséquences dramatiques qui peuvent suivre s'il y a retard de diagnostic.

➡ Corps étrangers respiratoires

Dans 85 % des cas, il s'agit d'inhalation de végétaux, principalement des cacahuètes ou des pistaches (50 % à eux seuls) chez l'enfant de moins de 4 ans.
En revanche, l'inhalation de corps étrangers métalliques ou plastiques est plus fréquente chez le grand enfant de plus de 7 ans.

Circonstances de découverte

➡ Tableau typique

Il comporte un syndrome de pénétration.
Il s'agit le plus souvent d'un jeune enfant bien portant qui, à l'heure du jeu ou de l'apéritif, présente brutalement un accès de suffocation avec agitation, cyanose et effort de toux.
Dans la plupart des cas, l'accalmie survient rapidement en quelques minutes, si bien que cet incident peut être oublié par l'entourage s'il n'a pas vu que l'enfant portait un corps étranger à sa bouche.
Pourtant, la simple notion d'un syndrome de pénétration impose une vérification radiologique et endoscopique, même en l'absence de tout signe clinique.

➡ Sémiologie

Elle est déterminée par le lieu de l'enclavement :
— supralaryngée : bradypnée inspiratoire, voix étouffée, hypersalivation ;
— laryngée : bradypnée inspiratoire avec cornage, voix étouffée ou éteinte ;
— trachéale : dyspnée aux deux temps, avec toux aboyante et, parfois, *wheezing*, variant avec la position du sujet ;
— bronche souche, droite le plus souvent : asymétrie auscultatoire possible.
L'absence de symptôme n'élimine pas un corps étranger et n'empêche pas la bronchoscopie.

➡ Gravité

Elle dépend :
— du volume du corps étranger par rapport au diamètre des voies respiratoires ;
— de l'âge (le risque est inversement proportionnel à l'âge).

En fait, le degré de gravité est variable, mais la prise en charge est toujours une urgence, en raison du risque de déplacement du corps étranger avec un risque d'asphyxie, de mort subite ou des complications à plus long terme : pneumopathie traînante, dilatation des bronches.

Forme gravissime

L'enfant présente un tableau d'asphyxie aiguë, surtout quand le corps étranger s'est enclavé au niveau du larynx. Une intervention immédiate est nécessaire en raison du risque de mort subite.
Une pression assez forte et brutale exercée sur l'épigastre (manœuvre de Heimlich) permet de soulever le diaphragme et de comprimer l'air enclos de la cage thoracique pour tenter d'éjecter le corps étranger *(voir figure 49.1, chapitre 49)*.
En cas d'échec, la trachéotomie de catastrophe est loin de pouvoir être utilisée sur le lieu de l'accident.

Syndrome de pénétration inconnue ou oublié

Le tableau se révèle par :
— des accidents dyspnéiques à répétition ;
— parfois un emphysème sous-cutané ou un pneumothorax ;
— des pneumopathies à répétition, toujours localisées au même territoire.
La radiographie du thorax debout, en inspiration et en expiration, contribue généralement, mais pas toujours, au diagnostic. Le corps étranger est radio-opaque (20 % des cas seulement).
Il existe une atélectasie lobaire ou de tout un poumon.
Un emphysème obstructif d'un côté est parfois associé à une atélectasie de l'autre.
La comparaison des clichés en expiration et en inspiration est également instructive : hyperclarté plus nette à l'expiration, en raison de l'air piégé par le corps étranger, déplacement médiastinal.

Conduite à tenir

Toute suspicion de syndrome de pénétration doit conduire à une bronchoscopie à la recherche du corps étranger.

Si le corps étranger est non obstructif

On doit s'abstenir de tout geste et garder l'enfant au calme jusqu'à l'arrivée à l'hôpital, le meilleur moyen d'expulsion du corps étranger étant la toux spontanée.

➡ Si le corps étranger est laryngé obstructif

Ce cas est très rare et provoque une mortalité élevée. L'enfant est en asphyxie, d'où manœuvre de Heimlich adaptée à l'enfant et au nourrisson, sinon trachéotomie salvatrice *(voir « Manœuvres de Heimlich », chapitre 49)*.

➡ Si le corps étranger est trachéo-bronchique

Il faut respecter la position de l'enfant :
— transport doux à l'hôpital ;
— ne faire aucune manœuvre intempestive (ni Heimlich, ni bouche-à-bouche, ni essai d'extraction).

➡ Gestes à éviter :

— introduire les doigts dans la bouche (risque de vomissements avec fausse route alimentaire) ;
— prendre l'enfant par les pieds (risque de mobiliser le corps étranger avec enclavement sous-glottique) ;
— donner à boire.
L'extraction maladroite peut aboutir à l'opposé recherché : le refoulement.

➡ Corps étrangers des autres orifices naturels

Il s'agit souvent de perles, de gommes. Si le corps étranger est méconnu, il s'ensuit des complication infectieuses. En général, il faut s'abstenir de l'extraction soi-même vu le risque de blessure de la muqueuse nasale, du conduit auditif externe ou du tympan, ainsi que le risque d'enfoncer plus le corps étranger. *(Voir « Affection ORL », chapitre 35.)*

Au niveau du nez

On doit y penser devant un écoulement narinaire purulent, fétide, unilatéral. Il importe alors de conseiller une respiration calme, sans renifler, et, au besoin, de boucher la narine avec le doigt et de faire respirer par la bouche.

Au niveau de l'oreille

On doit y penser devant une surdité brutale partielle.
S'il s'agit d'un corps étranger de petit volume et non traumatisant (perle par exemple), ne se laissant pas imbiber par l'eau, on peut verser quelques centilitres d'eau tiède.
Il ne faut surtout jamais insister, et l'ORL pratiquera l'extraction sous contrôle de la vue par aspiration ou lavage sous pression.

Au niveau du pharynx

Il s'agit souvent de corps grêles et pointus (arête de poisson) dont l'extraction doit se faire par l'ORL. Il existe un risque infectieux local non négligeable (abcès rétropharyngé).

Au niveau vaginal

On doit y penser devant des pertes vaginales malodorantes.

Remarque | *Dans tous les cas, il faut en référer à un spécialiste.*

→ Corps étranger oculaire

Il est secondaire à des projections ou au heurt du globe oculaire par un objet. Il faut rapidement occlure et protéger l'œil blessé par un pansement non compressif avant de consulter un ophtalmologiste *(voir chapitre 47)*.

→ Corps étranger digestif

Le plus souvent, le contexte est le suivant :
— lors d'un jeu, surtout chez le grand nourrisson (stade oral) ;
— par erreur : objet donné comme un bonbon par un membre de la fratrie plus âgé.
Les objets sont identiques aux corps étrangers respiratoires, avec en plus les épingles de sûreté, barrettes, épingles à cheveux, pièces de monnaie, jeux de construction, roues, boutons, billes, noyaux, cailloux, etc.
La gravité est grande pour :
— les piles et objets perçants comme les épingles (ouvertes : risque de perforation digestive) ;
— certains corps étrangers qui peuvent se bloquer dans le tiers supérieur de l'œsophage (au niveau de l'empreinte aortique) ou ne pas franchir le pylore du fait de leur taille ou de leurs caractéristiques.
Quant à la conduite à tenir, si le corps étranger est radio-opaque (métallique), une radio d'abdomen sans préparation serait utile pour décider :
— une abstention thérapeutique dans la très grande majorité des cas ;
— une endoscopie digestive haute en cas d'enclavement ou d'impossibilité de passage du pylore ;
— une extraction chirurgicale, exceptionnelle.

à savoir

Dans 90 % des cas, l'élimination du corps étranger digestif se fera de façon spontanée dans les selles dans les 24 à 48 heures, donc pas d'affolement.

Prévention

L'IDE doit savoir saisir les opportunités pour faire passer auprès des familles des messages du type :
— l'alimentation ne doit pas comporter de morceau (viande) ou de grain (riz) avant 1 an ;
— les cacahuètes, les pistaches **doivent être prohibées chez l'enfant** avant 4 ans, ainsi que le maïs, voire les fruits à pépins sans préparation ;
— dès le jeune âge, encourager la mastication et décourager la parole et le jeu durant l'alimentation ;
— ne pas effrayer un enfant ayant la bouche pleine ;
— interdire les tétines isolées des biberons ;
— pas de médicament sous forme de comprimé ou de pilule chez les enfants de moins de 6 ans ;
— ranger les médicaments dans un endroit hors de la portée des enfants et fermé à clef ;
— éloigner la boîte de talc pendant le change ;
— éviter de laisser traîner des épingles à nourrice ou des épingles à cheveux ;
— interdire les corps étrangers dans la bouche ;
— avant 3 ans, la taille d'un jouet doit être supérieure à 3 cm ;
— les jeux d'adulte, leurs objets et leurs bijoux ne sont pas nécessairement destinés aux enfants ;
— ne pas laisser de pièces de monnaie à la portée des enfants ;
— etc.
Tels sont les conseils de bon sens qu'il faut savoir rappeler en temps opportun.

Les brûlures chez l'enfant

Louis Kremp

Pré-requis

C'est un accident fréquent dont l'âge de prédilection se situe vers 18 mois, car l'enfant est en possession d'une autonomie toute nouvelle. Les brûlures demeurent une cause de morbidité et de mortalité importante ; elles sont plus fréquentes chez les garçons que chez les filles, ainsi que dans les milieux défavorisés. Elles peuvent révéler une maltraitance, il faut toujours penser au syndrome d'enfant battu (syndrome de Silverman), surtout si les brûlures sont insolites. Les brûlures étendues doivent être traitées dans des centres spécialisés. Il importe donc, dans l'urgence, de savoir apprécier la gravité, d'instituer dans les meilleures conditions les premiers soins et une réanimation qui n'obérera pas l'avenir. *(Voir « Les enfants victimes de sévices », chapitre 7.)*

Circonstances

Les brûlures domestiques sont de loin les plus fréquentes : bains trop chauds (il suffit de quelques degrés au-dessus de 37 °C pour provoquer des brûlures graves), aspersion d'eau bouillante à la cuisine, application des mains sur une porte de four ou sur une plaque de cuisinière, jeux avec des allumettes, inflammation de vêtement, jets de produits inflammables dans un feu (barbecue), etc.

Premières mesures

Sur place, à domicile, la mesure d'urgence est de placer l'enfant ou la zone atteinte sous l'eau froide, sous la douche ou sous le robinet, pendant 10 à 30 minutes. On évite ainsi l'extension de la brûlure et son aggravation post-accidentelle. On recouvrira ensuite les lésions d'un linge propre jusqu'au transfert de l'enfant dans un centre d'urgence.

Gravité

Le pronostic vital est fonction du siège, de l'étendue des lésions et de l'âge de l'enfant.

La brûlure est considérée comme grave :

— si elle est supérieure à 10 % de la surface corporelle avant 2 ans ;
— si elle est supérieure à 15 % de la surface corporelle après 2 ans ;
— si elle touche la face, les mains, les orifices.

La gravité est liée également aux particularités physiologiques :

— secteur hydrique total plus important que chez l'adulte (60 % à 6 mois) ;
— secteur extracellulaire élevé (35 % contre 20 % chez l'adulte).

Le phénomène caractéristique des deux premiers jours est l'apparition d'un œdème dans la zone brûlée, dont l'importance est proportionnelle à la surface lésée. Il est dû à l'extravasation de plasma (riche en albumine et en sodium), entraînant dans le sang une hémoconcentration et une hypovolémie (insuffisance circulatoire à bas débit). Le choc est donc retardé, maximal vers la 6e heure ; son intensité est proportionnelle au degré et à l'étendue de la brûlure.

Ensuite, entre les 7e et 10e jours après l'accident, s'installe un état hyperdynamique et hypermétabolique.

De plus, l'enfant brûlé souffre, il est anxieux et la plaie risque de s'infecter.

Prise en charge

La décision de l'hospitalisation repose sur les critères suivants :
— si l'étendue et la profondeur des surfaces cutanés brûlées est :
- supérieure à 10 % chez l'enfant ;
- supérieure à 5 % chez le nourrisson ;

— si les brûlures intéressent la face, le périnée, les orifices génitaux externes, les mains, les pieds ;
— si les brûlures sont circulaires ou oculaires ;
— si les brûlures sont secondaires à une maltraitance ;
— si les brûlures sont dues à l'inhalation de fumée ou secondaires à un choc électrique ;
— si l'évolution prend une allure traînante de plus de 15 jours (plus de 10 jours pour les mains) ou s'il existe une maladie sous-jacente.

Interrogatoire

Il convient de faire préciser :
— l'heure de l'accident ;
— l'agent causal, la durée d'exposition, le degré de chaleur ;
— les antécédents médicaux, en particulier la date de la dernière vaccination antitétanique.

Évaluation initiale

Évaluation de la respiration

Les brûlures cutanées sont souvent accompagnées de lésions des voies pulmonaires du fait de l'inhalation de produits chimiques qu'a pu provoquer la combustion ou le dégagement de gaz toxiques.
Il faut donc s'assurer que les échanges respiratoires sont appropriés. Une décision d'intubation peut s'imposer en fonction des situations résumées dans la *figure 50.1*.

Évaluation de l'étendue des brûlures

Après l'avoir déshabillé, de préférence au bloc opératoire, avec une asepsie rigoureuse (blouse stérile, gants, masque), on placera l'enfant sur un champ stérile.

à savoir

90 % des brûlures sont stériles à l'arrivée en milieu hospitalier, la majorité des infections se produisent ultérieurement et sont d'origine nosocomiale.

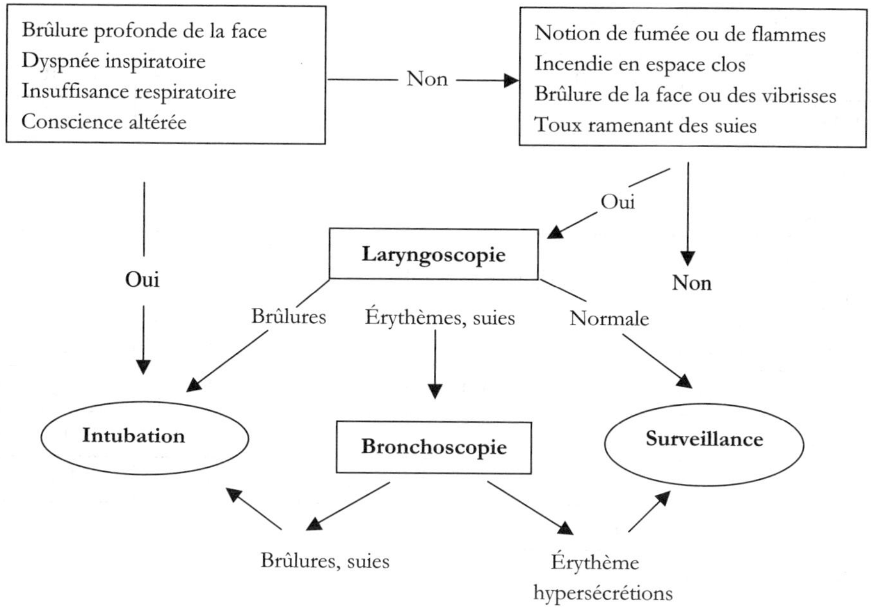

Figure 50.1 – Décision d'intubation

L'évaluation ne tient compte que des brûlures du deuxième et du troisième degré. Les lésions sont dessinées sur un schéma correspondant à l'âge du patient.

• Règle « des 9 »

Pratique pour une première approximation, elle attribue à chaque région du corps un certain pourcentage de la surface corporelle :
— tête : 9 % ;
— cou : 2 % ;
— chaque face du tronc : 18 % ;
— chaque membre supérieur : 9 % ;
— chaque membre inférieur : 9 % ;
— organes génitaux : 1 %.

Pour chaque année au-dessous de 6 ans, on soustrait 0,8 % de chaque membre et on l'ajoute au pourcentage correspondant à la tête.

• Table de Lund et Browder

Elle repose sur le pourcentage de la surface cutanée. Cette table est plus précise et utilisée par la plupart des services de réanimation *(tableau 50.5)*.

Tableau 50.5 – Table de Lund et Browder

	< 1 an	1-4 ans	5-10 ans	10-15 ans	15 ans
Tête	19	17	13	11	9
Cou	2	2	2	2	2
Visage	3	3	3	3	3
Avant-bras	4	4	4	4	4
Main	2,5	2,5	2,5	2,5	2,5
Tronc antérieur	1,3	1,3	1,3	1,3	1,3
Tronc postérieur	1,3	1,3	1,3	1,3	1,3
Périnée	1	1	1	1	1
Fesse	2,5	2,5	2,5	2,5	2,5
Cuisse	5,5	6,5	8	8,5	9
Jambe	5	5	5,5	6	6,5
Pied	3,5	3,5	3,5	3,5	3,5

Pour le calcul des besoins en eau et en électrolytes, toute brûlure de plus de 30 % de la surface corporelle est considérée comme une brûlure de 30 %.

Évaluation de la circulation

Elle se fait par le contrôle :
— de l'état du pouls et de la pression artérielle ;
— du temps de recoloration cutanée ;
— de la diurèse horaire par la mise en place d'une poche à urine ;
— du poids pour guider la réanimation.
On demande en urgence :
— numération-formule sanguine, hématocrite, protidémie, ionogramme, pour évaluer l'hypovolémie ;
— gaz du sang, créatininémie ;
— lactacidémie, dosages des ions cyanures, de thiocyanate et de carboxy-hémoglobine (en cas de brûlure dans un incendie) ;
— dans les urines : ionogramme, urée ;
— radiographie des voies aériennes supérieures...
Un abord veineux est posé, il permettra aussi de mesurer la pression veineuse centrale.

Évaluation de la profondeur des brûlures

Cette évaluation est synthétisée dans le *tableau 50.6*.

Tableau 50.6 – Évaluation de la profondeur des brûlures

Premier degré	Érythème seulement
Deuxième degré	Phlyctènes, douleur, blanchissement à la pression et saignement à la piqûre, conservation des annexes de la peau. Cliniquement, il est impossible de distinguer d'emblée le deuxième degré superficiel, qui guérit spontanément, du deuxième degré profond, qui requiert des greffes de peau
Troisième degré	Anesthésie, coloration blanche ou noirâtre, induration donnant la consistance du cuir, absence de saignement à la piqûre, thromboses visibles

Identifier les problèmes associés :

— intoxication au monoxyde de carbone (CO) ; il faut particulièrement contrôler lorsque les brûlures sont survenues dans un espace clos ou s'il y a une altération de la conscience *(voir chapitre 50)* ;
— brûlures des voies respiratoires *(voir chapitre 36)* ; y penser devant des brûlures faciales ou survenues dans un espace clos, si les cils ou les poils du nez (vibrisses) sont roussis, s'il existe une hypersécrétion bronchique ou une inflammation de l'oropharynx ;
— lésions profondes ; en cas de brûlures électriques, elles accompagnent souvent la plaie, qui est généralement petite. Il ne faut jamais exciser une plaie par brûlure électrique les premiers jours, désinfecter et panser au tulle gras ;
— brûlures chimiques ; par phosphore : appliquer une solution au sulfate de cuivre à 2 % ; par fluor : lactate de calcium ; par acide inorganique : lavage ; par bases inorganiques : acide acétique ;
— brûlures étendues : mettre en place une sonde gastrique et une sonde vésicale.
Il faut surveiller régulièrement les paramètres : état de la conscience, fréquences respiratoire et cardiaque, pression artérielle, pression veineuse centrale dans les cas graves, diurèse horaire.

Décision de perfusion

Cette décision est synthétisée par la *figure 50.2*.

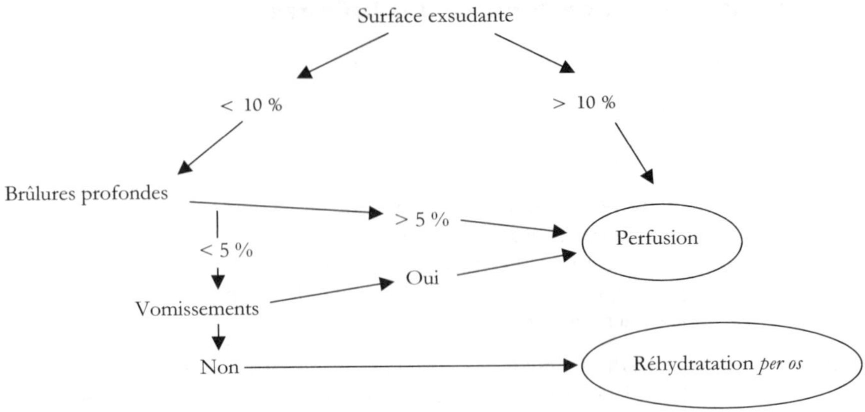

Figure 50.2 – Décision de perfusion

Prévenir le choc :

— par une réanimation adaptée en sachant que dans les 24 premières heures, il faut perfuser une quantité de 6 mL/kg par pourcentage de surface brûlée de liquide, plus les besoins de base adaptés à l'âge *(voir chapitre 30 et partie VIII)* ;
— la moitié de cette quantité doit être administrée en intraveineux dans les huit premières heures ; l'autre moitié doit être administrée en fonction des bilans biologiques successifs et de la diurèse.

Traitement de la douleur

On utilise la codéine, Codenfan® (1 mL/kg/j), ou la morphine, qui doit être administrée par voie intraveineuse (1 mg/kg/j) et non intramusculaire ou sous-cutanée à cause des risques d'accumulation et d'intoxication secondaire *(voir chapitre 48)*.

Traitement de l'angoisse

Des sédatifs permettront de calmer l'enfant (diazépam, midazolam, chlorpromazine...) ; un accompagnement psychothérapique sera peut-être utile par la suite.

Alimentation

Une alimentation entérale ou parentérale précoce, dès le choc jugulé, est indispensable, car les besoins énergétiques vont devenir importants. Outre les besoins de base, un supplément calorique est nécessaire pour compenser l'hypercatabolisme : de 460 à 590 kJ/kg/j (110-140 Cal/kg/j) à la naissance tandis que, à 15 ans, 190 kJ/j (45 Cal/kg/j) suffisent (Reinber *et al.*).

Traitement et surveillance

Soins des surfaces brûlées

• À l'arrivée

Laver avec une solution désinfectante type chlorhexidine (Hibitane®) ou polyvidone iodée en solution à 1 % (Bétadine®) ou encore l'hypochlorite de sodium en solution au 1/120 ou 1/240 ou simplement au sérum physiologique (NaCl 0,9 %). Les bulles intactes sont laissées telles quelles, tandis que les phlyctènes non rompues sont excisées jusqu'à leurs bords afin de laisser le moins possible de replis pouvant abriter des germes. Cette manœuvre est indolore.

• Hydrothérapie

Dès que l'état de l'enfant le permet, l'hydrothérapie sera effectuée deux fois par jour. On en profite pour faire bouger les membres afin de conserver l'amplitude articulaire.

à savoir

Enlever les pansements dans le bain atténue les douleurs et permet de nettoyer les plaies.

• Pommade antiseptique

Après lavage et débridement, on applique une pommade antiseptique, puis on recouvre de compresses stériles maintenues en place par un bandage non compressif.
Plusieurs types de pommades peuvent être employés :
— le sulfadiazine d'argent (Flammazine®), dont la viscosité est adaptée pour qu'on puisse l'étendre et facilement l'enlever lors des pansements. Bien que ne présentant aucun danger pour les yeux, faire attention de ne pas en appliquer sur le haut du visage pour ne pas risquer une contamination oculaire. À ne pas employer chez l'enfant de moins de 1 mois ;
— la solution de polyvidone iodée (Bétadine®), dont l'application est indolore. Le risque de réaction allergique, bien que rare, doit être évité en pratiquant un essai local.

Vaccination

Il importe de prévenir le tétanos ; il faut donc s'assurer de l'état des vaccinations sur le carnet de santé.

Prévention des ulcères de stress

Elle est basée sur l'emploi de sédatifs, de pansements gastriques (Maalox®), voire de cimétidine.

Évolution

Après le 3e jour, d'autres mesures sont nécessaires.

Résorption des œdèmes

L'œdème risque d'entraîner une surcharge vasculaire et une hémodilution dont il faut tenir compte pour la poursuite de la réanimation.

Prévention de l'infection

L'infection secondaire de la brûlure est le risque majeur.

Éviter la sélection des germes

Ils sont souvent multirésistants aux antibiotiques (staphylocoques, pyocyaniques, *Proteus*). On en évite la sélection en ne prescrivant pas d'antibiotiques « à l'aveugle » et en les réservant pour traiter une infection bien identifiée, tant par sa localisation que par son ou ses germes et leur sensibilité. Pour ce faire, ne pas oublier de faire des prélèvements à chaque pansement.

Surveiller l'évolution locale

Vers le 7e jour, les brûlures superficielles sont cicatrisées.
Les brûlures profondes peuvent nécessiter des traitements spécifiques : débridement, escarrotomies en cas de brûlures circulaires des membres, greffes de peau.

Kinésithérapie

À commencer vers le 3e à 5e jour d'évolution chez tous les enfants souffrant d'une brûlure majeure des extrémités afin de palier l'ankylose articulaire. Une orthodèse de positionnement pourra être indiquée.

À plus long terme

Malgré les soins constants, des séquelles peuvent survenir (chéloïdes inesthétiques, palmures, rétractions), imposant des interventions plastiques.

Il ne faut pas oublier le retentissement psychologique lié aux hospitalisations prolongées, à la séparation du milieu familial dans une période aussi importante du développement de l'enfant.

Les coups de chaleur, coups de froid, syncopes, lipothymies

Bernard Gerbaka, Désirée Feghali

Coup de chaleur

Il peut survenir :
— en été comme en hiver, en cas d'exposition excessive au soleil ou dans une pièce surchauffée, d'autant plus volontiers que le sujet se trouve dans une atmosphère chaude et humide et qu'il manque d'hydratation ;
— en cas d'excès de vêtements ou de couvertures ;
— en cas de fièvre.

Description clinique

Au début, l'enfant a le faciès rouge, il transpire beaucoup, sa peau est brûlante, sa température monte. Il se plaint de céphalées en même temps qu'il éprouve de la soif et une somnolence. Parfois, il présente des nausées. La température est à 40-41 °C. À un degré de sévérité de plus, l'enfant pâlit, il cesse de transpirer, son pouls s'accélère, avec une respiration rapide et heurtée. Il souffre alors de céphalées violentes avec douleur épigastrique. Prostré, livide, les yeux fixes, il paraît agoniser. Des convulsions peuvent survenir. Dans ce contexte, l'enfant peut décéder ou présenter une encéphalopathie sévère.

Diagnostic

Il repose sur :
— la recherche d'un excès de chaleur et/ou d'une diminution de l'hydratation ;
— l'appréciation de la tolérance de la fièvre et le degré d'atteinte par le faciès de l'enfant, sa conscience, la qualité de ses cris, l'état des téguments et le temps de recoloration *(tableau 50.8)*.

Bilan biologique

Il mettra en évidence le degré :
— de l'hémoconcentration par la numération-formule sanguine (NFS) et le ionogramme ;
— de l'acidose métabolique par le dosage des gaz du sang ;
— de la thrombopénie et éventuellement d'un syndrome de coagulation intravasculaire disséminée (CIVD) par le taux de plaquettes et le dosage des facteurs de coagulation ;
— de la **souffrance hépatique** par le taux d'augmentation des transaminases SGPT et SGOT ;
— de la lyse musculaire par le taux d'augmentation des enzymes musculaires.

Pronostic

Il est dominé par l'atteinte neurologique, susceptible d'entraîner la mort dans l'immédiat ou de lourdes séquelles neurologiques. L'évolution peut être entrecoupée de poussées fébriles, suivies de guérison si le traitement a été débuté précocement.

Traitement

Refroidissement :

— enlever les couvertures, garder l'enfant légèrement vêtu ou totalement dévêtu, pour augmenter les pertes par évaporation ;
— placer l'enfant dans une chambre fraîche (température : 20 °C) ;
— bains d'eau tiède chez les nourrissons.

Réhydratation :

— par voie orale dans les cas modérés (par de l'eau ou, mieux, une solution de réhydratation : Adiaril®, Gallialite®, Ges 45®, Hydrigoz®, Lytren®) ;
— par voie intraveineuse dans les cas sévères *(voir chapitre 30)*.

Antipyrétiques :

— paracétamol : 60 mg/kg/j ;
— aspirine : 60 à 80 mg/kg/j ;
— ibuprofène : 30 mg/kg/j.

Prévention

Pour prévenir les coups de chaleur :
— éviter un excès de vêtements durant toutes les saisons ;

— assurer une hydratation suffisante des nourrissons, surtout s'ils transpirent et s'agitent beaucoup, en évitant l'excès d'eau plate ;
— en cas de fièvre, dévêtir l'enfant et lui donner des suppléments hydriques, surtout nocturnes. Le refroidir par un bain d'eau tiède à 37 °C ou mieux favoriser l'évaporation (qui produit du froid) de la sueur par un ventilateur à proximité ;
— éviter l'exposition de l'enfant au soleil, même en hiver, surtout dans une voiture.

➡ Coup de froid

L'exposition prolongée au froid est la cause fondamentale du coup de froid. Il se voit surtout chez le nouveau-né prématuré.

Description clinique

Dans les formes légères, les frissons sont intenses, la peau est froide, pâle, et les membres sont glacés.
Dans les formes majeures, l'enfant est livide ; il existe une rigidité musculaire. Les troubles de conscience ne sont pas strictement parallèles à la gravité de l'hypothermie.
Un état de mort apparente avec abolition de toute réactivité et apnée prolongée est possible. Une bradycardie avec hypotension et acidose métabolique est présente. La mort est possible en quelques heures.

Traitement

Le réchauffement progressif et immédiat par des méthodes externes est le plus efficace et le plus facile. Il se fait par bain chaud renouvelé aussi souvent que nécessaire ou par matelas rempli d'eau à 39 °C.
Le réchauffement interne, si nécessaire, peut se faire par des perfusions réchauffées à 39 °C, un lavage gastrique ou une dialyse péritonéale.
Pour les nouveau-nés, on procède à une mise en couveuse avec, au besoin, tonicardiaques et oxygène.

➡ Syncope et lipothymie

Il s'agit d'une perte ou d'une atténuation brutale ou rapide de la vigilance résultant d'une hypoxie cérébrale elle-même secondaire à une hypotension artérielle avec bradycardie ou asystolie *(voir plus loin « Les malaises du nourrisson »)*.

Syncope d'origine vagale

C'est la cause la plus fréquente. Elle se voit surtout chez l'adolescent. Un caractère familial est fréquent. Certains facteurs déclenchants sont retrouvés : exposition prolongée à la chaleur, foule, peur ou émotion, exercice excessif, position debout prolongée, vomissement ou douleur aiguë.
Des prodromes annoncent la crise en général : sudation exagérée, respiration rapide, pouls faible, impression de défaillir, vision embrouillée, faiblesse généralisée, sensation de tête vide ou qui tourne.
Par la suite, l'enfant s'effondre lentement vers le sol ; classiquement, il a le temps de se protéger pour éviter de se blesser. Son réveil est rapide en général ; il n'y a pas de mouvements convulsifs, ni d'incontinence urinaire ou fécale, ni de morsure de langue.
Ces symptômes peuvent être les signes révélateurs d'une hypoglycémie ; cette possibilité incite à une extrême prudence dans le diagnostic de malaise vagal. Un dosage de la glycémie au cours ou au décours immédiat du malaise est nécessaire au moindre doute ou si la lipothymie est atypique.
La résolution est spontanée dans la majorité des cas ; sinon, il faut allonger l'enfant en soulevant ses membres inférieurs, frictionner la peau, passer le visage à l'eau froide et faire respirer des sels ou de l'alcool. Il est aussi nécessaire d'augmenter la consommation en liquides.

Syncope d'origine cardiaque

Elle est rare. Elle s'observe surtout chez les enfants présentant une malformation cardiaque ou une arythmie (tétralogie de Fallot, sténose aortique, prolapsus mitral, QT long congénital...) ou en postchirurgie cardiaque. Contrairement aux syncopes vagales, elles ne sont pas précédées de sensations reliées à une dysfonction neurovégétative. Le diagnostic se fait alors par l'absence de pouls carotidien à la palpation. Le massage cardiaque externe combiné à la ventilation sont alors nécessaires pour rétablir la circulation. *(Voir chapitre 33.)*

Syncope d'origine neurologique

Si la perte de conscience s'accompagne de mouvements convulsifs, d'hypertonie, de morsure de langue ou d'incontinence sphinctérienne, il faut éliminer une origine comitiale. Certaines formes de migraine peuvent faire partie du diagnostic différentiel. *(Voir chapitre 43.)*

Syncope d'origine psychologique

Des épisodes de perte de connaissance peuvent survenir chez l'adolescent dans le contexte d'une réaction de conversion ou d'une hyperventilation.

Syncope d'origine métabolique ou toxique

Les pertes de conscience liées à une intoxication ou hypoglycémie sont reconnaissables en raison du contexte clinique et de leur durée plus longue que celle d'une syncope vagale banale *(voir chapitre 32)*.

La prévention de la mort subite du nourrisson en France

Alain de Broca, Marie-Louise Bernard

La mort subite : un drame

La mort subite du nourrisson est un drame contre lequel seule la prévention doit être de mise.
Mais comment prévenir un tel décès, qui est aussi soudain, aussi inexpliqué, aussi imprévisible, et pour lequel aucune étiologie évidente ne semblait être posée ?
La mort subite du nourrisson est le décès d'un enfant âgé de moins de 1 an (prédominance entre 1 et 6 mois), sans cause précise ni maladie patente antérieure, et chez qui aucune explication formelle de la mort ne peut être donnée après autopsie. Cette définition suppose que l'enfant ait pu être accueilli dans un centre pédiatrique juste après le décès pour pouvoir réaliser ces examens.
De cette définition, nous pouvons tirer les remarques suivantes :
— dans le cas où l'enfant est transféré en pédiatrie et où tous les examens sont réalisés, leurs résultats ne seront donnés qu'après la signature du certificat de décès (fait immédiatement, dès J1) qui lui seul porte la cause probable de la mort. Or, les chiffres épidémiologiques sont tirés de ces certificats de décès et non pas des données après comptes-rendus complets des examens. Cela entraîne un biais potentiel puisque, dans un nombre important de cas (au moins un tiers à la moitié des cas), un diagnostic de cause mortelle peut être donné par l'autopsie. Environ 30 % des enfants présentent aussi des signes anatomohistologiques qui montrent que l'enfant était soumis à des perturbations physiologiques ; 30 % semblent totalement indemnes de signes histologiques ;
— dans le cas où l'enfant reste à domicile après le décès, aucun examen n'est possible, et le certificat de décès sera rédigé par le médecin traitant qui a encore moins de possibilités de prendre le recul nécessaire pour l'établir avec objectivité. Dans ce cas, les familles sont souvent laissées seules et n'auront pas d'éléments pour comprendre. *A fortiori*, ces familles auront encore plus besoin d'aller voir une équipe pouvant être à leur écoute.

➡ Premier message

Il est toujours nécessaire d'adresser les décès de nourrissons aux équipes pédiatriques du centre hospitalier le plus proche pour qu'elles puissent proposer la démarche la plus adaptée.
L'autopsie sert autant à déculpabiliser qu'à comprendre.

Écoute et aide à long terme du vécu du deuil des parents et des fratries aînées

La prise en charge par une équipe pédiatrique est vitale pour la famille. Le temps passé après le décès avec cette famille lui montre que sa détresse est entendue et souligne que cet enfant décédé s'inscrit bien dans une histoire familiale et communautaire. L'accueil de la famille peut se faire juste au moment du décès et cela permet d'engager tout le suivi. Parfois, la famille vient quelques jours ou semaines après le décès, ce qui n'empêche en rien de proposer un accompagnement des parents comme des fratries aînées.

Arrivée de la famille à l'hôpital avec l'enfant décédé

Une équipe pédiatrique doit pouvoir se mettre à leur disposition. Cette équipe appartient soit aux urgences, soit à un service. Lors de l'arrivée de l'enfant, il est préférable que des pièces soient prévues pour ce genre de drame : l'une pour l'accueil de l'enfant avec une infirmière et un médecin, qui réaliseront les tests complémentaires, l'autre pour l'accueil des parents par un pédiatre souvent plus confirmé pour entendre la souffrance familiale.
L'examen clinique consiste à inspecter l'enfant (recherche d'anomalies cutanées : purpura, hématome, traces ou cicatrices, etc.), à prendre sa température (certains enfants sont retrouvés avec une température supérieure à 40 °C alors qu'ils sont décédés depuis plusieurs heures semble-t-il), vérification de la gorge (recherche d'une angine, d'un corps étranger).
Les examens paracliniques sont proposés et jamais imposés : les tests de sang (hémocultures, recherches de virus dans les sécrétions nasopharyngées, ionogramme sanguin surtout pour la natrémie, l'urée plasmatique et la créatininémie) et d'autres prélèvements en fonction des recherches en cours. Un tube de plasma sanguin doit être congelé en vue de rechercher ultérieurement une anomalie génétique biochimique en cas de doute.
Une radiographie du squelette entier doit être faite pour vérifier l'absence d'anomalie osseuse (maladie osseuse congénitale ou radiographie évocatrice de fractures dans le cadre d'un enfant battu).
Une radiographie du thorax permet de rassurer les parents sur ce fait en ne montrant pas de signes évidents d'inhalation.
L'échographie transfontanellaire permet de vérifier l'absence grossière intraparenchymateuse cérébrale ou du système ventriculaire, mais ne permet pas d'éli-

miner des hématomes sous-duraux. Ces derniers peuvent être diagnostiqués par une ponction sous-durale, mais un scanner doit être proposé au moindre doute. En tout état de cause, une autopsie est proposée. Elle n'est pas obligatoire en France et aucune autopsie scientifique n'est faite sans l'accord des parents. Cependant, une autopsie médico-légale peut être proposée si les parents refusent une autopsie dite scientifique et s'il existe une suspicion de maltraitance ou si la mort est survenue dans un contexte mal compris. L'autopsie est un acte chirurgical réalisé par des personnes non seulement spécialisées, mais aussi très soucieuses du respect du corps en vu de rendre aux parents leur enfant dans les meilleurs conditions.

Dans le monde actuel où tout doit pouvoir être expliqué, l'autopsie est importante. Il faut retenir cependant que lorsque l'autopsie est imposée par la justice ni les parents ni les médecins n'ont les résultats. Ce fait souligne que l'autopsie doit, pour servir au mieux les intérêts de la famille, pouvoir être faite dans le cadre d'un protocole d'autopsie dite scientifique. Dans ce cadre, les résultats sont donnés dans le mois suivant pour les aspects macroscopiques et microscopiques et en 2-3 mois pour les prélèvements cérébraux.

Le temps de l'écoute est toujours primordial, tant immédiatement que longtemps après le décès. Tout décès d'un être cher entraîne inévitablement une reconstruction psychologique appelée *travail de deuil* chez toute personne en lien avec le défunt. Il faut donc pouvoir accompagner la famille (au sens large du terme), mais aussi l'assistante maternelle, le personnel d'une crèche, une amie, etc., chez qui se serait passé le drame.

L'équipe devra proposer régulièrement de se revoir, en soulignant l'importance qu'il y a d'intégrer les enfants aînés survivants dans la démarche du deuil familial et d'entendre leur souffrance. Il est d'ailleurs souvent plus facile de proposer aux familles une aide pour l'enfant sachant que toute la famille (véritable miroir) en profitera.

Dans tous les cas, il est toujours important de préciser que différents partenaires pourront aider ces familles, et particulièrement les associations de parents ou les associations d'aide aux personnes endeuillées.

➡ Deuxième message

Il faut savoir rappeler aux familles plusieurs fois, et ce même longtemps après le décès, que des équipes pédiatriques peuvent répondre aux questions des parents concernant les réactions « bizarres » que pourraient présenter leurs aînés afin qu'une aide puisse être instaurée.

Si l'écoute et l'accompagnement sont de l'ordre de l'intuitif, il est souvent nécessaire de travailler avec d'autres sur ses réactions (contre-transfert notamment) pour que l'aide soit optimale. Il importe d'oser se former dans ce domaine (formation continue, diplôme, lectures, groupes associatifs).

Remarque Maltraitance ou infanticides ? (Voir chapitre 7.)
Les résultats des autopsies ont montré qu'il y avait des infanticides ou des décès dans un contexte de maltraitance. Même si ces faits restent rares, il est nécessaire de les authentifier, car ils sont la preuve d'une très grande souffrance familiale qui doit être entendue, évoquée et toujours aidée, sachant que notre rôle social est aussi d'en informer les structures judiciaires qui sauront au mieux discerner la suite à donner. En tout état de cause, ne pas le savoir reviendrait à mettre potentiellement en danger un autre enfant, voire les fratries survivantes. Envisager un tel diagnostic ne contredit en aucun cas la confiance que le monde médical doit avoir vis-à-vis des familles et ne doit pas faire porter de regard culpabilisant devant un enfant décédé, car cette attitude est extrêmement dommageable dans tous les cas.

➡ Troisième message

La souffrance familiale est parfois si grande qu'un nouveau-né peut ne pas avoir été désiré et décède dans un contexte de maltraitance. Adresser l'enfant décédé dans une équipe pédiatrique est souvent la seule façon pour démêler la complexité des « impressions » cliniques et paracliniques qu'on pourrait avoir et que seuls les examens pourront vérifier ou infirmer pour aider, secondairement si besoin était, la justice à prendre ses responsabilités.

Prévention

La prévention est en tout état de cause la seule alternative à ce drame. Depuis environ 10 ans dans les pays anglo-saxons et depuis 1993 en France, des campagnes de prévention ont pu être élaborées à partir de données épidémiologiques sérieuses qui ont comparé les pratiques de puériculture qui entraînaient plus de morts subites du nourrisson (MSN) que d'autres. Le changement de pratique a permis de faire chuter de plus de la moitié les chiffres de morts subites.
D'après les résultats français provenant de l'équipe INSERM U.149 (Drs Hatton, Bouvier-Colle et Bréart) à partir des certificats de décès, la chute du nombre de MSN est exemplaire puisque ce nombre est passé de 1 464 en 1991 (chiffre le plus élevé enregistré) à 368 pour l'année 1997.

Conseils

Les campagnes insistent sur les conseils de puériculture et de pédiatrie suivants :
— coucher le nourrisson :
  – sur le dos (la position sur le ventre est une prescription médicale ; si l'enfant ne peut s'endormir sur le dos, il est possible de le laisser s'endor-

mir sur le ventre, mais il est demandé de le mettre sur le dos quelques minutes après son endormissement) ;

– sur un matelas ferme ;

– sans oreiller ni couverture ;

– recouvert d'un surpyjama ou d'une turbulette (longueur adaptée à sa taille) ;

– dans une chambre dont la température ne dépasse pas 20 °C ;

— s'abstenir de fumer pendant la grossesse et dans la maison ;

— prévenir par tous les moyens la prématurité ;

— savoir alerter le médecin devant tout changement de teint anormal (pâleur ou cyanose).

Messages

La prévention passe par la capacité à faire passer des messages.
Les derniers recensements des enfants décédés dans un contexte de mort subite montrent que la plupart décèdent en position ventrale et que les consignes de puériculture ne sont pas encore bien comprises.
Les milieux socialement défavorisés semblent payer un plus lourd tribu à cette mort subite actuellement, et l'explication paraît être liée à la difficulté de faire intégrer ces messages.
Les anciens prématurés sont toujours plus à risque que les enfants nés à terme du fait de la maturation différente de leurs systèmes de régulations neurovégétatifs.
De ces éléments, il faut rappeler qu'actuellement, du fait de la perte relative des liens familiaux, les premiers lieux de formation des mères à la puériculture sont les maternités et les services de néonatalogie (si l'enfant est né prématuré). Or, les familles ne peuvent entendre un discours sur la puériculture quand les soignants eux-mêmes montrent des attitudes différentes de celles prônées : il est possible de voir, dans certains services de pédiatrie ou de néonatalogie, des enfants couchés sur le ventre ou sur le côté, sous des couvertures, dans un environnement parfois surchauffé.

➡ Quatrième message

La capacité à transmettre un message passe par l'adaptation de celui-ci aux publics considérés. Il est fondamental de savoir parler leurs langages, avec leurs référentiels culturels, de s'aider de personnes appartenant à ces cultures et, surtout, de montrer l'exemple (ou en tous les cas de ne pas montrer de contre-exemple !).

Face à une fratrie puînée

Que faire avec une fratrie puînée dans une famille ayant vécu une mort subite du nourrisson ?
Lors d'une grossesse dans une famille ayant déjà vécu une mort subite du nourrisson, l'inquiétude familiale est énorme et l'entendre est plus que légitime. Il est important de pouvoir s'entretenir avec la famille pendant la grossesse, pour reparler de la place que l'enfant décédé a prise, de celle que va prendre le bébé à naître, et pour resituer la mort subite dans le contexte. Il n'existe pas de risque majoré pour les fratries à venir, en dehors d'une maladie génétique rare qui aurait dû être retrouvée par les bilans lors du décès précédent. Mais l'inquiétude est telle que les familles veulent montrer qu'elles ont tout fait pour éviter un second drame. L'accueil pédiatrique, longtemps avant l'accouchement et juste après, avec une écoute très attentive, permet de montrer combien le nouveau-né ne présente pas de risque spécifique (absence d'anomalie cardiaque, bonne voie nasopharyngo-laryngée, absence d'anomalie de la déglutition notamment). Dans certains cas, il est possible de proposer un test appelé polysomnographie ou polygraphie de sommeil qui aidera à infirmer ou visualiser les anomalies du rythme cardiaque, de la respiration, du sommeil, du système nerveux végétatif. Mais ces examens ne peuvent remplacer tous les conseils de prévention cités précédemment, qui sont l'une des clés majeures de la diminution de la survenue de ce drame.

Prévention et technologie

La prévention primaire (pour tout enfant nouveau-né) ne passe ni par la polygraphie de sommeil ni par la mise en place d'un moniteur cardio-respiratoire à domicile. Ces examens et surveillances entrent dans le cadre de la prévention secondaire ou tertiaire. Ils ne sont à proposer qu'aux enfants dont le risque est augmenté, tels les enfants ayant présenté un malaise grave du nourrisson, les anciens prématurés notamment, ou les enfants avec anomalie respiratoire obstructive évidente.
Le moniteur à domicile est placé après bilan complet d'un enfant qui a présenté une anomalie inquiétante, pour lequel aucun traitement n'est véritablement efficace. Seuls les moniteurs cardiaques et respiratoires, avec des enregistrements complets des événements, doivent être utilisés, car ce sont les seuls appareils fiables. Ces appareils possèdent des technologies très perfectionnées avec des mémoires, des alarmes et des signaux quand l'enfant est branché. En cas d'alarme, l'appareil enregistre, et le décodage permet de rassurer les familles ou d'adapter un suivi ou un traitement si l'alarme confirme une anomalie particulière.
Le moniteur à domicile est donc proposé aux enfants qui ont déjà présenté une anomalie non équilibrée par un traitement conventionnel. Une formation

à l'utilisation de l'appareil est toujours nécessaire et se fait au mieux en deux fois, 1 à 2 heures sur 2 jours. La possibilité d'appeler l'équipe proposant l'appareil doit être donnée au mieux 24 h/24. Certaines équipes proposent une formation à la réanimation pédiatrique, notamment pour apprendre à bien dégager les voies aériennes respiratoire, à faire un bouche-à-bouche (les insufflations se font par le nez chez le nourrisson) et à savoir stimuler l'enfant sans ballotter la tête en cas de stimulation vigoureuse (risque d'hématomes intracrâniens lors d'une réanimation trop forte).

➡ Cinquième message

Pas de polygraphie de sommeil systématique ni de moniteur à domicile sans raison clinique. Ils ne sont en aucun cas les éléments de prévention primaire de la MSN, mais seulement des techniques adaptées à quelques cas spécifiques qui sortent du cadre de la surveillance d'un enfant sans anomalie clinique.

➡ Conclusion : à propos de prévention et de recherches

La prévention de la MSN nous rappelle ce que nous devrions sans cesse rappeler. À savoir que la santé d'un individu ne se résume pas à « une prise en charge médicale » mais est dépendante d'une prise en charge globale de tout l'environnement. La prévention de la MSN ne doit pas passer par sa médicalisation exclusive. La santé publique et l'hygiène de vie doivent être prises en compte comme socle même de cette prévention. Mais cet aspect-là ne suffit pas totalement puisqu'il y a encore 368 familles endeuillées en France, qui sont 368 familles de trop. Les recherches sur le développement du nourrisson semblent toujours nécessaires en nous rappelant que pédiatrie et puériculture ne font qu'un.

Les malaises du nourrisson

➡ Définition

Le malaise du nourrisson n'est pas un diagnostic médical, mais la description d'une anomalie détectée par un adulte face au nourrisson.

➡ Circonstances d'appel

L'adulte est effrayé devant un changement de teint ou une hypotonie, voire une perte de connaissance pendant une période de veille ou pendant une phase de sommeil.
L'enfant est souvent stimulé pour être réveillé, ranimé, et la durée de retour à la normale paraît très longue pour l'adulte, même si celle-ci dure quelques secondes.
Le SAMU est souvent appelé ou l'enfant est amené aux urgences de l'hôpital dans un contexte de panique.
Dans d'autres cas, le contexte est moins inquiétant, notamment quand la perturbation dure à peine quelques secondes et quand l'enfant revient à lui immédiatement. Les parents consultent alors secondairement, et le médecin interpellé envoie parfois l'enfant au pédiatre consultant pour demander un avis.

➡ Conduite à tenir en cas d'urgence

En cas d'urgence vraie ou ressentie comme telle, l'enfant est amené aux urgences de pédiatrie et sera immédiatement surveillé. Après avoir évalué la bonne hémodynamique et la ventilation spontanée, l'examen clinique est complet. Une surveillance des fréquences cardiaque et respiratoire, de la pression artérielle, de la diurèse est débutée et un cathlon est posé. La recherche immédiate d'une glycémie par Dextrostix® s'impose, tout comme le bilan sanguin de la numération-formule sanguine, du ionogramme sanguin, du taux des lactases et du pH sanguin veineux, ainsi que dans les urines la recherche du Clinitest®, le ionogramme urinaire et l'examen cytobactériologique.
La radiographie du thorax est proposée en fonction de la clinique, ainsi que d'autres examens paracliniques (échographie, scanner, EEG notamment).
L'interrogatoire est fondamental pour resituer l'histoire et aider à la redécrire au mieux ; il rappelle les événements intercurrents, les signes prodromiques, les traitements administrés en chronique ou en aigu, et doit aider à commencer l'arbre généalogique avec évocation des maladies de la famille. L'interrogatoire est long, car la famille est souvent encore sous le choc. Il devra d'ailleurs être repris le lendemain après stabilisation de l'enfant. Cet interrogatoire est, au mieux, pratiqué à partir d'un questionnaire type qui permet de ne rien oublier.
Le plus souvent, l'enfant a repris connaissance avant même d'arriver. En tout état de cause, il est à surveiller quelques heures. Lorsque l'enfant semble tout à fait normal, la discordance entre les signes décrits par les adultes et l'examen du moment de l'enfant peut aussi faire évoquer une souffrance parentale

extrême, qui peut motiver à elle seule une hospitalisation pour essayer de comprendre les motifs inconscients de cette inquiétude.

L'hospitalisation de quelques heures (24-48 heures) permet de surveiller l'enfant, notamment si la récidive est envisagée comme dans des cas de convulsions.

Des examens sont réalisés en fonction de la clinique. Comme toute la pathologie pédiatrique peut être à l'origine d'une telle anomalie, il est nécessaire d'être très rigoureux dans l'attitude de surveillance, notamment par l'équipe soignante, et l'interrogatoire renouvelé avant de proposer ces examens.

La sortie est donc préparée rapidement, mais après avoir cerné la famille, l'enfant et la dynamique familiale. Le diagnostic d'une perturbation métabolique (troubles glycémique ou calcique, d'une maladie cardiaque comme les troubles du rythme, d'une maladie respiratoire telle que le syndrome obstructif sévère, d'une anomalie digestive ou d'un trouble alimentaire) permet en règle générale de laisser sortir l'enfant avec un traitement spécifique.

Parfois, l'enfant a présenté une pâleur isolée ou une cyanose. Une polygraphie de sommeil a pu révéler des anomalies de la régulation neurovégétative (hypertonie vagale, hyperréflectivité vagale, hypertonie sympathique). Une surveillance spécifique est proposée avec parfois un traitement (atropinique dans le cas d'une hyperréflectivité vagale ou bêtabloquant dans une hypertonie sympathique).

Dans certains cas, aucune explication n'est donnée alors que l'enfant a manifestement présenté une perturbation avec retentissement neurologique. Le moniteur cardio-respiratoire à domicile prend ici toute sa place après explication aux parents et formation de ceux-ci au maniement de l'appareil.

En cas de malaise, il faut écouter les inquiétudes conscientes et inconscientes des parents, car l'enfant a pu réactiver des souffrances antérieures. L'IDE est ici au cœur de la relation avec la famille pour aider le médecin à comprendre ce qu'il se passe.

La surveillance hospitalière est courte et, la plupart du temps, l'enfant sort avec un traitement adapté.

➡ Conduite à tenir en consultation

L'enfant est parfois amené en consultation pour un malaise qui s'est passé plusieurs jours ou semaines auparavant. C'est parfois une mère qui décrit un malaise à la puéricultrice de la crèche de façon désinvolte.

L'absence de signe immédiat est très rassurante, mais on ne peut pas comprendre si ce malaise est véritable ou non, s'il peut être relié à une maladie spécifique ou s'il peut se répéter (et si oui avec quelle intensité) sans avoir fait une longue consultation.

C'est pourquoi il est nécessaire de proposer d'aller consulter une équipe pédiatrique compétente en ce domaine pour que cette consultation puisse se faire dans les meilleurs délais. La stratégie sera fonction de ce qui est alors rappelé.

➔ Conclusion

Le malaise du nourrisson évoque une perturbation clinique inquiétante pour l'adulte qui avait la garde de l'enfant. Si la plupart de ces perturbations sont isolées et ne récidiveront pas, seule une consultation longue par une équipe pédiatrique compétente en ce domaine peut au mieux déterminer la nécessité de l'hospitalisation pour un bilan complet et retrouver la cause et son traitement. L'équipe soignante a ici un rôle prépondérant pour aider les parents à expliquer leurs inquiétudes, car, dans ce cadre, les difficultés de puériculture se mêlent aux maladies plus rares, mais parfois plus graves.

Les convulsions de la première enfance

Rachid El Kohen

Elles sont généralement occasionnelles, provoquées par la fièvre ou des troubles métaboliques, ne relevant pas, en règle générale, de l'épilepsie *(voir « Épilepsies et convulsions », chapitre 43)*.
Une **méningite purulente** et une **encéphalite** sont les deux diagnostics qu'il convient d'écarter en raison de l'urgence thérapeutique.
Elles constituent une urgence thérapeutique parce que, quelle que soit leur cause, leur prolongation (au-delà de 20 minutes) peut mettre en jeu le pronostic vital et/ou donner naissance à des lésions cérébrales définitives.

➔ Diagnostic positif

Habituellement, le diagnostic positif est rapidement fait sous réserve d'avoir une bonne **description de la crise** (par les parents ou l'entourage).

Description de la crise

Elle doit préciser :
— le type de mouvement :
  – tonique : contraction de groupes musculaires ;

– clonique : contraction rythmée, répétée sur un rythme rapide de groupes musculaires provoquant des mouvements de grande amplitude ;
– tonico-cloniques ;
– atypiques : chute du tonus, arrêt respiratoire, clonies des paupières, mâchonnements ;
– spasmes infantiles ;

— l'aspect partiel ou généralisé ;
— le caractère fébrile ou non ;
— les signes associés : révulsion oculaire, perte de connaissance, signes focaux ;
— l'existence d'un déficit moteur ou non ;
— la durée : de quelques secondes à plusieurs minutes (la crise est dite prolongée si elle est supérieure à 15 minutes).

Dans le cas des crises occasionnelles du nourrisson, les **crises tonico-cloniques** ou **cloniques généralisées** sont les plus fréquentes : elles débutent brutalement par une perte de conscience, une révulsion des globes oculaires avec hypotonie ou, au contraire, par un raidissement généralisé des muscles avec pâleur. À cette phase tonique initiale fait suite la phase clonique, caractérisée par des secousses musculaires successives, de grande amplitude, particulièrement spectaculaires au niveau du visage et des membres. Ces clonies musculaires diminuent d'amplitude et de fréquence pour disparaître complètement, l'enfant restant alors, durant cette phase « postcritique », dans un état de coma plus ou moins profond de durée variable (quelques minutes à quelques dizaines de minutes).

Autres éléments de l'interrogatoire

Ce sont :
— les antécédents familiaux, néonatals, traumatiques ;
— le développement psychomoteur et la courbe du périmètre crânien ;
— le début et le mode d'évolution de la symptomatologie ;
— les circonstances favorisantes : fièvre, déshydratation, traumatisme crânien récent, prise médicamenteuse.

Examen clinique appareil par appareil

Il complète la démarche diagnostique et a pour but :
— dans un premier temps, d'évaluer le retentissement immédiat de la crise convulsive sur les fonctions vitales ;
— dans un deuxième temps, de s'assurer de l'absence d'anomalies à l'examen neurologique postcritique (l'existence de troubles neurologiques focaux, de trouble de la conscience, d'anomalies des paires crâniennes, de signes pyra-

midaux impose une mise en observation et la pratique d'examens complémentaires) ;
— dans un troisième temps, de rechercher la cause de la fièvre :
  - méningite purulente ou méningo-encéphalite (*voir chapitre* 43) ;
  - foyers infectieux ORL (angine, otites) ;
  - éruption cutanée d'une fièvre éruptive (rougeole).

➡ Diagnostic différentiel

Les convulsions doivent être distinguées des :
— trémulations ;
— malaises du reflux gastro-œsophagien ;
— spasmes du sanglot : ils surviennent dans des circonstances stéréotypées (pleurs, colères, contrariétés, traumatismes). Il en existe deux formes :
  - forme blanche : brutalement l'enfant pâlit, tombe en syncope, devient mou ; il reprend toujours connaissance en quelques secondes ;
  - forme bleue : dans cette forme, il s'arrête de respirer, devient bleu, puis perd connaissance ; les yeux se révulsent, il se raidit, puis peut présenter quelques clonies brèves. Ces crises sont bénignes, ne nécessitant aucun traitement ;
— syncope (*voir « Les coups de chaleur, coups de froid, syncopes et lipothymies »*).

➡ Signes de gravité

Ce sont :
— l'**état de mal convulsif** : crise ou succession de crises supérieures à 30 minutes sans reprise de la conscience ;
— le **coma postcritique**, signes de localisation persistants imposant un scanner en urgence ;
— la **fièvre supérieure à 40 °C** devant faire évoquer une hyperthermie majeure si elle est associée à un coma et à des troubles hémodynamiques ;
— la **détresse respiratoire aiguë**, inhalation ;
— l'**arrêt cardio-circulatoire**.

➡ Examens complémentaires et principales étiologies

Les examens complémentaires sont réalisés une fois l'enfant stabilisé sur le plan hémodynamique et respiratoire.

Ils sont répertoriés dans le *tableau 50.7.*

Tableau 50.7 – Examens complémentaires à pratiquer selon les étiologies

Étiologies	Examens complémentaires
Convulsions fébriles	
Convulsions fébriles simples Les plus fréquentes (5 % des enfants) sont dues à une augmentation rapide de la température Critères diagnostiques : – âgé de 1 à 5 ans – enfant sans antécédent neurologique – examen neurologique normal – durée < 15 min – crises tonico-cloniques généralisées ; – sans déficit postcritique	Pas d'examen complémentaire Sauf PL au moindre doute de méningite bactérienne ou d'encéphalite Sauf bilan étiologique éventuel de la fièvre (ECBU, hémoculture, radiographie de thorax, CRP)
Méningite bactérienne	PL
Méningo-encéphalite virale (herpétique)	PL + interféron + PCR herpès
Convulsions sans fièvre	
Hypertension artérielle (HTA)	Penser à mesurer la PA^{+++}
Traumatismes crâniens Hématome sous-dural	Fond d'œil, scanner
Métaboliques	Hypocalcémie (rachitisme) Hyponatrémie (déshydratation, intoxication par l'eau) Hypoglycémie (intoxication à l'alcool, maladie métabolique) Calcémie Ionogramme sanguin Dextrostix®, glycémie
Toxiques	
Médicaments Théophylline, phénothiazine, aspirine *Autres* Monoxyde de carbone (CO), alcool	Dosages sanguins
Récurrentes	
Lésions cérébrales	Fond d'œil, échographie transfontanellaire, scanner
Syndromes épileptiques du nourrisson	EEG, dosage des médicaments si enfant épileptique connu en cours de traitement

➜ Conduite à tenir dans les 12 heures

Évaluation de la tolérance

Elle doit être faite au niveau :
— **respiratoire** : rechercher une cyanose, l'existence d'une hypoventilation (par l'étude de la fréquence respiratoire et de l'ampliation thoracique) ou la survenue d'apnée. La tolérance respiratoire sera au mieux appréciée par la mesure de l'oxymétrie transcutanée (SaO_2) ;
— **hémodynamique** : palpation des pouls périphériques, temps de recoloration cutanée, mesure de la fréquence cardiaque (FC) et de la pression artérielle (PA) ;
— **neurologique** : état de conscience, profondeur du coma.

Premiers réflexes thérapeutiques

Il faut :
— mettre en position latérale de sécurité pour éviter les fausses routes ;
— libérer les voies aériennes : aspirations naso-bucco-pharyngée, canule de Mayo ;
— prendre la **température** et mesurer la **glycémie** au bout du doigt (Dextrostix®).

Remarque | *Il faut préciser le type, la durée et la focalisation éventuelle des crises.*

En cas de mauvaise tolérance

La marche à suivre est la suivante :
— oxygéner l'enfant et, en cas d'apnée, ventiler au masque et au ballon sous oxygène, voire pratiquer une intubation trachéale ;
— placer un monitoring cardio-respiratoire ;
— poser une voie veineuse alimentée par du sérum glucosé (éventuellement remplissage par colloïdes).

Traitement immédiat

Il repose sur le diazépam (Valium® injectable, ampoule de 2 mL = 10 mg) :
— injection intrarectale de **0,5 mg/kg** au moyen d'une seringue avec embout rectal, en maintenant les fesses de l'enfant serrées pendant 5 min, afin d'éviter un rejet immédiat et intempestif ;
— **si échec ou récidive après 5 min** : 2e dose de **0,5 mg/kg en IR ou IV lente** (avec possibilité de ventilation manuelle car risque d'apnée).

En cas de nouvel échec, il s'agit d'un **état de mal convulsif**. La prise en charge en réanimation est impérative, il faut alors :
— réévaluer la tolérance respiratoire, hémodynamique et neurologique ;
— oxygéner (l'oxygénation est le plus souvent nécessaire par ventilation sur tube trachéal) ;
— placer un monitoring cardio-respiratoire et une sonde gastrique ;
— injecter un autre anticonvulsivant : Rivotril® (0,1 mg/kg en IV lente de 15 min) ou Dilantin® (15 mg/kg en perfusion de 30 min).

Traitement étiologique

Il dépend de la situation. En cas :
— d'hyperthermie : découvrir l'enfant et administrer des antipyrétiques :
  - paracétamol : Doliprane® ou Efféralgan® *per os* ou IR 15 mg/kg/6 h ;
  - ou proparacétamol : Prodafalgan®, 30 mg/kg/6 h IV ;
— de méningite suspectée : Claforan®, 50 mg/kg, ou Rocéphine®, 100 mg/kg ;
— de méningo-encéphalite herpétique : Zovirax®, 250 mg/m^2/8 h ;
— d'hypoglycémie : 3 mL/kg de sérum glucosé 15 % en IV, puis perfusion de G 10 % ;
— de traumatisme : ponction d'hématome sous-dural.

Surveillance à prescrire dans tous les cas

Dans les douze premières heures, il convient de surveiller :
— l'état de conscience, la survenue d'une nouvelle crise éventuelle ;
— le pouls, les fréquences cardiaque et respiratoire, la pression artérielle et la température toutes les 4 heures.

acte infirmier

Prise en charge d'un nourrisson faisant une crise convulsive

Pendant la crise

■ Premiers gestes :

• faire le diagnostic d'une crise convulsive par la connaissance des signes cliniques ;
• coucher l'enfant en position de sécurité, le déshabiller ;
• s'assurer des fonctions vitales : fréquences respiratoire et cardiaque, pression artérielle, conscience, coloration ;
• dégager et désobstruer les voies aériennes supérieures, mettre en place éventuellement une canule de Mayo ;
• prendre la température tympanique ou rectale ;

- peser l'enfant (ou carnet de santé et/ou parents) ;
- faire un Dextrostix® ;
- préparer la dose de Valium® dans une seringue de 2 ou 5 mL (1 ampoule = 2 mL = 10 mg) : dose habituelle 0,5 mg/kg à administrer en IR ou IV ;
- monter la canule spéciale à bout mousse sur la seringue.

■ Sur prescription médicale :

- injecter le produit en IR en maintenant les fesses de l'enfant serrées pendant 5 minutes afin d'éviter un rejet immédiat et intempestif ;
- administrer un antipyrétique ;
- observer la crise tonico-clonique ou non, sa durée ;
- surveiller son retentissement sur la respiration ;
- noter la durée entre l'injection de Valium® et la cessation de la crise, la profondeur et la durée du coma postcritique.

■ En cas de crise n'ayant pas cessé après 10 minutes :

- ne pas réinjecter de Valium® sans une prescription médicale, en raison du risque de dépression respiratoire ; le matériel de ventilation manuelle et d'intubation doit être alors disponible ;
- poser une voie veineuse ;
- effectuer, éventuellement, les prélèvements sanguins, en particulier pour le dosage de la glycémie et de la calcémie ;
- poser une poche à urines pour faire la bandelette et l'ECBU.

Après la crise

■ Surveillance des constantes

On contrôle les fréquences respiratoire et cardiaque, la conscience, la pression artérielle et la température.

■ Conseils aux parents

Pour un enfant ayant eu des convulsions fébriles simples :
- assurer les parents que la crise n'a, *a priori*, aucune incidence sur le devenir neurologique de leur enfant ;
- leur expliquer que cela peut se reproduire et qu'ils doivent être vigilants lors des prochaines poussées fébriles.

La fièvre

Odile Kremp, Rachid El Kohen

En présence d'un enfant fébrile, l'appréciation de la tolérance de la fièvre et la recherche de sa cause doivent être des objectifs essentiels. L'interrogatoire des parents et l'inspection de l'enfant, qui peuvent être menés en parallèle, sont les éléments déterminants. Plus l'enfant est jeune, plus on craindra la survenue de complications : déshydratation, convulsions, hyperthermie majeure.

➡ Interrogatoire

L'interrogatoire va préciser l'âge de l'enfant, l'importance et la durée de la fièvre, la réponse aux éventuels traitements, les antécédents (en particulier de convulsions fébriles), l'existence de diarrhée ou de vomissements associés, l'alimentation des dernières heures, la présence d'autres personnes malades dans l'entourage (famille, crèche, nourrice), la présence d'animaux à la maison, les antécédents de vaccination récente, de morsures animales, de voyage récent en zone d'endémie.

➡ Observation

La simple observation de l'enfant dans les bras ou sur les genoux de sa mère permet d'évaluer son aspect extérieur et son comportement général, l'objectif étant de détecter une maladie infectieuse potentiellement grave. Plusieurs scores ont été décrits :
— le premier évalue rapidement la tolérance globale *(tableau 50.8)* ;
— le second, le **score de Yale**, est plus détaillé et comprend six éléments cotés de 1 à 5 ; un score global inférieur à 10 est associé à une infection bénigne dans 97 % des cas ; un score global supérieur à 16 est associé à une infection sévère dans 92 % des cas *(tableau 50.9)*.

Tableau 50.8 – Score global de tolérance de la fièvre

	Bonne tolérance	**Mauvaise tolérance**
Faciès	Vultueux Yeux brillants	Pâle Discrète cyanose péribuccale
Conscience	Normale	Somnolence
Cris	Vigoureux	Plaintifs
Téguments	Érythrosiques Chauds	Quelques marbrures Extrémités froides
Temps de recoloration	Immédiat	Allongé : > 3 secondes

Tableau 50.9 – Score de Yale (D'après P.-L. Mc Carthy)

	1 point : normal	**3 points : altération modérée de l'état général**	**5 points : altération sévère de l'état général**
Qualité du cri	Fort et vigoureux ou enfant calme ne pleurant pas	Geignements, sanglots	Gémissement ou cri faible ou cri aigu

	1 point : normal	**3 points : altération modérée de l'état général**	**5 points : altération sévère de l'état général**
Réactions aux stimulations parentales	Pleurs brefs qui s'arrêtent ou enfant heureux ne pleurant pas	Accès de pleurs	Pleurs permanents ou absence de réponse
Éveil	Éveil permanent Si endormi, se réveille vite	Éveil si stimulation prolongée	Apathique, somnolent
Couleur	Rose	Extrémités pâles ou cyanosées	Pâle ou cyanosé ou marbré ou gris
Hydratation	Normale	Bouche sèche, peau et yeux normaux	Pli cutané, yeux enfoncés, muqueuses sèches
Contact avec l'entourage	Sourires, sens en éveil	Sourire bref, peu intéressé	Pas de sourire, indifférent ou anxieux

Cette phase d'observation oriente déjà souvent : attitude en chien de fusil d'un syndrome méningé, attitude antalgique d'une douleur ostéo-articulaire ou abdominale, détresse respiratoire, attitude assise recherchée par l'enfant évocatrice d'une obstruction des voies aériennes supérieures.

➡ Examen clinique

L'examen clinique va ensuite préciser l'importance de la fièvre et rechercher une étiologie. Si la température est comprise entre 37,5 °C et 38,5 °C, la fièvre est modérée ; entre 38,5 °C et 41 °C, elle est élevée ; au-dessus de 41 °C, il y a risque d'hyperthermie majeure. Mais une température très élevée n'est pas toujours synonyme d'infection sévère, même si la probabilité qu'un enfant présente une infection bactérienne augmente avec le niveau de la température, en particulier lorsqu'elle dépasse 40 °C.

L'examen clinique permet de porter un diagnostic dans plus de la moitié des cas. Il doit être général et complet, sur un enfant entièrement déshabillé. Après avoir complété l'évaluation hémodynamique (fréquence cardiaque, temps de recoloration, voire pression artérielle), on recherche systématiquement un foyer : signes méningés, éruption, palpation des os et des articulations, abdomen, aires ganglionnaires, auscultation cardiaque et pulmonaire, examen des tympans et de la cavité buccale en dernier... Les étiologies les plus fréquentes sont rapportées dans le *tableau 50.10*.

Tableau 50.10 – Étiologies les plus fréquentes de la fièvre chez des enfants de 1 mois à 15 ans (D'après B. CHEVALIER)

Pathologies	**Urgences de l'hôpital Ambroise-Paré (1990-1991)**	**Littérature**
Viroses probables dont :	58,2 %	40 à 56 %
– rhino-pharyngées	27,6 %	
– bronchiques	16,4 %	
– digestives	9,1 %	
– maladies éruptives	5,1 %	
Pneumopathies	13,1 %	4 à 13 %
Pyélonéphrites	6,9 %	6 à 10 %
Otites moyennes aiguës	6,6 %	10 à 37 %
Adénite aiguë	1,6 %	1 à 4 %
Méningite	0,6 %	0,2 à 0,8 %
Paludisme	0,6 %	-
Septicémie	0,5 %	0,4 à 0,7 %
Fièvre isolée	10,9 %	6 à 25 %

À la fin de l'examen, quatre situations peuvent se présenter :

— l'**enfant a moins de 3 mois** et il faut l'hospitaliser au minimum pour observation, même si la fièvre est isolée ;

— il s'agit d'une **urgence** qui va motiver une hospitalisation :

- immédiate : purpura fébrile, détresse respiratoire, troubles hémodynamiques ;
- rapide : mauvaise tolérance de la fièvre, terrain particulier, signes d'appel d'une infection bactérienne sévère ;

— il n'y a **pas de signe de mauvaise tolérance**. L'interrogatoire et l'examen permettent de porter un diagnostic orientant alors les éventuels examens et la thérapeutique ;

— la **fièvre** est **bien tolérée et semble isolée** ; l'examen clinique est normal. Si la fièvre dure depuis moins de 72 heures, aucun examen complémentaire n'est indispensable. Il faut réexaminer l'enfant 24 à 48 heures plus tard. Il faut savoir évoquer une infection urinaire ou une pneumopathie débutante.

Dans les autres cas, il faut entreprendre un traitement symptomatique de la fièvre et prendre le temps de l'expliquer aux parents, pour éviter la survenue des complications, et réévaluer l'enfant au bout de quelques heures.

Complications

Les principales complications d'une fièvre élevée sont schématisées dans le *tableau 50.11*.

Tableau 50.11 – Complications d'une fièvre élevée (D'après A. BOURILLON)

	Convulsions fébriles	Déshydratation	Hyperthermie majeure
Fréquence	5 % des enfants < 5 ans 2/3 des convulsions du nourrisson	Rare	Très rare
Ascension thermique	Brutale	Pertes hydriques non compensées	Rapide Majorée (température extérieure élevée, vêtements)
Caractères	De type convulsions cloniques ou tonico-cloniques Brèves Bilatérales Isolées	Déshydratation intracellulaire surtout (coup de chaleur) Langue sèche =perte d'eau Soif Déshydratation extracellulaire selon cause associée : gastro-entérite... Pli cutané, yeux creux Fontanelle déprimée Poids diminué	Collapsus Atteinte pluriviscérale : cérébrale, hépatique, rénale, musculaire
Gravité	Durée > 30 min Déficit postcritique	Collapsus	Atteinte cérébrale

acte infirmier

Traitement symptomatique de l'hyperthermie

Rachid El Kohen

Les risques de la fièvre par elle-même sont importants chez le nourrisson. Ils peuvent provoquer la survenue :

- d'une **hyperthermie majeure** avant l'âge de 12 mois ;
- de **convulsions fébriles** ;
- de **déshydratation.**

Pour prévenir ces complications et améliorer le confort de l'enfant, la fièvre doit toujours être traitée lorsqu'elle dépasse 38,5 °C chez le nourrisson.
Les thérapeutiques disponibles sont des mesures physiques et des médicaments antipyrétiques, le plus souvent associés chez le nourrisson.

Mesures physiques

Elles doivent être clairement commentées aux familles. Leur possibilité de réalisation doit être évaluée. Elles ont pour but de faciliter la thermolyse.
Ces mesures consistent à :
- découvrir l'enfant sans le déshabiller complètement (en tout cas, veiller à ce qu'il ne soit pas plus couvert que d'habitude) ;
- diminuer la température de la chambre qui ne doit pas dépasser 19 à 20 °C ;
- augmenter les apports hydriques (+ 20 mL/kg) en proposant à boire souvent ;
- ventiler le visage en cas de fièvre rebelle au traitement ;
- proposer ponctuellement un bain, même s'il a une efficacité limitée, pour excréter un pic de température particulièrement élevé et non maîtrisé par les antipyrétiques ;
- proscrire les vessies de glace et les enveloppements frais qui, en induisant une vasoconstriction, entravent la thermolyse.

Médicaments antipyrétiques

Trois médicaments ont une AMM pédiatrique pour le traitement de la fièvre : le paracétamol, l'aspirine et l'ibuprofène. Seuls les deux premiers sont utiles.

■ Posologie

La posologie actuellement préconisée est :
- **paracétamol** : 20 mg/kg en dose de charge, puis 15 mg/kg/6 h (mais des posologies de 15 mg/kg/4 h ont pu être utilisées pendant quelques jours sans effets indésirables) ;
- **aspirine** : 15 mg/kg/6 h ;
- **ibuprofène** : 20 à 30 mg/kg/24 h en trois prises.

■ Administration

L'administration en mono- ou bithérapie de l'antipyrétique doit être régulière au cours du nycthémère et systématique pendant les 48 premières heures.
Un seul des deux médicaments doit être utilisé à la fois (en termes de relation bénéfice-risque, le meilleur choix est le paracétamol), cette **monothérapie** est aussi efficace, moins coûteuse, moins toxique, que la bithérapie.
Une **bithérapie** peut être éventuellement instaurée si la fièvre résiste après 24 heures d'un traitement à posologie adéquate et, dans ce cas, paracétamol et aspirine seront donnés en même temps. L'association à d'autres principes actifs comme le phénobarbital doit être proscrite.
La **voie orale** doit être préférée à la voie intrarectale (IR), l'absorption du produit étant beaucoup plus incomplète, plus lente, et plus aléatoire. Il faut choisir des formes galéniques unitaires adaptées au poids de l'enfant en évitant de les fractionner *(tableau 50.12)*.
La **voie intraveineuse** (IV) est réservée aux hyperthermies sévères :
- Prodafalgan® : 60 mg/kg/6 h ;

• Aspégic® injectable : 10 à 20 mg/kg en IV lente, à renouveler trois fois par 24 heures si nécessaire.

Tableau 50.12 – Principaux antipyrétiques utilisables chez l'enfant

Spécialité	Forme galénique	Dosages
Paracétamol : 60 mg/kg/24 h en quatre prises		
Doliprane®	Poudre pour solution buvable (sachets)	100 mg (enfant de 6 à 8 kg) 150 mg (enfant de 8 à 12 kg) 200 mg (enfant de 12 à 16 kg) 300 mg (enfant de 16 à 30 kg)
	Suspension buvable sans sucre	2,4 % (enfant de 3 à 16 kg)
	Suppositoires	100 mg (enfant de 6 à 8 kg) 150 mg (enfant de 8 à 12 kg) 200 mg (enfant de 12 à 16 kg) 300 mg (enfant de 15 à 24 kg)
Efféralgan®	Solution buvable	3 % (enfant de 4 à 32 kg)
	Poudre pour solution buvable (sachets)	80 mg (enfant de 5 à 7 kg) 150 mg (enfant de 8 à 12 kg) 250 mg (enfant à partir de 13 kg)
	Suppositoires	80 mg (enfant de 5 à 7 kg) 150 mg (enfant de 8 à 12 kg) 350 mg (enfant à partir de 15 kg)
Aspirine : 60 mg/kg/24 h en quatre prises		
Aspégic®	Poudre pour solution buvable	100 mg (enfant de 8 à 12 kg) 250 mg (enfant de 20 à 30 kg) 500 mg (enfant de 40 à 50 kg)
Catalgine®	Poudre pour solution buvable	0,10 g (enfant de 8 à 12 kg) 0,25 g (enfant de 16 à 50 kg)
Ibuprofène : 20 à 30 mg/kg/24 h en trois prises (AMM à partir de 6 mois)		
Advil®	Sirop	5 mL = 100 mg
Nureflex®	Sirop	5 mL = 100 mg

■ Effets indésirables

Paracétamol

La toxicité essentielle du paracétamol est une toxicité hépatique lors de surdosage (il existe une antidote efficace, la N-acétylcystéine) :

- dose toxique unique : 150 mg/kg par prise ;
- dose toxique répétée : 250 mg/kg/j ;
- dose toxique prolongée : 150 mg/kg/j pendant 2 à 8 jours.

Aspirine

En dehors des effets indésirables communs aux AINS (toxicité digestive, manifestations allergiques en particulier chez les atopiques, toxicité rénale), une association significative a été mise en évidence entre la survenue du syndrome de Reye (qui comporte une atteinte cérébrale et une atteinte hépatique) et la prise d'aspirine au cours des prodromes d'une infection virale (grippe, varicelle).

Ibuprofène

Il commence à être préconisé comme antipyrétique, notamment dans la littérature anglo-saxonne. Son efficacité n'est cependant pas supérieure à celle de l'aspirine et du paracétamol. Il a encore été peu utilisé, ce qui pourrait expliquer le peu d'effets secondaires décrits. Cependant, les effets potentiels rénaux rendent son utilisation dangereuse, notamment si l'enfant est déshydraté, ce qui est fréquent chez un enfant fébrile.

Annexes

ASSOCIATIONS

Naître et Vivre : association pour familles ayant perdu un enfant de mort subite du nourrisson (dans toute la France) ; tél. au siège : 02 38 53 62 95.
Vivre son deuil : association pour personnes endeuillées (Île-de-France, Bourgogne, Nord-Pas-de-Calais, Suisse) ; tél. à Paris : 01 42 38 07 08.
Jonathan Pierre vivante ; tél. à Paris : 01 42 77 48 34.
JALMALV : association autour des soins palliatifs proposant de nombreuses formations sur l'accompagnement ; tél. à Paris : 01 47 63 81 20.

DOCUMENTAIRES

Film pédagogique de fiction :
Vivre tout simplement. Réal. : Ch. Delebarre ; dir. : A. de Broca. Diffusion : FILMED, 3 rue des Louvels, 80026 Amiens Cedex 1 ; tél. : 03 22 80 05 80.
Émission :
La marche du siècle : J.-M. Cavada accueille des parents (Fédération naître et vivre) et des spécialistes de la MSN. France 3 ; diffusion : 20 septembre 1993.

FORMATIONS ET DIPLÔMES UNIVERSITAIRES

Société de thanatologie : nombreuses formations et diplômes universitaires. Resp. Dr M. Hanus. 4, rue Feutrier, 75018 Paris ; tél./fax : 01 43 55 61 65.
Université de Picardie
Formation continue et diplôme universitaire.
Resp. Dr A. de Broca (direction de l'éducation permanente) ; tél. : 03 22 80 81 39 ; fax : 03 22 80 84 11.

Bibliographie

AUTRET-LECAT E., JONVILLE-BÉRA A.-P. « Pharmacologie des antipyrétiques : applications à leur utilisation en pédiatrie ». Archives pédiatriques 1999 ; Suppl 2 : 228-30.

BOURRILLON A. « Fièvre chez l'enfant ». In : AUJARD Y., BOURRILLON A., GAUDELUS J., éd. *Pédiatrie*. Paris : Ellipses/Aupel-Uref ; 1997. p. 81-5.

BOUVIER-COLLE M.-H., HATTON F. « Mort subite du nourrisson : aspects épidémiologiques, histoire et statistiques ». *Médecine-thérapeutique pédiatrie* 1998 ; 3 : 253-60.

BRIAND-HUCHET E., IMBERT M.-C., BOUGUIN M.-A., DEHAN M. « Mort subite du nourrisson ». *Encyclopédie médico-chirurgicale* (Elsevier, Paris). *Pédiatrie*, 4-013-J-10. 1994 : 14 p.

CENTRE D'ÉDUCATION POUR LE PATIENT. « Prévention de la mort subite du nourrisson ». *Bulletin d'éducation pour le patient* 1999 ; 18 : 2-40. (Écrire à : Centre d'éducation pour le patient, 4, rue Fond de la Biche, B-5530, Godinne, Belgique.)

CHEVALLIER B. « Examen clinique d'un enfant fiévreux ». In : GAUDELUS J., éd. *La Fièvre de l'enfant*. Laboratoires Théraplix ; 1998. p. 28-36.

COLLECTIF DE PARENTS. *La MSN. Comment vivre sans lui*. Paris : Ellipses ; 1996.

COLLECTIF. « Mort subite du nourrisson ». *Revue du praticien* 1992 ; 15 : 317-28.

CORRARD F. « Confort thermique et fièvre ou la recherche du mieux-être ». *Archives pédiatriques* 1999 ; 6 : 93-6.

DE BROCA A. *Adieu Pitchoun*. Paris : CERF ; 1997.

DE BROCA A. *Deuils et endeuillés. Écouter pour mieux comprendre et accompagner*. Paris : Masson ; 1997.

DE Broca A. *Malaise et mort subite du nourrisson*. Paris : Lamarre ; 1993.

GILLY G., DEHAN M. *Mort subite du nourrisson*. Paris : Doin ; 1989.

GRUSS R. « Les Brûlures chez l'enfant ». In : KREMP L., éd. *Puériculture et Pédiatrie*. Paris : Lamarre ; 1995. p. 762-6.

LUND C. C. *et al.* Surg Gynecol Obste 1944 ; 79 : 352-8.

MC CARTHY P. L., SHARPE M. R., SPISEL S. Z. : « Observation scales to identify serious illness in febrile children ». *Pediatrics* 1982 ; 70 : 802-9.

REINBERG O., LABERGE L., OUIMET A. « Conduite à tenir devant une victime d'incendie ». In : LACROIX J., GAUTHIER M., BEAUFILS F., éd. *Urgences et soins intensifs pédiatriques : une approche clinique multidisciplinaire*. Montréal : Presses de l'Université de Montréal ; 1994. p. 771-81.

REINBERG O., LE COULTRE C. « Accidents ». In : SIZONENKO C., GRISCELLI C., éd. *Précis de pédiatrie*. Paris : Doin ; 1996. p. 1231-4.

WEBER M., BENSOUSSAN A., CAOUETTE-LABERGE L. « Brûlures ». In : WEBER MICHEL L. *Dictionnaire de thérapeutique pédiatrique*. Paris : Presses de l'Université de Montréal/Doin ; 1994. p. 176-80.

chapitre 51

Désirée Feghali
Bernard Gerbaka

Prévention des accidents

Introduction

Les accidents représentent un problème majeur de santé publique en pédiatrie, en raison de leur fréquence et de leur sévérité.
Ils représentent la première cause de mortalité infantile, en dehors de la période néonatale.
Il est possible de les contrôler, par la mise en œuvre de deux stratégies :
— modifier un environnement potentiellement dangereux (rôle de la réglementation, de la sécurité des produits : solutions efficaces et souvent définitives) ;
— promouvoir des comportements adéquats : c'est un rôle plus difficile, car il s'intéresse aux comportements et rencontre la personnalité profonde de chaque individu. C'est là que peuvent intervenir les IDE, par l'information et l'éducation des parents et des enfants *(voir chapitre 8)*.

Types d'accidents et modalités pratiques pour éviter les accidents à domicile

➞ Chutes

Chez l'enfant de moins de 1 an

Les chutes ont lieu dans 70 % des cas de la table à langer ou d'une chaise haute ; envisager la possibilité de sévices en cas de traumatisme sévère ou de récidive *(voir chapitre 7)*.

Pour prévenir les chutes :
— dans le cas d'achat d'un équipement spécialisé destiné à un jeune enfant, il faudrait :
- respecter impérativement les indications d'âge ou de poids données par le fabriquant ;
- avant toute utilisation, lire attentivement les notices d'emploi et s'y conformer ;

— ne jamais laisser un nourrisson seul sur une table à langer, quelle qu'en soit la raison ;
— ne pas utiliser les chaises hautes ;
— n'utiliser un couffin comme lit qu'avant l'âge de 3 mois ;
— ne pas mettre un nourrisson dans un trotteur ou un youpala.

Chez l'enfant entre 1 et 5 ans

Les chutes ont lieu d'un lit superposé, d'une fenêtre ou d'un balcon. Pour les éviter, il convient d'adopter certaines précautions :
— pour les lits superposés : installer une barrière supplémentaire amovible ; éviter de faire dormir un enfant de moins de 4 ans dans le lit du haut ;
— pour la fenêtre : installer un système de protection au-dessus du rebord ou de la barre d'appui ;
— pour le balcon : poser un grillage de sécurité solide, à mailles assez serrées, pour que l'enfant ne puisse pas escalader la balustrade.

➜ Brûlures

Pour les nourrissons

Les brûlures les plus fréquentes sont dues aux liquides chauds :
— utiliser un chauffe-biberon ou un micro-ondes pour chauffer le lait et en vérifier la température avant de l'administrer au nourrisson en versant quelques gouttes sur le dos de la main ;
— vérifier la température de l'eau du bain par un thermomètre et faire couler l'eau froide avant l'eau chaude (en l'absence de mélangeur).

Chez les enfants plus grands

La cuisine est un endroit dangereux, où il est difficile d'accorder beaucoup d'attention à son enfant lors de la préparation du repas ; il est donc préférable d'installer l'enfant dans un « parc » ambulant.

Un certain nombre de règles s'imposent :
— acheter une cuisinière dont la porte de four dispose d'un double vitrage isolant ;
— protéger les plaques électriques après usage ou installer une barrière de sécurité sur le devant de la cuisinière ;
— débrancher après usage tout appareil électroménager ;
— éviter les bouillottes ;
— tenir briquets, bougies et allumettes hors de portée des enfants ;
— installer un pare-feu devant un foyer de cheminée ;
— installer un détecteur de fumée ;
— veiller à utiliser le plus possible des éléments non inflammables pour les vêtements, le mobilier et le revêtement du sol ;
— installer des prises à éclipse ou apposer des protège-prises efficaces ; éviter les prises multiples et le rafistolage des fils électriques.

➡ Asphyxie et inhalation de corps étranger

Pour éviter de tels risques :
— les nourrissons doivent être couchés bien calés, sur le côté, sans couette, ni oreiller, ni peluche ;
— les jouets doivent être adaptés à l'âge de l'enfant ;
— l'alimentation doit prendre en considération les possibilités de mastication et de déglutition de l'enfant : alimentation mixée avant l'âge de 1 an, pas de cacahuète avant 4 ans.

➡ Noyades

Afin de prévenir un tel accident, il faut :
— équiper la baignoire d'un tapis antidérapant ;
— éviter de laisser un enfant seul dans une baignoire avant l'âge de 2 ans (ne pas répondre à la sonnerie du téléphone par exemple) ; au-delà de cet âge, rester à proximité de l'enfant ;
— apprendre très vite à l'enfant les risques liés à l'eau (piscine, puits, mare ou rivière) ; lui apprendre à nager le plus tôt possible, tout en sachant qu'il ne sera autonome qu'à partir de l'âge de 4 à 5 ans.

➡ Intoxications

Pour lutter contre les intoxications :
— vérifier régulièrement les systèmes d'aération des pièces de la maison, particulièrement les caves, salles de bain et greniers, afin d'éviter l'intoxication à l'oxyde de carbone ;

— ne pas laisser traîner les médicaments dans la maison ; les stocker haut et sous clef ; vérifier régulièrement la date de péremption au-delà de laquelle il est indispensable de s'en débarrasser, soit à travers un système de recyclage organisé, soit dans la cuvette des wc ;
— apprendre à l'enfant ce qu'est un médicament, à ne pas le confondre avec un bonbon ;
— ranger les produits ménagers, agricoles ou hydrocarbures hors de la portée des enfants ;
— ne pas transvaser un produit ménager dans un contenant alimentaire ou une bouteille d'eau minérale.

Conclusion

Si, avant l'âge de 5 ans, les accidents domestiques sont fréquents, les accidents hors domicile sont plus souvent à l'origine de traumatisme après cet âge : les accidents sur les aires de jeux, en milieu scolaire, de sport ou de la voie publique sont, en effet, plus fréquents alors. La prévention des accidents et le contrôle du traumatisme requièrent un programme ciblé et pertinent, en fonction des facteurs de risque et du comportement prévisible d'un groupe d'âge déterminé.

partie VII

Techniques

chapitre 52

Élisabeth Devin
Évelyne Oosterlinck
Guy Allovor

L'enfant à l'hôpital

Les infections nosocomiales en pédiatrie

Évelyne Oosterlinck

➡ Introduction

Pour l'infirmière, l'infection nosocomiale (IN) n'arrivepas seulement dans le service de la collègue de l'étage supérieur. Elle est là, en permanence, attendant la faute pour apparaître brutalement et atteindre le malade qui n'est pas entré pour la subir en plus de sa pathologie. Car un mauvais lavage de mains, un thermomètre électronique mal décontaminé, un flacon de lait de toilette pour nettoyer plusieurs prématurés, une baignoire non lavée entre deux toilettes de bébé sont tous source d'infection nosocomiale.
L'infirmière est donc responsable de veiller à ces risques multiples qui peuvent apparaître dans son service, tant pour elle-même que pour le personnel avec lequel elle travaille en collaboration (auxiliaires puéricultrices, agents ménagers, kinésithérapeutes, etc.), sans oublier bien sûr les médecins, étudiants et stagiaires qui gravitent autour du lit du malade.

➡ Définition et caractéristiques

Le caractère nosocomial s'impose :
— si aucune infection antérieure du même site n'était présente ou en incubation à l'admission du patient ;
— si une infection antérieure du même site était présente, mais avec un micro-organisme isolé différent, ou si l'infection précédente était considérée comme guérie ;

— enfin, si l'état à l'admission n'était pas connu et si l'infection est apparue après un délai de 48 heures.
Pour les infections de la plaie opératoire, la définition s'étend à toute infection survenue dans les 30 jours suivant l'intervention et, s'il y a mise en place d'une prothèse ou d'un implant, dans l'année qui suit l'intervention. Néanmoins, le type des micro-organismes responsables et le terrain sont exclus de la définition.
Chez le nouveau-né, il s'agira de l'infection résultant du passage dans le canal génital de sa mère, preuve le plus souvent impossible à établir. Cependant, une infection transmise par voie transplacentaire connue ou prouvée (toxoplasmose, herpès) n'est pas considérée comme nosocomiale si elle se manifeste peu après la naissance.
Les IN de l'enfant se différencient de celles de l'adulte par :
— des sites essentiellement digestifs, respiratoires et septicémiques ;
— la prédominance des bactéries à Gram positif ;
— les septicémies endogènes à partir de l'écosystème intestinal ;
— le risque de localisations secondaires (ostéoarthrite, méningite) ;
— la difficulté à multiplier les prélèvements pour établir un diagnostic ;
— une stratégie thérapeutique différente ;
— la difficulté d'isoler les patients en période hivernale ;
— la rareté des infections urinaires.
Cette définition ne tient pas compte de l'origine endogène ou exogène du germe responsable, qui peut appartenir à la flore endogène du patient, être modifié par une antibiothérapie et devenir pathogène à l'occasion d'une altération des barrières physiques ou immunitaires de l'hôte. Les organismes pathogènes exogènes sont acquis à partir de l'environnement du patient (locaux et personnel pour les principaux).
La notion de germe multirésistant prend une dimension de plus en plus importante dans l'épidémiologie des IN : il a été établi qu'il fallait une résistance à deux antibiotiques de classes différentes auxquels une bactérie sauvage de même espèce est normalement sensible.
La résistance aux antibiotiques dans les établissements français est préoccupante et constitue un problème de santé publique. Elle résulte d'un usage inapproprié des antibiotiques et d'une transmission épidémique des souches résistantes. Les conséquences sont importantes, tant sur le plan médico-économique qu'écologique (diffusion des caractères de résistance identifiée dans les prélèvements en médecine ambulatoire, prescription accrue des antibiotiques récents et à large spectre, augmentation des durées de séjour). Une telle situation ne peut rester sans réponse non seulement pour l'aspect prioritaire de santé publique défini par la Conférence nationale de santé en 1996, 1997 et 1998, mais aussi parce que la lutte contre les IN constitue le thème d'une partie des référentiels d'accréditation. En outre, la nouvelle version des cent recommandations pour la surveillance et la prévention des infections nosocomiales propose une stratégie de maîtrise de la diffusion des bactéries multi-

résistantes aux antibiotiques (BMR) qui doit être accompagnée, au sein des établissements de santé, d'une politique de prescription des antibiotiques. Le CTIN (Comité technique national des infections nosocomiales) et la SRLF (Société de réanimation de langue française) ont complété les textes précédents en proposant toute une série de recommandations pratiques dans la mise en place des isolements septiques au sein des établissements de santé. Les recommandations pour la maîtrise de la diffusion des BMR existent et constituent dorénavant des outils d'évaluation.

➡ Épidémiologie

Les sites des infections, et en conséquence les germes pathogènes rencontrés, sont différents de ce qu'on peut observer chez l'adulte. Même au sein de la population pédiatrique, cette épidémiologie varie en fonction de l'âge, des services considérés, de la pathologie observée. Les septicémies, les infections respiratoires basses et les infections gastro-intestinales rendent compte de plus de la moitié des infections nosocomiales observées. Une étude canadienne, en 1989, rapportait 35 % d'infections gastro-intestinales, 21 % de septicémies et 16 % de pneumopathies. Les infections sur plaie chirurgicale et les infections urinaires représentent en moyenne 8 % des cas, les infections cutanées et oculaires 5 % chacune. L'âge (enfants de moins de 1 an) et la durée d'hospitalisation (72 % des infections surviennent après le 6e jour d'hospitalisation) sont des facteurs aggravant le risque d'infection nosocomiale.

Les services à risque incriminés sont les unités de soins intensifs néonatales, les réanimations pédiatriques polyvalentes, l'hémato-oncologie et la neurochirurgie : 40 % des IN recensées y sont regroupées. La forte incidence observée est liée à la fois à l'importance des gestes invasifs (voies centrales, intubation, drains), au terrain (immunodépression, prématurité, faible poids de naissance : < 1 500 g) et à la durée plus élevée des séjours.

La spécificité pédiatrique tient également aux risques multipliés de transmission croisée liés à la difficulté d'assurer un isolement efficace des enfants infectés et à leur dépendance plus importante vis-à-vis du personnel soignant et des parents ; la fréquence nécessaire des contacts avec les sites de portage des germes (changes) favorise la dissémination des infections, notamment virales, mais également la transmission de pathogènes multirésistants.

Depuis 1994, la réanimation pédiatrique bénéficie d'un réseau national de surveillance (REAPED). À la suite d'enquêtes menées, on sait que deux types d'infections prédominent : les septicémies et les pneumopathies représentant 91 % des épisodes infectieux déclarés. Le taux d'incidence des septicémies est de 4,1 %, celui des pneumopathies de 3,4 % et on retrouve le même ratio infections/infectés de 1,1. Contrairement aux résultats habituellement publiés, il s'avère que les malades les plus jeunes ne sont pas plus souvent infectés (le recrutement néonatal ou pédiatrique est une des hypothèses avancées). La microbiologie confirme la place prépondérante des staphylocoques à coagulase négative responsables d'un tiers des infections et de plus de la moitié des septicémies. Les staphylocoques dorés ont un rôle important dans les pneumopathies (plus d'un quart des cas). Les bacilles à Gram négatif restent principalement en cause dans les pneumopathies et les infections urinaires.

Les **septicémies nosocomiales** représentent environ 20 % des cas d'IN : elles présentent un risque majoré d'évolution plus rapidement fatale ou de séquelles (lors de localisations secondaires osseuses ou méningées). Le traitement repose sur l'épidémiologie bactérienne et la sensibilité aux antibiotiques des espèces : les germes responsables *(tableau 52.1)* sont les staphylocoques dorés (34,7 %), les staphylocoques à coagulase négative (28 %) et les entérobactéries sp. (8,2 %).

Tableau 52.1 – Principaux germes retrouvés dans les septicémies nosocomiales en pédiatrie

Bactéries	**Littérature générale**
À Gram positif	
Staphylocoques dorés	23,2 %
Staphylocoques à coagulase négative	36,6 %
Streptocoques non groupables	8,5 %
Entérocoques	8,5 %
À Gram négatif	
Enterobacter sp.	3,7 %
Escherichia coli	2,4 %
Klebsiella sp.	2,4 %
Serratia sp.	3,7 %
Pseudomonas aeruginosa	6,1 %
Salmonella maltophilia	1,0 %

Staphylocoque doré

Le **staphylocoque doré** (*Staphylococcus aureus*) est responsable d'infections liées aux cathéters, d'infections postopératoires, pulmonaires et de localisations secondaires au cours des septicémies : le **principal réservoir est le patient lui-même**. Ce staphylocoque règne principalement dans les services de réanimation (84 %), de gastro-entérologie (77 %) et de néonatalogie (65 %). La résistance à la méticilline concerne 70 % des souches isolées en 1995, associée à la résistance à l'érythromycine (65 %), aux aminoglycosides (60 %) et à de nombreux antistaphylococciques majeurs : rifampicine (38 %), forfomycine (36 %), quinolones (51 %).

Staphylocoque à coagulase négative

Le **staphylocoque à coagulase négative** (SCN) représente 28 % des septicémies nosocomiales : une compilation de seize études en milieu pédiatrique retrouve les SCN dans plus d'un tiers des **septicémies liées aux cathéters**. Lorsque l'immaturité immunitaire du nouveau-né favorise ces infections, le SCN peut être incriminé dans plus de 60 % des cas. La multirésistance des SCN résistant à la méticilline est variable en fonction des services : elle est élevée en réanimation (70 %), en gastro-entérologie (77 %) et en néonatalogie (64 %). Depuis près de 10 ans, le taux de résistance à la méticilline des souches hospitalières est proche de 100 % dans certains services !

Enterobacter

L'*Enterobacter* est responsable de 8,2 % des septicémies nosocomiales ; ***Escherichia coli*** et ***Klebsiella pneumoniae*** sont chacun responsables de 6 % des cas. C'est en **gastro-entérologie** que le taux de septicémie à *Enterobacter* est le plus élevé (23 %) ; on trouve *E. coli* dans 24 % des cas en oncologie et dans 13 % des cas en gastro-entérologie. Parallèlement à la baisse de la fréquence des entérobactéries dans les septicémies nosocomiales, une augmentation de la proportion des entérobactéries multirésistantes, en particulier aux céphalosporines de 3e génération, a été observée en pédiatrie.

Pseudomonas aeruginosa

Pseudomonas aeruginosa est une **bactérie de l'environnement** dépourvue de pouvoir pathogène chez le sujet sain. En revanche, c'est une bactérie opportuniste responsable d'environ 10 % des IN en pédiatrie. La **gravité des infections résulte du terrain** sur lequel elle intervient, et surtout des nombreux facteurs de virulence qu'elle possède, sensibilité modérée aux antibiotiques et facilité d'acquisition de mécanismes de résistance pouvant survenir en cours de traitement. Les services les plus touchés sont encore l'hématologie, la réanimation et la gastro-entérologie. La résistance à la ticarcilline est passée de 20 % en 1990 à 62,5 % en 1995, celle à la ceftazidime est globalement de 18 %, celle à l'imipénème est passée de 0 % en 1990 à 30 % en 1993 et à 37,5 % en 1995.

La surveillance de la résistance en milieu hospitalier représente un objectif majeur pour adapter l'antibiothérapie optimale lors du traitement de première intention des septicémies en pédiatrie.

acte infirmier

Prévenir les pneumonies

Il importe de respecter les règles suivantes :
- prendre les précautions « standard » :
  - ❑ lavage des mains ;
  - ❑ gants stériles ;
- respecter l'isolement ;
- remplir les fiches techniques et les protocoles de soins ;
- être vigilant quant au matériel utilisé pour l'assistance ventilatoire ; il fait l'objet d'une attention particulière :
  - ❑ sondes d'intubation et canules de trachéotomie stériles et à usage unique ;
  - ❑ ballons et masques stérilisés ou désinfectés ;
- observer les mesures suivantes pour l'oxygénothérapie nasale, les aérosols et la nébulisation :
  - ❑ matériels à UU ;
  - ❑ utilisation d'eau ou solutions **stériles** pour les réservoirs (penser à jeter le liquide restant avant de procéder à un nouveau remplissage) : **ne jamais compléter le niveau ;**
  - ❑ en oxygénothérapie, un débit inférieur à 3 L/min ne nécessite pas obligatoirement une humidification ;
  - ❑ pour les patients sous assistance ventilatoire :
    - – antisepsie de l'oropharynx et du nasopharynx à réaliser avant intubation,
    - – aspirations de l'oropharynx et du nez assurées régulièrement après lavages (avec gants non stériles).

Mécanismes des infections nosocomiales

La prévention et le traitement des IN nécessite la connaissance des processus physiopathologiques qui conduisent à l'infection, l'analyse de l'origine des micro-organismes responsables et éventuellement leurs voies de transmission.

Origine du micro-organisme

Il permet de distinguer les IN endogènes (développées à partir des flores oropharyngée, digestive, uro-génitale ou cutanée) des IN exogènes provenant de l'environnement hospitalier. Au cours de l'hospitalisation, il faut savoir que des échanges ont lieu entre la flore « indigène » du patient présente à son admission et la flore environnementale. Ainsi apparaissent certaines bactéries multirésistantes, telles que les staphylocoques méthi-R, les entérobactéries BLSE (bêta-lactamase à spectre élargi), les entérocoques résistants à la vancomycine, qui peuvent coloniser la peau ou les muqueuses des patients, se substituant à la flore normale avant d'être à l'origine d'infections nosocomiales.

Flore environnementale

Elle représente, d'une part, l'ensemble des micro-organismes retrouvés sur les surfaces inertes, telles que les matériels médico-techniques, les surfaces, l'eau, l'air et, d'autre part, la flore de l'environnement humain qui comprend le personnel hospitalier, les autres patients et les visiteurs.
La flore fécale de l'enfant est composée d'une flore résidente dominante (*E. coli*, entérocoques et anaérobies stricts comme le *Bifidobacterium*) et d'une flore sous-dominante (*Klebsiella, Enterobacter...*) : une remarquable stabilité et un effet dit de « barrière », dû à la flore dominante, confère une résistance à la colonisation par d'autres bactéries ingérées. Mais cet équilibre peut être affecté par de nombreux facteurs au cours de l'hospitalisation (intervention chirurgicale, anomalies du péristaltisme). Néanmoins, c'est l'administration d'antibiotiques qui reste la cause majeure des modifications de la flore fécale et la complication la plus redoutable du déséquilibre de cette flore digestive est la survenue d'une septicémie d'origine digestive par translocation bactérienne (passage de bactéries viables de la lumière du tube digestif, via la *lamina propria*, vers les ganglions mésentériques).

Cathétérisme veineux central [CVC]

Il représente l'une des premières causes des infections bactériennes acquises dans les unités de soins spécialisés pédiatriques (présence de micro-organismes à la surface interne et/ou externe du cathéter responsable d'une infection locale et/ou générale). La présence de pus au point de ponction du CVC prouve l'infection locale et aucun signe clinique ne permet de relier un syndrome infectieux au CVC : il faut donc faire appel aux techniques microbiologiques (des hémocultures quantitatives prélevées simultanément sur le CVC et en périphérie permettent d'incriminer le CVC sans son retrait). Le taux d'incidence en pédiatrie varie selon le type de cathéter et de patients : ainsi, des taux extrêmes allant de 3,5 % à 48 % sont retrouvés dans la littérature. Une prédominance des septicémies et une variabilité interservice des taux de ces infections révèlent de 0 à 21,4 épisodes pour 1 000 journées-cathéter avec une médiane à 7,2 ‰. Il semblerait que les cathéters à chambre implantable fassent diminuer le risque d'infection par rapport aux cathéters tunnelisés. Parmi les micro-organismes responsables, les bactéries à Gram positif sont largement prédominantes : staphylocoque à coagulase négative (34 %), staphylocoque doré (16 %).

Quatre voies de contamination théoriques sont possibles :
— exoluminale : colonisation du point d'insertion du CVC progressant à sa surface externe ; cause : flore cutanée ;
— endoluminale : pénétration par le pavillon du cathéter et progression à sa surface interne ; cause : mains du personnel ;
— hématogène : secondaire à une bactériémie lors de l'existence d'un foyer infectieux à distance ;
— par la perfusion d'un produit non stérile.
Des études montrent que la zone d'insertion du CVC représente la porte d'entrée principale des micro-organismes dans les premières semaines qui suivent sa mise en place ; à plus long terme, la voie empruntant le pavillon devient sans doute prédominante. Ainsi, de nombreux travaux tentent de caractériser, au niveau moléculaire, l'interaction entre les micro-organismes (particulièrement le staphylocoque) et le cathéter. Deux étapes doivent être distinguées : l'étape d'adhésion, mettant en jeu des adhésines spécifiques se liant à des récepteurs adsorbés sur le matériel, et l'étape de persistance et multiplication du micro-organisme caractérisée par la formation d'un biofilm.

Remarque

La prévention peut se résumer à :
— considérer le cathéter veineux central comme une prothèse à haut risque infectieux : **limiter en nombre et en durée ses indications ;**
— considérer l'ensemble cathéter-tubulures-connexions comme un système clos : **restreindre au strict nécessaire les ouvertures itératives du dispositif ;**
— considérer les gestes de pose et de maintenance du cathéter et d'ouverture de la ligne comme des gestes à haut risque infectieux : **assurer une asepsie rigoureuse lors de ces gestes.**

acte infirmier

Prévenir les bactériémies lors d'un cathétérisme veineux

Indications

Elles sont limitées au minimum : préférer la voie orale ou entérale.

Mise en place d'un cathéter veineux central

Elle doit être faite par un opérateur entraîné et dans des conditions d'asepsie chirurgicale *(tableau 52.2)* :
- préparation de l'opérateur comme pour une intervention chirurgicale ;
- choix :
  - de la zone d'insertion (territoire cave supérieur recommandé) ;
  - de pose de chambre implantable si durée supérieure à 30 jours ;

- préparation de la zone d'insertion :
  - rasage proscrit ;
  - nettoyage, rinçage, antisepsie (deux passages) ;
  - champs stériles ;
- fixation du cathéter : suture solide non résorbable ;
- couverture du point de pénétration par pansement adhésif stérile semi-perméable à l'air sur toute la durée de la voie d'accès, à ne changer que s'il est souillé ou non hermétique.

Mise en place d'un cathéter veineux périphérique

Les conditions à respecter sont les suivantes :

- hygiène des mains rigoureuse, préparation locale stricte, respect du système clos ;
- choix :
  - de la zone d'insertion (membres inférieurs à éviter) ;
  - du matériau : cathéter en polyuréthanne de préférence ;
- changement du site après 72 heures maximum et si signes d'intolérance veineuse.

Entretien de la ligne

Il consiste à :

- respecter le système clos ;
- poser un pansement stérile, hermétique ;
- réduire les manipulations ;
- se laver les mains (si possible avec antiseptique) à chaque manipulation ;
- respecter le rythme de changement des tubulures : 72 heures maximum (sauf si produits sanguins, lipidiques : immédiat) ;
- désinfecter les raccords avant toute injection.

Tableau 52.2 – Mesures concernant la pose et la maintenance des cathéters veineux centraux (habillage et lavage des mains)

	Pose du cathéter	**Changement de ligne**	**Réfection du pansement**	**Autres interventions sur la ligne**
Opérateur				
Charlotte	Oui	Oui	Oui	
Masque	Oui	Oui	Oui	Oui
Lavage **chirurgical** des mains : – savon antiseptique – rinçage – séchage (essuie-mains stérile)	Oui	Oui	Oui	Oui
Casaque stérile	Oui	Oui	Surblouse propre	

	Pose du cathéter	Changement de ligne	Réfection du pansement	Autres interventions sur la ligne
Gants stériles	Oui	Oui	Oui	Gants ou compresses stériles
		Aide		
Charlotte	Oui	Oui		
Masque	Oui	Oui		
Lavage **antiseptique** des mains : – savon antiseptique – rinçage – séchage (essuie-mains jetable)	Oui	Oui		
Surblouse propre	Oui	Oui		

➡ Diagnostic, prévention et traitement

Infections bactériennes chez le nouveau-né

La colonisation bactérienne physiologique est facilitée par la déficience immunitaire liée à l'immaturité d'autant plus profonde que le nouveau-né est plus prématuré. Les germes sont en règle générale multirésistants (60 % le sont à la méticilline). Le traitement tient compte du terrain et de la pathologie sous-jacente, et ce de manière d'autant plus efficace qu'il se base sur un suivi épidémiologique des espèces responsables d'IN dans le service. La prévention repose essentiellement sur les règles d'hygiène hospitalière, qui doivent être respectées par l'ensemble du personnel en nombre correspondant à la charge de travail.

Dans les facteurs de risque, on peut souligner l'importance des gestes simples : la contamination d'un lait lors de sa reconstitution ou de sa manipulation (recueil du lait maternel ou d'un gavage), la survenue d'une pneumopathie nosocomiale lors d'une intubation, la bactériémie secondaire à une contamination de cathéter vasculaire, l'infection focale (conjonctivite, infection cutanée) secondaire à une colonisation exogène par contact. Ces infections bactériennes dégagent quatre caractéristiques :

— la transmission par contact manuel ;

— la colonisation de l'écosystème cutané, muqueux et digestif par leur capacité d'adhésion ;
— la survie, voire la multiplication dans l'environnement, sans perte de leur pouvoir pathogène ;
— la virulence et un pouvoir pathogène accru si inoculum élevé.
Une enquête de prévalence réalisée en 1996 à l'AP-HP montrait un taux des IN en pédiatrie de 3,8 %, mais de 10 % en réanimation néonatale et de 13 % en réanimation pédiatrique. Les staphylocoques sont les principaux germes responsables des IN, l'*Aspergillus* est exceptionnel ; quant aux virus, les dominants sont le virus respiratoire syncytial (VRS), l'adénovirus pour les infections respiratoires et le rotavirus pour les infections digestives.
Pour le malade, il s'agira d'effectuer le choix de l'antibiothérapie en fonction des conditions de survenue, des pathologies sous-jacentes, des profils de sensibilité des germes habituellement rencontrés dans le service, de l'indication du retrait du cathéter... On s'attachera, pour les autres malades, à veiller de façon permanente au traitement préventif : la règle d'hygiène hospitalière de base est le respect du lavage des mains par l'ensemble du personnel médical et paramédical ; l'antibioprophylaxie proposée pour prévenir les infections associées aux cathéters veineux centraux est maintenant déconseillée en raison du risque majeur sur l'écosystème.

Infections en chirurgie pédiatrique

La prévention des infections de la plaie opératoire doit être une priorité. Les germes en cause sont pour les principaux le *Staphylococcus aureus*, le *Staphylococcus epidermidis*, l'*Haemophilus influenzae* pour les enfants en dessous de 3 ans et le *Pseudomonas aeruginosa* pour ceux au-dessus de 10 ans.
Des facteurs favorisants, il faut d'abord considérer les facteurs exogènes :
— la **durée d'hospitalisation préopératoire** doit être la plus courte possible ;
— la **salle d'intervention** devrait posséder soit un flux laminaire, soit un système d'isolation aérienne des opérateurs pour diminuer la contamination ;
— le **comportement et la discipline** de l'équipe vis-à-vis du respect des circuits, des présences et déplacements inutiles, de la tenue vestimentaire... jouent un rôle certain, mais actuellement mal quantifié ;
— la **durée de l'intervention** augmente le risque infectieux si elle est supérieure à 1 heure ;
— l'**expérience de l'opérateur** diminue le risque grâce à ses gestes moins traumatiques, moins hémorragiques ;
— enfin la qualité de l'asepsie, du lavage des mains, le port de double paire de gants et le rythme de changement sont également des facteurs favorisants.
Par les facteurs liés au patient, il faut entendre l'état cutané (acné de l'adolescent), l'état nutritionnel, les traitements immunodépresseurs, qui favorisent, bien entendu, le risque infectieux.

Les dix recommandations du Conseil supérieur d'hygiène publique de France invitent à la prévention des infections de la plaie opératoire et pour cela à :
— réduire la durée des séjours ;
— dépister les foyers cutanés, urinaires et ORL ;
— doucher l'enfant la veille de l'intervention avec un produit de la même catégorie que celui utilisé au bloc ;
— si une épilation est indiquée, privilégier le rasage immédiatement préopératoire avec un lavage au savon antiseptique (interdire le rasage à sec qui provoque des microlésions cutanées) ;
— préparer le site opératoire au bloc, d'abord par lavage large au savon antiseptique et rinçage : la première couche d'antiseptique peut être posée par l'IDE ; la deuxième, voire la troisième, par le chirurgien (privilégier le polyvinyle pyrolidone iodé) ;
— assurer le contrôle de la propreté des locaux et du matériel au bloc opératoire, en insistant sur le respect des circuits établis et des tenue vestimentaires : choix des matériaux tissés ou non tissés pour les champs et tenue des opérateurs en s'appuyant sur les publications établissant leurs avantages relatifs ;
— supprimer les présences inutiles, les déplacements inopportuns et les bavardages ;
— codifier le lavage chirurgical et les procédures d'habillage : préciser le rythme des changements de gants ;
— traiter l'air par des flux laminaires, en vérifiant le fonctionnement des installations et l'absence de contamination ;
— choisir une antibioprophylaxie pour toute chirurgie propre à risque pour laquelle une infection pourrait compromettre le pronostic fonctionnel ou vital.

acte infirmier

Prévention des infections de la plaie opératoire

La prévention commence dès la période préopératoire :
- la préparation de l'opéré est effectuée selon un protocole précis ;
- si nécessaire la dépilation est réalisée avec une tondeuse (ou dépilation chimique après test de sensibilité) ; **le rasage est proscrit** ;
- la douche antiseptique est réalisée la veille de l'intervention et le matin, si nécessaire, avec un savon de la même gamme que l'antiseptique utilisé au bloc. Elle concerne la totalité du corps (cheveux aussi) ;
- le lavage chirurgical et les procédures d'habillage sont codifiés et écrits ;
- l'environnement du bloc fait l'objet d'une maintenance rigoureuse : techniques d'entretien (matériels, locaux), tenues et circuits respectés.

Infections virales

En pédiatrie, elles représentent environ un tiers des IN. Le tableau clinique est évocateur, mais la preuve ne peut être faite que dans des prélèvements par des techniques simples et peu coûteuses. Ce diagnostic virologique est un outil indispensable pour déterminer l'incidence des IN et l'efficacité des mesures préventives mises en place.
La définition de critères précisant l'infection nosocomiale est difficile en raison de certaines particularités de l'infection virale :
— la durée d'incubation est variable d'un virus à l'autre et d'un patient à un autre : la moyenne est de 1 à 3 jours (et parfois moins de 24 heures) pour le rotavirus, de 4 à 5 jours pour le VRS et de 8 à 10 jours pour l'adénovirus. Ceci rend souvent difficile la prise en compte des cas d'IN dans les études puisque l'enfant est sorti de l'hôpital ;
— l'infection par un virus ne signifie pas forcément maladie : la plupart des infections sont asymptomatiques ou pauci-symptomatiques.
La **prévention** repose sur le respect de règles d'hygiène intrahospitalière :
— lavage des mains avant et après chaque soin, de type hygiénique, associé à l'utilisation de solutions hydroalcooliques, en l'absence de bijoux et montre ;
— nettoyage et désinfection des surfaces de l'environnement proche de l'enfant ;
— isolement et port de surblouse individuelle ;
— port de masque (en cas de VRS), de gants (en cas de rotavirus) ;
— circulation du personnel limitée.
Ces mesures nécessitent l'adhésion de tous les acteurs professionnels qui entourent l'enfant malade, médecins, étudiants, puéricultrices et auxiliaires, kinésithérapeutes, sans oublier les parents dont la présence est devenue importante dans les services.

Aspergilloses invasives en hématologie

La fréquence, la gravité du pronostic obligent les équipes à réfléchir sur les problèmes complexes que posent la prévention, le diagnostic précoce et le traitement le plus efficace. La stratégie de la prévention repose sur la protection de l'environnement lors de travaux entrepris dans l'établissement hospitalier (dissémination aérienne du germe) : on connaît maintenant l'impact des coffrets de volets intérieurs, des faux plafonds diminuant les hauteurs... Traiter tôt et mieux reste l'objectif dans l'attente d'une prophylaxie non toxique et efficace. Le diagnostic et la prise en charge à ce jour permettent de poursuivre, la plupart du temps, le traitement chimiothérapique prévu en présence d'une infection aspergillaire, ce qui autrefois interdisait une issue favorable.

Les mesures de prévention sont l'isolement du lieu des travaux, la surpression du sas de la chambre du patient avec, dans la mesure du possible, une filtration de l'air et le port de masque pour le malade lors de ses déplacements.

Réservoirs microbiens

L'eau, l'air, les fluides, les surfaces, le linge, les aliments sont contaminés par une flore microbienne diverse qui a la particularité de varier dans le temps et dans l'espace, certains germes de cette flore présentant d'ailleurs souvent une multirésistance aux agents anti-infectieux. La présence humaine contribue à la contamination des milieux par contact direct ou voie aérienne.
Les milieux secs (poussières, surfaces) agglomèrent et fixent les micro-organismes. Les milieux humides favorisent la survie et la prolifération des germes (certains savent survivre très longtemps : entérovirus, virus de l'hépatite A). La multiplication bactérienne et fongique est due à la présence d'éléments nutritifs, à l'association à d'autres micro-organismes ou à des matériels biodégradables. L'entretien soigneux des installations techniques (eau chaude sanitaire, eau des humidificateurs) aide à limiter la multiplication microbienne. Le risque de contamination de l'environnement du patient existe par l'intermédiaire des blouses et gants du personnel, mais aussi par l'apparition des infections urinaires, de plaie opératoire ou de brûlures importantes.

Biocontamination des supports

Les bactéries ont le pouvoir d'adhérer et de se multiplier sur tout support inerte (sol, surfaces, matériel biomédical...) et créent un biofilm (communauté bactérienne enrobée dans des substances polymériques extracellulaires). Dans des conditions de température et d'humidité favorables, les bactéries se développent en microcolonies formant une structure multicouche de bactéries enrobées dans un magma de substances polymériques extracellulaires (cellules vivantes et mortes).
Ces biofilms sont source de contamination importante par contact ou après leur fragmentation, ou bien par voie aérienne.

Diffusion dans l'environnement

La transmission microbienne d'un point à un autre, la biocontamination d'un matériel, d'un produit ou d'un patient vont se véhiculer par contact dont l'homme, l'eau, les matériels utilisés, voire les textiles, seront l'intermédiaire, de même que l'air sous forme d'aérosols constitués de poussières, gouttelettes liquidiennes ou noyaux de condensation, comportant des particules inertes et

viables, ou sous forme de gaz. On fera particulièrement attention au fonctionnement des douches, robinets, systèmes d'humidification, mais également lors du nettoyage des surfaces.
Les moyens de maîtrise reposent sur l'analyse des risques et sur un système de surveillance des mesures préventives mises en œuvre. L'analyse permettra de mieux appréhender la contamination microbiologique de l'environnement du patient, puis d'apprécier les risques pour mettre en œuvre les mesures adaptées (cartographie de la contamination des milieux et identification des niveaux et types de contaminations rencontrées).
Les caractéristiques de l'agent biologique seront prises en compte : l'arrêté du 18 juillet 1994 fixe la liste des agents biologiques pathogènes et les classe en quatre groupes.
La mise en œuvre des mesures préventives (concernant l'air, l'eau, les surfaces, le linge) peut assurer une maîtrise totale ou partielle d'un danger :
— concernant l'**air** : la capacité d'épuration du système de traitement d'air dépend de quatre paramètres (renouvellement, diffusion, surpression et filtration) ;
— concernant l'**eau** : l'objectif est de remédier aux défauts techniques, d'éliminer les bras morts et de déterminer la méthode de désinfection la mieux adaptée aux particularités de l'établissement. Détartrage régulier des robinets, purges, désinfection chlorée, chloration en continu des ballons d'eau chaude, maintien en température entre 55 et 60 °C sont des méthodes relativement simples à mettre en place et qui permettent de limiter la prolifération de *Legionella* et de mycobactéries atypiques ;
— concernant les **surfaces** : l'élaboration d'un cahier des charges des zones à risque devrait déterminer l'identification de la zone, l'activité exercée, son descriptif, les surfaces à traiter et leur nature, les interdictions (obligations relatives à l'activité et/ou support), les plages d'occupation et la qualification du personnel ;
— concernant le **linge** : le respect des circuits (sale/propre) dans le service doit éviter les croisements ; tout linge est contaminé, mais pas forcément infecté. Le tri doit se faire au lit du malade dans des sacs de couleur, en quadrisacs ; le transport en containers vers la blanchisserie doit bénéficier de containers nettoyés et désinfectés quotidiennement. Le choix du textile doit être fait en adéquation avec des logistiques hôtelières pour l'adapter à l'acte à réaliser (coton, polyester, synthétique, microfibres, recyclable ou à usage unique). La contamination du linge se fait, selon certains auteurs, soit par dissémination, soit par portage : en 1969, une étude avait mis en évidence des staphylocoques sur les blouses d'une personne sur cinq !
L'établissement d'un système de surveillance a pour but de suivre un procédé et d'éliminer les causes de défectuosité : des séries préétablies d'observations ou d'évaluations régulières en vue de s'assurer des conditions d'exécution de chaque mesure préventive identifiée sont garantes de la maîtrise du point critique. Cette démarche préventive favorise une meilleure utilisation des

ressources, en permettant de concentrer les efforts sur les éléments et facteurs déterminants pour l'hygiène à l'hôpital.

➡ Connaissance des antiseptiques, détergents et désinfectants

Les règles concernant ces produits sont résumées dans la *figure 52.1*.

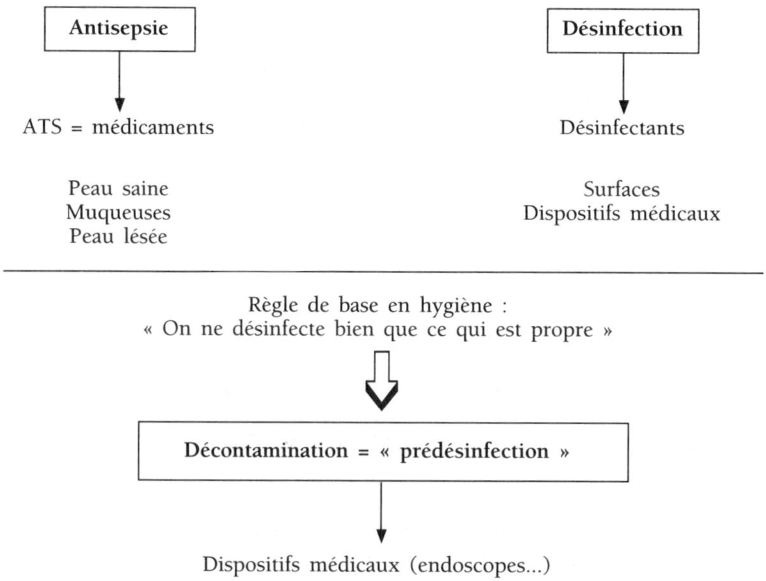

Figure 52.1 – Antiseptiques, détergents et désinfectants

Antiseptiques

L'antisepsie vise à éradiquer les micro-organismes constituant la flore normale des tissus vivants (peau et muqueuses) et à éviter leur pénétration dans l'organisme ou leur transmission à d'autres personnes ou environnements : cet objectif doit concilier efficacité antimicrobienne et respect de l'intégrité des tissus vivants.
La désinfection vise à éradiquer les micro-organismes présents sur les matériels médico-chirurgicaux, qui risquent d'être introduits dans l'organisme lors de leur utilisation. L'objectif est d'avoir une activité antimicrobienne, sans pour autant dégrader les matériels par le pouvoir corrosif des désinfectants, ni présenter un risque de toxicité pour le personnel et les malades lors de leur utilisation.

Dans un hôpital pédiatrique, le choix d'un antiseptique (ATS) doit être adapté aux circonstances d'utilisation liées aux soins de l'enfant, mais également à ceux de la mère si un secteur maternité est présent.
La peau de l'enfant est le siège d'un écosystème microbien riche et varié jouant un rôle capital dans l'équilibre de l'organisme et présente des spécificités à prendre en compte (rapport masse/surface élevé, absorption cutanée, couche de sébum, épiderme moins résistant aux principes actifs).

à savoir

L'utilisation des antiseptiques obéit aux « 10 commandements » :
Pour la peau ou les muqueuses :
— *règle des trois étapes : l'inactivation des ATS par les matières organiques et les savons oblige à :*
- *nettoyer ;*
- *rincer ;*
- *appliquer de l'antiseptique ;*

— ***respect scrupuleux des dates de péremption*** *(contamination possible importante) :*
- *solution alcoolique : 1 mois ;*
- *solution aqueuse : 15 jours maximum ;*
- *solution diluée et préparée dans le service : extemporanée ; préférer les doses unitaires stériles ;*

— ***nettoyage quotidien de l'extérieur des flacons*** *avec un détergent-désinfectant ; non-contamination de l'ouverture du flacon avec doigts ou objets souillés ;*
— ***conservation à l'abri de la lumière et loin des sources de chaleur*** *;*
— ***respect des concentrations et des délais d'action*** *(alcool, Dakin® stabilisé : 30 secondes minimum ; champ opératoire : 5 minutes) ;*
— ***repère des incompatibilités des différents produits*** *;*
— ***mélange interdit, emploi successif de deux ATS différents :*** *inactivation des produits par antagonisme ou toxicité par incompatibilité ;*
— ***surveillance de toute intolérance locale*** *;*
— ***ne pas reconditionner les ATS*** *(sinon nettoyer, stériliser et réétiqueter) : conditionnements adaptés, prêts à l'emploi.*

Les propriétés ATS (*voir tableau 52.3*) sont la résultante de l'interaction entre le ou les principes actifs et les excipients. Les principales familles chimiques des principes actifs sont représentées par les halogénés (iodés [Bétadine®] et chlorés [Dakin®]), les alcools, les ammoniums quaternaires (Cétavlon®), les biguanides (Hibitane®), les carbanilides (Septivon®) et les diamidines (Hexomédine®). L'excipient choisi en fonction des propriétés recherchées (détergente, solubilisante, anticorrosive) variera le pouvoir moussant. Le produit pourra être soit aqueux, soit alcoolique.

Tableau 52.3 – Spectre d'activité et mode d'action des ATS et désinfectants

Groupes	Exemples	Bactéries	Spores	Champignons
Alcools	Éthanol	Bactéricides	Inactifs	Inconnu
Aldéhydes	Formaldéhyde Glutaraldéhyde	Bactéricide lent Bactéricide rapide	Sporicide lent Sporicide	Inconnu Fongicide
Ammoniums quaternaires et autres cationiques	Chlorure de benzalkonium Chlorure de cétylpyridinium	Bactéricides ou bactériostatiques plus actifs sur les bactéries à Gram positif	Inactifs	Variables
Chlorhexidine		Bactéricide ou bactériostatique	Inactif	Actif lent
Chlore et composés	Hypochlorite	Bactéricide	Sporicide à doses élevées	Fongicide
Iode et composés	PVPI	Bactéricide	Inconnu	Fongistatique
Colorants	Vert brillant Violet cristal Vert malachite	Bactériostatiques actifs sur bactéries à Gram positif	Inactifs	Fongistatiques
Mercuriels	Mercurochrome	Bactériostatique	Inactif	Fongistatique
Oxydants	Permanganate de potassium Eau oxygénée Acide peracétique Ozone	Action limitée Bactéricide Bactéricide Bactéricide (eau)	Action limitée Sporicide Sporicide Sporicide	Action limitée Fongicide Sporicide Sporicide
Phénol et dérivés Biphénols et apparentés	Crésol Hexachlorophène	Bactéricide ou bactériostatique Bactéricide ou bactériostatique	Peu ou pas actif Inactif	Fongicide ou fongistatique Fongistatique

Détergents et désinfectants

La **désinfection** est une opération au résultat momentané, permettant d'**éliminer** ou de **tuer** les micro-organismes, et/ou d'**inactiver** les virus indésirables portés par des milieux inertes contaminés, en fonction des objectifs fixés : opération limitée aux micro-organismes présents au moment de l'opération. La **décontamination** est une opération au résultat momentané permettant d'**éliminer**, de **tuer** ou d'**inhiber** les micro-organismes indésirables en fonction des objectifs fixés : opération limitée également aux micro-organismes présents au moment de l'opération.

Dans la majorité des cas, on demande aux désinfectants de réduire les populations bactériennes et de limiter leur prolifération sur des surfaces de natures diverses.

Le choix du produit et surtout sa concentration d'emploi pourront se faire en fonction des essais de décontamination qui témoignent des propriétés antibactériennes (bactéricides **et** bactériostatiques) du produit. Dans les services à haut risque, ou en présence d'infection nosocomiale ou de maladie contagieuse, on attend de la désinfection une activité létale sur les micro-organismes : il faudra alors traiter les sols et autres surfaces par un désinfectant dont la concentration bactéricide (ou fongicide ou sporicide) aura été évaluée dans les essais. Il est donc très important de connaître pour chaque désinfectant son efficacité dans des conditions d'application diverses fixées par les différents essais normalisés.

➡ Coût de la prévention de l'infection nosocomiale

Une évaluation du coût attribuable aux infections nosocomiales s'élevait déjà en 1993 entre 4 500 F et 10 300 F par patient infecté. Or, le tiers environ est évitable par des mesures de prévention elles-mêmes plus ou moins coûteuses : la question se pose de définir au mieux le seuil d'intervention entre les deux extrêmes.

Au niveau de l'hôpital, ce sont les explorations et traitements chez les malades infectés qui entraînent un surcoût.

Pour le malade, il peut s'agir du coût de traitements ambulatoires, mais aussi de forfait hospitalier consécutif à l'allongement du séjour (plus ou moins bien remboursé selon sa protection vis-à-vis du risque « maladie »).

Pour l'assurance maladie ou les complémentaires (mutuelles), les coûts apparaissent lors des traitements ambulatoires ou de séjours hospitaliers prolongés.

Pour la société, enfin, si l'infection est assez sérieuse pour entraîner des séquelles nécessitant elles-mêmes des soins, une première source de dépenses apparaît. De même, elle devra prendre en charge les compensations salariales, le manque à gagner résultant d'une altération de la capacité de travail des personnes en question.

Un programme de prévention est plus difficile à chiffrer : calculer les dépenses engagées par une chimioprophylaxie systématique est aisé, quantifier les ressources mobilisées pour assurer l'isolement des malades infectés par le VRS ou le rotavirus, voire simplement le respect scrupuleux du lavage des mains, l'est beaucoup moins !

➡ Éthique des infections nosocomiales

On serait tenté de dire que toute intervention visant à généraliser la prise de conscience de la responsabilité morale de chacun et la reconnaissance de son implication dans l'action collective peut, à juste titre, être présentée comme une contribution à la prévention des infections nosocomiales.

Les problèmes éthiques soulevés par l'infection nosocomiale rejoignent d'autres problèmes d'éthique médicale de notre temps, et même d'ailleurs sans rapport avec la médecine. Tous ont en commun un relatif effacement du sentiment de la responsabilité morale individuelle dans l'action collective au quotidien, même là où peuvent s'appliquer sans ambiguïté les principes assez simples de l'éthique du « Bien ». Les solutions peuvent difficilement se passer d'une réflexion renouvelée sur les principes éthiques fondamentaux et la dialectique de l'éthique du « Bien » et du « Juste » *(voir partie IX)*.

➡ En matière de prévention : le CLIN

C'est en 1972 que la résolution du Conseil de l'Europe, dans laquelle apparaît le terme « hygiène hospitalière », crée le CLI (Comité de lutte contre l'infection). Le fonctionnement du CLI restant très insuffisant, c'est en 1988 que s'organise en France la lutte contre les infections nosocomiales telle qu'elle existe actuellement.

Cette organisation comporte des structures locales, CLIN (Comité de lutte contre les infections nosocomiales) et Hygiène hospitalière, ainsi que des structures centrales, C-CLIN (Centre de coordination de lutte contre les infections nosocomiales), puis les C-TIN (Comité technique national des infections nosocomiales) et le RNSP (Réseau national de santé publique).

À l'échelon local

Le décret de 1988 et sa circulaire d'application font obligation à tout établissement hospitalier public ou privé participant au service public de disposer d'un CLIN dont les missions sont multiples.

La surveillance des IN doit être adaptée à chaque situation locale, c'est-à-dire à chaque hôpital, et basée sur le recueil de données limitées et sélectionnées concernant les services à risque, les procédures les plus à risque, les micro-organismes les plus « dangereux », la consommation d'antibiotiques, avec un rôle très important du laboratoire de microbiologie et de la pharmacie, et la nécessité d'un retour de l'information au service en respectant confidentialité et secret professionnel.

Mise en place d'un programme d'action et de recommandations

Son objectif principal est la prévention et il est basé sur l'élaboration et la diffusion de protocoles écrits des procédures de soins, d'hygiène des mains, des exigences vestimentaires, d'utilisation rationnelle des désinfectants et antimicrobiens, de propreté des locaux et matériels, d'élimination des déchets, d'aménagement des locaux...

Rapports d'activité

Ils sont indispensables au bon fonctionnement du CLIN et font apparaître le bilan des actions entreprises, l'évaluation des résultats quant à l'amélioration de la qualité des soins, le programme des actions de prévention et de formation du personnel à mettre en place.
Cependant, malgré le décret de 1988 imposant aux hôpitaux de constituer un CLIN, ceux-ci se sont mis en place et ont fonctionné avec une certaine lenteur ; assez rapidement, le CLIN n'a plus été suffisant pour lutter efficacement contre les IN, promouvoir l'hygiène et participer à l'usage rationnel des antibiotiques.
C'est pourquoi dès 1992, des budgets ont été consentis permettant de créer à l'échelon national un nombre important de postes d'infirmières et de médecins hygiénistes. Ainsi, au fil du temps, se sont créées dans bon nombre d'hôpitaux des **unités opérationnelles d'hygiène**, de composition, de taille et d'organisation variables, appelées fréquemment Unités d'hygiène et de lutte contre l'infection nosocomiale (UHLIN). Elles fonctionnent, dans la majorité des cas, en étroite collaboration avec le CLIN. Ces unités comportent une infirmière hygiéniste (1 pour 500 lits) et/ou un médecin hygiéniste dans les hôpitaux les plus importants (1 pour 900 lits), et, de plus en plus souvent, un technicien hygiéniste.
Désormais **tous les établissements de santé** « organisent en leur sein la lutte contre les IN dans des conditions prévues par voie réglementaire » et se dotent du personnel nécessaire à la mise en œuvre des actions de lutte. Le CLIN a pour mission de coordonner les actions de l'ensemble des professionnels de l'établissement et préparer un programme d'action.
Le CLIN se compose du directeur, du médecin du travail, du directeur des soins infirmiers ou d'un représentant des cadres infirmiers ; ils sont membres de droit. **Le nombre n'est plus limité à 12 pour favoriser une participation plus importante des professionnels** concernés par l'élaboration de la politique d'établissement.
Les modalités de mise en place du personnel chargé de l'hygiène, organisé en équipe opérationnelle, sont précisées.

Le délai de **mise en conformité** est fixé au **31 décembre 2001** au plus tard[1].
Un **représentant des usagers peut assister à une séance du comité**, au moins une fois par an, et, d'une manière générale, toute personne peut être entendue par le comité. Cette mention doit être indiquée dans le livret d'accueil des activités de lutte contre les IN.
Cependant, le fonctionnement des CLIN et des UHLIN rencontre encore de nombreuses difficultés liées :
— à une insuffisance et à une non-structuration des moyens ;
— à une faible reconnaissance par le corps médical, la commission médicale d'établissement (CME), dont le CLIN est pourtant une émanation ;
— à l'administration et à un budget spécifique inexistant ou ridiculement faible.

À l'échelon national

A été créé en 1992 le CTIN, chargé de proposer les grandes orientations d'un plan national de maîtrise des IN, et les cinq C-CLIN, centres inter-régionaux de coordination chargés d'assister dans leurs actions les établissements de soins et de coordonner ces actions.
Les missions du CTIN sont :
— proposer le programme national de lutte contre les IN ;
— organiser le système national de surveillance de ces infections en collaboration avec le Réseau national de santé publique et les C-CLIN ;
— proposer des recommandations techniques actualisées ;
— coordonner et évaluer les C-CLIN ;
— élaborer le développement des recherches, la formation du personnel et le financement du programme national.

À l'échelon interrégional

Les missions du C-CLIN sont également multiples :
— coordination régionale de la lutte contre les infections ;
— recueils épidémiologiques ;
— protocoles d'investigation épidémiologique ;
— réalisation d'études multicentriques ;
— élaboration du guide d'hygiène et de pratique des soins ;

---

1. Circulaire santé n° 99-09 du 27 mai 1999 : projet de décret. Suivie du décret n° 99-1034 du 6 décembre 1999 relatif à l'organisation de la lutte contre les infections nosocomiales dans les établissements de santé, modifiant le chapitre 1er du Titre 1er du Livre VII du Code de la santé publique.

— assistance technique aux établissements en cas d'épidémie ou pour des programmes de prévention ;
— tenue d'un fichier documentaire et bibliographique ;
— alimentation d'un réseau de responsables de CLIN ;
— assistance technique et conseils aux établissements sur demande de ceux-ci.

➡ Conclusion

Les IN sont donc maintenant reconnues comme un problème prioritaire pour le système hospitalier public et privé, et l'importance des enjeux est aujourd'hui clairement déterminée. Le programme de lutte contre ces infections, mis en place nationalement, en témoigne même si, sur le terrain, beaucoup de choses restent à faire. L'hygiène, l'infection hospitalière et la résistance aux antibiotiques sont des indicateurs de qualité qu'il faut reconnaître et accepter, et qui prendront très probablement une part importante dans les futures procédures d'accréditation des établissements hospitaliers.
L'IDE tient une place de premier plan au niveau de la prévention et de la mise en place des mesures pratiques. Son implication est déterminante tant au niveau du bien-être et de la sécurité du patient qu'au niveau de l'établissement auquel elle appartient en tant qu'actrice de qualité, démarche indispensable dans un hôpital en l'an 2000.

Bibliographie

AUJARD Y. « Infections nosocomiales bactériennes chez le nouveau-né ». In : *Les infections nosocomiales en pédiatrie*. Paris : Division hospitalière Marion-Merrell/Laboratoires Cassenne ; 1997. p. 33-8.

BONACORSI S. « Mécanismes des infections nosocomiales ». In : *Les infections nosocomiales en pédiatrie*. Paris : Division hospitalière Marion-Merrell/ Laboratoires Cassenne ; 1997. p. 23-30.

BRADRIKIAN L., BOÏKO-ALAUX V., LAVERAN H., CHOPINEAU J. « Principes généraux d'utilisation des antiseptiques ». *Antiseptoguide*. Clermont-Ferrand : CHU de Clermont-Ferrand ; 1995. p. 14.

DESPLANQUES L., MAHIEU G., GOTTOT S. « Infections nosocomiales en réanimation pédiatrique : expérience du réseau REAPED ». In : *Séminaires Robert Debré*. Paris : Arnette Blackwell ; 1996. p. 19-27.

FANOUX C., PINQUIER D., MESPLES B., MARIANI-KURKDJIAN P., BONACORSI S., BINGEN E., BEAUFILS F. « Épidémiologie des infections nosocomiales en pédiatrie ». In : *Séminaires Robert Debré*. Paris : Arnette Blackwell ; 1996. p. 11-7.

GARBARG-CHENON A. « Infections nosocomiales virales ». In : *Les infections nosocomiales en pédiatrie.* Paris : Division hospitalière Marion-Merrell/Laboratoires Cassenne ; 1997. p. 47-53.
Groupe REAPED. *Prévention des infections liées aux cathéters centraux en réanimation néonatale et pédiatrique.* Paris : Glaxo-Wellcome, EDK ; 1999. p. 15.
LOMBRAIL P., RUFAT P., QUENON J.-L., BRODIN M. « Coût de la prévention et de l'infection nosocomiale ». In : *Les infections nosocomiales en pédiatrie.* Paris : Division hospitalière Marion-Merrell/Laboratoires Cassenne ; 1997. p. 89-92.
MARIANI-KURDJIAN P. « Épidémiologie ». In : *Les infections nosocomiales en pédiatrie.* Paris : Division hospitalière Marion-Merrell/Laboratoires Cassenne ; 1997. p. 8-12.
MAZDA K., PENNEÇOT G.-F. « Infections nosocomiales en chirurgie orthopédique pédiatrique ». In : *Les infections nosocomiales en pédiatrie.* Paris : Division hospitalière Marion-Merrell/Laboratoires Cassenne ; 1997. p. 42-5.
SQUINAZI F. « Environnement et infections nosocomiales ». In : *Les infections nosocomiales en pédiatrie.* Paris : Division hospitalière Marion-Merrell/Laboratoires Cassenne ; 1997. p. 66-75.

Les locaux et l'hygiène

Élizabeth Devin

➡ Asepsie

L'asepsie, surtout en milieu hospitalier, doit être à la base de tout soin, car les infections nosocomiales sont redoutables pour l'enfant hospitalisé et mettent en jeu la responsabilité des services et du personnel. C'est pourquoi nous engageons le lecteur à lire attentivement les pages qui précèdent *(voir « Les infections nosocomiales en pédiatrie »).*
Elle concerne tous les individus en contact avec le malade.
Les germes des visiteurs (famille) ne sont pas dangereux, à l'inverse de ceux véhiculés par le personnel soignant (médecins, infirmières), qui sont sélectionnés et qui offrent une grande résistance aux antibiotiques.
L'asepsie s'impose :
— au niveau du personnel : tenue vestimentaire de rigueur, absence de bijoux (lavage soigneux des mains avant et après chaque soin et entre chaque malade) ;
— au niveau des locaux : matériel propre à chaque malade, superflu évité, transit, toujours en conteneurs fermés, du matériel sale différent de celui du matériel propre, désinfection des chambres entre chaque malade à l'aide de

produits javellisés et désinfection terminale de la chambre après nettoyage complet ;
— le matériel à usage unique est privilégié ;
— les locaux bénéficient de la désinfection de surface (par exemple avec des détergents ou désinfectants type Anios).

➡ Préparation d'une salle d'urgence

Accueil d'un grand enfant ou d'un nourrisson

Il faut disposer d'une salle assez vaste et bien éclairée, munie d'un certain nombre d'éléments :
— un grand lit démontable à multiposition, muni d'un pied à perfusion, qui sera placé au milieu de cette salle afin de pouvoir en faire aisément le tour selon l'état de l'enfant ;
— un bras articulé, type Soxil, pour le maintien des tuyaux, des fils électriques et des divers câbles ;
— un ou plusieurs rails pour la fixation de l'appareil à pression artérielle et du matériel d'aspiration ;
— une console pour supporter le monitoring, l'analyseur d'O_2, l'appareil PO_2-CO_2, la saturation ;
— des prises murales d'O_2, d'air, de vide et un scialytique sont indispensables, ainsi que des prises de courant en nombre suffisant ;
— un portemanteau pour y suspendre les sarraus de soins ;
— un lavabo avec robinet à pédale ; un distributeur de savon antiseptique (Bétadine® rouge), également à pédale ; un distributeur d'essuie-mains en papier, et une poubelle à pédale pour recevoir les papiers usagés ;
— un plan de travail assez grand, situé à peu de distance du lit pour la préparation des divers solutés et médicaments qui devront être utilisés ;
— une cloche à oxygène ou un Hood, indispensables, avec un appareil pour humidifier et réchauffer l'O_2 ;
— un appareil à aspiration toujours prêt à fonctionner (muni d'un manomètre et d'une pince stop-vide) ; des sondes de divers calibres à proximité ;
— le matériel à intubation, comportant :
  - un laryngoscope, des lames, ainsi qu'une ampoule et des piles à vérifier régulièrement ;
  - une pince de Magill ;
  - un raccord de Beaufils ;
  - des sondes d'intubation et des raccords de Coobs ;
  - un Ambu ;

– une canule de Mayot (toujours s'assurer du bon fonctionnement de tout ce matériel) ;
– un flacon de sérum physiologique pour lubrifier la sonde ;
– un respirateur artificiel ;
– du sparadrap de 2 cm de large et 8 à 10 cm de long, pour faire une moustache afin de fixer la sonde d'intubation ;

— le matériel à perfusion :
– des épicrâniennes ou des cathéters de veines de plusieurs calibres ;
– un flacon de plasmion, de glucosé, de bicarbonate ;
– des ions Na, K, Ca, avec seringues et aiguilles ;
– des perfuseurs ou transfuseurs, une pompe volumérique ;
– du sparadrap, de l'Élastoplaste®, des planchettes en gouttière selon le lieu de piqûre ;
– des bracelets pour immobiliser les bras et les jambes de l'enfant si besoin ;

— le matériel accompagnant :
– un monitoring cardiaque et respiratoire avec électrodes, pâte spéciale, câbles ;
– des poches à urine, pour filles et garçons, avec écoulement pouvant s'adapter à un sac recueillant les urines des 24 heures ;
– un appareil à pression artérielle et un stéthoscope, voire un Dynamap ;
– le nécessaire pour bilan d'entrée, aiguille IV et divers tubes pour prélèvement sanguin, pour ponction lombaire, pour prélèvements divers ;
– une balance, un thermomètre, une feuille de température, des feuilles de surveillance pour y noter tous les gestes accomplis ;
– du coton, des compresses stériles, de l'alcool ou du liquide désinfectant ;
– un ou plusieurs réniformes ;
– des seringues à usage unique avec aiguilles IM, ainsi que divers médicaments (Valium®, Lasilix®...) ;
– un oxymètre de pouls ;
– des lunettes à O_2 ;
– un analyseur PO_2-CO_2.

Accueil d'un prématuré ou d'un nouveau-né à problèmes

La salle doit être munie, là encore, d'un certain matériel :

— un incubateur fermé ou un incubateur de type couveuse ouverte, muni d'une sonde de thermorégulation (ce deuxième type d'appareil est préférable : le plan de travail est plus haut, les manipulations plus faciles, évitant des fautes d'asepsie) ;

— des prises murales d'O_2, d'air, de vide et des prises électriques ;

— un monitoring cardiaque et respiratoire avec électrodes, pâte et câbles stérilisés ;

— un Ambu nouveau-né (prêt à fonctionner) ;

— un appareil à saturation ;
— un appareil PO_2-CO_2 et une sonde ;
— un appareil à aspiration avec manomètre, pince stop-vide, sondes à aspiration n° 5, 6, 8 ou 10 ;
— un Hood avec analyseur d'O_2 et le nécessaire réchauffeur-humidificateur d'O_2 ;
— un thermomètre normal et un autre hypothermique ;
— un mètre ruban et une toise, une balance ;
— le nécessaire pour perfusion :
  - du glucose 10 % avec ions Na, Kl, Ca ;
  - un perfuseur de précision ou une pompe volumétrique ;
  - des épicrâniennes 5/10 et 7/10 ;
  - du sparadrap et un rasoir ;
  - des bracelets si besoin pour immobiliser l'enfant ;
  - des bandelettes réactives de glycémie (Dextrostix®) ;
— le matériel pour gaz du sang : capillaires et microlances, aiguille IV et seringue de 2 mL en cas de prélèvement artériel ;
— le matériel pour prise de sang et bilan d'entrée ; les divers tubes à prélèvement (sang, hémoculture, urines, méconium) ;
— des aiguilles IV ou un système de prélèvement, un Vacutainer ;
— le matériel pour lavage d'estomac :
  - sonde gastrique nos 6 à 8 ;
  - seringue 10 mL ;
  - flacon pour prélèvement de liquide gastrique ;
  - glucosé 10 % ;
— le matériel pour injection si besoin, du bicarbonate 42 %, du glucosé à 30 %, du glucagon, de la vitamine K1, du Lasilix®, des seringues et des aiguilles IM à usage unique ;
— une poche pour le recueil d'urine (Urinocol® prématuré) ;
— une feuille de surveillance respiratoire, pour coter l'indice de Silverman ;
— des feuilles de température, de prescription et des divers soins ;
— des sarraus de soins, des masques ;
— le matériel d'intubation trachéale, qui doit être prêt à fonctionner :
  - lame et laryngoscope, pile et ampoule ;
  - pince de Magill ;
  - raccord Beaufils ;
  - flacon de sérum physiologique ;
  - sonde intubation 2,5-3 raccord de Coobs ;
  - moustache ;
  - respirateur avec tuyaux stérilisés type Babylog ;
— un insufflateur manuel de type Ambu avec masques adaptés ;
— des pinces stériles pour manipuler les sondes d'aspiration trachéale.

Les moyens de contention

➡ But et principes

But

Les moyens de contention permettent de maintenir un enfant et de le protéger de tout geste pouvant devenir agressif lors d'un soin.
Ils facilitent l'auscultation ou l'examen et diminuent les risques de mauvaise position pendant des tests ou des recueils.

Principes

L'immobilisation n'est utilisée qu'en cas de nécessité et n'est jamais mise en place pour maintenir un enfant au lit.
La raison de l'immobilisation doit être expliquée à l'enfant, même prématuré, et à ses parents afin d'éviter une mauvaise interprétation et d'obtenir leur coopération pendant l'examen, l'immobilisation pouvant être interprétée comme une punition.
L'immobilisation doit être surveillée afin de s'assurer qu'elle est efficace. Elle doit être changée régulièrement afin d'éviter les lésions cutanées ou une mauvaise circulation sous-jacente.
L'immobilisation doit permettre de maintenir le corps droit et d'assurer un certain confort.
L'immobilisation nécessitant le maintien de l'enfant au lit (bracelet) doit être fixée au sommier et non au niveau des barrières coulissante, afin d'éviter de blesser l'enfant en montant ou en descendant les barrières. Il faut veiller à lui assurer un minimum de mobilité.

➡ Immobilisation

Immobilisation du corps entier

Pour maintenir un enfant ou un nourrisson pendant un examen ou un soin au niveau de la tête (par exemple, lors d'une consultation ORL avec test de la sueur ou d'un lavage d'estomac ou d'une pose d'épicrânienne), cette immobilisation est nécessaire.
Elle consiste à enrouler un drap autour du corps de l'enfant, ses bras allongés de chaque côté du corps, le haut du drap ne dépassant pas la hauteur des épaules. De ce fait, les mouvements des jambes sont également limités.
Par précaution, il faut s'assurer que les extrémités sont dans une position confortable.

Immobilisation des bras ou des jambes

Elle n'est à utiliser qu'en cas de nécessité absolue.

Manchettes

Les manchettes sont coupées dans un carton assez rigide à la longueur du bras de l'enfant.
Elles sont mises au-dessus des vêtements. On peut capitonner si besoin l'extrémité supérieure (au niveau de l'aisselle) afin d'éviter toute blessure ; on les maintient enroulées autour du bras de l'enfant par des bandes de sparadrap. Les mains restent libres, seule l'articulation du coude est bloquée (la manche du vêtement est repliée sur le carton, par protection, pour empêcher la manchette de glisser).
Elle sont utilisées chez les enfants porteurs de trachéotomie, de sonde d'alimentation, d'une plaie au niveau de la tête s'il n'y a vraiment pas d'autres moyens, et chez les enfants ayant de l'eczéma (pour empêcher l'enfant de se gratter).

Bracelets

De diverses dimensions, ils sont à adapter à la taille de l'enfant.
Ils servent surtout à limiter les mouvements des bras et des jambes. Ils sont utilisés chez les tout-petits en cas de perfusion (à l'articulation ou lors des problèmes de positionnement), d'intubation (l'enfant intubé n'a pas forcément besoin d'être attaché), pour les recueils d'urine.
Il faut toujours vérifier qu'ils sont bien capitonnés et les mettre au-dessus d'une chemise ou sur les chaussettes.
Il faut penser à mobiliser l'enfant attaché. Par l'observation et la connaissance de l'enfant, on cherchera d'autres moyens de confort qui permettront d'éviter l'emploi des liens le plus rapidement possible (présence des parents, jeux et distractions, relaxation, positionnement antalgique en fonction de l'âge de l'enfant).

acte infirmier

Surveillance d'un patient sous plâtre

Guy Allovor

Objectifs

Les objectifs de la surveillance sont multiples :
- dépister les complications, apprécier la tolérance et l'état de la contention garants de son efficacité ;
- prévenir les complications thromboemboliques en cas de contention du membre inférieur. En principe, elles n'existent pas chez l'enfant ; il n'y a donc pas nécessité d'injection d'anticoagulants préventive. Mais l'enfant pubère et surtout la jeune fille

sous contraceptif oral ont les mêmes risques que les adultes et doivent bénéficier d'un traitement préventif ;
• favoriser le retour veineux et lymphatique en gardant le membre surélevé ;
• éviter de détériorer le plâtre (et donc de risquer un déplacement secondaire) par l'appui ou des activités physiques violentes, de mouiller le plâtre (risque de macération), d'introduire des objets sous le plâtre (risque d'effraction ou de nécrose cutanée source d'infection). Il faut savoir que le plâtre de Paris ne sèche pas complètement avant 48 heures et la résine pas avant 4 heures ;
• si possible, et chez le grand enfant, lui apprendre à contracter ses muscles de façon isométrique sous plâtre, et lui mobiliser les articulations adjacentes libres afin d'éviter raideur et amyotrophie.

Surveillance

■ Surveillance locale

Il s'agit :
• sur le plan fonctionnel, de rechercher une douleur sous plâtre, un trouble de la sensibilité, une sensation de compression, de crampe, une difficulté à mobiliser passivement et activement les extrémités (doigts ou orteils) ;
• sur le plan trophique, de rechercher une coloration anormale (pâleur, cyanose ou rougeur) ou un œdème, d'apprécier la température locale comparée au côté opposé, de palper les pouls distaux ;
• de surveiller la contention : rechercher des taches sur le plâtre, une mauvaise odeur, une attitude vicieuse, une contention flottante ou détériorée.

■ Surveillance générale

Elle porte sur :
• la température, le pouls ;
• les signes fonctionnels respiratoires (embolie pulmonaire).

Complications

Elles sont de plusieurs ordres.

■ Vasculaires

Il peut s'agir de :
• phlébite pouvant se compliquer d'embolie pulmonaire ;
• syndrome de loges : ischémie limitée à une loge musculaire par constriction ; les masses musculaires œdématiées sont maintenues sous tension par leur enveloppe (aponévrose) inextensible ;
• syndrome de Volkmann : le plus souvent au membre supérieur, il réalise une rétraction ischémique des fléchisseurs de l'avant-bras.

■ Nerveuses

Elles sont liées, le plus souvent, à une compression aux zones d'appui : nerf cubital (ulnaire) au niveau du coude, nerf sciatique poplité externe ou fibulaire au col du péroné ou fibula, entraînant des troubles sensitifs ou moteurs qui ne sont pas toujours réversibles.

■ Cutanées

Ce sont souvent des escarres sur les saillies osseuses (olécrânes au coude, épicondyle latéral ou médial, tête du péroné, talon...).

■ Ostéo-articulaires

Il s'agit de raideur et déplacement secondaire.

Les paramètres de surveillance de l'enfant, les prélèvements et l'administration des médicaments

Paramètres de surveillance

Normes

Les paramètres de surveillance s'établissent sur des normes :

— **température** :
  – rectale : 36,2 à 37,8 °C ;
  – **axillaire** : 35,9 °C à 36,7-37 °C ;

— **pulsations** :
  – naissance : 90 à 180/min ;
  – 1 an : 80 à 160/min ;
  – 4 ans : 80 à 120/min ;
  – adolescence : 70 à 110/min ;

— **respiration** :
  – naissance : 30 à 50/min ;
  – 1 an : 30 à 40/min ;
  – 4 ans : 20 à 30/min ;
  – adolescence : 12 à 20/min ;

— **pression artérielle maximale** :
  – naissance : 80 mmHg ± 25 ;
  – 1 an : 90 mmHg ;
  – 4 ans : 100 mmHg ± 20 ;
  – adolescence : 110 mmHg.

Points à surveiller

La valeur des paramètres vitaux procure à l'infirmière une estimation de l'activité physiologique. Il est important d'identifier leur tendance : leur soudaine divergence et leur écart par rapport à la normale.
Les paramètres vitaux peuvent être relevés aussi souvent que l'infirmière le juge utile. Ils doivent être notés sans délai précis si leur écart par rapport à la normale augmente ou diminue rapidement.

Prise de la température

Elle doit être prise en axillaire chez le nouveau-né et le prématuré, pour éviter tout traumatisme anal occasionné par la prise de température rectale. Quelques règles sont à respecter :
— la façon de prendre la température doit être constante ;
— ne jamais laisser l'enfant seul lorsqu'il prend sa température lui-même ;
— pour toute sécurité, toujours tenir le thermomètre pendant la prise ;
— noter le chiffre ainsi que la façon de la prendre ;
— signaler toute température anormale, hypo- ou hyperthermie.

Prise du pouls

Le pouls peut être pris en radiale, fémorale ou en carotide.
Le pouls doit être pris sur un enfant calme, avant toute manipulation.
Le soignant doit noter la fréquence du pouls, son rythme (régulier ou irrégulier), sa nature (bondissant ou extrasystole), ainsi que le comportement de l'enfant pendant la prise.

Prise de la respiration

• Mesures

La prise de la respiration se fait en observant l'enfant s'il est nu et en posant la main doucement sur le thorax de l'enfant.
On prend toujours la respiration avant tout autre geste (pouls, température).
On note soigneusement :
— les résultats ;
— la fréquence ;
— le type de respiration : superficielle, profonde, irrégulière, balancement... ;
— la qualité de la respiration (une respiration abdominale chez le grand enfant peut évoquer une dyspnée) ;
— le bruit émis à l'inspiration ou à l'expiration ;
— la coloration de l'enfant, cyanose.

• Signes de détresse respiratoire

Les signes de détresse respiratoire sont les suivants :
— geignement, stridor ;
— battement des ailes du nez ;
— balancement thoraco-abdominal ;
— cyanose ;
— tirage intercostal ou sus-sternal.
Il est pratique de noter, surtout chez le tout-petit, le score de Silverman *(voir tableau 52.4)*.

Tableau 52.4 – Score de Silverman

	0	1	2
Balancement thoraco-abdominal à l'inspiration	absent (respiration synchrone)	thorax immobile (l'abdomen seul se soulève)	respiration paradoxale
Tirage	absent	intercostal discret	intercostal + sus et sous-sternal
Entonnoir xiphoïdien	absent	modéré	intense
Battement des ailes du nez	absent	modéré	intense
Geignement expiratoire	absent	perçu au stéthoscope	audible continu

Prise de la pression artérielle

• Chez l'enfant

La technique est la même que chez l'adulte.
Le brassard ne doit pas recouvrir plus de la moitié du membre (un brassard trop étroit donne une élévation, un brassard trop large donne une diminution). Le même brassard doit être conservé pendant la durée de l'hospitalisation.
La pression artérielle doit être prise sur un enfant calme.

• Chez le nouveau-né

La pression artérielle, prise au flush, donne la pression maximale.
On procède de la manière suivante :
— mettre le brassard sur le bras ;
— serrer l'extrémité du bras afin de le rendre exsangue ;
— gonfler le brassard jusqu'à 13-14 ;
— desserrer le brassard doucement ;
— noter le chiffre lorsque le bras de l'enfant reprend une coloration rouge (flush).

Moniteurs

Il existe des moniteurs de prise de pression artérielle. Il suffit de poser un brassard en plastique à usage unique sur le bras de l'enfant, relié par un cordon au moniteur ; les chiffres de pression maximaux et minimaux s'affichent automatiquement et l'opération se renouvelle aussi souvent qu'elle est nécessaire grâce à un affichage manuel (à utiliser de préférence).

Prélèvements et recueils

Introduction

On peut différencier :
— l'examen direct qui consiste en un prélèvement et un étalage sur lame ;
— l'examen indirect qui est un prélèvement et un ensemencement.

Généralités

Avant de réaliser les prélèvements au niveau des yeux, oreilles, nez, pharynx, bouche, selles, urines :
— rassembler le matériel ;
— prévenir l'enfant du soin à effectuer ;
— se laver les mains ;
— mettre le sarrau du boxe de l'enfant ;
— changer l'enfant si nécessaire ;
— prévoir un matériel de contention ou une alèse se faire aider afin que le soin soit le moins long et le moins traumatique possible ;
— se relaver les mains si nécessaire.
Pour l'ensemble des prélèvements :
— réinstaller l'enfant, le rassurer ;
— se laver les mains ;
— noter le soin sur la feuille de température et le dossier de soins, ainsi que toute remarque concernant le soin.

Technique spécifique du prélèvement oculaire

Matériel :

— un écouvillon ;
— un bon + étiquettes ;
— matériel pour contention + une aide ;
— matériel pour le change ;
— un réniforme ;

— sérum physiologique et compresses pour le lavage et le soin de l'œil.

Technique :

— prélever à l'aide de l'écouvillon un coin externe de l'œil ;
— remettre l'écouvillon dans le tube sans en toucher les parois ;
— nettoyer l'œil de l'intérieur vers l'extérieur, en changeant de compresse autant qu'il sera nécessaire.

Technique spécifique du prélèvement d'oreille

Indication

Recherche des germes de l'oreille après paracentèse ou écoulement spontané. Il peut être suivi d'une instillation.

Matériel :

— un écouvillon ;
— un bon + étiquettes ;
— matériel pour le change ;
— un réniforme ;
— sérum physiologique et compresses.

Technique :

— enfant en position couchée ;
— introduire l'écouvillon au niveau du pavillon de l'oreille et le remettre dans le tube ;
— nettoyer l'oreille au niveau du pavillon de l'oreille en s'assurant de bien sécher afin de ne pas provoquer d'eczéma et/ou de macération.

Prélèvement nasal

Indication :

— recherche de germes au niveau du nez à titre préventif en cas d'épidémie, en cas d'écoulement ;
— éventuellement suivi d'un lavage de nez ou d'une instillation nasale sur prescription médicale.

Matériel :

— un écouvillon ;
— un bon + étiquettes ;
— matériel pour contention + une aide ;
— matériel pour nettoyer le nez ;

— matériel pour le change ;
— un réniforme ;
— sérum physiologique (seringue de 2 mL) ;
— compresses.

Technique :

— enfant en position couchée, toujours pour éviter les gestes traumatiques ;
— introduire l'écouvillon dans la narine et tourner doucement, le remettre dans le tube ;
— puis procéder à une désinfection rhino-pharyngée si besoin.

Prélèvement pharyngé

Indication

Recherche de germes du pharynx : bacille de Klebs-Löffler, streptocoque, etc.

Matériel :

— bon + étiquettes + écouvillons ;
— abaisse-langue + lampe de poche.

Technique :

— enfant couché tourné vers une source de lumière ;
— écouvillon dans la main droite, abaisse-langue dans la main gauche ;
— appuyer assez fort sur la langue avec l'abaisse-langue ;
— passer sur les amygdales et la luette ;
— remettre l'écouvillon dans le tube ;
— tourner la tête de l'enfant sur le côté car le fait d'avoir enlevé l'écouvillon peut entraîner une toux réflexe ou un vomissement ;
— examen à effectuer à distance des repas si possible.

Prélèvement de bouche

Indication

Recherche de *Candida albicans* responsable du muguet, en cas de poussées herpétiques stomatites.

Matériel :

— écouvillon ;
— bon + étiquettes ;
— abaisse-langue + lampe de poche.

Technique :

— enfant couché tourné vers la source de lumière ;
— prélever avec l'écouvillon sur la joue gauche, gencive, palais, joue droite et langue ;
— remettre l'écouvillon dans le tube.

Prélèvement de selles

Recherche de vers intestinaux :

— ne pas mélanger aux urines si possible ;
— recueillir les selles dans un pot à l'aide d'une spatule ;
— recherche d'oxyures, d'ascaris, d'amibes, de ténia.

KOP (kyste, œuf, parasite)

Recueil des selles avec une spatule dan un pot.

Coproculture :

— ensemencement d'un milieu de culture avec une petite quantité de matière fécale pour déceler la présence de germes pathogènes ;
— recueil des selles avec une spatule dans un pot.

Stéatorrhée :

— dosage des graisses dans les selles (survient dans les insuffisances pancréatiques telles que la mucoviscidose) ;
— prélever les selles sur 24 heures dans un flacon à l'aide d'un abaisse-langue ;
— renouveler l'examen pendant 3 jours de suite.

Rotavirus :

— nom du virus donné à l'examen ;
— recherche du rotavirus par prélèvement de selles identique à celui pour la coproculture.

Prélèvements d'urines

À l'aide d'une poche stérile

• But

Le prélèvement d'urine permet de faire une analyse à la recherche de sucre, d'acétone, de germes et autres produits, d'aider au diagnostic, de surveiller l'état de l'enfant et l'efficacité d'un traitement.

● Matériel :

— poche à urine stérile (garçon ou fille) ;
— compresses stériles ;
— Dakin®, eau stérile ;
— réniforme ;
— tube à prélèvement stérile.

● Préparation

On allonge l'enfant sur le dos avec les jambes écartées et repliées pour mettre en évidence les parties génitales (l'aide doit maintenir les jambes de l'enfant en bonne position). Une bonne position facilite le nettoyage et la pose du collecteur.

● Technique

Elle est détaillée dans le *tableau 52.5*.

Tableau 52.5 – Technique du prélèvement d'urine

Actions	Explications
Préparation	
Allonger sur le dos avec les jambes écartées et repliées pour mettre en évidence les parties génitales (l'aide doit maintenir les jambes de l'enfant en bonne position).	Une bonne position facilite le nettoyage et la pose du collecteur
Technique	
S'assurer de l'état de propreté des organes génitaux, les laver à l'eau et au savon et bien essuyer. a) Chez la fille : utiliser les compresses stériles et, avec du Dakin, laver les grandes lèvres du haut en bas en changeant de compresses à chaque passage ; puis écarter les lèvres d'une main et désinfecter avec l'autre main. Effectuer les mêmes gestes pour rincer et bien essuyer. b) Chez le garçon : maintenir le pénis et le nettoyer avec des compresses et du Dakin en décalottant bien le prépuce. Nettoyer par mouvements circulaires jusqu'au scrotum. Rincer, essuyer.	Ce moyen de nettoyage prévient la contamination des organes génitaux par proximité de l'anus et évite la contamination des urines prélevées. Faire des gestes doux afin d'éviter de déclencher une émission d'urines.

Actions	Explications
Mettre la poche à urine en faisant attention à ne pas souiller l'intérieur de la poche.	Si la poche est posée proprement, le soin ne sera pas répété.
Mettre des couches propres et si possible donner un peu d'eau à boire à l'enfant.	
Surveiller l'enfant fréquemment. Quand l'enfant a uriné, retirer la poche doucement et le rhabiller. Si, après 30 minutes, l'enfant n'a pas uriné, recommencer la petite toilette stérile et poser une nouvelle poche.	Le changement de poche diminue le risque de résultats douteux.
Mettre l'urine dans le flacon stérile. Envoyer le prélèvement au laboratoire dans la demi-heure qui suit ou le mettre au réfrigérateur.	Envoyer le prélèvement le plus rapidement possible au laboratoire afin d'éviter la prolifération des germes.
Noter : • la nature du prélèvement, l'heure, la quantité ; • la coloration des urines ; • le type d'examen demandé ; • l'état de la peau et du périné.	

Prise aseptique d'urine par sondage

Il faut prévoir le même matériel que pour le prélèvement d'urine à l'aide d'une poche stérile ; on ajoutera une sonde vésicale n° 4 ou 6.

Il se pratique uniquement chez la fille :

— toujours demander une aide afin de limiter les mouvements de l'enfant ;
— pour la petite toilette stérile, utiliser la même technique que pour le prélèvement d'urine ;
— laisser une compresse stérile entre les petites lèvres ;
— dévisser le flacon stérile ;
— prendre la sonde avec l'aide d'une compresse ;
— l'introduire lentement dans l'urètre, ne jamais forcer ;
— évacuer les premières gouttes d'urines dans le réniforme ;
— en mettre ensuite dans le flacon stérile puis évacuer la totalité des urines dans le réniforme ;
— retirer la sonde doucement ;
— rhabiller l'enfant ;
— envoyer le flacon étiqueté au laboratoire le plus vite possible ;
— noter l'examen.

Prise aseptique à l'aide du sac

Matériel

Il se compose d'un nécessaire pour toilette aseptique et d'un sac qui remplace la sonde.

Technique

La technique est la suivante :
— faire la toilette du siège au savon ;
— faire la toilette aseptique ;
— assécher la peau avec des compresses stériles ;
— poser le sac en le collant au niveau du périnée ;
— attendre ;
— renouveler si besoin, après 1 heure ou si il y a eu une selle ;
— désinfecter l'extrémité du sachet et couper avec des ciseaux stériles pour recueillir dans le flacon.

Prélèvement d'urine par ponction sus-pubienne

Il consiste à faire un recueil d'urine directement dans la vessie en faisant pénétrer une aiguille de façon aseptique au travers de la paroi abdominale.

But

Ce prélèvement permet d'obtenir un échantillon d'urine en vue d'une culture, d'établir un diagnostic et de surveiller un traitement.

Matériel :

— solution antiseptique ;
— compresses stériles ;
— gants stériles ;
— aiguille stérile de 4 cm environ ;
— seringue stérile ;
— flacon de prélèvement stérile ;
— pansement, sarrau ;
— réniforme.

Préparation

Elle est développée dans le *tableau* 52.6.

Tableau 52.6 – Préparation au prélèvement d'urine par ponction sus-pubienne

Actions	Explications
1 à 2 heures avant la ponction, appliquer avec l'aide d'un pansement adhésif imperméable une noisette de pommade Emla®.	Pour insensibiliser l'emplacement de la ponction afin de rendre l'examen moins douloureux.
Discuter si besoin avec la maman ; expliquer à l'enfant plus grand le déroulement des soins ; rester auprès de lui et lui parler.	La présence de la maman réconforte l'enfant et le rassure.
Changer l'enfant si celui-ci vient d'uriner, prévenir le médecin et attendre un peu. Parfois, une dose de diurétiques peut être prescrite.	Pour réussir cette ponction, il faut que la vessie soit assez remplie pour qu'elle dépasse le pubis ; les diurétiques augmentent la diurèse et emplissent la vessie.
Installer l'enfant sur la table d'examen, l'aide se trouvant à la tête et le médecin aux pieds ; faire mettre les jambes en « grenouille », l'aide posant les mains sur les genoux et touchant les hanches avec les pouces.	Cette position aide à bien maintenir l'enfant ; elle permet de bien l'observer, de lui parler et de le calmer.
S'assurer de la propreté de la peau au niveau de la ponction et bien aseptiser.	Afin d'éviter la pénétration de germes au niveau de la vessie par la ponction.

• Technique

Elle est détaillée dans le *tableau 52.7*.

Tableau 52.7 – Technique du prélèvement d'urine par ponction sus-pubienne

Actions	Explications
Noter l'état de l'enfant avant la ponction ; lui parler, le réconforter. Noter tout changement dans son comportement (respiration, coloration...).	Calmer l'enfant aide à une bonne relaxation et lui évite de bouger. Les pleurs durcissent la paroi abdominale et rendent plus difficile l'introduction de l'aiguille.
Quand l'urine est prélevée et l'aiguille retirée, exercer une pression au niveau du point de piqûre avec une compresse.	Afin d'éviter un écoulement intra- ou extra-abdominal, cette pression doit être maintenue environ 3 minutes jusqu'à ce que l'écoulement soit terminé et la coagulation commencée.
Appliquer un pansement ; rhabiller l'enfant, lui parler et le réconforter quelques minutes.	Afin de conserver de bonnes relations avec lui et l'aider à se détendre après un examen douloureux

Surveillance

La surveillance à mettre en place après ce type de prélèvement est synthétisée dans le *tableau 52.8*.

Tableau 52.8 – Surveillance après un prélèvement d'urine par ponction sus-pubienne

Actions	Explications
Surveiller l'enfant régulièrement pendant 1 heure environ, afin de détecter un écoulement intempestif.	Si la pression a été faite correctement et si l'enfant est calme, un écoulement secondaire est rare.
Noter l'heure de la première miction après l'examen. Noter également la coloration : les urines peuvent être rosées, une mince trace sanglante doit être signalée au médecin.	Il est important de signaler tout changement de la miction après l'examen. Ce changement peut révéler une complication. Une couleur rosée est due à une petite hémorragie capillaire.
Noter dans le dossier : • l'heure de l'examen ; • la nature du prélèvement réalisé ; • comment l'enfant a supporté l'examen ; • la coloration des urines obtenues ; • l'état de l'enfant et son comportement pendant et après l'examen.	

Recueil des urines des 24 heures chez un jeune enfant

Chez le grand enfant, le prélèvement est le même que chez l'adulte. Il consiste à recueillir les urines excrétées en un temps déterminé, les séparer des selles étant le plus difficile.

But

Ce recueil d'urine permet de déterminer une diurèse et de doser l'excrétion de certains composés chimiques produits par l'organisme.

Préparation

Elle est développée dans le *tableau 52.9*.

Tableau 52.9 – Préparation au recueil des urines des 24 heures

Actions	Explications
Se mettre d'accord sur le temps de recueil et l'heure du début.	Nécessaire pour un bon recueil.

Actions	Explications
Les premières urines sont jetées et marquent l'heure du début.	
Les jambes de l'enfant doivent être immobilisées et le siège légèrement surélevé.	Pour éviter le décollement de la poche.
Donner des jouets appropriés à l'âge de l'enfant. Encourager les parents à avoir des contacts physiques avec leur enfant, à le caresser.	

à noter *Un temps précis est impossible à réaliser chez le jeune enfant, mais il faut noter avec précision l'heure de début et de fin sur le dossier et sur le flacon réservé au laboratoire.*

• Matériel :

— poches munies d'un écoulement ;
— seringue (si recueil très précis) ;
— flacon de laboratoire.

• Technique

La technique du recueil d'urine est expliquée dans le *tableau 52.10.*

Tableau 52.10 – Technique du recueil des urines des 24 heures

Actions	Explications
Procéder comme pour le recueil d'urine, coller la poche.	
Surveiller l'élimination d'urine toutes les 1 à 2 heures et les verser dans le flacon de laboratoire.	Afin d'éviter les fuites si la poche est trop remplie.
Chez les filles, la poche est à remplacer au moindre doute.	

• Surveillance

Elle est synthétisée dans le *tableau 52.11.*

Tableau 52.11 – Surveillance après un recueil des urines des 24 heures

Actions	Explications
À la fin du recueil, conserver la dernière miction.	Ce procédé permet de collecter la totalité des urines.
Retirer la poche, laver le siège de l'enfant, lui donner un bain si besoin.	Installer l'enfant confortablement (noter l'état du siège).
Noter sur le dossier l'heure de la fin du recueil. S'assurer que les urines sont envoyées immédiatement au laboratoire avec une étiquette correctement remplie.	

Prélèvements à visée bactériologique et virologique

La meilleure façon d'affirmer la nature infectieuse d'une maladie est d'isoler de l'organisme le microbe en cause.

Le **diagnostic direct** n'est pas toujours réalisable. Le clinicien doit orienter les recherches en se basant sur les renseignements cliniques. La liaison laboratoires-cliniciens est nécessaire pour faire la différence entre :

— les germes responsables et les germes commensaux (téguments, cavités naturelles, contamination accidentelle) ;

— le germe responsable et le portage simple.

Le **diagnostic indirect** chercher à mettre en évidence chez le sujet suspect divers anticorps caractéristiques de l'affection (sérodiagnostic). Ils n'apparaissent pas immédiatement, mais après une certaine durée d'évolution de la maladie, et persistent souvent longtemps après la guérison.

Prélèvements bactériologiques

• Diagnostic direct

Tout prélèvement doit être accompagné des indications suivantes :

— nom, âge ;

— nature, conditions du prélèvement ;

— en cas de prélèvements multiples : le jour et l'heure ;

— le traitement en cours (antibiotiques).

Les prélèvements seront effectués avant toute administration d'antibiotiques (ATB) chaque fois que c'est possible.

Ils doivent être pratiqués en respectant les règles d'asepsie élémentaire.

Le transport des prélèvements doit être fait selon des règles précises pour que l'ensemencement soit fait rapidement.

L'examen d'un prélèvement au laboratoire comporte :

— examen macroscopique (aspect, odeur, coloration) ;

— examen microscopique ;
— examen après coloration ;
— examen par immunofluorescence ;
— recherche d'antigènes solubles ;
— mise en culture.

■ **Hémoculture** :

— faire le prélèvement le plus tôt possible dans l'évolution de la maladie ;
— prélever avant tout traitement antibiotique et au moment de l'ascension thermique où il y a décharge bactérienne. Répéter les prélèvements ;
— asepsie rigoureuse : appliquer largement de l'antiseptique sur la peau et sur le doigt de l'opérateur. Le port de gants et de masque est parfois recommandé ;
— prélever une quantité de 2 cm^3 dans chaque flacon ;
— s'assurer que les flacons aéro- et anaérobies sont bien étiquetés et acheminés rapidement au laboratoire. Si la quantité de sang ne suffit pas pour les deux flacons, faire de préférence le flacon anaérobie, car la plupart des germes aérobies de la pathologie néonatale sont anaérobies facultatifs *(voir « Septicémies », chapitre 34)*.

■ **LCR (étude cytobactériologique)** :

— respecter les règles d'asepsie (++) ;
— faire une ponction dans le cul-de-sac dural entre les 4e et 5e vertèbres lombaires ; acheminer rapidement au laboratoire pour :
  - examen macroscopique, microscopique, biochimique ;
  - recherche d'antigènes solubles ;
  - culture ;

— précautions à prendre : avoir un Ambu à portée de la main, car il y a risque d'arrêt cardiaque réflexe chez les nouveau-nés ; laisser l'enfant à plat après la ponction lombaire.

■ **ECBU (examen cytobactériologique des urines)**

Voir « Technique du prélèvement », tableau 52.5.

■ **Analyse des selles (examen cytobactériologique) ou coproculture** :

— prélever un fragment muqueux ou sanglant lorsqu'il en existe ;
— si le prélèvement ne peut être acheminé rapidement, le garder à +4 °C ;
— à l'examen macroscopique : vérifier la présence de pus, glaire ou sang ;
— à l'examen microscopique : rechercher des hématies et des leucocytes, coloration Gram ;
— mise en culture : interprétation des résultats (bactéries pathogènes spécifiques ou bactéries pathogènes opportunistes).

■ **Examen cytobactériologique de pus et liquides d'épanchement** :

— suppurations superficielles : prélever à l'aide de la pipette ou à la seringue, sinon à l'écouvillon (il entraîne une dessiccation rapide) ;
— suppurations fermées : prélever à l'aide d'une aiguille montée sur une seringue.

■ **Analyse du liquide gastrique** :

— but de l'analyse : déceler l'infection néonatale due au germe ingéré par l'enfant soit pendant la vie intra-utérine à partir du liquide amniotique, soit par ingestion des sécrétions lors du passage dans la filière génitale maternelle ;
— prélèvement à faire d'une façon systématique dans les six premières heures et avant alimentation.

■ **Prélèvements de sécrétions trachéales** :

— but : déceler une infection des voies respiratoires chez un enfant intubé ;
— injecter 1 mL d'eau stérile avec une sonde d'aspiration trachéale à travers la sonde d'intubation. Clapper et vibrer pendant 1 à 2 minutes. Aspirer avec une sonde d'aspiration dans une seringue stérile.

■ **Prélèvements pour *Chlamydia (C. trachomatis)***

Les frottis sont réalisés à partir de grattages conjonctivaux, urétraux ou du liquide articulaire. Ces frottis sont réalisés avec soin pour contenir des cellules et sont gardés dans un milieu spécial de conservation pour le transport jusqu'au laboratoire.

● Diagnostic immunologique ou indirect

L'infection bactérienne entraîne la libération, dans l'organisme infecté, de nombreux antigènes (somatiques, flagellaires, enzymatiques, d'enveloppe), qui induisent une réponse immunitaire spécifique :
— soit d'immunité humorale, avec apparition des anticorps spécifiques ;
— soit d'immunité cellulaire, avec apparition d'une hypersensibilité du type retardé.

■ **Recherche des antigènes solubles**

C'est la recherche immunologique des antigènes bactériens au cours de l'infection dans divers liquides organiques (sang, LCR, urines).

■ **Recherche des anticorps spécifiques**

Le principe est basé sur la formation de complexes immuns d'antigènes-anticorps qui sont détectables : un antigène connu est mélangé avec le sérum à

tester. Si ce sérum possède des anticorps spécifiques de l'antigène, il se forme de complexes Ag-Ac et il est dit positif.
La mise en évidence des immunocomplexes peut être obtenue de plusieurs façons : immunoprécipitation, immunoagglutination, hémoagglutination, fixation du complément.

■ **Recherche d'une hypersensibilité spécifique de type retardé**

La réaction la plus connue est la tuberculino-réaction.
Elle consiste à introduire dans la peau l'antigène bactérien qui, en cas de positivité, fait apparaître une réaction locale cellulaire sous forme de papule érythémateuse.

• Situations particulières

En cas d'une infection confirmée difficile à traiter ou d'un problème inhabituel, il faut prendre contact avec le laboratoire de bactériologie pour des examens plus spécialisés, afin d'en discuter la réalisation ou les indications. Par exemple :
— pouvoir bactéricide sur sérum ;
— pouvoir bactéricide des associations d'antibiotiques ;
— antibiogramme élargi à d'autres antibiotiques non habituellement testés ;
— typage des germes, étude épidémiologique ;
— mise en évidence d'endotoxines.
Ces conseils restent valables également pour les laboratoires de virologie, parasitologie, mycologie et pharmacologie.

• Dosage des antibiotiques

La fonction rénale du nouveau-né étant ralentie, il convient de procéder à des dosages d'antibiotiques pour déterminer les concentrations d'antibiotiques nécessaires, rythmer convenablement les intervalles d'injection et prévenir les risques toxiques.

■ **Modalités** :

— prélever 1 mL de sang sur tube sec ;
— le dosage est réalisé à J2 du traitement (48 heures après la première injection).

■ **Moments des prélèvements** :

— T0 (vallée) : directement avant l'injection ;
— T1 (pic) : 15 minutes après la fin du passage d'antibiotique en IV ou 45 minutes après injection IM.

■ **Concentrations efficaces et toxiques**

À vérifier auprès du laboratoire.

Prélèvements virologiques

Il faut distinguer deux catégories de prélèvements :
— les prélèvements sériques : titrages des anticorps viraux ;
— les prélèvements pour détecter les virus.

• Prélèvements sériques

Le diagnostic sérologique est la mise en évidence d'une élévation du titre d'anticorps entre deux sérums :
— 1er sérum : avant que les anticorps ne soient apparus ou peu après, c'est-à-dire dès les premiers symptômes ou contacts ;
— 2e sérum : au moment où les anticorps vont atteindre leur titre maximal, c'est-à-dire 2 à 3 semaines après le début de la maladie.
Il faut prélever 3 à 5 mL dans un tube sans anticoagulant.

• Prélèvements pour détection du virus

Ils sont pratiqués d'une façon précoce sur les lésions chaque fois que cela est possible.
À défaut, on prélève stérilement au niveau du site de la multiplication du virus (gorge, selles, urines, peau) et on envoie le prélèvement au laboratoire de virologie le plus proche dans de la glace fondante.
Les prélèvements doivent être réalisés si possible dans la journée.

• Méthode de diagnostic virologique rapide :

— microscopie électronique : reconnaissance de la forme des virus dans les selles et le liquide de vésicules ;
— ELISA : détection des antigènes viraux dans les prélèvements, détection de *Rotavirus* dans les selles, HBs dans le sérum ;
— immunofluorescence : détection des virus par les anticorps spécifiques fluorescents ;
— PCR *(polymerase chain reaction)* pour amplifier l'ADN du virus *(voir partie III)*.

• Méthodes classiques :

— l'isolement, qui consiste à obtenir le virus par multiplication au laboratoire. L'inoculation du prélèvement se fait sur des cultures cellulaires, dans la cavité de l'œuf de poule embryonné ou au souriceau nouveau-né ;
— la sérologie et le titrage du virus avec mise en évidence des IgM spécifiques permet de solutionner bon nombre de problèmes diagnostiques.

Administration de médicaments

But et méthodes

But

Il s'agit d'administrer sans problème à l'enfant les médicaments prescrits.

Points particuliers

L'infirmière doit montrer la façon de prendre un médicament à l'enfant et doit le convaincre de l'utilité du traitement. L'explication doit faire appel au niveau de compréhension de l'enfant (comparaison éventuellement avec une personne de son entourage).
L'infirmière doit se renseigner sur le médicament. Il est parfois nécessaire de mélanger le médicament avec une petite quantité de miel, de confiture ou de yaourt...
En revanche, il ne doit jamais être mélangé avec le lait ou les aliments. Il ne doit pas non plus être donné pendant la tétée, sauf sur ordre du médecin.
Il ne faut jamais menacer l'enfant d'une « piqûre » s'il refuse son médicament oral.
L'infirmière doit connaître la surveillance du médicament qu'elle donne ainsi que les dosages courants, les contre-indications, les effets secondaires et la dose toxique.
Pour la préparation d'une injection, il est préférable d'ajouter environ 0,2 mL d'air après le prélèvement de la quantité de solution nécessaire dans la seringue, afin d'éviter le dépôt du produit dans la lumière de l'aiguille.

Calcul des dosages pédiatriques : posologie

Il n'est pas de la responsabilité de l'infirmière de déterminer le dosage des drogues à administrer. Son rôle est d'assurer le contrôle de certains gestes. Il lui faut connaître les facteurs déterminant la quantité de drogue ordonnée, ainsi que les éléments suivants :
— l'action, l'absorption, la toxicité et l'excrétion sont relatives à la maturité métabolique de l'enfant ;
— les nouveau-nés et les prématurés ont besoin d'un dosage réduit qui est dû à :
  - la déficience ou l'absence d'enzymes ;
  - l'immaturité de la fonction rénale ;
  - l'altération du système vasculaire et de son pouvoir de fixation des protéines ;
— le dosage recommandé selon l'âge n'est pas satisfaisant, un enfant pouvant être plus ou moins gros par rapport à son âge réel ;

— le dosage calculé selon le poids, bien que plus précis, n'est pas complètement satisfaisant ;
— c'est la dose calculée en rapport avec la surface corporelle qui est la plus précise. Elle se mesure en fonction de la taille et du poids de l'enfant, grâce à des abaques *(tableau 52.12)* :

- (surface corporelle en mL × dose adulte) ÷ 1,75 = dosage pour l'enfant ;
- surface corporelle en m^2 × dose par m^2 = dose approximative pour l'enfant.

Il lui faut aussi savoir bien réagir :
— signaler si une prescription semble inappropriée à l'enfant ;
— consulter le *Vidal* pour connaître le dosage et toutes les autres informations concernant le médicament ;
— toujours se renseigner sur l'identité de l'enfant avant toute administration de médicament (consulter le bracelet d'identité ou, si l'enfant est plus grand, lui demander son nom).

Tableau 52.12 – Calcul de la surface cutanée en fonction du poids et de la taille (D'après J.-F. Robert, *Constantes biologiques courantes*, Lamarre-Poinat.)

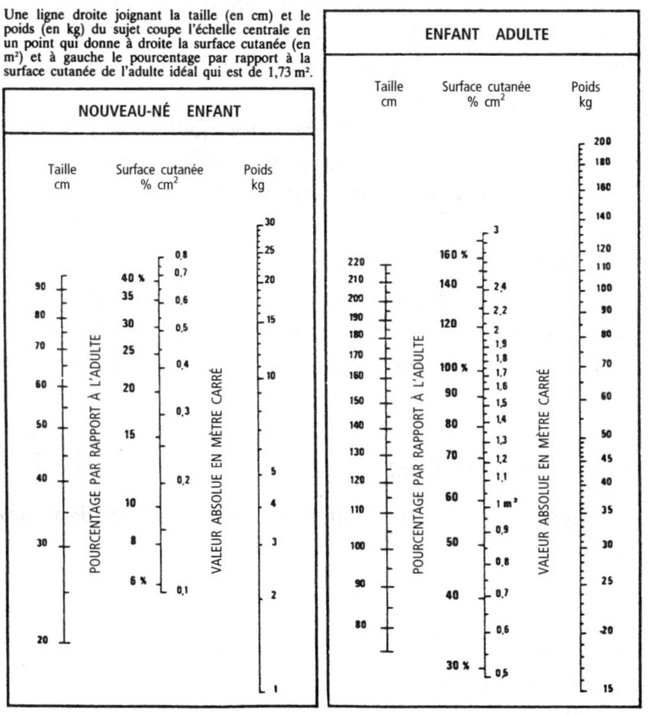

Différents types d'administrations

Médicaments oraux

• Pour le nourrisson

Les médicaments sont de préférence donnés avant le repas, sauf s'il y a une contre-indication.
On prépare le médicament dans un récipient plastique ou dans une seringue.
On installe si possible l'enfant confortablement.
On le surélève en le maintenant sous les épaules. Si besoin, on lui ouvre la bouche en appuyant sur le menton avec le pouce.
On met ensuite le récipient ou la seringue sur le côté de la langue de l'enfant et on fait couler le médicament doucement pour éviter les fausses routes.
On libère alors le menton pour permettre à l'enfant d'avaler.

• Pour le petit enfant

On prépare le médicament dans une seringue ou un récipient plastique. On surélève sa tête et ses épaules ou on l'assied. On met ensuite le récipient ou la seringue entre les lèvres de l'enfant et on fait couler doucement le médicament.
Si c'est possible, il faut permettre à l'enfant de prendre le récipient lui-même et d'absorber à son propre rythme.
On veille à ce que l'enfant déglutisse bien. Par précaution, on ne donne pas le médicament à l'enfant pour jouer.
Il est parfois nécessaire d'immobiliser l'enfant lorsqu'il refuse de prendre le médicament et qu'il s'agite, afin de veiller à une bonne prise.
Il faut donner à boire après la prise du médicament.

• Pour l'enfant plus grand

L'enfant est capable d'avaler une gélule ou un comprimé. Il faut faire mettre le médicament sur la langue et lui donner à boire un peu d'eau ou de jus de fruits. Il est important de toujours féliciter l'enfant après la bonne prise du médicament.

Injections intramusculaires

Une aide est fortement conseillée pour maintenir l'enfant pendant une injection intramusculaire.

• Matériel :

— coton, alcool ;
— seringue et aiguille à bouchon ;
— produit à injecter ;

— aiguille :
  - ID pour le prématuré ;
  - SC pour le nourrisson ;
  - IM pour l'enfant ;
— nécessaire pour changer l'enfant.

● Technique

Elle est développée dans le *tableau 52.13.*

Tableau 52.13 – Technique des injections intramusculaires

Actions	Explications
Se laver les mains. Préparer le médicament à injecter après vérification de la date de péremption.	
Si l'enfant est en âge de comprendre, lui expliquer le soin.	Afin de le sécuriser. Ne pas lui présenter le soin comme une punition.
Changer l'enfant si besoin. Installer l'enfant sur les genoux de l'aide, ses jambes pendantes. Elle doit maintenir le siège et le thorax de l'enfant. Lieu d'injection :	
• fesse : déterminer l'emplacement du lieu d'injection dans le quart supéro-externe de la fesse. Chez le petit enfant, l'injection doit être faite au niveau de l'aile iliaque (très haut et à l'extérieur). Il existe un risque infectieux avec les couches ;	Le sciatique est un nerf de grosseur très importante chez le jeune enfant par rapport à la fesse, et il est situé bien au milieu de celle-ci. Une injection faite vers le milieu de la fesse peut occasionner un hématome. Celui-ci peut alors comprimer le sciatique et entraîner une boiterie importante pouvant durer plusieurs semaines.
• cuisse : mettre l'enfant sur le dos et bloquer les articulations des genoux et du bassin. L'injection s'effectue sur la face antérieure de la cuisse.	
Après désinfection, piquer l'enfant avec la seringue montée.	Cela évite les manipulations entre l'aiguille et la seringue, geste difficile à réaliser lorsque l'enfant bouge.
Aspirer et injecter. Dépiquer et masser l'endroit avec du coton. Consoler l'enfant avant de le remettre au lit. Le bercer, le cajoler. Noter l'injection sur le dossier (l'heure, la quantité de produit, le lieu d'injection).	

Injections sous-cutanées et intradermiques

La technique est la même que pour l'adulte, mais une aide est indispensable.

Administration intrarectale

Elle consiste à injecter un médicament par l'anus, par exemple du Valium® ou de l'atropine (utiliser les produits injectables).
L'intrarectale est préférée à la voie intramusculaire pour l'administration de certains produits. Son délai d'action est sensiblement égal à celui de l'injection intraveineuse.

• Matériel :

— produit à injecter ;
— seringue 2 mL ;
— sonde très fine charrière 4 ou 6 ;
— change.

• Technique

Elle est expliquée dans le *tableau 52.14*.

Tableau 52.14 – Technique de l'administration intrarectale

Actions	Explications
Mettre le produit dans la seringue et purger la sonde.	Afin d'administrer la dose prescrite.
Changer l'enfant.	
L'installer sur le côté droit comme pour un lavement. Introduire la sonde doucement et le plus loin possible (en direction de l'ombilic).	
Retirer la sonde en serrant les fesses.	Pour éviter l'expulsion du produit.
Noter les informations sur le dossier de l'enfant.	
Noter la réponse de l'enfant au traitement (arrêt des convulsions après *x* mg de Valium®...).	

Administration de suppositoires

• Matériel :

— suppositoire ;
— compresses ;
— change si besoin.

• Technique

Elle consiste à :
— changer l'enfant ;
— prendre le suppositoire à l'aide d'une compresse ;
— l'introduire en présentant l'**extrémité non pointue** à l'anus ;
— enfoncer le suppositoire ;
— serrer les fesses de l'enfant pour qu'il ne l'expulse pas ou qu'il le conserve le plus longtemps possible (en cas de suppositoire de glycérine).

Lavements

Ils consistent à injecter du liquide par l'anus dans un but thérapeutique ou diagnostique. Le lavement chez l'enfant est basé sur le même principe que chez l'adulte, sauf que la quantité et la pression ne sont pas les mêmes.

• Indications

▪ Lavement évacuateur simple

On utilise de l'eau tiédie simple ou additionnée pour moitié à une cuillerée à soupe de glycérine.

▪ Lavement thérapeutique

Contre les vers intestinaux, on utilise de l'eau salée à 3 g pour 100 mL d'eau tiédie.
Pour un traitement anticonvulsivant, on utilise du chloral à mélanger avec 50 mL d'eau ou d'huile, car il est irritant.

▪ Lavement diagnostique

On se sert de baryte ou de liquide de contraste.

• Quantités utilisées

Elles diffèrent selon l'âge de l'enfant :
— chez le prématuré : dose égale au biberon ;
— chez le nourrisson jusqu'à 6 mois : 50 à 75 mL ;
— de 6 mois à 2 ans : 75 à 100 mL ;
— de 2 ans à 5 ans : 100 à 150 mL ;
— de 5 ans à 8 ans : 200 à 250 mL.

• Matériel :

— sonde rectale de charrière appropriée ;
— bock ou seringue.

• Préparation

La démarche à suivre est présentée dans le *tableau 52.15*.

Tableau 52.15 – Préparation au lavement

Actions	Explications
Expliquer simplement à l'enfant ce que l'on va lui faire s'il est en âge de comprendre.	
Installer l'enfant en décubitus latéral droit. La jambe gauche est fléchie.	Cette position met le côlon descendant au niveau le plus bas.

• Technique

Elle est détaillée dans le *tableau 52.16*.

Tableau 52.16 – Technique du lavement

Actions	Explications
Introduire la sonde lubrifiée doucement en direction de l'ombilic.	
Adapter la seringue et pousser doucement le liquide. S'il s'agit d'un bock, élever celui-ci (de 30 à 45 cm maximum) au-dessus de l'enfant. Ne jamais administer plus de 300 mL sauf sur ordre médical.	Pour donner un minimum de pression.
Retirer la sonde assez rapidement.	Un léger massage abdominal peut aider à conserver ce lavement.
Protéger le lit. Rhabiller l'enfant. En cas de lavement évacuateur, pour un petit enfant qui tient assis, l'installer dans un baby-relax muni d'un pot.	Le baby-relax procurera un certain confort à l'enfant et évite l'élimination des matières dans le lit et sur les vêtements.
Si le lavement doit être conservé, resserrer les fesses de l'enfant afin de faciliter la rétention. Lui parler, le câliner pour le détendre le plus possible.	
Noter l'heure de l'examen, surveiller l'élimination des selles et noter leur consistance et l'horaire.	

chapitre 53

Odile Kremp
Élisabeth Devin
Gérard Krim
Christine Ansellin
Henri Foure
Alain de Broca

Techniques et pathologies spécifiques

Les techniques d'abord vasculaire chez l'enfant

Odile Kremp

Voies d'abord veineuses

Rappel de l'anatomie du système vasculaire chez le petit enfant

Circulation fœtale

Après la naissance *(voir chapitres 9 et 33)*, les vaisseaux ombilicaux peuvent encore être abordés pendant plusieurs jours ; le délai est variable d'un enfant à l'autre. Si l'on craint de devoir réaliser une exsanguino-transfusion, on peut humidifier le cordon avec une compresse imbibée de sérum physiologique stérile.

Système veineux

Chez le nouveau-né, qui n'a pas encore beaucoup de cheveux, les veines du cuir chevelu sont souvent bien visibles et facilement abordables *(figure 53.1)*. On les confond quelquefois avec les artères, bien qu'elles ne battent pas. En cas d'erreur et d'injection artérielle, on voit la peau autour du point de ponction pâlir. À partir d'une veine du cuir chevelu, on peut arriver dans un des gros troncs veineux du cou *(figure 53.2)*, qui peuvent également être abordés directement. Les veines des extrémités des membres sont aussi beaucoup utilisées *(figures 53.3 et 53.4)*, de même que les veines de l'avant-bras *(figure 53.5)*.

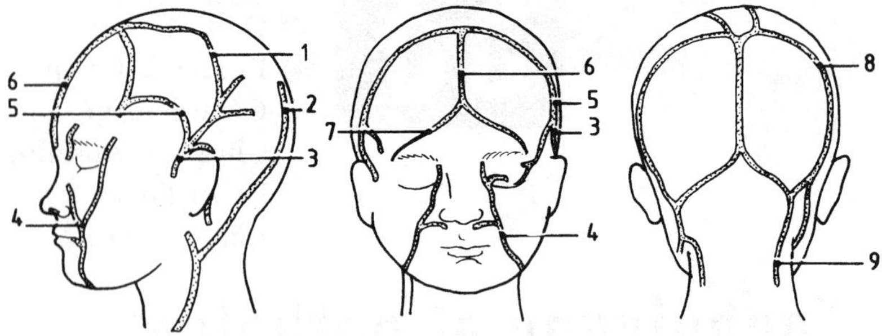

Figure 53.1– Veines du cuir chevelu

1 : veine pariétale principale ; 2 : veine occipitale ; 3 : veine temporale superficielle ; 4 : veine faciale ; 5 : veine frontale ; 6 : veine frontale médiane ; 7 : veine sus-orbitaire ; 8 : veine occipitale ; 9 : veine jugulaire postérieure.

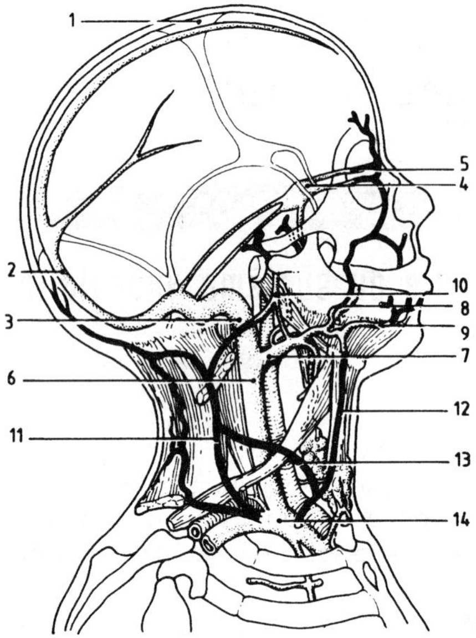

Figure 53.2 – Vue latérale de la tête et du cou

Cette vue est destinée à montrer les réseaux veineux profonds et leurs communications avec les réseaux superficiels du cou.

1 : sinus longitudinal supérieur ; 2 : sinus latéral ; 3 : golfe de la jugulaire ; 4 : sinus caverneux ; 5 : veine ophtalmique ; 6 : veine jugulaire interne ; 7 : tronc thyro-linguo-facial ; 8 veine faciale ; 9 : veine linguale ; 10 : veine communicante intraparotidienne ; 11 : veine jugulaire externe ; 12 : veine jugulaire antérieure ; 13 : anastomose entre la jugulaire externe et la la jugulaire antérieure ; 14 : confluent veineux de Pirogoff.

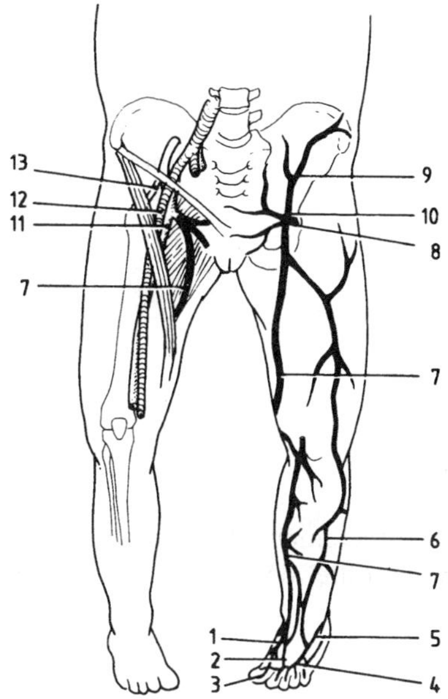

Figure 53.3 – Vue antérieure des membres inférieurs

Cette vue est destinée à montrer le réseau veineux superficiel et profond.

1 : veine marginale interne ; 2 : veine marginale accessoire ; 3 : veine dorsale du gros orteil ; 4 : arcade veineuse dorsale superficielle ; 5 : veine marginale externe ; 6 : veine péronière ; 7 : veine saphène interne ; 8 : crosse de la veine saphène interne ; 9 : veine circonflexe iliaque superficielle ; 10 : veine sous-cutanée abdominale ; 11 : veine fémorale dans le triangle de Scarpa ; 12 : artère fémorale dans le triangle de Scarpa ; 13 : nerf crural.

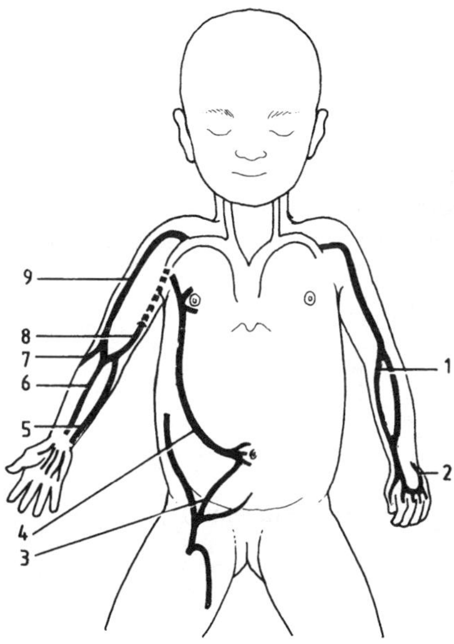

Figure 53.4 – Réseau de veines superficielles chez l'enfant

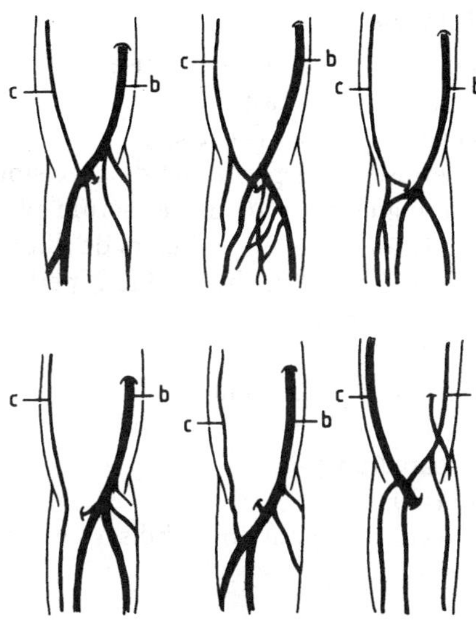

Figure 53.5 – Variations des veines superficielles (d'après Lanz-Wachmuth)

c : veine céphalique ; b : veine basilique.

Voies d'abord périphériques

Prélèvements sanguins

Au niveau du bras chez l'enfant et le nourrisson, la ponction veineuse suit la même technique que chez l'adulte.
Elle nécessite le matériel suivant :
— aiguilles intraveineuses ;
— tubes à prélèvement (microméthode si possible) ;
— garrot ;
— coton stérile et alcool ;
— pansement.

Perfusion intraveineuse

La perfusion IV consiste à injecter du liquide directement dans la circulation veineuse. Elle est réalisable par la pose d'une aiguille, d'une épicrânienne ou d'un cathéter directement dans la veine.

• But

Il est de conserver ou reconstituer l'équilibre électrolytique et le volume sanguin lorsque la voie orale est insuffisante ou inadéquate pour ce traitement.

• Matériel

Pour la solution intraveineuse :
— glucosé 5-10 % ;
— électrolytes K, Na, Ca... ;
— perfuseur ou perfuseur de précision ;
— seringue 5 ou 10 mL et sérum physiologique ;
— épicrâniennes ou cathéters de différentes charrières (la charrière dépend de l'âge de l'enfant et du liquide à perfuser) ;
— pied à sérum ;
— coton, compresses ;
— alcool à pansement ;
— garrot ;
— sparadrap ;
— rasoir ;
— nécessaire pour immobiliser l'enfant (planchette, bracelets) ;
— réniforme.

à savoir

Il existe un risque de nécrose des tissus due à l'injection de solutions hypertoniques. Certains services de pédiatrie interdisent l'utilisation de pompes électriques pour les veines périphériques.

Voies d'abord centrales

Pré-requis

Le cathéter veineux central permet la perfusion de solutés hypertoniques. Il peut être posé au lit de l'enfant et sans anesthésie générale. Il nécessite une asepsie rigoureuse, tant au moment de la pose de l'accès que lors du changement des seringues ou flacons de perfusion et des filtres.

Présentation des différents cathéters

Cette liste n'est pas exhaustive, mais rassemble une gamme assez large de cathéters couvrant les différentes indications pédiatriques.

• Cathéters en silicone

■ Microcathéter ou cathéter épicutanéocave (Vygon)

C'est une sonde en silicone mise à partir d'une veine périphérique du membre supérieur ou inférieur, d'une veine jugulaire externe ou interne. Il est composé de quatre parties :

— une épicrânienne de 1 mm de diamètre externe pour ponctionner la veine dans laquelle on va introduire le cathéter ;

— une petite épicrânienne à bout mousse sur laquelle est adapté le cathéter ;

— le cathéter en silicone, dont les mesures sont :
  - diamètre interne : 0,3 mm ;
  - diamètre externe : 0,6 mm ;
  - longueur : 30 cm ;

— une ailette de protection.

Ce cathéter n'est pas radio-opaque et nécessite l'injection d'un produit de contraste pour vérifier sa position au niveau de la jonction veine cave supérieure/oreillette droite.

■ Nutricath S® (Vygon)

Il comprend trois parties :

— un introducteur ;

— un cathéter radio-opaque de 35 cm de longueur, avec des repères à 10, 15 et 20 cm de l'extrémité distale. Il en existe trois tailles :
  - diamètre interne 0,8 mm, diamètre externe 1,3 mm ;
  - diamètre interne 1 mm, diamètre externe 1,7 mm ;
  - diamètre interne 1,2 mm, diamètre externe 2 mm ;

— un raccord sur lequel s'adapte le cathéter sans que son diamètre en soit diminué (ce raccord est muni d'ailettes qui peuvent être fixées à la peau par un fil serti).

■ **Nutricath tunnel® (Vygon)**

Il est semblable au Nutricath S®, mais possède en plus un tunnelisateur.

● Cathéters en polyuréthanne

■ **Veinocath® (Abbott)**

Il est composé de deux parties :
— une aiguille pour ponctionner la veine (souvent, elle n'est pas utilisée chez le prématuré ni le nouveau-né, mais remplacée par un cathéter court transcutané) ;
— un cathéter radio-opaque. Il en existe trois tailles :
  - N 18 : diamètre interne 1 mm, diamètre externe 1,3 mm ;
  - N 16 : diamètre interne 1,4 mm, diamètre externe 1,7 mm ;
  - N 14 : diamètre interne 1,8 mm, diamètre externe 2,1 mm.

■ **Hémocath® (Vygon)**

Son raccord proximal est amovible, permettant ainsi de retirer l'aiguille de ponction, et il comporte des repères à 10 et 20 cm. Il en existe trois tailles :
— diamètre interne 1 mm, diamètre externe 1,5 mm ;
— diamètre interne 1,2 mm, diamètre externe 1,7 mm ;
— diamètre interne 1,5 mm, diamètre externe 2 mm.

➡ Choix et indications

● Cathéter épicutanéocave

Il a révolutionné l'alimentation parentérale du tout-petit. Il est en général assez facile à mettre en place, sans faire courir de risques à l'enfant, mais son faible calibre ne permet pas le passage de dérivés sanguins. En revanche, le silicone est très bien toléré, et de manière prolongée, par le tissu veineux. Il est donc indiqué pour :
— toute alimentation parentérale de longue durée en cas de syndrome prémonitoire d'entérocolite... ;
— chez tout prématuré ou nouveau-né de petit poids présentant des difficultés d'alimentation ;
— un traitement médical par voie centrale ;
— un traitement médical par voie veineuse de longue durée et quand le capital veineux est presque épuisé.

● Nutricath S® et Nutricath tunnel®

Ils sont utilisés chez les enfant de plus de 5 kg pour :
— des alimentations parentérales de longue durée ;
— les chimiothérapies.

• Veinocath®

Au long cours, le polyuréthanne est moins bien toléré que le silicone, mais le calibre plus important des cathéters en polyuréthanne permet le passage de grosses molécules, de dérivés sanguins et un remplissage vasculaire plus rapide.
Ils sont donc utilisés pour :
— une alimentation parentérale avant et après une intervention chirurgicale sur malformation digestive (par exemple atrésie de l'œsophage, hernie diaphragmatique, omphalocèle, mésentère commun...), rénale... ;
— des troubles hémodynamiques (ils permettent de surveiller la pression veineuse centrale et de remplir rapidement les enfants) ;
— une exsanguino-transfusion.

Choix de la veine

Il dépend du capital veineux de l'enfant, du cathéter utilisé, de l'état général de l'enfant, de l'expérience de l'utilisateur...

• Cathéters épicutanéocaves

Ils sont généralement mis en place à partir :
— des veines distales des membres supérieurs ;
— de la veine axillaire, de la jugulaire externe ou de la jugulaire antérieure ;
— plus rarement de la jugulaire interne (qu'il vaut mieux aborder avec une aiguille montée sur une seringue à cause du risque d'embolie gazeuse) ;
— des membres inférieurs (mais il est beaucoup plus difficile d'arriver jusqu'à l'oreillette droite et la tolérance veineuse du cathéter n'est pas très bonne, tant au niveau de la jambe et de la cuisse qu'au niveau digestif.
Éventuellement, mise directe et rapide dans la veine ombilicale, chez les enfants de très petit poids (inférieur à 1 000 g), permettant ainsi de passer un cap sans être trop agressif.

• Nutricath S® et Nutricath tunnel®

Ils sont le plus souvent :
— mis dans les veines jugulaires externe, interne ou sous-clavière ;
— tunnelisés ou enfouis (mais leur pose se fait alors le plus souvent, chez l'enfant, sous anesthésie générale).

• Cathéters de type Veinocath®

Ils sont plus gros et doivent donc être mis :
— dans une grosse veine : jugulaire interne ou externe ;
— beaucoup plus rarement, dans la veine fémorale.

Préparation

• Conditions préalables nécessaires à la pose du cathéter :

— une bonne source d'éclairage ;
— un box pour que l'enfant soit seul ou suffisamment isolé des autres ;
— un scope ;
— un Hood avec de l'air, si l'enfant n'est pas intubé, ce qui lui permettra une bonne respiration sous les champs ;
— la possibilité de réaliser une radiographie du thorax au lit de l'enfant pour vérifier la position de l'extrémité du cathéter au niveau de la jonction veine cave supérieure/oreillette droite ;
— l'idéal : deux personnes habillées stérilement et aidées par une troisième (cependant, avec un temps de réflexion et de préparation un peu plus long, deux personnes peuvent suffire, la deuxième ne s'habillant stérilement qu'après les préparatifs) ;
— un flux laminaire pour la préparation des flacons de perfusion.

• Tenues :

— pour le médecin qui pose l'accès : tenue stérile ;
— pour l'aide :
  - cagoules et masques ;
  - blouses et gants stériles.

• Matériel de pose et de fixation du cathéter :

— cinq champs stériles ;
— des compresses ;
— un champ troué à usage unique ;
— une boîte à instruments comprenant quatre fixe-champs, une pince porte-tampon, une paire de ciseaux, une pince à disséquer sans griffes, une cupule, deux cathéters épicutanéocaves, ou deux Veinocath® et deux cathéters courts transcutanés ;
— des sutures cutanées stériles de 1 cm de large (Steri-strip®) ;
— un fil serti sur une aiguille courbe ;
— un pansement adhésif transparent (Mite® ou Tegaderm®) ;
— une ampoule de produit de contraste (Hexabrix®, Télébrix®...) ;
— des ampoules de sérum physiologique pour purger le cathéter ;
— deux seringues : une de 2 mL et une de 5 mL ;
— un filtre antimicrobien (Cathivex® de chez Millipore) ;
— un prolongateur (Lectrocath®) ;
— un désinfectant (Bétadine® ou Merfène®...) ;
— des bandes élastiques adhésives (Élastoplaste®).

Pose du cathéter

• Vérifications préalables :

— vérifier avant tout la température de l'enfant et augmenter le thermostat de la couveuse si nécessaire ;
— en général, ouvrir complètement les portes de l'incubateur si on ne veut pas faire de faute d'asepsie ;
— repérer la veine dans laquelle va être introduit le cathéter ;
— installer l'enfant ;
— mettre l'alarme sonore du cardiomoniteur afin de dépister immédiatement toute modification du rythme de l'enfant qui sera invisible sous les champs ;
— sur le plan de travail préalablement nettoyé et désinfecté, installer un champ stérile sur lequel on peut ensuite déposer tout le matériel stérile nécessaire à la pose.

• Habillage :

— mettre la cagoule et le masque ;
— se laver les mains et les avant-bras durant au moins 5 minutes ; se brosser les ongles ; bien s'essuyer les mains ;
— mettre la blouse et les gants.

• Pose du cathéter épicutanéocave

— désinfection de la peau :
  - si pose du cathéter au niveau du membre supérieur, faire une désinfection de la main, de l'avant-bras et du bras ;
  - si pose du cathéter au niveau d'une jugulaire, faire une désinfection du cou et du thorax ;
— installation des champs :
  - les maintenir avec les fixe-champs ;
  - poser le champ troué ;
— remplir la seringue de 5 mL de sérum physiologique et purger le cathéter et l'épicrânienne (le sérum physiologique est préférable au glucosé à 5 % car, avec celui-ci, le cathéter, très fin, colle très vite aux gants et au champ en plastique) ;
— pendant que l'aide maintient l'enfant, piquer la peau avec l'épicrânienne à quelques millimètres en aval du point de ponction de la veine, puis cathétériser celle-ci ;
— quand apparaît un reflux, prendre le cathéter avec la pince à disséquer et l'introduire dans l'épicrânienne ; monter le cathéter jusqu'à ce qu'il soit en place (comme il n'y a pas de repères sur ces cathéters, on peut utiliser la gaine d'emballage du cathéter pour apprécier approximativement la longueur dont on l'a enfoncé) ;
— retirer l'épicrânienne et fixer le cathéter sur la peau avec le Steri-strip® ;

— mettre l'ailette de protection sur l'extrémité de l'épicrânienne pour éviter qu'elle ne coupe le cathéter ;
— remplir la seringue de 2 mL de produit de contraste ; l'adapter au cathéter et injecter 0,8 mL à 1 mL de la solution puis faire faire une radiographie du thorax à la fin de l'injection (le cathéter est en bonne position si l'extrémité est au niveau de la jonction veine cave supérieure/oreillette droite) ;
— rincer avec du sérum physiologique pour éliminer le produit de contraste ;
— fixer le cathéter avec le Steri-strip® après avoir nettoyé la peau. Mettre une petite compresse sur le point de ponction ;
— recouvrir d'un pansement adhésif transparent ;
— purger le prolongateur et le filtre et les adapter au cathéter ;
— brancher le pousse-seringue (si l'accès est posé au niveau du membre supérieur, fixer celui-ci sur une planchette avec des bandes d'Élastoplaste®) ;
— entourer tous les raccords avec une compresse stérile (certains les imbibent de solution antiseptique).

• Pose du Veinocath®

Même technique que pour le cathéter épicutanéocave, mais avec trois différences :
— utilisation d'un cathéter court transcutané pour ponctionner la veine ;
— utilisation d'un fil pour fixer le cathéter à la peau ;
— pas d'utilisation de produit de contraste.

➡ Surveillance

• De l'enfant

Contrôler :
— poids, état d'hydratation ;
— Labstix® sur les urines pour dépister l'apparition d'une glycosurie (apport glucidique supérieur à 0,65 g/kg/h) ;
— ionogramme sanguin et urinaire ;
— température ;
— fréquence cardiaque (les cathéters trop enfoncés dans l'oreillette droite peuvent être responsables de troubles du rythme ou d'accès de bradycardie).

• De l'accès

Contrôler :
— changement de filtre toutes les 48 heures ;
— apparition d'un reflux dans le cathéter lors du changement du filtre ou des seringues repérée tout de suite et entraînant une purge complète du cathéter ;
— apparition de fuites au niveau des raccords et du filtre ;
— apparition d'une lymphangite du bras ;
— propreté du pansement ;
— bon fonctionnement de la pompe à perfusion.

Changement de filtre

Il nécessite une asepsie rigoureuse : un lavage des mains et des avant-bras, le port d'une cagoule, d'un masque, d'une blouse à manches longues et de gants stériles.
Il est réalisé en général toutes les 48 heures.
Il faut deux personnes :
— une qui sert le matériel ;
— une qui procède au changement du filtre.

• Préparation du matériel :

— deux champs stériles et des compresses ;
— un filtre ;
— un prolongateur (Lectrocath®) ;
— une seringue de 50 mL et un trocart ;
— le flacon de perfusion ;
— des sutures cutanées stériles (Stéri-strip) ;
— un désinfectant (Bétadine®).

• Technique :

— poser un champ stérile sur un plan de travail préalablement nettoyé et désinfecté ; y déposer le matériel stérile ;
— avec la seringue de 50 mL, prélever le soluté de perfusion, y adapter le prolongateur et le filtre et les purger ;
— prendre le deuxième champ, l'installer près de l'enfant, y déposer la seringue adaptée au Lectrocath®, le filtre et les compresses ;
— faire désinfecter par l'aide l'extrémité du cathéter avec des compresses bétadinées ;
— ôter le filtre du cathéter et y adapter le nouveau filtre ;
— donner la seringue à l'aide, qui va l'installer sur le pousse-seringue et régler le débit de perfusion ;
— pendant ce temps, recouvrir le raccord et le filtre d'une compresse stérile, fixer celle-ci avec le Stéri-strip ;
— vérifier qu'il n'y a pas de reflux dans le cathéter.

Ablation du cathéter

Celle-ci doit être réalisée avec asepsie.
Il n'y a en général pas de problèmes hémorragiques, sauf quelquefois au niveau du point de ponction jugulaire interne ou fémoral, où il faut exercer une compression manuelle de quelques minutes.
Le cathéter sera mis en culture.

Cathétérisme ombilical

C'est une voie d'accès facile chez le nouveau-né en détresse. Elle permet de passer des solutés de perfusion, des produits sanguins, des drogues de réanimation, de réaliser facilement des prélèvements et éventuellement de faire une exsanguino-transfusion.

Conditions

• Mesures

Le cathéter ombilical ne doit pas être laissé en place, car il comporte un risque de thrombose soit artérielle soit veineuse.
En cas de nécessité, il doit être rapidement remplacé par un cathéter central mis par voie transcutanée.
En général, tant que le cathéter ombilical est en place, l'enfant n'est pas alimenté en raison des risques d'entérocolite.

• Cathéters artériels et veineux

Le cathéter artériel est en général mis pour la surveillance répétée des gaz du sang au cours des détresses respiratoires sévères.
Le cathéter veineux permet l'apport de solutés de perfusion et de drogues s'il est en central.
On peut réaliser une exsanguino-transfusion avec un seul cathéter, mais la mise en place de deux cathéters, l'un veineux, l'autre artériel, permet de réaliser une exsanguino-transfusion à double courant, avec un débit plus régulier, donc une meilleure tolérance pour l'enfant.

Préparation

• Matériel

Il nécessite les mêmes conditions d'installation que pour les autres accès et le même matériel, avec, au lieu des cathéters épicutanéocaves :
— une boîte de cathétérisme ombilical, qui contient en plus un dilatateur, une pince de Kocher et une pince à griffes ;
— un bistouri ;
— deux cathéters ombilicaux n° 3,5 et n° 5 ;
— un ou deux robinets à trois voies ;
— une ou deux pinces à clamper protégées ;
— des ampoules de sérum glucosé à 5 % ou physiologique ;
— une ou deux seringues de 5 mL ;
— une ou deux seringues de 2 mL ;
— des aiguilles stériles ;
— du fil serti avec aiguille montée ;

— Hibitane® champ ;
— du Stéri-strip.

- **Tenues :**

— pour le médecin qui pose l'accès : tenue stérile ;
— pour l'aide :
  - cagoules et masques ;
  - blouses et gants stériles.

- **Préparation de l'enfant :**

— nettoyer le siège de l'enfant et le poser sur un change ;
— mettre une poche à urine en ayant soin de dégager au maximum le pubis ;
— attacher les quatre membres de l'enfant en lui laissant le moins de mouvement possible ;
— s'assurer qu'il a une bonne voie d'abord si possible ;
— vérifier la température de l'enfant ;
— éclairer avec le scialytique la zone ombilicale ;
— si l'enfant n'est pas intubé, éventuellement le mettre sous un Hood avec de l'air, ce qui lui permettra une bonne respiration sous les champs ;
— mettre l'enfant sous scope avec l'alarme sonore ;
— faire un premier nettoyage local avec un désinfectant (Hibitane® champ).

Cathétérisme

- **Étapes**

Le médecin met la cagoule et le masque, se lave et se brosse chirurgicalement les mains, se les essuie soigneusement, met une blouse stérile et des gants stériles.
L'aide met également un masque, puis ouvre les hublots de l'incubateur (éventuellement les portes).
Le médecin désinfecte à l'antiseptique la zone ombilicale avec une pince montée d'une compresse stérile se trouvant dans la boîte de cathéter. Il pose le Stéridrap® (champ stérile troué autocollant imperméable) et les quatre champs.
L'aide pose sur un champ stérile tout le matériel nécessaire à la pose du cathéter et, pendant la pose par le médecin, prépare le matériel pour perfusion sur le cathéter (seringue électrique, solution héparinée ou perfusion).

- **Après le cathétérisme :**

— faire une radio pour vérifier la position du cathéter :
  - s'il est veineux : si possible au-dessus du diaphragme, dans la veine cave inférieure ;
  - s'il est artériel : en dessous des artères rénales (disque L3-L4), ou carrément au-dessus, en D12 ;

— fixer le cathéter à la peau, puis nouer les fils autour du cathéter par une spartiate *(voir figure 19.8)*, puis au cathéter par du sparadrap (drapeau) ;
— vérifier l'étanchéité du circuit (principalement au niveau du robinet à trois voies, qui sera protégé par une compresse bétadinée) ;
— réinstaller correctement l'enfant ;
— vérifier la coloration et la chaleur des membres inférieurs ;
— inscrire sur la feuille de surveillance l'heure et la nature du cathétérisme (cathéter artériel ombilical ou cathéter veineux ombilical) ;
— préparer éventuellement le matériel pour prise de pression artérielle ou veineuse centrale *(voir « Prises de pression »)*.

➡ Surveillance :

— assurer une asepsie rigoureuse pour toute manipulation ;
— vérifier l'amarrage du cathéter et la perméabilité avant chaque injection ;
— observer l'aspect de l'ombilic à chaque pansement ;
— surveiller l'abdomen de l'enfant (résidu, ballonnement).

➡ Manipulation du cathéter

Il faut assurer une asepsie rigoureuse.

• Pour tout prélèvement :

— se servir du robinet à trois voies qui sera manipulé avec des compresses imbibées d'Hibitane® champ sur un champ stérile ;
— utiliser trois seringues stériles :
  - une pour la purge (qui sera réinjectée à la fin du prélèvement en évitant l'introduction d'air dans le cathéter ; verser quelques gouttes dans le robinet à trois voies avant d'adapter la seringue) ;
  - une pour le prélèvement ;
  - une pour rincer le cathéter (avec du sérum physiologique) ;
— éviter la stase de sang dans le robinet à trois voies (fibrine, caillots).

• Cathéter artériel ombilical

Ne pas utiliser de drogues, ni de dérivés sanguins.

• Cathéter veineux ombilical

Ne pas utiliser de solution concentrée ou seulement s'il est en central.

➡ Ablation du cathéter :

— bien serrer la bourse ombilicale posée lors de la mise en place du cathéter (pour éviter les hémorragies) ;

— ne pas laisser cette bourse plus de 24 heures (risque de suppuration ombilicale donc d'infection) ;
— ne pas couvrir trop la zone ombilicale afin de détecter au plus vite le moindre saignement ;
— envoyer le cathéter au laboratoire pour mise en culture.

Cathétérisme artériel

On pose un accès par voie artérielle (radiale, tibiale, plus rarement temporale) lorsque l'on doit réaliser des prélèvements fréquents (gaz du sang) ou pour une surveillance hémodynamique (prise de pression artérielle).

Matériel

Un paquet contenant :
— une blouse stérile ;
— deux champs ;
— un essuie-mains ;
— des compresses stériles ;
— champs stériles et Stéridrap® ;
— cathéter court transcutané ou Seldicath® (Plastimed®) ;
— Stéri-strip ;
— seringue 2 cm^3, Lectrocath® ;
— sérum physiologique hépariné (1 UI/mL) ;
— une planchette + Élastoplaste® ;
— robinet à trois voies ;
— pansement transparent adhésif (Opsite®) ;
— matériel à perfusion (pousse-seringue, prolongateur) ;
— tête de pression pour prise de pression artérielle ;
— scope.

Pose :

— lavage des mains et habillement chirurgical du médecin ;
— désinfection de la région concernée (Bétadine®, Merfène®) ;
— rasage (temporal), éventuellement ;
— installation des champs stériles ;
— pose du cathéter court transcutané avec une seringue adaptée ;
— bonne contention avec du Stéri-strip ;
— installation, après le cathéter court transcutané, d'un prolongateur court, puis d'un robinet à trois voies et enfin d'un prolongateur long relié à une seringue de 50 cm^3 contenant la solution héparinée à 1 UI/mL ;

— fixation avec Opsite® et planchette ;
— installation de la tête de pression qui permet de vérifier que l'on a bien une courbe artérielle au niveau du scope.

Surveillance :

— vérification locale de la zone du point de ponction (escarre) ;
— vérification de la chaleur et de la couleur des extrémités du circuit :
  - bonne étanchéité ;
  - pas de reflux dans le cathéter ;
  - bonne courbe de pression dénotant la bonne perméabilité du cathéter.

Prélèvement au niveau du cathéter

Il est fait selon les mêmes méthodes que le cathétérisme ombilical *(voir « Manipulation du cathéter »)*.
La réinjection de la purge est discutée.
Sous couvert d'une bonne surveillance, les accès peuvent rester en place plusieurs jours.

Prises de pression

Elles sont très utiles pour la surveillance hémodynamique de tous les enfants gravement malades qui sont en réanimation.
On peut surveiller d'une part la pression veineuse centrale, d'autre part la pression artérielle. La technique est la même.

Matériel

Le matériel est identique à celui utilisé pour la pose d'un cathéter sur voie veineuse *(voir « Matériel de pose et de fixation du cathéter »)*.
Cependant, on utilise aussi :
— robinet à trois voies ;
— prolongateur (Lectrocath®) ;
— tête de pression à usage unique ou non ;
— robinet à une voie ;
— scope ;
— sérum physiologique ;
— seringue de 2 cm^3 ;
— tubulure.

Installation

Il faut raccorder la tête de pression le plus près possible de l'extrémité du cathéter central et l'installer à la même hauteur que l'oreillette droite, c'est-à-dire à peu près à mi-hauteur entre le sternum et le plan du lit sur lequel repose l'enfant *(figure 53.6)*.

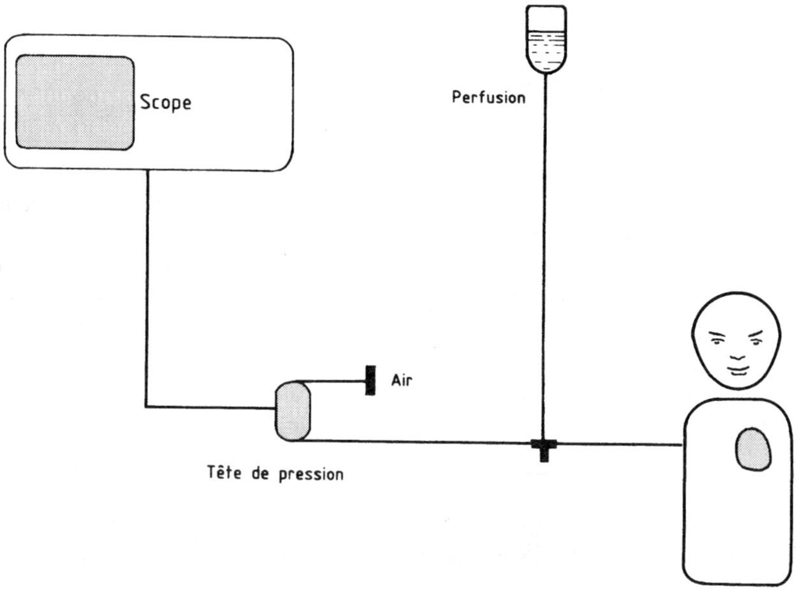

Figure 53.6 – Schéma d'installation d'une tête de pression

Techniques de mesure

• Colonne d'eau

On peut relier un accès veineux profond à une colonne d'eau et apprécier ainsi la pression veineuse centrale. Mais cette technique n'est pas très fiable et elle est beaucoup moins utilisée depuis que l'on dispose de têtes de pression sur les cardioscopes.

• Tête de pression :

— mesurer la pression par l'intermédiaire d'une tête de pression reliée à un cardioscope ;
— calibrer : faire le 0 au niveau du scope en mettant la membrane de la tête de pression en contact avec l'atmosphère par ouverture du robinet à une voie (l'enfant n'est alors pas en contact avec la tête de pression) ;
— fermer le robinet à une voie (on supprime ainsi le contact avec l'atmosphère) ;

— mettre en contact le cathéter et la tête de pression en ouvrant le robinet à trois voies (on voit alors s'afficher sur le scope la courbe et les chiffres de la pression veineuse) ;
— après la prise de pression, réorienter le robinet afin de permettre le passage de la perfusion.

Surveillance :

— étanchéité du circuit ;
— bonne courbe de pression :
  - sinusoïdale pour une courbe de pression veineuse centrale ;
  - dicrote en cas de pression artérielle ;
  - amortie ou plate s'il y a de l'air dans le circuit, si le cathéter n'est pas central, s'il est bouché ou coudé, si le robinet est mal orienté, si l'échelle de prise de pression est mauvaise ;
— pression veineuse : en général, la pression veineuse centrale n'est pas monitorée en permanence, car les perfusions et les drogues passent par le même cathéter ;
— pression artérielle : en revanche, la prise de pression artérielle est en général continue, sauf au moment de la réalisation des prélèvements, et la surveillance est la même pour les deux types de prises de pression.

Voie d'exception : voie intraosseuse

Indications

La voie intraosseuse est une possibilité supplémentaire pour accéder rapidement et facilement à la circulation de l'enfant en défaillance vitale, quand l'abord intraveineux est impossible.
On peut être amené à l'utiliser dans toutes les situations avec collapsus chez l'enfant : en cas d'arrêt cardio-respiratoire, de déshydratation grave, de choc d'origine septique, hypovolémique ou autre.
En fonction des besoins, la voie intraosseuse peut être utilisée pour l'**injection de nombreux médicaments d'urgence** (adrénaline, anticonvulsivants, bicarbonate de sodium, glucose), de **différents produits** (antibiotiques, produits sanguins) ou pour les perfusions de **solutions de remplissage** (cristalloïdes, colloïdes).

Contre-indications

Il y a quelques contre-indications absolues à l'utilisation de la voie intraosseuse :
— la présence d'ostéogenèse imparfaite ;

— la fracture du membre (risque d'extravasation en présence de fracture de l'os) ;
— la cellulite proche du point d'insertion (risque de complication infectieuse si l'aiguille est insérée à travers les tissus infectés).

Matériel

Pour la ponction, on utilise :
— aiguille de Cook : 13 G après 18 mois ou 18 G avant 18 mois ;
— à défaut, aiguille à ponction lombaire, 13 G ou 16 G après 18 mois, 18 G ou 20 G avant 18 mois.

Techniques

Préparation

La jambe du patient doit être retenue par un sac placé sous le genou (*figure 53.7*).
La peau doit être désinfectée, les conditions d'asepsie étant essentielles pour éviter les complications.

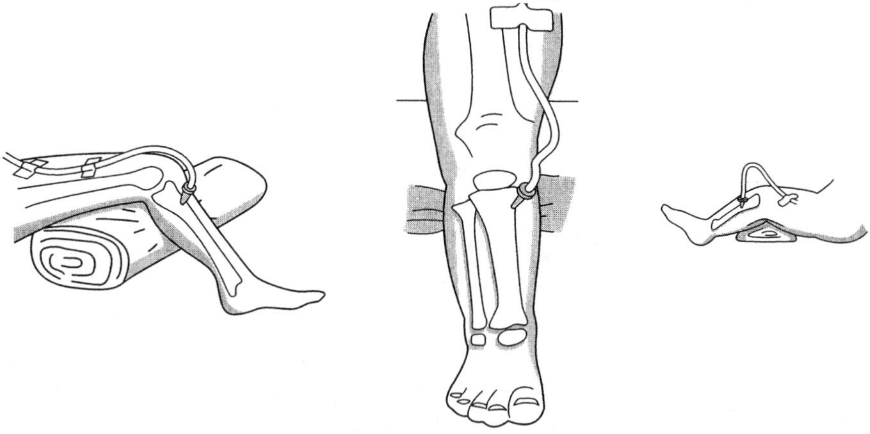

Figure 53.7 – Préparation et installation de la perfusion intra-osseuse

Site de ponction

La partie proximale du tibia est considérée comme le meilleur choix pour placer une voie intraosseuse.
La tubérosité tibiale antérieure est palpée avec l'index et le bord du tibia est saisi par le pouce. L'aiguille doit être placée au milieu de ces deux points et à

1-3 cm en dessous avec un angle de 60 à 90° vers le bas pour éviter toute atteinte accidentelle du cartilage de conjugaison ; de petits mouvements de rotation facilitent la pénétration du périoste ; après aspiration de moelle osseuse confirmant la bonne position, les solutés peuvent être injectés sans difficulté (*figures 53.8 et 53.9*).

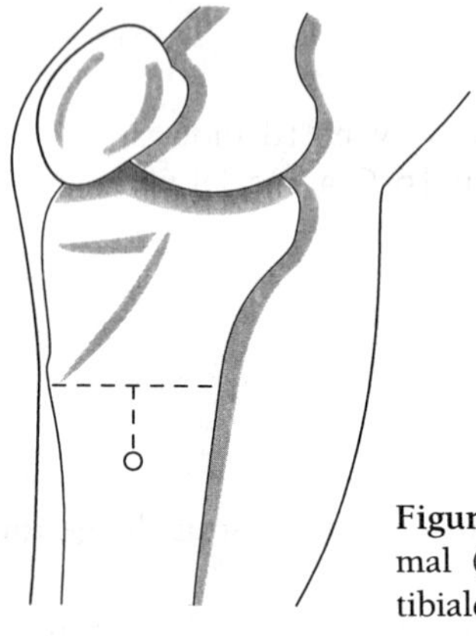

Figure 53.8 – Point d'insertion d'aiguille dans le tibia proximal (1 à 3 cm en dessous et en dedans de la tubérosité tibiale antérieure)

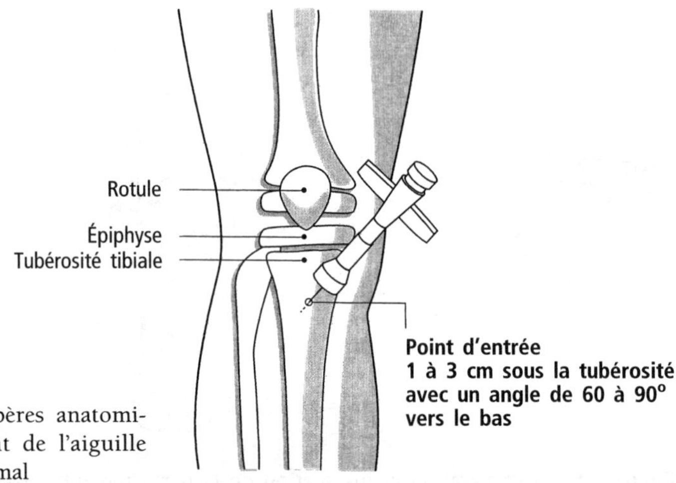

Figure 53.9 – Repères anatomiques du placement de l'aiguille dans le tibia proximal

Bibliographie

COUTURIER C., LAGUENIE G., MEISTELMAN C., SAINT-MAURICE C., BARGY F. « Abords veineux percutanés chez le nouveau-né, le nourrisson et l'enfant ». *Encyclopédie médico-chirurgicale* (Elsevier, Paris). Anesthésie-Réanimation, 36-742-A-10-4.7.11.

Les techniques concernant l'appareil digestif

Élizabeth Devin

➡ Alimentation parentérale continue

Définition

L'alimentation parentérale est le moyen de fournir une alimentation correcte par voie veineuse. Elle permet l'administration de solutions hypertoniques de glucose, de nutriments, d'eau, de vitamines, de sels minéraux et d'électrolytes à débit constant, à l'aide d'un cathéter placé dans une veine centrale, principalement la veine cave.

Enfants impliqués

Ce procédé est utilisé chez les enfants porteurs d'une gastrostomie ou d'une iléostomie due à une diarrhée, un syndrome de malabsorption, une fistule intestinale, une atrésie de l'œsophage, une sténose duodénale ou un omphalocèle.
Il est également utilisé lorsque l'enfant ne peut avoir d'injection (en cas de brûlure, après une intervention sur le système nerveux, un gros traumatisme, une infection généralisée ou un cancer).
Il est également utilisé pour le traitement des grands prématurés de petit poids et des enfants dénutris ou incapables de s'alimenter.

But

Le but est de sauvegarder la vie et de permettre la croissance correcte chez des enfants dont l'alimentation normale est impossible, dangereuse ou insuffisante pendant une période plus ou moins longue.

Liquide d'alimentation

Sa composition est prescrite par le pédiatre, la concentration de glucose est augmentée progressivement jusqu'à 20 % suivant la tolérance de l'enfant *(voir chapitre 57)*.

Matériel :

— perfusion ;
— filtre ;

— cathéter ;
— pousse-seringue électrique ou pompe à débit constant ;
— Bétadine® ;
— teinture de benjoin ;
— robinet à trois voies ou rampe à quatre ou cinq voies (afin de passer plusieurs solutés en même temps, où l'alimentation peut être réalisée successivement ou simultanément).

Préparation

Les précautions de préparation sont les mêmes que pour la pose d'une perfusion intraveineuse :
— des conditions d'asepsie rigoureuses (conditions indispensables afin de prévenir toute contamination microbienne et de protéger l'enfant de toute septicémie) ;
— une préparation qui doit être faite à la pharmacie sous flux luminaire.

Technique

Elle est rappelée dans le *tableau 53.1*.

Tableau 53.1 – Technique de l'alimentation parentérale

Actions	Explications
Aider le pédiatre à mettre en place le cathéter : • préparation du matériel ; • position et immobilisation de l'enfant. Le cathéter doit être posé dans des conditions d'asepsie rigoureuse.	Le non-respect des règles d'asepsie peut entraîner une septicémie, et même le décès de l'enfant.
Chez les enfants et les nourrissons, la veine cave est cathétérisée par une veine faciale : la jugulaire interne ou externe.	La veine fémorale n'est pas utilisée, les risques de contamination étant plus importants, et il existe un risque d'insuffisance rénale.

Préparation et surveillance

Elles sont détaillées dans le *tableau 53.2*.

Tableau 53.2 – Préparation et surveillance de l'alimentation parentérale

Actions	Explications
Une radio est nécessaire pour situer le cathéter. Après la pose du cathéter, injecter une solution isotonique et fermer le robinet. N'utiliser le cathéter qu'après le contrôle de la bonne mise en place.	La radio confirme l'emplacement du cathéter et peut éviter les complications : pneumothorax, hémothorax dus à l'introduction du cathéter. L'injection de soluté isotonique minimise les possibilités de complications pouvant survenir en cas de cathéter mal placé.
Ne pas utiliser ce cathéter pour l'administration de médicaments ou pour une transfusion.	Cela augmente le risque d'infection ou la possibilité de déplacement du cathéter.
Vérifier le débit toutes les heures afin de s'assurer que la perfusion est injectée continuellement et régulièrement : • utiliser une pompe à débit constant ; • régler le débit si besoin selon la prescription médicale, mais ne pas l'accélérer ou le ralentir sans ordre.	Une perfusion régulière est souhaitable afin éviter les complications métaboliques, une diurèse osmotique, une hypoglycémie ou un œdème pulmonaire. L'accélération entraîne une hyperglycémie et une diurèse osmotique. Le ralentissement entraîne une hypoglycémie.
Changer les flacons, les tubulures et les filtres tous les jours (sauf contre-ordre des laboratoires), en respectant les règles d'asepsie (masque et gants stériles si besoin) :	C'est un des moyens de prévenir la contamination et de réduire les risques d'infection.
• percuter le fond du flacon et adapter la tubulure ;	Afin de contrôler le vide du flacon et de déplacer les gouttes de glucose.
• adapter le filtre à la nouvelle tubulure soigneusement ;	Pour éviter la contamination du filtre.
• suspendre le flacon ;	
• maintenir doucement la chambre du filtre afin d'en chasser l'air et faire couler les premières gouttes de la solution, faire attention à ne pas contaminer l'extrémité du filtre. Si une pompe volumétrique est utilisée, une nouvelle cassette et une tubulure doivent être mises en place simultanément ;	Les bulles d'air sont la cause de difficultés à assurer un débit constant.
• bien désinfecter l'extrémité du cathéter avant d'adapter la nouvelle perfusion ;	Afin de diminuer la possibilité d'infection.

Actions	Explications
• utiliser si possible une pince stérile pour dévisser et soulever le cathéter pendant le changement (adapter le perfuseur rapidement au cathéter, le malade étant couché sur le dos) ; • attacher le filtre sur le lit ; • entourer les raccords avec du sparadrap ; • régler le débit ; • noter l'heure et la date du changement des tubulures ; • mettre le filtre en culture à chaque changement.	Cette technique diminue le risque d'embolie. L'utilisation d'une pince diminue la pression au niveau du cathéter et diminue les risques de déplacement. Pour éviter la tension au niveau du cathéter, prévient les risques de désadaptage et évite les embolies. Il est possible de découvrir une contamination microbienne avant toute manipulation clinique. La culture peut mettre en évidence des champignons, ce qui est grand danger pour l'enfant (risque de septicémie à *Candida*). Afin de réduire la possibilité d'infection au point de pénétration du cathéter.
Changer le pansement du cathéter sur avis médical avec une asepsie très rigoureuse. Mettre un masque à toutes les personnes étant autour du lit afin d'éviter toute contamination par les germes contenus dans le rhinopharynx, faire tourner la tête de l'enfant à l'opposé du pansement : • retirer le pansement doucement ; • faire un prélèvement au niveau du point de pénétration du cathéter et l'envoyer au laboratoire ; • utiliser de l'éther sur une compresse stérile, nettoyer largement autour du point de ponction ; • badigeonner la peau avec Hibitane® champ et bien rincer avec de l'eau stérile. Sécher ; • mettre une petite compresse à la base du cathéter. Utiliser des ciseaux stériles pour couper la compresse et la passer autour du cathéter et du point de pénétration ; • mettre de la teinture de benjoin autour de la compresse, là où le sparadrap doit être appliqué ; • enrouler le cathéter et appliquer des compresses stériles ;	Prendre des précautions afin d'éviter de faire bouger le cathéter. Ce nettoyage évite la rétention de micro-organismes et permet d'effacer les traces de sparadrap ayant adhéré à la peau. Mais ne pas utiliser l'éther si l'enfant est en couveuse : risques d'explosion à cause de l'oxygène. Certains sparadraps peuvent occasionner des réactions allergiques lorsqu'ils sont employés de façon prolongée. Chez le grand enfant la totalité du cathéter est enfermée dans le pansement alors que chez le nourrisson et le petit enfant, le cathéter est laissé libre afin de faciliter les mouvements de la tête et du corps.

Actions	Explications
• recouvrir entièrement la compresse par un sparadrap large ou par un pansement adhésif stérile ; • si le pansement est exposé aux sécrétions trachéales ou à un aérosol, toujours le protéger par un adhésif plastique ; • changer le pansement chaque fois que c'est nécessaire.	Ce procédé est totalement occlusif, le pansement n'est pas exposé à l'air ambiant. Surveiller l'état de la peau au niveau du point de piqûre du cathéter et de la suture.
Faire une analyse d'urine chaque jour, à la recherche de sucre et d'acétone. Noter toute glycosurie.	Certains enfants ont besoin d'insuline pour utiliser l'apport supplémentaire de sucre. Les enfants recevant certains traitements peuvent avoir une glycosurie positive, résultat qui doit être confirmé par une glycémie.
Noter les entrées et les sorties soigneusement : les sorties comprenant les selles, les urines, les vomissements, les résidus gastriques. Si l'alimentation de l'enfant est conservée, en tenir compte pour l'apport calorique.	Ces renseignements permettent une visualisation correcte de l'hydratation de l'enfant et de son équilibre électrolytique.
Peser l'enfant chaque jour à la même heure sur la même balance.	La prise de poids est la meilleure indication du traitement, elle peut aussi montrer une rétention.
Mesurer et prendre le périmètre crânien chaque semaine.	Voir si le traitement permet un bon développement.
Noter les signes de complications pouvant résulter du traitement : • complications relatives au cathéter : – septicémie ; – thrombose d'un gros vaisseau ; – cathéter bouché ou déplacé ; – infection cutanée locale ; – arythmie ; – fuite autour du cathéter ; – perforation du cathéter ; – embolie gazeuse ; • complications métaboliques : – hyperglycémie ; – hypoglycémie ; – déshydratation ; – acidose métabolique ; – désordre électrolytique ;	Les trois quarts des complications majeures du traitement sont de cet ordre, les problèmes infectieux sont pour la moitié de ces problèmes.

Actions	Explications
– désordre des acides ; – hypoglycémie postperfusion.	
Faire des soins de bouche fréquents : • divers bains de bouche afin de changer le goût ; • un peu d'eau froide ; • des sucettes glacées.	Pour les enfants qui ne peuvent rien prendre par la bouche, la langue et les muqueuses deviennent sèches, enflammées et inconfortables. L'absence de goût est également désagréable et, pour éviter cela, on peut donner quelques compensations.
Calmer le nourrisson avec une tétine.	Il est important de donner une sucette aux nourrissons devant être alimentés de cette façon pendant plusieurs semaines ou plusieurs mois.
La perfusion est arrêtée sur ordre du médecin : • arrêter le débit ; • défaire le pansement ; • couper les fils ; • retirer le cathéter et comprimer avec une compresse stérile pendant 1 à 2 minutes ; • recouvrir la plaie avec une compresse stérile et une bande d'élastoplaste ; • noter l'heure et la date de l'ablation du cathéter ainsi que l'état de la peau et de l'enfant ; • mettre l'extrémité du cathéter dans un flacon stérile et l'envoyer au laboratoire pour la mise en culture ; • faire de même avec le filtre.	L'alimentation est diminuée progressivement pour permettre d'ajuster la quantité de glucose à donner dans les 12 heures précédant l'ablation. Du glucosé 5 % est utilisé afin d'éviter une hypoglycémie due à la quantité d'insuline utilisée pendant ce temps et l'alimentation orale est progressivement augmentée, proportionnellement à la diminution de la perfusion.

➡ Alimentation par sonde gastrique

Objectifs

Cette mesure vise à alimenter les enfants trop faibles pour téter ou pour déglutir et à leur administrer des médicaments moyennant un minimum de fatigue et d'efforts. C'est le moyen de leur apporter la quantité de calories nécessaire à la croissance. Elle donne la possibilité de prévenir toute fatigue ou toute cyanose pouvant apparaître lors de la prise du biberon.
Elle permet également d'alimenter les enfants inconscients et les prématurés incapables de s'alimenter normalement.

Matériel

Il se compose de :
— sonde gastrique (la charrière sera calculée selon la taille de l'enfant, par exemple : 6 chez un prématuré à 2 000 g ; 8 chez un nouveau-né à terme) ;
— seringue de 50 mL ou gaveuse ;
— seringue de 5 mL ;
— stéthoscope ;
— eau pour lubrifier ;
— sparadrap, ciseaux ;
— liquide d'alimentation ;
— tétine ;
— papier de tournesol ;
— couches ou linges pour immobiliser l'enfant.

Préparation

Elle est expliquée dans le *tableau* 53.3.

Tableau 53.3 – Préparation pour l'alimentation par sonde gastrique

Actions	Explications
Se laver les mains et mettre une blouse.	
Si l'enfant est grand, lui expliquer les gestes qui vont être effectués dans le langage qu'il comprend.	
Immobiliser l'enfant, une aide peut être nécessaire pour le maintenir. Le mettre sur le côté ou sur le dos, la tête légèrement fléchie en avant.	Cette position facilite le passage de la sonde et évite l'obstruction des voies respiratoires.
Mesurer la longueur de la sonde à introduire : distance nez-ombilic.	

Technique

La technique est développée dans le *tableau* 53.4.

Tableau 53.4 – Technique pour l'alimentation par sonde gastrique

Actions	Explications
Lubrifier la sonde avec de l'eau.	Ne pas employer d'huile (risque d'inhalation).

Actions	Explications
Maintenir la tête de l'enfant d'une main et de l'autre introduire la sonde : • si passage par le nez : il est parfois nécessaire de bien nettoyer la narine avec de l'eau et du sérum physiologique, puis d'introduire la sonde par la narine sur un plan horizontal en direction de l'occiput ; • si passage par la bouche : diriger la sonde vers le fond de la gorge.	Cette façon de procéder permet de prendre la direction du pharynx, ne pas diriger vers le haut.
Si le malade est conscient, le passage de la sonde doit être synchronisé avec la déglutition.	Les mouvements de déglutition mettent en action le péristaltisme de l'œsophage et l'ouverture du cardia et ils facilitent le passage de la sonde.
Si le malade n'est pas conscient, introduire la sonde doucement jusqu'au pharynx, puis rapidement jusqu'au niveau de l'estomac.	Cela afin d'éviter la fermeture du cardia due à son spasme, ce qui occasionne une résistance à ce niveau. Il faut alors attendre quelques secondes avant de continuer d'enfoncer la sonde.
Bien surveiller l'apparition de bradycardie ou de cyanose due à un reflux vagal.	
Si la sonde doit être laissée plusieurs jours en place, la fixer sur le visage de l'enfant.	Afin d'empêcher les mouvements de la sonde et pour la maintenir en bonne position.
Contrôler la position de la sonde afin de savoir si elle est bien dans l'estomac : • mettre la seringue au bout de la sonde et aspirer doucement. Si liquide pas retiré, bouger doucement la sonde, recommencer l'aspiration, mettre un peu du liquide obtenu sur le papier de tournesol (celui-ci doit virer au rouge, le contenu de l'estomac étant acide) ; • injecter quelques mL d'air dans l'estomac par la sonde en maintenant au même moment le stéthoscope sur la région épigastrique, il doit y avoir un gargouillement.	Le manque de liquide gastrique à l'aspiration ne veut pas dire que l'emplacement de la sonde est incorrect : l'estomac peut être vide ou l'extrémité de la sonde n'est pas au contact avec le liquide gastrique. Toujours réaspirer l'air injecté afin d'éviter un ballonnement abdominal.
Danger : il y a risque d'introduction de la sonde dans la trachée, bien que l'anatomie de l'enfant soit faite de sorte qu'il est difficile de pénétrer dans la trachée. Si le passage de la sonde est incorrect, si le malade tousse, se débat et se cyanose : retirer rapiqement la sonde et attendre quelques instants avant de recommencer l'opération.	

Actions	Explications
Utiliser de préférence du sparadrap hypoallergique pour fixer la sonde sur le visage. La position idéale pour l'alimentation est couchée sur le dos ou le côté avec le thorax légèrement surélevé. Adapter la seringue ou la gaveuse à la sonde et verser le liquide d'alimentation. Pour certains enfants qui tètent, leur donner une tétine à sucer pendant le repas.	Le passage du liquide se fait facilement selon la gravité. L'usage d'une tétine permet la détente de l'enfant et facilite le passage du liquide comme au cours d'une tétée normale.
Avant le gavage suivant, toujours aspirer le contenu de l'estomac. Si les résidus obtenus sont égaux à la quantité de lait à injecter, annuler le gavage suivant. S'il y a peu de résidus, les réinjecter dans l'estomac et les déduire de la quantité d'alimentation qui doit être donnée.	Si les résidus sont propres les réinjecter. Ne pas donner le repas suivant : il y a risque de ballonnement abdominal.
Si le passage du liquide d'alimentation est trop lent, élever la gaveuse de 15 à 20 cm au-dessus de la tête de l'enfant.	L'écoulement du liquide dépend de la charrière de la sonde : plus la charrière est fine, plus le liquide s'écoule doucement. L'élévation de la gaveuse accélère l'écoulement du liquide.
L'alimentation trop rapide agit sur le péristaltisme et occasionne des régurgitations et un ballonnement abdominal.	La présence d'aliments dans l'estomac stimule le péristaltisme et met en route la digestion.
La durée du gavage doit correspondre approximativement à la durée d'une tétée normale.	
Quand le gavage est terminé, la sonde doit être rincée avec de l'eau.	Boucher la sonde afin d'éviter l'entrée d'air pouvant entraîner un ballonnement abdominal. Quand la sonde est retirée, la boucher également afin de prévenir la remontée du liquide dans le pharynx pouvant occasionner des nausées et l'inhalation du liquide.

à noter

Le passage répété d'une sonde n'est pas souhaitable. Certaines sondes en polyvinyle peuvent être maintenues en place plusieurs semaines, voire plusieurs mois. Il faut surveiller l'état des muqueuses entourant la sonde, car il y a un risque de nécrose. Le changement de sonde doit être noté sur le dossier de l'enfant.

Surveillance

La technique est développée dans le *tableau 53.5*.

Tableau 53.5 – Surveillance de l'alimentation par sonde gastrique

Actions	Explications
Faire roter l'enfant si besoin.	L'expulsion de l'air qui reste dans l'estomac ou avalée lors du gavage peut entraîner un ballonement abdominal et gêner la digestion du biberon.
Placer l'enfant sur le côté ou sur le ventre.	Afin d'éviter l'inhalation du liquide consécutif à une régurgitation.
Surveiller l'état de l'enfant après le repas, des bradycardies ou des apnées pouvant survenir.	Sont parfois observées et dues à la stimulation du nerf vagal.
Noter les vomissements ou le ballonnement abdominal.	Dus à une suralimentation ou à un gavage trop rapide.
Noter le comportement : fatigue ou sommeil paisible.	
Noter précisément sur le dossier de l'enfant : • l'heure de repas ; • la quantité de liquide absorbé ; • la quantité de liquide résiduel ; • les vomissements éventuels ; • comment l'enfant a supporté le repas et son comportement.	

➡ Alimentation par gastrostomie

Définition

C'est le moyen d'alimenter à l'aide d'une sonde, posée chirurgicalement, reliant la paroi abdominale à l'estomac.

But

C'est le moyen d'alimenter avec un minimum d'efforts un enfant incapable de téter ou de déglutir pendant une longue période. Elle permet une meilleure « décompression » de l'estomac (une sonde de charrière assez élevée étant mise en place). C'est le meilleur moyen d'alimenter un enfant ayant des problèmes œsophagiens et ne pouvant tolérer d'autre voie d'alimentation.

Matériel

Il se compose de :
— liquide d'alimentation à 38 °C ;
— tétine ;
— seringue ou gaveuse ;
— seringue 10 mL pour aspiration.

Préparation

Elle est synthétisée dans le *tableau 53.6*.

Tableau 53.6 – Préparation pour l'alimentation par gastrostomie

Actions	Explications
Il faut toujours rechercher les résidus avant chaque alimentation : • adapter la seringue et aspirer le contenu gastrique ; • mesurer les résidus ; • réinjecter les résidus ou les jeter.	Afin d'adapter une ration alimentaire correcte, le temps de digestion, et pour éviter tout ballonnement abdominal.
Un tube en Y (sonde à double courant) doit être utilisé, de préférence pendant le repas.	Afin d'éviter une distension gastrique.
Dès le début du repas, l'enfant doit être installé confortablement en position légèrement surélevée ; une tétine peut lui être donnée.	Lorsque l'enfant est bien installé et détendu, l'alimentation se fait de façon plus rapide. Une tétine peut satisfaire son besoin de téter et procure un relâchement musculaire, ainsi qu'une détente associée à une alimentation normale.

Technique

La technique à respecter pour l'alimentation par gastrostomie est détaillée dans le *tableau 53.7*.

Tableau 53.7 – Technique pour l'alimentation par gastrostomie

Actions	Explications
Attacher la seringue à la sonde avant de déclamper.	Pour éviter l'entrée de l'air dans l'estomac, qui peut entraîner un ballonnement abdominal.
Élever la seringue de 10 à 12 cm au-dessus de la paroi abdominale pour augmenter la pression et faciliter l'écoulement du liquide.	L'élévation doit être faite doucement, la gravité aidant le liquide à descendre. La pression trop forte risque d'entraîner un reflux œsophagien.
Le repas doit durer de 20 à 45 min, remplir la gaveuse (si besoin) avant qu'elle ne soit complètement vide, afin d'éviter toute entrée d'air.	Une alimentation trop rapide n'est pas en accord avec le péristaltisme et peut entraîner un ballonnement abdominal ou un reflux dans la seringue ou l'œsophage.
Continuer à amuser l'enfant pendant le repas ou à le caresser.	
Quand le repas est terminé, injecter un peu d'eau claire avant de clamper. Rincer abondamment le matériel de gavage.	
Réadapter la gaveuse sur la sonde et déclamper.	Le lait peut ainsi remonter dans la gaveuse lors des cris de l'enfant et diminuer la pression interne de l'estomac.

à noter

Si l'enfant retire sa sonde de gastrostomie :
— recouvrir l'emplacement avec des compresses stériles et mettre un bandage ;
— appeler le chirurgien ;
— noter l'heure de l'événement.

→ Alimentation duodénale

Définition

C'est le moyen d'alimenter un patient à l'aide d'une sonde mise dans la bouche et passant par le pharynx, l'œsophage, l'estomac, puis franchissant le pylore pour arriver dans le duodénum.

But

L'objectif de cette mesure est d'alimenter moyennant un minimum d'efforts un enfant ne pouvant supporter d'autre moyen d'alimentation et de lui fournir

ainsi un apport calorique suffisant au moyen d'une alimentation continue. L'alimentation duodénale permet d'éviter toute régurgitation et distension de l'estomac.
Elle offre également la possibilité d'administrer des médicaments *per os*.

Matériel

Il se compose de :
— sonde radio-opaque de 1 m environ (la charrière dépend de l'âge de l'enfant) ;
— compresses ;
— seringue ;
— robinet à trois voies ;
— pousse-seringue ;
— seringue 2 mL + sérum physiologique stérile ;
— matériel pour alimentation gastrique.

Préparation

Elle est développée dans le *tableau 53.8*.

Tableau 53.8 – Préparation pour l'alimentation duodénale

Actions	Explications
Mettre l'enfant sous monitoring.	Permet la surveillance du rythme cardiaque.
Mesurer la longueur de la sonde à introduire (nez-ombilic + 4 à 5 cm). Mettre un repère sur la sonde.	Permet de savoir si la sonde doit être poussée un peu plus loin.
Installer l'enfant sur le côté droit en position légèrement surélevée. Lui enfiler éventuellement des moufles.	Facilite l'introduction de la sonde. Afin d'éviter à l'enfant d'arracher la sonde.
Introduire la sonde jusqu'au point de repère et la fixer.	
L'enfant est maintenu sur le côté droit.	Pour faciliter l'engagement de la sonde dans le duodénum.
Faire une radiographie de l'abdomen pour voir si la sonde est passée dans le duodénum.	La sonde est radio-opaque.

Actions	Explications
Si l'aspiration est importante, elle peut retarder l'alimentation. Le signaler au médecin (1 résidu allant jusqu'à 4 mL/kg dans l'estomc est toléré).	
La mise en route de l'alimentation se fait progressivement jusqu'à l'obtention de l'alimentation normale : • pour le premier repas, injecter 2 à 3 mL/kg/h ; • le lait maternel ou lait sans protéines de lait de vache sera donné à raison de 1 à 3 mL/kg/h ; • après 24 heures, la ration pourra atteindre 4 mL/kg/h ; • continuer à augmenter la ration de 1 à 2 mL jusqu'à ce que la ration de 10 mL/kg/h soit atteinte. La thérapeutique peut être donnée par cette voie si elle est prescrite. Un robinet à trois voies peut être mis à l'embout de la sonde et l'utilisation de la seringue électrique est fortement conseillée, car elle permet un écoulement régulier et continu de l'alimentation.	Rincer la sonde avec 0,5 mL d'eau stérile après l'administration des médicaments pour éviter toute sédimentation à l'intérieur de la sonde et pour être sûr que toute la prescription a été donnée.

Technique

Elle est résumée dans le *tableau 53.9*.

Tableau 53.9 – Technique pour l'alimentation duodénale

Actions	Explications
L'alimentation duodénale peut être discontinue ou continue.	L'alimentation continue est préférable pour diminuer la sensation de faim.
Si l'alimentation est discontinue : la technique est la même que pour le gavage gastrique.	Le lait est donné à température ambiante, l'ingestion de lait froid n'étant pas agréable pour l'enfant.
Si l'alimentation est continue : on peut employer un pousse-seringue électrique ou un perfuseur de précision comme réservoir : • le lait est donné froid ; • les seringues ou les perfuseurs doivent	Afin de prévenir la prolifération des germes.

Actions	Explications
être changés au minimum tous les jours ; • noter l'écoulement horaire et régler.	Afin d'avoir un écoulement continu et constant.

Surveillance

Elle est rappelée dans le *tableau 53.10*.

Tableau 53.10 – Surveillance pendant l'alimentation duodénale

Actions	Explications
Surveiller tout problème mécanique.	Sonde bouchée : la rincer. Sonde trop enfoncée, le liquide ne s'écoule plus : surveiller le pH, celui-ci devant devenir alcalin.
Bien surveiller l'enfant jusqu'au passage de la sonde dans le duodénum.	Une sonde trop rigide peut entraîner une perforation intestinale.
Surveiller l'écoulement du liquide d'alimentation.	Si la sonde se bouche ou se déplace, la changer immédiatement.
Calmer l'enfant et le stimuler le plus possible et lui donner la possibilité de téter si son état le permet.	Ce procédé d'alimentation supprime chez l'enfant tout plaisir de succion et de caresses lié à une tétée normale. Essayer de lui procurer dans la mesure du possible ces petites attentions.
Noter l'état de l'enfant, la quantité de liquide ingéré, le montant des résidus ainsi que leur apparence. Chacun de ces éléments pouvant signaler un problème ou un danger pour l'enfant.	

à noter *Si une diarrhée apparaît ou si les résidus sont trop importants, il est nécessaire de réduire ou de ne pas augmenter l'alimentation ainsi que les apports caloriques.*

➡ Soins d'iléostomie

But

Les soins d'iléostomie correspondent au changement de poche, afin de prévenir toute fuite : il doit être fait tous les 2 à 4 jours.
Il faut examiner l'état de la peau autour de la stomie afin de traiter s'il y a présence d'odeur nauséabonde.

Horaire

Le changement doit avoir lieu tôt le matin, avant le repas ou 3 à 4 heures après celui-ci quand l'intestin est moins actif, et **immédiatement** si le malade se plaint de brûlures ou de démangeaisons au-dessous de la poche ou d'une douleur autour de la stomie.

Matériel

— poches autocollantes ;
— savon, eau, gant de toilette ;
— poudre de Karaya ou teinture de benjoin ;
— réniforme ;
— blouse.

Préparation

Elle est synthétisée dans le *tableau 53.11*.

Tableau 53.11 – Préparation aux soins d'iléostomie

Actions	Explications
Installer l'enfant dans une position confortable.	Encourager l'enfant à participer au soin afin qu'il puisse, éventuellement, le faire lui-même.
Expliquer en détail le déroulement du soin. Retirer la poche. Mettre la surface de l'iléostomie à l'air. Apporter un éclairage approprié. Se laver les mains.	

Technique

Elle est détaillée dans le *tableau 53.12*.

Tableau 53.12 – Préparation aux soins d'iléostomie

Actions	Explications
Laver la peau à l'eau tiède et au savon ; noter la couleur et l'état de la stomie.	L'enfant peut prendre un bain à condition que la stomie soit recouverte d'un film microporeux au-dessus d'une compresse.
Mettre de la poudre de Karaya, attendre que la peau soit bien sèche.	La poudre protège la peau et permet une bonne cicatrisation.
Poser la poche.	

Les techniques concernant l'appareil respiratoire

Gérard Krim

Ventilation artificielle du nouveau-né et de l'enfant

Introduction

La ventilation artificielle du nouveau-né et de l'enfant est une technique couramment utilisée en réanimation et en anesthésie pédiatrique. Elle est mise en œuvre depuis 30 ans en France.
Les respirateurs ont considérablement évolué : d'abord strictement mécaniques, ils sont maintenant contrôlés électroniquement par leurs capteurs et ont acquis plus de souplesse dans leur fonctionnement. Ils permettent de nouveaux modes de ventilation.
Grâce à ces nouvelles possibilités et aux traitements adjuvants (monoxyde d'azote, surfactant), de nouvelles stratégies peuvent être tentées chez les patients en fonction de l'état des pathologies pulmonaires et suivant la prédominance de l'atteinte alvéolaire ou bronchique.
La surveillance de la ventilation est facilitée par les nombreuses alarmes qui sont devenues obligatoires sur les respirateurs et les moyens de surveillance non invasifs de l'oxygénation et de l'élimination du gaz carbonique.

Les acteurs du système

Respirateurs

Il existe deux types de respirateurs.

• Respirateurs entièrement dédiés aux nouveau-nés

Ce sont des découpeurs de flux, leur fonctionnement est simple. L'appareil génère un flux continu dans le circuit pendant l'insufflation, le circuit est fermé par une valve généralement située à la sortie du circuit expiratoire. Le temps nécessaire pour atteindre le plateau de pression maximale est déterminé par l'amplitude du débit d'insufflation.
La valve s'ouvre pour maintenir au niveau choisi le plateau de pression pendant toute la durée de l'insufflation. À la fin du temps inspiratoire, l'expiration commence, la pression chute pour se maintenir au niveau de la pression positive résiduelle. Elle s'achèvera au début de l'inspiration suivante.
Pour faire fonctionner ce type d'appareil, il est nécessaire de régler :
— le temps inspiratoire ;
— le temps expiratoire ;
— le débit d'insufflation ;
— la pression maximale ;
— la pression positive résiduelle ;
— la fraction inspirée d'oxygène.

• Respirateurs polyvalents

Ils peuvent être utilisés chez les nouveau-nés à terme, les prématurés et les grands enfants. Ils sont plus puissants que les respirateurs consacrés aux nouveau-nés. Ils permettent plusieurs modes de ventilation, en pression contrôlée et en volume contrôlé.
Le mode « pression contrôlée » est le même que celui des appareils dédiés aux nouveau-nés.
Dans le mode « volume contrôlé », l'appareil est programmé pour délivrer un volume dans un temps fixé par l'opérateur. Ce mode est plus efficace que le mode « pression contrôlée », mais il est aussi plus agressif. Il est réservé aux atteintes pulmonaires graves avec diminution de l'élasticité pulmonaire et résistances bronchiques élevées.

Tuyaux

Ils doivent être suffisamment rigides, moins élastiques que le poumon du nouveau-né. Quand ils sont trop souples, ils se déforment sous l'action de la pression, stockant le gaz frais qui reste dans la tuyauterie et ne va pas jusque dans le poumon.

La condensation s'accumulant dans les tuyaux peut modifier les constantes de ventilation qui ont été programmées, en particulier la pression positive résiduelle, par création d'une résistance supplémentaire à l'écoulement des gaz. Elle peut aussi fausser les mesures de pression et de débit en noyant les capteurs.

Humidificateurs-réchauffeurs

Ils sont encore très utilisés en ventilation artificielle, surtout chez le nouveau-né. Leur température est généralement réglée à 33-34 °C.
Pour maintenir l'eau sous forme de vapeur, il est nécessaire de conserver une température constante entre la sortie de l'humidificateur et l'entrée de la sonde d'intubation en réchauffant les tuyaux. Le passage de 33-34 °C à 23-24 °C (température ambiante) entraîne obligatoirement une condensation.

Sonde d'intubation

Le choix du diamètre de la sonde d'intubation est fondamental :
— trop petit, il favorise les fuites. La sonde d'intubation crée une résistance supplémentaire à l'écoulement des gaz aux deux temps du cycle respiratoire (la résistance est inversement proportionnelle aux rayons de la sonde élevée à la puissance 4). Les risques d'obstruction de la sonde d'intubation augmentent ;
— trop gros, il rend l'intubation difficile et peut entraîner des lésions laryngées.
Actuellement, on utilise des sondes dont le diamètre interne est de 2,5 mm chez les prématurés, même de très petit poids, 3 mm chez les nouveau-nés à terme et 3,5 mm chez les enfants dont le poids est supérieur à 3,5-4 kg.

à savoir

Pour l'enfant plus grand, on peut appliquer la formule suivante : diamètre externe en mm = ***(âge ÷ 4) + 4 ou 4,5.***
En l'absence de radiographie de thorax, pour éviter une intubation sélective, la longueur de la sonde à partir de la narine peut être calculée par la formule :
— longueur à l'entrée de la narine = ***7 + poids en kg*** *pour les nouveau-nés ;*
— longueur à l'entrée de la narine = ***14 + (âge ÷ 2)*** *pour les enfants après l'âge de 1 an.*

Système respiratoire

Une ventilation artificielle peut être nécessaire, par exemple parce qu'il existe une commande centrale défaillante (intoxication, méningite, encéphalite) ou une atteinte pulmonaire.
Dans ce dernier cas, la pathologie prédominante peut être localisée au niveau du parenchyme pulmonaire et/ou des alvéoles (maladie des membranes hya-

lines, syndrome de détresse respiratoire aiguë type adulte) ou des bronches (bronchiolite, asthme). La pathologie est parfois mixte, la ventilation artificielle est alors forcément agressive, avec des FiO_2, des pressions et des fréquences élevées à l'origine de séquelles.

Système circulatoire

Même s'il n'est pas impliqué directement dans la ventilation artificielle, le système circulatoire est indispensable au transport de l'oxygène et du gaz carbonique. En cas d'échec d'une ventilation artificielle, même bien conduite, et pour maintenir une gazométrie sanguine correcte, il faut rechercher une hyperpression artérielle pulmonaire secondaire à une vasoconstriction (hernie diaphragmatique, retour à la circulation fœtale...) ou une insuffisance cardiaque (hypoplasie du ventricule gauche, insuffisance ventriculaire droite...).

Les différents modes de ventilation

Ventilation conventionnelle

Quel que soit le mode choisi, le principe de la ventilation artificielle est identique. Une source de gaz sous pression délivre un débit pendant une durée qui correspond au temps d'insufflation, puis le circuit s'ouvre ramenant la pression à 0 ou au niveau de pression positive résiduelle choisi pour maintenir les alvéoles ouvertes pendant cette phase expiratoire.
On peut choisir de contrôler le volume (*figure 53.10*) ou la pression (*figure 53.11*).

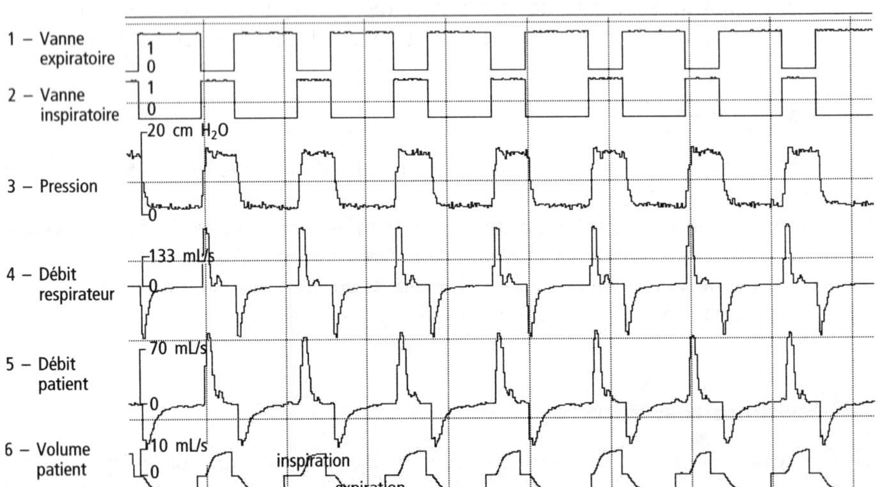

Figure 53.10 – Ventilation à pression constante
La pression est limitée par le plateau, le débit est d'emblée maximal et chute.

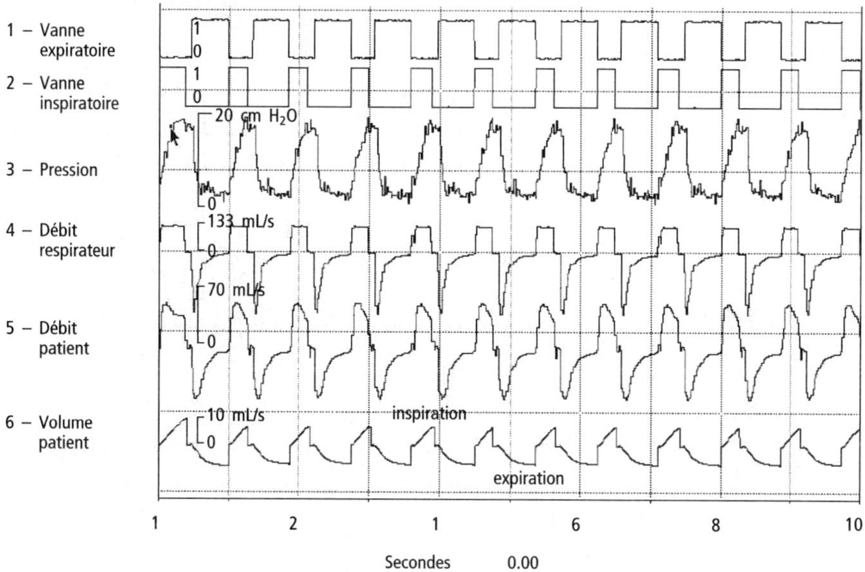

Figure 53.11 – Ventilation avec débit constant

1 : signal d'ouverture de la vanne expiratoire (0 = ouverte ; 1 = fermée) ; 2 : signal d'ouverture de la vanne inspiratoire (0 = ouverte ; 1 = fermée) ; 3 : courbe de pression d'insufflation ; 4 : courbe de débit recueillie au niveau du respirateur pendant l'insufflation et l'expiration ; 5 : courbe de débit recueillie au niveau de l'entrée de la sonde d'insufflation ; 6 : volume courant inspiratoire et expiratoire.

Pendant la phase d'insufflation, le gaz s'écoule du respirateur vers l'enfant (sauf si les résistances sont importantes et la pression insuffisante). Pendant la phase expiratoire, le gaz s'écoule du poumon de l'enfant vers l'extérieur. Ceci n'est vrai que si l'enfant est adapté à la ventilation et suit le respirateur. Quand l'enfant est désadapté du respirateur, la ventilation peut être totalement inefficace si l'enfant lutte contre le respirateur (volume courant trop faible) ou dangereuse si l'enfant inspire quand la machine insuffle (volume courant trop élevé) (*figure 53.12*).

Ventilation de sevrage

Plusieurs modes de ventilation peuvent être utilisés au cours du sevrage de la ventilation artificielle.

La première, l'IMV (*intermittent mandatory ventilation*), est la plus archaïque. Elle consiste, en maintenant un temps inspiratoire constant (0,5-0,65 seconde), à allonger progressivement le temps expiratoire pour permettre à l'enfant de reprendre une ventilation spontanée, tout en lui assurant une ventilation minimale.

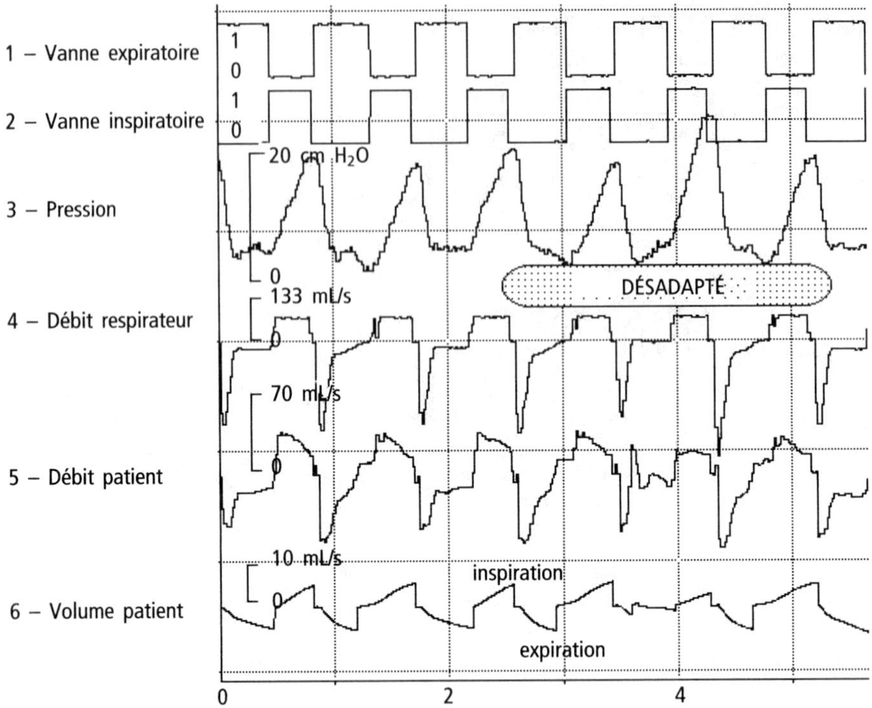

Figure 53.12 – Désadaptation de l'enfant ne suivant pas le rythme du respirateur
Les volumes sont trop faibles, la pression augmente pendant la phase d'insufflation du respirateur.

Cette technique présente deux inconvénients majeurs :
— elle ne peut être utilisée qu'avec les respirateurs qui génèrent un flux continu de gaz frais (risques de réinspiration du CO_2 expiré, accumulé dans les tuyaux) ;
— l'insufflation survient à n'importe quel moment et peut contrarier l'expiration spontanée de l'enfant.

Ce mode est devenu caduc, il est actuellement largement supplanté par la ventilation assistée contrôlée intermittente (VACI) (*figure 53.13*) ou l'aide inspiratoire (AI).

Dans le premier mode, une fréquence est imposée à l'enfant mais, différence fondamentale avec l'IMV, les cycles du respirateur sont synchronisés avec ceux de l'enfant. Pendant la phase expiratoire, l'enfant peut également déclencher le respirateur, mais il s'agit d'une aide inspiratoire dont l'amplitude est généralement plus faible que pour les cycles imposés.

Si l'enfant ne déclenche pas le respirateur, celui-ci prend le relais en garantissant une fréquence minimale (*figure 53.14*).

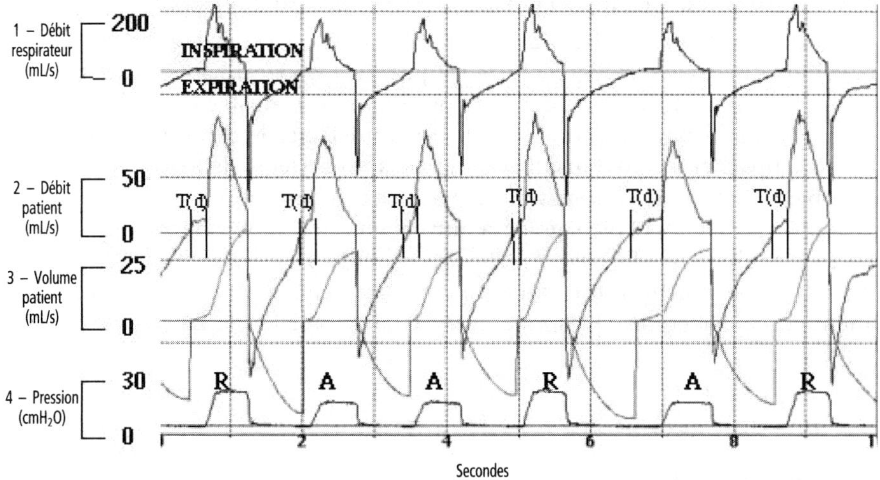

Figure 53.13 – Ventilation assistée contrôlée intermittente

La pression est plus élevée pendant les cycles imposés par le respirateur (R) que pendant les cycles avec aide inspiratoire simple (A). Le temps de déclenchement T(d) du respirateur est variable.

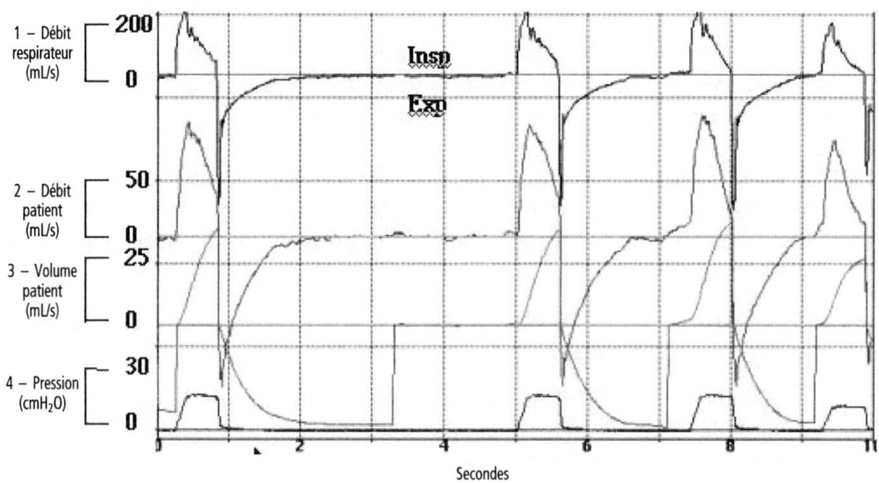

Figure 53.14 – VACI : apnée

L'enfant ne déclenche pas le respirateur, ce dernier prend le relais et déclenche une insufflation.

Contrairement à la VACI, qui maintient une ventilation minimale au cours de l'AI, le respirateur ne se déclenche que si l'enfant inspire spontanément. Il ne s'agit pas d'un vrai cycle d'insufflation, mais plutôt d'une faible augmentation de pression pendant une courte durée facilitant l'inspiration.

Dans ce dernier mode, il est fondamental de veiller à bien régler l'alarme basse du débit ventilé par l'enfant. Le risque principal est celui d'une hypoventilation qui peut passer inaperçue et aller jusqu'à l'arrêt cardiaque.
Dans le mode VACI et le mode AI, le respirateur est capable de reconnaître les mouvements inspiratoires de l'enfant. Il peut détecter le début de l'inspiration et l'accompagner par une insufflation grâce à un système de détection *(trigger)* sensible à une chute de pression dans le circuit inspiratoire ou à une modification du débit, ou bien grâce à un capteur de mouvements thoraciques. Le réglage du seuil du *trigger* doit être effectué avec soin : trop sensible au moindre mouvement, il provoque un autodéclenchement du respirateur ; trop ample, il ne détecte pas l'inspiration et l'enfant réinspire le CO_2 contenu dans les tuyaux.

Pression expiratoire positive (PEP)

Cette technique (aussi appelée CPAP, *continuous positive airway pressure*) consiste, grâce à une pièce nasale, à appliquer une pression positive au niveau des voies aériennes supérieures de l'enfant.
Elle est de plus en plus utilisée après des ventilations de courte durée chez des enfants qui ont reçu du surfactant. Elle permet d'éviter les intubations de longue durée et leurs complications. La maintenance doit être particulièrement soigneuse : la pièce nasale est facilement bouchée par des sécrétions et, comme toute prothèse, c'est une source d'infections, de nécrose cutanée ou de la cloison nasale. Quand l'enfant a la bouche ouverte, on ne sait pas quelle est la pression véritablement appliquée ; pour pallier cette fuite, on utilise une tétine.
La PEP est très efficace pour maintenir les alvéoles qui se collabent facilement chez les prématurés. Elle diminue la fréquence et la gravité des apnées vraisemblablement en empêchant le collapsus et l'obstruction des voies laryngées.

Ventilations non conventionnelles

• Ventilation à haute fréquence

Elle est le plus souvent utilisée en deuxième intention, après une ventilation conventionnelle et un traitement par le surfactant.
Trois paramètres font l'objet d'un réglage :
— la fréquence (généralement réglée à 15 Hz) ;
— le débit continu (la pression moyenne croît avec l'augmentation du débit) ;
— le pic à pic de pression (il croît avec l'augmentation du volume courant).
Le mode de transfert des gaz est radicalement différent au cours de la ventilation à haute fréquence. L'oxygénation se produit grâce à l'impact des molécules d'oxygène qui arrivent à grande vitesse dans l'alvéole et traversent la membrane alvéolo-capillaire. Le gaz carbonique est évacué grâce à l'importante agitation moléculaire qui se produit à l'intérieur du poumon.

Pour améliorer l'oxygénation au cours de la ventilation à haute fréquence, on augmente bien sûr la FiO_2, mais aussi la pression moyenne, pour recruter des alvéoles, et la fréquence, pour accroître la vitesse des molécules.
Pour extraire le gaz carbonique, on augmente surtout le pic à pic et on diminue la fréquence.

• Ventilation liquide

Le principe est de faire circuler dans le poumon un liquide transporteur d'oxygène (le perfluorocarbone). C'est une technique encore à l'état expérimental dont l'intérêt essentiel est d'éviter les traumatismes du poumon qu'entraîne la ventilation artificielle conventionnelle.

Adjuvants à la ventilation artificielle

Surfactant

C'est à notre sens le progrès essentiel de ces dernières années. Il a permis de réduire considérablement les durées de ventilation. L'amélioration est souvent spectaculaire, la FiO_2 pouvant être diminuée de 60 % à 25 % en quelques heures. Il a permis une nette diminution des pneumothorax, mais n'a pas supprimé totalement les bronchodysplasies pulmonaires.
Ce sont surtout les surfactants naturels qui sont efficaces.
Compte tenu de la difficulté de prédire l'évolution d'une détresse respiratoire, le surfactant est surtout employé de manière curative. Mais son utilisation doit être le plus précoce possible, éventuellement sur place si l'équipe peut surveiller l'enfant.

Monoxyde d'azote (NO)

C'est un traitement souvent efficace en cas d'hypoxémie réfractaire. Administré par voie aérienne, il crée une vasodilatation artérielle pulmonaire augmentant le débit sanguin pulmonaire et l'oxygénation. Il peut être administré au cours de la ventilation conventionnelle, mais également au cours de la ventilation à haute fréquence.

Stratégies ventilatoires

L'analyse des lésions pulmonaires oriente les choix stratégiques en matière de ventilation artificielle.
Le problème est simple quand le poumon est normal et que la ventilation est nécessaire parce qu'il existe un trouble de la commande centrale. Des pressions faibles (12-15 cmH_2O), une FiO_2 peu élevée (25-30 %), une fréquence lente (35/min) sont largement suffisantes pour assurer la ventilation. Il faut surtout se méfier alors du risque d'hyperoxie et d'hypocapnie.

En cas de lésions alvéolaires, comme dans la maladie des membranes hyalines au début, la ventilation est d'abord conventionnelle à fréquence élevée, à faible pression en privilégiant le temps inspiratoire (0,6 < rapport I/E < 0,8 voire jusqu'à 1) avec une pression positive résiduelle et une FiO_2 adaptée aux besoins de l'enfant. L'administration de surfactant est précoce surtout si l'enfant est prématuré et qu'il faut augmenter la FiO_2.
Cette stratégie permet de maintenir une surface d'échange suffisante et évite au poumon de se collaber. En l'absence d'amélioration, il faut recourir à la ventilation à haute fréquence, en ayant vérifié au préalable par une échographie cardiaque le niveau des pressions pulmonaires.
Le problème est différent quand les lésions sont bronchiques et/ou qu'il existe un bronchospasme. La fréquence ventilatoire est plus lente, on privilégie le temps expiratoire (rapport I/E = 0,5), il est souvent nécessaire d'utiliser des pressions élevées (20-25 cm, voire d'avantage). Le problème est surtout d'évacuer le gaz carbonique.
On peut tolérer une hypercapnie jusqu'à 60, à condition de maintenir le pH supérieur à 7,25.

acte infirmier

Rôle infirmier dans la surveillance de la ventilation

Surveillance clinique

La surveillance clinique, malgré la mise au point d'un appareillage reflétant la gazométrie sanguine (pression partielle transcutanée oxygène, pression transcutanée en CO_2, SaO_2), reste encore prépondérante. L'inspection du patient permet de déterminer sa coloration, son degré d'adaptation au respirateur, son degré d'ampliation thoracique, une asymétrie thoracique, une distension abdominale anormale que l'on peut voir dans un épanchement gazeux ou qui peut gêner la course du diaphragme.
L'auscultation pulmonaire apporte également de nombreux renseignements : en cas d'épanchement pleural gazeux ou liquidien, on note une asymétrie des bruits pulmonaires ; un déplacement de la sonde d'intubation dans la bronche souche droite se traduit par une diminution des bruits d'insufflation à gauche (mais ce signe est peu fiable chez le petit prématuré) ; des bronchospasmes se manifestent par la présence de râles sibilants.
Toutes les heures chez les patients instables, toutes les 2 heures quand ils sont stabilisés, il faut noter les constantes du respirateur (temps d'insufflation, d'expiration, fréquence, débit, pression d'insufflation, pression positive résiduelle, éventuellement volume/minute...).
La position de la sonde d'intubation, sa fixation par une moustache sont vérifiées régulièrement et systématiquement en cas de dégradation de l'état de l'enfant. Cela permet de relever une sonde trop enfoncée ou de constater une extubation acciden-

telle. L'inspection des circuits inspiratoire et expiratoire doit se faire régulièrement pour détecter une fuite ou enlever l'eau qui se condense dans les tuyaux.

Mécanique ventilatoire

De nombreux capteurs (débit, pression, FiO_2) autorisent maintenant une surveillance continue des effets mécaniques de la ventilation artificielle. Ces capteurs doivent être placés au plus près de l'enfant, c'est-à-dire au niveau de la sonde d'intubation pour donner des informations précises.

Les courbes recueillies (pression, débit), auxquelles s'ajoutent le volume ventilé par intégration de la courbe de débit, sont maintenant disponibles.

Il est aussi possible de visualiser des courbes débit-volume et pression-volume. L'ensemble de ces courbes donne des informations essentielles sur l'adaptation de l'enfant au respirateur, la présence d'une fuite autour de la sonde d'intubation, l'évolution de l'état pulmonaire au cours du sevrage.

Actuellement, ces informations sont souvent mal utilisées. Les fabricants de respirateurs n'ont pas pris la peine de les présenter sous une forme explicite. Elles sont le plus souvent inexploitables.

Gazométrie sanguine

En dehors de la mécanique ventilatoire, il est possible de surveiller l'oxygénation par la saturation (SaO_2) et la pression transcutanée d'oxygène ($PtcO_2$). Cette dernière est maintenant tout le temps associée à une pression transcutanée de gaz carbonique ($PtcCO_2$).

La $PtcO_2$ et la $PtcCO_2$ sont souvent décevantes en cas d'utilisation prolongée. Les capteurs dérivent et les valeurs sont fausses, la maintenance coûteuse à cause de leur réfection fréquente.

La capnographie (mesure du CO_2 expiré) reste peu utilisée. Elle reflète la pression artérielle de CO_2 ($PaCO_2$) uniquement quand les poumons sont homogènes et donc peu malades et s'il n'existe pas de troubles circulatoires importants. Elle peut être intéressante au cours du sevrage ou chez les patients neurologiques dont on veut contrôler la pression partielle de CO_2 sanguin.

La mesure directe de l'oxygène et du gaz carbonique dans le sang artériel reste la référence pour mesurer les effets de la ventilation artificielle. Mais cette technique présente de nombreux inconvénients :

- agressive et douloureuse ;
- incertitude sur le devenir d'une artère après plusieurs ponctions ;
- spoliation sanguine.

Dysfonctionnements des respirateurs

L'expérience acquise grâce au signalement des incidents et accidents survenus avec les respirateurs a permis d'augmenter considérablement leur fiabilité.

Les arrêts intempestifs sans alarme par blocage sont devenus exceptionnels et justifient un retrait du respirateur et une expertise technique.

Sur les nouveaux modèles, qui utilisent largement les programmes informatiques, des erreurs de programmation sont toujours possibles surtout au début de leur utilisation.

Les pannes de secteur ou les débranchements sont rares mais redoutables, les anciens appareils ne sont pas toujours dotés d'une alarme en cas d'interruption de l'alimentation.
Les capteurs de débit ou de pression signalent les déconnexions ou les ruptures de circuit quand les fuites sont suffisamment importantes pour empêcher la montée en pression.

Conclusion

La ventilation artificielle du nouveau-né et de l'enfant reste une technique lourde de réanimation, malgré les progrès réalisés grâce aux nouveaux modes de ventilation, à la sécurité des appareils, au surfactant et à l'utilisation du monoxyde d'azote.
Si les ventilations artificielles de longue durée avec des retentissements pulmonaires importants sont devenues rares, un risque vital en cas d'incident ou de mauvaise appréciation de l'état pulmonaire et une période de sevrage souvent délicate à négocier justifient la pratique de la ventilation artificielle de longue durée dans des services spécialisés suffisamment équipés en personnel et en matériel.

➡ Soins à un enfant nécessitant une respiration assistée

Élizabeth Devin

Connaissance de la technique

La plupart des ventilateurs ont de nombreuses capacités et une grande souplesse d'utilisation. Certains sont utilisables pour le nouveau-né, d'autres sont adaptés aux grands enfants et à l'adulte. Il est du devoir de l'infirmière de se familiariser avec les possibilités de la machine qu'elle va utiliser et d'être capable de répondre à certains besoins.

Surveillance

La surveillance de l'état général de l'enfant intubé doit être précise et notée régulièrement par l'infirmière responsable de cet enfant.
La vitesse d'insufflation de l'enfant est supérieure à celle de l'adulte. Elle est réalisée en fonction des conditions de l'enfant et elle est déterminée par le pédiatre.
L'humidification doit être importante : le diamètre des sondes endotrachéales étant petit, les sécrétions peuvent les obstruer plus facilement. Aussi, l'humidification doit être suffisante pour conserver des sécrétions plus fluides.

Si un enfant est intubé dans un incubateur, la plus grande longueur possible de tuyaux doit être conservée à l'extérieur de celui-ci, car la température de l'incubateur diminue la condensation dans les tuyaux.
La concentration de l'oxygène inspiré doit être conservée le plus bas possible (selon les besoins de l'enfant), afin de prévenir le développement d'une fibroplasie rétrolentale. Cette concentration est surveillée par les gaz du sang, réalisés fréquemment.

à noter

Les gaz réalisés en capillaire sont inadaptés chez un enfant en détresse respiratoire : il existe fréquemment une vasoconstriction périphérique ; aussi les résultats obtenus ne reflètent pas toujours l'état d'oxygénation de l'enfant.
L'oxygénation est contrôlée par le taux de saturation transcutanée.

Précautions

Il est indispensable de veiller à la bonne fixation des tuyaux et des raccords reliant la machine à la sonde d'intubation, ainsi qu'au blocage de la machine pour éviter tout risque d'extubation intempestive.
Il est recommandé de maintenir la tête de l'enfant à l'aide de sacs de sable afin d'en limiter les mouvements.
Le nouveau-né ne possédant que les anticorps transmis par sa mère au travers du placenta, les mesures d'asepsie sont primordiales.
Les tuyaux du ventilateur doivent être changés régulièrement.
Des prélèvements doivent être effectués régulièrement :
— prélèvements de sonde à l'extubation ;
— prélèvements de sécrétions à l'aspiration.
L'aspiration demande les soins techniques le plus aseptique possible.
Les constantes de la machine et de l'enfant doivent être relevées toutes les heures.

Moyens d'entrer en communication

On peut fournir aux **grands enfants** du papier et des crayons, car ils sont incapables de parler.
Avec les **enfants incapables d'écrire**, on essaie d'établir des relations gestuelles.
Pour **tous les enfants**, il faut prévoir des jouets et des jeux et les obliger à faire quelques efforts.
Il est nécessaire d'encourager les **parents** à toucher et à caresser l'enfant, à participer aux soins.

Moyens de ventilation

La méthode du « soupir » sera préférée chez l'enfant atteint de maladie pulmonaire. Elle est située entre la ventilation contrôlée et la ventilation libre et permet à l'enfant de respirer avec un effort moindre (*figure 53.15*).

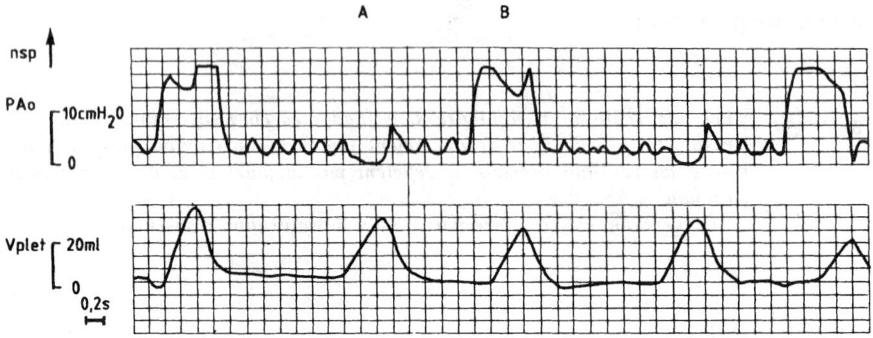

Figure 53.15 – Méthode du « soupir »
A : l'enfant inspire en même temps que le respirateur insuffle ; B : inspiration en dehors d'une insufflation du respirateur (le volume est identique à celui d'une insufflation du respirateur).

Les soupirs sont diminués progressivement afin d'encourager l'enfant à fournir un effort plus prolongé entre deux insufflations jusqu'à ce qu'il puisse respirer seul, sans aide.
L'enfant est mis alors en respiration à débit-litre (VDL) et peut donc être retiré du ventilateur et extubé.

Monitorage cardio-respiratoire

Il permet la surveillance électrique du rythme cardiaque et respiratoire.

Indications

Il est conseillé :
— chez tout enfant atteint de maladie pulmonaire ;
— chez le prématuré ou le nouveau-né faisant des apnées ;
— chez tout enfant présentant une affection grave.
Il est choisi selon l'âge de l'enfant et selon les besoins de surveillance et d'informations à recueillir.

Mesures à prendre :

— régler les données et diminuer le bruit du scope ;

— lever l'anxiété de l'enfant et de l'entourage :
- expliquer le fonctionnement de l'appareil à un enfant grand ;
- encourager les parents et l'enfant à se prendre en charge, à recueillir les données ;

— choisir l'emplacement des électrodes :
- à droite et à gauche, latéralement au niveau du thorax, pour les deux premières ;
- en bas à gauche sur le thorax pour la troisième ;

— fixer les électrodes après :
- avoir dégraissé la peau à l'éther si besoin ;
- avoir mis un peu de gel de contact, sauf si celles-ci sont prégélifiées ;

— appliquer les électrodes fermement sur la peau bien sèche ;
— adapter les électrodes au câble de raccordement du monitoring ;
— s'assurer que les alarmes fonctionnent bien (la minimale et la maximale sont déterminées selon l'âge de l'enfant) ;
— vérifier également les seuils de tachy- et de bradypnée ;
— surveiller l'état de la peau sous les électrodes et changer d'emplacement si besoin ;
— surveiller régulièrement l'intégrité du monitoring (état des fiches, des câbles) : s'il y a problème, changer de matériel ;
— continuer à surveiller la respiration et le pouls : les comparer avec la machine, le monitoring ne pouvant pas remplacer complètement l'observation de l'enfant.

➡ Soins à un enfant trachéotomisé

Matériel

Il existe différents types de canules :
— les canules en plastique munies d'un mandrin pour la mise en place, mais sans canule interne ;
— les canules en argent composées de trois parties : une canule interne, une canule externe et un obturateur ;
— les canules à ballonnet, utilisées uniquement pour assurer une certaine étanchéité quand une ventilation à pression positive est vitale.

Indications

La trachéotomie est indiquée dans les cas suivants :
— laryngomalacie ;
— anomalies congénitales (sténose laryngée, atrésie des choanes et diverses anomalies cardiaques ou pulmonaires) ;

— corps étrangers du larynx ou du pharynx ;
— traumatismes crâniens sévères ;
— brûlures de la tête et du cou ;
— œdèmes laryngés après une intubation prolongée ;
— drainage des sécrétions après une ventilation assistée postopératoire.

Mesures à prendre

Elles sont décrites dans le *tableau 53.13*.

Tableau 53.13 – Mesures à prendre avant une trachéotomie

Actions	Explications
Fournir une humidification appropriée à l'aide d'un respirateur, d'un humidificateur ou d'une tente à oxygène.	L'humidification et le filtrage de l'air n'étant pas réalisés par les voies naturelles, ces moyens permettent de fluidifier les sécrétions et diminuent le risque de bouchon muqueux.
L'aspiration des mucosités est nécessaire en cas de respiration bruyante, de tirage, de pâleur ou de diminution des constantes vitales (pouls).	Cela est dû à l'obstruction facile de la canule par les mucosités.
Aspirer l'enfant après un clapping ou un drainage postural.	Les sécrétions sont plus abondantes et plus faciles à aspirer après ces gestes.
Noter soigneusement l'état de l'enfant avant l'opération, ainsi que son pouls, son comportement (agitation).	Ces signes sont révélateurs d'un début d'insuffisance respiratoire, et un lavage bronchique est parfois envisageable.
Surveiller la respiration et observer l'expansion thoracique bilatérale.	Afin de dépister un éventuel pneumothorax.
Conserver le pourtour de la canule propre et sec : • nettoyer la peau, ainsi que le tour de la canule ; • glisser une compresse stérile autour de la canule ; • fixer à l'aide d'un cordonnet spécial.	Pour éviter l'irritation et diminuer les risques d'infection.
Surveiller fréquemment l'enfant pour prévenir tout risque de décanulation. Immobiliser les bras si besoin : • préparer le matériel nécessaire aux soins près de l'enfant : – double de canule + mandrin ;	Précautions indispendables.

Actions	Explications
– attaches, aérosol ; – compresses spéciales ; – matériel à aspiration et flacons d'eau stérile ; • ne jamais baigner l'enfant complètement.	Afin de prévenir l'entrée de l'eau par la canule.
S'assurer que la compresse et la fixation sont bien en place et maintenir correctement.	Afin d'empêcher le glissement de la canule hors de la trachée et pour éviter toute détresse ou anxiété de l'enfant en cas de déplacement.

Installation de l'enfant

Elle est décrite dans le *tableau 53.14*.

Tableau 53.14 – Installation de l'enfant pour une trachéotomie

Actions	Explications
Installer l'enfant avec la tête en légère hyperextension ; mettre un coussinet sous les épaules.	L'enfant a tendance à obturer la canule avec son menton quand le cou est fléchi.
Lui maintenir la tête s'il remue trop.	Les mouvements de la tête et du cou peuvent entraîner le déplacement de la canule.
Au cours des repas, recouvrir la canule par un bavoir.	Pour éviter la pénétration de particules alimentaires.

Communications et relations avec l'enfant

Elles sont détaillées dans le *tableau 53.15*.

Tableau 53.15 – Communications et relations avec l'enfant trachéotomisé

Actions	Explications
Expliquer dans un langage approprié à l'enfant les raisons de la trachéotomie, ainsi que les soins et les conseils.	L'enfant fantasme sur son devenir et on ne doit pas lui cacher la vérité.
Calmer l'anxiété des parents par des explications et leur proposer une aide.	L'inquiétude des parents se transmet facilement à l'enfant.

Actions	Explications
Trouver certains moyens de communication : par gestes, par la lecture des lèvres ou à l'aide d'une ardoise et d'un crayon.	L'enfant est incapable de communiquer oralement.
S'assurer que l'enfant sait se servir de la sonnette et répondre rapidement à son appel.	L'enfant est dépendant des autres pour ses besoins de base : faire très attention à ses appels et informer le personnel soignant.
Si possible, consigner une personne auprès de lui pour répondre à ses besoins et assurer ses soins de nursing.	L'enfant a des difficultés à s'habituer à des inconnus et le changement constant de personnel peut le perturber.
Assurer un environnement approprié à l'âge de l'enfant pour lui assurer un bon développement psychomoteur.	Le développement de l'enfant est menacé. Ses acquisitions récentes peuvent disparaître passagèrement.

Actions à entreprendre pour la sortie de l'enfant

Il faut :
— demander aux parents qu'ils aient des relations normales avec leur enfant, les aider à prendre leur enfant en charge, leur apprendre à s'occuper des soins et leur expliquer le traitement ;
— s'assurer qu'ils ont bien compris ;
— aider les parents à se procurer le matériel nécessaire. Leur donner la liste détaillée des fournitures, ainsi que l'adresse des fournisseurs ;
— s'assurer que les parents connaissent les gestes à faire en cas d'urgence (canule bouchée...) ;
— dans la mesure du possible, leur faire rencontrer d'autres parents ayant un enfant trachéotomisé à domicile ;
— s'assurer de la bonne continuité des soins après la sortie de l'hôpital. Prévenir l'infirmière du secteur pour qu'elle aide la famille et qu'elle assure un suivi ;
— fournir aux parents un exemplaire écrit contenant les gestes et les actions à entreprendre ;
— aider les parents à voir en leur enfant un enfant normal, à reconnaître ses besoins dans un environnement normal, afin de lui assurer un bon développement psychomoteur ;
— contacter l'assistante sociale si besoin.

➡ Aspiration

C'est le moyen d'éliminer les sécrétions trop abondantes des voies respiratoires. Elle peut se faire par la bouche, le nez ou la trachée.

But

Il est de dégager les voies respiratoires des sécrétions excessives.

Matériel

Il comprend :
— aspirateur de mucosités ;
— sondes à aspiration ;
— tuyau de raccordement avec pince stop-vide ;
— flacons d'eau stérile ;
— mouchoirs ou compresses stériles ;
— gants stériles ou pince ;
— abaisse-langue.

à savoir

L'aspiration trachéale peut entraîner un laryngospasme, qui se reconnaît à un arrêt momentané de la respiration et peut aboutir à une apnée totale. On doit toujours se munir d'un masque de ventilation artificielle et d'oxygène. Il faut également prévoir une sonde d'intubation.

➡ Oxygénothérapie

Préparation

Les différentes étapes de l'oxygénothérapie figurent dans le *tableau 53.16*.

Tableau 53.16 – Préparation de l'oxygénothérapie

Actions	Explications
Expliquer le traitement à l'enfant et lui faire admettre de ne pas toucher au matériel.	L'enfant est plus rassuré s'il comprend le procédé et s'il est au courant du matériel.
Maintenir la propreté des voies respiratoires supérieures en aspirant si besoin.	La délivrance d'oxygène nécessite la désobstruction des voies respiratoires.

Actions	Explications
Prévoir le matériel pour humidifier.	L'oxygène est un gaz asséchant et nécessite une humidification afin de prévenir un dessèchement de la bouche et de la trachée, ainsi qu'un épaississement des sécrétions.
Mesurer la concentration d'oxygène régulièrement, surtout si l'enfant reçoit de l'oxygène dans un Hood ou sous une tente. Noter la concentration en même temps que le pouls et la respiration. Le débit d'oxygène et d'air doit être égal à 6 l minimum dans une tente ; le débit dans la tente doit être augmenté à chaque ouverture de la tente.	Il est souhaitable de conserver un pourcentage d'oxygène le plus bas possible (selon les besoins de l'enfant) afin de diminuer les risques de fibroplasie rétrolentale ou d'atteinte pulmonaire. La concentration d'oxygène est vérifiée par les gaz du sang ou la PO_2-PCO_2, qui est moins traumatisante. Le traitement est efficace et de là dépend la diminution rapide du pourcentage d'oxygène jusqu'à l'air ambiant. Nécessaire pour assurer une bonne ventilation à l'intérieur.
Surveiller la réponse de l'enfant à l'oxygène.	Signes : • diminution de l'agitation ; • diminution des signes de détresse respiratoire ; • amélioration de la coloration ; • amélioration du pouls et du rythme respiratoire.
Veillez à ce que les soins n'interrompent le traitement que de façon minimale.	Toute interruption de traitement entraîne le retour de l'anoxie et une aggravation de l'état général.
Vérifier périodiquement le matériel.	Il doit être propre, non endommagé et en bon état de marche.
Nettoyer le matériel chaque jour et le changer toutes les semaines. Faire des prélèvements réguliers.	Un matériel souillé peut être source de contamination.
Écarter tout matériau combustible : • ne jamais employer d'huile ou de graisse ; • ne jamais fumer dans les locaux ; • connaître la localisation des extincteurs.	L'oxygène est très inflammable.

Actions	Explications
Terminer l'oxygénothérapie progressivement : • diminuer le débit d'oxygène et augmenter d'autant le débit d'air ; • si en incubateur, diminuer le débit d'oxygène ; • pour les tentes, relever progressivement la toile.	
Continuer le monitorage de l'enfant et la même surveillance.	L'agitation, la cyanose, la tachycardie et les signes de détresse respiratoire montrent que l'enfant ne supporte pas la diminution de l'oxygène.

Techniques

Oxygénation par sonde nasale

Elle est souvent mal supportée par l'enfant et le nourrisson.

Oxygénation par masque

Elle est utilisée parfois chez le plus grand enfant. La technique est résumée dans le *tableau 53.17*.

Tableau 53.17 – Technique de l'oxygénation par masque

Actions	Explications
Choisir une taille appropriée de sorte qu'il recouvre le nez et la bouche de l'enfant. Soulever le masque régulièrement pour laver le visage de l'enfant et mettre un peu de crème aux points de pression de celui-là.	Ne pas envoyer d'oxygène dans les yeux. Le pourcentage d'oxygène administré est de l'ordre de 24 à 40 %. Pour assurer le bien-être de l'enfant.

Tente à oxygène

Son emploi est développé dans le *tableau 53.18*.

Tableau 53.18 – Technique de l'oxygénation par tente à oxygène

Actions	Explications
C'est le moyen préféré pour administrer l'oxygène chez les grands enfants.	Elle permet de contrôler l'humidité et la chaleur de l'oxygène envoyé et une plus grande mobilité de l'enfant.

Actions	Explications
S'assurer de la bonne arrivée de l'oxygène ; veiller à ce que les oreillers n'obturent pas l'arrivée de celui-ci.	
Maintenir la température entre 18 et 21 °C.	Mettre de la glace dans le bac réservé à cet effet. Celle-ci doit être remplacée régulièrement.
Analyser régulièrement le pourcentage d'oxygène.	La concentration varie selon l'étanchéité de la tente et la fréquence d'ouverture.
Choisir des jouets lavables adaptés à l'âge de l'enfant.	Ils permettent l'éveil de l'enfant et le distraient ; ils le sécurisent et sont pratiques.

Oxygénothérapie en incubateur

Le *tableau 53.19* en présente la technique d'utilisation.

Tableau 53.19 – Technique de l'oxygénothérapie en incubateur

Actions	Explications
L'incubateur est utilisé pour assurer le contrôle visuel du petit enfant en néonatalogie.	Il permet l'isolement, la régulation thermique et une humidification continue.
Régler le débit d'oxygène pour obtenir la concentration désirée. Les incubateurs sont équipés pour ne délivrer qu'une concentration d'oxygène égale ou inférieure à 40 %. Si le pourcentage d'oxygène doit être supérieur, un Hood peut être introduit dans l'incubateur, mais il faut prévoir l'humidification de celui-ci.	Souhaitable afin d'éviter le risque de fibroplasie rétrolentale chez le nouveau-né en cas d'oxygénothérapie prolongée.
Éviter d'ouvrir trop fréquemment les portes ou les manchons de l'incubateur.	
Analayser régulièrement la concentration d'oxygène.	

Oxygénothérapie par Hood

L'utilisation de cette technique est expliquée dans le *tableau 53.20*.

Tableau 53.20 – Technique de l'oxygénothérapie par Hood

Actions	Explications
Le matériel d'oxygénothérapie doit toujours comporter un débitmètre d'oxygène et un débitmètre d'air associés allant jusqu'à 100 %. Le mélange des gaz doit être humidifié et réchauffé avant d'être donné à l'enfant.	Ce moyen est fortement recommandé car il peut donner un pourcentage d'oxygène. Il peut être utilisé dans un incubateur ou sur un lit radiant.
Contrôler la concentration, l'humidité et la température de l'oxygène dans le Hood.	L'oxygène doit être donné chaud (de 31 34 °C) afin d'éviter le stress dû au froid.
Éviter le plus possible de soulever le Hood.	Afin d'éviter la chute du pourcentage de l'oxygène et une altération de l'état général qui est peu conseillée pour le nouveau-né. Si besoin, lui appliquer, sur le nez et la bouche, un masque étanche permettant la poursuite de l'oxygénothérapie.

Protocole du test à la sueur à la pilocarpine

Rabih Klink

Objectifs

Il s'agit de recueillir de la sueur sur deux échantillons respectivement au niveau des avant-bras droit et gauche. Il faut donc prévoir deux papiers filtres pesés au préalable avant de commencer le test. À l'hôpital, il est nécessaire de prévenir le laboratoire la veille de l'examen pour anticiper leur préparation.

Stimulation de la sudation par iontophorèse à la pilocarpine

Mise en place des électrodes

Au nombre de deux, elles seront fixées à la face antérieure de l'avant-bras droit de préférence, de part et d'autre du pli de coude.
L'électrode négative (–), noire : c'est le sachet bleu ; il est imprégné d'une solution d'acide sulfurique 0,04 N. Il sera fixé au-dessus du pli du coude à l'aide d'un bracelet en caoutchouc.

à savoir

La solution d'acide sulfurique, préparée par le laboratoire, doit être remplacée de façon régulière afin d'éviter l'hyperconcentration du produit imputable aux évaporations de l'eau qui ont lieu à chaque ouverture du flacon.

L'électrode positive (+), rouge : c'est un sachet également bleu imprégné d'une solution de chlorhydrate de pilocarpine. Il sera fixé en dessous du pli du coude, sur la face antérieure de l'avant-bras, à l'aide d'un bracelet en caoutchouc.
Un aide tiendra le bras de l'enfant en extension jusqu'à la fin de l'examen.

à noter — ***Il faut bien veiller à ce que les sachets ne se touchent pas pour éviter les brûlures.***

Ionisation

Les électrodes étant en place :
— veiller à l'absence de formation de pont liquidien entre les deux électrodes : les deux sachets ne doivent pas se toucher ;
— vérifier que le bouton d'ampérage est au minimum ;
— augmenter très progressivement l'intensité jusqu'à 4 milliampères ;
— stimuler ainsi pendant 6 minutes ;
— baisser progressivement l'intensité jusqu'à 0 milliampère avant d'éteindre l'appareil.

Recueil de la sueur sur papier filtre

On doit procéder aux actions suivantes :
— nettoyer soigneusement les zones stimulées à l'aide d'eau distillée ;
— sécher en évitant de toucher des doigts la zone de recueil ;
— à l'aide d'une pince, déposer précisément sur le zone stimulée à la pilocarpine le papier filtre plié en quatre qui a été préalablement pesé ;
— recouvrir le papier filtre avec une feuille de plastique transparente et souple, légèrement plus large que la zone stimulée. À l'aide de bande adhésive, coller les bords de la feuille à la peau de façon à placer le papier filtre dans une enceinte hermétique ;
— bander l'avant-bras ;
— après stimulation du bras droit, effectuer une stimulation identique sur le bras gauche ;
— laisser la sudation s'accomplir pendant 1 heure (soit un peu plus de 1 heure sur le premier bras) ;
— revêtir l'enfant en veillant à recouvrir les bras ;

— lui proposer une boisson, de préférence chaude ;
— le faire jouer pour que le temps lui paraisse moins long ;
— décoller les bords de la feuille de plastique, retirer le papier filtre à l'aide de la pince et le placer immédiatement dans la boîte ayant servie à le peser ;
— suivre la même procédure pour le bras gauche (stimulation, puis recueil) ;
— porter les deux boîtes immédiatement au laboratoire et les donner en main propre au technicien de poste de décantation qui se chargera d'effectuer le dosage des chlorures.

Remarque *Veiller à ce que l'eau distillée soit remplacée dans les flacons tous les 15 jours.*

à savoir

Il est impératif de placer le papier filtre mouillé dans la boîte ayant servi à le peser. Tout inversion fausserait indubitablement les résultats.

à savoir

L'abondance de la sueur se juge par transparence.

Remarque *Après chaque emploi, laver à l'eau savonneuse les sachets bleus et les laisser sécher (la paire de sachets vaut 30 F). Essayer de ne pas inverser celui destiné à la pilocarpine (qu'on peut repérer par la lettre P) et celui destiné à l'acide.*
Un minimum de 100 mg de sueur est nécessaire pour que le dosage soit valable.

La kinésithérapie en néonatalogie

Christine Ansellin, Henri Foure

Introduction

Le décret de compétence de 1995 a ajouté de nouvelles compétences professionnelles aux masseurs-kinésithérapeutes. La ventilation non invasive, les aspirations trachéales et l'aérosolthérapie font désormais partie des techniques habituelles des masseurs-kinésithérapeutes plus spécifiquement orientés dans la prise en charge des pathologies respiratoires.

Par ailleurs, la conférence de consensus de décembre 1994 a validé toutes les techniques de désencombrement basées sur l'augmentation du flux expiratoire. En revanche, elle a qualifiée d'anecdotique l'utilisation du clapping, des vibrations et des postures de drainage.

➡ Rôle du kinésithérapeute dans une unité de néonatalogie

Diagnostic kinésithérapique

➡ Examen de l'enfant

L'examen clinique de l'enfant visera à évaluer le mode de ventilation et à mettre en évidence les signes de tirage. L'enfant est examiné torse nu. Le kinésithérapeute note en particulier les déformations cervico-dorso-thoraciques, la position du thorax, les déformations thoraciques et l'état de la sangle abdominale. Les signes de tirage, le score de Silvermann et la fréquence respiratoire seront notés avant, pendant et après la séance.
Par ailleurs, les différentes constantes de l'appareil de ventilation et des appareils de surveillance seront également notées dans les mêmes conditions.

➡ Auscultation

L'auscultation est un temps essentiel de la séance. La reconnaissance des différents bruits respiratoires (ronchus, sibillants, crépitants) permettent au kinésithérapeute à la fois de localiser l'encombrement et/ou l'existence d'un bronchospasme, mais également d'évaluer et de valider l'efficacité des techniques utilisées.

Techniques de désencombrement

➡ Voies aériennes supérieures

• Lavage du nez

C'est un geste élémentaire à effectuer et à enseigner aux parents. On le pratique au sérum physiologique plutôt qu'à l'eau stérile hypotonique. Le lavage doit être doux, sans pression excessive, pour éviter de chasser le mucus vers la trompe d'Eustache. Il ne sera pas répété plus de deux à trois fois par jour et sera interrompu dès qu'il ne sera plus productif afin de ne pas irriter la muqueuse. Cette technique permet d'éliminer la plus grande partie du mucus du cavum et d'en apprécier l'aspect *(voir « Techniques en ORL »).*

• Drainage rhinopharyngé rétrograde

C'est une technique de reniflage passif en trois temps (*figure 53.16*). Tout d'abord, l'occlusion de la bouche sur le temps inspiratoire amène le liquide de la partie inférieure à la partie moyenne du cavum. Puis, un appui rétromentonnier plaque la langue au contact du palais, l'inspiration faisant vibrer le voile du palais et mobilisant la sécrétion à l'arrière du cavum. Il ne reste plus qu'à faire expectorer l'enfant grâce à une antépulsion pharyngo-buccale, en ramenant du doigt le plancher de la langue vers l'avant.

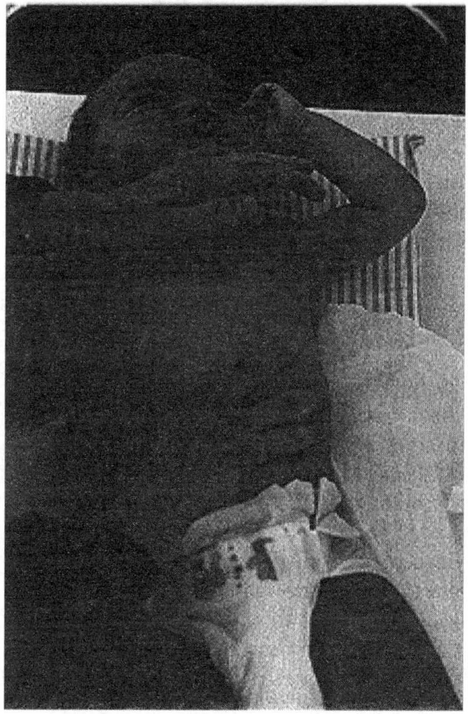

Figure 53.16 – Drainage rhinopharyngé rétrograde

• Aspiration rhinopharyngée

Elle ne sera effectuée que lorsque les techniques précédentes s'avéreront insuffisantes. Elle nécessite des conditions d'hygiène strictes et ne doit pas être traumatisante.

Voies aériennes inférieures

La conférence de consensus de 1994 a validé toutes les techniques basées sur l'**augmentation du flux expiratoire** (*figure 53.17*).

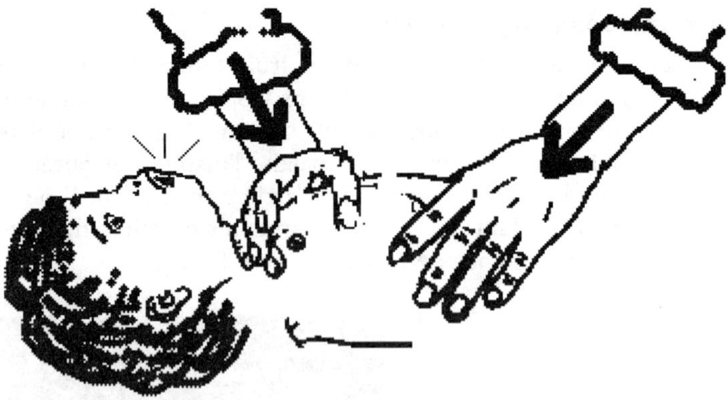

Figure 53.17 – Augmentation du flux respiratoire

Globalement, elles consistent à exercer d'une main une pression sur le thorax et de l'autre une contre-pression abdominale.
L'augmentation rapide du flux visera plus particulièrement le désencombrement des gros troncs bronchiques, alors qu'une augmentation modérée ciblera les petits troncs bronchiques ; on parlera alors davantage de la technique d'expiration lente prolongée.
Le nourrisson ne crache pas, il déglutit les sécrétions. Pour cette phase ultime du désencombrement, il faut distinguer deux cas.

• Enfant ventilé

Le kinésithérapeute réalise un aspiration trachéale, nasale, buccale :
— trachéale : pour aspirer les sécrétions drainées lors de la séance de désencombrement ;
— nasale : pour libérer les voies aériennes supérieures ;
— buccale : un enfant intubé ne peut déglutir, car la sonde d'intubation maintient la glotte et l'épiglotte ouvertes. Il est indispensable d'éviter la progression de la salive vers la trachée, car les sondes, en réanimation pédiatrique, ne sont pas munies de ballonnets.
Cette aspiration se fait en respectant des règles d'asepsie strictes. Il est important de pouvoir apprécier l'aspect qualitatif et quantitatif des sécrétions : ces éléments peuvent orienter la thérapeutique.

• Enfant non ventilé

Le kinésithérapeute déclenche passivement un réflexe tussigène par stimulation de la zone réflexogène principale. Cette zone est située sur la portion de la trachée cervicale sous-cutanée, juste au-dessus du manubrium sternal. La stimulation se fait par pression lorsque l'expiration est déjà commencée. Le réflexe nauséeux n'est absolument pas contrôlé, aussi est-il primordial de réaliser les techniques de désencombrement à distance des repas, car le risque de fausse route existe. En cas de nutrition à débit continu, il est recommandé d'arrêter l'alimentation 1 heure avant la séance si le risque de régurgitation est connu.

Lorsqu'un prélèvement de crachats est indispensable, le kinésithérapeute réalise la technique d'**expectoration dirigée** *(figures 53.18 et 53.19)* associant le déclenchement du réflexe de toux et la technique de drainage rhinopharyngé rétrograde.

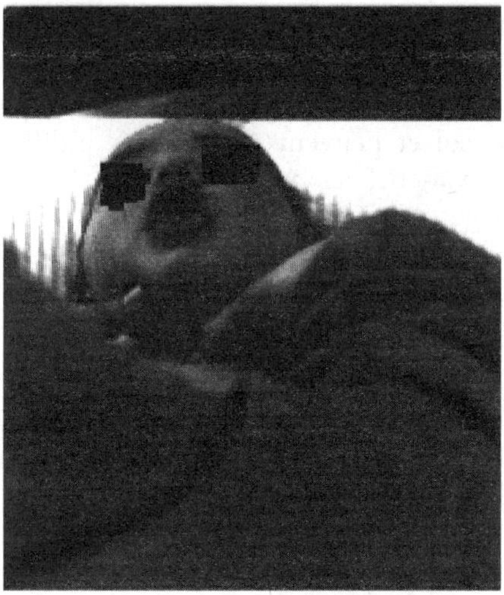

Figure 53.18 – Expectoration dirigée (1)

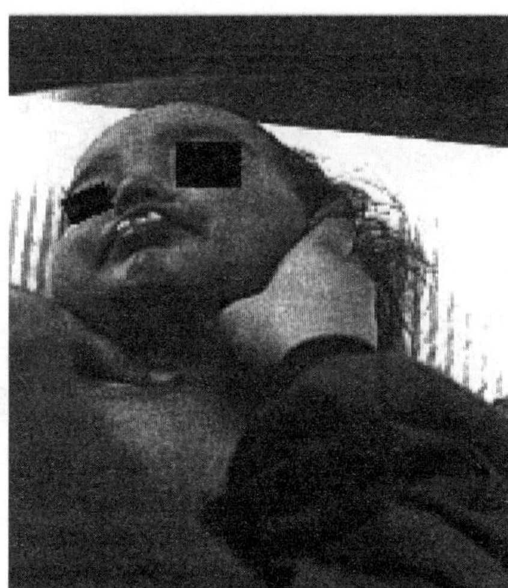

Figure 53.19 – Expectoration dirigée (2)

Aérosolthérapie

En fonction de la cible du traitement, l'aérosol se fera avec un appareil dispensant des particules de plus ou moins gros calibre. Lorsque la cible est la sphère ORL, les appareils de type pneumatique sont suffisants, alors que pour atteindre le poumon distal, il faudra impérativement utiliser un appareil ultrasonique produisant une majorité de petites particules.

La technique d'aérosolthérapie est passive chez le tout-petit, mais doit être active chez le grand, avec un contrôle de la ventilation à haut volume et basse fréquence et un temps d'apnée en fin d'inspiration afin de favoriser la diffusion des particules et d'en limiter l'impaction.

L'aérosolthérapie permet de réguler les deux phases du mucus : phase « gel », épaisse, et phase « sol », aqueuse. Les mucolytiques agissent surtout sur la phase gel et seront utilisés avant la séance de drainage. Les réducteurs type anti-inflammatoires agissent sur la phase sol et peuvent être utilisés indifféremment avant ou après la séance. En revanche, les antibiotiques se feront obligatoirement après la séance de drainage.

En ce qui concerne le cas particulier du spasme bronchique, le kinésithérapeute réalisera l'aérosol en fonction de l'auscultation pulmonaire.

Quel que soit le type de médication, une prescription médicale est nécessaire.

Lorsque l'enfant est ventilé, il est possible d'adapter un petit appareillage sur le circuit pour assurer ce traitement *(figure 53.20)*.

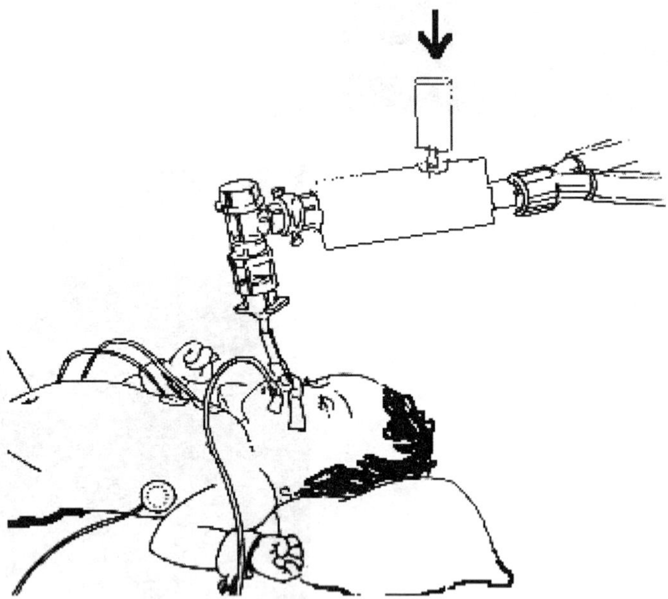

Figure 53.20 – Appareillage pour médication

Il faut insister sur l'hygiène lors de l'aérosolthérapie, tant au niveau du matériel que de la personne qui prépare (lavage des mains indispensable). Il faut impérativement nettoyer le matériel après chaque utilisation et ne jamais laisser de produit en attente. Il ne faut pas oublier de rincer la bouche de l'enfant après chaque inhalation par voie buccale.

Mise en place d'une ventilation non invasive

Il existe différents appareils permettant de réaliser ce type de ventilation : BIPAP, CIPAP, appareils volumétriques ou débitmétriques.
Le rôle du kinésithérapeute est de vérifier les constantes prescrites par le médecin, puis de choisir et mettre en place l'interface entre la machine et le patient. Cette interface peut être un masque naso-facial ou un embout buccal.
Actuellement, il existe un appareil très performant, mais toujours en cours de validation : le Percussionnair®. Cet appareil permet à la fois une aérosolthérapie et une ventilation par train d'ondes de pression type ventilation haute fréquence.
Globalement, on peut schématiser l'intervention du kinésithérapeute selon l'arbre de décision thérapeutique (*figure 53.21*).

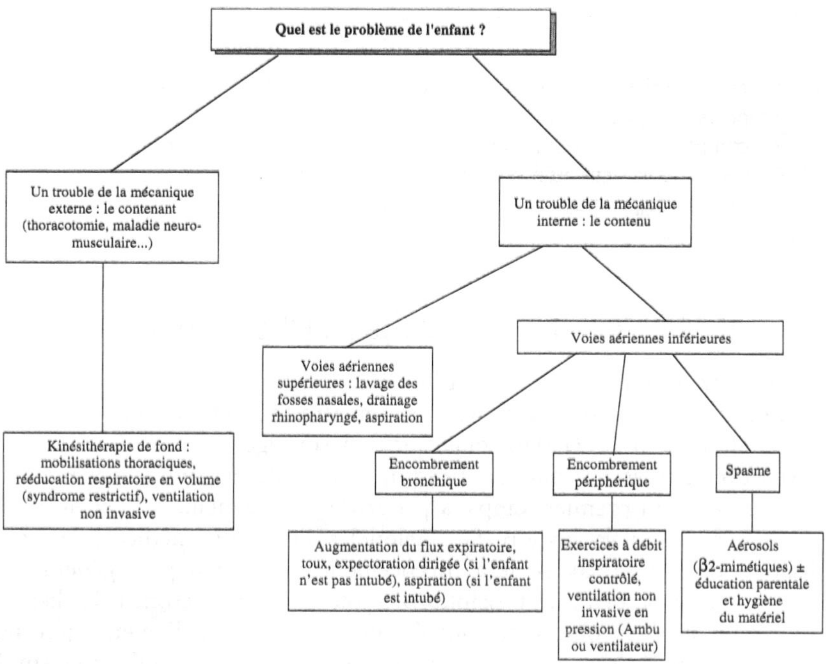

Figure 53.21 – Arbre décisionnel

Malformations orthopédiques

Rappel

Ce sont surtout les malformations du pied qui nécessitent l'intervention du kinésithérapeute. Les malpositions type pied varus ou pied talus sont relativement bénignes ; en revanche, le pied bot varus équin nécessite une prise en charge d'urgence afin de profiter de l'imprégnation hormonale pour réduire la malposition de l'arrière-pied. Il faut également rappeler l'importance d'un examen attentif de la hanche dans ce type de pathologie.

Rôle du kinésithérapeute

Mobiliser les articulations, stimuler la réponse musculaire, réduire les malpositions et fixer la position corrigée acquise, tels sont les objectifs du kinésithérapeute.
Il garde également une vue globale de l'enfant et contribue, par son travail et ses conseils à l'équipe soignante, à prévenir les troubles de décubitus (enraidissement, déformations, escarres...).

acte infirmier

Ce rôle est essentiel et consiste à noter les réactions de l'enfant, pleurs, modifications du comportement, etc., signes d'une intolérance à une posture. Ces éléments seront pris en compte par le kinésithérapeute afin d'ajuster son traitement.
L'IDE jouera un rôle actif au moment de la toilette en stimulant le pied, en particulier lors de petites malpositions.

Éveil psychomoteur et rééducation neuromotrice

Pour terminer, et en laissant de côté l'indication thérapeutique qui a amené l'enfant dans le service de pédiatrie, il faut mettre l'accent sur l'importance de l'éveil psychomoteur de l'enfant quel que soit son âge.
Cet éveil doit être assuré par toute l'équipe médicale et paramédicale.
Il consiste, dans un premier temps, à parler à l'enfant, même s'il est intubé, à lui expliquer ce qui va lui être fait. Selon les impératifs médicaux et l'âge, l'utilisation du Baby-relax se fera précocement ; de façon plus générale, le lever sera préconisé dès que possible. Des jouets colorés seront à la disposition de l'enfant ; des objets personnels lui seront éventuellement apportés. Un effort particulier sera fait sur la prise en charge de la douleur et sur la limitation des nuisances dues au bruit.

Enfin, des techniques spécifiques de rééducation seront réalisées dans la connaissance et le respect des phases du développement psychomoteur normal de l'enfant.

Fiches techniques selon les pathologies

Maladie des membranes hyalines (MMH)

Rappel

La MMH, plus souvent appelée détresse respiratoire idiopathique du nouveau-né, est une maladie atteignant surtout le prématuré de moins de 36 semaines d'âge (l'âge gestationnel).
Elle se caractérise par un trouble de la sécrétion du surfactant, dû à l'inhibition d'un système enzymatique fragile et facilement détruit par les agressions fréquentes à la période périnatale que sont l'hypoxie, l'acidose, le collapsus. Ce surfactant est constitué par certaines cellules de l'alvéole : les pneumocytes de type II. Le surfactant a un rôle tensioactif au niveau de l'alvéole et permet la formation de la capacité résiduelle fonctionnelle.
Schématiquement, la MMH évolue en trois phases :
— phase d'aggravation ou phase aiguë : 36 à 48 heures ;
— phase de stabilisation : 3 à 5 jours ;
— phase de guérison.
Le problème thérapeutique est de maintenir correctes l'hémodynamique et l'oxygénation, grâce aux zones pulmonaires restées saines.

Rôle du kinésithérapeute

• Phase d'aggravation

Toute manipulation peut aggraver le trouble hémodynamique. Donc, à ce stade où les sécrétions sont très peu abondantes, il faut éviter les manœuvres de kinésithérapie et les aspirations trachéales trop fréquentes.

• Phases de stabilisation et de guérison

Dès que l'enfant est sécrétant, le kinésithérapeute le prend en charge pour lutter contre l'encombrement bronchique et permettre ainsi les échanges alvéolo-capillaires dans les meilleures conditions possibles.
Le kinésithérapeute travaille sous couvert d'un monitoring cardiaque et d'un oxymètre permettant d'enregistrer les fluctuations de la saturation au cours de la séance, et donc de moduler la FiO_2 pendant la séance.

La séance est complétée par un programme de positionnement de l'enfant ayant pour but de faciliter la ventilation de l'ensemble du territoire pulmonaire et, en même temps, de prévenir les troubles de décubitus (déformations orthopédiques, escarres...).
On posture alternativement et toutes les 2 heures en décubitus latéral droit, dorsal, gauche, ventral, demi-assis (sauf contre-indication propre à l'enfant).

• Complication : bronchodysplasie

Les techniques de rééducation auront pour but d'obtenir un relâchement des muscles inspirateurs accessoires et une mobilité costale en expiration, afin de libérer l'air piégé dans les alvéoles et de permettre une diminution de la PCO_2. À ce stade de l'évolution, les enfants peuvent être sous oxygénothérapie. Parfois, on est amené à mettre en place une ventilation non invasive pour lutter contre l'hypercapnie. Souvent les enfants présentent un bronchospasme chronique qui peut amener le médecin à faire administrer des bronchodilatateurs en chambre d'inhalation. C'est souvent le kinésithérapeute qui administre ce traitement au cours de la séance de désencombrement.

acte infirmier

Le rôle de l'infirmière est primordial pour permettre au kinésithérapeute de travailler dans les conditions énoncées ci-dessus.
Elle doit :
- s'assurer du bon fonctionnement des appareils de surveillance (intégrité des circuits de monitoring ; tarage et changement de la sonde PO_2 toutes les 3 heures) ;
- planifier les horaires d'alimentation en fonction des heures de passage du kinésithérapeute (prévention des fausses routes) ;
- planifier les postures de drainage en fonction des contre-indications en collaboration avec le kinésithérapeute ;
- programmer les soins et la toilette de façon régulière dans la journée afin de limiter la fatigue de l'enfant et de lui permettre de bénéficier de ses séances de kinésithérapie ;
- éventuellement, communiquer au kinésithérapeute tout événement ou toute remarque pouvant engendrer des modifications dans son traitement.

Bronchiolite

Rappel

Pathologie saisonnière liée le plus souvent au virus respiratoire syncytial (VRS), elle se traduit par une agression de l'épithélium respiratoire des voies aériennes supérieures et inférieures. Sa fréquence est en perpétuelle augmentation et nécessite souvent des renforts en termes de personnel dans

les services de pédiatrie. Elle correspond à 2 % des hospitalisations des nourrissons de moins de 1 an. Cette pathologie est encore plus grave quand elle touche le nourrisson de moins de 3 mois et, surtout, les anciens prématurés. La mortalité est estimée à 1 %.
Le traitement repose sur la kinésithérapie de désencombrement, l'oxygénothérapie, l'administration de bronchodilatateurs et la prise en charge des facteurs de risque dus à l'environnement.
Dans certains cas, l'alimentation sera suspendue et une sonde gastrique sera posée.

Rôle du kinésithérapeute

Le kinésithérapeute va insister sur les techniques de désencombrement des voies aériennes supérieures, car l'enfant de moins de 3 mois ne ventile qu'avec le nez. Les techniques spécifiques aux voies aériennes inférieures seront ensuite réalisées avec, souvent, le recours aux bronchodilatateurs en spray sur prescription médicale.

acte infirmier

En étroite collaboration avec le kinésithérapeute, elle assurera l'éducation parentale afin d'éradiquer les facteurs de risque : tabagisme passif, hygiène du matériel...

Atélectasie

Rappel

Elle se définit par la présence d'un bouchon muqueux bronchique, interdisant toute ventilation au-delà de la bronche concernée. Cela se traduit, au niveau du parenchyme, par des zones perfusées mais non ventilées.
Cette pathologie se rencontre volontiers comme complication d'une maladie des membranes hyalines, après une fausse route, en période postextubation, voire dans les formes graves de bronchiolite.

Rôle du kinésithérapeute

L'auscultation et la lecture de la radiographie permettront de localiser avec précision l'atélectasie et d'appliquer avec plus d'efficacité le traitement kinésithérapique qui se déroulera comme suit :
— aérosols fluidifiants ;
— posture spécifique du segment atélectasié associée ou non à une hyperinflation de ce segment grâce à une ventilation à l'Ambu ou à une ventilation non invasive au masque, après avis médical. Les paramètres de pression du

ventilateur pourront éventuellement être modifiés par et en présence du médecin pour obtenir cette hyperinflation ;
— vibrations manuelles ;
— après contrôle par auscultation du passage de l'air dans les zones atélectasiées, techniques d'accélération du flux expiratoire ;
— réflexe de toux, aspirations rhinopharyngées et/ou trachéales ;
— en dehors des séances : postures toutes les 2 heures en alternant une fois sur deux celle qui draine la zone d'atélectasie.

acte infirmier

Elle doit respecter le programme de postures dicté par le kinésithérapeute.

Chirurgie thoracique

Rappel

La chirurgie du nouveau-né va intéresser différentes pathologies.

• Malformations diaphragmatiques

Ce sont les hernies congénitales des coupoles, entraînant des perturbations de la mécanique respiratoire.

• Malformations de l'axe aérodigestif

Le danger pulmonaire est maximal dans tous ces types de malformations, qu'il s'agisse de compression extrinsèque de la trachée ou, plus encore, des malformations de l'œsophage et des fistules œso-trachéales.
Le danger de ces affections est surtout pulmonaire, soit par les fausses routes de déglutition, soit par le passage direct des particules alimentaires dans les voies respiratoires.

• Malformations cardiaques

Outre les répercussions immédiates sur la fonction ventilatoire, ces malformations vont entraîner des perturbations de la mécanique respiratoire costale dues à l'abord chirurgical :
— sternotomie : grosses malformations ;
— thoracotomie : fermeture du canal artériel.

➡ Rôle du kinésithérapeute

• Après thoracotomie

▪ Si l'enfant a un drain thoracique

La douleur causée par la mobilisation du drain va entraîner une perturbation de la mécanique ventilatoire nécessitant quelques adaptations des techniques :
— postures : décubitus dorsal, décubitus controlatéral, position semi-assise ;
— vibrations : sur l'ensemble du thorax en insistant sur les zones d'encombrement ;
— pressions : en respectant les drains ;
— toux : maintenir le drain thoracique.

Il faut par ailleurs insister sur un autre élément qu'est la prévention des troubles orthopédiques. En effet, la thoracotomie a tendance à entraîner une fermeture de l'hémithorax avec attitude scoliotique. Notre rôle est donc de mobiliser cet hémithorax dans le sens de l'ouverture et de récupérer la mobilité de la ceinture scapulaire.

Lorsque cette thoracotomie intervient chez un enfant présentant une atrésie de l'œsophage, il est indispensable, dans les semaines postopératoires, de maintenir l'enfant en position assise. Or, le tonus du rachis est insuffisant pour maintenir cette position et on voit les enfants s'affaisser du côté de la thoracotomie et compenser cette attitude par une attitude en torticolis congénital au niveau du rachis cervical. Il est indispensable de mobiliser ces enfants pour prévenir cette attitude et, parfois, d'envisager la confection d'une coquille postérieure thoraco-têtière, maintenant l'ensemble tête-nuque-thorax en position corrigée.

▪ Si l'enfant n'a pas de drain thoracique

Il n'y a plus cette notion de douleur importante, ni les restrictions dues au drain.

• Après sternotomie

Cet abord entraîne moins de perturbations ventilatoires et, surtout, il n'entraîne pas d'asymétrie posturale au niveau du thorax.

L'inconvénient majeur est le risque de pseudoarthrose au niveau du sternum, d'où la prophylaxie : lors des mobilisations costales, réaliser une pression symétrique en positionnant la main transversalement sur le thorax supérieur.

acte infirmier

En plus de son rôle important déjà décrit dans le paragraphe sur la maladie des membranes hyalines, l'infirmière doit contribuer à la prévention des troubles orthopédiques : fermeture d'un hémithorax, attitude en torticolis congénital :
- pour cela, il faut étudier le placement des jouets ou du mobile musical par rapport à l'enfant, afin d'attirer son regard dans le sens de la correction ;
- de même, il faut conseiller à la maman, lors des visites, de stimuler son enfant dans le même objectif ;
- enfin, il faut assurer à l'enfant, de façon permanente, un positionnement confortable et corrigé.

Inhalation méconiale

Rappel

Pathologie spécifique de la période néonatale, ses conséquences sont de moins en moins dramatiques car, en cas de suspicion, l'obstétricien réalise une aspiration de l'enfant à la vulve afin d'éviter une inhalation trop profonde du méconium.
Cette pathologie est la seule réelle urgence de kinésithérapie respiratoire à la naissance.

Rôle du kinésithérapeute

Son intervention doit se faire avant toute ventilation, même au masque. Le problème majeur est d'assurer la fluidification du méconium inhalé par des instillations de sérum physiologique ou de mucolytiques (Mucomyst®, Mucofluid®...).
Les techniques d'accélération du flux expiratoire sont des techniques de choix. La toux sera provoquée si l'enfant n'est pas intubé ; le cas échéant, ce sont les aspirations qui permettront d'évacuer le méconium.

acte infirmier

En plus du rôle habituel, elle contribuera à assurer l'humidification du méconium inhalé.

➡ Conclusion

La prise en charge thérapeutique des enfants ne peut se concevoir qu'au sein d'une équipe multidisciplinaire. Le masseur-kinésithérapeute n'est qu'un maillon d'une chaîne dans laquelle l'intervention de chacun se trouve en priorité à un moment donné. À l'inverse des équipes soignantes, la présence du kinésithérapeute est discontinue. L'infirmière est un relais précieux, car la transmission des informations doit permettre une continuité de la prise en charge. Au CHU d'Amiens, nous avons décidé de noter nos informations sur le même support que celui des infirmières afin de faciliter cette communication de l'information et la rendre accessible à tous.
Une coordination de l'ensemble des intervenants est indispensable pour mener à bien le projet thérapeutique de l'enfant en étroite collaboration avec sa famille.

Les techniques d'exploration neurologique

Alain de Broca

➡ Électroencéphalographie

Définition

C'est l'enregistrement de l'activité électrique (électrogenèse) générée par le cortex cérébral. On recherche ainsi soit l'activité normale du cortex, notamment pour étudier les phases de sommeil, soit l'activité anormale tout particulièrement lors des crises épileptiques.

Technique

On enregistre au moyen d'électrodes de surface appliquées sur le scalp la différence de potentiels existant entre deux points du crâne.
Il existe différentes électrodes :
— soit en or ou en argent à plaquer sur le scalp avec une pâte conductrice de l'électricité ;
— soit autocollantes, identiques aux électrodes cardiaques.
La pâte sera sèche en quelques minutes et sera facilement éliminée par un shampooing à l'eau. Les électrodes sont maintenues avec un système d'élastiques ou de résilles appelé casque.

Il est réalisé un enregistrement de plusieurs zones du cerveau (occipitale, frontale, temporale, pariétale) et le nombre des électrodes posées dépendra de la grosseur du crâne et du motif de l'étude de l'EEG.
Il existe deux techniques : l'EEG simple et la polysomnographie.

EEG simple

L'EEG simple ne comprend que des enregistrements du cerveau, avec une fréquence cardiaque et parfois respiratoire. Un technicien est toujours placé à côté pour surveiller l'enfant, vérifier l'appareillage et noter sur l'enregistreur les mouvements de l'enfant ou les bruits. L'examen dure en moyenne 1 heure, avec environ 15 à 20 minutes de pose des électrodes et 40 à 60 minutes d'enregistrement.
Chez le nourrisson jusqu'à 3 ans, il est nécessaire d'enregistrer l'EEG pendant une phase de sommeil. C'est pourquoi on propose de faire venir l'enfant soit le matin, soit l'après-midi, alors qu'il a été réveillé quelque temps avant, en ne le laissant surtout pas s'endormir dans la voiture ou au cours du transfert vers le laboratoire et en ne lui donnant à manger (par exemple un biberon) qu'après avoir placé le casque. Ainsi, l'enfant s'apaisera avec le biberon et s'endormira facilement. Le sommeil sensibilise le tracé et permet ainsi de visualiser plus facilement des anomalies éventuelles.
Chez le nouveau-né et chez le nourrisson, l'endormissement est souvent atteint. En l'absence de sommeil, l'EEG doit être repratiqué au moindre doute.
Chez le grand enfant, il est nécessaire de sensibiliser l'examen par d'autres techniques, car l'enfant s'endort rarement pendant l'examen. On utilise souvent la stimulation lumineuse intermittente. Des éclairs sont provoqués devant les yeux fermés de l'enfant (éveillé ou endormi) à des fréquences progressives, puis à nouveau diminués lentement après quelques secondes. On peut renouveler le test plusieurs fois pendant l'examen. Il peut déclencher des crises épileptiques.
Le test d'hyperpnée nécessite la coopération de l'enfant, qui n'est atteinte qu'après 7-8 ans. On lui demande de respirer profondément et rapidement, ce qui entraîne une hypocapnie relative qui sensibilise l'EEG.

Polysomnographie et vidéo EEG

Il est possible d'enregistrer d'autres capteurs permettant de surveiller les mouvements (électromyogramme du menton, des membres, du thorax, etc.), la respiration, l'oxygène sanguin, la fréquence cardiaque, le bruit, la pH-métrie, etc. Cette polysomnographie est souvent utilisée sur de longues heures, généralement au cours de la nuit. Une caméra surveille parfois l'enfant (vidéo EEG). Ces examens peuvent être réalisés au lit du malade et pas uniquement en laboratoire de sommeil, ce qui induit pour l'équipe soignante de surveiller en partie cet examen.

Le Holter EEG est un système d'enregistrement EEG qui peut durer plusieurs heures, voire plusieurs jours. Les électrodes sont collées sur le scalp avec du collodion, ce qui permet à l'enfant de vaquer à ses occupations pendant toute la journée ; les électrodes sont reliées à un petit enregistreur porté à la ceinture.

Indications

Étude de la maturation cérébrale

L'analyse de l'organisation de l'électrogenèse permet à tout moment de la vie, et particulièrement chez les prématurés ou les petits enfants, de donner un avis sur la maturation du développement cérébral.

Aide diagnostique pour une maladie neurologique

L'EEG révèle certaines anomalies électriques qui permettent d'évoquer des maladies spécifiques *(voir chapitre 43)*.
L'EEG ou la polysomnographie sont surtout utilisés pour dépister une épilepsie. L'enregistrement électroencéphalographique est parfois même spécifique dans certains cas : épilepsie de Lennox-Gastaut, spasmes en flexion, absence petit mal... Il peut montrer des éléments évocateurs dans une région donnée (pointe, pointe-onde) avec des caractéristiques particulières telles des bouffées synchrones ou asymétriques qui aideront au diagnostic.
D'autres maladies sont évaluées tels les encéphalopathies, les hématomes sous-duraux, certaines maladies métaboliques.

Analyse du sommeil

Certaines maladies du sommeil ou au cours du sommeil (obstruction respiratoire) perturbent le développement neuro-psychomoteur de l'enfant. La polysomnographie donne une bonne appréciation d'éventuelles anomalies et guide le traitement.

Aide au diagnostic de mort cérébrale

L'absence d'activité cérébrale à 24 heures d'intervalle ne suffit plus à elle seule pour faire le diagnostic de mort cérébrale ; ce dernier nécessite désormais d'avoir l'assurance que les artères menant au cerveau ne battent plus (Doppler des cérébrales antérieures plat).

acte infirmier

Cet examen est totalement indolore et sans risque. Il faut donc dédramatiser l'examen auprès des parents et de l'enfant et montrer à ce dernier combien il est drôle avec ce casque particulier...
Il importe également de vérifier que les parents ont bien compris l'importance de ne pas faire dormir l'enfant juste avant d'arriver et de leur demander d'apporter un biberon quand c'est un nourrisson.
Un examen peut ne pas montrer d'anomalies malgré une maladie neurologique et, inversement, un EEG perturbé ne signe pas systématiquement une maladie. C'est pourquoi il est légitime de recommencer un EEG si le premier est normal malgré une clinique particulière. À l'inverse, un traitement antiépileptique pourra être arrêté même s'il reste des anomalies modérées sur l'EEG.
Certains médicaments peuvent perturber l'EEG. Il est indispensable d'avertir le spécialiste des médicaments administrés avant l'examen. Parfois, certains médicaments seront arrêtés pendant quelques jours pour que l'EEG ne soit en rien perturbé.

→ Électromyographie

Définition

L'électromyographie enregistre l'activité électrique produite par les muscles lors d'une contraction spontanée ou après stimulation et celle du nerf conduisant l'activité après stimulation.

Technique

L'activité est recueillie à l'aide d'électrodes de surface (pour le nerf ou le muscle) ou d'une électrode-aiguille (diamètre d'une aiguille sous-cutanée) uniquement pour les muscles. Un examen complet suppose l'étude du muscle et de son nerf.
Pour réaliser un électromyogramme, il convient de suivre les étapes suivantes :
— premier temps : test de détection de l'activité lors d'un mouvement volontaire de l'enfant. Celui-là sera d'autant plus conscient que l'enfant est grand. Mais chez le nourrisson, la peur lui fait faire des mouvements qui peuvent être ainsi analysés ;
— second temps : étude de la contraction après stimulation soit directe, soit par l'excitation du nerf innervant et analyse du temps de conduction nerveuse en évaluant le temps que met la stimulation électrique à parcourir le nerf du point de stimulation à son extrémité ;

— il est possible de visualiser l'existence de réflexes médullaires par l'excitation de certains nerfs périphériques.

Indications

L'analyse du myogramme permet de voir des perturbations de la contraction par manque ou anarchie des contractions musculaires (myopathie).
La vitesse de conduction est souvent ralentie dans les atteintes des nerfs par dégénérescence spontanée, par maladies auto-immunes, lors d'un diabète grave et peut ne plus être visible après section ou arrachement du nerf (exemple du plexus brachial étiré à la naissance ou paralysie faciale lors d'un accouchement difficile).

acte infirmier

Cette technique est un peu sensible, car le courant électrique stimulant est ressenti par le sujet exploré. Il faut donc rassurer et entourer l'enfant pour que, en étant détendu, il ressente moins cette sensation.

→ Potentiels évoqués

Définition et techniques générales

Il s'agit d'étudier la réponse évoquée neurophysiologique reconnue dans les structures cérébrales après stimulation d'une sensorialité (sensitive, auditive ou visuelle).
Chaque stimulation des récepteurs sensoriels va être transmise jusque dans le cerveau par un potentiel électrique. Pour pouvoir visualiser l'information électrique que reçoit le cerveau, il faut procéder à des techniques qui permettent d'amplifier le signal reçu et donc de le soustraire du « bruit » électrique que forme le corps. En pratique, on stimule plusieurs dizaines de fois successivement un même récepteur en périphérie (œil, oreille, peau) et on recueille au niveau du cerveau toutes les mini-réponses qui, après accumulation, vont émerger du bruit.
Un système de stimulation est placé devant le récepteur sensoriel étudié et une ou des électrodes dites réceptrices sont placées en regard de la zone cérébrale spécialisée dans le traitement de l'information de la sensorialité étudiée ou sur le passage du signal électrique.

Analyse des résultats

On évalue :
— l'existence ou non de courbes visibles après retrait du bruit électrique ;
— le calcul de l'intervalle de temps que prend le signal pour arriver du lieu de la stimulation au lieu de réception au cerveau ;
— l'analyse de la qualité du signal reçu avec sa forme et son amplitude ;
— la comparaison éventuelle avec les courbes dites normales ou de l'enfant lui-même en cas d'examens antérieurs.

Différents examens et indications

Potentiel évoqué auditif cortical (PEA-C)

On envoie un bruit, spécifique en intensité et en fréquence, par des haut-parleurs dans une pièce insonorisée.
Cet examen est difficile à réaliser et ne se fait que dans quelques laboratoires spécialisés, pour analyser la surdité corticale de certains enfants.

Potentiel évoqué auditif du tronc cérébral (PEATc)

Au moyen d'un casque posé sur les oreilles de l'enfant, on envoie des bruits calibrés en intensité et en fréquence très rapidement, une oreille après l'autre, en assourdissant celle non explorée.
Cet examen est utilisé pour analyser la qualité auditive de la région située entre l'oreille et le thalamus. Les courbes sont bien précises, selon l'âge et le terme, pour l'intensité ou pour la fréquence du bruit étudié. On peut donc apprécier l'existence ou non de déficit et la qualifier, mais cela ne permet pas d'assurer que l'enfant entend puisqu'on n'explore pas la fin du trajet des voies auditives. Il est possible de le proposer pour tout enfant, du prématuré à l'enfant handicapé qui ne peut dire s'il entend ou non. Cet examen suppose que l'enfant soit très calme, ce qui motive parfois une prémédication quand l'enfant ne peut répondre à nos conseils.
Le PEATc est aussi utilisé dans le cadre de coma, pour analyser le niveau de la lésion dans le tronc cérébral, ou dans le cadre de maladies neurodégénératives qui peuvent toucher certaines fibres centrales (sclérose en plaques).

Potentiel évoqué visuel (PEV)

Chaque œil est exploré l'un après l'autre, sur un œil ouvert, soit avec des flashs, soit en faisant varier des images sur un écran de télévision présentant un quadrillage en damier noir et blanc.
Trois ondes faciles à retrouver soulignent la réponse de la macula et du transfert adéquat de l'information du nerf optique jusqu'au cortex occipital. Cela ne préjuge en rien cependant de la capacité à traduire en sens l'informa-

tion recueillie, ni de la qualité de la réponse visuelle périphérique obtenue notamment par un électrorétinogramme.
Le PEV est totalement indolore alors que l'électrorétinogramme est douloureux malgré les anesthésiques locaux. Seules quelques équipes spécialisées peuvent prendre le temps, avec la patience nécessaire, de réaliser de tels tests avec fiabilité chez les enfants.

Potentiel évoqué sensitif ou somesthésique (PES)

La peau sur un doigt de main ou de pied est stimulée par un courant électrique à peine perceptible par la personne.
Les courbes sont faciles à obtenir et leur absence et le temps de survenue des réponses indiquent une lésion entre l'effecteur et la réception au niveau sus-claviculaire (point d'Erb), puis au niveau de la pariétale ascendante controlatérale.

acte infirmier

Ces examens nécessitent le calme, voire l'assoupissement. Il est nécessaire de rassurer parents et enfants et de s'arranger pour que les enfants aient envie de dormir pendant le test.
Leur innocuité et leur fiabilité sont grandes, ce qui permet de répéter ces examens pour évaluer une éventuelle récupération ou au contraire une aggravation.

Les techniques en ORL et en ophtalmologie

Élizabeth Devin

Techniques en ORL

Matériel

Les examens ORL demandent un matériel spécial.

Système d'éclairage :

— un transformateur de courant rhéostat donnant, à partir du 220 volts, un courant de 12 volts ou au-dessous ; il ne fonctionne que sur courant alternatif ;

— une alimentation par pile ;
— un miroir de Clar (miroir concave percé de deux orifices, au travers desquels on regarde) ;
— devant lui, une petite lampe dont la distance au miroir est variable, ce qui permet de modifier la distance du foyer lumineux.

➡ Instruments :

— un spéculum pour oreille : petit entonnoir métallique dont on introduit l'extrémité fine (2 mm) dans le conduit auditif (plusieurs calibres) ;
— des stylets boutonnés : tiges métalliques fixées sur un manche à angle obtus, qui servent à débarrasser le conduit auditif de ses déchets plus ou moins solides (cérumen, produit de desquamation, croûtelles d'eczéma sec, pus desséché) ;
— des porte-coton à extrémité filetée, sur laquelle le médecin enroule un peu de coton, et qui permettent de nettoyer le conduit de ses éléments liquides ;
— une pince coudée de Polizer servant à sécher le conduit ou à faire des pansements ;
— un spéculum pour nez en bivalve ;
— des aiguilles à paracentèse avec manche ou sans manche (ces aiguilles sont lancéolées à double tranchant, elles se montent à angle obtus sur le manche) ;
— un abaisse-langue d'Escat pour l'examen forcé du larynx chez le nourrisson ;
— un miroir laryngé ;
— des écouvillons à prélèvement ;
— une fiche de bactériologie.

Examen de l'oreille

➡ Hors du box

Hors du box, il faut préparer le matériel.

• Matériel :

— boîte d'instruments comprenant toute la gamme des instruments précités ;
— plateau réniforme ;
— antiseptique ;
— drap de bain.

• Technique :

— brancher le miroir sur le transformateur ou sur la pile ;
— adapter la fiche du transformateur sur la prise de courant ;
— vérifier le fonctionnement de l'appareil.

Dans le box

Le rôle de l'infirmière est le suivant :
— demander une aide ;
— prendre l'enfant enveloppé dans un drap ;
— prendre la feuille de température, la présenter au médecin ;
— demander à l'aide de s'asseoir en face du médecin ;
— donner l'enfant à l'aide en ayant soin que le drap qui l'enveloppe monte assez haut du côté de l'aide afin de bien isoler la tête de l'enfant de la blouse ;
— l'enfant est maintenu face au médecin :
  - ses membres inférieurs sont immobilisés par les jambes croisées de l'aide ;
  - une main de l'aide est sur son thorax, l'humérus baissé du côté examiné pour faciliter l'examen, l'enfant ayant tendance à remonter l'épaule ;
  - l'autre main de l'aide maintient fortement la tête au niveau du pariétal ;
— pour passer d'une oreille à l'autre, ne tourner que la tête de l'enfant, le corps ne bougeant pas (lorsqu'un côté est examiné, tourner la tête de l'enfant de l'autre côté et la maintenir comme précédemment, ramener à 90°) ;
— si une des oreilles coule, montrer d'abord celle qui ne coule pas ;
— pendant que l'aide maintient l'enfant, l'infirmière doit déboucher le flacon d'huile de vaseline ou de glycérine boratée ;
— pendant l'examen, bien écouter les résultats donnés par le médecin afin de pouvoir les noter sur le cahier individuel ;
— si l'examen se termine là : ramener l'enfant dans son box ou le coucher. Si le médecin désire faire une paracentèse :
  - en cas de tympan douteux ou de tympan franchement bombé dénotant une otite, l'infirmière devra servir une aiguille à paracentèse (aseptiquement) ;
  - l'infirmière devra se rendre compte si l'oreille continue de couler ;
— si l'examen est négatif et que l'enfant présente de la fièvre, le spécialiste fera peut-être un examen complet, c'est-à-dire nasal et pharyngé ;
— dans ces deux derniers cas, l'aide devra mettre la tête un peu en hyperextension pour faciliter l'examen et maintenir l'enfant : une main sur le thorax, l'autre maintenant fermement le front.

• Surveillance après paracentèse et aspiration

L'infirmière doit surveiller :
— la fièvre, qui doit se normaliser rapidement ;
— le comportement de l'enfant (le plus souvent, il se calme et s'endort) ;
— tout écoulement (nettoyer si besoin le pavillon avec un coton sec) ;
— s'il y a écoulement purulent ou persistance de la fièvre : dans ce cas, remontrer l'enfant au médecin.

Lavage du nez

Il se fait avant chaque tétée, quand l'enfant est enrhumé ou qu'il est incapable de se moucher, afin de libérer les voies respiratoires supérieures.

➡ Matériel :

— dose de sérum physiologique à usage unique ou cupule stérile, avec ampoules de sérum physiologique, et seringue de 2 mL ;
— cotons secs ;
— nécessaire pour immobiliser l'enfant ;
— réniforme.

➡ Technique

Elle est développée dans le *tableau 53.21* et la *figure 53.22.*

Tableau 53.21 – Technique de lavage du nez

Actions	Explications
Allonger l'enfant.	
Lui parler pendant le soin afin de le sécuriser.	
Toujours commencer par la narine la moins productive.	Afin d'éviter de contaminer la narine la plus saine.
Tourner la tête de l'enfant sur le côté, la narine la plus sale près du plan de travail.	Pour recueillir les mucosités.
À l'aide d'une seringue de 2 mL ou avec la dosette, injecter rapidement le sérum physiologique dans la narine supérieure.	Le liquide va passer directement dans l'autre narine en entraînant les mucosités.
Bien sécher.	
Renouveler l'opération si besoin.	Jusqu'à obtention d'un liquide clair.
Faire le même soin au niveau de l'autre narine en tournant la tête de l'autre côté.	
Mettre si besoin les gouttes nasales prescrites.	
Asseoir l'enfant et surveiller la meilleure perméabilité des voies respiratoires (absence de ronflement, nez débouché et sec), puis donner le biberon.	

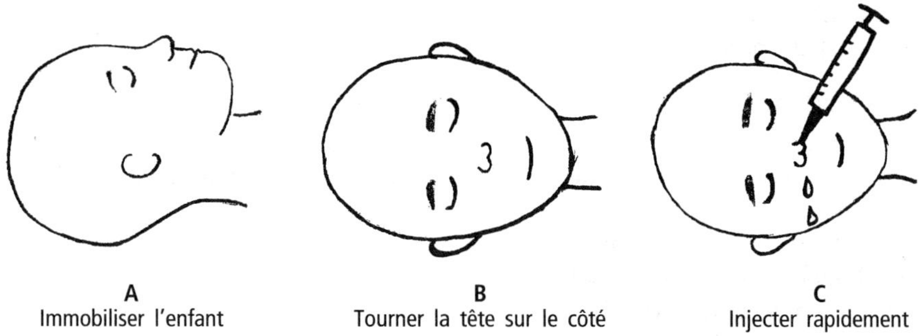

Figure 53.22 – Position de la tête pour le lavage du nez

Instillations nasales

Médicaments :

— soit des solutés :
- soluté physiologique pur ;
- soluté physiologique : 1 cm^3 + 1 goutte d'adrénaline ;
- Prorhinel® pur ;
- Prorhinel® + 1 goutte d'adrénaline ;

— soit des antibiotiques (sur avis médical) :
- soframycine ;
- auréomycine ;
- privine ou autres produits de ce genre, rarement employés chez les enfants car vasoconstriction intense suivie de vasodilatation intense ;
- argyrol (sels d'argent).

Hors du box

Hors du box, il faut préparer le matériel.

• Matériel :

— solution prescrite dans un flacon compte-gouttes (compte-gouttes si besoin) ;
— cupule ;
— soluté physiologique ;
— écouvillons stériles ;
— tampons de coton ;
— plateaux ;
— haricot ;
— drap de bain ;
— alcool, allumettes ;

— Dakin® ;
— cornet de papier.

● **Technique :**
— flamber plateau et cupule ;
— mettre dans le plateau : des écouvillons, deux tampons de coton, un dans un coin ;
— aseptiser le tampon placé dans le coin du plateau ;
— déboucher le flacon de soluté physiologique ;
— aseptiser le goulot du flacon ;
— verser la solution dans la cupule ;
— faire glisser le compte-gouttes dans le plateau si besoin est ;
— couvrir le plateau avec un deuxième plateau stérile ;
— mettre le cornet de papier dans le haricot.

➡ **Dans le box**
Le rôle de l'infirmière est le suivant :
— immobiliser l'enfant dans le drap de bain ;
— découvrir le plateau ;
— s'aseptiser les mains ;
— prendre un écouvillon et l'imbiber de soluté ;
— de la main gauche, maintenir la tête de l'enfant et, à l'aide du pouce gauche, arrondir la narine à nettoyer ;
— après usage, glisser l'écouvillon dans le cornet de papier ;
— changer d'écouvillon si nécessaire et pour chaque narine ;
— cela fait, procéder à l'instillation des gouttes :
  - séparer le coton restant dans le plateau en deux ;
  - charger le compte-gouttes de liquide à instiller, mettre la tête en légère hyperextension, à l'aide du pouce gauche arrondir la narine et laisser tomber en chute libre la goutte (une ou deux gouttes par narine) ;
  - tenir l'axe du compte-gouttes le plus parallèlement possible au plancher de la bouche afin que le liquide tombe dans le rhinopharynx ;
  - maintenir la tête 2 ou 3 secondes dans cette même position ;
  - avec le tampon, essuyer le visage si besoin ;
  - procéder de même pour la seconde narine ;
— recouvrir l'enfant et procéder ensuite comme à l'ordinaire.

➡ Ophtalmologie

Instillations oculaires

Elles se font toujours après un soin d'œil.

➡ Hors du box

Préparer le matériel :
— matériel pour lavage d'œil si nécessaire ;
— sinon : solution prescrite, flacon compte-gouttes, flacon et compte-gouttes ;
— pommade oculaire ;
— grand plateau ;
— tampons stériles ;
— compresses stériles ;
— Dakin® ;
— drap de bain.

➡ Dans le box :

— demander une aide ;
— envelopper l'enfant dans le drap de bain ;
— procéder au nettoyage de l'œil (toujours un seul passage allant du nez vers l'oreille).

• Pour une instillation oculaire

▪ Technique :

— maintenir l'œil ouvert ;
— tirer sur la paupière inférieure pour la décoller de la conjonctive ;
— laisser tomber une goutte dans le cul-de-sac inférieur, au milieu de la paupière ;
— attendre quelques instants, puis laisser refermer les paupières ;
— tamponner doucement l'excès de liquide qui s'écoule avec les larmes ;
— pratiquer la même technique pour le second œil.

▪ Précautions :

— toujours commencer par l'œil le moins malade ;
— s'il s'agit d'un produit dont on veut éviter le passage dans la voie lacrymale et par conséquent dans le pharynx puis, par résorption au niveau de la muqueuse pharyngée, dans la circulation, couvrir le canal lacrymal à l'aide d'un petit tampon de coton placé sur l'angle interne.

▪ Surveillance infirmière

L'IDE doit signaler un écoulement anormal, la présence d'une mydriase (parfois due à des médicaments), d'un myosis ou d'une hémorragie, l'apparition d'un nystagmus, d'un strabisme ou son aggravation, l'opacification de l'iris, l'absence de poursuite oculaire.
Il faut toujours hydrater et fermer les yeux des enfants comateux ou sédatés. Avant toute instillation de collyre, il importe de bien masser la paupière inférieure de l'extérieur vers l'intérieur, afin de drainer le pus vers l'angle interne, et de bien nettoyer l'œil avec un coton humide.

● **Pour une application de pommade :**

— déposer un petit pois de pommade dans l'angle externe de l'œil (pour ne pas obstruer le canal lacrymal) ;
— refermer la paupière et masser légèrement pour répartir le produit médicamenteux, dont l'excipient fond à la chaleur.

● **Pour un fond d'œil**

On utilise le mydriaticum (analogue de l'atropine, mais dont l'effet disparaît en 2 à 3 heures au lieu de 8 jours pour l'atropine), éventuellement associé à la néosynéphrine 5 % ou 10 % 30 minutes avant l'examen.

Pour un lavage oculaire

➡ Soin

— pratiquer le soin sur le coussin de change ou dans le lit ;
— coucher l'enfant tête tournée du côté malade, œil vers la table ;
— fléchir la tête en arrière (l'aide maintient fermement la tête de l'enfant en prenant appui d'une main sur le front, de l'autre sur les épaules) ;
— aseptiser ses mains et se les essuyer avec des compresses stériles, prendre un tampon imbibé de solution et commencer le lavage ;
— effectuer le lavage :
  - paupière supérieure, une seule fois du bord interne vers le bord externe ;
  - paupière inférieure ;
— ouvrir l'œil avec un tampon ;
— faire couler le liquide sur la conjonctive en exprimant le tampon au-dessus de l'œil, de l'intérieur vers l'extérieur ;
— après lavage, essuyer doucement.

➡ Après le soin

— enlever le drap de bain et la protection ;
— coucher l'enfant ;
— noter le soin, etc.

La photothérapie dans l'ictère néonatal

Gabriel Vittu

➡ Bases théoriques de la photothérapie

In vitro, les transformations photochimiques de la bilirubine aboutissent à la formation de **photodérivés**, tous plus hydrosolubles que la bilirubine et ceci par deux mécanismes : l'un de **photo-oxydation** grâce à un transfert d'énergie, l'autre de **photo-isomérisation**. La photo-oxydation est d'autant plus facile que la peau du prématuré est plus mince. La photo-isomérisation est le mécanisme prédominant : réaction plus rapide et nécessitant moins d'énergie que la photo-oxydation, elle aboutit, par seule modification de la configuration spatiale de la molécule de bilirubine, à la formation de photo-isomères. Environ 80 % de la photothérapie est ainsi expliquée par une photothérapie non oxydative de la bilirubine. Ces photobilirubines prennent naissance au niveau de la **peau** et leur plus grande **hydrosolubilité** permettrait leur élimination par voie hépato-biliaire **sans** glycuro-conjugaison préalable. La dégradation de la bilirubine est maximale quand elle est soumise à une lumière de longueur d'onde comprise entre 420 et 490 nm (zone bleue du spectre), le maximum étant situé à 460 nm. Cette longueur d'onde correspond précisément au maximum de la courbe d'absorption spectrophotométrique de la bilirubine. C'est donc l'importance de l'émission des protons de longueur d'onde déterminée, correspondant au bleu, qui est l'élément primordial. Cette densité de protons parvenant à la surface de la peau est mesurée par l'**éclairement énergétique** (EE). Celui-ci peut être mesuré à l'aide de radiomètres spécialement conçus pour cet usage.

➡ Conditions techniques d'une photothérapie optimale

Deux conditions techniques paraissent donc essentielles :
— une longueur d'onde optimale pour le spectre des lampes employées : la plus efficace se situe entre 380 et 500 nm avec un maximum à 460 nm, la lumière bleue (et donc jamais d'ultraviolets) étant donc la plus puissante ;
— un éclairement énergétique adéquat : le bleu parvenant au niveau de l'enfant devrait se situer autour de 10 à 15 W/cm/nm ou de 0,7 à 1 W/cm selon le type de radiomètre utilisé.

Les appareils de photothérapie sont multiples ; il en est de même des types de tubes fluorescents utilisés. Il existe actuellement plusieurs catégories de tubes type « lumière du jour », type « blanc spécial », et plusieurs catégories de tubes bleus : le bleu violet, le « bleu spécial ».

à savoir

L'énergie des tubes diminue avec le temps et il sera nécessaire de veiller à leur remplacement après une certaine durée d'utilisation (2 000 heures environ).

L'idéal est d'exercer un contrôle de l'EE au moyen d'un radiomètre. L'efficacité sera meilleure si l'on maintient les appareils propres, protégés des poussières.

En pratique, malheureusement, la plupart des appareils de photothérapie actuellement utilisés sont équipés d'un nombre très limité de tubes, souvent quatre ou six, au maximum huit. Ils ne permettent que trop rarement un réglage de la distance entre les tubes et l'enfant traité, **distance qui devrait se situer entre 35 et 45 cm**. On doit se souvenir que l'EE décroît proportionnellement au carré de la distance.
Si les conditions correctes d'administration de la photothérapie ne sont pas respectées, l'EE délivré ne sera le plus souvent que de l'ordre de 0,2 à 0,3 W/cm, c'est-à-dire moins de cinq fois le chiffre souhaitable.
De nouvelles techniques de photothérapie permettent une irradiation complète du nouveau-né avec atteinte ventrale et dorsale. Il s'agit de la **photothérapie intensive**, pluridirectionnelle, avec éclairement énergétique intense, le plus souvent de couleur bleue. Cette nouvelle prise en charge a permis de supprimer totalement le recours à l'exsanguino-transfusion. Ces appareils sont actuellement :
— le générateur de photothérapie WSL caractérisé par une lumière bleue pluridirectionnelle ;
— le berceau 360 (appelé vulgairement scanner) qui permet une irradiation pratiquement uniforme et simultanée à toute la surface corporelle ; elle se fait ainsi par le dessus et le dessous ;
— l'ampliflux, qui est doté de sources lumineuses latérales et qui permet d'être intégré aux incubateurs fermés ;
— le matelas de fibres optiques emballées qui délivre une lumière de haute intensité. L'enfant est couché sur un matelas transparent (hamac, matelas d'air ou d'eau) qui permet une irradiation presque totale de la surface cutanée. L'irradiation est soit directe par des sources lumineuses inférieures et supérieures, soit par des sources latérales.

➡ Surveillance, incidents et accidents de la photothérapie

L'**hyperthermie** doit être évitée par une surveillance rigoureuse ; il en est de même des pertes de poids par perte d'eau, les apports liquidiens devant être augmentés d'autant. Chez les nouveau-nés de petits poids, ce sont les pertes cutanées qui sont les plus accrues. Pour beaucoup d'enfants, l'augmentation du débit des pigments biliaires et la production de Z-lumirubine ont pour résultat l'augmentation des pertes aqueuses dans les selles, qui ont souvent l'aspect caractéristique vert foncé de « selles de photothérapie ». Les selles liquides sont aussi dues à une inhibition de la lactase intestinale.
Il faut **prévenir le risque de brûlures** par interposition d'un écran plastique entre les tubes et l'enfant lorsque le nouveau-né est placé en berceau ou en incubateur ouvert.

La **protection oculaire est obligatoire**, réalisée par un bandeau bien fixé. Le seul véritable danger de la photothérapie est constitué en pratique par le déplacement de ce bandeau avec risque d'étouffement. On peut aussi utiliser des lunettes en carton entourées par des compresses et maintenues par un Élastoplast® ou des lunettes spéciales commercialisées par certains vendeurs d'appareils de photothérapie.
L'appréciation de la cyanose est souvent gênée.

acte infirmier

Installation et surveillance de l'enfant

Le nouveau-né doit être complètement nu dans un incubateur, sinon dans un lit avec possibilité de réglage de la température. La mise en place d'une poche à urine permet d'éviter les souillures, de noter la couleur des urines (conjugaison) et de faire une diurèse journalière. Dans tous les cas, il faut arrêter la photothérapie quand les urines commencent à foncer : c'est signe que l'enfant conjugue la bilirubine ; la poursuite de la photothérapie risque de donner au bébé une couleur « bronzée » fort disgracieuse (surtout pour les parents). Cette couleur est liée à la dégradation cutanée de la bilirubine conjuguée et n'a souvent, heureusement, aucun caractère de gravité. Elle disparaît habituellement spontanément.
La température doit être surveillée fréquemment.
L'enfant sera mis alternativement sur le dos et sur le ventre.
Les nouveau-nés fragiles seront placés sous monitoring cardio-respiratoire pour détecter immédiatement un problème respiratoire (par exemple si le bandeau qui protège les yeux obstrue les narines en glissant).
La peau de l'enfant sera à surveiller, car il existe souvent un érythème cutané transitoire.
L'enfant sera pesé une à deux fois par jour en raison des pertes par évaporation. Les selles sont souvent assez molles, même parfois liquides, granuleuses et verdâtres, par diminution de l'activité de la lactase intestinale.
Un dosage de la bilirubinémie sera effectué selon l'avis du médecin.
Un apport hydrique supplémentaire est nécessaire pour lutter contre la déperdition due au chauffage et correspondant à 10 % du poids : il sera d'environ de 20 mL/kg/j.
Un apport de vitamine E est également indispensable et sera donné sous forme d'hydrosol polyvitaminé à raison de 50 gouttes par jour.
Il a été observé des modifications du cycle nycthéméral de certaines hormones hypophysaires ; la photothérapie pourrait donc être responsable de certains ralentissements transitoires de la croissance staturale.

chapitre 54

Claude Chanteau
Jean-Marie Le Borgne

Anesthésie de l'enfant et du nouveau-né[2]

Introduction

Avoir à réaliser une anesthésie chez l'enfant et le nouveau-né est une éventualité qui se présente de plus en plus souvent, car les techniques anesthésiques et chirurgicales ont beaucoup progressé, faisant envisager davantage d'interventions précoces, y compris dans le cadre de la prise en charge des malformations congénitales.
L'anesthésie pédiatrique s'adresse à des groupes de populations très différents :
— les nouveau-nés (de 0 à 30 jours) : cette période est caractérisée par l'adaptation à la vie aérienne et par la transition du système circulatoire vers le mode adulte ;
— les nourrissons (de 1 à 24 mois) : période se caractérisant par un métabolisme intense et une croissance rapide ;
— les petits enfants (de 2 à 6 ans) ;
— les grands enfants, pour lesquels le métabolisme est proche de celui de l'adulte.
Enfin, il faut insister sur le fait que l'anesthésie concerne aussi, bien sûr, les parents dont il faut obtenir la coopération, en échange d'informations et d'apaisement.

---

2. Nous remercions le Dr Bernard Jalens, praticien hospitalier, département d'anesthésie et de réanimation, service de chirurgie infantile, Hôtel-Dieu, Clermont-Ferrand, qui a bien voulu relire ce texte et l'enrichir de ses conseils pour la 5e édition de l'ouvrage.

Bases physiologiques de l'anesthésie pédiatrique

Un autre chapitre du présent ouvrage traite en détail des particularités physiologiques des nouveau-nés et nourrissons (*voir chapitre 9*). Nous nous limiterons au rappel de quelques caractéristiques concernant les principaux appareils.

➡ Appareil circulatoire

La fréquence cardiaque du nourrisson est d'environ 120 battements par minute, sa pression artérielle systolique est de 60 à 80 mmHg. Les différentes valeurs se rapprochent de celles de l'adulte après l'âge de 7-8 ans. La mesure de la pression artérielle chez l'enfant nécessite un brassard adapté à la taille du patient (largeur représentant environ les deux tiers de la longueur du bras).

➡ Appareil respiratoire

Durant la vie fœtale, les poumons n'ont pas de rôle respiratoire. Au 7e mois de gestation débute la fabrication du surfactant. Les grands prématurés, les enfants gravement infectés ou nés de mère diabétique posent des problèmes particuliers. À la naissance, l'enfant déplisse ses alvéoles pulmonaires, qui sont très fragiles. De plus, le drainage bronchique est imparfait. Le volume courant est de l'ordre de 15 à 20 mL et la fréquence respiratoire de 35 à 45 mouvements par minute. Les nouveau-nés et les nourrissons ont une filière aérienne très étroite. Ils respirent exclusivement par les narines : l'obstruction narinaire complète est fatale au petit nourrisson qui ne sait pas respirer par la bouche en dehors du cri. Il existe également une macroglossie relative. La respiration est essentiellement diaphragmatique.

➡ Appareil neurologique

La barrière hémato-méningée est très facilement franchissable par la plupart des drogues.

Au-delà d'une certaine concentration d'oxygène de l'air inhalé, chez le nouveau-né et le petit nourrisson, on observe un spasme des artères rétiniennes avec risque de cécité parfois définitive (fibroplasie rétrolentale). Ceci implique un contrôle très strict des mélanges gazeux administrés durant une anesthésie (ce qui est, du reste, une obligation légale). Le niveau de conscience de la douleur est mal connu chez le nouveau-né, mais la douleur existe, avec le cortège de réactions neuroendocriniennes qui en découle.

La moelle épinière descend jusqu'à la troisième vertèbre lombaire jusque vers l'âge de 1 an, âge à partir duquel on retrouve l'anatomie de l'adulte (extrémité médullaire à la première vertèbre lombaire).

➡ Système hépatique

Avant la naissance, le foie est un organe hématopoïétique (fabriquant globules rouges et autres cellules sanguines). Chez le nouveau-né, le taux de prothrombine est bas, car il n'y a pas encore de production de vitamine K par les bactéries du côlon. Le taux de prothrombine remonte spontanément dans les premières 48 heures. Une intervention chirurgicale à cette période de la vie implique un apport de vitamine K préalable par voie IM (10 mg 6 heures) ou par voie IV (2-4 heures avant l'intervention). Les nouveau-nés et les nourrissons sont susceptibles de présenter des hypoglycémies sévères, car la charge glycogénique est bien moindre que chez l'adulte (elle est nulle chez le prématuré). Le système de détoxication hépatique n'est pas encore complètement mature.

➡ Appareil rénal

La filtration glomérulaire est plus basse que chez l'adulte et la possibilité de concentration des urines est bien moindre durant les premiers jours de la vie. De ce fait, le nouveau-né supporte mal les variations hydriques ou ioniques brutales. L'élimination des médicaments n'est pas encore parfaitement connue et utilise souvent des voies enzymatiques différentes de celles de l'adulte.

➡ Thermorégulation

Les pertes caloriques du nouveau-né et du nourrisson sont majeures, en raison du rapport surface corporelle/masse corporelle. Le nouveau-né est un homéotherme imparfait.

➡ Équilibre hydroélectrolytique

L'eau représente 80 % du poids du corps chez le nouveau-né, le secteur extracellulaire représente 45 % de cette eau. À titre indicatif, l'apport minimum hydrique est de 5 mL/kg/h sous forme de sérum glucosé additionné d'ions, auquel il faut ajouter 10 mL/kg/h en cas de chirurgie digestive et 3 à 5 mL/kg en cas de ventilation sans humidification. Au-delà de 1 an, l'apport est fait de préférence sous forme de Ringer Lactate.

Particularités hématologiques

(Voir chapitre 37.)

Chez le nouveau-né, il existe une polyglobulie et une macrocytose physiologiques qui compensent pour partie le retentissement de la mauvaise dissociation de l'hémoglobine fœtale.

Étant donné les interférences fœto-maternelles, la transfusion pendant les 3 premiers mois de la vie exige de tenir compte, dans le choix du phénotype du donneur, de celui du receveur tout comme de celui de sa mère, ainsi que de savoir si cette dernière est porteuse ou non d'agglutinines irrégulières, si elle est de groupe O alors que l'enfant est A ou B.

Préparation à l'intervention

Consultation préanesthésique

Dans la majorité des cas, l'enfant est indemne de toute tare et l'intervention prévue *a priori* sans surprise. Cependant, la consultation préanesthésique est indispensable et légalement obligatoire car elle permet :

— de prendre contact avec l'enfant, si possible d'obtenir sa coopération et sa confiance ;

— de prendre contact avec les parents, à qui il faut apporter les éclaircissements nécessaires pour dédramatiser le contexte ; l'interrogatoire est primordial, ainsi que la lecture du carnet de santé ;

— parfois de découvrir des affections médicales méconnues ; cette consultation doit être méthodique afin de ne rien oublier, en sachant qu'il existe des variantes :

- en fonction de l'âge : un nouveau-né de 15 jours réclame un examen plus minutieux car plus difficile à réaliser que chez un enfant de 10 ans. Les antécédents néonatals et anténatals doivent être recherchés systématiquement ;
- en fonction de l'intervention projetée, qui retentit de façon plus ou moins importante sur tel ou tel appareil.

Remarque *Les malformations congénitales sont rarement isolées et doivent faire approfondir l'examen, en fonction de l'urgence : si le pronostic vital est en jeu, l'examen préopératoire devient surtout une mise en condition.*

Interrogatoire

En dehors de toute urgence vitale, les deux parents (même si l'un seul des deux a la garde de l'enfant) doivent être vus par l'anesthésiste qui doit obtenir d'eux leur consentement « éclairé ».

Il faut s'attacher à faire préciser :

— l'heure du dernier repas ; les délais requis pour le jeûne sont de 4 heures pour les solides (le lait est considéré comme un aliment « solide ») chez le nourrisson et de 6 heures chez l'enfant (l'absorption de liquides clairs ou d'eau peut être tolérée jusqu'à 2 heures avant) ;

— le passé médical et les interventions chirurgicales antérieures ;

— les traitements en cours, soit parce qu'ils peuvent interférer avec certaines drogues anesthésiques, soit parce qu'il est important de ne pas les arrêter (anticomitiaux) ;

— les notions de terrain allergique, personnel ou familial (asthme, urticaire, eczéma), ainsi que la présence de maladies familiales qui doivent être recherchées (hémophilie) ;

— enfin, l'existence antérieure d'incidents ou d'accidents anesthésiques personnels ou familiaux (hyperthermie maligne).

En fonction de la pathologie chirurgicale présentée, il faut également préciser :

— en **pathologie digestive**, la durée du jeûne, l'importance des vomissements et/ou de la diarrhée, afin de juger l'équilibre hydroélectrolytique et d'adapter la thérapeutique préopératoire ;

— en **pathologie urinaire ou rénale**, la notion d'une polyuro-polydipsie, afin d'apporter une perfusion de compensation ;

— en **pathologie traumatique**, les circonstances de l'accident, car une perte de conscience initiale, et *a fortiori* après un intervalle libre, peuvent faire récuser temporairement un enfant pour examens complémentaires (scanographie cérébrale) ;

— si une perfusion a été mise en place, les quantités reçues, car le risque de surcharge est d'autant plus grand que l'enfant est jeune ; de plus, une hémodilution peut modifier les résultats des examens biologiques.

Examen clinique

Il doit être soigneux et méthodique. On précise l'allure générale de l'enfant, son comportement, son poids et sa taille (à comparer aux courbes de référence).

La palpation des pouls doit intéresser tous les membres, les carotides. La prise de pression artérielle avec un appareil adapté est systématique. La coloration des téguments, conjonctives et muqueuses est notée.

On s'attache à la recherche de difficultés spécifiques, par exemple les malformations faciales, rétrognathisme, faible ouverture de bouche, pouvant gêner les manœuvres d'intubation trachéale.
On recherche également les signes de déshydratation (soif, hypotonie des globes oculaires et fontanelles, pli cutané, perte de poids), principalement chez le nourrisson.

➡ Appareil pulmonaire

Son examen est primordial pour :
— le dépistage d'une rhinite, d'une pharyngite, d'amygdales volumineuses risquant de créer une obstruction lors d'une ventilation au masque ou de favoriser l'apparition d'un œdème postintubation ;
— l'appréciation de l'aspect du thorax, fréquence ventilatoire et amplitude des mouvements respiratoires. L'auscultation des deux champs pulmonaires doit être soigneuse, permettant parfois de redresser un diagnostic (pneumonie admise avec un diagnostic d'appendicite aiguë, etc.) ou faisant parfois retarder l'intervention pour traitement préopératoire.

➡ Appareil cardio-vasculaire

Tous les pouls doivent être recherchés, la fréquence cardiaque notée, l'aire précordiale soigneusement auscultée.
La découverte d'un souffle n'est pas rare, ce qui n'a pas toujours de caractère inquiétant. Il faut préciser alors la topographie, l'intensité, les irradiations du souffle et l'existence ou non d'un éclat de B2.
On recherche encore la présence d'un retard staturo-pondéral, une dyspnée d'effort (modalité de prise des biberons, activité sportive chez le plus grand), des signes d'insuffisance cardiaque (œdèmes déclives, hépatomégalie) et on calcule l'index cardio-thoracique sur le cliché pulmonaire de face. S'il existe des signes de gravité, un électrocardiogramme, ainsi qu'une consultation auprès d'un cardiologue pédiatrique seront envisagés en fonction du degré de l'urgence chirurgicale.

➡ Appareil neurologique

Activité spontanée, tonus, gesticulations, réactivité doivent être observés. Chez le tout-petit, les réflexes archaïques sont notés pour servir de référence lors de la surveillance postopératoire.

Examens complémentaires

Ils doivent être limités au strict nécessaire.

Le groupage sanguin est indispensable pour toute intervention majeure ou s'il existe des signes d'anémie. Chez le nouveau-né, il faut y ajouter un test de Coombs et connaître le groupe de la mère *(voir chapitre 42)*.
L'hémogramme est nécessaire pour toute intervention majeure et lorsqu'il existe des signes d'anémie ou infectieux. Chez le nouveau-né, il est parfois difficile de juger cliniquement de l'absence d'anémie.
L'hémostase comporte :
— un temps de saignement ;
— un temps de Quick (prothrombine) ;
— une numération des plaquettes.
Le bilan d'hémostase se discute même pour les interventions « mineures » et lorsque l'interrogatoire ne révèle aucune anomalie personnelle ou dans la fratrie.
La radiographie du thorax présente rarement un intérêt. Elle n'est nécessaire que s'il existe des points d'appel cliniques pulmonaires ou cardio-vasculaires, ainsi que chez le nourrisson fébrile où l'examen clinique est difficile.
Elle présente un intérêt comparatif lorsqu'il existe un risque de ventilation postopératoire, et est donc conseillée avant toute intubation. Elle est également indispensable chez les polytraumatisés et dans les syndromes abdominaux.
Les ionogrammes sanguins, la glycémie et la créatinine sont indispensables lors des affections digestives ou urinaires (mode pseudochirurgical de découverte du diabète insulinodépendant ou d'un syndrome néphrotique chez l'enfant...).

➜ Décision médico-chirurgicale concertée

À l'issue de la consultation préanesthésique, les différents intervenants (chirurgiens, pédiatres et anesthésistes) doivent se réunir et décider en commun d'une stratégie thérapeutique et opératoire. Le choix de la méthode anesthésique est alors proposé.

➜ Choix de la technique anesthésique

Le choix de la technique se fait en fonction de l'intervention projetée, des données de la consultation préanesthésique et en concertation avec le reste de l'équipe chirurgicale. On discute de la place des techniques d'anesthésie locorégionales : anesthésie caudale (d'indication moins fréquente que par le passé), anesthésie péridurale, parfois rachianesthésie (ancien prématuré surtout), et les blocs périphériques (bloc ilio-inguinal, bloc pénien, blocs tronculaires, etc.). Ces techniques s'adressent à la chirurgie des membres inférieurs

ou du petit bassin (cure d'ectopie, cure de hernie) et nécessitent le plus souvent une narcose de complément afin d'obtenir l'immobilité nécessaire au déroulement de l'intervention. La rachianesthésie pure (sans sédation associée) a la préférence chez le prématuré, pour qui l'anesthésie générale présente un risque statistique de mort par apnée postopératoire important dans les premiers jours postopératoires.
Si une anesthésie générale est décidée, le problème de la ventilation doit être soulevé :
— intubation ou ventilation au masque ;
— ventilation spontanée ou ventilation mécanique ;
— ventilation au masque laryngé (le recul pour cette dernière méthode est encore limité).

La période opératoire

Prémédication

Elle ne doit pas avoir de caractère systématique, mais doit être réfléchie et adaptée à chaque cas, afin de s'intégrer à l'anesthésie.

Anticholinergiques

L'innervation sympathique incomplète rend le nouveau-né vulnérable aux bradycardies. Longtemps, l'emploi d'anticholinergiques a été systématique et l'atropine administrée à la dose de 0,02 à 0,03 mg/kg par voie veineuse, directement avant l'induction si l'abord veineux n'est pas pris avant. La voie intramusculaire est à éviter. Actuellement, les nouveaux agents et techniques anesthésiques exposent moins que par le passé au risque de bradycardie vagale et l'atropine n'est administrée que lorsque le tableau clinique le requiert.

Sédatifs

Chez le grand enfant, la prémédication fait le plus souvent appel à une benzodiazépine (Diazépam®, Midazolam®) et la voie élective est la voie intrarectale :
— Diazépam® : 0,5 mg/kg 1 heure avant l'induction (tend à être abandonné) ;
— Midazolam® : 0,3 mg/kg 1 heure avant l'induction.

La prométhazine n'est virtuellement plus utilisée ; l'hydroxyzine reste intéressante du fait de son efficacité et de ses propriétés chez l'enfant allergique. Le but des sédatifs est d'obtenir une certaine indifférence envers l'environnement préopératoire.

Antihistaminiques de type II

Bien que rare, la pneumopathie d'inhalation demeure une cause importante de complications postopératoires. En effet, un tiers des enfants ont un volume résiduel intragastrique supérieur à 0,4 mL/kg avec un pH inférieur à 2,5. L'utilisation de cimétidine (7,5 mg/kg) ou de ranitidine (1,5 mg/kg) par voie orale 1 à 2 heures avant la chirurgie fait rapidement remonter le pH gastrique. L'emploi des bloqueurs des récepteurs H2 doit cependant se limiter à des situations particulières (reflux gastro-œsophagien, intubation difficile, laryngo-bronchoscopie, etc.).
L'analgésie cutanée, en vue de l'abord veineux, doit être envisagée et expliquée à l'enfant (crème Emla®, appliquée au moins 1 heure avant la ponction) *(voir « Techniques d'abord vasculaire chez l'enfant »)*.

➡ Monitorage de l'enfant anesthésié

Le monitorage de l'enfant anesthésié commence par la vérification systématique du matériel indispensable :
— électrocardioscope et possibilité de défibrillation ;
— prise automatique de la pression artérielle ;
— arrivée de fluides : oxygène, protoxyde d'azote, cuves d'halogénés contrôlées ;
— aspiration murale ;
— respirateur pédiatrique, testé et en ordre de marche, avec un « nez artificiel » adapté, un circuit respiratoire à usage unique de type pédiatrique, comprenant obligatoirement un analyseur de gaz et un capnographe ;
— plateau de drogues d'urgence avec adrénaline, atropine, Salbutamol® spray ;
— plateau d'intubation avec laryngoscope de rechange vérifié, jeu de lames courbes et droites de différentes tailles, jeu complet de sondes d'intubation trachéale (n°s 2,5 à 5 sans ballonnet et n°s 4 à 6 avec ballonnet), mesureur de pression de ballonnet ;
— surveillance de la température centrale, ainsi qu'un matelas chauffant ou réchauffeur soufflant ;
— nécessaire à la pose d'accès veineux (cathéters 22 et 24 G, tubulures pédiatriques, différents solutés) ;
— oxymétrie de pouls ;
— stéthoscope précordial.

Le monitorage s'adresse à toutes les grandes fonctions vitales et reste un facteur de sécurité et d'efficacité. Bien que la surveillance clinique demeure primordiale, la surveillance instrumentale prend une place croissante.

Monitorage de la fonction ventilatoire

La surveillance clinique porte sur la qualité des mouvements thoraciques, la recherche d'une cyanose, la mesure de la fréquence ventilatoire. L'auscultation est irremplaçable pour juger de la ventilation alvéolaire, de l'absence d'encombrement ou de pneumothorax, de la bonne position de la sonde d'intubation.
La surveillance du circuit anesthésique porte sur le fonctionnement de la valve de Digby-Leigh (utilisée seulement en circuit ouvert), l'inspection des mouvements du ballon en ventilation spontanée. En ventilation contrôlée, la lecture régulière des pressions respiratoires, de la spiromètrie et de la fréquence ventilatoire sont de rigueur. L'utilisation d'un analyseur des gaz expirés, obligatoire, permet d'affiner le réglage du ventilateur, ainsi que celui des gaz administrés (O_2, N_2O, halogénés), obligatoire, et de surveiller la capnographie.
La capnographie est le moyen de surveillance de la ventilation artificielle le plus sûr. Il permet de surveiller la saturation en CO_2 de la chaux sodée des circuits fermés d'anesthésie et reste le meilleur moyen de dépistage de l'hyperthermie maligne à son début. Ce syndrome, gravissime, est une complication rare de l'utilisation des gaz anesthésiques halogénés, dont la survenue est favorisée par une anomalie congénitale de la membrane cellulaire musculaire.
Enfin, l'oxymétrie de pouls est devenue obligatoire. Elle permet de contrôler en continu par une méthode non invasive la saturation périphérique en oxygène, qui est un excellent reflet de la PaO_2.

Monitorage de la fonction cardio-vasculaire

La surveillance clinique porte sur la palpation du pouls radial ou carotidien, le comptage de la fréquence cardiaque, l'appréciation de la qualité du pouls capillaire et la couleur des extrémités qui doivent être roses, chaudes et sèches. Un stéthoscope est installé en position précordiale pour surveiller les bruits du cœur. La mesure de la pression artérielle au moyen d'un brassard adapté est effectué par un tensiomètre manuel ou automatique. Enfin, l'activité électrique cardiaque est suivie au moyen d'un électrocardioscope.

Surveillance de la température

La surveillance de la température est primordiale. En effet, l'hypothermie, habituelle sous anesthésie générale, est favorisée par le jeune âge, la longueur de l'intervention et les basses températures régnant dans les blocs opératoires.

L'hypothermie est dangereuse au réveil, induisant une augmentation de la consommation d'oxygène à des fins de thermogenèse et retardant la dégradation des différentes drogues anesthésiques.
À l'inverse, une hyperthermie doit faire redouter la survenue d'un syndrome d'hyperthermie maligne, qui reste toujours gravissime et d'un pronostic réservé.

Anesthésie générale

Elle reste la méthode la plus utilisée.

Drogues anesthésiques

Agents d'induction intraveineux

Le thiopental, doyen des agents d'inductions, reste un bon agent en raison de ses faibles effets secondaires et de sa rapidité d'action, et malgré ses effets hémodynamiques importants ; il ne doit être administré que par une voie veineuse sûre. Chez les nouveau-nés, la dose recommandée est de 2 à 3 mg/kg, à diminuer en cas de défaillance cardiaque et d'hypovolémie. Chez le nourrisson et l'enfant, la posologie est de 5 à 8 mg/kg (selon l'âge). Le thiopental s'utilise dilué (solutions à 1,25 %, 1 % ou même 0,6 %).
L'hypnomidate s'administre à la dose de 0,3 mg/kg. Il est peu utilisé en pédiatrie, car son efficacité est incertaine et il entraîne une inhibition de la fonction corticosurrénalienne. Toutefois, il garde un intérêt important chez les patients à risque du fait de son effet cardiodépresseur négligeable. Le risque de bradycardies parfois sévères qu'il provoque impose une atropinisation préalable. On note également des clonies à l'induction, diminuées par l'administration de benzodiazépines, et parfois des douleurs au site d'injection.
Le propofol n'est utilisable que chez l'enfant dès l'âge de 1 mois (AMM française). À la dose de 3 à 5 mg/kg, l'endormissement est très rapide et confortable, souvent émaillé de quelques mouvements indésirables fugaces. Il a un effet cardiodépresseur égal à celui du thiopental et une possibilité de douleur au site d'injection bien prévenue par l'administration préalable (ou en mélange dans la seringue de propofol) d'une faible dose de lidocaïne (1 mg/mL).
La kétamine est un produit déjà ancien, mais qui suscite actuellement un grand regain d'intérêt du fait de ses propriétés analgésiques, en association avec un autre agent d'induction (IV ou inhalatoire). Bien qu'il soit efficace par voie IM (avec des risques de réendormissements secondaires) et par voie rectale (pour laquelle il n'a pas d'AMM), il vaut mieux ne l'administrer que par voie IV stricte. Comme agent d'induction, il présente les particularités uniques de ne pas entraîner d'hypotension (mais au contraire une augmenta-

tion de la pression systolo-diastolique) et de ne pas être dépresseur respiratoire (respiration spontanée conservée). Pour l'induction, il reste très intéressant dans les inductions difficiles (accès veineux difficiles, refus du masque), chez les polytraumatisés hémodynamiquement instables et chez les brûlés. Par voie intrarectale, la dose utile est de 9 mg/kg et le délai d'action avoisine 10 minutes.
Par voie veineuse, l'anesthésie est obtenue très rapidement (et consiste plus en une indifférence totale envers le milieu extérieur qu'une narcose réelle). Les yeux sont mobiles et ouverts, il existe des mouvements des mains et des pieds. La durée utile est de 10 à 15 minutes à la dose de 3 mg/kg, et procure une excellente analgésie cutanée permettant les pansements, soins de brûlures. La ventilation spontanée est conservée, le réveil est très progressif, en 1 à 2 heures, et nécessite calme et tranquillité. L'adjonction d'une benzodiazépine doit être systématique (Diazépam® 0,5 mg/kg en intrarectale ; 0,10 à 0,3 mg/kg en IVD), ainsi que celle d'atropine car la salivation sympathique qu'il produit est très importante. Il faut éviter toute stimulation oropharyngée (aspiration en particulier) chez les patients anesthésiés par kétamine.

Agents myorelaxants

Il existe deux grandes familles de myorelaxants ou curares qui s'administrent par voie IV :
— les **curares dépolarisants**, dont la succinylcholine est le seul représentant à être commercialisé (la voie IM peut, exceptionnellement, être utilisée en urgence). La dose chez l'enfant de moins de 1 an est 2 à 3 fois supérieure à celle de l'adulte (2-3 mg/kg contre 1 mg/kg chez l'adulte, le double en intramusculaire). Le relâchement musculaire n'est précédé de fasciculations qu'après l'âge de 8 ans environ et s'installe en moins de 1 minute habituellement, permettant l'intubation trachéale ; il ne dure que quelques minutes. Il s'accompagne souvent d'une certaine rigidité des masséters, qui peut faire craindre le déclenchement d'une hyperthermie maligne, d'une hyperkaliémie et d'une myoglobinémie avec myoglobinurie, surtout chez le nourrisson, modérées habituellement. Chez le tout-petit, il peut exister une sensibilité particulière vis-à-vis de l'effet bradycardisant de la succinylcholine, rendant l'atropinisation préalable essentielle ;
— les **curares non dépolarisants** : mivacurium, vécuronium, atracurium et cisatracurium pour ne citer que les plus utilisés. Les posologies rapportées au poids sont voisines de celles de l'adulte (0,08 mg/kg pour le vécuronium, 0,5 mg/kg pour l'atracurium et 0,15 à 0,2 mg/kg pour le cisatracurium). En moyenne, ces agents entraînent un bloc neuro-musculaire en 3 à 4 minutes (sauf le mivacurium, d'action plus rapide) qui dure de 25 à 60 minutes (5 à 7 minutes pour le mivacurium). Le mivacurium est métabolisé par les cholinestérases plasmatiques dont la déficience congénitale, rare et génétiquement transmise, peut être responsable de curarisation très prolongée. L'atracurium

et le cisatracurium sont éliminés principalement par la voie d'Hoffman, donc indépendamment de toute activité enzymatique de l'organisme (la durée de curarisation est la même chez l'insuffisant rénal ou hépatique que chez l'enfant normal). Le vécuronium subit un métabolisme hépatique et donc l'immaturité hépatique chez le tout-petit peut engendrer parfois une augmentation notable de la durée d'action. L'hypothermie prolonge la durée d'action de tous les curares et doit donc être particulièrement contrôlée, en particulier au réveil. Enfin, les agents halogénés potentialisent tous les curares, prolongeant leur durée d'action et conduisant à diminuer les doses ; il en va de même pour les antibiotiques de la famille des aminoglycosides (gentamycine, nétromicine, amikacine). La tendance est de plus en plus à la réalisation d'un antagonisme de ces agents au moyen d'anticholinestérasiques tels que la néostigmine (0,04 mg/kg, toujours précédée de ou associée à de l'atropine à la dose de 0,015 mg/kg) ou l'édrophonium (non commercialisé en France) en fin d'intervention après s'être assuré de la récupération d'au moins deux réponses à la stimulation par train de quatre générée par un moniteur de curarisation dont l'utilisation est obligatoire chez tous les patients curarisés.

Morphinomimétiques

De manière générale, le nouveau-né et le nourrisson présentent une sensibilité accrue aux morphiniques, particulièrement nette pour ce qui concerne le risque de dépression respiratoire. Ceci est dû à l'immaturité du système nerveux central (nombre de récepteurs mu et proportion de récepteurs mu1 et mu2 différente de l'adulte), à l'augmentation considérable de la demi-vie d'élimination (qui peut dépasser 36 heures pour la morphine chez le nouveau-né) et peut-être aussi au passage accru des morphiniques à travers la barrière hémato-méningée. En anesthésiologie, les morphiniques les plus utilisés sont le fentanyl (1 à 3 µg/kg), le sufentanil (0,2 à 0,5 µg/kg) et, dans certaines indications, le rémifentanil en perfusion continue. L'entretien de l'analgésie peropératoire peut se faire par des réinjections (à demi-dose) ou par perfusion continue. L'analgésie procurée par le fentanyl est puissante, dure 15 à 20 minutes et entraîne en règle une dépression respiratoire nécessitant une ventilation contrôlée. Pour des raisons pharmacologiques, il est préférable d'administrer une dose initiale forte sans réinjection, plutôt que d'administrer la même dose de manière fractionnée et répartie tout au long de l'intervention.

Benzodiazépines

Elles sont surtout utilisées dans le cadre de la prémédication. Le midazolam est cependant utilisable pour l'induction (0,3 mg/kg).

Anesthésie par inhalation

La captation et la distribution des agents anesthésiques d'inhalation est rapide chez l'enfant, entraînant une induction d'autant plus brève que l'agent inhalé est peu soluble. En corollaire, le risque de surdosage est plus important avec une dépression cardio-vasculaire, surtout chez le nouveau-né. La dépression est partiellement réversible par les vagolytiques du fait de la dépendance étroite débit cardiaque/fréquence cardiaque chez le nouveau-né.
Le protoxyde d'azote est fréquemment associé, dans une proportion de 40 à 60 %, dans les mélanges gazeux d'anesthésie. À la phase de réveil, une bonne dénitrogénation est indispensable pour pallier l'hypoxie de dilution qu'il entraîne.
L'halothane est maintenant détrôné par le sévoflurane, qui devient l'agent de choix pour l'induction au masque en anesthésie pédiatrique en raison d'effets secondaires bien moindres (moindre toxicité hépatique et surtout moindre toxicité cardiaque, en revanche toxicité neurologique plus grande, avec risque de convulsions chez les enfants à risque). Il est administré à des pourcentages progressifs de 2 à 6 % ou même 7 %, ou directement à la concentration de 6 % (mais risques d'apnée et, chez les enfants prédisposés, de convulsions). Il n'existe pas de phénomène de « suffocation » comparable à ce que l'on pourrait observer avec l'halothane. Une fois l'endormissement obtenu, la concentration est diminuée et le protoxyde d'azote introduit ou non. Après établissement d'un accès veineux, l'anesthésie peut ensuite être poursuivie avec ou sans intubation. L'accès veineux peut être utilisé pour entretenir l'anesthésie par voie veineuse.
Les autres agents halogénés (enflurane, isoflurane, desflurane) peuvent être utilisés pour l'entretien d'une anesthésie induite par voie veineuse (ces agents ne sont pas recommandés pour l'induction de l'anesthésie).

Induction

L'induction reste un moment difficile pour l'équipe anesthésique et dangereux pour l'enfant (la mortalité au moment de l'induction chez le nourrisson de moins de 1 an est 3 fois supérieure à celle de l'adulte : fondamentalement, chaque fois que c'est possible et acceptable, l'induction doit se faire après établissement d'une voie veineuse qui, seule, permettra une action thérapeutique cohérente en cas de problème). Les incidents sont fréquents et la prise en charge doit donc se passer dans le calme et la sérénité. L'environnement technique doit être mis en œuvre. Chez les enfants plus grands, certains choisissent « la piqûre » alors que, chez le plus petit, l'induction au masque est encore la plus utilisée. Enfin, la possibilité d'induction par voie intrarectale au moyen de la kétamine est encore employée mais n'est pas à recommander (et contraire à l'AMM française). La perte de conscience obtenue, un accès veineux doit être mis en place s'il ne l'était pas encore quelle que soit l'importance de l'intervention. Pour les gestes courts (incision d'abcès, immobilisations plâtrées...), une intubation trachéale n'est pas nécessaire. Dès que l'intervention projetée dépasse 10 à 15 minutes chez le petit nourrisson ou s'il s'agit d'un patient non à jeun, l'intubation trachéale reste la règle.

L'intubation trachéale est facile si l'on se souvient de quelques particularités anatomiques. Chez les enfants de moins de 5 ans, l'anneau cricoïdien est l'endroit le plus étroit des voies aériennes supérieures et le larynx, situé en regard de C2, occupe une position plus antérieure que chez l'adulte.

Pour visualiser le larynx, la tête doit être placée en position neutre et la lame du laryngoscope introduite du côté droit de la bouche, réclinant la langue vers la gauche. La lame est ensuite doucement avancée vers la vallécule et le laryngoscope est alors tiré vers le haut et les pieds. En introduisant la sonde d'intubation, il faut voir que son extrémité franchit la glotte, puis l'avancer doucement de 2 à 3 cm en regardant les marques placées à cet effet. Un contrôle de la bonne symétrie de la ventilation par auscultation des deux champs pulmonaires est indispensable, tout en surveillant l'aspect de la courbe de capnographie.

La distance à l'orifice facial (lèvre chez le plus grand, narine chez le nouveau-né et le nourrisson afin d'assurer une meilleure stabilité de la sonde) est notée et la sonde est solidement fixée *(voir chapitre 19)*.

La ventilation manuelle doit être aisée ; il faut soulever symétriquement les deux côtés du thorax et l'auscultation doit transmettre un murmure vésiculaire symétrique.

Le calibre des sondes à utiliser est bien codifié. Chez le prématuré, on emploie une sonde de 2,5 mm ; chez le nouveau-né et le nourrisson jusqu'à 6 mois, on utilise des sondes de 3,5 à 4 mm et, de 12 à 24 mois, de 4 à 4,5 mm. Au-delà de 2 ans, le choix du diamètre de la sonde est plus pratique en le comparant avec celui du cinquième doigt. En ce qui concerne la lame de laryngoscope à utiliser, la lame droite est préférée jusqu'à 6 mois, puis les lames courbes. Une alternative à l'intubation trachéale, lorsque la durée et la nature de l'intervention le justifient et que le jeun strict de l'enfant est certain, est l'utilisation du masque laryngé, sachant que, dans les petites tailles, le masque laryngé est souvent mal adapté à l'anatomie du nourrisson.

Cette technique, assurant une ventilation correcte chez l'adulte, est également utilisable chez l'enfant, même très jeune. Il existe des masques laryngés de taille adaptée à tous les âges et poids :

— masque 0 pour nourrissons ;
— masque 1 chez le petit enfant ;
— masque 2, puis 2,5 chez les plus grands.

Au moment du réveil, la tolérance du masque laryngé est bien supérieure à celle de la sonde endotrachéale, ce qui permet d'attendre un niveau de réveil bien supérieur pour procéder au retrait de celui-ci, avec un risque de spasme glottique bien moindre. Les limites du masque laryngé sont cependant rapidement atteintes lorsque les pressions d'insufflation nécessaires à la ventilation dépassent 20 cm^3 d'H_2O (chirurgie abdominale, cœlioscopie, bronchospasme, etc.), ce qui impose la possibilité d'un recours immédiat à l'intubation trachéale lorsque cette technique est choisie.

Entretien de l'anesthésie

Les objectifs recherchés durant l'entretien de l'anesthésie sont la perte de conscience réversible, l'amnésie, l'analgésie, la stabilité cardio-vasculaire et, si nécessaire, le relâchement musculaire. La surveillance ne doit pas se relâcher, elle doit être à la fois clinique et instrumentale (monitoring). Le plus souvent il est fait appel aux agents halogénés qui sont tous utilisables. Si l'induction a été faite avec le sévoflurane, c'est cet agent qui est poursuivi. Si l'induction a été réalisée par voie veineuse, on peut également entretenir l'anesthésie par réinjection d'agents hypnotiques ou par propofol en débit continu chez l'enfant de plus de 1 mois. La kétamine peut être également utilisée en réinjections, habituellement discontinues (notamment lors des pansements des brûlés).
La ventilation, manuelle ou mécanique, dépend du type et du siège de l'intervention, des agents anesthésiques utilisés (morphiniques, curares) et de l'état physique du patient.

Réveil

À l'instar de la période d'induction, le réveil est une phase potentiellement riche en incidents divers, parfois même en complications sévères. Les drogues anesthésiques sont arrêtées (agents d'inhalation) et les horaires d'injection des agents intraveineux appréciés.
L'enfant doit être admis en salle de réveil jusqu'à récupération complète de ses grandes fonctions, en particulier ventilatoire, neurologique et circulatoire. L'environnement technique doit être équivalent à celui de la salle d'opération (électrocardioscope, tensiomètre, oxymétrie de pouls et le monitorage de la FiO_2). La capnographie n'est obligatoire et utile que pour les patients intubés. La température centrale est particulièrement surveillée.
Les critères de réveil (score d'Aldrete) sont la reprise, l'amplitude et la fréquence des mouvements respiratoires, la réapparition des réflexes de déglution, l'apparition des mouvements spontanés des yeux, la réponse orientée aux ordres simples pour les enfants en âge de comprendre.
L'une des phases critiques du réveil est le moment du choix de l'extubation. Les anesthésistes pédiatriques sont divisés. La moitié environ préconise l'extubation d'un enfant encore profondément endormi, voire un approfondissement de l'anesthésie avant l'extubation, pour éviter tout réflexe de toux, toute agitation, tout laryngospasme etc., ce qui est très avantageux dans certaines

chirurgies mais expose au risque de réintubation secondaire ou d'assistance respiratoire au masque. L'autre moitié des anesthésistes préfère attendre les signes de réveil franc, recommandant l'extubation « juste avant le premier effort de toux », en pratique à l'ancien stade 1 de l'anesthésie de Guédel ; le grand danger est d'extuber l'enfant à un stade intermédiaire (ancien stade 2 de Guédel) : les critères cités plus haut sont ceux à prendre en compte, le plus important étant la récupération de mouvements spontanés et coordonnés, tout en évitant la toux, facteur d'irritation, d'œdème et parfois de spasme glottique qui sont les complications fréquentes à l'extubation.
L'extubation doit se faire au cours d'une inspiration. De manière générale, l'enfant doit être installé confortablement (position de repos des membres) dans une ambiance thermique confortable, sans agitation autour de lui ni stimulation. La surveillance des cathéters, des drains de Redon, des pansements doit être intensive à ce stade.

Anesthésies loco-régionales

L'anesthésie loco-régionale, associée ou non à une narcose légère de complément, a chez l'enfant plusieurs avantages, en particulier l'analgésie per- et postopératoire, amenant un réveil et un confort excellents.
Chez le nourrisson ancien prématuré (moins de 60 semaines postconceptionnelles), les anesthésies loco-régionales vigiles pures (sans le moindre sédatif associé, y compris sous forme d'agent inhalatoire), et en particulier la rachianesthésie, sont des techniques de choix, car elles éliminent presque complètement le risque d'apnées secondaires auquel expose l'anesthésie générale. Trois autres indications sont logiques : les myopathies, l'insuffisance respiratoire sévère et les indications urgentes chez un enfant à l'estomac plein. Enfin, ces techniques seront appréciées dans les dysmorphies faciales. La quasi-absence d'accidents allergiques avec les anesthésiques locaux utilisés (bupivacaïne 0,5 et 0,25 %, lidocaïne 1 % adrénalinée ou non, mépivacaïne 1 ou 2 %, ropivacaïne 2 à 7,5 mg/mL) rend la technique aussi confortable chez les allergiques.
Les contre-indications sont représentées par les hypocoagulabilités, les infections (cutanées au point d'injection, états septicémiques), les neuropathies (spina bifida et neuropathies médullaires évolutives) et les hypovolémies, qui sont habituellement sans incidence sur la pression artérielle et le débit cardiaque du nourrisson.

Anesthésie caudale

Le canal sacré est la prolongation du canal rachidien dans le sacrum. Il se termine au niveau du hiatus sacré, qui est un orifice en forme de triangle,

dont le sommet correspond à l'apophyse épineuse de S4 et dont la base est limitée de chaque côté par une corne sacrée. Ce hiatus est fermé par une membrane élastique, le ligament sacro-coccygien, continuation du ligament jaune à ce niveau. Ce canal sacré est le prolongement de l'espace péridural lombaire, contenant les nerfs de la queue de cheval et la terminaison du sac dural, que prolonge le filum terminal.
Chez le nourrisson, le sac dural se termine à la hauteur des trous sacrés de S3 et de S2 à la fin de la croissance. L'anesthésie caudale permet toutes les interventions chirurgicales sous-ombilicales chez le nourrisson et le jeune enfant jusque vers l'âge de 6-7 ans (ultérieurement, l'abord caudal est plus aléatoire et les doses d'anesthésiques locaux requises très élevées, exposant à un risque toxique).

Réalisation

Après désinfection soigneuse de la peau, l'enfant étant en décubitus latéral, un champ collant est installé. L'opérateur, après lavage chirurgical des mains, utilise des gants stériles. Les cornes sacrées sont palpées. La ponction se fait avec une aiguille spécifique à biseau court et munie d'un mandrin obturateur, de taille 21 G. Habituellement, elle est réalisée sur la ligne médiane en faisant un angle de 65 à 70° sur le plan sagittal. La perte de résistance signe le passage de la membrane sacro-coccygienne. L'aiguille est alors horizontalisée et poussée de 1 à 2 mm.
Un test d'aspiration est fait, qui ne doit ramener ni sang, ni liquide céphalo-rachidien. Une dose-test est alors injectée (0,1 mL/kg d'une solution adrénalinée au 1/200 000 de lidocaïne à 1 % ou bupivacaïne à 0,25 %). La dose utile totale est de 1 mL/kg.

Surveillance

La surveillance est surtout cardio-vasculaire (pouls, pression artérielle, électrocardioscope) et respiratoire. Une narcose superficielle de complément est souvent nécessaire. En postchirurgical, on veille à la stabilité cardio-vasculaire, à la bonne installation du patient en position physiologique de repos des membres, et on reste attentif au moment de la levée d'analgésie afin de mettre en route une analgésie postopératoire suffisante. La durée chirurgicale utile est de l'ordre de 1 heure 30 avec la lidocaïne et de 4 à 6 heures avec la bupivacaïne ou la ropivacaïne. L'adjonction d'adjuvants, clonidine en particulier (à la dose de 1 à 2 µg/kg), permet de prolonger la durée de l'analgésie, allant jusqu'à la doubler, sans que la sédation associée soit gênante et ne retarde la sortie de l'enfant.

Anesthésie péridurale par voie lombaire

L'extrémité inférieure de la moelle est à L3 à la naissance, à L1-L2 à l'âge de 1 an. L'espace péridural est composé de graisse jeune, peu dense, sans travées fibreuses. Ceci explique l'importance de la diffusion de l'anesthésique local dans cet espace. Les indications se recoupent avec les indications de l'anesthésie caudale.

Réalisation

La ponction est réalisée en décubitus latéral sous narcose, en situation plus basse que chez l'adulte, à l'espace L4-L5 ou L5-S1 (voie de Taylor) afin d'éviter le risque de blessure médullaire. Une aiguille de Tuohy de 22 G (avant 1 an), 20 G (1 à 8-9 ans) ou 19 G (au-delà de 10 ans) est utilisée pour le repérage de l'espace, à l'aide d'un mandrin gazeux chez le nourrisson ou liquide chez l'enfant plus grand. Une fois l'espace repéré, on peut se limiter à une injection unique d'une solution anesthésique au travers de l'aiguille ou introduire un cathéter qui permettra des réinjections ou une administration continue d'anesthésiques locaux. Dans tous les cas, l'injection de la solution anesthésique (y compris lors des réinjections au travers d'un cathéter) sera réalisée après test d'aspiration et évaluation de la tolérance d'une dose-test. Le volume utilisé est de 0,5 à 1 mL/kg (sans dépasser 20 mL) en fonction du niveau supérieur d'analgésie recherché (habituellement situé entre T10 et T4), ce qui dépend de l'âge de l'enfant et du geste chirurgical. Les réinjections dans le cathéter peuvent être itératives (habituellement la moitié de la dose initiale toutes les 90 à 120 minutes) ou, plus souvent, continues (habituellement de l'ordre de 1,5 à 2 mg/kg/h d'équivalent bupivacaïne, parfois additionné d'un morphinique, fentanyl ou sufentanil le plus souvent). L'analgésie postopératoire peut être entretenue par perfusion continue et, à partir de 6-7 ans, par PCEA (administration épidurale contrôlée par l'enfant) à partir de l'âge de 7 ans.

Incidents, accidents

En postopératoire, une rétention aiguë d'urine peut se produire lorsque des morphiniques sont associés aux anesthésiques locaux (l'hypothèse de cette complication a été longtemps suspectée par le passé avec les anesthésiques locaux seuls mais s'est montrée non fondée). La ponction dure-mérienne, importante à reconnaître pour éviter d'injecter en intrarachidien une dose massive de produit, est rare elle aussi, mais serait grave (rachianesthésie totale avec arrêt respiratoire nécessitant intubation et ventilation, et risque de vasoplégie massive pouvant requérir l'administration de vasoconstricteurs).

Rachianesthésie

Elle doit être proposée pour tout nourrisson ancien prématuré ou connu pour avoir fait des apnées ou avoir été traité pour une maladie des membranes hyalines. Elle doit, dans ce cas, être réalisée sur un patient conscient.
Elle s'adresse également à toute la chirurgie des membres inférieurs et sous-ombilicale (cure de hernie).
La ponction est faite en décubitus latéral ou en position assise, en L4-L5 ou L5-S1, afin d'éviter le risque de ponction médullaire. La tête doit être maintenue en hyperextension (désaturation en oxygène plus importante lorsque celle-ci est fléchie).
L'aiguille utilisée est une aiguille à rachianesthésie néonatale de 25 G et 30 mm de long. Certains utilisent des aiguilles de ponction lombaire de diamètre beaucoup plus important (22 G). L'aiguille est avancée lentement jusqu'au franchissement de la dure-mère, puis le mandrin est retiré, afin de visualiser le reflux de liquide céphalo-rachidien. La dose est alors injectée (bupivacaïne 0,5 % à la dose de 0,5 à 1 mg/kg, sachant que 1 mg est une grosse dose).
Le délai d'action est très bref (1 à 2 minutes environ), mais l'anesthésie obtenue est limitée de 45 minutes à 1 heure au maximum, sans analgésie postopératoire résiduelle importante. Certaines équipes recommandent de pratiquer un bloc ilio-inguinal une fois la rachi-anesthésie installée pour assurer l'analgésie postopératoire des cures de hernie inguinale chez ces patients.

Autres anesthésies loco-régionales

Bloc du nerf dorsal de la verge

Ce bloc peut être utilisé pour obtenir une analgésie opératoire et postopératoire pour circoncision. Une aiguille 23 G est introduite en direction de la base du pénis sur la ligne médiane, au ras de la symphyse pubienne, avec un angle de 90° par rapport à la peau. Au franchissement du fascia de Scarpa qui donne un ressaut franc, on injecte 0,2 mL/kg d'une solution de bupivacaïne 0,25 % sans adrénaline.

Autres blocs loco-régionaux

Ils sont réalisables chez l'enfant au prix d'une sédation préalable. Trois familles de techniques sont possibles :
— les techniques d'anesthésie locale et d'infiltration : mise en place de patchs de d'Emla, sprays d'anesthésiques locaux, infiltrations et injections de solutions anesthésiques dans les cavités creuses (vessie...) et articulations ;
— les techniques de blocs d'espace, consistant en l'identification de plans aponévrotiques délimitant des espaces plus ou moins clos dans lesquels pas-

sent des nerfs qu'il est intéressant de bloquer : ces techniques ne demandent pas de localiser les troncs nerveux, seulement les aponévroses (repérées par perte de résistance à la ponction) ; les techniques les plus utilisées chez l'enfant sont le bloc ombilical (hernies ombilicales et de la ligne blanche), les blocs ilio-inguinal et ilio-hypogastrique (cure de hernie inguinale et d'ectopie), bloc pénien (déjà décrit), bloc pudendal (complément d'un bloc ilio-inguinal en cas de cure d'ectopie testiculaire), bloc ilio-fascial (équivalent de bloc fémoral), bloc digital intrathécal, bloc métatarsien, etc. ;
— la technique de blocs plexiques et de blocs de conduction de troncs nerveux qui reposent sur l'utilisation d'un stimulateur nerveux et la localisation précise d'un tronc nerveux mixte. Les techniques les plus utilisées sont le bloc axillaire, le bloc parascalénique du plexus brachial, le bloc fémoral, les blocs sciatiques proximaux et, plus récemment mais avec un succès grandissant, les blocs sciatiques au creux poplité. Les autres techniques sont davantage accessoires et affaire de spécialiste.

L'analgésie postopératoire

L'analgésie postopératoire a longtemps été négligée chez l'enfant, du fait de la difficulté à mettre en évidence et à quantifier la douleur postopératoire. Cette douleur a même été niée par nombre d'équipes chez le nouveau-né.
Le rôle du personnel soignant est ici majeur, la douleur engendre l'angoisse et une agitation incontrôlable chez l'enfant avec risque d'ablation de drains, cathéters, pansements. Elle induit également une hyperpression artérielle et une tachycardie favorisant les saignements. Enfin, si la douleur postopératoire dépend en grande partie du type de chirurgie, elle dépend également du protocole anesthésique *(voir chapitre 48)*.

Evaluation de la douleur

Étiologie de la douleur postopératoire

On peut opposer deux types de douleurs :
— la douleur « de fond » intéressant la zone opératoire (incisions, tractions des éléments sous-jacents...). Elle est maximale lors des premières heures postopératoires et cède généralement vers le 2e ou le 3e jour. Elle est la première concernée par les prescriptions d'antalgiques de façon programmée et itérative ;
— la douleur observée lors des nécessaires manipulations (nursing, contrôle des différentes sondes, réfection de pansements...). Elle se surajoute à la

douleur de fond, cette douleur est bien perçue par le personnel soignant. Elle est peu accessible aux morphiniques. Il est souhaitable de programmer ces différents gestes en fonction du protocole analgésique.

Moyens d'évaluation de la douleur postopératoire

Ils sont délicats, faisant appel à des moyens subjectifs toujours contestables. Il existe différentes échelles d'autoévaluation utilisables chez l'enfant assez grand pour s'exprimer.
Néanmoins, l'observation chez les tout-petits du visage et des mimiques, des pleurs, de l'agitation ou de la prostration permet d'estimer approximativement l'intensité de la douleur. À titre d'exemple, nous pouvons citer l'échelle de CHEOPS *(voir « Annexes », chapitre 48)*.

Traitement de la douleur postopératoire[3]

Traitement préventif

Le traitement préventif est très souvent négligé. Cependant, une installation correcte des membres (sans étirement des plexus ou positions forcées des articulations) et la mise en place de protections des points d'appui sont des facteurs non négligeables de prévention de la douleur. Ces recommandations s'appliquent aussi bien dans la salle d'opération qu'en salle de réveil ou même après le retour au lit.

Antalgiques mineurs

Ces analgésiques doivent être prescrits de façon systématique, et non « à la demande », en évitant la voie intramusculaire, elle-même douloureuse et mal acceptée par l'enfant. Les produits utilisables sont :
— le paracétamol ;
— les anti-inflammatoires ;
— les antispasmodiques.

Paracétamol

Antalgique de pallier I, suivant la classification de l'OMS, cette molécule est d'usage très répandu en pédiatrie. Sa posologie est de 50 à 60 mg /kg/j en 4 prises *per os*. La voie rectale est elle aussi utilisable. Le pro-paracétamol, prodrogue du paracétamol, est utilisable quant à lui par voie veineuse. Sa

---

3. *(Voir aussi chapitre 48, « La douleur de l'enfant »).*

posologie est de 30 mg/kg par injection, sans dépasser 120 mg /kg/j. L'utilisation de cet antalgique est le plus souvent débutée en peropératoire, pour être poursuivie de façon systématique en postopératoire. Toutefois, les posologies journalières doivent être soigneusement respectées, car un surdosage peut avoir des conséquences graves (cytolyse hépatique en cas d'intoxication massive ; dans ce cas il existe un antidote : la N-acétylcystéine).

Les anti-inflammatoires

Plusieurs anti-inflammatoires non stéroïdiens sont régulièrement utilisés pour leur effet antalgique en chirurgie pédiatrique : l'acide niflumique (40 mg/kg/j par voie rectale en 3 prises), le kétoprofène...
Les corticoïdes sont utilisés eux aussi à titre d'antalgiques au décours des amygdalectomies.

Antispasmodiques

Seul le tiénamonium (Viscéralgine® simple) est utilisé sur les douleurs digestives. En pédiatrie, l'utilisation de cette molécule est discutable. Son action est faible, dure 6 à 8 heures et est à considérer comme un appoint.

Morphiniques et dérivés

Les morphiniques sont classés suivant leur puissance soit dans les antalgiques de pallier II de l'OMS (codéine, nalbuphine), soit de pallier III (morphine, fentanyl, sufentanil...).
La codéine, utilisable *per os*, est disponible sous forme de suspension buvable à la concentration de 1 mg/mL. Son utilisation n'est pas recommandée en deçà de 1 an. La posologie est de 0,5 à 0,75 mg/kg, 4 fois par jour. La première prise peut être augmentée jusqu'à 1 mg/kg de façon à obtenir un effet plus rapide.
La nalbuphine est, quant à elle, utilisable par voie IV, la voie SC étant trop douloureuse. La posologie recommandée est de 1,2 mg/kg/j, de préférence en débit continu, et après une dose de charge de 0,2 mg/kg.
La morphine donnée *per os* a une bonne marge de sécurité. En effet, le risque de dépression ventilatoire est alors faible. Malheureusement, on n'atteint des taux sériques stables qu'au bout du 2e jour de traitement, ce qui en limite l'intérêt en postopératoire.
La voie sous-cutanée est déconseillée. La voie veineuse est utilisée à une posologie de 0,04 à 0,06 mg/kg/j en débit continu. Ces doses procurent une excellente analgésie au prix d'un risque de dépression respiratoire non négligeable et qui impose une surveillance monitorée et de préférence en unité de soins intensifs. Le fentanyl et le sufentanil sont réservés aux enfants en ventilation assistée.

Analgésies loco-régionales postopératoires

L'analgésie péridurale est la technique la plus classique chez l'enfant. L'analgésie obtenue est de qualité. On utilise encore le plus souvent la bupivacaïne 0,25 % non adrénalisée (de 4 à 6 mg/kg/j) à débit continu. Mais la ropivacaïne se substitue à la bupivacaïne du fait de sa toxicité cardiaque moindre, même si l'AMM pédiatrique est encore partielle. La morphine est également utilisable par cette voie à la dose de 30 mg/kg qui procure une analgésie d'une vingtaine d'heures. Ses effets secondaires sont également fréquents et à type de prurit, de rétention d'urine, de nausées et vomissements (bien calmés par l'odansétron) et de sédation. Le risque de dépression respiratoire apparaît faible, mais impose la vérification de la bonne position du cathéter et le monitorage horaire instrumental et clinique (fréquence respiratoire). L'utilisation de nouveaux moyens d'administration autocontrôlée se développe de plus en plus aussi en anesthésie locorégionale sur cathéter et permet de baisser les doses d'antalgiques utilisées, ainsi que de mieux moduler les effets obtenus notamment.

L'analgésie caudale est possible sur une seule injection (pas de cathéter), elle a les mêmes avantages et inconvénients que l'analgésie péridurale.

Les blocs plexiques prolongés sont utilisables chez l'enfant. La mise en place d'un cathéter est de règle, le risque infectieux étant faible (absence de pilosité et de sudation chez l'enfant), mais le déplacement secondaire fréquent. On utilise la bupivacaïne 0,25 % sans adrénaline, à dose de 0,5 à 1 µg/kg/j en deux ou trois injections ou maintenant de plus en plus la ropivacaïne en perfusion continue ou PCA chez l'enfant de plus de 7 ans. L'efficacité de ces techniques est importante et particulièrement intéressante en cas de chirurgie délabrante de l'avant-bras ou de kinésithérapie douloureuse.

Conclusion

L'anesthésie pédiatrique a connu un essor depuis une quinzaine d'années. Elle présente des particularités par rapport à celle de l'adulte en raison de caractéristiques physiologiques variant selon les stades de développement des différents appareils chez l'enfant.

Cependant, une prise en charge rationnelle doit permettre une anesthésie et une analgésie postopératoire de qualité comparable à celles de l'adulte.

chapitre 55

Odile Kremp
Élisabeth Devin

Transfusion et exsanguino-transfusion

La transfusion de sang et de ses dérivés, pour nécessaire qu'elle soit, n'est pas dénuée de risques ; elle doit être utilisée avec parcimonie chez l'enfant. La législation et les règles de sécurité liées aux conditions de sa pratique doivent être observées scrupuleusement.
Pour bien comprendre ces contraintes, il est indispensable de connaître les mécanismes qui régissent les règles de la transfusion.

Pré-requis

Odile Kremp

Groupes érythrocytaires

Les globules rouges présentent à leur surface des structures antigéniques à l'origine des groupes sanguins. Plus de 650 antigènes différents ont été décrits. Ils sont responsables du polymorphisme humain. Ils sont reconnus par des anticorps spécifiques à chacun.
L'introduction de globules rouges chez un receveur représente un risque, appelé risque d'allo-immunisation, dont il faudra tenir compte lors de la sélection ultérieure des dérivés sanguins.

Différents systèmes

Système ABO

Le système le plus important est le système ABO, défini par deux antigènes, A et B, et la présence obligatoire dans le sérum des anticorps anti-A et anti-B dirigés contre le ou les antigènes que les globules rouges du sujet ne possè-

dent pas. Ainsi, la présence ou l'absence des antigènes A et B est à l'origine des quatre groupes sanguins A, B, AB et O.
Les anticorps anti-A et anti-B sont des agglutinines régulières (*tableaux 55.1 et 55.2*).

Tableau 55.1 – Le système ABO (d'après F. Josso)

	Globules	Sérum
Sujet A	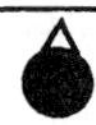	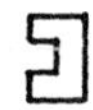
Sujet B	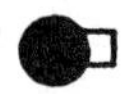	
Sujet AB		
Sujet O		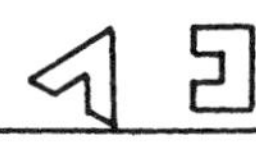

Tableau 55.2 – Le système Rhésus (d'après F. Josso)

	Globules	Sérum
Sujet Rh (+)	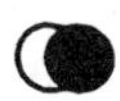	
Sujet Rh (–)		

Autres systèmes de groupes sanguins Rhésus, Kell, Duffy, Kidd

Ils n'ont pas tous la même importance et ils se distinguent par leur antigénicité.
Il s'agit de leur capacité à induire la formation d'un alloanticorps lorsqu'ils sont transfusés.
Le système Rhésus est un système de groupes sanguins complexe (plusieurs dizaines d'antigènes) dans lequel l'un des antigènes est recherché systématiquement lors de la détermination du groupage sanguin.
Il s'agit de l'antigène D. Lorsqu'il est présent, le sang testé est dit Rhésus positif. Lorsque cet antigène est absent, le sang est dit Rhésus négatif. La compatibilité Rhésus est respectée (sauf circonstances exceptionnelles) au même titre que la compatibilité ABO, car le risque d'immunisation varie de 50 à 75 % si du sang Rhésus positif est transfusé à un receveur Rhésus négatif.

À côté de cet antigène D, il faut souligner l'importance (en transfusion et en obstétrique) des antigènes C, c, E, e, qui figurent parmi les antigènes les plus immunisants. Il peut s'avérer indispensable de prévenir une immunisation vis-à-vis de ces antigènes dans certaines circonstances cliniques.
Le système Kell est lui aussi un système de groupes sanguins important car l'antigène Kell (K) est l'antigène le plus immunisant après l'antigène D (risque d'immunisation = 35 %). L'immunisation vis-à-vis de cet antigène sera prévenue comme pour les antigènes D, C, c, E et e par l'utilisation de sang phénotypé.
Malgré l'extrême diversité des antigènes présents sur un globule rouge, le respect des seuls phénotypes Rhésus et Kell prévient 95 % des allo-immunisations érythrocytaires.
Les autres antigènes (Duffy, Kidd, MNS) sont moins fréquemment impliqués dans des allo-immunisations.
La compatibilité vis-à-vis de ces antigènes sera respectée dans des circonstances cliniques plus restreintes ou lorsque les anticorps correspondants seront présents chez le receveur. Certains de ces antigènes sont appelés publics. Ils sont observés chez tous les individus, sauf quelques rares personnes qui en sont dépourvues (phénotype « public négatif »). Le risque d'immunisation est alors permanent. Le risque de réaction transfusionnelle est prévenu par la transfusion autologue (prélèvement et conservation à long terme par congélation des globules rouges de la personne concernée) ou par l'intermédiaire d'une banque de sang rare (banque centralisant les prélèvements des personnes présentant un phénotype dépourvu d'un antigène public).

Conséquences

Dans tous les systèmes, une transfusion incompatible entraîne l'apparition d'agglutinines irrégulières.
Le test de Coombs permet de mettre en évidence ces anticorps « incomplets », c'est-à-dire qui n'entraînent pas d'agglutination spontanée afin d'éviter les réactions transfusionnelles.
Le **test de Coombs direct** consiste à mettre les **hématies étudiées** en présence d'un sérum antiglobuline, qui entraîne une agglutination lorsque sont fixés à leur surface les anticorps incomplets. Il sera positif, par exemple, chez les nouveau-nés atteint d'incompatibilité fœto-maternelle *(voir chapitre 24)*.
Le **test de Coombs indirect** consiste à mettre le **sérum étudié** en présence d'un lot d'hématies portant des antigènes connus, puis à mettre ces hématies en présence d'un sérum antiglobuline, qui entraîne une agglutination lorsque le sérum étudié contient des anticorps incomplets contre un ou plusieurs de ces antigènes. Il permet de dépister la présence d'agglutinines irrégulières pendant la grossesse ou à l'occasion de manifestations d'incompatibilité transfusionnelle.

Mesures à prendre pour bien connaître les caractéristiques de l'enfant receveur

Préalable

Le prélèvement du sang du receveur se fait sur tube sec pour la détermination du groupe :
— il faut que le tube soit bien étiqueté (nom, prénom, date de naissance, service d'origine) ;
— il faut faire deux déterminations ;
— il faut exiger du laboratoire un document écrit.

Particularités du nouveau-né

Les antigènes globulaires sont plus ou moins développés, ainsi que les anticorps correspondants : il faut donc toujours refaire une détermination du groupe sanguin chez l'enfant vers l'âge de 1 an.
D'autre part, certains anticorps de la mère passent la barrière placentaire et persistent pendant plusieurs mois chez le nouveau-né : il faut donc toujours tenir compte du groupe de la mère avant de transfuser l'enfant.
Donc, pour transfuser un nouveau-né, il faut :
— le grouper ;
— lui faire un test de Coombs direct ;
— grouper la mère et lui faire une recherche d'agglutinines irrégulières (Coombs indirect).

Remarque

La recherche d'agglutinines irrégulières et le test de Coombs sont des examens dont on ne peut pas, comme pour le groupe sanguin, avoir le résultat immédiatement, car ils nécessitent une incubation d'environ 1 heure à l'étuve, en plus du temps nécessaire à l'examen proprement dit.

Règles de transfusion

Des rappels précédents, on peut tirer les règles suivantes.

• Dans le système ABO

Les règles sont synthétisées dans le *tableau* 55.3.

Tableau 55.3 – Règles de transfusion dans le système ABO

Mère	Enfant	Sang à transfuser à l'enfant
AB	A, B, AB	Groupe de l'enfant
O	O, A, B	O
A, B	O	O
A	A, AB	A
A	B	O
B	A	O
B	B, AB	B
Groupe inconnu ou non vérifié	O, A, B, AB	O

• Système Rhésus (D/d)

Les règles sont rappelées dans le *tableau 55.4*.

Tableau 55.4 – Règles de transfusion dans le système Rhésus

Mère	Enfant	Sang à transfuser à l'enfant
Négative (d)	Négatif ou positif	Négatif (d)
Positive (D)	Négatif (d)	Négatif (d)
Positive (D)	Positif (D)	Positif (D)
Groupe inconnu	Négatif ou positif	Négatif (d)

Groupes leucocytaires et plaquettaires

Leur intérêt réside dans leur application à l'étude de la compatibilité de transplantation (histocompatibilité).
Ils permettent également de reconnaître et de prévenir des accidents transfusionnels chez les enfants qui reçoivent des culots globulaires ou plaquettaires. Certains sont communs aux leucocytes, aux plaquettes et aux érythrocytes et font partie d'un système appelé HLA. Le polymorphisme antigénique dans ce système est très important et l'antigénicité des systèmes HLA A et HLA B est élevée. Les immunisations anti-HLA sont fréquentes.

D'autres groupes sont localisés soit sur les plaquettes seules, soit sur certaines séries de leucocytes.
On peut déterminer le phénotype plaquettaire et le groupe HLA dans les laboratoires spécialisés.

Les produits, indications

Il existe deux classes de produits sanguins : les produits sanguins labiles (concentrés de globules rouges, concentrés de plaquettes, concentrés de granulocytes) et les produits sanguins stables, encore dénommés médicaments dérivés du sang (albumine, facteur de la coagulation, immunoglobulines).
Les risques inhérents à la transfusion sanguine dépendent de chacune de ces classes :
— les **produits sanguins labiles** (PSL) présentent des risques immunologiques, virologiques, bactériens et volémiques. Leur prévention passe par la mise en place de mesures d'évaluation des pratiques professionnelles, de formation, et par la formalisation du processus transfusionnel à travers des procédures ;
— les **produits sanguins stables** bénéficient tous de mesures de sécurisation virale. Cependant, leur origine humaine ne peut permettre d'exclure définitivement le risque infectieux. Le rapport bénéfices/risques doit toujours être apprécié.

➔ Produits sanguins labiles

Sang total

De moins en moins employé, ses seules indications restent la transfusion massive ($\geqslant$ 1 masse sanguine), les exsanguino-transfusions, les circulations extracorporelles. Il doit avoir moins de 21 jours (moins de 48 heures pour un nouveau-né).
Le sang phénotypé est un sang testé dans plusieurs systèmes de groupes sanguins (antigènes C, c, E, e, K, Fya, Jka, S). Il est réservé aux sujets déjà immunisés et au sujets qui vont devoir être transfusés fréquemment.

Culot globulaire

Les concentrés globulaires rouges (CGR) sont des suspensions de globules rouges obtenues aseptiquement à partir d'une unité de sang total.

Depuis le 1er avril 1998, ces CGR sont systématiquement « déleucocytés » chez l'enfant avec pour avantages de diminuer l'allo-immunsiation anti-HLA, de réduire les réactions fébriles non hémolytiques et la transmissions des virus intraleucocytaires, en particulier le cytomégalovirus (CMV).
Il existe aussi des CGR déplasmatisés, phénotypés, compatibilisés, conservés par congélation ou encore irradiés en fonction de besoins spécifiques.

à savoir

La quantité de CGR à transfuser est calculée par la formule suivante :
Q = (Hb désirée – Hb mesurée) × poids × 3 à 4 ;
où Q = nombre de mL de CGR ; Hb = hémoglobine g/dL ; P = poids en kilos.

Culot plaquettaire

Il existe deux types de concentrés plaquettaires (CP) : le CP standard (CPS) et le CP aphérèse (CPA), qui diffèrent par la façon dont ils ont été prélevés et isolés à partir du donneur et par leur contenu plaquettaire.
On considère que 50 à 60 mL de CPS correspondent à $\times 0{,}5 \times 10^{11}$ plaquettes. La durée de conservation est de 3 à 5 jours Les plaquettes doivent être utilisées dans les 48 heures après prélèvement. Elles sont conservées au centre de transfusion jusqu'à la dernière minute, car elles doivent subir une agitation constante à température ambiante. Le culot doit passer lentement avec un filtre. Il faut passer tout le contenu du filtre et de la tubulure. Les indications sont les hémorragies chez les enfants qui ont moins de 50 000 plaquettes/mm^3 ou en préopératoire dans les grandes thrombopénies ou les thrombopathies. En moyenne, on transfuse 1 unité pour 5 kg de poids (*tableau 55.5*).

Tableau 55.5 – Présentations du principe actif « plaquettes » et principales indications

Présentations	Indications majeures
Concentré standard de plaquettes	Traitement préventif (ou curatif des saignements par déficit plaquettaire)
Concentré unitaire de plaquettes	Traitement préventif des saignements dans les aplasies thérapeutiques (médicamenteuses ou accidentelles)

Il existe aussi des concentrés de plaquettes phénotypés et déplasmatisés.

Concentrés de granulocytes

Ils sont indiqués chez des malades granulopéniques (500/mm^3), au cours d'affections malignes, de chimiothérapies, d'aplasies médullaires idiopathiques.

Le donneur doit être compatible (érythrocytes et leucocytes).
La perfusion doit être lente (4 à 6 heures) et pratiquée avec un filtre.

➡ Produits sanguins stables

Plasma frais congelé (PFC)

Il résulte d'un prélèvement de sang total duquel on a soustrait, dans les 24 heures, les globules rouges et les plaquettes. Il existe deux sortes de préparations : PFC homologue (conservation à l'année) et PFC autologue (conservation à 42 jours sauf exception), issu du sang total par aphérèse. Son emploi doit être limité à des indications bien précises.
Il se présente en unité de 50 mL pour l'unité enfant.
La décongélation doit se faire au sein de l'établissement de transfusion sanguine. Elle doit être progressive, dans un bain-marie préchauffé à 37 °C, et il faut l'utiliser dans les 6 heures. Le PFC autologue peut être conservé réglementairement pendant 72 heures à une température comprise entre + 2 °C et + 8 °C.
Les indications en sont le déficit en vitamine K, la maladie hémorragique grave du nouveau-né, le déficit congénital en facteurs de coagulation et en facteurs inhibiteurs de la coagulation, et certains cas de coagulation intravasculaire disséminée (CIVD). Il ne doit pas être employé dans les infections, dans l'hypovolémie ni dans la prévention des hémorragies intraventriculaires du prématuré.
Le fractionnement du plasma permet l'isolement et la purification de certaines protéines ayant un intérêt thérapeutique majeur. Ces dérivés du sang, appelés produits sanguins stables, sont utilisés soit pour compenser un déficit héréditaire ou acquis, soit comme thérapeutique propre pour certains états pathologiques médicaux ou chirurgicaux. Ce sont des médicaments et, à ce titre, ils sont également dénommés médicaments dérivés du sang.
Les dérivés du sang sont notamment l'albumine, le facteur VIII antihémophilique A, le facteur VIII antihémophilique B *(voir « Les fractions »)*, les immunoglobulines polyvalentes intraveineuses, les immunoglobulines spécifiques, l'antithrombine III, l'α-1-antitrypsine, la colle biologique.
Les principales techniques mises en œuvre pour la préparation de ces produits sont : la précipitation, la chromatographie, l'ultrafiltration, la filtration, les méthodes d'inactivation virale par traitement à la chaleur, par la méthode dite solvant-détergent, par acidification du pH, par contact à l'alcool.
Les produits sanguins stables peuvent être conservés pendant plusieurs années.

Fractions

Il s'agit surtout du concentré de facteur VIII pour le traitement de l'hémophilie A (posologie : 10 à 40 U/kg/dose IV) et du concentré de facteur IX pour les hémophilies B (une dose de 1 U/kg IV augmente le facteur IX de 0,8 à 1,2 %).

Albumine

L'albumine humaine sert surtout à l'expansion de la volémie dans les chocs hypovolémiques et en cas d'hypoprotéinémie majeure (syndrome néphrotique, kwashiorkor).
La posologie habituelle est de 10 à 20 mL/kg en IV.

Les réactions transfusionnelles

➡ Réactions immédiates

Elle surviennent pendant la transfusion ou au cours des heures qui suivent. Il s'agit le plus souvent d'une réaction fébrile, parfois accompagnée d'un processus hémolytique :
— réaction fébrile non associée à une hémolyse : il s'agit du type le plus fréquent de réaction, particulièrement chez les polytransfusés. Elle est beaucoup plus rare depuis l'emploi obligatoire de CGR ou CP déleucocytés ;
— hémolyse : elle est rare et résulte le plus souvent de la transfusion de sang ABO incompatible. Il s'agit d'une urgence médicale. Elle se manifeste par de la fièvre, une dyspnée, des céphalées, des nausées ou des vomissements, des douleurs thoraciques et lombaires, ainsi que par une hémoglobinurie. Elle peut évoluer vers un état de choc, une coagulation intravasculaire disséminée, une insuffisance rénale ;
— surcharge volémique ;
— surcharge citratée ;
— surcharge potassique ;
— hémochromatose secondaire, risque majeur chez les enfants thalassémiques (*voir chapitre 42*) ;
— allergie, syndrome d'hyperthermie majeure ;
— contamination bactérienne révélée par un choc septique...

Réaction tardives

Ces effets sont impliqués par le transfert du donneur au receveur, en l'occurrence l'enfant, de virus et de parasites.
Les principaux sont :
— le virus de l'hépatite B. La détection systématique obligatoire de l'antigène HBs a pratiquement permis l'éradication des hépatites B post-transfusionnelles. La vaccination des enfants contre l'hépatite B est recommandée *a fortiori* s'ils reçoivent des transfusion itératives ;
— le virus de l'hépatite C, qui donne une hépatite chronique. Elle est dépistée par la recherche des anticorps antivirus HBc, ainsi que les autres hépatites non A et non B ;
— le virus de l'immunodéficience humaine (VIH), dont la détection est obligatoire en France depuis le 1er août 1985 ;
— le CMV *(voir chapitre 25)* ;
— les parasites, et essentiellement le paludisme.

acte infirmier

Mise en route d'une transfusion

Règles

L'IDE doit se conformer aux règles de sécurité transfusionnelle complétées par la circulaire ministérielle du 15 janvier 1992 :
• les transfusions ne peuvent être faites que sur prescription médicale ;
• le patient (ou son représentant légal, en l'occurrence les parents) doit être informé de la transfusion et donner une autorisation écrite de préférence ;
• l'IDE doit connaître les principales indications des dérivés du sang, savoir les mettre en place et surveiller l'enfant au cours de la transfusion ;
• l'IDE doit avoir un résultat négatif récent de recherche d'agglutinines irrégulières si l'enfant a déjà été transfusé ;
• l'IDE doit confronter le malade, sa carte de groupe et l'étiquetage du flacon ;
• le patient doit avoir une fiche transfusionnelle bien individualisée dans le dossier médical, portant le numéro d'identification du produit sanguin reçu ;
• le médecin est responsable de la transfusion qu'il a prescrite, et donc de la vérification faite au lit du malade. L'IDE qui a réalisé la transfusion doit donc montrer au médecin les épreuves de compatibilité directe.

Contraintes

■ Ne pas nuire au malade dans l'immédiat

Il faut donc :
• respecter l'identité des groupes ABO, sinon le malade risque un choc hémolytique aigu par incompatibilité ABO ; faire une épreuve de compatibilité croisée pour éviter

les conflits immunologiques chez les malades immunisés ; l'épreuve de compatibilité s'effectue aussi bien pour les antigènes érythrocytaires que pour les antigènes du système HLA ;
• arrêter toute transfusion au moindre signe d'intolérance pour éviter ou minimiser le risque transfusionnel immédiat.

■ Ne pas nuire au malade à terme

Il faut donc :
• éviter de lui apporter des antigènes fortement immunisants qu'il ne possède pas et contre lesquels il pourrait élaborer des anticorps dangereux lors des transfusion ultérieures, voire de grossesse. Cela impose que les enfants du groupe Rhésus D négatif ne reçoivent jamais de sang Rhésus D positif ;
• apporter aux enfants qui ont besoin de transfusions répétées du sang total, des CGR ou des CP (système HLA), dont les principaux antigènes sont connus, pour éviter les immunisations contre les antigènes plus rares que nous avons vus : C, c, E, e, K, Fya, Jka, S ;
• éviter une réaction de greffon contre l'hôte en choisissant des produits irradiés pour les produits sanguins contaminés en leucocytes chez les enfants immunodéprimés et chez les nouveau-nés dont l'état justifie une transfusion ou une exsanguino-transfusion.

Épreuves de compatibilité

Il existe des cartes toutes prêtes. On dispose une goutte de sang du malade et une goutte de sang du flacon dans des ronds imprégnés de sérum anti-A ou anti-B. L'aspect doit être identique pour le receveur et le donneur.
On peut également déposer deux gouttes de sérum anti-A et deux gouttes de sérum anti-B sur une plaque opaline (préalablement nettoyée à l'alcool) et y ajouter le sang du donneur et le sang du receveur.
Au pire, si on n'a pas d'autre solution, on mélange une goutte de sang du flacon et une goutte de sang du receveur : il ne doit pas y avoir d'agglutination *(figure 55.1)*.

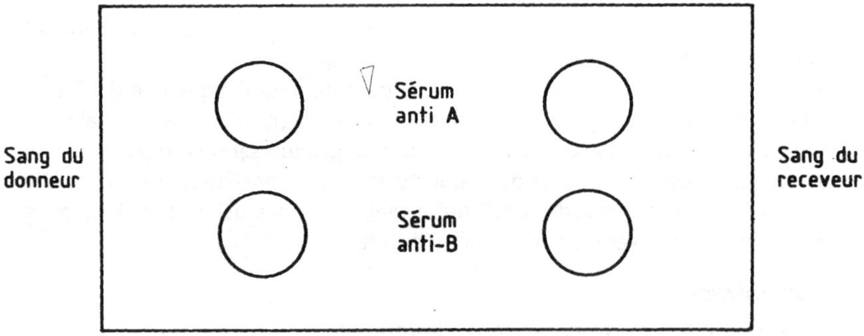

Figure 55.1 – *Contrôle du groupe du malade au lit*

Technique

Pour toute transfusion :

- choisir une veine de bon calibre et une aiguille assez grosse, au moins 10/10 ;
- surveiller l'état de l'enfant : coloration, pouls, pression artérielle, aspect général, diurèse, conscience ;
- en cas de malaise avec frissons, douleurs lombaires, vomissements, urticaire :
  - ❑ arrêter la perfusion ;
  - ❑ garder la veine en branchant un flacon de sérum physiologique à 9 ‰ pour maintenir une diurèse adéquate ;
  - ❑ prévenir le médecin ;
  - ❑ garder le flacon de sang pour l'envoyer au centre de transfusion.

Hémovigilance

Aux termes de l'article R.666-12-2' du Code de la santé publique, « tout médecin, pharmacien, chirurgien-dentiste, sage-femme, infirmière ou infirmier qui a connaissance de l'administration d'un produit sanguin labile à un de ses patients et qui constate un effet inattendu ou indésirable susceptible d'être dû à ce produit doit le signaler sans délai au correspondant d'hémovigilance de l'établissement dans lequel a été administré ce produit (...).

» En cas d'événement inattendu ou indésirable apparu en cours de transfusion ou postérieurement à celle-ci, la personne qui constate l'incident dispose d'un délai de 8 heures pour informer le correspondant de l'établissement de santé.

La rédaction d'une fiche d'accident transfusionnel est donc obligatoire. Elle doit comprendre « l'ensemble des incidents immédiats apparus au cours de l'acte transfusionnel ou dans les 8 jours qui suivent et les accidents retardés apparus postérieurement » (directive technique de l'Agence française du sang du 14 juin 1994). Ces dispositions sont prises pour obtenir la « traçabilité » du produit en cause afin d'éviter d'autres accidents.

Dans cette optique également, outre la rédaction de la fiche transfusionnelle clairement identifiée dans le dossier du patient, une information doit être remise au patient ou à ses parents où seront expliqués les risques post-transfusionnels, en particulier ceux dus aux virus, et où sera conseillé de faire pratiquer un bilan virologique 4 à 6 mois après la transfusion (sérologie des hépatites A, C, du VIH et d'autres virus en fonction du contexte).

Précautions face au risque d'exposition au sang

Pour se protéger soi-même et les autres, rappelons :

- que les gants doivent être utilisés pour tout contact avec le sang et les autres liquides biologiques (liquide amniotique, du péricarde, de la plèvre, LCR) ;
- que les mains et la peau doivent être lavés **immédiatement** en cas de projection de sang ;
- que l'on doit se servir de collecteurs et qu'il ne faut pas recapuchonner les aiguilles pour prévenir les accidents de piqûres ;
- que le port de masque, voire de lunettes, est impératif s'il existe un risque de projection de sang ou de liquide biologique.

L'exsanguino-transfusion

Élizabeth Devin

➡ Définition

L'exsanguino-transfusion consiste à remplacer le sang circulant d'un enfant en lui prélevant une quantité de sang et en la remplaçant par une même quantité de sang de donneur.
Elle est maintenant rarement pratiquée grâce à une meilleure prévention des incompatibilités sanguines fœto-maternelles et à une amélioration des techniques de photothérapie.

➡ But

Il y a plusieurs objectifs à l'exsanguino-transfusion :
— prévenir l'accumulation de la bilirubine dans le sang à un taux trop élevé ;
— prévenir l'ictère nucléaire ;
— prévenir l'ictère hémolytique par incompatibilité ABO ;
— augmenter le taux d'hémoglobine trop bas à la naissance ;
— remplacer les globules rouges ayant une faible capacité de fixation de l'oxygène et de mauvais échanges de la PCO_2 chez le prématuré ;
— traiter les troubles métaboliques.

➡ Matériel

L'exsanguino-transfusion nécessite :
— sang frais de donneur, phénotypé (à 35 °C) ;
— monitoring, matériel de réanimation ;
— lit radiant ;
— tenue du médecin :
  - sarrau manches longues et masque stérile ;
  - gants stériles ;
  - calot stérile ;
  - petit champ stérile pour l'essuyage des mains ;
— plan de travail :
  - chariot ou table assez haute ;
  - quatre à cinq grands champs 60 × 60 ;
  - un petit champ stérile troué ;
  - un Stéridrap (champ stérile troué autocollant imperméable) ;

— plateau stérile contenant le matériel pour pose de cathéter ombilical :
 - quatre pinces fixe-champs ;
 - une grande pince Kochère (saisit le cordon) ;
 - un bistouri stérile ;
 - une pince de Moria fine droite ;
 - une pince de Moria fine courbe ;
 - une paire de ciseaux fins ;
 - un porte-aiguille ;
— plateau spécial à exsanguino-transfusion stérile :
 - robinet à quatre voies ;
 - seringue 20 mL-5 mL ;
 - cathéter ombilical ;
 - sac plastique avec lien de serrage ;
 - aiguilles, compresses ;
— matériel divers :
 - alcool, produit désinfectant : Hibitane® ou Bétadine® ;
 - compresses ;
 - aiguilles IV ;
 - fil de lin avec aiguille sertie ;
 - ampoules de calcium, de bicarbonate... ;
 - tubes à prélèvement.

➡ Préparation

Elle est développée dans le *tableau 55.6*.

Tableau 55.6 – Préparation à l'exsanguino-transfusion

Actions	Explications
Installer l'enfant sur un lit radiant afin de maintenir une température normale.	Le refroidissement de l'enfant pendant l'ETS peut entraîner une apnée par augmentation de la consommation calorique et de la consommation d'oxygène chez un enfant ayant peu de réserves. Le pH diminue par le stress lié à l'allongement de la durée de l'opération.
Si l'enfant a été alimenté depuis moins de 3 à 4 heures, il est nécessaire de vider l'estomac à l'aide d'une sonde gastrique.	Cela prévient toute inhalation en cas de vomissements.
Un collecteur d'urine est mis en place.	Cela évite la contamination du champ et du matériel.

Actions	Explications
Mettre l'enfant sous monitoring.	Les principales complications étant l'apnée, la bradycardie ou l'arrêt cardiaque, il renseigne immédiatement en cas de problème.
Installer l'enfant sur le dos et immobiliser les quatre membres.	Cela évite à l'enfant de bouger et d'entraîner de faux mouvements de l'opérateur pendant l'intervention.
Préparer le matériel de réanimation ; prévoir le manomètre à oxygène, le matériel d'intubation, bicarbonate, glucosé...	Ce matériel est nécessaire pour un traitement d'urgence.
Vérifier le sang : groupe, date de prélèvement *(voir « Épreuves de compatibilité »)*.	Le sang doit être frais et doit être compatible avec le sérum de la mère afin d'éviter les problèmes d'incompatibilité.
Aider le médecin à s'habiller et à installer le matériel nécessaire à l'exsanguino-transfusion ; le sang doit être réchauffé au bain-marie à 35 °C.	L'hypothermie est très rapide et l'injection de sang froid peut entraîner une fibrillation cardiaque.

➡ Technique

L'exsanguino-transfusion doit être faite très lentement.
Elle doit durer 2 à 3 heures et doit être plus longue en cas d'ictère intense.
Le matériel doit être disponible dès le commencement.
Le médecin doit être installé le plus confortablement possible.
Deux aides sont nécessaires : une pour observer l'enfant, une pour noter les observations et servir le médecin.

➡ Surveillance

Elle est détaillée dans le *tableau 55.7*.

Tableau 55.7 – Surveillance de l'exsanguino-transfusion

Actions	Explications
La peau de l'enfant doit être lavée à l'eau et au savon puis avec une solution antiseptique ; des compresses stériles et mouillées de liquide antiseptique sont	Cela prévient l'infection. Un germe cutané peut entraîner une infection par contamination du cordon ou du matériel. Il est très difficile de stériliser l'ombilic.

Actions	Explications
appliquées par le médecin habillé en stérile.	
L'asepsie doit être scrupuleuse.	
Le site préférentiel est l'artère ombilicale, mais l'artère jugulaire et la fémorale peuvent être utilisées. Quand le cathéter est en place dans l'artère ombilicale, l'ETS peut commencer.	
Noter l'heure de début de l'ETS, de chaque prélèvement et des injections en temps exact.	Le sang est changé lentement par 5 à 20 mL (cela dépend du poids et des conditions de l'enfant). Le total du sang échangé est de 170 mL/kg de poids. De 75 à 85 % de la crase totale du sang de l'enfant est changée.
Prévenir le médecin à chaque fois que 100 mL sont injectés. C'est le moyen d'éviter une injection trop importante pouvant entraîner des troubles cardiaques ou un choc en cas d'injection trop rapide.	L'ETS doit être réalisée en plus de 2 heures : si elle est trop importante ou trop rapide, elle peut entraîner une aggravation cardio-vasculaire.
Après 100 mL de changement de sang, 1 mL de calcium à 10 % doit être injecté précautionneusement. Le monitoring permet de vérifier la réaction de l'enfant pendant l'injection.	Le calcium régularise le rythme cardiaque mais une injection trop rapide peut entraîner une bradycardie.
La surveillance monitorée est impérative, mais il faut noter également la coloration de l'enfant, ainsi que celle du sang rejeté.	Cette surveillance permet d'adapter le traitement dès l'apparition de signes anormaux. La bradycardie peut être due au pH trop bas du sang du donneur ou à un sang trop vieux.
Quand l'ETS est terminée, le cathéter ombilical peut être : • maintenu en place par une perfusion ; • retiré ; • un pansement stérile est mis en place.	 Si le cathéter est laissé en place, il est réservé uniquement pour une future ETS, afin de faciliter les prélèvements, d'injecter des médicaments ou une perfusion. Si le cathéter est retiré, exercer une légère pression et surveiller tout saignement ; vérifier toutes les heures pendant 3 heures.

Actions	Explications
Terminer de noter les événements : • durée de l'ETS ; • quantité de sang injecté ; • signes vitaux ; • médicaments injectés pendant l'ETS ; • coloration de l'enfant ; • si le cathéter est retiré ou laissé en place ; • comment l'enfant a supporté l'ETS ; • combien d'échantillons de sang ont été prélevés avant, pendant et après l'ETS.	
Observer l'enfant régulièrement après l'ETS : • respiration ; • pouls ; • température ; • comportement (agitation-somnolence) ; • coloration de la peau ; • ictère ; • couleur des urines ; • cyanose ; • œdèmes ; • convulsions.	Les complications liées à l'ETS sont : • troubles cardiaques ; • hypocalcémie ; • hypoglycémie ; • acidose ; • septicémie ; • choc ; • hypokaliémie (due à un sang trop vieux) ; • entérocolite ulcéro-nécrosante.
Noter chacun de ces signes immédiatement.	
Changer l'enfant de position assez fréquemment.	L'enfant devant être maintenu pendant plusieurs heures dans une position non physiologique.

Conclusion

L'utilisation des produits biologiques d'origine humaine, notamment les produits sanguins, présente des risques. Malgré l'ensemble des mesures visant à améliorer la sécurité transfusionnelle et à réduire ces risques, le risque zéro ne pourra être atteint. En conséquence, le premier élément de la sécurité transfusionnelle reste la prise de décision thérapeutique. L'utilisation des produits sanguins doit être mûrement pesée et réservée aux situations cliniques pour lesquelles elle est jugée indispensable.

Bibliographie

Agence française du sang (AFS). *Indications et contre-indications des transfusions de produits sanguins labiles.* Paris : éditions EDK ; 1998. 177 pages.

Thivierge R., Hume H., Le Touzé P. « Transfusions et réactions transfusionnelles ». In : Weber M.-L., éd. *Dictionnaire de thérapeutique pédiatrique.* Paris : Presses universitaires de Montréal/Doin ; 1994. p. 997-1000.

Leblanc T., Schaison G. « Thérapeutique en hématologie ». In : Sizonenko P.C., Gricelli C., éd. *Précis de pédiatrie.* Lausanne/Paris : Payot/Doin ; 1996. p. 707-9.

Rouger P., Hergon E. *Mesures de sécurité, risques et accidents circulatoires, immunologiques et infectieux.* Paris : Institut national de la transfusion sanguine.

partie VIII

L'alimentation

chapitre 56

Michèle Gallet
J.-P. Lemaire
L. Mackamo-Lucas
M.-F. Morinaux
B. Sagnier

L'alimentation du nouveau-né et du nourrisson

Pré-requis

Michèle Gallet

➜ Physiologie de la digestion

Digestion chez l'enfant normal

La digestion est le résultat de :
— phénomènes **mécaniques** de brassage et de propulsion des aliments grâce à des ondes péristaltiques, de l'œsophage jusqu'au rectum ;
— phénomènes **chimiques** qui vont permettre la digestion et l'absorption des aliments.

➜ Au niveau de la bouche et de l'estomac

Le début de la digestion des lipides, glucides, protides s'accomplit grâce à l'**amylase salivaire**, à la **lipase linguale** et à la sécrétion gastrique acide (**pepsine** + HCl). L'absorption gastrique est négligeable.

Au niveau du duodénum

Le **pancréas exocrine** déverse une sécrétion enzymatique alcaline par le canal de Wirsung :
— l'**amylase** scinde l'amidon et le glycogène alimentaire en oligosaccharides et disaccharides (saccharose = G + F ; maltose = G + G ; lactose = G + Gal)[1]
— les **protéinases** (endo- et exopeptidases) scindent les protéines en acides aminés libres et petits peptides ;
— la **lipase** scinde les triglycérides en deux monoglycérides et acides gras (AG) libres (1 et 3) ;
— le **cholestérol-estérase** scinde l'ester de cholestérol : cholestérol + AG ;
— la **phospholipase** scinde les lécithines : lysolécithines + AG.

Au niveau de l'intestin grêle

Il s'agit de la digestion et de l'absorption.
La durée de transit chez l'enfant et l'adulte est de :
— 10 minutes dans le duodénum ;
— 4 heures environ dans le jéjuno-iléon ;
— 29 ± 4 heures dans le côlon.
Elle est un peu plus courte chez le petit nourrisson et le nouveau-né.
La digestion et l'absorption se font de façon spécifique pour chaque catégorie d'aliments.

• Pour les glucides

Les oligo- et disaccharides obtenus par l'action conjuguée des « amylases » salivaires et pancréatiques sont hydrolysés par les **disaccharidases** (saccharase, lactase, isomaltase), au niveau de la bordure en brosse des entérocytes, et **absorbés** :
— passivement pour le xylose (l'absorption est facilitée par un transporteur pour le fructose) ;
— activement pour le glucose et le galactose (transporteur couplé avec le sodium) ;
— activement pour les disaccharides.
Ils sont ensuite **transportés vers le foie** par le système porte.

• Pour les protides

Les peptides et acides aminés libres obtenus par l'action des **pepsines gastriques** et **protéinases pancréatiques** sont absorbés et hydrolysés en acides aminés libres au niveau de la bordure en brosse par les **peptidases entérocytaires**, puis transportés vers le **foie** par le système porte. Les petits peptides et surtout les di- et tripeptides sont mieux absorbés que les acides aminés libres.

---

1. G : glucose ; F : fructose ; Gal : galactose.

• Pour les lipides

Les lipides alimentaires (triglycérides, ester de cholestérol, lécithines) sont hydrolysés par les lipases **salivaires** et **pancréatiques**, et solubilisés sous forme de gouttelettes lipidiques.
Dans le troisième duodénum, les **sels biliaires** forment avec les gouttelettes lipidiques des micelles (forme lipidique, forme aqueuse) qui peuvent pénétrer passivement dans l'entérocyte.
Dans l'entérocyte, les lipides se séparent des sels biliaires qui sont reversés dans la lumière intestinale pour être réabsorbés au niveau de l'iléon terminal (foie, pool des sels biliaires) : il s'agit du **cycle entéro-hépatique**.
On trouve :
— les **TGLC** (triglycérides à longue chaîne de carbone, > 12 C), qui pénètrent dans l'entérocyte, puis, par les chylifères, qui passent dans le **système lymphatique** ;
— les **TGCM** (triglycérides à chaîne moyenne ; 8, 10 et parfois 12 C), qui entrent dans le système porte vers le **foie** et ne nécessitent pas l'action des sels biliaires ;
— le cholestérol, qui entre passivement dans le foie.

• Pour l'eau et les électrolytes

Leur absorption est le résultat de phénomènes de sécrétion et de réabsorption.
Le Na^+ est absorbé dans le **jéjunum** et nécessite du **glucose** (transporteur commun ?). Son absorption est moins importante et indépendante du glucose dans l'iléon et le côlon.
Le K^+ est sécrété et absorbé passivement dans le **jéjunum**, activement dans l'**iléon** et le **côlon**.
Les **bicarbonates** sont absorbés avec de l'H^+ **dans le jéjunum** ($H_2O + CO_2$) ou échangés avec du Cl^- **dans l'iléon et le côlon**.
L'**eau** (alimentaire et des sécrétions salivaires, gastriques, bilio-pancréatiques) est absorbée essentiellement dans le **jéjunum**, puis il y a ajustement dans le **côlon, surtout ascendant**, pour l'eau résiduelle et la sécrétion intestinale (réabsorption passive liée au glucose et au sodium). Seulement 2 à 3 % de cette eau alimentaire et sécrétoire se retrouvent dans les selles.
Le Ca^{++} subit une **absorption jéjunale** grâce à la vitamine D.
Le **phosphore** a une **absorption jéjunale** (mais le phosphore en excès forme avec le calcium des sels insolubles non absorbés).
Le **fer** est absorbé dans le **duodénum** et le **jéjunum** sous forme ferreuse : fer^{++} (maintenu sous cette forme grâce à l'acide **ascorbique**).

• Pour les vitamines

Leur absorption est jéjunale (sauf la vitamine B12).

Les **vitamines liposolubles A, D, E, K** sont absorbées avec les lipides (il n'y a pas de prescription prolongée d'huile de paraffine qui empêche leur absorption) :
— vitamine A : carotène (vision, peau, phanères) ;
— vitamine D : métabolisme phosphocalcique ;
— vitamine E : anti-oxydante (hémolyse, rétine, bronche) ;
— vitamine K : facteur de coagulation de synthèse hépatique grâce à l'action de la vitamine K.
La **vitamine C** est fortement absorbée de façon active. Elle joue un rôle dans le métabolisme cellulaire.
La **vitamine B1** est faiblement absorbée (transporteur vite saturé). Elle joue un rôle dans le métabolisme cellulaire (peau, phanères, nerf).
Il s'agit, pour la **vitamine B2**, de l'action d'un transporteur saturable. Elle joue un rôle dans le métabolisme cellulaire (peau, phanères, nerf).
La **vitamine B6** est absorbée passivement. Elle joue également un rôle dans le métabolisme cellulaire (phanères, nerf).
La **vitamine B12** est absorbée au niveau de l'iléon grâce au facteur intrinsèque d'origine gastrique (rôle hématologique).
L'**acide folique** est absorbé grâce à une enzyme entérocytaire. Il joue un rôle hématologique.

● Rôle du foie

Le foie :
— stocke le glucose sous forme de **glycogène** (néoglycogenèse) ;
— intervient dans la synthèse des **acides gras** et du **cholestérol** et la synthèse des **sels biliaires** ;
— intervient dans la synthèse des facteurs protéiques de **coagulation** vitamine K dépendants (PPSB : prothrombine II, proconvertine VII, Stuart X et anti-hémophilique B IX), du facteur XII, du fibrinogène I, de la proaccélérine V et de l'**albumine** ;
— transforme l'ammoniaque et des acides aminés transaminés en **urée** ;
— a une fonction d'**épuration** pour certaines substances (médicaments, bilirubine) qui sont éliminées dans la bile.

Digestion chez le prématuré et le nouveau-né : maturation des différents systèmes enzymatiques

Les enzymes intestinales permettant la digestion des **sucres** et des **protides** apparaissent très tôt dans la vie fœtale, dès la 14e semaine, et sont rapidement à des taux proches des taux adultes. Le seul point de discussion est la **lactase** qui, pour certains, ne serait à un taux suffisant qu'après 35 semaines de gestation, ou même au moment du terme.
L'amylase pancréatique n'est mature qu'après plusieurs semaines de vie.

La **lipase pancréatique** n'apparaît que vers la 35e semaine, mais son activité est faible, même lors de la naissance à terme. Elle n'est vraiment efficace que vers 1 mois de vie.
Il faut noter le rôle important :
— de la **lipase linguale** (50 % de l'activité lipasique totale), qui apparaît dès la 24e-25e semaine de grossesse, reste stable jusqu'à 5 semaines, puis augmente rapidement ;
— de la **lipase du lait de femme**, dépendante des sels biliaires (activée par une faible concentration de sels biliaires, mais détruite par la chaleur).
La sécrétion d'acide chlorhydrique gastrique et de bicarbonate intestinal est déficiente chez le prématuré et le nouveau-né, ce qui entraîne un pH gastrique trop alcalin et intestinal trop acide pour faciliter une bonne action enzymatique.
Le pool des **sels biliaires** est faible chez le prématuré et même chez le nouveau-né à terme par insuffisance de synthèse hépatique (jusqu'à 1 mois de vie).
Le nouveau-né peut absorber des protéines de fort poids moléculaire par simple pinocytose.
Les besoins vitaminiques suivants sont accrus : **vitamine D** (1 500 UI), **vitamine E** (10-15 mg), **vitamine C** (35-50 mg).

Besoins alimentaires du nouveau-né, du prématuré et du nourrisson

Définitions

Besoins

Ce sont les plus faibles quantités d'un nutriment susceptibles de maintenir des fonctions et un état de santé normaux. Les besoins sont d'autant plus importants que l'enfant est jeune et prématuré.
Les nutriments comportent :
— de l'eau ;
— des glucides, des protides, des lipides dont la valeur énergétique est exprimée en calories ;
— des sels minéraux ;
— des vitamines.

Calories

Elles permettent d'assurer la **croissance staturo-pondérale** (45 %), de maintenir le **métabolisme de base** (40 %) et de **compenser les pertes** (température, agitation, 15 %).
Leur apport est de l'ordre de 120 kcal/kg/j ou 500 kJ/kg/j, besoin qui ne sera couvert que progressivement en plusieurs jours (lors du 1er trimestre de vie).

Les besoins ne sont plus que de :
— 400 ± 50 kJ/kg/j (100 kcal/kg/j) chez le nourrisson (de 3 à 12 mois) ;
— 350 ± 50 kJ/kg/j (80 kcal/kg/j) chez le grand enfant (de plus de 2 ans).

Nutriments

Eau

Les besoins hydriques des prématurés et des nouveau-nés sont de l'ordre de 150 ± 10 mL/kg/j.
Ces besoins ne seront couverts qu'au bout de 10 à 15 jours.
Chez le prématuré et le dysmature, ils sont de :
— 60 à 80 mL/kg/j dès J1 ;
— 100 à 120 mL/kg/j vers J7 ;
— 150 à 180 mL/kg/j vers J14.
Chez le nouveau-né, ils sont de :
— 50 ± 10 mL/kg/j à J1 ;
— 100 ± 120 mL/kg/j à J7 ;
— 150 mL/kg/j vers J14.
Chez le nourrisson, ils sont de :
— 160 ± 20 mL/kg/j (jusqu'à 3 mois) ;
— 120 ± 20 mL/kg/j (jusqu'à 1 an).
Chez le petit enfant (deuxième année de vie), ils sont de 80 à 100 mL/kg/j.
Chez le grand enfant, ils sont de 80 mL/kg/j.

Protides

Ils représentent de 10 à 15 % de l'apport calorique total.

• Besoins

Les besoins minimaux sont estimés à :
— 2,5 à 3,5 g/kg/j chez le prématuré et le dysmature ;
— 2 g/kg/j chez le nouveau-né (jusqu'à 3 mois) ;
— 1 à 2 g/kg/j chez le nourrisson ;
— 0,7 à 1 g/kg/j chez l'enfant.
Ces besoins sont d'autant plus importants que l'enfant est jeune et ils diminuent ensuite.
Ils ne seront atteints que progressivement (1 g/kg/j à J1, 2 g/kg/j à J7). Une alimentation normale et bien équilibrée apporte souvent chez l'enfant 150 à 300 % des besoins minimums.
Cet apport protidique ne sera efficace que si l'apport calorique total est suffisant (le rapport calories protidiques/calories totales doit être de l'ordre de 10 à 15 %) : 1 g de protide = 160 mg d'azote = 4 kcal.

L'apport indispensable en **acides aminés essentiels** est de 8 chez l'**adulte**, 11 chez le nouveau-né : **isoleucine, leucine, valine** (AA ramifiés), **thréonine**, lysine, **méthionine**, cystine (AA soufrés), **histidine** (AA basiques), **phénylalanine, tryptophane**, tyrosine (AA aromatiques), ainsi que peut-être la taurine. Celle-ci joue un rôle dans l'édification des structures cérébrales et la conjugaison des sels biliaires.

● **Rôle :**

— de structure (croissance, reproduction et maintien des divers tissus de l'organisme) ;
— de synthèse : hormones, enzymes, hémoglobine, lipoprotéines.

● **Sources :**

— origine animale : viande, laitages, poisson, œufs ;
— origine végétale : céréales, légumes.

Les nucléotides sont des composés intracellulaires de faible poids moléculaire qui participent à de nombreux processus biochimiques (développement de l'immunité, équilibre de la flore intestinale, développement de l'intestin, métabolisme des acides gras à très longue chaîne, absorption du fer). Ce sont les unités de base des acides nucléiques.

La carnitine est une protéine présente surtout dans les produits carnés et lactés. Elle joue un rôle dans le métabolisme des acides gras. L'acide gras à longue chaîne se transforme en acyl-CoA dans le cytosol cellulaire ; il se combine à la carnitine pour donner de l'acyl-carnitine, celle-ci pénètre alors dans la mitochondrie où l'acide gras peut être oxydé.

➡ Glucides

Ils sont une source énergétique importante, atteinte progressivement en fonction de la tolérance (glycosurie), administrés essentiellement sous forme de glucose par voie parentérale, de lactose (lait maternel et pour nourrissons), de dextrine maltose (DM) ou autre dans les alimentations entérales.

● **Besoins**

Ils sont de 12 à 15 g/kg/j et représentent 50 à 55 % de l'apport calorique total. Ce sont :
— des oses simples (glucose, fructose, galactose) ;
— des oligosides :
  - **saccharose** : glucose et fructose (2 à 10 oses simples) ;
  - **maltose** : glucose et glucose ;
  - **lactose** : glucose et galactose ;
  - des polyosides : amidon, cellulose ;
  - des sucres complexes (lipides, protides).

• Rôle :

— énergétique : 1 g = 4 kcal (17 kJ) ;
— fonctionnel (intermédiaire de biosynthèse).

• Sources

Elles sont essentiellement végétales (cellulose, fructose des fruits, amidon) et, de façon moindre, animales : laitages, glycogène (foie).

Lipides

Source importante d'énergie (1 g = 9 kcal ou 38 kJ), ils représentent 30 à 35 % de la ration calorique totale. On conseille habituellement 3 à 5 g/kg/j.

• Besoins

Les seules graisses indispensables sont les **acides gras essentiels**. Ce sont des acides gras polyinsaturés[1] (à longue chaîne), ou AGPI, dont les besoins sont établis en référence au lait maternel.
Les autres **AGPI** sont également nécessaires, mais peuvent être synthétisés à partir des acides oléique et linoléique sauf chez le prématuré et de façon incomplète chez le nourrisson :
— l'acide **linoléique** (18 : 2 n-6), besoins estimés à 2-5 % des calories journalières (soit 300 mg pour 100 kcal) ;
— l'acide **alphalinoléique** (18 : 3 n-3), besoins estimés à 0,5-1 % des calories totales ;
— l'acide **arachidonique** (20 : 4 n-6) peut être synthétisé à partir de l'acide linoléique ;
— le DHA (**acide docohexaénoïque** : 22 : 6 n-3), et l'EPA (**acide éicosapentaénoïque** : 20 : 5 n-3) peuvent être synthétisés à partir de l'acide linoléique.
Un **apport équilibré** de chacun d'entre eux est extrêmement important, afin de ne pas détourner l'activité enzymatique vers le métabolisme d'un seul de ces acides gras et carencer l'organisme dans les autres, car ils possèdent le même système enzymatique.

• Rôle :

— énergétique : 1 g = 9 kcal (38 kJ) ;
— structural : membrane cellulaire (cerveau et rétine) ;

---

1. Les acides insaturés sont appelés ainsi parce qu'ils présentent un manque d'atomes d'hydrogène sur deux carbones consécutifs : deux atomes d'hydrogène en moins correspondent à une insaturation ou double liaison par chaîne (n) ; par exemple, l'acide linoléique comporte 18 carbones, deux doubles liaisons, 3 est la position de la première double liaison à partir du carbone n de la chaîne n.

— fonctionnel : cholestérol précurseur des stéroïdes. Les acides gras à longue chaîne polyinsaturés sont les précurseurs des éicosanoïdes (prostaglandines, prostacyclines, thromboxanes) et des leucotriènes ;
— absorption intestinale des vitamines liposolubles (A, D, E, K).

• Structure :

— acides gras à **longue chaîne** : 14 C ou plus, parfois 12 C selon les auteurs ;
— acides gras **à chaîne moyenne** : 8, 10 et parfois 12 C (TGCM) ;
— acides gras **à chaîne courte** : 4 à 6 C ;
— acides gras saturés (graisses plutôt animales) ;
— acides gras insaturés (une ou plusieurs doubles liaisons surtout d'origine végétale et poissons).

• Sources

Elles sont animales (viande, poisson, œuf, lait) et végétales (oléagineux, certains fruits).

Sels minéraux

• Besoins

Les besoins de base cités seront adaptés en fonction des pertes (rénales, digestives) et des bilans sanguins et urinaires.
NaCl : 2 à 4 mmol/kg/j.
KCl : 2 à 4 mmol/kg/j.
Calcium : les besoins sont différents selon qu'il s'agit d'un prématuré ou d'un nouveau-né à terme et de la voie orale ou parentérale (en raison d'un coefficient d'absorption digestive de 40 à 60 %) :
— chez le prématuré : 100 à 140 mg/kg/j *per os* (2,5 à 4 mmol/kg/j), 50 à 60 mg/kg/j (1,5 à 2 mmol/kg/j) en nutrition parentérale ;
— chez le nouveau-né et le nourrisson : 60 à 100 mg/kg/j *per os* (1,5 à 2,5 mmol/kg/j), 30 à 40 mg/kg/j (1 mmol/kg/j) en nutrition parentérale ;
— chez l'enfant : 50 à 60 mg/kg/j (2 mmoL) *per os* ; 0,35 à 0,5 mmol/kg/j (15 à 20 mg) par voie parentérale.
Ces besoins sont dépendants de l'apport en vitamine D et l'absorption digestive optimum fonction d'un certain rapport calcium/phosphore adéquat.
Phosphore : les besoins sont également fonction du terme et de l'âge (ils sont parfois exprimés en phosphate, PO_4, forme d'absorption du phosphore et dont les besoins sont triples : poids atomique à 95 mg, pour un poids atomique du phosphore à 31 mg) :
— chez le prématuré : 30 à 60 mg/kg/j (1 à 2 mmol/kg/j) de phosphore-élément ;
— chez le nouveau-né et le nourrisson : 20 à 40 mg/kg/j (1 mmol/kg/j) ;
— chez l'enfant : 10 à 20 mg/kg/j (0,5 à 0,7 mmol/kg/j).

Magnésium : 10 à 20 mg/kg/j (0,5 à 1 mmol). Des doses plus faibles sont, sauf carences, suffisantes par voie intraveineuse (0,5 mmol/kg/j chez le prématuré ; 0,35 mmol/kg/j chez le nourrisson ; 0,25 mmol/kg/j chez l'enfant).

● Rôle et source

Le sodium : métabolisme hydroélectrolytique. Les besoins en sodium sont largement couverts (sel de cuisine, jambon, poissons, fromages fermentés).
Le potassium : métabolisme hydroélectrolytique (légumes, fruits surtout secs, chocolat).
Le calcium : constituant du squelette, coagulation sanguine, métabolisme et réaction cellulaire (rythme cardiaque) (lait, laitage, un peu dans les légumes secs et fruits).
Le magnésium : excitabilité musculaire (légumes, fruits secs, céréales et chocolat).
Le phosphore : constituant de l'os, fonctionnement cellulaire (fromages, surtout roquefort, gruyère et camembert, lait, légumes secs, poissons).
Le cuivre : antianémique (foie, coquillages, légumes secs).
Le fer : antianémique (foie, abats, légumes secs, viandes, chocolat).
Le fluor : anticarie dentaire (légumes et fruits, légumes secs, thé).
L'iode : hormone thyroïdienne (sel marin, poissons, crustacés).

➡ Vitamines :

— A : croissance, vision, phanères (matières grasses du lait, œufs, foie, carotène) ;
— B1 : système nerveux (porc, légumes secs, abats) ;
— B2 : rôle métabolique (abats, camembert) ;
— B5 : phanères (abats, œufs, céréales) ;
— B6 : rôle de régulation métabolique et de synthèse (abats, viandes) ;
— B9, acide folique : antianémique (légumes à feuilles, asperges, carottes) ;
— B12 : antianémique (viande de bœuf, abats) ;
— C : stimulante, métabolisme cellulaire, absorption du fer (fruits, surtout agrumes, tous les légumes surtout à feuilles) ;
— D : antirachitique (synthèse cutanée grâce au soleil, matière grasse du lait, foie) ;
— E : protection cellulaire antioxydante (huiles et margarine) ;
— K : synthèse des facteurs de coagulation (légumes verts, synthèse intestinale par les bactéries). Seulement 30 % des apports *per os* sont absorbés ;
— PP : métabolisme cellulaire (foie, viandes, volailles, poissons, champignons).

Une alimentation équilibrée couvre tous les besoins *(tableau 56.1)*, sauf ceux :
— en **vitamine D**, qui nécessitent une supplémentation dès la naissance et au moins jusqu'à 2 ans ;
— en **vitamine K1** chez le nouveau-né (dont la synthèse hépatique est encore faible), surtout s'il est nourri avec du lait maternel.

Tableau 56.1 – Valeurs moyennes recommandées par voie orale

Besoins journaliers	Valeurs moyennes
Sodium	2 à 5 mmol/kg/j
Potassium	2 à 5 mmol/kg/j
Calcium	60 mg/kg/j (enfant) à 150 mg/kg/j (prématuré)
Phosphore	30 à 50 mg/kg/j (prématuré) 20 à 40 mg/kg/j (nouveau-né, nourrisson) 10 à 20 mg/kg/j (enfant)
Magnésium	15 à 24 mg/kg/j
Chrome	2 à 5 µg/kg/j
Cobalt	1,5 µg/kg/j (nourrisson) 1 µg/kg/j (enfant)
Cuivre	50 µg/kg/j (enfant) 100 à 150 µg/kg/j (prématuré)
Fer	1 mg/kg/j (nourrisson) 2 mg/kg/j (prématuré) 10 à 15 mg/j (enfant)
Fluor	25 à 50 µg/kg/j
Iode	8 à 15 µg/kg/j (nourrisson) 15 à 30 µg/kg/j (prématuré)
Manganèse	10 à 20 µg/kg/j (nourrisson et prématuré) 5 à 10 µg/kg/j (enfant)
Molybdène	4 à 12 µg/kg/j (enfant) 2 à 3 µg/kg/j (prématuré)
Sélénium	3 à 6 µg/kg/j
Zinc	3 à 15 mg/j (enfant) 0,5 mg/kg/j (nourrisson) 0,7 à 1 mg/k/j (prématuré)
Glucides	12 à 15 g/kg/j
Lipides	3 à 4 g/kg/j
Protides	1 à 3 g/kg/j
Eau	100 à 160 mL/kg/j

Besoins journaliers	Valeurs moyennes
Calories	90 à 110 kcal/kg/j
Vitamine A (rétinol)	(1 µg = 3,3 UI) 800-1 000 µg (enfant) 450 µg (nourrisson) 200 à 500 µg/100 kcal (prématuré)
Vitamine B1 (thiamine)	0,3 à 1 mg
Vitamine B2 (riboflavine)	0,4 à 1 mg
Vitamine B5 (acide pantothénique)	2 à 10 mg 0,4 mg/100 kcal (prématuré)
Vitamine B6 (pyridoxine)	0,3 à 1 mg 200 µg/100 kcal (prématuré) (15 µg/g de protéine)
Vitamine B12 (cyanoco-balamine)	0,5 à 1 µg 0,4 µg/100 kcal (prématuré)
Vitamine PP (niacine) ou nicotinamide	6 mg (nourrisson) 10 à 20 mg (enfant) 1 mg/100 kcal (prématuré)
Vitamine C (acide ascorbique)	25 mg (prématuré) 35 mg (nourrisson) 50 mg (enfant)
Vitamine D (cholécalciférol)	400 à 1 000 UI (1 µg = 40 UI)
Vitamine E (tocophérol)	4 à 5 UI ou mg 0,5 à 0,6 mg/100 kcal (enfant)
Vitamine K1 (phylloquinone)	4 à 10 µg/kg/j jusqu'à 100 µg/j (nourrisson)
Vitamine H (biotine)	100 ± 50 µg (enfant) 50 µg (nourrisson, prématuré)
Acide folique	25 µg/100 kcal (prématuré) 100 à 200 µg (enfant)

à noter

1 kcal = 4,2 kJ.
1 kJ = 0,24 kcal.
Valeur biologique d'une protéine = azote retenu/azote absorbé.
Coefficient d'utilisation digestive = 100 (azote absorbé/azote ingéré).
Coefficient d'utilisation protidique net = 100 (azote retenu/azote ingéré).
Indice chimique d'une protéine = pourcentage d'acides aminés essentiels par rapport à une protéine de référence (œuf, lait maternel).
Azote retenu = azote ingéré – (azote urinaire + azote fécal).
Azote absorbé = azote ingéré – (azote fécal + azote endogène).

Les grandes classes d'aliments

L'alimentation maternelle

J.-P. Lemaire, L. Mackamo-Lucas, M.-F. Morinaux, B. Sagnier [1]

L'évidence des bienfaits de l'allaitement maternel n'est plus à démontrer, mais la réussite de cet allaitement est encore trop souvent compromise par de petites difficultés tant psychologiques que physiques. Le but de ce texte est de permettre aux IDE d'aider les mères à les surmonter.
Cependant, bien que ce choix relève du bon sens, il n'est pas licite de l'imposer. Seul un allaitement librement choisi sera réussi.

Avantages de l'allaitement au sein

Ils sont multiples :
— création d'une relation d'intimité unique entre la mère allaitante et son bébé ;
— prévention de l'hémorragie du post-partum et retour plus rapide de l'utérus à son volume initial ;
— diminution du risque de cancer du sein ;
— simplicité, disponibilité constante à bonne température, coût moindre ;
— digestibilité meilleure, assimilation complète permettant au lait maternel (où protéines, graisses, sucres, sels minéraux, vitamines et anticorps sont spécialement équilibrés) d'assurer une maturation et une croissance excellentes des différents organes de l'enfant ;
— puissant moyen de défense, le lait maternel réduit les risques d'infection, notamment respiratoire et gastro-intestinale (dont la redoutable entérocolite

---

1. Nous remercions Françoise Cuisset, puéricultrice à la maternité du CHU d'Amiens, pour la relecture de cette partie.

ulcéro-nécrosante), ainsi que les risques d'allergie (présence de bêta-lactoglobuline allergisante dans le lait de vache). Cela est d'autant plus important que l'hygiène est défectueuse. Ainsi, dans les pays en développement, on considère que l'allaitement au sein jusqu'au 6e mois est nécessaire pour augmenter les chances de survie de l'enfant ;

— une réduction du risque de mort subite, une meilleure protection face à la carie dentaire ont été rapportées.

Fonctionnement du sein

Le sein

Il est composé de 10 à 20 canaux lactifères reliés par du tissu conjonctif, des vaisseaux sanguins et lymphatiques ; chacun d'eux est pourvu d'un « mini-réservoir » de lait et d'une multitude d'alvéoles en grappes où est fabriqué le lait (*figure 56.1*).

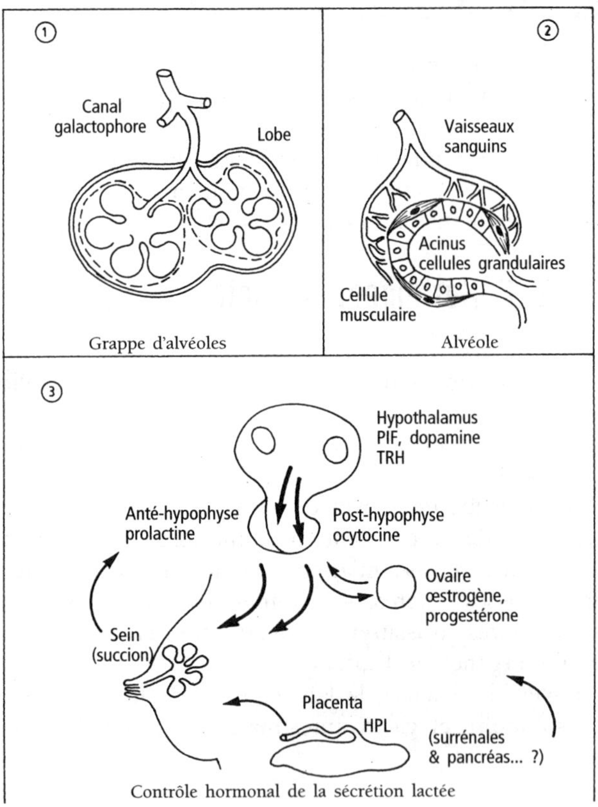

Figure 56.1 – Fonctionnement du sein

Fabrication du lait

Le colostrum est fabriqué à partir du 4e mois de grossesse. La modification du climat hormonal (notamment les changements dans la sécrétion de prolactine) après la naissance déclenche une augmentation de la production lactée dans les alvéoles, improprement appelée « montée de lait ». La fabrication de la plus grande partie du lait consommé par le bébé se fait au cours de la tétée elle-même.

Éjection du lait

La contraction des cellules myoépithéliales situées autour des alvéoles, sous l'influence d'ocytocine libérée au niveau du cerveau au moment où le bébé manifeste son besoin de téter et par la succion du mamelon, provoque l'éjection du lait fabriqué.

Poursuite de la sécrétion lactée

Elle dépend d'un seul facteur : l'extraction suffisamment fréquente et régulière (le plus souvent par la succion) de la quantité de lait nécessaire au bébé.

Composition du lait maternel

Pas de formule standard

Force est de constater qu'il n'y a pas de formule standard pour le lait de mère, dont la composition varie en fonction des besoins du bébé :
— colostrum dans les premiers jours ;
— lait de transition dans les premières semaines ;
— lait mature après la 3e semaine.
Mais la formule varie aussi au cours de la tétée : plus clair et fluide au début de la tétée, le lait est assez pauvre en graisses et met le bébé en appétit ; plus épais en fin de tétée, il est jusqu'à quatre fois plus riche en graisses et amène le bébé à satiété. Il varie également, surtout en ce qui concerne sels minéraux, vitamines et facteurs de protection immunologique, en fonction de l'état nutritionnel maternel (particulièrement le colostrum de femmes malnutries qui présente une altération de ses qualités de protection).

Colostrum

Premier liquide sécrété par les seins, dans les premiers jours, le colostrum est jaune et épais ; il précède la montée de lait. Il est très nourrissant (deux à cinq fois plus de protéines que le lait définitif) et très facile à digérer (les sucres et les graisses sont à un taux inférieur à celui du lait ultérieur, mais le sodium y est trois fois plus abondant). Il est très riche en anticorps, sa valeur immunologique est donc très importante. Il a un effet légèrement laxatif et facilite l'élimination du méconium (les matières fécales du nouveau-né), réduisant aussi le risque d'ictère.

Lait de « transition » des premières semaines

Il est plus fluide, orangé, enrichi en graisses et en sucres par rapport au colostrum. Il aide au « démarrage ».

Lait « mature »

Bleuté, légèrement translucide et parfaitement adapté à la croissance de l'enfant né à terme comme seul aliment pendant les quatre à six premiers mois au moins, il est très différent du lait des autres mammifères *(tableau 56.2)*.

Lait « préterme »

C'est le lait provenant de femmes ayant accouché avant la 32e semaine d'aménorrhée. Il contient davantage de protéines, de sodium, de chlorures et de calories que le lait « mature ». Toutefois, pour assurer la meilleure croissance au prématuré, on recommande de le supplémenter en calcium et phosphore. La différence entre lait « mature » et lait « préterme » ne dure que quelques semaines.

à savoir

Les agents anti-infectieux sont absents du lait de vache et de toutes les formules maternisées. On sait leur importance pour la protection contre une grande variété d'infections : les immunoglobulines (Ig) G, M, A, surtout dans le colostrum ; les cellules, en particulier les macrophages qui phagocytent les bactéries ; les enzymes, notamment le lysozyme capable de casser certaines membranes bactériennes ; les fractions du complément (C3 et C4) ; la lactoferrine qui inhibe la croissance du staphylocoque et du colibacille.

Tableau 56.2 – Lait maternel

	Colostrum J1 à J5	Lait maternel transitoire J5 à J15	Lait maternel définitif Après J15	Lait de vache
Protéines (g/L) Lactalbumine Caséine	23	15,90 7,80 (47 %) 5,10 (32 %)	12,30 ± 0,23[1] 3,60 (36 %) 4,60 (37 %)	32,50[3] 2,40 (7,4 %) 25 (77 %)[2]
Lipides (g/L) TCM AGE	29,50 4-5 % 2,06	35 8 %	36,30 ± 1,55[5] 5-6 % 4,10	38 8-9 % 0,68

	Colostrum J1 à J5	Lait maternel transitoire J5 à J15	Lait maternel définitif Après J15	Lait de vache
Graisses végétales (%) Carnitine (mg)	0	0	0 12	0
Glucides (g/L)	57 LACT 60 %	64 LACT	71 ± 20 LACT 80 %(4)	47 LACT
Na (mmol/L)	21,80	12,60	7,50	33,40
K (mmol/L)	19,10	16,30	13,10	36,60
Cl (mmol/L)	16,70	13,00	10,60	30,50
Ca (mmol/L)	12,00	11,60	8,60(6)	34,25
P (mmol/L)	5,10	6,40	4,60	29,40
Mg (mmol/L)	1,70	1,45	1,45	5,35
Cu (µg/L)	1 340	1 040	510	102
Mn (µg/L)	Traces	Traces	Traces	35
Zn (mg/L)	5,60	3,82	1,18	3,90
Fe (mg/L)(8)	1,00	0,40	0,50	0,45
I (µg/L)			61	116
F (mg/L)	0,131		0,107	17
Vitamines(7) :				
• A (UI)	4 830	2 640	1 830	810
• B1 (mg)	0,019	0,059	0,142	0,430
• B2 (mg)	0,30	0,37	0,37	1,56
• B6 (mg)			0,18	0,51
• B12 (µg)	0,45	0,45	TRACE	6,60
• C (mg)	72	72	51	11
• D (UI)			4-100	0-44
• E (mg)	14,80	8,90	2,40	0,60
• K1 (µg)	0	0	4-10	40-60
• PP (mg)	0,77	1,75	1,83	0,77
Acide folique (mg)	0,500	0,200	0,014	0,013
Acide pantothénique (mg)	1,8	2,9	2,5	3,4
Choline (mg)			89	100
Biotine (µg)	0,60	3,50	8,10	21,70
Osmolarité (mosm/L)			290	
Calories (kcal)	670	700	720 ± 20	655
Reconstitution (%)				
AA essentiels (g/L) :				
• histidine	0,41	0,38	0,22	0,95
• isoleucine	1,01	0,97	0,61	2,20
• leucine	1,66	1,51	0,97	3,50
• lysine	1,18	1,13	0,70	2,70

	Colostrum J1 à J5	Lait maternel transitoire J5 à J15	Lait maternel définitif Après J15	Lait de vache
• méthionine	0,25	0,24	0,12	0,80
• thréonine	0,85	0,78	0,52	1,70
• tryptophane	0,32	0,28	0,19	0,50
• valine	1,17	1,05	0,70	2,40
• phénylalanine	0,70	0,62	0,48	1,70
• cystine			0,23	0,29
• tyrosine			0,46	1,70
• taurine			0,04	

(1) L'apport plus faible en protéines évite à l'enfant d'avoir à fabriquer et à éliminer des déchets azotés en excès.

(2) La caséine forme de gros caillots dans l'estomac et rend la digestion plus difficile, plus longue et incomplète.

(3) Les protéines du lait de vache sont susceptibles de provoquer des réactions d'intolérance.

(4) Le lait de femme, contrairement au lait de vache, se compose essentiellement de lactose, qui est plus facilement assimilé et qui facilite l'utilisation maximale des protéines et l'assimilation du calcium. Sa digestion crée dans l'intestin un milieu acide réduisant la prolifération bactérienne responsable de gastro-entérites.

(5) Dont l'acide linoléique et d'autres acides gras à chaîne longue, indispensables à la maturation des cellules du cerveau.

(6) Bien qu'en quantité moindre dans le lait de femme, le calcium apporté est, contrairement à celui du lait de vache, presque entièrement assimilé.

(7) En moyenne deux à dix fois plus de vitamines dans le lait de femme que dans le lait de vache. Néanmoins, un apport supplémentaire de vitamine K (à la naissance) est souhaitable, ainsi que de vitamine D (durant les premières années).

(8) Plus abondant dans le lait de femme ; il s'ajoute aux réserves propres du bébé.

Contre-indications

Médicaments

La plupart des médicaments passent dans le lait (rarement au-delà de 1 à 2 % de la dose ingérée par la mère). Certains n'ont pas d'effets nocifs rapportés, d'autres sont à éviter car les incidents sont possibles. D'autres, enfin, sont à proscrire ou, s'ils sont indispensables à la mère, ils empêchent l'allaitement. Il convient donc de :

— prescrire très peu et, à défaut, uniquement des produits connus, ceci juste le temps nécessaire, la prise se faisant juste après la tétée ;

— lutter contre l'automédication et se méfier des polluants (café, tabac, alcool, insecticides, produits à usage local sur les seins) ;

— jeter le lait produit pendant une « phase dangereuse » et entretenir la lactation par extraction manuelle ou mécanique *(voir « Médicaments contre-indiqués au cours de l'allaitement »)*.

Maladies sévères de la mère

Les définir est une question de bon sens ; citons par exemple les cardiopathies décompensées (rétrécissement mitral) ou la tuberculose.

Infections locales du sein

Lymphangites et abcès ne contre-indiquent l'allaitement du côté atteint que jusqu'à leur guérison.

Pathologies de l'enfant

Il s'agit de certaines maladies métaboliques : phénylcétonurie, galactosémie.

acte infirmier

Acte infirmier dans le cadre de l'allaitement maternel

Importance de l'infirmière

Des études ont démontré que le séjour à la maternité est un facteur déterminant dans le succès de l'expérience maternelle en allaitement.
L'influence du personnel infirmier sur le taux et la réussite de l'allaitement est considérable; l'aide active proposée dès la salle de travail (tétée précoce), les conseils dispensés pour la conduite de l'allaitement (position de la mère, de l'enfant, tétées fréquentes, contrôle de l'allaitement) ou lors des incidents et complications sont primordiaux pour assurer une relation satisfaisante entre la maman et son bébé. En plus d'une grande qualité d'écoute et d'observation, d'une bonne connaissance physiologique et pratique de l'allaitement maternel, les armes sont donc l'encouragement, la compréhension et la patience.

à noter

On peut s'aider de la déclaration conjointe de l'OMS et de l'UNICEF, « Protection, encouragement et soutien de l'allaitement maternel : le rôle spécial des services liés à la maternité », avec ses « Dix conditions pour le succès de l'allaitement maternel ».

Dix conditions pour le succès de l'allaitement maternel

Tous les établissements qui assurent des prestations de maternité et des soins aux nouveau-nés devraient :

- *adopter une politique d'allaitement maternel formulée par écrit et systématiquement portée à la connaissance de tous les personnels soignants ;*
- *donner à tous les personnels soignants les compétences nécessaires pour mettre en œuvre une telle politique ;*
- *informer toutes les femmes enceintes des avantages de l'allaitement au sein et de sa pratique ;*
- *aider les mères à commencer d'allaiter leur enfant dans la demi-heure suivant la naissance ;*

• indiquer aux mères comment pratiquer l'allaitement au sein et comment entretenir la lactation, même si elles se trouvent séparées de leur nourrisson ;
• ne donner aux nouveau-nés aucun aliment, ni aucune boisson autre que le lait maternel, sauf indication médicale ;
• laisser l'enfant avec sa mère 24 heures par jour ;
• encourager l'allaitement au sein à la « demande de l'enfant » ;
• ne donner aux enfants nourris au sein aucune tétine artificielle ou sucette ;
• encourager la constitution d'associations de soutien à l'allaitement maternel et leur adresser les mères dès leur sortie de l'hôpital ou de la clinique.
Une documentation scientifique et pratique est disponible auprès de LLL France (La Leche League) qui dispense aussi, par l'intermédiaire de l'ILLFAM, une formation spécialisée auprès des personnels de santé (ILLFAM-LLL, BP 18, 78620 L'Étang-la-Ville).
L'infirmière en contact avec les mères allaitantes ne devrait pas hésiter à se documenter et à se former le plus complètement possible.

Tétée précoce

C'est la meilleure façon de favoriser un allaitement réussi :
• le réflexe de succion du bébé est le plus fort dans les 30 à 60 minutes qui suivent sa naissance, puis décroît dans les 2 heures ;
• tous les avantages du précieux colostrum sont immédiats pour le bébé, ainsi que pour la maman ;
• le rapprochement entre la mère et l'enfant est plus étroit.

Tétées fréquentes

Elles permettent la poursuite de la lactation et le passage plus rapide du colostrum au lait de transition, puis au lait « mature ».
Le petit estomac du bébé, ainsi que la digestion facile et rapide du lait maternel, contribuent à lui faire réclamer souvent le sein.
La source de plaisir que représente la tétée peut également le lui faire réclamer sans faim véritable ; pourquoi l'en priver?
Les tétées fréquentes augmentent la quantité de lait disponible, diminuent le risque de crevasses et permettent d'éviter l'engorgement.

Rythme des tétées

Les tétées sont fréquentes, mais non imposées : pas d'horaire rigide ; si l'enfant dort bien, ne pas le réveiller. En règle générale, même si les enfants sont différents, le nombre de tétées va de cinq à douze par jour (le plus souvent sept), avec souvent une tétée la nuit les premières semaines, car le nourrisson ne tolère pas un jeûne prolongé et la tétée nocturne est souvent plus abondante.
Chaque enfant trouve naturellement son propre rythme selon la loi de « l'offre et de la demande » ; il tète les deux seins à chaque tétée et on alterne pour commencer la tétée suivante.

Mise au sein

Les préparatifs (lavage des mains) et la mise au sein doivent être faits en procurant à la maman l'intimité qu'elle désire et en la mettant à l'aise par un encouragement

chaleureux. Que la maman désire allaiter assise ou couchée, il lui faut être bien calée, détendue et ne pas risquer d'avoir mal au dos :
• assise : le corps droit, bien calé, les genoux un peu relevés, un oreiller sur les cuisses pour installer le bébé ;
• couchée, sur le côté, un oreiller dans le dos, les jambes confortablement pliées. Le bébé est tenu, la tête au creux du bras (à l'intérieur du coude) en maintenant fesse ou cuisse avec la main du même bras. Il faut que tout son corps (et pas seulement la tête) soit tourné vers la maman. Avec l'autre main, le sein est tenu en totalité (et pas seulement le mamelon), doigts en dessous et pouce au dessus, puis guidé vers la bouche grande ouverte lorsque la lèvre inférieure du bébé est effleurée par le bout du sein. La maman attire alors le bébé vers elle, sans forcer (c'est le bébé qui vient au sein et non le sein dans la bouche du bébé), ainsi le nez touche le sein. Positionné de la sorte, le bébé comprime et tète l'aréole et pas uniquement le mamelon. (La tétée du mamelon fait mal au sein.)

à noter

La pression d'un doigt sur le sein pour « dégager » le nez n'est pas nécessaire et risque de provoquer une mauvaise orientation du mamelon dans la bouche, une crevasse typique et un canal lactifère qui finit par s'obstruer.
Un bébé sain qui tète efficacement lâche de lui-même le sein lorsqu'il est rassasié et, souvent, s'endort dans un soupir. Si, après quelques minutes, il semble réclamer à nouveau, on peut lui présenter le deuxième sein.
Il est important de ne pas interrompre arbitrairement une tétée, l'enfant ayant besoin du lait épais en fin de repas.

Après la tétée, il est important de bien sécher le mamelon, de le laisser quelque temps à l'air, puis de mettre une compresse et un soutien-gorge pas trop serré, sans doublure plastique. Il faut éviter les pommades qui sentent fort.
Pour la tétée, on conseille à la maman :
• de ne jamais forcer jamais l'enfant à téter lorsqu'il n'en a pas envie ;
• de le laisser découvrir le sein à sa manière... Il sent, il regarde, il cherche ; il écoute et se calme très vite lorsque la mère lui parle ;
• d'utiliser un savon non parfumé pour sa toilette : le bébé serait gêné par un parfum étranger trop fort ;
• si le bébé crie très souvent ou s'il n'a pas forcément faim, peut-être a-t-il trop chaud ou est-il mouillé, peut-être veut-il faire son rôt ou se faire câliner ? Mais parfois, surtout dans les premiers jours, ce peut être le signal d'une succion incorrecte à diagnostiquer et corriger le plus tôt possible.

Contrôle de l'allaitement

Toutes les mamans se posent la question de savoir si leur enfant a pris assez de lait, s'il est assez nourrissant. Quelques contrôles très simples permettent de le savoir et de calmer l'anxiété.
L'allaitement est satisfaisant :
• si l'enfant dort bien, d'un sommeil calme et détendu ;
• si les couches sont régulièrement mouillées (attention : les changes complets sont très absorbants) ;

• si la courbe de poids est bonne (gain de 20 à 30 g/j en moyenne, après une chute de poids initiale pendant 3 à 4 jours), régulière ou irrégulière, obtenue par la pesée quotidienne à la maternité, puis hebdomadaire jusqu'à 1 mois. Il n'est pas nécessaire (et souvent source d'anxiété supplémentaire) de peser l'enfant avant et après chaque tétée, en dehors des cas où les apports de lait sont manifestement insuffisants, pour connaître la quantité de « complément » à proposer ;
• si les selles sont normales, c'est-à-dire nombreuses (presque à chaque repas), liquides, jaune d'or ou vertes, d'aspect grumeleux et d'odeur aigre ;
• si la maman sait apprécier la tension des seins : bonne tension avant la tétée, seins souples en fin de tétée.

« Petits » problèmes

La montée de lait tardive se produit surtout lorsque l'on ne met pas le bébé au sein précocement (optimum : 30 à 60 minutes).
Une diminution de la lactation va très souvent de pair avec l'anxiété maternelle (bébé hospitalisé, retour à la maison) ou avec la fatigue, mais surtout avec des tétées trop peu fréquentes arbitrairement limitées ou une succion incorrecte.
Pour ces deux « problèmes », le lait vient (ou revient) lorsque le bébé tète souvent les seins d'une maman bien reposée, détendue, ayant confiance et buvant beaucoup.
D'autres types de problèmes peuvent survenir :
• un écoulement de lait entre les tétées : certaines mamans trouvent utile de porter des coquilles ou des coupelles ;
• les mamelons douloureux : les mères ressentent souvent un picotement des mamelons dès que le bébé commence à téter, ceci est normal. Pour éviter cette douloureuse sensation, proposer à la mère de la glace : envelopper un glaçon du réfrigérateur dans une compresse et le passer sur le bout de sein (le froid a un effet anesthésiant). Un mamelon vraiment douloureux est rouge et peut se fissurer ;
• le « muguet » du bébé : le champignon responsable peut entraîner une inflammation du mamelon. Un gel antimycosique sera appliqué sur les mamelons après la tétée et dans la bouche du bébé (*voir « Muguet », chapitre 29)* ;
• les seins ombiliqués (mamelons plats ou en creux) répondent très bien, généralement, aux sollicitations du bébé avec une préparation : allonger l'aréole lors de la mise au sein en la pinçant horizontalement entre deux doigts ; s'aider du bout de sein siliconé qui permet au bébé de « former » le bout de sein naturel si la préparation manuelle ne suffit pas ; il faut, si possible, éviter tout système mécanique intermédiaire (téterelle) ;
• la prise de biberons de complément : si elle semble assurer un meilleur apport alimentaire, elle a l'énorme inconvénient de réduire le réflexe de succion du bébé (car la tétée au sein exige davantage d'efforts de sa part) et donc de diminuer les stimuli et la lactation (cercle vicieux). On veillera donc à être prudent dans l'apport de biberons de complément et à n'en user qu'en dernier recours ;
• le bébé qui dort, ne demandant pas à boire : cela désespère mère et entourage. Pourtant, il est bien capable de « sauter » une tétée et il faut user de patience et de persévérance en lui proposant régulièrement sans le forcer. Si besoin est, et c'est souvent le cas pour les pensionnaires (ou anciens) d'un service de néonatalogie (prématurés ou dysmatures), dont les rythmes sont perturbés ou qui n'ont pas trop la force de téter, il faudra pendant quelque temps exprimer le lait manuellement ou

avec un tire-lait (le moins agressif possible) et le donner par petites quantités à la cuillère ou à la tasse, jusqu'à ce que l'appétit s'éveille ;
• les régurgitations, les « coliques » : elles n'ont rien de propre au nourrisson alimenté au sein ; elles passent avec le temps, n'ont jamais aucune répercussion sur l'état de santé du bébé et ne méritent pas la remarque stupide : « Ce lait, Madame, ne vaut rien, sevrez votre enfant. » Un massage abdominal ou la position du corps du bébé contre le corps de sa mère calme rapidement par la chaleur physique et détend la maman.

Problèmes sérieux

Crevasses, engorgements et infections du sein expliquent la désaffection d'un certain nombre de jeunes mères pour l'allaitement au sein ; ces craintes sont très souvent injustifiées si une bonne prévention est effectuée.

■ Crevasses

Pour les prévenir, il importe de :
• prendre une bonne position pour donner le sein ;
• faire prendre à l'enfant toute l'aréole entre les lèvres et ne pas lui laisser « mâchouiller » le bout du sein ;
• sécher rigoureusement les bouts des seins, les exposer à l'air, voire les sécher avec un sèche-cheveux, les recouvrir d'une compresse. Éviter savon, alcool et astringents ;
• éviter toute humidité à l'intérieur du soutien-gorge. Si les seins coulent, changer la compresse très souvent ou mettre des coupelles « récupératrices » (Sani-sein). Surtout, ne pas utiliser de coussinets en plastique ;
• privilégier des tétées courtes et fréquentes, surtout au début de l'allaitement ;
• faire cesser convenablement la succion en fin de tétée afin que le bébé quitte le sein sans dommages, en appuyant fermement sur le sein près de la bouche du bébé ou en insérant un doigt propre dans le coin de sa bouche si le bébé ne lâche pas le sein de lui-même.

Pour les soigner, il faut :
• reprendre toutes les mesures de prévention indiquées précédemment ;
• arrêter pendant 12 heures de donner le sein du côté irrité et douloureux ;
• bien sécher le mamelon (sèche-cheveux) ; l'exposer à l'air, au soleil si possible (l'effet des ultraviolets est bénéfique) ;
• écarter tout tire-lait qui entretient l'irritation ;
• appliquer une pommade ou du lait gras de fin de tétée pour assouplir la peau.

■ Engorgement

Il peut se produire dans les cinq ou six premiers jours, parfois plus tard. Le sein est alors tendu et douloureux.

Pour l'éviter, il convient de :
• débuter très tôt l'allaitement par des tétées efficaces et fréquentes, à la demande, puis, lorsque le bébé ne vide pas en totalité les seins, les vider de leur surplus en les pressant doucement entre les mains ;
• conseiller le port d'un soutien-gorge bien adapté au volume des seins car, trop serré, il empêcherait la bonne répartition du lait dans la glande mammaire.

Pour le soigner, on doit :
• masser les seins avant la tétée et extraire éventuellement un peu de lait manuellement (technique particulière) ;
• faire téter le bébé souvent, à l'initiative de la mère ;
• laisser couler librement l'autre sein ;
• appliquer chaleur ou froid entre les tétées, selon le soulagement apporté ;
• porter des coupelles ;
• favoriser un contact étroit peau à peau entre la mère et l'enfant.

à savoir

La technique du massage des seins avec la pomme de la douche soulage et empêche l'engorgement mammaire.

■ Infections du sein

Qu'il s'agisse de lymphangite (infection du réseau lympathique sous-cutané), de galactophorite (infection des canaux vecteurs du lait) ou de mastite (infection des alvéoles en grappes), l'interruption transitoire de l'allaitement n'est pas nécessaire. Le traitement antibiotique, s'il est prescrit, sera choisi de façon que la maman puisse poursuivre l'allaitement.

Cas particuliers

■ Césarienne

La mère qui a subi un accouchement chirurgical peut allaiter son bébé. La première mise au sein se fera le plus tôt possible après la naissance, ce qui est beaucoup plus facile à réaliser avec l'anesthésie péridurale qu'avec une anesthésie générale traditionnelle.
Les premiers jours, la mère aura besoin de plus de soins et de repos ; elle ne se sentira pas bien et ne pourra pas se mouvoir aussi facilement que si elle avait accouché par voie basse. On veillera donc à particulièrement bien l'installer pour la tétée, le bébé bien placé sur un oreiller disposé sur les genoux, nombril du bébé en face du nombril de la mère. Tous les conseils exposés précédemment sont applicables à la mère opérée avec, ici, plus d'encouragements et de soutien.

■ Ictère du nouveau-né

L'ictère *(voir chapitre 24)* peut être :
• soit très précoce : à la naissance ou le 1er jour, il est presque toujours pathologique et nécessite son propre traitement, mais ne contre-indique pas l'allaitement qui, par son effet laxatif, peut avoir un effet bénéfique non négligeable ;
• soit physiologique, avec des taux de bilirubine ne nécessitant pas ou peu le recours à la photothérapie ; le sevrage est inutile ;
• soit au lait de mère : débutant généralement au 5e jour; il n'a pas d'effets dommageables et ne doit pas donner lieu à des mesures particulières, car il régresse spontanément en quelques semaines alors que l'allaitement se poursuit.

■ Bébé prématuré ou malade

Lorsque vous travaillez avec la mère d'un enfant prématuré, il est extrêmement important de l'encourager à lui rendre fréquemment visite, à tirer son lait dès les premières 24 heures ; le fait de lui parler, de le caresser, de le manipuler, de le stimuler (même en incubateur) contribue non seulement à l'installation d'une bonne relation mère-enfant, mais stimule la montée laiteuse, puis la sécrétion lactée.

Le retour à la maison

■ Si la lactation diminue

Il ne faut pas s'inquiéter de cette diminution, qui est fréquemment observée au retour à la maison, car la maman se fatigue plus ; on doit conseiller de poursuivre les mises au sein régulières, plus fréquentes pendant quelques jours pour stimuler davantage, et aussi de boire beaucoup (1,5 à 2 L d'eau par jour), en se reposant le plus possible.

■ Hygiène de la mère

Une alimentation équilibrée, sans aliments spécifiques à manger ou à éviter, est parfaite (reste à savoir si les mamans savent ce qu'est un régime équilibré !) :

- il suffit de 600 calories supplémentaires par jour pour assurer une bonne lactation ;
- il faudra veiller à ne pas abuser de stimulants qui passent dans le lait (tabac, alcool, café) ;
- enfin, il convient de prévenir le médecin ou le dentiste prescrivant une ordonnance que la maman allaite.

■ Contraception

Contrairement à une idée reçue, la nécessité de la contraception des femmes qui allaitent est une réalité. L'ovulation devient en effet possible dès le 30e jour du post-partum, quoique rare avant la 6e semaine. L'utilisation d'œstroprogestatifs minidosés ou de progestatifs seuls, pris juste avant la tétée qui précède le plus long intervalle entre deux tétées, ne présente pas d'inconvénients ni pour la lactation (montée laiteuse, production, durée), ni pour les nourrissons (dans certains cas, le gain de poids est plus important). Mais il faut rester vigilant sur le risque à long terme pour le garçon exposé de façon prolongée aux stéroïdes par le lait de sa mère.

Biberons

Il sont à éviter dans les premiers temps (6 à 8 semaines) en raison du risque de confusion sein/tétine, sauf si l'on désire sevrer précocement.

■ Quel lait ?

Jusqu'à une date récente, on ne disposait que de laits maternisés dont la composition (proche du lait de mère) est fixée par voie réglementaire de sorte que les différences entre eux sont minimes. Malheureusement, ils contiennent les protéines allergisantes du lait de vache (bêta-lactoglobulines), ce qui leur fait actuellement préférer, en complément du sein, des formules modifiées à risque allergique nul (Alfare®, Pregestimil®, Galliagène®) ou réduit (Guigoz PSH®).

■ Tétine

Peu percée, elle oblige le nourrisson à tirer vigoureusement.

■ Préparation

Quel que soit le substitut de lait maternel choisi, la préparation est à présent standardisée : 1 mesure arasée de lait en poudre pour 30 g d'eau minérale, faiblement minéralisée et non gazeuse (ou d'eau du robinet). Certains laits sont même actuellement disponibles sous forme liquide. Par commodité, l'usage tend à s'en répandre dans les maternités ; leur volume est fixe : 90 g.

■ Biberon de complément

Outre les effets du lait artificiel sur l'équilibre de la flore intestinale, ainsi que le risque allergique, un seul « petit » biberon de complément peut parfois suffire, dans les premières semaines, à mettre en péril la réussite de l'allaitement maternel. Si des compléments sont nécessaires à l'enfant (prescription médicale), il vaut mieux les donner à la tasse, à la cuillère ou au compte-gouttes (technique simple à acquérir). Même chose si la mère souhaite s'absenter lors d'une tétée : elle peut alors, si elle le souhaite, prévoir de tirer son lait pour cette occasion ou choisir un lait en poudre.

Sevrage

L'allaitement maternel continue d'être bénéfique bien au-delà des premiers mois et suffit à lui seul pendant les cinq à six premiers mois et parfois au-delà (enfants allergiques).

Néanmoins, aussi acharné partisan soit-on de l'allaitement maternel, il faut bien reconnaître que son utilisation pendant 4 à 5 mois est déjà une réussite. Le sevrage se fera le plus progressivement possible, par biberons de complément, puis par des biberons de remplacement et alimentation à la cuillère. Même les mamans qui reprennent le travail pourront ainsi continuer à donner encore le sein le matin et/ou le soir.

On pourra, par exemple, supprimer une tétée tous les 3 jours. Un biberon premier âge remplacera cette tétée. Il est important de supprimer les tétées de la journée et de garder la tétée du matin et du soir. Ces deux tétées termineront le sevrage ou, si la maman le souhaite, seront gardées après la reprise du travail.

à noter *Lors d'une forte lactation, la maman a la possibilité de congeler le lait excédentaire (sacs congélation des laboratoires Gilbert ou Medela). Elle pourra ainsi, au cours du sevrage et surtout au début, utiliser le lait congelé (celui-ci se garde 6 mois au congélateur).*

Le prématuré et le nouveau-né malade

Ils requièrent tous deux une approche différente : le bébé intubé ou gravement malade n'est pas alimenté par la bouche : très petit, il est gavé en continu ; un peu plus gros, il ne peut pas encore être allaité ; plus gros, il peut ne pas avoir encore la force de téter.

Cependant, tout bébé que l'on estime capable de téter au biberon est capable de le faire au sein. De récentes études ont montré que, au sein, le stress et la fatigue étaient diminués, ainsi que le risque de fausse route. La qualité du lait ainsi obtenu et bien meilleure.

Dans tous les cas, le lait de sa mère est (ou sera) l'aliment idéal ; il faut donc tout faire pour que la montée laiteuse se fasse et qu'elle se poursuive par l'extraction manuelle ou au tire-lait (avec récupération simultanée à l'autre sein).

■ Extraction manuelle

Demander à la maman d'entourer son sein de la main, pouce au-dessus, index sous le mamelon, au bord de l'aréole. Elle doit presser vers la poitrine et serrer le pouce et l'index doucement mais fermement, ensemble. Elle ne doit pas laisser glisser ses doigts sur la peau. Le même mouvement sera effectué autour du sein afin d'atteindre tous les canaux lactifères, en changeant environ dix fois de position pour chaque sein. Après quelques minutes, il lui faut changer de sein. Au début, il ne vient parfois aucun lait : elle ne doit surtout pas se décourager.

■ Extraction au tire-lait

Tire-lait manuel (type seringue à piston) ou tire-lait électrique exige la même préparation :

- masser doucement les seins de la poitrine vers l'aréole pour faciliter le réflexe d'éjection ;
- mouiller l'intérieur du tire-lait avec de l'eau chaude pour permettre au sein gonflé d'en épouser la forme ;
- débuter avec le minimum de dépression qui suffit à extraire le lait ;
- appliquer le cône du tire-lait de façon que le mamelon pointe en direction de l'ampoule ;
- appliquer et relâcher une pression rythmique et douce sur l'ampoule pour éviter douleurs et dégâts sur le mamelon ;
- pour maintenir la lactation, il est nécessaire de tirer un minimum de cinq fois par jour pendant plus de 100 minutes en tout ;
- penser à couper le moteur du tire-lait électrique avant de l'ôter du sein.

Le lait ainsi recueilli est conditionné de la façon la plus appropriée au cas de l'enfant.

■ Conditionnement du lait

Il existe de nouvelles recherches sur le sujet. Le conditionnement peut être :

- en biberon au réfrigérateur pour usage immédiat (ou différé dans les 24 heures), donné en gavage ou à la tasse (car l'on sait la « nocivité » des biberons pour la prise ultérieure du sein) ;
- en biberon congelé (voir « Sevrage ») si le bébé n'est pas encore alimenté ou si la maman ne peut apporter régulièrement son lait dans l'unité de soins néonatals (si le délai est supérieur à 24 heures, il faut le congeler et le transporter congelé, de préférence dans de petits contenants, car, une fois décongelé, le lait ne pourra être recongelé) ; c'est le mode de recueil le plus usuel pour les lactariums ;
- en biberon après chauffage à 58 °C (pendant 1 heure) qui détruit 100 000 germes/mL et garde 80 % des IgA sécrétoires si les conditions de recueil sont à risque de pollution.

■ Aide aux mamans de nouveau-nés hospitalisés

Outre l'aide que vont apporter les différents membres des équipes de la maternité et de l'unité des nouveau-nés, un soutien peut être fourni par des réseaux de solidarité entre mères allaitantes ou ayant allaité (Solidarilait à Paris) ou par la ligue La Leche, qui fournit documents et informations sur l'allaitement maternel (La Leche League, BP 18, 78620 L'Étang-la-Ville, tél. : 01 39 58 45 84).

■ Les lactariums

Depuis le premier lactarium fondé en 1947 à Paris par le professeur Lelong jusqu'aux dix-neuf existant actuellement, d'énormes progrès ont été réalisés, tant au niveau de la collecte qu'à celui du contrôle des laits, pour permettre l'utilisation la plus rationnelle possible du lait fourni par les mamans dont la lactation est trop abondante ou inutilisée.
Parallèlement à cette organisation, de nombreux hôpitaux comportant un service de néonatalogie et une maternité recueillent le lait pour leur usage interne, mais le gros écueil reste celui de la qualité bactériologique (au-delà de 100 000 germes/mL, le lait doit être jeté.)
Pour prévenir la contamination éventuelle par le VIH (sida), il est maintenant obligatoire de chauffer tous les laits à 56 °C.
Les besoins en lait de mère pour les services de néonatalogie, de gastro-entérologie pédiatrique, de chirurgie, pour les pouponnières et crèches et pour certains enfants à domicile vont croissant. Pourtant, faute d'information dans les maternités, les écoles paramédicales, les PMI et les médias, les quantités recueillies chaque année sont insuffisantes (environ 90 000 L/an, dont 30 000 L pour le seul lactarium de Marmande).
Les projets d'avenir pour les lactariums sont très intéressants, car de nouvelles techniques d'ultrafiltration permettent à présent de réaliser diverses « fractions » à partir du lait récolté. Cela permet en particulier de préparer des formules spécifiques pour prématurés, à partir du lait de mère.
Reste que rien ne vaut pour un prématuré le lait de sa propre mère, disponible immédiatement.

Prévention des allergies

La survenue d'une intolérance digestive aux protéines du lait de vache est observée essentiellement lors des premiers mois, voire des premiers jours de vie. Son risque est majoré en cas :
- de souffrance intestinale favorisant la pénétration antigénique (entérocolite ulcéro-nécrosante) ;
- de terrain atopique familial ;
- de déficit immunitaire ;
- de conditions alimentaires favorisantes, en particulier quand elles surviennent en phase d'immaturité chez le prématuré ou chez le nourrisson à terme jusqu'à 3 mois.

On pourrait ainsi envisager l'exclusion systématique des protéines à potentialité allergique dans le premier trimestre de vie et le recours aux hydrolysats de protéines chez tous les enfants. De telles mesures semblent exagérées, vu la faible fréquence des intolérances aux protéines de lait de vache. En revanche, cela paraît indiqué chez les enfants de moins de 3 mois ayant un passé digestif (entérocolite ulcéro-nécrosante, chirurgie digestive précoce, gastro-entérite aiguë néonatale) ou un terrain atopique familial lourd.
À l'heure actuelle, on peut dire que dans les familles d'allergiques, quand le lait maternel n'est pas disponible, il est préférable d'utiliser des hydrolysats de protéines plutôt que des formules partiellement hydrolysées.

Seul l'allaitement maternel, surtout s'il est exclusif durant les trois premiers mois, semble diminuer notablement le risque d'intolérance aux protéines du lait de vache, d'autant plus que la fréquence de celle-ci diminue quand l'intestin est mature (après 3 mois de vie).

Médicaments contre-indiqués au cours de l'allaitement

Les médicaments signalés par un astérisque sont formellement contre-indiqués.

Médicaments anti-infectieux

Peuvent être **utilisés** :
— érythromycine ;
— spiramycine (Rovamycine®) ;
— pénicillines et dérivés des céphalosporines ;
— amoxicilline (Clamoxyl®) ;
— oxacilline (Bristopen®) ;
— chloroquine (Nivaquine®).
À **déconseiller** :
— métronidazole* (Flagyl®) ;
— triméthorprime en association avec le sulfaméthoxazole (Bactrim®, Eusaprim®) ;
— sulfamides* ;
— aminoglycosides (absorption très faible par le bébé) ;
— streptomycine ;
— tétracyclines* ;
— chloramphénicol* ;
— acide nalidixique* (Negram®).

Médicaments à visée cardio-vasculaire et pulmonaire

Peuvent être **utilisés** :
— digoxine ;
— alphaméthyldopa (Aldomet®) ;
— clonidine (Catapressan®) ;
— guanéthidine (Ismeline®, Esimil®) ;
— propanolol (Avlocardyl®) ;
— héparine (dégradée dans le tube digestif) ;
— warfarine (Coumadine®) ;
— terbutaline.
À **déconseiller** :
— tous les autres bêtabloquants : sotalol (Sotalex®), métropolol (Lopressor®), pindolol (Visken®) ;

— réserpine ;
— quinidine ;
— tous les autres antivitamines K* ;
— diurétiques (malgré un passage faible ou nul, ils stoppent l'allaitement) ;
— théophylline.

Hormones et « antagonistes » (sauf œstroprogestatifs)

Peuvent être **utilisés** :
— ACTH ;
— prednisone ;
— insuline (dégradée dans le tube digestif) ;
— T3, T4 ;
— propylthiouracile (PTU).
À **déconseiller** :
— antidiabétiques oraux* (Rolbutamide®, Dolipol®) ;
— tous les autres antithyroïdiens de synthèse, y compris l'iode.

Médicaments à visée digestive

Peuvent être **utilisés** :
— laxatif mécanique : paraffine (Lansoyl® gelée) ;
— antidiarrhéiques : absorbants (kaolin, sel de Bismuth, etc.).
À **déconseiller** :
— tous les autres laxatifs* ;
— anticholinergiques* (atropine) ;
— morphiniques* ;
— antiulcéreux, antiacides : magnésium, aluminium, atropiniques, bicarbonate ;
— cimétidine (passage massif dans le lait).

Analgésiques et anti-inflammatoires

Peuvent être **utilisés** :
— acide flufénamique (Arlef®) ;
— ibuprofen (Brufen®) ;
— antrafénine (Stakane®) ;
— acide acétylsalicylique et dérivés (aspirine) ;
— paracétamol ;
— acide niflurique (Nifluril®).
À **déconseiller** :
— phénacétine (Véganine®) ;
— amidopyrine ;
— noramydopyrine (Avafortan®, Baralgine®, Viscéralgine®) ;

— phénylbutazone et dérivés (Butasolidine®, Tandéril®) ;
— indométacine.

Médicaments et produits dépresseurs du SNC

Peuvent être **utilisés** :
— alcool (à faible dose) ;
— tranquillisants : benzodiazépines, passage faible sauf flunitrazépam (Rohypnol®) ; éviter doses importantes et prolongées ;
— neuroleptiques : butyrophénones (Halopéridol®).
À **déconseiller** :
— alcool à haute dose* ;
— barbituriques ;
— neuroleptiques : phénothiazines (Largactil®) ;
— tranquillisants : méprobamate (Equanil®) ;
— analgésiques centraux : morphine, pentazocine (Fortal®), péthidine (Dolosal®).

Médicaments et produits stimulants du SNC

À **déconseiller** :
— antidépresseurs : imipramine (Tofranil®), désipramine (Pertrofan®), amitryptyline (Laroxyl®), lithium et dérivés* ;
— tabac*, nicotine* (grandes fumeuses) ;
— caféine.

Anticomitiaux

Peuvent être utilisés, en **utilisation isolée** et **contrôlée par dosages sanguins** :
— phénobarbital (Gardénal®) ;
— phénylhydantoïne (Dihydan®) ;
— éthysuximide (Zarontin®) ;
— valproate de sodium (Dépakine®) ;
— carbamazépine (Tégrétol®).
À **déconseiller** : association de plusieurs antiépileptiques.

Médicaments et produits divers

Peuvent être **utilisés** :
— technétium 99 si lait jeté pendant 48 heures ;
— fluor : passe très peu (supplémentation).
À **déconseiller** :
— antimitotiques* ;
— éléments radioactifs* : iode radioactif ;
— oligoéléments* : magnésium, sulfate de magnésium ;
— pollution du lait : insecticides, aérosol.

➡ Laits et produits laitiers *Michèle Gallet*

Base de l'alimentation du petit nourrisson jusqu'à 6 mois, le lait et les produits laitiers tiennent encore une place importante jusqu'à la fin de l'adolescence *(voir tableau 56.7)* :

— le **lait maternel** : il est irremplaçable les premières semaines (colostrum, lait de transition) et à maintenir si possible jusqu'à 2-3 mois ;

— le **lait pour nourrissons** : les 4 premiers mois ;

— le **lait de suite** : du 5e au 10 ^{e}-12e mois, enrichi en fer, vitamines et acides gras essentiels ; les laits pour enfants en bas âge de 10 à 36 mois ;

— le **lait de vache** : il peut être consommé entier ou demi-écrémé après 1 an ; 500 mL de lait par jour (ou équivalent) sont nécessaires jusqu'à l'adolescence pour couvrir les besoins en calcium de la croissance et 250 mL de lait apportent :
  - 8,5 g de protides ;
  - 9 g de lipides (4 g dans le lait demi-écrémé), 75 % d'acides gras saturés ;
  - 13 g de lactose ;
  - 300 mg de calcium ;
  - 250 mg d'acide linoléique (environ 1 g dans le lait maternel) ;
  - 150 UI de vitamine A dans le lait entier ;

— les **équivalents du lait** (introduits vers 5 mois) :
  - **petits-suisses** et **fromage blanc** à 20-30 % de matières grasses ; 100 g de fromage blanc ou 3 petits-suisses contiennent :
    - 8 à 10 g de protides (caséine coagulée, perte des protéines solubles, pertes de minéraux),
    - 4 à 6 g de lipides,
    - 3 à 4 g de glucides,
    - 70 à 100 mg de calcium (équivalents à 80 mL de lait pour le calcium) ;
  - 1 **yaourt** nature (125 g) contient :
    - 5 g de protides (enrichis en poudre de lait écrémé),
    - 1 g de lipides,
    - 6 g de glucides,
    - 200 mg de calcium (équivalents à 150 mL de lait) ;
  - 1 yaourt nature sucré apporte 16 g de glucides ; 1 yaourt fruité 25 g de glucides ;
  - les **fromages** (ils peuvent être introduits vers 8 mois) : ceux à pâte dure sont beaucoup plus riches en protéines, lipides et minéraux que les fromages à pâte molle ; 30 g de fromage contiennent :
    - 10 g de protides (le caséinate de calcium est plus digeste que le lait),
    - 12 g de lipides,
    - 60 à 300 mg de calcium (équivalents à 50 à 250 mL de lait).

à noter

Les yaourts et *laits fermentés sont obtenus par la coagulation du lait grâce à l'action de micro-organismes spécifiques dont la majorité sont des ferments lactiques. Les* ferments lactiques *utilisés sont le* Lactobacillus bulgaricus *et le* Streptococcus thermophilus. *Les* Lactobacillus *ne s'implantent pas sur la muqueuse intestinale mais participent à l'équilibre de la flore intestinale. Les* bifidobactéries *existent dans le tube digestif des nourrissons allaités au lait maternel et sont ajoutées dans les laits fermentés.*

Il existe une grande variété de laits fermentés comme le yaourt ou yoghourt. Le yaourt est spécifique par le ou les ferments utilisés (Streptococcus thermophilus *et* Lactobacillus bulgaricus).

Si d'autres ferments sont utilisés en remplacement ou en plus des ferments du yaourt, ce sont des laits fermentés au bifidus ou à l'acidophilus.

Les équivalents en calcium d'un yaourt :
- *— 190 mg de calcium ;*
- *— 150 mL de lait de vache ;*
- *— 260 g de fromage blanc à 20 % ;*
- *— 7 petits-suisses de 30 g ;*
- *— 100 g de camembert ;*
- *— 20 g de gruyère.*

Les équivalents en protides d'un yaourt :
- *— 5 g de protides ;*
- *— 140 mL de lait de vache ;*
- *— 65 g de fromage blanc ;*
- *— 2 petits-suisses de 30 g ;*
- *— 25 g de camembert ;*
- *— 20 g de gruyère.*

Laits ou préparations pour nourissons (0 à 12 mois)

Législation de 1976

Elle distinguait au sein des alimentations lactées diversifiées (ALD) les laits maternisés et les laits dits adaptés.

Laits maternisés

Ce sont des laits sucrés au lactose seul (à un taux souvent trop élevé pour les capacités lactasiques du nourrisson), appauvris en protéines, mais dont le rapport albumine/caséine est proche de celui du lait maternel, avec prédominance de protéines solubles plus allergisantes.

Laits dits adaptés

Ce sont des laits avec un sucrage mixte (lactose, dextrine maltose, parfois saccharose ou autre). Ils ont une teneur protidique plus importante avec un rapport albumine/caséine proche de celui du lait de vache et avec une prédominance de caséine.

Directive européenne de 1991

Cette directive et l'arrêté du 11 janvier 1994 classent les laits pour enfants :
— en **laits pour nourrissons** (0 à 4-5 mois), ou anciens laits premier âge ;
— **laits de suite** (5 à 12 mois) ou anciens laits deuxième âge ;
— **laits pour enfants en bas âge** (de 10 à 36 mois).

Laits pour nourrissons

Les caractéristiques des **laits pour nourrissons** à respecter sont les suivantes *(voir tableau 56.3, chapitre 56)*.

Énergie

L'**énergie** est de 60 à 75 kcal pour 100 mL.

Protéines :

— dérivées du **lait de vache** :
  - protéines non modifiées : 2,25 à 3 g/100 kcal à prédominance de caséine (proche des anciens laits adaptés) ;
  - protéines adaptées (1,8 à 3 g/100 kcal) avec prédominance de protéines solubles (proche des anciens laits maternisés) ;

— tirées du **soja** (2,25 à 3 g/100 kcal) et qui possèdent un taux de carnitine supérieur à 7,5 mmol/100 kcal.
Les laboratoires sont autorisés à enrichir les formules de laits pour enfants en nucléotides.

Lipides :

— ont un taux compris entre 3,3 et 6,5 g/100 kcal ;
— 20 à 100 % sont d'origine végétale ;
— ont un taux d'acide linoléique compris entre 0,3 et 1,2 g/10 kcal et la présence d'acide linolénique dont le taux n'est pas précisé bien que ce soit un acide gras essentiel indispensable ;
— un apport en d'autres graisses (poissons) afin de fournir des acides gras polyinsaturés à très longue chaîne ω-3 (DHA, EPA) est également possible.

Glucides

Toutes les formules peuvent être à sucrage mixte : 7 à 14 g/100 kcal. Seuls sont autorisés le lactose, le maltose, le saccharose, les dextrines maltoses, le sirop de glucose, l'amidon précuit sans gluten, l'amidon gélatiné sans gluten.
Il faut :
— au minimum 3,5 g/100 kcal de lactose ;
— au maximum 20 % de saccharose ;
— et au maximum 2 g/100 mL et 30 % des sucres totaux d'amidon.

Vitamine D

40 à 100 UI/100 kcal.

Fer

0,5 à 1,5 mg (LV seul) ou 1 à 2 mg (soja)/100 kcal.

Ca/P

Il est compris entre 1,2 et 2.

Laits de suite

Les caractéristiques des **laits de suite** *(tableau 56.4)* à respecter sont :
— 60 à 80 kcal pour 100 mL ;
— 2,25 à 4,5 g de protides pour 100 kcal ;
— 3,3 à 6,5 g de lipides pour 100 kcal, 300 mg pour 100 kcal minimum d'acide linoléique ;
— 7 à 14 g de glucides pour 100 kcal. Au minimum 1,8 g pour 100 kcal de lactose et au maximum 20 % des autres sucres ;
— 1 à 2 mg/100 kcal de fer ;
— 40 à 120 UI/100 kcal de vitamine D ;
— Ca/P inférieur ou égal à 2.

Laits acidifiés et laits hypoallergéniques

Ils sont de prescription médicale.

Laits acidifiés

Ils le sont grâce à la production d'acide lactique par deux souches de ferments *(Streptococcus thermophilus, Lacticoccus lactis* ou *Lacticoccus helveticus)* et enrichis en bifidobactéries *(voir tableaux 56.3 et 56.4)*.
Le Pélargon® ne contient qu'un seul ferment lactique et pas de bifidobactéries.
On trouve les laits acidifiés suivants : BioGuigoz® (pH : 4,8) ; Gallia-lactibacillus® (pH : 5,3 à 5,4) ; Pélargon® (pH : 4,9 à 5,1).
Les laits Gallia Prémium® 1 et 2 sont des laits épaissis à l'amidon de maïs et de pomme de terre, ils sont également enrichis en ferments lactiques et en bifidobactéries. L'hydrolyse du lactose facilite sa digestion et le transit intestinal. Ces laits sont actuellement indiqués chez les nourrissons souffrant de dyspepsie ou de constipation ou pour rééquilibrer la flore intestinale.

Laits hypoallergéniques ou hypoantigéniques

Ils limitent l'effet allergisant des protéines du lait de vache ou d'autre origine (*tableau 56.5*). Les protéines sont le résultat :
— de l'hydrolyse enzymatique et thermique des **protéines du lactosérum** (leur taux est faible, leur valeur biologique élevée, proche du lait maternel) : Blédilait HA® (Blédina), Gallia® HA, Guigoz® hypoallergénique, Nidal® HA (Nestlé), Omnéo® 1 et 2 (Nutricia®) ;
— ou de l'hydrolyse de la **caséine** : Enfastart® (Mead-Johnson).

Les protéines du Lacto-Prégomine® (Milupa) résultent de l'hydrolyse de protéines de **collagène de porc** (37,5 %) et d'isolat de **soja** (37,5 %) et 25 % d'acides aminés libres.

Celles du Milumel® HA (Milupa) résultent de l'hydrolyse enzymatique de caséine et des protéines du lactosérum enrichies en L-histidine et L-lysine. Mais il persiste un faible pourcentage de protéines de poids moléculaire (PM) supérieur à 3 000, interdisant l'emploi des laits hypoallergéniques dans les intolérances aux protéines du lait de vache.

Ils sont **indiqués** en complément d'un allaitement maternel insuffisant les premiers jours ou peuvent être utilisés en cas de terrain familial atopique. Le taux des minéraux est faible, proche de celui du lait maternel.

Alma® H (Jacquemaire) possède 100 % de polypeptides de PM inférieur à 5 000. Ce lait est enrichi en TCM (5 % des lipides).

Lacto-Prégomine® (Milupa) : petits peptides, même hyrdolysat que celui du Prégomine®.

Gallia® HA (Gallia) : 100 % de polypeptides de PM inférieur à 5 000.

Guigoz hypoallergénique® (Guigoz), **Nidal® HA** (Nestlé) premier et deuxième âge : 77 % de polypeptides de PM inférieur à 5 000, 23 % de polypeptides de PM de 5 000 à 15 000.

Milumel® HA (Milupa) : 29,5 % d'acides aminés libres, 20 % de polypeptides de PM inférieur à 1 000, 40 % de polypeptides de PM inférieur à 5 000, 10 % de polypeptides de PM de 5 000 à 10 000, 0,5 % de polypeptides de PM de 10 000 à 20 000.

Enfamil® HA (Mead-Johnson) : 100 % de protéines lactées (albumine et caséine) partiellement hydrolysées.

Omnéo® 1 et 2 (Nutricia) : les protéines solubles sont partiellement hydrolysées, ces laits sont enrichis en fibres (FOS prébiotiques) et épaissis grâce à de l'amidon.

Laits antirégurgitation

Ce sont des laits (*tableau 56.3*) spontanément épaissis grâce à de la caroube (Blédilait® AR, Milumel® AR et Nutrilon® AR), de l'amidon de riz précuit (Enfamil® AR) et/ou de l'amidon de maïs (Blédilait® Prémium, Gallia® Prémium, Guigoz® Confort, Modilac® Confort, Nidal® AR, Nidal® Confort bifidus).

Les laits Gallia® Prémium et Nidal® Confort ont un épaississement à base d'amidon de pomme de terre et de maïs.
Leurs caractéristiques sont les mêmes que celles des aliments lactés pour nourrissons ou des laits de suite. Les formules sans deuxième âge peuvent s'utiliser jusqu'à l'âge de 1 an.

➡ Laits pour enfants en bas âge (10 à 36 mois)

Ces laits, destinés aux enfants de 10 à 36 mois, permettent un apport supplémentaire en fer, vitamines et acides gras essentiels (AGE), et sont d'autant plus nécessaires que l'alimentation est déséquilibrée.
Leur composition a été fixée par l'arrêté du 11 janvier 1994 elle aussi :
— **protéines** : 3,5 à 5 g/100 kcal ;
— **lipides** : 3,5 à 6 g/100 kcal, 50 % maximum de graisses végétales et 0,3 à 0,6 g/100 kcal d'acide linoléique ;
— **glucides** : 12 g maximum pour 100 kcal, dont au moins 50 % de lactose et 20 % maximum des sucres totaux en saccharose, glucose, fructose ;
— **fer** : en quantité supérieure ou égale à 0,75 mg/100 kcal ;
— **vitamine E** : 1 mg/100 kcal ;
— **sodium** : au maximum 80 mg/100 kcal.
Blédilait® 3 (Blédina) est un lait liquide : 24 g/L de lipides, 83 g/L de glucides (78 g/L de lactose, 7 g/L de saccharose), 26 g/L de protides.
Lait Candia Croissance® est un lait liquide : 28 g/L de lipides, 28 g/L de protides, 68 g/L de lactose.
Lait Éveil® (Lactel) : 27 g/L de lipides, 22 g/L de protides, 80 g/L de lactose.
Lait Guigoz Premier Pas® : 22 g/L de protides, 79 g/L de glucides avec 40 % de lactose, 29 g/L de lipides 100 % graisses végétales.
Lait de croissance Materna®, liquide : 29 g/L de protides, 65,30 g/L de glucides, 34,4 g/L de lipides.
Lait Materna Complet®, lait à reconstituer à 13,5 % : 32,2 g/L de protides, 35,1 g/L de lipides et 55,3 g/L de lactose.
Lait Nactalia® (Gervais) : lait demi-écrémé enrichi en vitamines, AGE, fer.
Lait Nestlé Junior® : 22 g/L de protides, 7,9 g/L de glucides (40 % de lactose, 40 % de dextrine maltose, 20 % de saccharose), 29 g/L de lipides.
Lait pour la croissance® (Nutricia) : 25 g/L de protides, 33,5 g/L de lipides, 75 g/L de lactose (70 %) et de dextrine maltose (30 %).
Gallia Croissance®, liquide : 25 g/L de protides, 79 g/L de glucides, 24 g/L de lipides, 630 calories/L.
Lait de croissance Milupa®, liquide : 27 g/L de protides, 81 g/L de glucides (lactose, dextrine maltose et amidon), 31 g/L de lipides.
Ces laits sont parfois parfumés à la vanille, modifiant le goût du lait nature, mais ils sont indispensables, surtout si l'alimentation est déséquilibrée.

L'avantage de certains de ces laits, parmi les moins riches en protides, est qu'ils peuvent rendre service chez des enfants plus jeunes, souffrant de troubles dyspeptiques et/ou déjà alimentés au lait de vache demi-écrémé.

acte infirmier

Préparation des biberons et aliments pour nourrissons

Reconstitution des lait infantiles

Les laits infantiles se préparent tous sur le même principe : **1 mesure de poudre arasée pour 30 mL d'eau**, de manière à ce que 3 mesures ajoutées à 90 mL d'eau fassent 100 mL de lait reconstitué.
Par exemple, pour un lait reconstitué à 15 %, la mesure de poudre contient 5 g de lait et il y a 15 g de poudre dans 100 mL de lait.
La **mesure arasée** est une mesure de poudre non tassée dont on rase le surplus avec la lame d'un couteau.
Les mesures de lait en poudre sont versées dans de l'eau tiédie à 35-37 °C ou à température ambiante.
Les laits tiédis sont plus digestes et il faut se méfier, avec les préparations à température ambiante et lorsque les conditions de logement ne sont pas favorables, de ne pas entraîner d'**hypothermie**.

Choix des tétines

Il existe divers types de tétines sur le marché : des tétines en caoutchouc, des tétines en silicone, plus souples mais également plus dures, et des tétines à percer, à débit constant et à débit variable.
La marque des tétines doit toujours correspondre à celle des biberons.
Le choix de la tétine dépend de la vigueur de la succion du nourrisson et de la consistance du lait utilisé.

Réchauffement des aliments

Il fait appel soit à un chauffe-biberon, soit au micro-ondes.
À propos du **micro-ondes**, des accidents du type de **brûlures œsophagiennes** ont été décrits et il faudra, avant de le conseiller, bien avertir les parents des dangers potentiels.

à savoir

Chauffé au micro-ondes, les parois du biberon restent froides. Les parents doivent donc vérifier la température du lait en laissant tomber quelques gouttes sur le dos de la main.

Les diverses études réalisées montrent l'**innocuité de ce mode de cuisson** ou de chauffage sur la qualité des aliments :
• il n'y a pas de modification significative de la teneur en **minéraux** et en **vitamines** par rapport aux méthodes de cuisson traditionnelles ;
• la dénaturation des **protéines** est moindre au micro-ondes qu'avec un four électrique ;
• l'oxydation des **graisses** est liée à l'élévation thermique, elle est donc identique quel que soit le mode de cuisson choisi. Il a même été observé une teneur supérieure en acide linoléique par rapport aux grillades.
Au total, aucune preuve de toxicité n'est relevée sur les aliments traités au micro-ondes, et ceux-ci subissent un traitement thermique plus court et à plus basse température qu'avec les moyens traditionnels de cuisson. La valeur nutritionnelle maintenue est donc au moins aussi bonne.
Cependant, la répartition de la chaleur est **hétérogène** et difficilement prévisible, et il faut rester prudent pour ne pas occasionner de brûlures.
Le risque bactériologique d'aliments potentiellement contaminés est éliminé si la température de cuisson est supérieure à 70 °C.

Stérilisation : plusieurs systèmes sont disponibles

L'**ébullition**, pendant 10 minutes, est le moyen le plus simple et le plus sûr (soit à l'aide d'un stérilisateur, soit à l'aide d'un grand récipient, type Cocotte-Minute qui est encore plus économique). Il existe aussi des stérilisateurs électriques et des appareils mixtes stérilisateurs/chauffe-biberons électriques.
Les **méthodes à froid** : elles se font avec des pastilles ou des solutions liquides (disponibles en pharmacie et en hypermarché) à utiliser dans un grand récipient ou bac réservé à cet usage.
Le **micro-ondes** : son utilisation est aisée mais onéreuse, et nécessite un appareil puissant (de plus de 600 W).
Il est **nécessaire de stériliser pendant les quatre à six premières semaines** de vie du nourrisson, le temps que l'enfant s'adapte à l'environnement bactérien familial. Ensuite, une **bonne hygiène quotidienne** est suffisante et de toute façon indispensable.

➜ Les autres aliments

Viandes, poissons, œufs

Ils constituent une partie des apports protidiques quotidiens en complément des produits laitiers et des protides végétaux.
Leur consommation est souvent excessive (l'alimentation courante en France apporte plus facilement 3 à 4 g/kg/j de protides que les 1 à 2 g/kg/j recommandés, dépasse les 10 à 15 % de l'apport énergétique total et augmente le travail rénal).

Les protides animaux peuvent être introduits dans le sixième mois de vie (10 g = 2 cuillères à café) pour atteindre 20 à 30 g à 1 an et 30 à 40 g/j durant la deuxième année de vie.
La couverture des besoins est de 10 g par jour et par année d'âge.
Viande (100 g) : 20 g de protides ; pas de glucides ; lipides : 4 g (poulet, lapin jambon), 10 g (bœuf), 20 à 30 g (porc, agneau) ; riche en fer, phosphore, potassium, cuivre.
Poisson (100 g) : 17 g de protides en moyenne ; 1 à 5 g de lipides. Éviter le thon, le maquereau, le hareng, la sardine (chez le nourrisson). Le poisson est plus riche que la viande en acides gras essentiels, calcium, phosphore, vitamines A et D, iode. Ses fibres sont plus courtes que celles de la viande, sa digestion plus rapide.
Œuf (50 g) : 6 g de protides (assimilation 100 %, protéine de référence) ; 6,5 g de lipides. Le jaune est riche en cholestérol, vitamines A et D (à donner cuit dur à partir de 6 mois). Le blanc contient de l'ovalbumine (protéine indigeste crue, allergisante, à ne pas donner avant 1 an). À partir de la troisième année de vie, un enfant peut consommer 1 à 3 œufs par semaine en remplacement de la viande.
Foie (100 g) : 20 g de protides ; 7 à 10 g de lipides. Il peut être introduit poché vers 1 an. Il est riche en vitamines A et B et en fer.
Cervelle (100 g) : 10 g de protides ; 8 g de lipides (cholestérol).
Les **petits pots de viande** contiennent, pour 100 g, 30 à 40 g de viande (le reste est de l'amidon et de l'eau).
Au total :
— la viande, le poisson et les œufs sont nécessaires ;
— il est préférable d'estimer la consommation moyenne sur la semaine et d'éviter une surconsommation (mais une carence d'apport entraîne une anémie par manque de fer et de vitamine B12) ;
— il faut cuire sans matières grasses.

Matières grasses

Les besoins sont en grande partie couverts par les graisses cachées des produits laitiers et animaux.
Recommandation : il faut un apport équilibré entre graisses saturées (un tiers) et insaturées (deux tiers, acides gras essentiels).
Les **graisses saturées** possèdent des liaisons simples plus stables à la chaleur (bœuf, mouton, végétaline, beurre).
Les **graisses insaturées** possèdent des liaisons doubles, riches en acides gras essentiels, à consommer crues :
— mono-insaturées : huiles d'arachide, de colza, margarine végétale, porc, volaille ;
— polyinsaturées : huiles ou margarine de tournesol, de maïs, de soja, poisson.

Les acides gras essentiels ne sont pas synthétisés dans l'organisme, ils sont nécessaires à la croissance, à l'intégrité cutanée, à la régénération des tissus, et ont un rôle structural des tissus nerveux.
Le lait maternel contient : 45 % d'acides gras saturés, 55 % d'acides gras insaturés.
Le lait de vache contient : 75 % d'acides gras saturés, 25 % d'acides gras insaturés. Il est moins riche en cholestérol que le lait maternel.
Dans la première année de vie, l'apport de graisses se fait par le lait maternel et/ou l'aliment lacté infantile, ainsi que par 10 g de viande, poisson ou œuf.
Dans la deuxième année de vie, il est nécessaire d'ajouter 10 à 15 g de corps gras visibles.
Le **beurre** est riche en cholestérol, vitamines A et D, contient 84 % de lipides et 1,2 g % d'acide linoléique.
La **margarine** (tournesol, maïs, soja) contient 84 % de lipides dont 30 % d'acide linoléique.
L'**huile** (tournesol, maïs, soja) contient 99 % de lipides dont 60 % d'acide linoléique (environ 500 mg/mL).
La **crème fraîche** contient 30 à 35 % de lipides, 3 à 4 % de glucides et 13 % de protides, 260 mg d'acide linoléique pour 100 g.

Fruits et légumes

Ils sont en grande partie constitués d'eau (80 à 95 %).
Ils contiennent surtout des **glucides** : fructose, saccharose, dextrine dans les fruits, de 5 % (citron) à 20 % (bananes).
Les légumes contiennent des mono- et disaccharides, de 2 % (laitue) à 20 % (pomme de terre).
La cellulose (polymère de glucose) n'est pas absorbée par le tube digestif. Ont un rôle mécanique important (lest du bol fécal) :
— les **protides** : 1 g/100 g dans les fruits, 2 à 3 g/100 g dans les légumes (5,5 % dans les petits pois) ;
— les **lipides** : 0,5 % dans les fruits frais.
Les fruits et légumes sont introduits au cours du cinquième mois de vie et apportent des vitamines A, B, C, E, K (en partie détruites par la cuisson).
Les fruits contiennent en moyenne 35 mg/100 g de vitamine C.
Les légumes contiennent en moyenne 10 à 20 mg/100 g de vitamine C.
Les besoins en vitamine C sont en général couverts par 500 mL de lait infantile. Mais dans la deuxième année de vie, il est recommandé de consommer au moins 300 g de légumes et un fruit par jour (crudités, soupe, purée, fruit, frais de préférence, ou jus d'orange, dont la vitamine C est détruite en une demi-heure après la préparation).
La teneur en vitamine C est supérieure dans les conserves, les petits pots, les produits surgelés.

Les conserves sont trop salées pour un jeune enfant.
Les fruits secs sont riches en sucre, fer, potassium et magnésium (à consommer cuits).

Céréales et sucres

Ce sont les farines, pains et biscuits, riz, pâtes, légumes secs (glucides d'absorption lente, source de vitamine B1). Ils contiennent des protéines végétales de faible valeur biologique (sucre, confitures, miel, chocolat).

Farines

Il s'agit d'un aliment énergétique glucidique, constitué d'amidon (polymère de glucose à chaîne ramifiée par des liaisons 1-4 et 1-6).
L'alpha-amylase coupe les liaisons 1-4 aboutissant à du maltose et les liaisons 1-6 aboutissant à de l'isomaltose (2 glucoses réunis par une liaison 1-6). Les dextrines-maltoses sont constituées de 6 à 8 molécules de glucose, réunies par des liaisons 1-4.
L'amylase d'origine pancréatique permettant la digestion de ces farines n'est capable d'agir à des taux suffisants qu'après plusieurs semaines de vie.
Il ne faut pas introduire trop tôt les farines (seule l'amylase salivaire permet d'en digérer une partie : d'après Rey, 100 g d'amidon/m^2 à 1 mois).
Il convient d'utiliser des farines dites **diastasées** (prédigérées par l'amylase du malt : céréales germinées, souvent de l'orge, où est apparue une amylase).

à noter

Le gluten : *cette protéine contenue dans le blé, le seigle, l'orge et l'avoine est susceptible d'entraîner une intolérance (maladie cœliaque), surtout si ces farines sont introduites trop tôt dans l'alimentation (farine sans gluten avant 5 mois).* (Voir « Intolérance au gluten », chapitre 29.)
La date d'introduction des farines est très discutée, possible vers 2-4 mois, conseillée vers 5-6 mois.
Dans les farines à cuire, l'amidon est transformé en dextrine.
Les farines facilitent la digestion du lait (permettent une floculation plus fine de la caséine dans l'estomac, ce qui augmente la surface de contact avec les enzymes).

Remarque

Quelles farines utiliser ?
La Maïzena : *pauvre en protides, sans gluten, 86 % de glucides, 1 g = 3,5 kcal (fort pouvoir épaississant).*
Le tapioca *est très proche de la Maïzena.*
Les farines « diases » *(100 g) : 3 g de protides, 93 g de glucides, 0,7 g de lipides.*
Les farines *(100 g) : 7 à 9 g de protides ; 2 ± 0,5 g de lipides ; 80 ± 5 g de glucides.*

Les farines obéissent en France à une législation (arrêté du 1er juillet 1976), qui fixe les compositions maximales à respecter en sucre, cacao, vitamine B1, calcium, sodium, notamment pour les farines enrichies en protides, fruits, légumes, farine lactée, sucre, produits à saveur particulière (vanille, cacao). Certaines farines sont enrichies en fer (8 mg pour 100 g).
Si elles ne sont pas utiles avant 3 mois, et même 6 mois, elles doivent cependant faire partie de l'alimentation du nourrisson de plus de 6 mois (passage à quatre repas, vrai petit déjeuner, avant l'introduction des autres céréales vers 1 an).

à savoir

Une cuillère à café rase = 2-3 g.
Une cuillère à soupe rase = 6 g.
Deux à trois cuillères à café dans le biberon du matin d'un nourrisson de 6 à 12 mois sont suffisantes.

Légumes

La **pomme de terre** : 2 % de protides, 20 % d'amidon, riche en potassium, elle peut être introduite comme liant des autres légumes vers 4 ou 5 mois, en purée seule vers 8-10 mois (pas de frites avant 2 ans : 13 % de lipides ; 40 % de glucides).
Les équivalences de 100 g de pommes de terre sont :
— 25 g de pâtes crues ;
— 25 g de riz cru ;
— 25 g de semoule crue ;
— 35 g de légumes secs ;
— 35 g de pain ;
— 3 biscottes.
Les **légumes secs** : 20 à 25 % de protides, 1 à 6 % de lipides, 55 à 60 % de glucides, riches en fer, magnésium, potassium, phosphore, fibres (cellulose qui en diminue la digestibilité), ils peuvent être introduits vers 18 mois.

Riz, pâtes, semoule

Ils contiennent 77 à 85 % de glucides, 7 à 10 % de protides.
Les pâtes fines et la semoule peuvent être introduites vers 7-8 mois, le riz et les pâtes dans la deuxième année de vie.

- **Autres céréales et source d'amidon :**

— **banane** : 1 % de protides, 20 % de glucides (amidon ou fructose et saccharose), riche en potassium, elle est à consommer très mûre vers 5-6 mois ;
— **pain**, **biscuit**, après 6-8 mois (gluten) :
  – pain : 7 % de protides, 55 % de glucides ;

– biscuit : 5 % de protides, 12 % de lipides et 75 % de glucides ;

— **flocons de céréales** (à introduire dans la deuxième année de vie, au petit déjeuner, en alternance avec le pain et les farines) :

– corn flakes : 8 % de protides, 2 % de lipides, 82 % de glucides ;

– flocons d'avoine : 14 % de protides, 7 % de lipides, 65 % de glucides.

Autres sucres :

— **saccharose** : 100 % de glucides, calories vides ;

— **miel** : 80 % de fructose (laxatif) ;

— **confiture** : 70 % de glucose, fructose et saccharose, traces de vitamines C et B ;

— **chocolat** : 4 % de protides, 24 % de lipides, 64 % de glucides, riche en graisses, fer, magnésium, potassium (allergisant, constipant, excitant : caféine, théobromine).

Ce sont des sucres d'absorption rapide, d'énergie immédiatement utilisable (sport, effort), dont n'a pas besoin le nourrisson.

Boissons

La soif est un besoin d'eau qui ne doit être apaisé qu'avec de l'eau pure, seule boisson indispensable pour l'enfant.

Les eaux minérales peu minéralisées sont recommandées pour reconstituer les biberons (Volvic®, Évian®, Vittel®, Pierval®). Les eaux de table ou de source non gazeuses peuvent servir à la préparation des biberons (contrôles chimiques, bactériologiques).

Eaux minérales avec propriétés thérapeutiques :

— Vittel®, Hépar® : riches en magnésium, laxatives ;

— Contrexéville® : riche en calcium, augmente le travail du rein ;

— Badoit® : riche en fluor (gazeuse) ;

— Vichy Saint-Yorre® : riche en bicarbonate de sodium (gazeuse).

L'eau gazeuse (Perrier®) peut être utilisée après 30 mois, mais ne présente pas d'intérêt.

L'eau du robinet peut être utilisée après 1 an.

Les jus de fruits frais ou du commerce sans sucre contiennent 10 % de glucides, de la vitamine C.

Les boissons sucrées (soda, cola, limonade, jus de fruits) contiennent 10 à 15 g de saccharose pour 100 mL.

Le sirop contient 600 à 950 g de saccharose par litre.

Diversification

Les dates d'introduction des aliments sont répertoriées dans le *tableau 56.6*.

Au cours des quatre premiers mois de vie de vie

Alimentation lactée

Elle est nécessaire et suffisante.

Lait maternel

Si possible, il faut conseiller le lait maternel. Il est indispensable pendant les premières semaines de vie, le compléter éventuellement par un lait hypoallergénique les premiers jours. Si, au bout de 8-15 jours, l'allaitement maternel reste insuffisant, il vaut mieux compléter avec un lait pour nourrissons.

Lait pour nourrissons

La quantité de lait pour les nourrissons peut être calculée selon la **règle d'Appert** : 1/10 du poids + 250 ± 100 mL en quatre à huit repas selon la demande de l'enfant. Ou, ce qui revient sensiblement aux même quantités :
— commencer par six à huit repas de 10 à 20 mL à J1 ;
— pour atteindre six à huit repas de 50-70 mL (110 ± 10 mL) à J7 ;
— puis cinq à sept repas de 70-80 mL la 2e semaine (140 ± 20 mL/kg/j) ;
— et quatre à sept repas de 110 ± 20 mL la 3e semaine (150 ± 20 mL/kg/j).

Vitamine D

Elle est à donner dès la naissance : 400 à 800 UI en cas d'allaitement maternel, ou avec les laits artificiels (tenir compte de l'apport en vitamine D des aliments lactés diététiques, ALD, en moyenne 400 UI/L).

Vitamine K

En donner 2 mg (2 gouttes) *per os* à la naissance, puis 2 à 5 mg une fois par semaine pendant le premier mois de vie, si l'allaitement est maternel, en cas de gastro-entérite, d'antibiothérapie ou d'apport lacté insuffisant.

Fluor

1 comprimé = 0,25 mg. Il n'est pas indispensable pendant le premier trimestre en cas d'allaitement maternel.

à noter

Deux aliments peuvent être introduits pendant le premier trimestre, tout en étant rarement nécessaires :
— les farines prédigérées de type diase, éventuellement dans le 2e mois, en commençant par 1 cuillère à café le soir et en augmentant progressivement (1 à 2 cuillères à café matin et soir à 3 mois) ;
— les jus de fruits, pour l'apprentissage de la cuillère et du goût.

Pour l'enfant de 4 à 6 mois

La **diversification** proprement dite avec légumes et fruits n'est pas nécessaire avant le 4e mois, elle est même conseillée actuellement au 5e mois (une diversification trop précoce peut favoriser l'apparition d'allergies).
L'alimentation de base doit rester lactée avec un apport de lait supérieur ou égal à 500 mL/jour : lait maternel, lait pour nourrissons jusqu'à 4 mois, lait de suite introduit dans le 5e mois.
L'introduction des **protides animaux** se fera vers 5 mois (10 g de viande, poisson, un demi-jaune d'œuf dur).
Celle des **farines sans gluten** se fera progressivement, en petites quantités (1 à 3 cuillères à café rases) matin et/ou soir, facilitant le passage à quatre repas. Les **petits-suisses** sont introduits dans le 5e mois, les **yaourts** dans le 6e mois. La **vitamine D** se donnera à la dose de 800 à 1 000 UI/j et le **fluor** à la dose de 1 comprimé par jour.

Pour l'enfant de 6 à 9 mois

Si cela n'est pas déjà fait, il faut introduire le **passage à quatre repas** :
— deux repas de lait maternel ou lait de suite (au moins 500 mL/j) ;
— deux repas de légumes (midi et soir) : légumes variés, les purées de pommes de terre seules sont possibles ; dessert (fruit, laitage) ; viande (10 à 15 g) ; poisson (10 à 20 g), œuf (jaune dur) à midi.
Il faut également introduire d'**autres laitages** (crème fraîche, gruyère) et du beurre (5 g dans les légumes de midi).
Les farines deviennent nécessaires (1 à 3 cuillères à café par jour) et préparent l'enfant à prendre un vrai petit déjeuner. Le gluten peut être introduit et permet de donner des farines plus variées, des biscuits et des croûtes de pain. La **vitamine D** se donnera à la dose de 800 à 1 200 UI/j, le **fluor** de 0,25 mg/j.

Pour l'enfant de 9 à 12 mois

Il convient d'introduire :
— d'autres **céréales** (semoule de blé, de riz, tapioca) ;
— du **fromage** (gruyère, camembert) ;
— des **fruits crus**, d'autres **légumes** (chou, tomate) ;
— du **blanc d'œuf**, vers 11-12 mois.
Pour la viande et le poisson, 20 à 25 g/j couvrent largement les besoins. Il faut maintenir **500 mL de lait** de suite (calcium, acide linoléique, vitamines, fer). Le passage au lait de vache est possible vers 1 an, mais il est préférable d'utiliser un lait pour enfants en bas âge.
Il faut aussi continuer la **vitamine D** et le **fluor** aux même doses.

Au cours de la deuxième année de vie et de la petite enfance

L'alimentation doit être très variée.

Il faut :

— respecter un **apport en laitages suffisant** et au moins égal à 500 mL de lait par jour (lait de vache entier ou demi-écrémé ou, mieux, lait pour enfants en bas âge) ;

— enrichir en **jus de fruits**, pour la vitamine C, si l'enfant ne consomme pas assez de fruits, crudités ou légumes.

Les **protides animaux** sont nécessaires à cet âge, mais ne sont pas obligatoires tous les jours (30 à 50 g de viande ou de poisson ou un œuf sont largement suffisants par jour, en moyenne 10 g par année d'âge).

Les **fruits** peuvent être remplacés par des **crudités** (vitamine C).

La **semoule**, les **pâtes** ou le **riz** peuvent être consommés à l'un des principaux repas (environ 20 g dans les deuxième et troisième années) et les féculents introduits vers 2 ans.

On doit commencer à habituer l'enfant à prendre un **vrai petit déjeuner** (céréales et jus de fruits).

La **vitamine D** se donnera à la dose de 1 000 UI/j en moyenne ou d'une ampoule de 80 000 UI ou 100 000 UI pour 2 mois.

Le **fluor** se donnera à la dose de 0,25 mg jusqu'à 2 ans, 0,5 mg jusqu'à 4 ans, 0,75 mg jusqu'à 6 ans, 1 mg au-delà et jusqu'à l'adolescence.

En pratique, dans la petite enfance :

— si l'enfant consomme du **lait demi-écrémé**, il faut ajouter 5 à 10 g de beurre par jour (vitamine A) et enrichir le régime par des huiles ou margarines végétales (0,3 à 0,5 g/kg/j) pour les acides gras essentiels) ;

— ajouter aux laitage et céréales du petit déjeuner un jus de fruit frais (en 15 minutes, la plus grande partie de la vitamine C a disparu) ;

— donner des légumes verts à midi et/ou le soir (une soupe épaisse de légumes le soir avec du beurre, de la margarine ou du gruyère, qui permet un apport de vitamine C et de fibres, est très bien acceptée les premières années et doit être maintenue le plus longtemps possible) ;

— des **crudités** peuvent remplacer un fruit et compléter un repas de riz, pâtes, semoule ou pommes de terre plusieurs fois par semaine ;

— consommer toujours suffisamment de **laitages** ;

— ne pas oublier un apport de vitamine D pendant l'hiver, jusqu'à 5 ans.

acte infirmier

Respecter le schéma de diversification

Il reste important :

- d'encourager l'allaitement **maternel** même pour 2 ou 3 semaines (le 1er mois au minimum), sinon de conseiller le lait pour nourrissons jusqu'à 4-5 mois et le lait de suite au-delà (un demi-litre de lait ou son équivalent est nécessaire jusqu'à la fin de l'adolescence) ;
- de bien expliquer, avec des exemples, que 10 à 15 g/année d'âge de **viande** ou de **poisson** couvrent largement les besoins, de même que 200 à 300 g de légumes par jour.

Une **moyenne par semaine** est suffisante à respecter.

Si l'enfant est alimenté avec du lait de vache

Il ne faut pas introduire le **lait de vache** avant 3-4 mois et après la diversification du régime (à commencer un peu plus tôt, dans le 3e mois).

Il est à noter qu'il vaut mieux utiliser du lait de vache entier, plus calorique, qu'on coupe avec 30 mL d'eau jusqu'à 5-6 mois. Un seul biberon suffit, complété par des yaourts et petits-suisses pour couvrir les besoins en calcium, ou mieux un demi-litre de lait pour enfants en bas âge.

Les **légumes verts** et les **fruits** se donnent à deux repas (fer et vitamine C) par jour jusqu'à 12-18 mois et au moins à un repas par jour dans la petite enfance.

Il ne faut pas dépasser 20 à 30 g de **poisson**, de **viande** ou d'**œuf**.

Il est nécessaire de donner un adjuvant contenant de la vitamine C, type Uvéstérol®, tant que l'apport en fruits frais et jus de fruit est insuffisant (le jus d'une demi-orange = 20 mg).

Une supplémentation en **fer** est souhaitable sous forme de Ferrostrane®, Ascofer® ou Fumafer® à la dose de 1 gélule ou de 1 mesure par jour.

Il faut introduire 0,3 à 0,5 mL/kg **d'huile végétale** ou 0,5 à 1 g/kg/j de margarine dans l'alimentation pour couvrir les besoins en AGE.

Si l'enfant n'aime pas le lait

La diversification un peu plus précoce, en ajoutant 10 à 20 g de légumes ou de fruits par biberon, permet de patienter quelques semaines jusqu'à 2-3 mois avec des apports lactés suffisants et corrects pour l'âge. Vers 3-4 mois, on peut donner à la cuillère des légumes midi et soir (dans lesquels on aura mélangé 2 à 3 mesures de lait pour nourrissons où il est souvent bien toléré).

Si l'enfant a un petit appétit

Il importe d'expliquer qu'il ne faut pas forcer l'enfant, trois repas équilibrés par jour suffisent. On ne doit pas se baser sur son appétit, mais sur sa croissance staturo-pondérale en tenant compte aussi de la taille et du poids des parents.

Le repas doit **rester un plaisir,** sans se plier aux caprices. Si l'enfant n'a pas faim, ne proposer que de très petites quantités du plat principal, sans obligatoirement de dessert.

Annexes

Les chiffres indiqués dans les tableaux suivants sont ceux donnés par les fiches des différents laboratoires et n'ont pas fait l'objet de contrôle par nos soins. D'autre part, il faut tenir compte, dans la composition d'un litre de lait reconstitué avec une eau minérale, de la composition de l'eau en question, notamment pour les minéraux qu'elle contient.

Abréviations : AA : acide aminés ; AGE : acides gras essentiels ; AM : amidon ; DM : dextrine maltose ; F : fructose ; G : glucose ; Gal : galactose ; L : lactose ; M : maltose ; PSH : protéines solubles hydrolysées ; TCM : triglycérides à chaîne moyenne.

Tableau 56.3 – Tableau comparatif des laits pour nourrissons

	Blédina			
	Blédilait 1	Blédilait AR1	Blédilait Soja	Blédilait Prémium
Protéines (g/L)	15,5	15,6	19	15,1
Albumine/caséine	20/80	20/80	Soja	20/80
Taurine (mg)	54	53	42	50
Nucléotides (mg)	36	36		
Lipides (g/L)	34	36	35	32
TCM rajoutés (%)	5	5	5	5
AGE (g/L)	6,80	7	6,75	6,20
Graisses végétales (%)	100	100	100	100
Carnitine (mg)	8	9	10	8
Glucides (g/L)	84 L 76 % DM 24 %	86 L 76,5 % DM 23,5 %	83 AM 4 % DM 96 %	85 L 65 % AM 18 % DM 17 %
Na (mmol/L)	8,30	8,30	12,60	10
K (mmol/L)	18,7	19	23,30	20,75
Cl (mmol/L)	12,7	13	15,20	12,30
Ca (mmol/L)	15,25	18	17	18
P (mmol/L)	15	15	17,45	16,15
Mg (mmol/L)	2,15	2,20	2,90	2,30
Cu (µg/L)	430	440	600	410
Mn (µg/L)	45	47	290	42
Zn (mg/L)	5	5	6	5
Fe (mg/L)	8	9	10	8
I (µg/L)	77	80	110	73
Vitamines A (UI)	1 960	2 100	2 030	1 960
B1 (mg)	0,40	0,50	0,90	0,60
B2 (mg)	1,40	1,50	1,50	1,40
B6 (mg)	0,60	0,60	1,20	0,80
B12 (µg)	2,8	3	2,90	2,70
C (mg)	71	77	110	70
D (UI)	420	450	580	403
E (mg)	7,3	8	8	7
K1 (µg)	71	77	70	69
PP (mg)	4,6	4,8	10,2	5,8
Acide folique (mg)	0,098	0,110	0,160	0,125
A. pantothénique (mg)	4,20	4,50	4,80	4
Choline (mg)	56	59	75	
Biotine (µg)	20	23	20	19
Osmolarité (mosm/L)			122	
Calories (kcal)	720	720	720	690
Reconstitution (%)	14,5	14,5	14,5	LIQ – 14

	Gallia					Guigoz		
	Gallia 1	Calisma 1	Gallia Prémium 1	Lacto-Fidus 1	Gallia Soja	Guigoz	BioGuigoz	Guigoz Confort
Protéines (g/L)	14,5	14,5	19	18	19	18	17	17
Albumine/caséine	20/80	20/80	20/80	20/80	Soja	23/77	50/50	30/70
Taurine (mg)	50	50	48	50	42		54	54
Nucléotides (mg)	35	25	35					
Lipides (g/L)	35	32	32	32	35	36	32	31
TCM rajoutés (%)	0	0	0	0	5	0	0	0
AGE (g/L)	6,90	6,90	6,30	6,30	6,75	5,72	5,42	5,51
Graisses végétales (%)	100	100	100	100	100	100	100	100
Carnitine (mg)	8	8	14	10	10	11	11	11
Glucides (g/L)	83 L 75 % DM 25 %	83 L 75 % DM 25 %	90 L 65 % AM 19 % DM 15 %	83 L 64 % DM 30 %	83 AM 4 % DM 96 %	68 L 70 % DM 30 %	77 L 74 % AM 16 % DM 10 %	79 L 75 % AM 25 %
Na (mmol/L)	7,85	9,15	13	12,20	12,60	12,60	7	10,45
K (mmol/L)	18	19,50	25	25	23,30	21,80	17	20
Cl (mmol/L)	12	12	16	15	15,20	18,30	12	15
Ca (mmol/L)	14,75	15	18	18,5	17	16,50	11	15,50
P (mmol/L)	14,20	15	18,4	19	17,45	18	8	16,15
Mg (mmol/L)	2	2	2,80	2,70	2,90	2,46	2,05	2,20
Cu (µg/L)	430	430	630	550	600	400	400	400
Mn (µg/L)	45	45	44	45	290	60	60	75
Zn (mg/L)	5	5	6	6	6	4	5	5
Fe (mg/L)	8	8	14	8	10	8	8	8
I (µg/L)	77	77	108	105	110	53	100	100
Vitamines A (UI)	1 960	1 960	2 100	1 960	2 030		2 310	
B1 (mg)	0,40	0,40	0,80	0,70	0,90	0,50	0,50	0,50
B2 (mg)	1,40	1,40	1,50	1,40	1,50	1	1	1
B6 (mg)	0,60	0,60	1,20	1,10	1,20	0,50	0,50	0,50
B12 (µg)	2,80	2,80	3	3	2,90	2	2	2
C (mg)	71	71	72	71		67	70	67
D (UI)		420	600			400	400	400
E (mg)	7,3	7,3	8	7	8	5	5	5
K1 (µg)	71	71	72	71	70	55	50	54
PP (mg)	4,5	8,4	10,3	10,30	10,20	9,50	7	7
Acide folique (mg)	0,098	0,098	0,170	0,154	0,160	0,060	0,060	0,060
A. pantothénique (mg)	4,20	4,20	4,5	4	4,80	3	3	3
Choline (mg)	SA	56,00	SA	56	75	67	67	67
Biotine (µg)	21	20	21	21	20	15	20	15
Osmolarité (mosm/L)			233				298	
Calories (kcal)		710	690			670	670	670
Reconstitution (%)	14	14	14	14	14,5	LIQ – 13	13,40	LIQ – 13,6

	Materna		Mead-Johnson			
	Materna	**Materna Spécial**	**Enfalac**	**Enfalac Nutri-Baby**	**Enfamil**	**Enfamil AR**
Protéines (g/L)	19	17,5	15	18	18	17
Albumine/caséine	18/82	65/35	60/40	20/80	20/80	20/80
Taurine (mg)	50	55	52		40	41
Nucléotides (mg)						
Lipides (g/L)	32	36,40	37	37	38	35
TCM rajoutés	0	0	0	0	0	0
AGE	8,40	4	6,60	6,60	6,60	6,60
Graisses végétales (%)	100	100	100	100	100	100
Carnitine (mg)		17				16
Glucides (g/L)	81,0 L 75 % DM 25 %	79 LACT	70 LACT	79 L 56 % DM 19 % AM 25 %	75 L 70 % DM 30 %	75 L 57 % AM 30 % DM 13 %
Na (mmol/L)	8,50	7,30	7,70	10,70	10,90	10,40
K (mmol/L)	22	12,50	18,95	21,50	23	21,80
Cl (mmol/L)	17,80	7,9	13,25	15,50	16	13,80
Ca (mmol/L)	20	13,30	11,25	15,50	14,50	13,75
P (mmol/L)	15,40	9	9,70	15,85	14,80	14,20
Mg (mmol/L)	2,45	1,85	2,21	2,38	2,34	2,21
Cu (µg/L)	263	414	440	432	460	440
Mn (µg/L)	52	70	68	101	71	68
Zn (mg)/l	3,30	5,50	7	7	7,10	7
Fe (mg)/l	9	8	8	8	8	8
I (µg/L)	53	73	101	75	107	101
Vitamines A (UI)	2 020			2 235		2 200
B1 (mg)	0,50	0,50	0,54	0,56	0,57	0,54
B2 (mg)	0,60	0,60	0,95	1	0,64	0,61
B6 (mg)	0,30	0,40	0,41	0,44	0,43	0,41
B12 (µg)	1,10	1,30	2	3	2	2
C (mg)	57	70	85	91	85	81
D (UI)	400	400	400	440	430	400
E (mg)	7	9	9	9	9	9
K1 (µg)	26	28	54	60	57	54
PP (mg)	2,70	3	6,80	7,20	7,1	6,7
Acide folique (mg)	0,57	0,056	0,108	0,111	0,114	0,108
A. pantothénique (mg)	6	6	3,40	3,80	3,60	3,40
Choline (mg)	46	49	81	81	85	81
Biotine (µg)	14,50	15	20	24	21	20
Osmolarité (mosm/l)	280	287	260		245	205
Calories (kcal)	688	714	676	720	710	686
Reconstitution (%)	14	14	12,8	14,4	LIQ – 13,5	13,5

	Milupa					Nestlé			
	Aptamil Milupan	**Confor-mil**	**Lemiel Confort**	**Milumel**	**Milumel AR**	**Nidal**	**Nidal AR**	**Nidal Confort**	**Pélargon**
Protéines (g/L)	17	17	19	18	18	17	17	17	19
Albumine/caséine	60/40	PSH	20/80	40/60	40/60	30/70	30/70	30/70	21/79
Taurine (mg)	70	51	70	70	50	54	54	54	
Nucléotides (mg)	35			13					
Lipides (g/L)	36	33	26	34	34	32	31	31	30
TCM rajoutés (%)	0	0	0	0	0	0	0	0	0
AGE (g/L)	4,70	5,10	4,70	6,20	3,60	5,22	5,04	5,40	5,16
Graisses végétales (%)	50	95	100	100	29	100	100	100	100
Carnitine (mg)		15				11	11	11	
Glucides (g/L)	85 L 88 % DM 12 %	84 DM 34 % AM 18 % L 34 % G+M 12 %	95 L 65 % DM 20 %	78 L 70 % DM 30 %	77 L 78 % DM 22 %	78 L 70 % DM 30 %	79 L 76 % AM 24 %	79 L 82 % AM 18 %	77 L 34 % S 20 % DM 30 % AM
Na (mmol/L)	9,60	10	13	11,75	10	7	10,50	10,50	12,20
K (mmol/L)	16,90	17	25,35	20,75	22,50	14,85	20	19,70	
Cl (mmol/L)	11	14	21,70	14	15	11	15	15	18,30
Ca (mmol/L)	18,75	13,25	23,25	22	17	12,75	15,50	15,50	17,75
P (mmol/L)	14,2	9,4	19,40	16,50	13,60	9	16,15	15,5	18,40
Mg (mmol/L)	2,45	2,35	3,30	2,90	2,70	2,05	2,20	2,05	2,60
Cu (µg/L)	400	400	300	400	400	400	400	400	400
Mn (µg/L)	60	700		100	100	60	75	60	
Zn (mg/L)	5	5,30	5	5	5	4	5	5	5
Fe (mg/L)	7	5,30	8	7	7	8	8	8	8
I (µg/L)	120	120		112	100	54			100
Vitamines A (UI)		2 772	2 145	2 110		1 800	2 300	2 300	2 350
B1 (mg)	0,40	0,40	0,50	0,40	0,40	0,50	0,50	0,50	0,50
B2 (mg)	0,60	1	0,60	0,60	1,10	1	1	1	1
B6 (mg)	0,40	0,40	0,50	0,40	0,40	0,50	0,50	0,50	0,50
B12 (µg)	2	5	2	1,7	3,50	2	2	2	2
C (mg)	90	80	90	80	80	67	67	67	67
D (UI)	440	560	440	440	400				400
E (mg)	7	8	6	6	5	5	5	5	5
K1 (µg)	30	49	30	30	35	55	54	54	54
PP (mg)	8	12	8	8	12	9	6,7	7	7
Acide folique (mg)	0,110	0,100	0,110	0,110	0,110	0,060	0,060	0,060	0,060
A. pantothénique (mg)	4	3	5	4	4	3	3	3	3
Choline (mg)	SA	70	SA	SA	81	67	67	67	67
Biotine (µg)	10	16	10	10	14,30	15	15	20	15
Osmolarité (mosm/L)	270	269	332		267				275
Calories (kcal)	730	700	690	690	690				670
Reconstitution (%)	14,5	15	15	14	14,2	13,4	13,4	13,6	14

	Nutricia			
	Nutricia	Nutricia Soja	Nutrilon AR1	Omnéo 1
Protéines (g/L) Albumine/caséine Taurine (mg) Nucléotides (mg)	17 20/80 53	17 Soja 100	17 18/82 47	17 PSH 34
Lipides (g/L) TCM rajoutés (%) AGE Graisses végétales (%) Carnitine (mg)	34 0 4,40 100	35 0 4,50 100 15	30 0 6,20 100	33 0 5,10 100
Glucides (g/L)	74 L 80 % DM 16 %	78 M 28 % DM 54 % Am 15 %	82 L 74 % DM 22 %	84 L 35 % DM 35 % Am 18 %
Na (mmol/L) K (mmol/L) Cl (mmol/L) Ca (mmol/L) P (mmol/L) Mg (mmol/L) Cu (µg/L) Mn (µg/L) Zn (mg/L) Fe (mg/L) I (µg/L)	9,15 23 14 20,5 15,80 2,35 400 100 5 8 100	9,15 17,15 12,4 18,75 13,25 2,80 400 400 6,5 8,7 110	11,75 20,50 14,70 17,75 15,85 2,46 430 70 5 5 100	10 17 14 13,25 9,4 2,35 400 700 5,30 5,30 120
Vitamines A (UI) B1 (mg) B2 (mg) B6 (mg) B12 (µg) C (mg) D (UI) E (mg) K1 (µg) PP (mg) Acide folique (mg) A. pantothénique (mg) Choline (mg) Biotine (µg)	 0,40 0,6 0,40 1,50 80 560 11 50 7,60 0,100 3 80 13	2 050 0,40 0,6 0,40 1,70 84 344 14 51 12 0,110 4,3 83 17	2 475 0,40 1 0,40 2 80 560 8 50 8 0,100 3 70 15	2 772 0,40 1 0,40 5 80 560 8 49 12 0,100 3,10 70 16
Osmolarité (mosm/l) Calories (kcal)	 670	 690	270 660	 700
Reconstitution (%)	13,3	13,6	14,1	15,1

	Sodilac				
	Modilac	Modilac Confort	Modilac Soja	SMA Classique 1	Modilac Transit
Protéines (g/L)	15	16	18	15	15
Albumine/caséine	50/50	20/80	Soja	60/40	60/40
Taurine (mg)	47	47	47	47	47
Nucléotides (mg)			10		Oui
Lipides (g/L)	34	36	36	36	33
TCM rajoutés (%)	0	0	0	0	0
AGE (g/L)	6	6,40	6,40	6,40	5,80
Graisses végétales (%)	100	100	100	100	100
Carnitine (mg)			10		
Glucides (g/L)	89 L 71 % DM 29 %	70 L 71 % DM 3 % Amidon 26 %	69 100 % DM	72 LACT	92 LACT
Na (mmol/L)	7,40	9,60	8,30	7	7
K (mmol/L)	14,85	20,50	18,45	18	18
Cl (mmol/L)	12,15	15,50	12,10	12,15	12,15
Ca (mmol/L)	13,50	14	16,75	11,50	11,50
P (mmol/L)	10,70	14	16,15	10,70	10,70
Mg (mmol/L)	2,20	2,20	2,75	2,60	3,70
Cu (µg/L)	330	330	330	330	330
Mn (µg/L)					
Zn (mg/L)	6	6	6	6	6
Fe (mg/L)	8	8	8	8	8
I (µg/L)	100	100	120	100	100
Vitamines A (UI)	2 475	2 475	2 475	2 475	
B1 (mg)	1	1	1	1	1
B2 (mg)	1,50	1,50	1,50	1,50	1,50
B6 (mg)	0,60	0,60	0,60	0,60	0,60
B12 (µg)	2	2	2	2	2
C (mg)	90	90	90,00	90	90
D (UI)	440	440	440	440	440
E (mg)	7,40	7,40	7,40	7,40	7,40
K1 (µg)	67	67	100	67	67
PP (mg)	9	9	9		
Acide folique (mg)	0,080	0,080	0,080	0,080	0,080
A. pantothénique (mg)	3	3	3	3	3
Choline (mg)	80	70	85	100	100
Biotine (µg)	20	20	35	2	2
Osmolarité (mosm/L)			183		352
Calories (kcal)	720	690	670	670	730
Reconstitution (%)	14,3	13	13	13	14

Tableau 56.4 – Tableau comparatif des laits de suite

	Blédina				Gallia 2			
	Blédilait 2	Blédilait Soja 2	Blédilait AR2	Blédilait Prémium 2	Gallia 2	Galisma 2	Gallia Prémium 2	Lacto-Fidus 2
Protéines (g/L)	20	20	18,5	19,1	18,6	1,86	19	22
Albumine/caséine	20/80		20/80	20/80	20/80	20/80	20/80	20/80
Taurine (mg)		45						50
Nucléotides (mg)						27		
Lipides (g/L)	32	30	30	32	32	32	32	32
TCM rajoutés (%)	0	0	0	0	0	0	0	0
AGE (g/L)	6.75	6	6	6,30	6,30	6,30	6,30	6,16
Graisses végétales (%)	100	100	100	100	100	100	100	100
Carnitine (mg)	12	11	11	14	11	11	14	12
Glucides (g/L)	90 L 76,7 % DM 23,3 %	86 L 96 % DM 3 %	87 L 77 % DM 23 %	89 L 64 % AM 19 % DM 15 %	91 L 76,5 % DM 24,5 %	91 L 77 % DM 23 %	90 L 68 % AM 19 % DM 13 %	87 L 68 % DM 28 %
Na (mmol/L)	13,90	13,50	13	13,5	13	14	13	14,35
K (mmol/L)	24,30	25	23	25,6	23,30	25	25	28,45
Cl (mmol/L)	15,25	16,35	15	14,5	14	15	16,00	19,20
Ca (mmol/L)	18	18	17	18,5	17,25	17,25	18	21,75
P (mmol/L)	18,75	18,75	17,80	19	18	19	18,40	22,30
Mg (mmol/L)	2,90	2,90	2,70	3	2,80	2,80	2,80	3,20
Cu (µg/L)	630	6,10	610	630	630	630	630	600
Mn (µg/L)	18	290	18	44	18	18	44	48
Zn (mg/L)	6	6	6	6	6	6	6	6
Fe (mg/L)	14	10	14	14	14	14	14	11
I (µg/L)	108	110	105	108	108	108	108	105
Vitamines A (UI)	2 100	2 030	2 100	2 100	2 100	2 100	2 100	2 100
B1 (mg)	0,80	0,90	0,80	0,8	0,80	0,80	0,80	0,80
B2 (mg)	1,50	1,50	1,50	1,50	1,50	1,50	1,50	1,50
B6 (mg)	1,20	1,20	1,20	1,20	1,20	1,20	1,20	1,20
B12 (µg)	3	2,90	3	3	3	3	3	3
C (mg)	72	110	72	72	72	72	72	77
D (UI)	600	580	600	600	600	600	600	600
E (mg)	8	8	8	8	8	8	8	8
K1 (µg)	72	70	72	72	72	72	72	77
PP (mg)	8,5	10	8	8	8	15	8	9
Acide folique (mg)	0,170	0,160	0,170	0,170	0,170	0,170	0,170	0,170
A. pantothénique (mg)	5	4,8	5	4,5	5	5	4	5
Choline (mg)				60	60	SA	56	
Biotine (µg)	22	20	22	21	22	20	21	23
Osmolarité (mosm/L)					300		300	310
Calories (kcal)	720	700	700	720	720	720	720	720
Reconstitution (%)	LIQ	15	15	15	15	15	15	15
AA essentiels (g/L) :								
Histidine						0,59	0,66	0,78
Isoleucine						0,92	1,03	1,46
Leucine						2,02	2,27	2,70
Lysine						1,75	1,97	2,25
Méthionine						0,74	0,82	0,98
Thréonine						1,18	1,33	1,55
Tryptophane						0,27	0,30	0,36
Valine						1,11	1,25	1,42
Phénylalanine						1,02	1,15	1,30
Cystine						0,17	0,19	0,21
Tyrosine						1,02	1,15	1,32
Taurine						0,05		

	Guigoz			Lactel	Materna	Mead-Johnson		
	Guigoz	Guigoz Transit	Guigoz Confort	Éveil bébé	Materna	Enfalac Nutri-Baby	Enfamil	Enfamil AR2
Protéines (g/L) Albumine/caséine Taurine (mg) Nucléotides (mg)	24 23/77	20 23/77	26 23/77	18 20/80	25 24/76 25 33	22 20/80 22 31	22 20/80 22 30	22 20/80 22 30
Lipides (g/L) TCM rajoutés (%) AGE (g/L) Graisses végétales (%) Carnitine (mg)	32 0 5 100	30 0 5,2 100	33 0 5,72 100	35 5,75	32 0 7,80 74	32 0 5,50 100	32 0 5,50 100	 0 5,50 100 22
Glucides (g/L)	85 L 42 % DM 58 %	75 L 36 % DM 28 % S 20 % AM 16 %	91 L 75 % AM 25 %	82 L AM DM	79 L 42 % DM 58 %	79 L 39 % DM 28 % AM 33 %	80 L 70 % DM 30 %	80 DM L AM
Na (mmol/L)	15,70	13	16,10	13,00	10,44	14,40	14,36	14,35
K (mmol/L)	29	24,30	31	25,60	34,70	26,50	25,60	25,60
Cl (mmol/L)	22,80	19	24,25	19,75	25,40	20	19,20	19,20
Ca (mmol/L)	21,75	18,25	23,25	20	21,75	19,40	19,60	19
P (mmol/L)	24	19,7	25,20	20	22,30	18,60	20	20
Mg (mmol/L)	3,44	2,90	3,50	3,70	4,40	3,10	3	3
Cu (µg/L)	400	800	900	100	160	417	500	500
Mn (µg/L)	44	60	46	80	57	115	100	100
Zn (mg/L)	4,40	8	9	6	5	7	7	7
Fe (mg/L)	13	11	13	9	12	12	12	12
I (µg/L)	57	140	160	105	86	55	54	54
Vitamines A (UI)	1 950	2 400	3 000	1 980	2 056	2 050	2 200	1 800
B1 (mg)	0,50	1	1	0,75	0,40	0,55	0,54	0,54
B2 (mg)	1,10	2	1,80	1,20	1	1	1	1
B6 (mg)	0,50	1	1,50	1,05	0,30	0,60	0,60	0,60
B12 (µg)	2,10	1	1,50	1,10	1,50	3	2	2
C (mg)	72	67	76	70	70	115	80	80
D (UI)	440	600	680	600	440	440	400	400
E (mg)	6	5,00	6	8	5,60	10	9	1,40
K1 (µg)	59	30	34	15	14	66	54	54
PP (mg)	11,40	20	21	13,5	2,40	7,20	6,80	6,80
Acide folique (mg)	0,065	0,200	0,230	0,150	0,039	0,124	0,100	0,100
A. pantothénique (mg)	3,30	5	5,30	4,50	4	4	3,40	3,40
Choline (mg)	72	67	76		50	83	80	80
Biotine (µg)	17	20	30	22,5	16	26	20	20
Osmolarité (mosm/L)					306		245	195
Calories (kcal)	720	670	760	720	728	690	676	676
Reconstitution (%)	15 – LIQ	13,8	16	LIQ	15	0,14	13,8	13,8
AA essentiels (g/L) :								
Histidine	0,65	0,6	0,70		0,69		0,62	0,62
Isoleucine	1,59	1,43	1,72		1,36		1,21	1,21
Leucine	2,44	2,2	2,64		2,82		2,36	2,36
Lysine	1,92	1,74	2,08		2,14		2,05	2,05
Méthionine	0,61	1,55	0,66		0,69		0,46	0,46
Thréonine	1,15	1,03	1,25		1,20		1,08	1,08
Tryptophane	0,35	0,31	0,38		0,50		0,3	0,3
Valine	1,71	1,54	1,85		1,65		1,47	1,47
Phénylalanine	1,20	1,08	1,30		1,26		1,23	1,23
Cystine	0,21	0,20	0,23		0,17		0,20	0,20
Tyrosine	1,24	1,12	1,34		1,29		1,06	1,06

	Milupa					Nestlé				
	Aptamil	Conformil	Lemiel Confort	Milumel	Milumel AR	Baby 2e âge	Nidal	Nidal AR2	Nidal Confort	Pélargon
Protéines (g/L)	20	19	21	21	21	22	30	26	21	19
Albumine/caséine	50/50	PSH	20/80	20/80	20/80	23/77	23/77	23/77	23/77	21/79
Taurine (mg)					50,00					
Nucléotides (mg)										
Lipides (g/L)	35	33	33	33	33	29	32,30	33	30	30
TCM rajoutés (%)	0	0	0	0	0	0	0	0	0	0
AGE (g/L)	4,90	5,10	5,90	5,90	4,70	4,70	5,22	5,23	5,20	5,20
Graisses végétales (%)	100	95	100	100	100	100	100	100	100	100
Carnitine (mg)										
Glucides (g/L)	90 L 87 % DM 13 %	87 DM 31 % AM 25 L 35 % G+M 9 %	90 L 50 % G 17 % DM 24 %	90 L 77 % DM 23 %	87 L 82 % DM 18 %	79 L 42 % DM 58 %	77 L 57 % DM 43 %	91 L 75 % AM 25 %	88 L 77 % AM 22 %	77 L 34 % S 20 % DM 30 % AM
Na (mmol/L)	13	12,60	14,80	14,80	13	14	20,45	16	13,5	12,2
K (mmol/L)	26	21,25	29,50	29,50	29	27	35,60	30	25,35	23
Cl (mmol/L)	16	15,25	18,35	20	19	21	29,60	24,25	20	18,30
Ca (mmol/L)	26,75	23	24,50	21,75	23,50	20,25	27	23,25	19,75	17,75
P (mmol/L)	21	17	19,4	20	19,40	22,30	29	25,2	13	18,4
Mg (mmol/L)	3,30	2,80	3,30	3,70	2,95	3	4,30	3,50	2,90	2,60
Cu (µg/L)	600	500	700	700	700	800	400	900	800	1 000
Mn (µg/L)	200	700	60	100	100		44	46	40	
Zn (mg/L)	6	8	6	6	6	8	4	9	8,5	8
Fe (mg/L)	12	12	12	12	12	11	13	13	12	11
I (µg/L)	124	120	120	124	120	140	57	160	150	140
Vitamines A (UI)	2 100	2 772	2 050	2 050	1 863	2 400	1 950	3 000	2 800	2 400
B1 (mg)	0,50	0,50	0,50	0,50	0,50	1	0,50	1	1	1
B2 (mg)	0,60	1,10	0,60	1,60	1,20	1,60	1,10	1,80	1,70	2
B6 (mg)	0,50	0,40	0,50	0,50	0,50	1,30	0,50	0,60	1,40	1
B12 (µg)	2	6	2	2	2,20	1,30	2	0,60	1,40	1
C (mg)	90	83	90	90	90	67	72	76	71	67
D (UI)	400	760	400	400	540	600	440	680	640	600
E (mg)	5	8	6	6	7	5	6	6	6	5
K1 (µg)	31	49	30	30	48	30	59	34	32	30
PP (mg)	7	8	7	7,30	12	18	1,30	21	19	18
Acide folique (mg)	0,100	0,100	0,110	0,110	0,110	0,200	0,065	0,230	0,210	0,200
A. pantothénique (mg)	4	3	4	4	4	4,7	3	5,3	5	5
Choline (mg)	SA	74	SA	SA	85	67	72	76	71	67
Biotine (µg)	10	16	10	10	16	20	17	30	20	23
Osmolarité (mosm/L)			332		348		284			
Calories (kcal)	750	720	740	740	730	670	720	760	710	670
Reconstitution (%)	15,5	16	15,5	15,5	16	LIQ	15	16	14,9	14
AA essentiels (g/L) :										
Histidine	0,47		0,56	0,56	0,56	0,60	0,81			0,81
Isoleucine	1,18		1,35	1,35	1,35	1,40	1,95			1,95
Leucine	2,12		2,10	2,10	2,10	2,20	3			3
Lysine	1,90		1,65	1,65	1,65	1,73	2,37			2,37
Méthionine	0,52		0,52	0,52	0,52	0,55	0,75			0,75
Thréonine	1,09		0,97	0,97	0,97	1,03	1,41			1,41
Tryptophane	0,35		0,30	0,30	0,30	0,31	0,42			0,42
Valine	1,18		1,40	1,40	1,40	1,53	2,10			2,10
Phénylalanine	0,91		1,03	1,03	1,03	1,07	1,47			1,47
Cystine	0,38		0,19	0,19	0,19	0,20	0,27			0,27
Tyrosine	0,93		1,06	1,06	1,06	1,12	1,53			1,53
Taurine					0,05					

	Nutricia				Sodilac			
	Nutricia	Nutricia Soja	Nutrilon AR2	Omnéo 2	Modilac	Modilac Confort	SMA 2e âge	Modilac Soja
Protéines (g/L)	18	20	25	19	18	25	25	25
Albumine/caséine	20/80	Soja	20/80	PSH	20/80	20/80		Soja
Taurine (mg)				41				
Nucléotides (mg)								
Lipides (g/L)	34	32	28	33	30	30	36	32
TCM rajoutés (%)	0	0	0	0	0	0	0	0
AGE (g/L)	4,4	6,8	6	5,10	5,30	5,30	6,25	5,70
Graisses végétales (%)	100	100	100	100	100	100	100	100
Carnitine (mg)								10
Glucides (g/L)	82 L 73 % DM 18 %	93 M 26 % DM5 3 % Amidon 17 %	83 L 80 % DM 20 %	87 L 35% DM 31% AM 23%	95 L 80 % DM 20 %	80 L 68,5 % DM 31,5 %	62 L 88% DM 12%	69 DM 100 %
Na (mmol/L)	9,60	14,35	12,20	12,6	12,20	16,50	16,30	16,50
K (mmol/L)	24	25,60	31,20	21,25	21,80	27,65	28,20	29,45
Cl (mmol/L)	14,70	19,75	17,50	15,25	14,70	19,75	19,75	19,75
Ca (mmol/L)	22,50	24,50	26,25	23	21,25	25	23,75	22,50
P (mmol/L)	16,80	19,70	23	17,45	19,40	22,60	22,60	22,60
Mg (mmol/L)	2,46	3,60	3,60	2,80	2,60	3,60	3,90	3,60
Cu (µg/L)	500	700	450	500	400	400	600	400
Mn (µg/L)	100	300	90	700				
Zn (mg/L)	9	7	8	8	6	6	6	8
Fe (mg/L)	13	12	11	12	10	10	10	12
I (µg/L)	110	120	110	120	80	120	120	120
Vitamines A (UI)	2 110	2 050	1 800	2 772	2 475	2 475	2 475	2 475
B1 (mg)	0,40	0,50	0,50	0,50				
B2 (mg)	0,70	0,60	1,20	1				
B6 (mg)	0,40	0,50	0,50	0,4				
B12 (µg)	1,60	1,60	3	6				
C (mg)	80	88	80	83	90	90	90	90
D (UI)	680	400	720	760	480	480	480	480
E (mg)	11	1,4	8	8	7,40	7,40	7,40	7,40
K1 (µg)	50	49	56	49				
PP (mg)	8,20	12	9	8,1				
Acide folique (mg)	0,100	0,110	0,110	0,10				
A. pantothénique (mg)	2,9	4,2	3	3,10				
Choline (mg)	82	26	80	74				
Biotine (µg)	13	17	17	16				
Osmolarité (mosm/L)			296	720				
Calories (kcal)	700	740	680	0,158	720	690	670	660
Reconstitution (%)	14	15	15		15	14,5	13	14
AA essentiels (g/L) :								
Histidine			0,68		0,81	1,13		
Isoleucine			1,63		1,59	2,21		
Leucine			2,52		3,10	4,31		
Lysine			2,04		2,70	3,75		
Méthionine			0,62		0,61	0,85		
Thréonine			1,18		1,42	1,70		
Tryptophane			0,34		0,40	0,56		
Valine			1,76		1,94	2,70		
Phénylalanine			1,28		1,62	1,17		
Cystine			0,21		0,26	0,36		
Tyrosine			1,28		1,40	1,95		
Taurine	0,05	0,06						

Tableau 56.5 – Tableau comparatif des laits hypoallergéniques

	Blédina	Gallia		Mead-Johnson	Milupa			
	Blédilait HA	Gallia HA	Guigoz hypoallergénique	Enfamil HA	Lacto-Prégomine	Conformil 1	Conformil 2	Milumal HA
Protéines (g/L)	16	17	18	15	15	17	19	17
Nucléotides (mg)	35	33						
Taurine (mg)	49	50	57		60	51	41	65
Type	100 PSH	100 PSH	100 PSH	PSH + caséine hydrolysée	Coll. de porc Isolat soja Coll. de porc Isolat soja	PSH	PSH	PSH
Lipides (g/L)	35	35	37	37	36	33	33	36
TCM rajoutés (%)		0	0	0	0	0		0
AGE (g/L)	7	7	3,50	6,60	6,50	5,10	5,10	6,50
Graisses végétales (%)	100	40	40	100	100	95	95	100
Carnitine (mg)	10	11			10	15	15	10
Glucides (g/L)	72 L 75 % DM 25 %	71 L 75 % DM 25 %	79 L 70 % DM 30 %	69 L 100 %	72 L 83 % AM 17 %	84 L 35% AM 18% DM 34%	87 L 35% AM 23% DM 31%	87 L 47 % DM 24 % AM et M 14 %
Na (mmol/L)	8,30	8,70	7,40	6,96	11,30	10	12,60	14
K (mmol/L)	19,50	20	18,20	17,66	SA	17	21,25	25
Cl (mmol/L)	12	12,40	11,80	12,70	16,80	14	15,25	15
Ca (mmol/L)	11,50	11,75	10,25	11,25	16	13	23	18,50
P (mmol/L)	8,70	9	7,45	9,70	11	9,4	17,5	14,20
Mg (mmol/L)	2,80	2,95	1,97	2,21	4,10	2,35	2,80	2,90
Cu (µg/L)	400	410	400	507	230	400	500	500
Mn (µg/L)	42	43		101	70	70	70	60
Zn (mg/L)	5	4,80	5,40	7	7	5,3	8	6
Fe (mg/L)	6,5	6,50	9	8	7	5,3	12	8
I (µg/L)	77	73	50	47	120	120	120	100
Vitamines A (UI)	1 820	1 820	2 150	2 200	2 145	2 770	2 770	2 145
B1 (mg)	0,40	0,40	0,40	0,54	0,50	0,40	0,50	0,60
B2 (mg)	0,90	0,90	1	0,95	0,80	1,00	1,10	1,20
B6 (mg)	0,40	0,40	0,50	0,40	0,70	0,40	0,40	0,90
B12 (µg)	2,60	2,60	1,10	2	1,20	5	5,50	1,50
C (mg)	98	98	57	81	80	80	83	80
D (UI)	400	400	430	400	520	560	760	600
E (mg)	7	7	9	8	8	8	8	9
K1 (µg)	70	70	SA	54	39	49	49	32
PP (mg)	5,30	5,30	4,30	6,70	2	12	8	15
Acide folique (mg)	0,070	0,070	0,065	0,108	0,130	0,100	0,100	0,750
A. pantothénique (mg)	2,60	2,60	3,50	3,3	6	3	3	6
Choline (mg)		78	54	80	SA	70	74	SA
Biotine (µg)	20	20	16	20	40	16	16	50
Osmolarité (mosm/L)	270	260	240	260	280	256	269	315
Calories (kcal)	670	670	720	676	670	700	720	740
Reconstitution (%)	13	13	14,1	13	13	15	16	15
AA essentiels (g/L) :								
Histidine	0,45		0,43		0,35			0,40
Isoleucine	1,36	1,26	0,96		0,70			1,26
Leucine	2,23	2,07	1,84		1,20			2,07
Lysine	1,97	1,83	1,65		1,00			1,83
Méthionine	0,47	0,44	0,39		0,30			0,44
Thréonine	1,50	1,39	1,26		0,80			1,39
Tryptophane	0,33	0,31	0,39		0,35			0,31
Valine	1,27	1,18	1,05		0,85			1,18
Phénylalanine	0,68	0,63	0,57		0,60			0,63
Cystine	0,56	0,52	0,42		0,30			0,52
Tyrosine	0,63	0,58	0,57		0,55			0,58
Taurine	0,049	0,050	0,057		0,060			0,065

	Nestlé		Nutricia		Sodilac
	Nidal HA 1er âge	Nidal HA 2e âge	Omnéo 1	Omnéo 2	Modilac HA
Protéines (g/L)	18	21	17	19	16
Nucléotides (mg)					PSH 50 %
Taurine (mg)	57		34	41	65
Type	100 % PSH	PSH	PSH	PSH	Caséine hydrolysée 50 %
Lipides (g/L)	37	30	0	0	36
TCM rajoutés (%)	0	0	5,1	5,1	0
AGE (g/L)	4,30	4,65	1,00	1,00	5
Graisses végétales (%)	100	100			100
Carnitine (mg)					
Glucides (g/L)	80	79	84	87	72
	L 70 %	L 75 %	L 35 %	L 35 %	L 100 %
	DM 30 %	AM 25 %	DM 35 %	DM 31 %	
			AM 18 %	AM 23 %	
Na (mmol/L)	7,40	10	10	12,6	15,70
K (mmol/L)	18,20	20,50	17	21,25	21,75
Cl (mmol/L)	11,80	38,54	14	15,25	16,65
Ca (mmol/L)	10,25	17	13,25	23	17
P (mmol/L)	7,45	22,32	9,40	17,45	11,30
Mg (mmol/L)	1,97	2,21	2	2,80	2,90
Cu (µg/L)	400	400	700	700	200
Mn (µg/L)		40	5,3	8	
Zn (mg/L)	5,40	4	5,3	12	6
Fe (mg/L)	9	12	120	120	7
I (µg/L)	50	54	2 770	2 770	120
Vitamines A (UI)	2 150	1 803	2 772	2 772	2 145
B1 (mg)	0,40	0,50	0,40	0,50	0,50
B2 (mg)	1	1	1	1	0,80
B6 (mg)	0,50	0,50	0,4	0,4	0,70
B12 (µg)	1,10	2,10	5	6	2
C (mg)	57	68	80	83	83
D (UI)	430	400	560	760	400
E (mg)	9	8	8	8	8
K1 (µg)	SA	55	49	49	39
PP (mg)	4,30	10,20	12	8,1	21
Acide folique (mg)	0,065	0,061	0,10	0,10	0,130
A. pantothénique (mg)	3,50	3,30	3,10	3,10	4,6
Choline (mg)	54	68	70	74	
Biotine (µg)	16	15	16	16	42,00
Osmolarité (mosm/L)	248	127	700	720	
Calories (kcal)	720	670	15,10 %	0,158	670
Reconstitution (%)	13,2	13,8			13
AA essentiels (g/L) :					
Histidine	0,43	0,48			
Isoleucine	0,96	1,13			
Leucine	1,84	2,14			
Lysine	1,65	1,93			
Méthionine	0,39	0,46			
Thréonine	1,26	1,47			
Tryptophane	0,39	4,61			
Valine	1,05	1,14			
Phénylalanine	0,51	0,67			
Cystine	0,42	4,63			
Tyrosine	0,57	0,67	0,05	0,04	
Taurine	0,057				0,065

Tableau 56.6 – Dates d'introduction des aliments

ALIMENTS	1 mois	2	3	4	5	6	7	8	9	10	11	1 an	2e année	3e année
LM	—	—	—	—	—	—	—	—	—	—	—	→		
ALD 1er âge	—	—	—	→										
ALD 2e âge					—	—	—	—	—	—	—	→		
Lait 10-36 mois										—	—	—	—	→
Lait vache													—	→
Yaourts, petits-suisses						—	—	—	—	—	—	—	—	→
Gruyère râpé							—	—	—	—	—	—	—	→
Fromages pâte molle									—	—	—	—	—	→
Beurre							—	—	—	—	—	—	—	→
Viande						—	—	—	—	—	—	—	—	→
Poisson						—	—	—	—	—	—	—	—	→
Jaune d'œuf						—	—	—	—	—	—	—	—	→
Blanc d'œuf													—	→
Jus de fruits					—	—	—	—	—	—	—	—	—	→
Fruits, légumes cuits					—	—	—	—	—	—	—	—	—	→
Crudités									—	—	—	—	—	→
Choux													—	→
Farines diases			—	—	—	—	—	—	—	—	—	—	—	→
Céréales (gluten)						—	—	—	—	—	—	—	—	→
Riz, pâtes,semoule													—	→
Pomme de terre seule							—	—	—	—	—	—	—	→
Chocolat									—	—	—	—	—	→

LM : lait maternel ; ALD : aliments lactés diététiques.

Tableau 56.7 – Tableau comparatif des aliments lactés pour nourrissons

Teneur pour 100 mL	Lait de femme	Lait de vache	ALD 1er âge	Lait 2e âge
Dilution g/100 mL	-	-	12,8 à 15	13,8 à 15
Protides (g)	1,2	3,6	1,5 à 2,15	2,2 à 3
% de caséine	40	80	35 à 82	68 à 82
Lipides (g)	4	3,6	2,4 à 3,7	2,8 à 3,6
% MG végétales	0	0	20 à 100	18 à 100
AGE	350	90	240 à 680	270 à 616
Glucides (g)	7,2	4,7	6,7 à 9,5	6,2 à 8,6
% de lactose	85	98	64 à 100	42 à 100
Énergie (Kcal)	71	68	60 à 72	67 à 73
Minéraux (mg)	200	700	250 à 460	540 à 740
Sodium (mmol)	7	33	7 à 14	10,4 à 26
Potassium (mmol)	13	37	14,3 à 27,6	25 à 35
Calcium (mmol)	8,6	34	10 à 23,5	19,6 à 33
Phosphore (mmol)	4,6	30	6,7 à 19	20 à 29
Fer (mmol)	0,5	0,05	5 à 8,6	7 à 14,2

chapitre 57

Michèle Gallet

L'alimentation de l'enfant malade

Laits de régime

Introduction

De nombreux produits existent *(tableau 57.10)*, dont la formule permet une utilisation adaptée à chaque pathologie digestive (intolérance aux sucres, aux protéines du lait de vache, grêle court postopératoire).

On peut regrouper :

— les **laits sans lactose**, mais avec protéines de lait de vache (ALL 110®, Blédilait® AD, Diargal®, Modilac® sans lactose, Olac®, Picot® AD) ;

— les **laits sans protéines de lait de vache**, remplacées par des protéines de **soja**, dont on connaît le risque possible d'allergie croisée avec les protéines de lait de vache (Prosobee®, Végébaby®, auxquels on peut rapprocher les aliments lactés pour nourrissons au soja) ;

— les **laits sans protéines de lait de vache**, utilisant des **protéines hydrolysées** (caséine, protéines de lactosérum, protéines de collagène de porc, isolat de soja), sans lactose ni gluten avec triglycérides à chaînes moyennes (Alfaré®, Galliagène Progress®, Pepti Junior®, Prégestimil®) ou sans triglycérides à chaînes moyennes (Nutramigen®, Prégomine®) ;

— les **laits sans protéines de lait de vache, mais avec lactose** (Lactoprégomine® : même hydrolysat que le Prégomine® ; Diarigoz® : protéines de lactosérum partiellement hydrolysées, TCM et peu de lactose).

Ces laits couvrent correctement les besoins nutritionnels des nourrissons et peuvent s'utiliser sur de longues périodes, avec cependant quelques inconvénients :

— leur prix reste élevé et leur approvisionnement est parfois difficile ;

— leur mauvaise acceptabilité (triglycérides à chaînes moyennes, goût des hydrolysats et sucres moins « sucrants » au goût).
Ces laits ne contiennent pas de galactose (dont la synthèse endogène à partir du glucose doit suffire au développement cérébral normal du petit nourrisson).

à noter

Le terme « hydrolysat de protéines » regroupe divers aliments contenant des protéines prédigérées *de façon enzymatique. Cette digestion aboutit selon les méthodes utilisées à un mélange en proportions variables de* di- et tripeptides, *de* peptides *à plus ou moins longues chaînes, associés à des* acides aminés libres. *Leur utilisation a pour but d'éviter l'allergie à des protéines étrangères et de diminuer le travail de l'entérocyte* (tableau 57.11).
Compte tenu de la physiologie de la digestion et des pathologies nécessitant l'usage de ces produits diététiques, les hydrolysats de protéines doivent répondre à certains critères :
— un taux d'acides aminés essentiels (AAE) suffisant *comparable au lait maternel ;*
— une osmolarité *peu élevée ;*
— un taux d'acides aminés libres faible, *car ils augmentent l'osmolarité finale du produit et sont moins bien absorbés par l'entérocyte que les* petits peptides *et surtout les* di- et tripeptides ;
— l'absence de protéines de poids moléculaire *supérieur à 3 500, ou peut-être même moins (1 000, 1 500 ?), en raison du risque d'allergie qu'elles peuvent induire ou prolonger.*

➡ Classification des mélanges nutritifs

Elle est la suivante *(tableau 57.10)* :
— les préparations **complètes** ou **ternaires** contenant des glucides, lipides, protides ;
— les préparations **modulaires** contenant un seul nutriment (au moins 85 %).
Ces préparations sont **polymériques** (nutriment peu ou pas dégradé), **monomériques** ou **élémentaires** (nutriment complètement dégradé : acides aminés, monosaccharides, acides gras) ou **semi-élémentaire** (nutriment partiellement hydrolysé : oligo- ou polypeptides, maltodextrines, triglycérides à chaîne moyenne).
Les protéines utilisées pour la réalisation de ces hydrolysats sont :
— des protéines de **lait de vache** : caséine (qui doit être enrichie en plusieurs AAE) et/ou protéines de lactosérum (de haute valeur biologique mais plus allergisantes) ;
— des protéines de **collagène de porc**, d'isolat **de soja**.
L'hydrolyse enzymatique utilise des enzymes pancréatiques (ou de la pepsine).

Alfaré® (Nestlé) : lait vendu sous forme de poudre reconstitué à 13,6 % :
— **glucides** : (7,03 g pour 100 mL) sous forme de dextrine maltose essentiellement ;
— **protéines** : hydrolysat de protéines de lactosérum (2,48 g pour 100 mL) ;
— **lipides** (3,26 g pour 100 mL) : 20 % de graisses végétales, 50 % de TCM, 30 % de graisses lactiques ;
— 66 kcal par 100 mL (il contient 390 UI de vitamine D par litre) ;
— osmolarité faible (175 mosm/L).
ALL 110® (Nestlé) : lait en poudre reconstitué à 13,3 % :
— **glucides** : dextrine maltose (7,4 g pour 100 mL) ;
— **protéines** : sous forme de caséine purifiée (1,9 g pour 100 mL) ;
— **lipides** : 3,3 g pour 100 mL (76 % de graisses lactiques et 20 % d'huile de maïs) ;
— 67 kcal pour 100 mL ;
— osmolarité faible (170 mosm/L).
Blédilait® AD (Blédina) : lait en poudre reconstitué à 15 % :
— **glucides** : 9 g pour 100 mL sous forme de dextrine maltose ;
— **protéines** : 2,1 g pour 100 mL sous forme de caséine purifiée ;
— **lipides** : 3,1 g pour 100 mL d'origine végétale, dont 20 % de TCM.
Diargal® (Gallia) : lait en poudre reconstitué à 15 % :
— **glucides** : exclusivement de la dextrine maltose (8,62 g pour 100 mL) ;
— **protides** : 2,85 g pour 100 mL sous forme de caséine purifiée ;
— **lipides** : 2,7 g pour 100 mL (85 % d'origine végétale, 15 % de TCM) ;
— osmolarité : 234 mosm/L ;
— 70 kcal pour 100 mL.
Diarigoz® (Guigoz) : lait en poudre reconstitué à 13,9 % :
— **glucides** : 8,5 % dont 1,3 g de lactose, 3,5 g de dextrine maltose, 1,4 g de saccharose et 2,3 g d'amidon ;
— **protides** : 1,8 g pour 100 mL, protéines du lactosérum partiellement hydrolysées ;
— **lipides** : 2,9 g pour 100 mL dont 20 % de TCM ;
— 67 kcal pour 100 mL.
Galliagène Progress® (Gallia) : lait sous forme de poudre, reconstitué à 15 % :
— **glucides** : 9,63 g pour 100 mL sous forme d'amidon et de dextrine maltose ;
— **protides** : hydrolysat de caséine (peptides courts) 1,90 g pour 100 mL ;
— **lipides** : 2,73 g pour 100 mL, graisses végétales avec 40 % de TCM ;
— 70 kcal pour 100 mL ;
— osmolarité faible (238 mosm/L).
HN 25® (Milupa) : lait écrémé en poudre, banane, riz, caséinate de sodium, pomme, farine de maïs, graisses végétales et dextrine maltose, contient du lactose et des protéines de lait de vache. Il se prépare à 14 ou 21 % (1 mesure pour 45 mL ou 30 mL d'eau), est vendu en pharmacie :
— **glucides** : 9 g pour 100 mL à 14 % (dont 2 g de lactose) ;

— **protides** : 2,6 g pour 100 mL à 14 % ;
— **lipides** : 1,2 g pour 100 mL à 14 % ;
— 57 kcal pour 100 mL à 14 % ;
— osmolarité : 300 mosm/L.

HN RL® (Milupa) : formule proche du précédent mais sans lactose (lait écrémé, poudre de banane, riz, dextrine maltose, caséinate de sodium, poudre de pomme, graisses végétales, amidon de maïs), se prépare à 14 et 21 %. Il contient pour 100 mL :
— 9,5 g de glucides ;
— 2,5 g de protéines ;
— 1,2 g de lipides ;
et apporte 59 kcal pour 100 mL à 14 %.

Modilac® sans lactose (Sodilac) : lait reconstitué à 12,5 % :
— **glucides** : 7,2 g pour 100 mL (dextrine maltose) ;
— **protides** : 1,5 g pour 100 mL (60 % de protéines solubles, 40 % de caséine) ;
— **lipides** : 3,6 g pour 100 mL (100 % graisses végétales) ;
— 67 calories pour 100 mL ;
— osmolarité : 220 mosm/L.

Nutramigen® (Mead-Johnson) : lait en poudre reconstitué à 15 % :
— **glucides** : 9,1 g/100 mL, dextrine maltose (84 %) et amidon de mais (16 %) ;
— **protides** : 1,9 g pour 100 mL (hydrolysat de caséine enrichi en cystéine, tyrosine et tryptophane) ;
— **lipides** d'origine végétale : 2,6 g pour 100 mL ;
— 67 kcal pour 100 mL ;
— osmolarité : 245 mosm/L.

Olac® (Mead-Johnson) : lait reconstitué à 13 % :
— **glucides** : dextrine maltose, 6,8 g pour 100 mL ;
— **protides** : 1,5 g pour 100 mL (albumine/caséine : 20/80) ;
— **lipides** végétaux : 3,7 g pour 100 mL ;
— 67,6 kcal pour 100 mL ;
— 180 mosm/L.

Pepti Junior® (Nutricia) : lait en poudre reconstitué à 13,1 % :
— **glucides** : 6,7 g pour 100 mL (dextrine maltose) ;
— **protides** : hydrolysat enzymatique de lactosérum (2 g pour 100 mL) ;
— **lipides** : 3,7 g/100 mL, 50 % de TCM, 50 % de graisses végétales (huile de maïs) ;
— 66 kcal pour 100 mL ;
— 190 mosm/L.

Picot® AD : lait en poudre reconstitué à 14 % :
— **glucides** : 7,9 g pour 100 mL, dont 62 % de dextrine maltose ;
— **protides** : 2,1 g pour 100 mL sous forme de caséine ;

— **lipides** : 2,8 g pour 100 mL, dont 20 % de TCM et 80 % de graisses végétales ;
— 65,5 kcal pour 100 mL.

Prégestimil® (Mead-Johnson) : lait en poudre reconstitué à 15 %, il peut bénéficier d'une prise en charge par la Sécurité sociale (depuis 1997, dans certains départements) :
— **glucides** : 6,9 g pour 100 mL, polymères de glucose, amidon et glucose ;
— **protéines** : 1,9 g pour 100 mL sous forme d'hydrolysat de caséine ;
— **lipides** : 3,8 g pour 100 mL avec 55 % de TCM et 45 % d'huile végétale ;
— 67 kcal pour 100 mL ;
— 310 mosm/L.

Prégomine® (Milupa) : lait en poudre reconstitué à 13 % :
— **glucides** : 8,6 g pour 100 mL (70 % de dextrine maltose, 21 % d'amidon, 5 % de glucose et de maltose) ;
— **protides** : 2 g/100 mL (hydrolysat de collagène de porc et d'isolat de soja) ;
— **lipides** : 3,6 g pour 100 mL d'origine végétale (palme, coco, tournesol) ;
— 67 kcal pour 100 mL ;
— 220 mosm/L.

Prosobee® (Mead-Johnson) : lait de soja en poudre reconstitué à 12,8 % ;
— **glucides** : 6,6 g pour 100 mL (amidon de maïs hydrolysé) ;
— **protéines** de soja : 2 g pour 100 mL, enrichies en L-méthionine ;
— **lipides** : 3,6 g pour 100 mL (dont 7 % de triglycérides à 8 et 10 carbones, et 24 % de TG à 12 carbones) ;
— 67,6 kcal pour 100 mL ;
— osmolarité : 145 mosm/L.

Réabilan® (Sopharga) : aliment sous forme liquide (boîte de 375 mL), éventuellement à diluer :
— **glucides** : 13,15 g pour 100 mL (dextrine maltose) ;
— **protides** : 3,15 g pour 100 mL (petits peptides courts et 10 % d'acides aminés libres), caséine (un tiers) et protéines du lactosérum (deux tiers) ;
— **lipides** : 3,9 g pour 100 mL dont 40 % de TCM ;
— 100 kcal pour 100 mL non dilué ;
— osmolarité : 300 mosm/L.

Végébaby® (Sopharga) : vendu sous forme liquide sans lactose, ni saccharose, ni gluten :
— **glucides** (dont dextrine maltose) : 8,75 g pour 100 mL ;
— **protides** : 2,45 g pour 100 mL, protéine de soja ;
— **lipides** : 2,8 g pour 100 mL, origine végétale (29 %) et lactique (71 %) ;
— 70 kcal pour 100 mL ;
— osmolarité : 350 mosm/L.

➡ En résumé

Laits sans disaccharides : ALL 110®, Blédilait® AD, Diargal®, Picot® AD. Les protéines sont de la caséine purifiée. Dans le Modilac® sans lactose et l'Olac®, les protéines sont celles des « laits pour nourrissons » à protéines non modifiées. Les aliments lactés pour nourrissons avec protéines végétales sont : Modilac® soja, Gallia® soja, Nutrilon® soja...
Laits sans protéines de lait de vache et sans lactose :
— Prosobee®, Végébaby® (soja) ;
— Nutramigen®, Prégestimil® (hydrolysat de caséine) ;
— Galliagène Progress® (hydrolysat de caséine) ;
— Alfaré® et Pepti Junior® (hydrolysat de protéines de lactosérum) ;
— Réabilan® (hydrolysat de caséine et de protéines de lactosérum) ;
— Prégomine® (hydrolysat de collagène de porc et d'isolat de soja).
Laits sans protéines de lait de vache mais avec du lactose :
— Diarigoz® (hydrolyse partielle des protéines de lactosérum) ;
— Lacto-prégomine® (hydrolysat de collagène de porc et d'isolat de soja).
Laits contenant des TCM :
— à 15 % : Diargal® ;
— à 20 % : Diarigoz®, Blédilait® AD, Picot® AD ;
— à 40 % : Réabilan®, Galliagène Progress® ;
— à 50 % : Alfaré®, Pepti Junior® ;
— à 55 % : Prégestimil®.

Régimes particuliers

➡ Gastro-entérite infectieuse aiguë du nourrisson

Introduction

L'unanimité est actuellement faite sur les grands principes de traitement des gastro-entérites infectieuses (GEI) *(voir chapitre 30)* :
— **la réhydratation et la correction des troubles hydroélectrolytiques** par compensation des pertes, le plus souvent grâce à des solutions hydroélectrolytiques *per os* ;
— **un apport calorique suffisant** pour ne pas entrer dans le cercle vicieux de la dénutrition et créer un déficit secondaire en disaccharidases ;
— la suppression des **protéines allergisantes**, notamment celles du lait de vache, d'autant plus impérieuse qu'il s'agit d'un nourrisson de moins de

3 mois et surtout de moins de 1 mois, et/ou d'une diarrhée récidivante ou traînante.

Dans le cas d'une gastro-entérite infectieuse, il faut :

— **affirmer** la diarrhée :
  - augmentation du volume des selles ;
  - aspect liquide ;
  - stagnation pondérale ou amaigrissement selon l'âge de l'enfant ;

— **apprécier le retentissement** (% de perte de poids) et la **tolérance** alimentaire (vomissements) ;

— **traiter la diarrhée.**

Traitement de la diarrhée

Si la **perte de poids est supérieure à 8-10 %**, l'hospitalisation est nécessaire, surtout chez le nourrisson.

Devant une diarrhée bien tolérée :

— perte de poids inférieure à 5 % : réalimenter ;

— perte de poids entre 5 et 8 % : arrêter le lait et les laitages pendant quelques heures, donner des solutions hydroélectrolytiques à la demande (au moins 200 mL/kg/j par petites quantités à la fois) pendant 6-12 heures, maximum 24 heures, en surveillant le poids, puis réalimenter :
  - **chez un enfant de moins de 1 mois** : reprendre le lait maternel ou introduire, le 1er ou le 2e jour, un lait de régime sans lactose, sans protéines de lait de vache (hydrolysat de protéine) à maintenir pendant 10 à 15 jours avant de réintroduire en 5-6 jours le lait antérieur ;
  - **chez un enfant de 1 à 4 mois** : reprendre l'alimentation le soir même ou le lendemain, soit avec le lait antérieur, soit avec plus de confort et de sécurité grâce à un lait sans lactose et caséine purifiée (ALL 110®, Blédilait® AD, Diargal®, Picot® AD) ou protéines lactées (Modilac® sans lactose, Olac®) ou un lait appauvri en lactose et avec protéines de lactosérum partiellement hydrolysées (Diarigoz®) pendant 6 à 10 jours avant de réintroduire en 3-4 jours le lait antérieur. Certains préconisent l'utilisation d'un H de protéines ;
  - **chez un enfant de plus de 5 mois** : l'alimentation est déjà diversifiée ; après la réhydratation, le lait pourra être repris associé aux aliments antidiarrhéiques classiques.

En cas de récidive, arrêter le lait et les laitages et utiliser un lait sans lactose et sans protéines de lait de vache : lait de soja (Végébaby®, Prosobee®), ALL 110®, Blédilait® AD, Diargal®, Diarigoz®, Modilac® sans lactose, Olac®, Picot® AD pendant 3 à 5 jours, puis reprendre progressivement le lait et les laitages (yaourts).

S'il s'agit d'une **diarrhée traînante ou après échec de réintroduction du lait**, il est nécessaire (avec ou sans une période de 24 heures de solutions hydro-

électrolytiques) de maintenir un lait de régime sans protéines de lait de vache, sans lactose, hypo-osmolaire, pendant 3 à 4 semaines avant de réintroduire prudemment en 6 à 10 jours les laitages.
Le **yaourt** (dont le lactose est en partie hydrolysé grâce aux ferments lactiques et/ou à *Lactobacillus bifidus*) est bien toléré en début de réintroduction et pourrait prévenir l'intolérance secondaire au lactose.
Légumes, fruits, protides animaux peuvent être maintenus chez l'enfant de plus de 4-5 mois.

Solutions hydroélectrolytiques

Les solutions préconisées par l'OMS sont très efficaces pour la réhydratation et la compensation des pertes hydroélectrolytiques des diarrhées cholériformes. Elles sont cependant peu caloriques, trop riches en sodium pour les diarrhées souvent virales de nos régions et pauvres en potassium.

Tableau 57.1 – Solutions hydroélectrolytiques

Composition comparative par litre	Adiaril Gallia	GES 45 Milupa	Alhydrate Nestlé	Lytren Mead-Johnson	Blédilait RO Blédilait	Hydrigoz Guigoz	Picolite Picot SA	Fanolyte Bioprojet
Sodium (mmol/L)	49	49	60	50	40	60	61,5	60
Potassium (mmol/L)	25	25	20	25	25	20	19	20
Chlorure (mmol/L)	25	25	60	40	25	60	61,5	60
Bicarbonate (mmol/L)	24	23	–	–	25	–	–	–
Citrate (mmol/L)	–	9	18	–	–	18	11	18
Sulfate (mmol/L)	–	–	–	–	–	–	–	–
Gluconate (mmol/L)	25	–	–	–	25	–	–	–
Calcium (mmol/L)	–	–	–	2	–	–	–	–
Magnésium (mmol/L)	–	–	–	2	–	–	–	–
Phosphore (mmol/L)	–	–	–	2	–	–	–	–
Glucose (g/L)	20	20	–	9	20	–	–	16
Saccharose (g/L)	20	20	20	–	20	20	20	–
Dextrine maltose (g/L)	–	–	60	42,5	–	60	70	–
Calories (kcal)	160	160	320	206	160	320	361	64
Osmolarité (mosm/L)	330	298	< 300	250	326	< 300	< 300	240

D'autres formules plus adaptées aux pertes ioniques des GEI (*tableau 57.1*) sont actuellement commercialisées en France :
— Adiaril® (Gallia) : 1 sachet de 9,9 g pour 200 mL ;
— Ges 45® (Milupa) : 1 sachet de 9,24 g pour 200 mL ;
— Alhydrate® (Nestlé) : 1 sachet de 18 g pour 200 mL ;
— Lytren® (Mead-Johnson) : 1 sachet pour 200 mL ;
— Hydrigoz® (Guigoz) : 1 sachet de 18 g pour 200 mL d'eau ;
— Blédilait® RO (Blédina) : 1 sachet de 9,9 g pour 200 mL d'eau ;
— Picolite® (Picot) : 1 sachet de 20 g pour 200 mL d'eau ;
— Fanolite® (Bioprojet) : 1 sachet de 4,5 g pour 200 mL d'eau.
Leur utilisation doit être brève, limitée aux 6-24 premières heures, car elles sont peu caloriques, puis elles seront relayées par les laits et aliments pour diarrhée. Elles sont également utiles s'il existe une intolérance digestive associée, car elles permettent, grâce à des apports fréquents de petites quantités,

d'éviter la déshydratation et le recours à la perfusion (à condition d'en apporter des quantités suffisantes d'au moins 200 mL/kg/j).

Autres produits

Ils ne devraient plus avoir actuellement d'indications (ils sont trop peu caloriques et masquent l'aspect diarrhéique des selles en étant faussement rassurants) :
— **Caril®** (Sopharga) : carottes en poudre et extrait de riz. Pour 100 g de poudre : 4,2 g de protides ; 0,9 g de lipides ; 86,5 g de glucides (saccharose, glucose, fructose) ; 6,3 mEq de sodium ; 150 mg de calcium ; 370 kcal. Se reconstitue à 5 % ou 10 % (1 ou 2 mesures) pour 100 mL d'eau ou de lait ;
— **Carogil®** (Diepal Jacquemaire) : carottes, farine de riz, dextrine maltose, vendu sous forme liquide prête à l'emploi. Pour 100 mL : 0,2 g de protides ; 0,1 g de lipides ; 3,5 g de glucides ; 15 kcal, 6,5 mEq de sodium et 0,56 mEq de potassium.

Médicaments

Les **antiseptiques** peuvent être associés, mais sont rarement utiles dans ces diarrhées souvent virales. Les **flores de complément** (Lactéol®, Ultralevure®, Lyobifidus®) sont un complément utile pour rééquilibrer la flore intestinale. Les adsorbants comme la smectite améliorent le transit et le confort en diminuant les douleurs de distension colique.
Les **antidiarrhéiques** (Imodium®, lopéramide), à la dose de 10 à 20 gouttes/kg/j en prises fractionnées pendant 24 à 48 heures, ou 4 gouttes/kg après chaque selle sans dépasser 20 g/kg/j, ne sont pas utiles chez le nourrisson et sont contre-indiqués avant 24 mois.
Tiorfan® (racécadotril), sachet de 10 et 30 mg, est un antisécrétoire intestinal par inhibition de l'enképhinase. Il peut s'utiliser dès l'âge de 1 mois à la dose de 1,5 mg/kg/prise, 3 fois par jour, associé aux mesures diététiques citées.

Aliments antidiarrhéiques

Ces aliments classiques restent, bien entendu, très utilisables et facilement acceptés par l'enfant (riz, carottes, Maïzena, banane, pomme crue, coing). Les légumes verts, protides animaux, autres fruits ne sont pas contre-indiqués. Les aliments antidiarrhéiques servent d'adsorbants et rassurent les parents en améliorant l'aspect des selles.

Constipation

La constipation est souvent secondaire à une erreur de régime, cependant il faut éliminer par l'interrogatoire, les antécédents, l'examen clinique et les

éventuels examens complémentaires (ASP, manométrie, opacification, biopsie) :
— une hypothyroïdie ;
— une maladie de Hirschsprung ou pseudo-Hirschprung par adynamie intestinale ;
— une cause neurologique (spina bifida) ou musculaire ;
— une cause métabolique (hypokaliémie, hypercalcémie).

Conseils généraux et diététiques

Chez l'enfant comme chez l'adulte, le rythme des selles peut être très variable (une selle tous les 2-3 jours à 2-4 selles par semaine). On parle de constipation s'il y a moins de trois selles par semaine ou si le volume des selles est trop petit par rapport à l'âge (inférieur à 25 mL pour un enfant de 2 ans). Il importe donc de respecter ces « constipations » bien supportées et de ne traiter que si les selles sont dures, sanglantes, émises douloureusement.
À tout âge, l'apport de boisson doit être suffisant (lait chez le petit nourrisson, eau chez l'enfant).

Chez le tout-petit, jusqu'à 4-5 mois

Il existe souvent une constipation avec les laits pour nourrissons, surtout si l'enfant consomme la ration minimale pour son âge. On peut aider l'enfant avec des jus de fruits (de pruneaux, d'oranges).
Proposer de l'eau pure entre les biberons, préparer un biberon sur deux ou trois avec de l'eau Hépar® pendant quelques jours (mais pas de façon trop prolongée afin de ne pas modifier l'équilibre ionique du bébé).
Souvent, tout rentre dans l'ordre avec la diversification du régime.
Éventuellement, on peut utiliser de l'huile de paraffine (Laxamalt® ou Lansoyl®).

Chez l'enfant plus grand

Il faut :
— **boire suffisamment** (surtout de l'eau, des jus d'oranges sans sucre), limiter le lait à 300-500 mL/j et couvrir les besoins calciques avec les autres laitages. Il est très efficace de boire un grand verre d'eau ou de jus d'orange avant le petit déjeuner ;
— **manger davantage** de laitages tels des yaourts, des petits-suisses, du fromage blanc (notamment sucrés au miel), de légumes verts riches en fibres (épinards, salade cuite, poireaux, céleri-rave, carottes, poivrons, artichauts), de fruits (tomates, agrumes, pruneaux) ;
— **ne pas abuser de sucre** et le remplacer régulièrement par du miel ;

— donner une fois par semaine des **légumes secs** (riches en fibres) : lentilles, pois cassés, haricots secs. Chez l'enfant de plus de 3 ans, on peut utiliser des biscuits au blé complet ou du pain complet deux à trois fois par semaine, au maximum une tranche par jour, en cure courte de 15 jours à 3 semaines ;
— **éviter** le riz (utiliser du riz complet), les pâtes, la semoule, les biscuits, les bananes, la pomme crue, les coings, le chocolat, le sucre, la gelée de fruit ;
— éventuellement utiliser de l'huile de paraffine.

➡ Traitement du reflux gastro-œsophagien

Les grands éléments de traitement sont : la posture, l'épaississement et le pansement antiémétique, antiacide.

Posture

Elle est guidée par les résultats de la pH-métrie, si elle a été réalisée :
— mi-assis à 30-40, avec un dossier rigide sous le matelas (cette position augmente la compression abdominale, il faut prévenir le risque de malposition dorsale et/ou cervicale) ;
— le décubitus ventral à plat ou surélevé de 30 (il entraîne ou majore des malpositions des pieds, qui se corrigeront spontanément avec la marche). Il est plus facile et mieux toléré par l'enfant, mais son indication doit être bien posée en raison des risques majorés de MSN.
La contention doit être efficace mais sans risques pour l'enfant.
Sa durée sera prolongée jusqu'à l'âge de la marche.

Épaississement

Maïzena : 1 g = 3,6 kcal ; 1 cuillère à soupe = 6 g ; 1 cuillère à café rase = 2 g. Elle se prépare à 3 %, c'est-à-dire 3 g pour 100 g de lait lors des premiers mois (4 g/kg/j après 2 mois).
Gélopectose : 1 g = 3,1 kcal. Elle se prépare également à 3 à 4 g pour 100 mL de lait. 1 cuillère à soupe = 6 g ; 1 cuillère à café = 2 g.
Gumilk : 2 g pour 100 mL de lait, il se prépare sans cuisson. Une mesure de 2 g est livrée dans la boîte. 100 g = 251 kcal ; 60,8 g de glucides et 2 g de protides végétaux ; 29,4 g de glucides non métabolisables. Il entraîne souvent de la diarrhée (notamment avec lait maternel).
Régime : lait à protéines non modifiées de préférence. Les laits pour nourrisson et de suite, spontanément épaissis, comme le Blédilait AR® et Prémium, l'Enfamil AR®, l'Enfalac nutribab®, le Gallia Prémium®, le Guigoz Confort® et Transit®, le Milumel AR®, le Modilac Confort®, le Nutrilon AR®, le Nidal AR® et Confort®, le Conformil®, l'Omnéo® sont d'emploi très simple pour les

parents, efficaces sur une symptomatologie modérée et pour certains vendus uniquement en pharmacie. L'épaississement avec de l'amidon de la plupart de ces laits est moindre (1,2 à 2 g pour 100 mL) que celui préconisé (3 %) dans les reflux importants. Les laits avec caroube sont plus épais et donc plus efficaces sur la symptomatologie.
La durée de l'épaississement est prolongée jusqu'à 12-18 mois minimum (âge de la marche) mais n'est pas difficile à réaliser dès l'âge de 4-5 mois.
La scintigraphie gastro-œsophagienne permet de différencier les reflux à transit rapide, où les laits à protéines non modifiées et l'épaissement sont indiqués, et les reflux à transit lent, où les laits à protéines modifiées (avec ou sans épaissement) devraient être plus efficaces.

Pansements

Ce sont des substances *(tableau 57.2)* à visée antiacide faisant appel :
— aux sels d'aluminium ;
— aux sels de magnésium ;
— au bicarbonate de sodium ;
— au carbonate de calcium ;
— ou autres (bismuth, kaolin, acide alginique, diméticone).
Ils se présentent en général sous forme de gel ou de suspension, à utiliser après le repas, pour prolonger l'action neutralisante du bol alimentaire.

Tableau 57.2 – Composition des pansements

	Al	**Mg**	**Na**	**Sucre**	**Diméticone**
Phosphalugel®	+	0	0	+	0
Maalox®	+	+	± 0	Très peu	0
Dimalan®	+	+	0	0	+
Gaviscon®	+	0	6,5 mEq pour 10 mL	0	0
Smecta®	+	+	Peu	Peu	0

Inconvénients :
— les sels d'aluminium : constipation, hypophosphorémie (sauf phosphate d'aluminium), hypocalcémie et chélation du fluor ;
— les sels de magnésium : diarrhée, action rapide mais plus brève ;
— le carbonate de calcium : hypercalcémie, hyperphosphorémie ;
— le bicarbonate de sodium : surcharge sodée (12 mEq/g).
Les interactions médicamenteuses sont très variables mais faibles (diminution de l'absorption de la cimétidine et du fluor et éventuellement d'autres médicaments), par modification du pH et de la vidange gastrique.

L'association de sels de magnésium et d'aluminium semble plus logique.
Le diméticone est souvent intéressant (antiflatulent).
On rencontre avec les pansements des problèmes de goût et d'acceptabilité (phénomènes de diarrhée ou de constipation).
Les pansements sont souvent utiles en début de traitement ou de façon plus prolongée si les douleurs et/ou l'œsophagite persistent (résultats de fibroscopie).
La posologie est en moyenne de 0,5 à 1 mL/kg/prise ou 1 à 2 mL/kg/j :
— Maalox® : 0,5 mL/kg/prise ;
— Phosphalugel® : 1 mL/kg/prise (1 sachet de 15 mL/j éventuellement dilué avec 5 cuillères à café d'eau).

Antiémétiques, prokinétiques

Ils sont à donner 10 à 15 minutes minimum avant les repas.
Ils semblent plus efficaces chez le grand enfant.
Ils entraînent peu de complications (syndrome dyskinétique) à ces doses.
Primpéran® : 0,5 mg/kg/j (1 mg = 10 gouttes).
Motilium® (dompéridone) : 2 mg/kg/j ; 1 mL = 1 mg (cuillère-mesure de 5 mL).
Péridys® (dompéridone) : 2 mg/kg/j.
Prépulsid® (Cisapride, laboratoire Janssen, suspension à 1 mg/mL) : 0,2 mg/kg/prise et trois à quatre prises par jour.

à savoir

Le Prépulsid® est ***contre-indiqué en cas de QT long*** *et surtout en association avec les macrolides et les antifungiques azolés (Nizoral®, Daktarin®, Flunocazole®). Il est à utiliser avec prudence chez l'enfant de moins de 3 mois et chez les anciens prématurés.* ***ECG avant toute prescription*** *et de contrôle après 48 à 72 heures de traitement. À utiliser uniquement en cas de* ***RGO compliqué, résistant aux traitements classiques et documenté par une pH-métrie****. Les contre-indications du Prépulsid® ont été élargies autant chez l'adulte que chez l'enfant.*

Béthanéchol-urécholine® : 7 à 9 mg/m²/j en trois prises. Commencer à faible dose et augmenter progressivement (risque de diarrhée, augmente l'acidité gastrique, ses effets cholinergiques le contre-indiquent en cas de pathologie respiratoire). À utiliser après indication par **manométrie pathologique**.

Antisécrétoires acides

Cimétidine (Tagamet®) : 40 à 60 mg/kg/j en trois à quatre prises chez le nourrisson (préparation pharmaceutique ou utilisation orale des ampoules injectables : 200 mg dans 2 mL) ; 30 à 40 mg/kg/j chez l'enfant plus grand.

Ranitidine (Azantac®, Raniplex®) : 10 à 15 mg/kg/j chez le nourrisson (certains vont jusqu'à 20 mg/kg/j dans les formes sévères) ; 5 mg/kg/j chez le grand enfant et l'adulte.
Oméprazole (Mopral®, Zoltum®) : 40 mg/1,73 m^2/j ou 0,8 à 1 mg/kg/jour ; ou lansoprazol (Ogast®, Lanzor®) : 17 mg/m^2 ou 1 à 2 mg/kg/j ; indication ponctuelle dans les RGO avec **œsophagite constatée à la fibroscopie chez l'enfant de plus de 1 an** et pour un traitement de 8 semaines maximum.

Carence martiale

Elle est très fréquente dans les deux premières années de vie : carence d'apport parfois associée à une anémie de type inflammatoire, en raison des infections ORL ou autres, à répétition ou en raison de facteur de risque (prématurité, dysmaturité, grossesses multiples, erreurs alimentaires).
Il faut apporter :
— 1 à 2 mg/kg/j (3 mg pour les prématurés et les jumeaux), dont 10 % en moyenne sont absorbés et couvrent les besoins qui sont de 0,1 mg/kg/j (traitement **préventif**) ;
— 5 à 6 mg/kg/j (traitement **curatif**).
Sources :
— le lait de femme : 0,1 mg/100 mL dont 50 % absorbés ;
— le lait de vache : 0,04 mg/100 mL dont 10 % absorbés ;
— le lait pour nourrisson : 5 à 9 mg/100 mL dont 10 % absorbés ;
— le lait de suite : 7 à 14 mg/100 mL dont 10 % sont absorbés ;
— les céréales : 1 à 2 mg/100 g dont 4 % absorbés ;
— les légumes : environ 1,5 mg/100 g dont 3 à 4 % absorbés ;
— les protéines animales : 2,5 mg/100 g dont 15 % absorbés.
L'absorption du fer est très variable, selon la forme galénique ou les nutriments. La vitamine C facilite l'absorption, le lait la diminue ; le sulfate est mieux absorbé que les autres sels.
Jusqu'à 1 an, la moitié des besoins sont couverts pour 50 % par les laits pour nourrissons puis de suite, le reste par la viande (30-40 g en apportent 1 à 2 mg), les légumes (200-300 g en apportent 3-4 mg), les farines, surtout celles enrichies en fer (10-20 g en apportent 1 à 2 mg).
Lors de la deuxième année de vie (et chez l'enfant de moins de 1 an nourri au lait de vache), la carence martiale est fréquente (surtout si l'enfant fait des infections à répétition).
Une gélule d'Ascofer®, une mesure de Ferrostrane® ou de Fumafer® apportent en moyenne 33-34 mg de fer, et Héliofer® 50 mg par cuillère-mesure. Une cuillère-mesure de Ferromiel® apporte 7 mg de fer en majorité absorbé. Le traitement martial perturbe souvent le transit intestinal, de façon très variable selon les individus (diarrhée, constipation, vomissements) et il vaut

mieux apporter des doses plus faibles : 2 à 4 mg/kg/j et de façon prolongée (sur une période supérieure à 3-4 mois).

➡ Intolérance aux protéines de lait de vache

Dans ce régime sans lait, on supprime :
— totalement le lait et les produits laitiers : yaourts, fromage blanc, petits-suisses, tous les fromages, le beurre et la crème fraîche ;
— tous les aliments du commerce ou diététiques contenant du lait même à l'état de traces, à l'exception des produits qui figurent dans la liste permise ;
— temporairement tous les aliments contenant du gluten (jusqu'à 5-6 mois) et du soja.
On introduit le lait de régime pendant les premiers mois de vie, dès que le diagnostic est posé, en 5 à 7 repas : Alfaré®, Galliagène®, Nutramigen®, Pepti Junior®, Prégestimil®, Prégomine® et Lacto-prégomine® *(tableau 57.10).*
Si l'intestin est fragilisé par une diarrhée traînante, utiliser de préférence un lait peu osmolaire sans disaccharides, avec éventuellement des TCM. Il faut noter qu'il existe des intolérances croisées aux protéines de soja qui sont à éviter les premiers mois.
On introduit des farines autorisées, vers 6-8 semaines de vie, augmentées progressivement pour atteindre 6 à 10 cuillerées à café par jour réparties selon les besoins de l'enfant (pas de farines lactées avant la réintroduction du lait de vache, pas de gluten avant 5-6 mois).
On introduit des légumes et des fruits vers 3-4 mois, avec passage progressif en quatre ou cinq repas.
On repousse l'introduction de la viande à 6-7 mois, du poisson à 8-9 mois et des œufs après 1 an en raison des possibilités d'intolérances croisées.
On enrichit le régime en calcium (sirop de gluconate de calcium, par exemple) si l'enfant consomme moins de un demi-litre de lait de régime par jour.
La réintroduction du lait de vache se fera en milieu hospitalier vers 12-14 mois.

Protocole de réintroduction du lait de vache avec cromoglycate

Environ 15 jours avant la réintroduction :
— commencer l'administration de cromoglycate : Nalcron® ou Intercron® en ampoule buvable (un quart d'ampoule 30 minutes avant chaque repas pendant les cinq premiers jours, puis une demi-ampoule 30 minutes avant chaque repas les 10 jours suivants) ;
— faire la réintroduction selon le protocole habituel (5 mL au premier repas, 10 mL au repas suivant, 15 mL au troisième repas, un biberon entier de lait

de vache le lendemain matin) en donnant une demi-ampoule de cromoglycate avant chaque repas et en gardant un accès veineux jusqu'à la sortie ;
— continuer l'administration de cromoglycate aux même doses pendant le mois qui suit la réintroduction.

Aliments autorisés et défendus

Le *tableau 57.3* répertorie les aliments autorisés et défendus dans l'intolérance au lait de vache.

Tableau 57.3 – Aliments autorisés et défendus dans l'intolérance au lait de vache

Aliments	Autorisés	Défendus
Produits laitiers Substituts du lait	Lait de ferme Nutramigen Prégomine et lacto-prégomine Alfaré Prégestimil Galliagène TCM Petpi Junior (Laits de soja chez le grand enfant)	Les laits d'animaux Les formes : liquides, en poudre, concentrées, maternisées ou humanisées AL 110 (Nestlé) Diargal (Gallia) Tous les produits dérivés du lait : yaourt, petit suisse, fromage blanc, tous les fromages, crème fraîche, beurre, margarines autres que celles précisées sur la liste des produits spéciaux autorisés
Viandes	Toutes les viandes après 6-7 mois (à l'exception d'intolérance particulière)	
Poissons		Défendus jusqu'à 8-9 mois (possibilité d'intolérance croisée)
Œufs		Défendus jusqu'à 1 an (possibilité d'intolérance)
Charcuteries		Toutes interdites
Féculents et farines	Farines de riz Pommes de terre Riz	Les purées instantanées du commerce (farines contenant du gluten ou du soja), pain, biscuits, biscottes en cas d'**intolérance associée** au gluten, soja...

Aliments	Autorisés	Défendus
Légumes verts et secs	Tous : frais ou surgelés au naturel Les légumes homogénéisés infantiles et figurant sur la liste jointe	Les légumes cuisinés, toutes les marques et variétés de légumes homogénéisés ne figurant pas sur la liste jointe
Fruits	Tous : frais, en compote ou au sirop, les fruits secs, les fruits homogénéisés figurant sur la liste jointe	Tous les petits pots ne figurant pas sur la liste jointe
Matières grasses	Toutes les huiles, les margarines : Crock vital et Excel	Beurre, crème fraîche Les autres margarines
Produits sucrés	Sucre roux, blanc, sorbet maison, cacao pur, chocolat à cuire ou à croquer, bonbons et sucettes acidulés et mentholés, confitures, miel, gelées	Chocolat au lait en tablette et en poudre, entremets et glaces, tous les autres bonbons, le nougat, les dragées, etc.
Boissons	Jus de fruits frais, jus de fruits du commerce « purs » (vérifier sur l'étiquette qu'il n'y a aucun additif), eaux minérales gazeuses ou non, café, infusions	Toutes les boissons lactées, les poudres pour boissons instantanées, le café en poudre
Divers	Condiment pur, sel, herbes séchées Caril (Sopharga) Gélopectose (Jacquemaire) Petits pots : uniquement ceux portés sur la liste	Condiments en poudre : sauces du commerce, potages du commerce

Petits pots sans protéines de lait de vache

Avant d'utiliser un aliment tout préparé pour bébé, il faut toujours vérifier au niveau de la composition qu'il ne contient pas de lait (protéines lactées, bêta-lactoglobulines, caséine... la composition est obligatoirement marquée sur l'étiquette).

Les pots de compote de fruits purs **Blédina®**, **Gallia®**, **Gerber®** (sauf pomme-caramel en 130 g), **Guigoz®**, **HiPP®**, **Nestlé®** ne contiennent pas de lait de vache.

Les pots de dessert sont **interdits** sauf :
— la crème de riz à la poire de **Nestlé®** ou **Guigoz®** ;
— les goûters-desserts **Blédina®** (dessert gourmand pomme-abricot-caramel ; pomme-banane-raisins secs-cannelle) ;
— les entremets fraise-semoule, bananou, djababa, tropiki de **Gerber®**.

Blédina® :
— pots de 130 g : jardinière de légumes, haricots verts, carottes, petits pois, jardinière au bœuf, carottes-jambon ;
— pots de 200 g : potage velouté carottes, potage légumes-jambon ; cuits vapeur artichauts ; légumes primeurs, ratatouille : jardinière-bœuf, petits légumes-bœuf-jambon, épinards-bœuf, poulet-tomate-riz, carottes-jambon, carottes-poulet-veau, légumes verts-agneau, petits pois-veau, légumes du jardin-sole, petit menu : carottes-bœuf, petits pois-canard, **Blédichef** : mousseline : artichauts-filet de cabillaud, carottes-bœuf, jardinière de dindonneau ; **petites purées** : aux carottes, aux courgettes.

Gallia® :
— pots de 100 g : artichauts, carottes, haricots verts, jardinière de légumes, bœuf, poulet ;
— pots de 130 g : carottes, légumes du potager, carottes-jambon, légumes-bœuf, légumes-filet de sole, légumes-poulet ;
— pots de 200 g : petits légumes-bœuf-jambon, tomate-poulet-riz, petits pois-veau.

Guigoz® :
— pots de 100 g : carottes nantaises, fonds d'artichauts de Bretagne ; haricots verts extra fins, petits pois extra fins, maïs doux ; préparations de veau, de bœuf, de poulet, de dindonneau, d'églefin ;
— pots de 130 g : carottes, légumes du potager, légumes-maïs ; carottes-jambon, haricots verts-dindonneau ;
— pots de 200 g : carottes-veau, dindonneau au maïs ; légumes-bœuf aux pâtes, légumes-jambon, carottes-bœuf, légumes-colin ; potages-légumes variés, potage-jardinière.

Nestlé® :
— pots de 130 g : carottes, artichauts, jardinière de légumes ; légumes-jambon, carottes-poulet, jardinière au mais ;
— pots de 200 g : carottes-bœuf, petits légumes-bœuf ; jardinière de veau, printanière-petits pois-carottes ; légumes-poulet ou jambon, petits pois-jambon ; légumes-poulet au riz, légumes-bœuf aux pâtes ; haricots verts-dindonneau, carottes-jambon-riz ; tomates-filet de colin-riz.

Gerber® :
— pots de 71 g : patates douces, petits pois ;
— pots de 113 g : haricots verts ;
— pots de 130 g : artichauts, haricots verts, 6 légumes vapeur, carottes, légumes-bœuf, légumes-poulet ;

— pots de 200 g : carottes-bœuf, légumes-bœuf-pâtes ; légumes verts-poulet, légumes-poulet-riz.
HiPP® :
— pots de 125 g : carottes ; carottes nouvelles-pomme de terre ;
— pots de 190 g : jardinière de légumes ; légumes-riz-poulet ; tomates-riz-bœuf ; pâtes au jambon ; pâtes-tomates-bœuf ; carottes-pomme de terre-bœuf ; légumes-riz-veau ;
— pots de 220 g : légumes-bœuf ; pomme de terre-tomates-poulet ; légumes-veau ; tomates-pâtes-bœuf ; carottes-chou-fleur-veau ; légumes-cabillaud ;
— pots de 250 g : légumes-pâtes-poulet ; légumes-pâtes au blé complet-bœuf ; légumes-riz-dinde ; tomates-pâtes-veau ; légumes-pomme de terre-bœuf ; pâtes au jambon-tomates ;
— purées instantanées, sachets de 25 g de pomme de terre et de pomme de terre-carottes.

Farines ne contenant pas de protéines de lait de vache

Pas de farine lactée.
Pas de gluten avant 5-6 mois.
Les farines précédées d'un astérisque sont des farines sans gluten :
— Diases 1er âge ;
— Arrow-root® (Jammet) ;
— Blédine croissance® ;
— *Blédine® 5 légumes, pomme-orange-miel, riz au miel, sans gluten ;
— *Blédine® diase biberon ;
— Blédine® miel, vanille, fruits des bois ;
— Blédine® cacao à cuire et instantanée ;
— Blédine® 5 céréales à cuire ;
— Blédaline® 4 céréales-carottes, semoule et légumes, vermicelle et tomate ;
— cacao (Gallia®) après 8 mois ;
— *céréales aux framboises (Nestlé®) ;
— *céréales aux légumes (Nestlé®) ;
— céréales à la vanille, au miel, junior au cacao, junior au caramel (Nestlé®) ;
— *céréales-vanille 1 et 2 (Gallia®) ;
— *céréales : ma première céréale (diastasée), mes premiers légumes, mes premiers fruits (Milupa®) ;
— céréales : vanille, miel, cacao croissance (Milupa®) ;
— *Diase (Guigoz®) ;
— *Diase biberon (Gallia®) ;
— farines : 6 légumes, 5 fruits, riz-carottes, riz au miel (Gallia®) ;
— *farines Guigoz® sans gluten (diastasée, céréales-vanille 1er âge, pomme-banane-abricot, miel-mille fleurs) ;

— farine Guigoz® céréales-cacao (> 8 mois) ;
— *farines Picot® diastasée, *crème de riz diastasée ;
— *farines Picot® : riz-miel, riz-carottes, *fruits, *légumes, céréales sans gluten ;
— farines Picot® : céréales, phosphate vanille, cacaotée, orge-pruneaux, pomme-abricot ;
— Maïzena® (Société des produits du maïs) ;
— phosphatines instantanées non lactées (5 céréales, céréales-miel, céréales-vanille, *céréales-fraise, céréales-fruits, céréales-cacao, *banane) ou à cuire (vanille, cacao) ;
— *rizine instantanée ou à cuire (Jammet) ;
— *farine Pablum® (Mead-Johnson) diastasée, *double céréale, céréales aux petits flocons d'avoine, aux trois céréales, céréales aux fruits.

➡ Entérocolite et intestin fragilisé

Dès qu'un intestin a souffert, ses capacités digestives sont réduites, et à la moindre anomalie clinique ou facteur de risque : anoxie, cathétérisme ombilical, surtout si une exsanguino-transfusion a été réalisée, s'il y a des résidus verts, un ballonnement abdominal, une diarrhée sanglante, il convient de suivre le protocole suivant :
— arrêt de l'alimentation orale pendant 3-5 jours et nutrition parentérale exclusive ;
— puis introduction de l'alimentation orale par une solution hydroélectrolytique, hypo-osmolaire :
— **solution B** pendant 12 à 24 heures : 8 mL de sérum glucosé à 30 % et 4 mEq de sodium et 88 mL d'eau. La solution B est à 200 mosm/L et apporte 9,6 kcal/100 mL ;
— puis **solution A** pendant 24 à 48 heures : 12 mL sérum glucosé à 30 % et 5 mEq de sodium et 83 mL d'eau. La solution A est à 280 mosm/L et apporte 14,5 kcal/100 mL.

Entre le 3e et le 5e jour, introduire le lait de femme ou le lait de régime contenant un hydrolysat de protéines, à dilution progressivement croissante sur quelques jours, associé à l'alimentation parentérale de complément.
À la moindre anomalie au cours de cette réintroduction, arrêter l'alimentation orale pendant 10 à 15 jours et mettre en place une alimentation parentérale exclusive par cathéter central.
La reprise de l'alimentation *per os* s'effectuera de la même façon que précédemment.
Le passage à un lait pour nourrissons ne se fera qu'après 2 à 3 semaines d'alimentation très bien supportée.

Protocoles métaboliques

➜ Protocole d'alimentation des nouveau-nés de mère diabétique et des enfants présentant des hypoglycémies

Le nouveau-né de mère diabétique (NNMD) présente plusieurs risques :
— **métabolique** : hypoglycémie, hypocalcémie ;
— **cardiaque** : myocardiopathie (Lasilix® mais pas de Digoxine®) ;
— **sanguin** :
  - polyglobulie (saignée si hématocrite supérieure à 70 %) ;
  - ictère (surveillance de la bilirubine).

Il faut éviter l'hypoglycémie et l'hypocalcémie par un **apport régulier, constant, sans à-coups de sucre** (0,3 à 0,5 g/kg/h), en surveillant régulièrement glycémie, dextro et calcémie.
Le risque d'hypoglycémie existe pendant environ 4-5 jours.

À J1-J3 : 60 à 80 mL/kg/j *per os*

Nutrition entérale à débit continu (NEDC) : lait de femme (7 % de sucre) ou, mieux, hydrolysat de protéines (Galliagène Progress® : 9,5 % de DM), éventuellement sucrés avec de la dextrine maltose de manière à maintenir un débit horaire de glucose suffisant (0,3 à 0,5 g/kg/h) en tenant compte de l'osmolarité finale du mélange *(voir « Nutrition entérale », dans ce même chapitre)*.
En cas de diabète bien équilibré ou de diabète gestationnel assez bien équilibré, la prise régulière, toutes les 3 heures *per os*, de quantités correctes de Galliagène® permet de passer le cap des premiers jours d'hypoglycémie sans recours à la NEDC (10 mL/kg/3 h apportent 0,3 g/kg/h de sucre ; 8 mL/kg/3 h apportent 0,25 g/kg/h de sucre).
Vitamine D : 5 gouttes (2 000 UI).
Gluconate de calcium : 1 à 2 mL/kg si hypocalcémie.
S'il existe une **intolérance digestive**, on peut perfuser par voie périphérique (à 8 %) et diminuer les apports *per os* (risque de surcharge hydrique surtout si myocardiopathie). Ces enfants sont difficiles à piquer, les accès sautent souvent, entraînant des à-coups de sucre, et un cathéter IC est parfois nécessaire pour augmenter la concentration de sucre de la perfusion.

À J4-J5 : 80-100 mL/kg/j en NEDC, NEDD, biberons

Donner du lait maternel sucré avec 2-3 % de dextrine maltose ou continuer avec le Galliagène®.

Ne pas commencer une nutrition entérale à débit discontinu (NEDD) **ou les biberons si la concentration de sucre nécessaire pour maintenir la glycémie est supérieure à 10 % (en tenant compte de la dextrine maltose rajoutée).**
Doser la glycémie avant la reprise de l'alimentation.
Arrêter le gluconate de calcium si la calcémie est normale.
Essayer de diminuer la concentration en dextrine maltose en fonction de la glycémie.

À J6

Donner huit repas, bien répartis toutes les 3 heures, de lait maternel, de Galliagène® ou d'un lait pour nourrissons.
Diminuer progressivement ou arrêter l'apport en dextrine maltose (1 à 2 %) en fonction de la glycémie.
Suivre la calcémie pour apporter la vitamine D à la dose habituelle (1 000 à 1 200 UI/j).

➡ Protocole de traitement des hypocalcémies

Les hypocalcémies néonatales sont à prévenir chez tout nouveau-né, notamment chez les prématurés et chez tout nouveau-né ayant présenté une souffrance fœtale (surtout si la mère n'a pas été supplémentée en vitamine D : 200 000 UI en début de troisième trimestre) par :
— 1 000 UI de vitamine D dès J1 chez le nouveau-né à terme ;
— 1 500 UI de vitamine D dès J1 chez le prématuré (deux doses d'Uvéstérol®).
Ces vitamines seront associées à des apports calciques suffisants.
Faire systématiquement : une calcémie, une phosphorémie à J1, J3, ± J5.

À titre indicatif

On parle d'**hypocalcémie** pour une calcémie :
— inférieure à 1,90 mmol/L chez le nouveau-né à terme (75 mg/L) ;
— inférieure à 1,75 mmol/L chez le prématuré (70 mg/L).
Les **apports de calcium** sont de :
— 70 mg/100 mL dans les laits pour prématurés ;
— 40 à 95 mg/100 mL dans les laits pour nourrissons ;
— 55 mg/100 mL en moyenne dans le lait maternel ;
— 90 mg de calcium-élément dans une ampoule de 10 mL de gluconate de calcium ;
— 300 à 400 mg dans 1 g de carbonate de chaux.
La **surface corporelle** est estimée approximativement à *(tableau 52.12)* :
— 0,10 m^2 pour un enfant de 1 kg ;

— 0,15 m^2 pour un enfant de 2 kg ;
— 0,20 m^2 pour un enfant de 3 kg ;
— 0,25 m^2 pour un enfant de 3,5 à 4 kg ;
— 0,30 m^2 pour un enfant de 5 à 6 kg.
Vitamine D :
— 400 UI/goutte dans le Stérogyl® ;
— 1 000 UI/dose 1, 1 500 UI/dose 2 dans l'Uvéstérol® et dans l'Uvéstérol D® ;
— 300 UI/goutte dans le Zyma D2®, l'Adrygil ;
— 200 000 UI par ampoule d'Auxergyl® et de Vitamine D3 BON® ;
— 100 000 UI par ampoule d'Uvédose Crinex® et 80 000 UI par ampoule de Zyma D2® ;
— 80 UI ou 2 g/mL dans 1 Alpha Léo® soit 20 gouttes (1 goutte = 0,1 g).

Conduite à tenir dans les hypocalcémies précoces et les hypocalcémies tardives

Les hypocalcémies précoces (premières 48 heures) : elles nécessitent surtout un apport calcique suffisant (50 mg/kg/j de gluconate de calcium) *per os* en 6-8 prises entre les biberons pendant 2-3 jours et 2 000 UI de vitamine D (Stérogyl® et/ou Uvéstérol®).
Les hypocalcémies tardives (après le 4e-5e jour) : elles sont souvent secondaires :
— à des apports phosphorés trop importants ;
— à une hypomagnésémie ;
— à une hypoparathyroïdie ;
— à un rachitisme.
Elles nécessitent un **apport calcique de 1 000 mg/m²**. Surveiller la calcémie, la phosphorémie une à deux fois par jour jusqu'à la normalisation, la calciurie-phosphaturie des 24 heures pendant 1 jour ou 2.

Traitement

Traitement *per os*

Le traitement peut se faire *per os* si la calcémie est supérieure à 1,6 mmol/L (65 mg) chez le prématuré ou 1,75 mmol/L (70 mg) chez le nouveau-né à terme :
— 5 à 6 mL/kg/jour de **gluconate de calcium** en 6-8 prises entre les biberons pendant 3 ou 4 jours ou 150 mg/kg/j de carbonate de chaux (surtout en cas de traitement prolongé, car il entraîne moins de diarrhée) ;
— 3 mL/kg/jour de **magnésium** (Mag 2®, Solumag®).
Vitamine D3 : 5 000 UI (12 gouttes de Stérogyl®) pendant 3 à 5 jours, puis 2 000 UI/j ; ou 1 Alpha Léo® (1 OH D3), 0,5 à 1 g (5 à 10 gouttes) deux fois par jour pendant 48 heures en cas d'hypoparathyroïdie.

➡ Traitement par voie veineuse

Le traitement peut se faire par voie veineuse si la calcémie est inférieure à 1,6 ou 1,75 mmol/L selon le terme.

• Si l'alimentation peut être conservée

Limiter l'alimentation à 60-80 mL/kg/j (pour ne pas surcharger l'enfant avec la perfusion).
La perfusion de 80 à 100 mL/kg/j contient :
— 7 à 8 % de **glucose** ;
— 4 à 6 mL/kg/j de **gluconate de calcium** ;
— 1 à 2 mmol/kg/j de **Na, K** ;
— éventuellement du **magnésium** (peut être apporté *per os*) ;
— les mêmes apports de **vitamine D** *per os* que précédemment.

• Si l'alimentation est arrêtée :

— **1 000 mg/m^2 de Ca** dans 100 à 130 mL/kg/j de perfusion classique à **7-8 % de glucose** contenant 2 mL/kg de **Mg SO_4 à 10 %** ;
— 1 à 2 mEq/kg de **NaCl** et de **KCl**.
Les **vitamines, oligoéléments et protides** sont rarement nécessaires pour des nutritions parentérales totales (NPT) de courte durée.
Traiter par la perfusion 2-3 jours, puis relayer avec le traitement *per os*. La dose de **vitamine D** est la même que pour le traitement *per os*.
Les mêmes apports de Ca peuvent être réalisés avec **80 à 120 mL/kg de NP 100 dilué à 50 % enrichi avec** (pour 100 mL de NP 100 à 50 %) :
— 5 mL de gluconate de calcium ;
— 2 mL de sulfate de magnésium à 10 %.
Ceci correspond à une perfusion contenant au total 63 mg de Ca et 20 mg de Mg pour 100 mL.
Se méfier cependant en cas d'**hyperphosphorémie importante**, car le NP 100 dilué à 50 % contient 5,5 mmol de phosphore/100 mL.

➡ Prématurés et nouveau-nés de faible poids de naissance

Besoins de base

Leurs besoins sont très différents de ceux des nouveau-nés à terme non dysmatures et ne seront atteints que **progressivement, en étant adaptés à chaque enfant**.

Eau : 80 à 100 mL/kg/j à J1 ; 150 mL/kg/j à J15. Ces apports théoriques **tiendront compte de l'état clinique de l'enfant** et des problèmes cardiaques, neurologiques, rénaux ou respiratoires associés.
Calories : 50 kcal/kg/j, et on atteint progressivement :
— 120 ± 130 kcal/kg/j *per os* à J10-J15 ;
— 85 ± 100 kcal/kg/j IV à J10-J15.
Glucides : 12 à 15 g/kg/j.
Protides : 1,5 à 2 g/kg/j jusqu'à 3 à 3,5 g/kg/j par voie veineuse ou 3 à 4 g/kg/j *per os* à J10-J15 (taux corrélé avec un **apport calorique suffisant**).
Lipides : 4 à 6 g/kg/j doivent couvrir également les besoins en AGE (acides linoléique et linolénique : apport supérieur ou égal à 2 % des apports caloriques totaux) et en AG à très longue chaîne ω-3 : DHA et EPA. Une partie des lipides est sous forme de TCM (permettant d'éviter la stéatorrhée par malabsorption des graisses, secondaire au déficit en lipase pancréatique et en sels biliaires conjugués).
Calcium : 100 à 140 mg/kg/j *per os*, 50 à 60 mg/kg/j par voie parentérale.
Phosphore : 40 à 60 mg/kg/j.
Sodium : **1 à 2 mmol/kg/j les premiers jours**, 2 à 4 mmol/kg/j à J7. Les besoins ultérieurs sont parfois beaucoup plus importants, jusqu'à 5-7 mmol/kg/j en fonction de la diurèse et de la maturité rénale (tubulopathie).
Vitamines : 1 000 à 1 500 UI/j de vitamine D, 5 à 10 mg/j de vitamine E, 35 à 50 mg/j de vitamine C.
Supplément en **fer** après 2-4 semaines, sous forme de sulfate ferreux (1 à 2 mg/kg/j de fer-élément).

Laits à proposer

Lait maternel

Il ne peut suffire seul à couvrir ces besoins. Il sera cependant préféré les premiers jours en raison de sa digestibilité et de ses qualités anti-infectieuses. Il faut ensuite l'enrichir en protides, sucre, phosphore, magnésium et lipides sous forme de TCM.

Laits adaptés aux prématurés

On peut aussi utiliser un lait adapté au prématuré *(tableau 57.12)*, seul ou en complément d'un allaitement maternel insuffisant, surtout si le terme est supérieur ou égal à 33-34 semaines.
Ces laits couvrent les besoins plus importants des prématurés en protides, sodium, calories, et sont enrichis en TCM et acide gras essentiels. Les dernières formules des laboratoires sont mieux adaptées aux besoins actuellement estimés des prématurés.

Leur composition moyenne est la suivante :
— **protides** : 2 à 2,31 g pour 100 mL, soit 11,5 % des calories totales. La modification du rapport albumine/caséine diminue la digestibilité et augmente la fraction allergisante (60/40 dans le Préalma®, le Préaptamil®, le PréGallia®, le Prémodilac® et le Pré-Enfamil®, 78/22 dans le Prénidal® et le PréGuigoz®, mais les protéines solubles sont partiellement hydrolysées) ;
— **lipides** : 34 à 42 g/L, soit 40 % des calories totales. Les besoins en acides linoléique et linolénique sont largement couverts (3 à 4 % des calories totales). Les autres acides gras polyinsaturés sont apportés grâce à des huiles de poisson, de pépins de cassis, de lécithine d'œuf. Une partie des lipides est sous forme de triglycérides à chaîne moyenne (20 à 40 %) pour compenser le déficit en lipase et en sels biliaires du prématuré. Le Préaptamil® n'est pas enrichi en TCM mais contient du milupan (lipides à longues chaînes polyinsaturées en ω-6 et 3) ;
— **glucides** : sous forme de lactose et de dextrine maltose (60 à 25 %) car les capacités lactasiques du prématuré sont réduites. Ils représentent en moyenne 40 % des calories totales ;
— **minéraux** : plus riches en sodium que le lait maternel et les laits pour nourrissons, afin de compenser les pertes sodées rénales par immaturité tubulaire et couvrir à peu près les besoins de 2-3 mEq/kg/j ;
— **autres ions** : taux comparable aux autres aliments lactés ;
— **vitamines** : sans particularités ;
— **calories** : 70 à 80 kcal pour 100 mL.

à noter

Protocole proposé pour l'enrichissement du lait maternel :
— hydrolysat de protéines (1 g pour 100 mL) ;
— glucides (2 g de dextrine maltose pour 100 mL ou 1 g seulement si des TCM sont rajoutés) ;
— éventuellement TCM (0,5 mL pour 100 mL) ;
— phosphore (1 mmol de phosphate ou 1 mL de Phocytan® pour 100 mL de lait) ;
— magnésium (0,25 mL de sulfate de magnésium à 10 % pour 100 mL de lait) ;
— 3 ou 4 % (lait maternel de lactarium) d'Éoprotine® (Milupa) contenant pour 100 g :
– 20 g de protides (protéines de lait de vache purifiées) ;
– 1,4 g de lipides ;
– 70 g de glucides (dextrine maltose) ;
– 29 mmol de sodium ; 2 mmol de potassium ;
– 312 mmol de calcium, 2,9 mmol de magnésium, 27 mmol de phosphore ;
– 1 mg de vitamine A, 6,7 mg de vitamine E et 6,7 µg de vitamine K, 500 mg de vitamine C ;
– 371 kcal ;
– 1,5 à 1,6 mosm/g/L ;
— 4 g/100 mL de S-26-SMA HMF® (Sodilac) contenant pour 100 g :
– 25 g de protides (protéines de lactosérum) ;

– 4 g de lipides ;
– 60 g de glucides (9 g de lactose et 51 g de DM) ;
– 20 mmol de sodium, 17 mmol de potassium ;
– 56 mmol de calcium, 36 mmol de phosphore, 3 mmol de magnésium ;
– des vitamines en quantité suffisante pour couvrir les besoins des prématurés sans vitaminothérapie complémentaire.

Protocole d'alimentation des prématurés

Il est le suivant : **80 à 100 mL/kg/j à J1, en tenant compte de la tolérance et des problèmes associés.**
L'alimentation parentérale est souvent nécessaire chez le nouveau-né de moins de 32 semaines (cathéter IC ou voie périphérique).
Les apports *per os* sont possibles dès J1, **très progressivement, en fonction de l'état de l'enfant**, par :
— des solutions hydroélectrolytiques (quelques heures seulement car peu caloriques) ;
— du lait maternel de lactarium ;
— ou un lait avec hydrolysat de protéines (10 à 30 mL/kg/j) : nutrition entérale à débit continu, nutrition entérale à débit discontinu ; gavage chez les plus de 32-33 semaines.

Première semaine chez l'enfant sans problèmes associés

Les apports totaux restent à 100-120 mL/kg/j jusqu'à J7.
Il faut diminuer la nutrition parentérale et augmenter les apports *per os* de 10 à 30 mL/kg/j.
Donner du :
— **lait maternel** si la maman nourrit ;
— **lait pour prématuré** au 3e-4e jour chez les plus de 34-35 semaines ;
— **lait de mère de lactarium ou hydrolysat de protéines** pour les nouveau-nés de moins de 34 semaines.

Deuxième semaine

On atteint 140-150 mL/kg/j à J14 *per os* ± complément parentéral chez les prématurés de moins de 30-32 semaines (NEDC, NEDD ou gavage selon l'âge corrigé).
Apporter, en fonction des quantités de lait données par la maman et l'âge corrigé :
— du **lait maternel enrichi** (protocole du service ou 3-4 % d'Éoprotine®) dès que le transit est bien établi et surtout s'il n'y a plus de nutrition parentérale de complément ou complété par un lait pour prématurés (pour les plus de 34-35 semaines) ou un hydrolysat de protéines (pour les moins de 34 semaines) ;

— du **lait pour prématurés** ;
— ou de l'**hydrolysat de protéines** si âge corrigé (AC) < 33-34 semaines.

Après le 15e jour

Le protocole est le suivant :
— 160 ± 20 mL/kg/j ;
— lait maternel enrichi ;
— lait pour prématuré seul ou en complément d'un allaitement maternel (AM) insuffisant ;
— hydrolysat de protéines seul ou en complément d'un AM insuffisant (terme inférieur à 34 semaines d'AC ou difficultés digestives).
Ne pas commencer les **tétées** avant 35 ± 1 semaines d'âge corrigé.
Attendre un **âge corrigé** de 36-37 semaines et un **poids** supérieur à 2 500-2 800 g pour introduire progressivement un aliment lacté pour nourrissons.
Vitamines : Uvéstérol® (1 mL, dose 1) + 1 goutte de Stérogyl® par jour (soit 3 000 UI de vitamine A, 1 400 UI de vitamine D, 5 mg de vitamine E, 50 mg de vitamine C) ; vitamine K : 1 à 2 mg/semaine si AM exclusif ou 1,5 mL (dose 2) d'Uvéstérol®/j (4 500 UI de vitamine A, 1 500 UI de vitamine D, 7,5 mg de vitamine E, 75 mg de vitamine C), essentiellement pour les enfants en réanimation et/ou en détresse respiratoire.
Fer : après 2-3 semaines, sous forme de sulfate ferreux (1 à 2 mg/kg/j de fer-élément soit 5 à 10 mg/kg/j de sulfate ferreux) associé à 1,25 mg/j d'**acide folique** (1/4 de comprimé de Spéciafoldine®).

Enfants dysmatures et postmatures

Enfants dysmatures

Ils ont souvent des besoins hydriques et caloriques supérieurs à ceux attendus pour leur poids.
Ces enfants ont fréquemment :
— une **intolérance gastrique** limitant les apports *per os* ;
— des **hypoglycémies** (les faibles réserves lipidiques limitent la néoglycogenèse) nécessitant un débit glucidique horaire de 0,3 à 0,4 g/kg/h, parfois plus (0,6 à 0,9 g/kg/h) ;
— et des **hypocalcémies**.
Certains enfants souffrant de retard de croissance intra-utérin (RCIU) ont cependant une **intolérance glucidique**, véritable diabète transitoire nécessitant de recourir à un traitement par insuline à dose très faible pour commencer (0,05 U/kg/h), puis à adapter en fonction de la biologie.
Dans le **RCIU modéré**, il faut apporter 100 mL/kg/j dès J1, le plus souvent grâce à une alimentation parentérale. Puis, il faut commencer l'alimentation

avec du lait maternel (secondairement enrichi en dextrine maltose à 2-3 % et 1 à 2 % de triglycérides à chaînes moyennes pour faciliter le démarrage de la néoglycogenèse) ou avec un lait avec hydrolisat de protéines.
Le relais est ensuite pris, dès que le transit est bien établi, au bout de quelques heures ou jours avec un lait pour prématuré enrichi en TCM, jusqu'à un poids de 2 800 à 3 000 g.
Dans le **RCIU sévère** inférieur ou égal à –3 DS (déviations standards), l'alimentation orale sera retardée de 4 à 10 jours après la stabilisation des constantes cliniques et biologiques, et débutée très progressivement par du lait de femme ou un hydrolysat de protéines dilué et progressivement concentré : 20 à 30 mL/j la première semaine puis augmentée de 10 à 20 mL/kg/j en fonction de la tolérance, en diminuant l'alimentation parentérale de complément. Enfin, le relais est pris avec un lait pour prématuré jusqu'à environ 3 kg.

à noter | *Surveiller : glycémie, calcémie, diurèse et natriurèse.*

Enfants postmatures

En raison de la souffrance pendant les jours de dépassement de terme, l'enfant postmature est déshydraté (osmolarités sanguine et urinaire, diurèse) et hypoglycémique (faibles réserves glycogéniques et lipidiques).
Ses besoins hydriques sont élevés, de l'ordre de 100 mL/kg/j dès J1 (et un apport parentéral de complément est souvent nécessaire).
Des apports de sucre suffisants (0,3 à 0,5 g/kg/h) sont nécessaires pour maintenir la glycémie (*per os* et/ou IV).

à noter | *Surveiller : glycémie, calcémie, diurèse et natriurèse, osmolarités sanguine et urinaire.*

Nutrition parentérale

Besoins et apports recommandés

La nutrition parentérale peut être totale (NPT) ou complémentaire (souvent utilisée chez les prématurés).
Son but est de couvrir les besoins nutritionnels et d'assurer la croissance staturo-pondérale de l'enfant.

Les **besoins caloriques** sont de 80 à 100 kcal/kg/j. Les protides en apportent 10 à 15 %, les glucides couvrent le reste de l'apport énergétique total, avec éventuellement les lipides.
La voie parentérale économise, par rapport à la voie entérale, un coût énergétique de 20 ± 19 cal/kg/j.
En cas d'**alimentation parentérale prolongée** (supérieure à 3-4 semaines), ajouter certains **oligoéléments** (zinc...) et **vitamines** (B1, B5, PP, B6, biotine...).
Elle se fait par voie périphérique ou centrale.
Les produits utilisés sont les suivants.

Protides

Vamine® (Kabi Vitrum) :

— 650 kcal ou 2,7 MJ/L apportés par les AA et le glucose ;
— 70 g d'AA et 9,40 g d'azote/L ;
— 1 275 mosm/kg d'eau ;
— électrolytes/L :
  - sodium : 50 mEq ou 50 mmol ;
  - potassium : 20 mEq ou 20 mmol ;
  - calcium : 5 mEq ou 2,5 mmol ;
  - magnésium : 3 mEq ou 1,5 mmol ;
  - chlorures : 55 mEq ou 55 mmol ;
— AA essentiels ;
— AA essentiels chez l'enfant : E ;
— AA ramifiés (AAR) ;
— L-acide aspartique : 4,05 g ;
— L-acide glutamique : 9,00 g ;
— L-alanine : 3,00 g ;
— L-arginine : 3,30 g ;
— L-cystéine-cystine E : 1,40 g ;
— Glycocolle : 2,10 g ;
— L-histidine : 2,40 g ;
— L-isoleucine* : 3,90 g ;
— L-lysine : 3,85 g ;
— L-leucine* : 5,25 g ;
— L-méthionine : 1,90 g ;
— L-phénylalanine : 5,45 g ;
— L-proline : 8,10 g ;

---

* acide aminé indispensable (*voir « Besoins alimentaires du nouveau-né, du prématuré et du nourrisson »*).

— L-sérine : 7,50 g ;
— L-thréonine : 3,00 g ;
— L-tryptophane : 1,00 g ;
— L-tyrosine E : 0,50 g ;
— L-valine* : 4,25 g ;
— glucose : 100 g ;
— eau pour préparation injectable qsp : 1 000 mL.

Primène® 10 % :

— 47,5 % d'acides aminés essentiels ;
— AAR/AA totaux = 24 % ;
— azote total : 15 g/L ;
— acides aminés : 10 g/L ;
— chlore : 15,6 mmol/L ;
— sodium : 5 mmol/L ;
— osmolarité : 780 mosm/L ;
— pH : 5,5 ;
— L-isoleucine* : 6,70 g ;
— L-leucine* : 10,00 g ;
— L-valine* : 7,60 g ;
— L-lysine : 11,00 g ;
— L-méthionine : 2,40 g ;
— L-phénylalanine : 84,20 g ;
— L-thréonine : 3,70 g ;
— L-tryptophane : 2,00 g ;
— L-arginine : 8,40 g ;
— L-histidine E : 3,80 g ;
— L-alanine : 8,00 g ;
— L-acide aspartique : 6,00 g ;
— L-cystéine-cystine E : 2,46 g ;
— L-acide glutamique : 10,00 g ;
— Glycine : 4,00 g ;
— L-proline : 3,00 g ;
— L-sérine : 4,00 g ;
— L-tyrosine E : 0,45 g ;
— L-ornithine : 2,49 g ;
— taurine : 0,60 g ;
— acide L-malique ;
— eau pour préparation injectable qsp : 1 000 mL.

Un soluté d'acides aminés plus adapté au nouveau-né et au prématuré, comme le Vaminolact®, est enrichi en lysine et taurine, appauvri en méthionine, phénylalanine et proline.

Dans le Primène® 5 %, les taux d'acides aminés sont réduits de moitié par rapport au précédent, sauf celui de la tyrosine (0,45 g/L) qui est identique dans les deux solutés.

Vaminolac T® (Kabi Vitrum) :

— 46 % d'acides aminés essentiels ;
— 5 % d'acides aminés aromatiques ;
— 65 g/L d'acides aminés ;
— azote : 9,3 g/L ;
— calories : 240 kcal/L ;
— osmolarité : 500 mosm/L ;
— L-isoleucine* : 3,10 g ;
— L-leucine* : 7,00 g ;
— L-valine* : 3,60 g ;
— L-lysine : 5,60 g ;
— L-méthionine : 1,30 g ;
— L-phénylalanine : 2,70 g ;
— L-thréonine : 3,60 g ;
— L-tryptophane : 1,40 g ;
— L-arginine : 4,10 g ;
— L-histidine E : 2,08 g ;
— L-alanine : 6,30 g ;
— L-acide aspartique : 4,10 g ;
— L-cystéine-cystine E : 1,00 g ;
— L-acide glutamique : 7,10 g ;
— glycine : 2,10 g ;
— L-proline : 5,60 g ;
— L-sérine : 3,80 g ;
— L-tyrosine E : 0,50 g ;
— taurine : 0,30 g ;
— pH : 5,3.

Nutrilamine 16® (laboratoire Bruneau) :

— acides aminés totaux : 95,5 g/L ;
— osmolarité : 704 mosm/L ;
— pH 7 ;
— sodium 2,9 mmol/L ;
— L-isoleucine* : 4,00 g ;
— L-leucine* : 7,00 g ;
— L-valine* : 5,00 g ;
— L-lysine : 5,50 g ;
— L-meéthionine : 2,50 g ;

— L-phénylalanine : 5,65 g ;
— L-thréonine : 4,00 g ;
— L-tryptophane : 1,00 g ;
— L-arginine : 17,30 g ;
— L-histidine E : 4,50 g ;
— L-alanine : 6,00 g ;
— L-acide aspartique : 9,40 g ;
— L-cystéine-cystine E : 1,00 g ;
— L-acide glutamique : 9,40 g ;
— glycine : 8,00 g ;
— L-proline : 3,30 g ;
— L-sérine : 1,60 g ;
— L-tyrosine E : 0,35 g ;
— dithionite de sodium : 0,25 g.

Néphramine® (uniquement AA essentiels) :

— bisulfide de sodium : 0,05 g/L ;
— osmolarité : 440 mosm/L ;
— apport protéique : 56 g/L ;
— apport calorique : 224 kcal/L ;
— tyrosine : 0 ;
— histidine : 2,50 g ;
— isoleucine : 5,60 g ;
— leucine : 8,80 g ;
— lysine : 9,00 g ;
— méthionine : 8,80 g ;
— phénylalanine : 8,80 g ;
— thréonine : 4,40 g ;
— thryptophane : 2,00 g ;
— valine : 6,40 g ;
— cystéine : 0,20 g ;
— glucides (selon sérum utilisé).
On peut utiliser le sérum glucosé à 5, 10, 30 ou 50 % ; le plus utilisé est celui à 30 %.

Lipides

Intralipides® (Kabi Vitrum)

C'est une émulsion lipidique injectable d'huile de soja à 20 % ou 10 % :
— huile de soja purifiée : 10 g ou 20 g ;
— lécithine d'œuf purifiée : 1,20 g ;
— glycérol : 2,25 g ;

— eau distillée qsp : 100 mL.
L'Intralipide® 20 % apporte 2 000 kcal/L (ou 8,4 MJ) et 330 mosm/kg.
L'Intralipide® 10 % apporte 1 100 kcal (ou 4,06 MJ) et 280 mosm/kg.
Ce sont des acides gras à longue chaîne, insaturés : 26 % d'acide oléique, 54 % d'acide linoléique, 8 % d'acide linolénique, 0,1 % d'acide arachidonique.

Endolipides® (Bruneau)

À 10 % ou 20 % : même formule que l'Intralipide® en dehors du glycérol (2,50 g/100 mL).

Ivélip® (Cernep-Synthélabo)

À 10 % ou 20 % : même formule que l'Endolipides®.

Médialipides® (Bruneau)

À 10 et 20 % : 5 ou 10 g d'huile de soja et de TCM, 1,2 g de lécithine d'œuf purifiée et 2,5 g de glycérol pour 100 mL. La solution à 20 % apporte 1 968 kcal/L et fait 287 mosm/L.

Clinoléic® 20 % (Clintec Baxter)

Mélange d'huiles d'olive (80 %) et de soja (20 %) purifiées avec 15 % d'acides gras saturés, 65 % d'acide mono-insaturés, 20 % d'acides gras polyinsaturés, 2 000 kcal/L et 270 mmol/L. Les phospholipides apportent 1,5 mmol de phosphore pour 100 mL.

Ions

NaCl : 1 mL = 1 mEq ou 1 mmol.
KCl : 1 mL = 1 mEq ou 1 mmol.
Gluconate de calcium à 10 % : ampoule de 10 mL contenant 1 g de gluconate de calcium et 90 mg d'ions Ca^{++} (1 mL = 9 mg = 0,45 mEq = 0,225 mmol).
Sulfate de magnésium : ampoule de 10 mL à 10 % contenant 8,1 mEq de Mg ou 4,1 mmol (1 mL = 0,81 mEq = 10 mg).
Phocytan® : une ampoule de 20 mL contenant 1 mL = 1 mEq de PO_4 = 31 mg = 0,33 mmol ou 10 mg de phosphore-élément et 0,66 mEq de Na.
Bicarbonate de sodium à 42 % : ampoule de 10 mL contenant 5 mmol de sodium et 5 mmol de bicarbonate (HCO_3).

Oligoéléments

Une solution de différents minéraux (Zn, Cu, Mn, Fe, I, Se, Cr, F) est préparée par la Pharmacie des hôpitaux et permet de couvrir les besoins théoriques selon le terme et l'âge.
La composition des ampoules est synthétisée dans le *tableau 57.4*.

Tableau 57.4 – Composition des ampoules d'oligoéléments

Oligoélément (µg/mL)	Pharmacie centrale des Hôpitaux de Paris			Laboratoire Aguettant
	Prématuré	Enfant	B	
Zinc	1 750	1 000	100	100
Cuivre	200	200	20	30
Chrome	10	20	0	2
Manganèse	25	100	10	10
Fer	0	1 000	0	50
Fluor	75	300	50	50
Sélénium	15	30	3	5
Molybdène	–	0	0	5
Iode	–	50	10	5
Cobalt	–	0	0	15

Apporter du **gluconate de zinc** (besoins : 3 à 15 mg/j) quand il existe des risques de carence *(tableau 57.5)*, notamment en cas de NPT prolongée : ampoules de gluconate de zinc du laboratoire Aguettant (10 mg dans 10 mL).

Tableau 57.5 – Apports moyens conseillés (en µg/kg/j) d'oligoéléments en nutrition parentérale exclusive

Oligoéléments (µg/kg/j)	Prématurés	Nourrissons (moins de 1 an)	Enfants
Zinc	350 à 500	200	100
Cuivre	50	30	20
Chrome	0,2 à 0,3	3	2
Manganèse	5 à 10	10	5
Fer	100	50	50
Fluor	–	50	50
Sélénium	1 à 3	5	3
Molybdène	1 à 2	5	10
Iode	–	5	5
Cobalt	–	1,5	0,5

Vitamines

HPV (hydrosol polyvitaminé) : 1 mL apporte :
— vitamine A : 2 500 UI ;
— vitamine B1 : 1 mg ;
— vitamine B2 : 0,75 mg ;
— vitamine B5 : 2 mg ;
— vitamine E : 1 mg ;
— vitamine B6 : 1 mg ;
— vitamine PP : 5 mg ;
— vitamine C : 25 mg ;
— vitamine D2 : 500 UI.

Soluvit® (Kabi Pharmacia) :
— vitamine A : 2,5 mg ;
— vitamine B2 : 3,6 mg ;
— vitamine B6 : 4 mg ;
— vitamine B12 : 5 mg ;
— vitamine C : 100 mg ;
— vitamine PP : 40 mg ;
— acide folique : 0,4 mg ;
— acide panthoténique : 15 mg ;
— biotine : 0,06 mg.

Cénervit® (Clintec Nutrition) : composition pour un flacon à diluer dans 5 mL :
— vitamine A : 3 500 UI ;
— vitamine B1 : 3,51 mg ;
— vitamine B2 : 5,67 mg ;
— vitamine B5 : 17,25 mg ;
— vitamine B6 : 5,53 mg ;
— vitamine E : 11,2 mg ;
— vitamine PP : 46 mg ;
— vitamine C : 125 mg ;
— vitamine D : 220 UI ;
— vitamine B12 : 6 mg ;
— acide folique : 0,414 mg ;
— biotine : 69 mg ;
— glycocolle : 250 mg.

Éphynal® : ampoule de 100 mg (2 mL) de vitamine E.

Vitamine C : ampoule de Laroscorbine® de 500 mg (= 5 mL) ou autre préparation par Pharmacie centrale.

Vitamine B6 : 4 à 30 mg/j en cas de carence.

Complexe vitaminique B-PP (Bécozyme®, laboratoire Roche) : ampoule de 2 mL contenant 10 mg de vitamine B1, 4 mg de vitamine B2, 4 mg de

vitamine B6, 40 mg de vitamine PP, 6 mg d'acide pantothénique (à utiliser en cas d'alimentation artificielle prolongée).
Biotine®, laboratoire Roche (*per os* ou IV) : 50 g/j, également en cas d'alimentation parentérale prolongée (ampoule de 1 mL contenant 5 mg).
Vitalipide® (Kabi Pharmacia) : une ampoule de 10 mL contient 1 g d'huile de soja et 0,12 g de lécithine d'œuf. Même formule qu'Intralipides® 10 % + 2 300 UI de vitamine A, 400 UI de vitamine D, 1 UI de vitamine E, 0,2 mg de vitamine K1.
Les apports vitaminiques recommandés en nutrition artificielle sont répertoriés dans le *tableau 57.6*.

Tableau 57.6 – Apports vitaminiques recommandés pour 24 heures en nutrition artificielle

Vitamines/24 h	Prématurés	Nourrissons (moins de 1 an)	Enfants (pour 100 kcal)
Vitamine A (UI)	200-1 000 (450)	1 000-2 000 (1 300)	150-500 (250)
Vitame D (UI)	200-500 (400)	100-1 000 (800)	20-250 (50)
Vitamine E (mg)	3-15 (10)	3-10 (4)	1-0,7 mg/g d'AGE
Vitamine K (µg)	5-80 (80)	50-750 (200)	10
Vitamine B1 (µg)	0,1-0,5 (0,5)	0,4-5 (1)	100
Vitamine B2 (µg)	0,15-0,30 (0,30)	0,4-0,6 (0,5)	100
Vitamine B5 (µg)	0,4-1,5 (1)	2-5 (3)	400
Vitamine B6 (µg)	0,08-0,35 (0,2)	0,1-1 (0,6)	80
Vitamine B12 (µg)	0,3-0,6 (0,5)	0,3-3 (1)	0,1
Vitamine C (mg)	20-40 (30)	25-35 (30)	10
Acide folique (µg)	50-200 (100)	20-80 (80)	10
Biotine (µg)	5-30 (25)	35-50 (50)	5
Niacine (mg)	0,5-2 (2)	6-8 (6)	250 µg

Les chiffres entre parenthèses représentent les valeurs moyennes habituellement retenues.

➜ Surveillance

À surveiller :
— l'état d'hydratation, la courbe de poids ;
— la glycosurie quotidienne (son apparition doit faire diminuer la concentration de sucre) ;
— l'ionogramme sanguin et urinaire (**natriurèse de sécurité** à 2-3 mEq/kg/j, la **calciurie doit rester inférieure** à 5 mg/kg/j).

➜ Constitution du flacon de perfusion journalière

Les besoins ne seront atteints que progressivement. La composition du flacon est la suivante :
— **protides** : 2-3 g/kg/j (commencer par 0,5 à 1 g/kg/j à J1). Tenir compte d'un rapport suffisant de calories pour utiliser efficacement les protides (en moyenne 100 kcal pour 2,7 g ou cal protidiques/cal totales = 10 %) ;
— **sérum glucosé 30 %** pour les glucides, en tenant compte de la concentration finale du flacon (8 % par voie périphérique, 15 % maximum par un cathéter central) et de l'apport de sucre éventuel par la vamine. La concentration maximum de 15 % ne sera atteinte que progressivement en surveillant la glycosurie. Les apports conseillés sont de 10 à 15 g/kg/j, parfois seulement 6 g/kg/j chez le prématuré à J1 ;
— **NaCl** : 2 à 5 mEq/kg/j (en fonction de la natrémie, des apports sodés du Phocytan®, de la vamine et des médicaments associés), en moyenne 3 mEq/kg/j, mais **commencer par 0,5 à 1 mEq/kg/j à J1 et augmenter progressivement** ;
— **KCl** : 2 à 5 mEq/kg/j (tenir compte de la vamine), en moyenne 3 mEq/kg/j, mais **0 à 1 mEq/kg/j à J1** en fonction de la diurèse ;
— **gluconate de calcium** : 2 à 9 mL/kg/j (15 à 80 mg/kg/j) selon la calcémie, l'âge et le terme. En moyenne 3 mL/kg/j (ne pas mettre plus de 5-6 mL de gluconate de calcium dans 100 mL de **perfusion par voie périphérique**, car risque de nécrose cutanée). NB : les besoins de calcium *per os* sont nettement supérieurs en raison d'un coefficient d'absorption digestive de l'ordre de 40 à 50 % ;
— **$MgSO_4$** : 0,6 à 1,2 mL/kg/j (6 à 12 mg/kg/j) selon l'âge ;
— **Phocytan®** : 1,5 à 6 mL/kg/j (15 à 60 mg/kg/j selon terme et bilan phosphocalcique). Les besoins sont d'autant plus importants que l'enfant est prématuré. Le **rapport Ca/P** doit rester **proche de 1** chez le prématuré, le nouveau-né, le grand enfant et l'adulte afin de ne pas perturber profondément le bilan phosphocalcique ;
— **HPV** : 1 mL/j en moyenne (éventuellement plus en fonction de la pathologie) ;

— plus de la **vitamine** E (Éphynal®) : 10 à 15 mg (0,2 à 0,3 mL) pour les prématurés, et éventuellement de la vitamine C : 10 à 15 mg chez le prématuré ;
— **oligoéléments** (OE) : 0,3 mL/kg/j, OE prématuré (jusqu'à 35 semaines) ou OE enfant (plus de 35 semaines) ou 1 mL/kg/j d'oligoéléments Aguettant® associé à 0,5 mL/kg/j de gluconate de zinc ;
— de l'eau pour compléter la perfusion et couvrir les besoins hydriques de l'ordre de 80 à 150 mL/kg/j, selon les âge, terme et pathologie associée. Les besoins sont d'autant plus importants que l'enfant est jeune (150 mL/kg/j chez le prématuré vers J15) et seront atteints progressivement.

Dans les alimentations parentérales prolongées et exclusives (supérieures à 1-2 semaines), il faudra compléter les apports par les autres vitamines et les lipides :
— les **autres vitamines** (une fois par semaine) :
- **K1** : 1 mg/kg pour les prématurés et les nouveau-nés, 5 mg par injection chez les enfants de 5 à 10 kg, 0,5 mg/kg si l'enfant pèse plus de10 kg (ampoule de 1 mL = 10 mg). La vitamine K1 n'est pas nécessaire si l'enfant reçoit des intralipides tous les jours ;
- **B 12** : 50 gammas (une ampoule de 2 mL = 1 000 gammas) ;
- **acide folique** : 0,5 mg/kg (une ampoule de 2 mL = 5 mg) ;

— **fer Lucien** : 1,5 mg/kg (une ampoule de 2 mL = 100 mg), plus rarement indiqué ;
— les **lipides** : 1 à 3 g/kg une fois (pour couvrir les besoins en acides gras essentiels) à sept fois par semaine (effet énergétique) chez les enfants non prématurés, non infectés, sans cholestase. Un apport suffisant de vitamine E est nécessaire à leur bonne utilisation (0,6 mg d'Éphynal® pour 1 g de lipide TCL). **En cas de détresse respiratoire et chez le prématuré, il convient de ne pas dépasser 2 g/kg/j** (0,1 g/kg/h).
Leur débit doit être lent, sur une grande partie de la journée (ne pas dépasser 0,2 g/kg/h), de préférence par une veine périphérique (ils peuvent obstruer les petits cathéters).
Commencer par 0,5 g/kg/j et augmenter progressivement tous les 2 à 4 jours de 0,5 g/kg en surveillant la triglycéridémie (qui doit rester inférieure à 1 g ou 1 mmol/L).
Préférer les émulsions lipides à 20 % qui ont un meilleur rapport phospholipides/triglycérides (deux fois plus de PL dans les émulsions à 10 %) et l'excès de PL bloque la lipoprotéine lipase.
Certains auteurs recommandent d'apporter 1,5 mg/kg/j de **carnitine** (rôle dans la bêta-oxydation des acides gras) ou même parfois plus (environ 10 mg/kg chez le prématuré).

Les **besoins caloriques** sont de 80 à 100 kcal/kg/j. Les protides en apportent 10 à 15 %, les glucides couvrent le reste de l'apport énergétique total, avec éventuellement les lipides.

La voie parentérale économise, par rapport à la voie entérale, un coût énergétique de 20 ± 10 cal/kg/j.
En cas d'alimentation parentérale prolongée (supérieure à 3-4 semaines), rajouter certains **oligoéléments** (zinc) et **vitamines** (B1, B5, B6, PP, biotine).

➡ Composition d'un flacon de perfusion d'attente

C'est une perfusion destinée aux enfants prématurés et aux nourrissons de moins de 3 mois, en attendant le résultat du bilan.
La solution hydroélectrolytique, sans KCl, protides, oligoéléments ni vitamines, n'est à **utiliser que pendant 6 à 12 heures**, à la posologie de 2 mL/kg/h (50 mL/kg/j) à 4 mL/kg/h (100 mL/kg/j), en attendant la réalisation d'une perfusion adaptée à l'ionogramme sanguin et à l'état clinique de l'enfant.
Un flacon de 500 mL contient, pour 100 mL :
— 2 mL de NaCl, soit **2 mmol de sodium** ;
— 3 mL de gluconate de calcium, soit **27 mg** ou **0,7 mmol de calcium** ;
— 2 mL de Phocytan®, soit **20 mg** ou **0,7 mmol de phosphore-élément** ;
— 1 mL de chlorure de magnésium à 10 %, soit **10 mg** ou **0,4 mmol de magnésium** ;
— 27 mL de sérum glucosé à 30 %, soit **8 % de glucose**.
Cette solution hydroélectrolytique est pauvre en minéraux, suffisante pour les enfants sans problèmes métaboliques. Si nécessaire, elle peut être enrichie en sodium, potassium, calcium, phosphore et/ou magnésium selon les besoins.
Si l'état de l'enfant est préoccupant, il vaut mieux faire une perfusion classique et adaptée.
L'**alimentation parentérale** *(tableau 57.7)* **exclusive par cathéter IC** doit être si possible **adaptée** à chaque enfant et aux résultats de son bilan biologique.
L'**alimentation parentérale complémentaire** (par un cathéter central) d'une alimentation orale ou l'alimentation parentérale exclusive d'un enfant stabilisé en régime de croisière peut utiliser un produit du commerce tout prêt comme le **NP 100®** (Kabi Vitrum pour la Pharmacie centrale de l'Assistance publique). Il s'agit d'un produit **concentré à 15 % de sucre** qui ne peut être utilisé tel que par voie périphérique.
L'absence d'oligoéléments et de vitamines est compensée par l'alimentation orale, sinon rajouter 1 mL/kg/j d'oligoéléments Aguettant® et 1 mL d'HPV®/j.
La **perfusion périphérique** ne peut suffire seule à couvrir les besoins d'un enfant nouveau-né, surtout prématuré, pendant plus de 24-48 h, 72 h grand maximum. On peut utiliser le **flacon d'attente** du service (à enrichir en potassium les 2e et 3e jours selon la diurèse). Cependant, si l'alimentation parentérale périphérique doit se prolonger, il faut calculer une perfusion adaptée à 8 % de glucides avec des protides, des minéraux, des oligoéléments et des vitamines, et utiliser le **NP 100® dilué à 50 %**.

Tableau 57.7 – Composition des différents flacons d'attente

Par litre	Pharmacie AP Paris	CHU Amiens		Kabi Pharmacia AP Paris
	Polyméram 3	**Flacon d'attente**	**NPT KTIC**	**NP 100**
Glucose (g)	50	80	100 à 150	150
(%)	5	8	10 à 15	15
Protides (g)			20 à 30	20
Lipides				
Na (mmol)	34,2	20	20 (13 à 50)	20
K (mmol)	20,1		20 (13 à 50)	20
P (mmol)		7	2 à 8	11
Ca (mmol)	2,2	7	5 à 10	9
Mg (mmol)		4	3 à 6	2
OE (mL)			2	
Polyvitamines (mL)			1	
Vit. E (mg)			10 à 15	

Les chiffres entre parenthèses représentent les extrêmes tolérables en fonction du contexte par cathéter intra-cave.

➡ Notions complémentaires

Osmolarité

Glucose, fructose : 1 g = 5 mosm/L.
Maltose, saccharose : 1 g = 2,5 mosm/L (disacharides).
Maltrinex® : 1 g = 1,5 mosm/L.
Caloreen® : 1 g = 0,9 mosm/L (mesurée 1,2 mosm/L).
Dextrine maltose (Jacquemaire) : 1 g = 1,5 mosm/L.
Amirige® : 1 g = 2,5 mosm/L.
Phosphore : 1 mEq = 1 mosm/L (mesuré 0,8 mosm/L).
NaCl, KCl : 1 mEq = 2 mosm/L.

Oligoéléments (1 mL) :
— ampoule prématuré = 0,6 mosm/mL
— ampoule enfant = 0,3 mosm/mL ;
— ampoule B = 0,2 mosm/mL.
Liprocil® : 1 g = 0,12 mosm/L.
$MgSO_4$: 0,5 mosm/mL.
Gluc Ca : 0,35 mosm/mL.

Équivalences caloriques

1 g de lipides = 9 kcal.
1 g de glucides = 4 kcal.
1 g de protides = 4 kcal.
1 kJ = 0,24 kcal.
1 kcal = 4,2 kJ.

Conversion des électrolytes

Elle est synthétisée dans le *tableau 57.8.*

Tableau 57.8 – Conversion des électrolytes

	Na	K	Cl	Ca	Mg	P	PO_4^-
1 mg	0,0435 mEq ou mmol	0,0256 mEq ou mmol	0,0282 mEq ou mmol	0,0500 mEq 0,0250 mmol	0,0820 mEq 0,0410 mmol	0,0323 mmol	0,0210 mEq 0,0100 mmol
1 mEq	23 mg	39 mg	35,5 mg	20 mg	12 mg	Variable selon sel formé	47,5 mg
1 mmol	23 mg	39 mg	35,5 mg	40 mg	24 mg	31 mg	95 mg

Ion monovalent : 1 mEq = 1 mmol.
Ion bivalent : 2 mEq = 1 mmol.
1 g de **NaCl** = 17 mEq ou mmol de Na et de Cl.
1 g de **KCl** = 13 mEq ou mmol de K et de Cl.
1 g de bicarbonate de sodium **$NaHCO_3$** = 11,9 mEq ou mmol de Na et de HCO_3.
1 mL de bicarbonate de sodium semi-molaire à 42/1 000 = 0,5 mmol de Na et de HCO_3.
1 g de carbonate de chaux **$CaCO_3$** = 10 mmol de Ca (400 mg) et de HCO_3 (600 mg).
Orocal® : 1 comprimé = 12,5 mmol de Ca et de HCO_3.
Eau de Vichy Saint-Yorre = 12 mmol de bicarbonate/L ; Vichy Célestin = 9 mmol/L de HCO_3.

➡ Médicaments, sodium et eau

Médicaments riches en sodium

Ce sont les suivants :
— Baypen® : 1,8 mEq/g ;
— Bristamox® : variable selon la présentation ;
— Hiconcil® : 0,33 mEq/g (500 mg) ; 1 mEq/g (250 mg) ; 2 mEq/g (125 mg) ;
— Bristopen® : 2,2 mEq/g ;
— Céfobis® : 1,5 mEq/g ;
— Claforan® : 2,1 mEq/g ;
— Clamoxyl® : 2,74 mEq/g ;
— Curoxime® : 1,8 mEq/g ;
— Eskecef® : 6 mEq/g ;
— Flabelline® : 2,4 mEq/g ;
— Fortum® : 2,2 mEq/g ;
— Fosfocine® : 14 mEq/g ;
— Keflin® : 2,4 mEq/g ;
— Magnipen® : 2,4 mEq/g ;
— Méfoxin® : 2,2 mEq/g ;
— Moxalactam® : 3,8 mEq/g ;
— Pénicilline® : 2 mEq/g ;
— Pipéracilline® : 1,85 mEq/g ;
— Pyocéfal® : 1,8 mEq/g ;
— Pyopen® : 4,8 mEq/g ;
— Rocéphine® : 3,6 mEq/g ;
— Sécuropen® : 2,17 mEq/g ;
— Ticarpen® : 5,2 mEq/g ;
— Totapen® : 2,7 mEq/g ;
— Penthotal® : 4,7 mEq/g ;
— sérum albumine à 20 % : 8,5 à 13 mEq/100 mL ;
— plasma frais congelé : 10 à 14 mEq/100 mL.

Médicaments dans lesquels l'apport sodé est négligeable

Lasilix®, Digoxine®, Valium®, Dilantin®, Gardénal®, Kaneuron®, Dopamine®, Primpéran®, Dépakine®, Vancocine®, Flagyl®, Bactrim®, Colimycine®, Érythromicine®, Pyostacine®, Staphylomycine®, Gentalline®, Nebcine®, Amiklin®, Icacin®, Kéforal®, Oracilline®, Nibiol®, Furadoine®.

Médicaments nécessitant un apport d'eau important par voie parentérale

Ce sont :
— Claforan® : 400 mL/g ;
— Amiklin® : 400 mL/g ;
— Érythrocine® : 100 mL/g ;
— Bactrim® : 25 mL/mL de Bactrim perfusion.

Nutrition entérale

→ Objectif

La nutrition entérale (NE) permet d'apporter des nutriments sans efforts, directement dans l'estomac, sur le mode continu (NEDC) ou discontinu (NEDD : 2 h/1 h, 3 h/1 h).
Le débit régulier et réparti sur la journée permet une moindre fatigue digestive et une meilleure absorption (sans risque de distension gastrique chez les petits prématurés).
Le rythme discontinu permet en outre de surveiller les résidus.

→ Produits utilisés

Les produits utilisés sont :
— les différents laits déjà cités ;
— les laits de régime peu osmolaires, sans protéines de lait de vache, sans lactose, avec TCM, notamment dans les pathologies digestives (produit ternaire semi-élémentaire) ;
— ou des nutriments modulaires (un seul type) semi-élémentaires à mélanger.

Protides et composition pour 100 g

Amirige® : hydrolysat caséine (Nutricia) :
— peptides ; acides aminés libres ; 44 % d'AAE (enfant) ;
— protides : 91,1 g ; lipides : 0,5 g ;
— lactose : inférieur à 0,5 g ;
— Cl : 100 mg ;

— Na : 4,35 mEq ;
— K : 2,56 mEq ;
— Ca : 1 500 mg ;
— Mg : 100 mg ;
— P : 800 mg ;
— NH_4 : 3 400 g ;
— calories : 371 kcal ;
— osmolarité : 2,7 mosm/L.

Gallia-peptides® : hydrolysat caséine (Gallia) :
— petits peptides ; 2 % d'acides aminés libres ; 48 % d'AAE (enfant) ;
— 84,4 g de protides ;
— 0,5 g de lactose ;
— 1,4 g de lipides ;
— calcium : 2 500 mg ;
— phosphore : 1 000 mg ;
— sodium : 0,37 mmol ;
— potassium : 0,26 mmol ;
— chlore : 21 mg ;
— magnésium : 38 mg ;
— calories : 350 kcal ;
— osmolarité : 1,5 mosm/L.

Lipides

Liprocil® : 1 L = 950 g ; 80 % TCM, 20 % TGCL (huile de pépins de raisin), 143 g/L d'acide linoléique ; 5 000 unités de vitamine A, 15 mg de vitamine E, 1 mg de vitamine B2.
Huile de cérès® : (100 % TCM), margarine de cérès (75 % TCM).
Lipogram® : 20 % de TCL (huile d'onagre), 80 % de TCM, 143 g/L d'acide linoléique, 5 000 unités de vitamine A, 150 mg de vitamine E, 1 mg de vitamine B2.
Triglydal® (Sodiétal) : 82 % de TCM, 11 % d'acide linoléique et 1,3 % d'acide linolénique (huile de pépins de raisin et huile de noix) ; 900 kcal/L ; 5 850 UI de vitamine A et 11 mg de vitamine E par litre.

Glucides

Caloreen® (100 g = 400 kcal) :
— glucose : 1,50 g ;
— maltose : 5,30 g ;
— G3 : 8,00 g ;
— G4 : 6,30 g ;
— G5 : 7,80 g ;

— G6 : 10,50 g ;
— G7 : 9,20 g ;
— G8 : 4,80 g ;
— G9 : 3,60 g ;
— G < 10 : 3,00 g ;
— G > 10 : 40,60 g ;
— Na : 2,80 mEq ;
— K : 0,30 mEq ;
— osmolarité : 1,20 mosm/L.

Maltrinex® (1 g = 3,8 kcal), petits polymères de glucose :
— 95 % de glucides (19 % de glucose, 24 % de polyosides, 57 % d'oligosides) ;
— sodium et potassium négligeables ;
— osmolarité : 1,4 mosm/L.

Dextrine maltose® (Jacquemaire), pour 100 g :
— protides : 0,25 g ;
— glucides : 93,6 g (1,6 g de glucose ; 38 g C2 à C7 ; 54 g de polyosides) ;
— calories : 376 kcal ou 1 580 kJ ;
— Na : 1,74 mEq ;
— K : 0,5 mEq ;
— Ca : 14 mg ;
— P : 8 mg ;
— fer : 2,5 mg ;
— osmolarité : 1,5 mosm/L.

Maltodextral® (Sodiétal) > 95 % de dextrine maltose. Composition pour 100 g :
— 58 % de sucres < G 10 (1 % de glucose, 6,5 % de G2, 10 % de G3, 7,5 % de G4, 6,5 % de G5, 13 % de G6, 11,5 % de G7 et 8,2 % de G9) ;
— 42 % de sucres > G 10 ;
— 380 kcal ou 1 590 kJ ;
— osmolarité théorique : 8 mosm/L ;
— Na : 0,9 mmol ;
— autres minéraux négligeables.

Maïzena (amidon de maïs) pour 100 g : 88 % de glucides = 362 kcal.
Tapioca (amidon de composition très proche de la Maïzena).

Ions, vitamines et oligoéléments

Les ions et les vitamines ont déjà été cités pour l'alimentation parentérale. Les oligoéléments (Cu, Mn, Zn, Se, Mb, Fe, Cr, I, F) sont obtenus en ampoules buvables, soluté RDR de l'Assistance publique disponible en Pharmacie centrale (5 à 10 mL par jour selon l'âge) ou gélules Aguettant®.

La **composition** des oligoéléments par voie orale, soluté RDR et gélules Aguettant®, est synthétisée dans le *tableau 57.9*.

Tableau 57.9 – Composition des oligoéléments par voie orale

	Soluté RDR	**Gélules Aguettant**
Fer	500	20 000
Zinc	250	15 000
Cuivre	35	800
Sélénium	3	100
Manganèse	20	200
Molybdène	25	200
Chrome	1	30
Iode	5	0
Fluor	25	500

Éléments de surveillance

Ce sont les suivants (déjà cités à propos de l'alimentation parentérale) :
— l'osmolarité du mélange. Il est indispensable de respecter une osmolarité faible (inférieure à 350 mosm/L, mais bien souvent plus faible selon l'état intestinal) ;
— le poids, la croissance ;
— les résidus ;
— l'état abdominal ;
— l'aspect des selles (poids, pH, stéatorrhées, sucre), si nécessaire selon la pathologie ;
— la biologie comme pour la nutrition parentérale.

Technique

La NE sera débutée par des faibles quantités (10 à 20 mL/kg/j) et augmentée progressivement en fonction de la tolérance, afin de supprimer progressivement la nutrition parentérale de complément.
On commencera par les solutions hydroélectrolytiques B pendant 24 à 48 heures, puis A pendant 24 à 48 heures en augmentant de 10 mL/kg/j les quantités.

Au 3e-4e jour de nutrition entérale

On pourra introduire sans problèmes :
— les **protéines** hydrolysées (0,5 g/kg), en augmentant sur 3-6 j pour atteindre 2 à 3 g/kg/j (en respectant un rapport calories protidiques/calories totales de l'ordre de 10 à 15 % ou calories [kJ]/azote [mg] = 1) ;
— les **sucres** : après quelques jours d'apport de glucose, on introduit le fructose puis le maltose (pour relancer l'activité disaccharasique) et préparer l'absorption des dextrines maltoses. Ces sucres seront introduits progressivement en tenant compte de l'osmolarité finale du mélange et de la tolérance digestive (présence de sucre dans les selles). Les dextrines maltoses seront introduites après 7-10 jours en remplacement du glucose et augmentées sur plusieurs jours (tolérance digestive, osmolarité du mélange) pour atteindre au maximum1 g/kg/h. Du galactose à la dose de 1 à 2 g/kg/j pourra être ajouté au mélange après le 1er mois de vie en cas d'alimentation prolongée chez le petit nourrisson. Les autres sucres (lactose, saccharose) pourront être testés après équilibration nutritionnelle si la pathologie digestive l'exige ou avant l'introduction du lait ou autre aliment ;
— les **lipides** sous forme de Liprocyl®, Cérès® : ils seront introduits après 10-15 jours en commençant par 0,5 g/kg/j jusqu'à 3-4 g/kg/j en fonction de la tolérance (stéatorrhées) digestive pour prendre le relais des perfusions d'Intralipides® ;
— les **ions et oligoéléments** seront ajoutés aux mélanges progressivement (osmolarité importante) pour couvrir les besoins à l'arrêt de la nutrition parentérale *(tableau 57.5)* ;
— les **vitamines** : entérales (sous forme d'hydrosol polyvitaminé), 2 mL/j, et parentérales (vitamine K1, acide folique, vitamine B12), tous les 8 jours comme dans la nutrition parentérale exclusive.
Certains oligoéléments (Zn, Fe) et vitamines (C, D, E, PP, B) pourront être ajoutés en cas d'alimentation élémentaire prolongée (supérieure à 1 mois).

Cas particuliers

Actuellement et selon la pathologie digestive à traiter, la nutrition entérale peut faire appel aux **aliments de régime** sans lactose, sans protéines de lait de vache avec ou sans triglycérides à chaîne moyenne *(voir « Laits de régime »)*.
Ces produits seront commencés :
— **soit au 3e-4e jour** en petites quantités (10 à 30 mL/kg/j), à dilution moindre (4 à 8 %) que la dilution normale (13 ou 15 %), et augmentés progressivement pour atteindre la dilution classique et les besoins hydriques de 140 ± 20 mL/kg/j, en 10-20 jours, sous couvert d'une alimentation parentérale de complément les premiers jours ;
— **soit au 6e-7e jour** après introduction des solutions hydroélectrolytiques, des dextrines maltoses et des protéines hydrolysées.

Le **débit de la NEDC** doit être en rapport avec le poids de l'enfant, il est estimé à un maximum de 4,5 mL/minute chez l'adulte de 1,73 m^2 de surface corporelle : on peut en déduire pour l'enfant un débit de [260 mL × SC[1] (enfant)] ÷ 1,73 par heure, soit en moyenne 10 mL/kg/h.

Bibliographie

« Actualités dans l'alimentation du nouveau-né prématuré et/ou hypotrophe ». Journées de Lyon ; 7/9/1995.

COMITÉ DE NUTRITION DE LA SOCIÉTÉ FRANÇAISE DE PÉDIATRIE. « Besoins en protéines des nourrissons et des enfants en bonne santé ». *Archives pédiatriques* 1997 ; 4, 373-82.

« Le reflux gastro-œsophagien ». *Réalités pédiatriques* 1995 ; 2.

SOCIÉTÉ FRANÇAISE DE PÉDIATRIE, COMITÉ DE NUTRITION. « Les nucléotides dans l'alimentation des nourrissons au cours de premiers de la vie ». *Archives françaises pédiatriques* 1993 ; 50 : 921-5.

ALAGILLE D., ODIÈVRE M. *Maladies du foie et des voies biliaires*. Paris : Flammarion ; 1978.

Chevalier B. *Diététique du nourrisson et du jeune enfant*. Paris : Masson/Nestlé ; 1996.

DUPONT C. « Renutrition précoce au cours des diarrhées aiguës infantiles ». *Mt pédiatrie* 1998 ; 1.

FINOT P.-A. « Effet du traitement par les micro-ondes sur la qualité nutritionnelle des aliments ». *Cahiers de nutrition et de diététique* 1996.

FOUCAUD P. *et al.* « Reflux gastro-œsophagien : une médicalisation excessive ? ». *Archives de pédiatrie* ; 5 : 955-7.

GENDREL D. « Traitement des diarrhées infectieuses ». *Mt pédiatrie* 1998 ; 1.

GHISOLFI J. « Acides gras poly-insaturés et développement cérébral et sensoriel du nourrisson ». *Archives de pédiatrie* 1995 ; 2 : 825-30.

GHISOLFI J., VIDAILLET M. « L'alimentation du nourrisson normal. Évolution des connaissances ». *Archives de pédiatrie* 1993 ; 49 : 261-9.

GUESNET Ph., ALESSANDRI J.-M., DURAND G. « Métabolisme, fonctions biologiques et importance nutritionnelle des acides gras poly-insaturés ». *Cahiers de nutrition et de diététique* 1993.

LAIRON D., MEKKI N. « Lipides alimentaires, sources et besoins ». *Cahiers de nutrition et de diététique* 1996.

---

1. Surface cutanée à calculer selon les abaques données dans « Les paramètres de surveillance de l'enfant, les prélèvements et l'administration de médicaments » *(chapitre 52)*.

LALAU J.-D., PAWLAK S., VILFROY M. « Sources alimentaires, rôle physiologique et besoins en minéraux et éléments traces ». *Cahiers de nutrition et de diététique* 1996.

LUPOGLAZOFF J.-M. *et al.* « Allongement de l'espace QT sous cisapride chez le nouveau-né et le nourrisson ». *Archives de pédiatrie* 1997 ; 4 : 509-14.

NAVARRO J.-N., SCHMITZ J. *Gastro-entérologie pédiatrique*. Paris : Flammarion ; 1986.

Revue internationale de pédiatrie [numéro spécial] 1995.

RICOUR C., Ghisolfi G., Putet G., Goulet O. *Traité de nutrition pédiatrique*. Paris : Maloine ; 1993.

ROMON-ROUSSEAUX M. « Besoins nutritionnels, apports de sécurité, apports recommandés et conseillés ». *Cahiers de nutrition et de diététique* 1996.

SALLE B., PUTET G. *L'alimentation du nouveau-né et du prématuré*. Paris : Doin ; 1986.

TOMÉ D. « Protéines alimentaires et métabolisme des protéines ». *Cahiers de nutrition et de diététique* 1994.

VERMEIL G., DARTOIS A.M., DU FRAYSSEX M. *L'Alimentation de l'enfant de la naissance à trois ans*. Paris : Doin ; 1989.

VIDAILHET M. « Vers une diététique préventive chez l'enfant ». *Revue du praticien* 1993 ; 43 : 2.

Annexes

Les chiffres indiqués dans les tableaux suivants sont ceux donnés par les fiches des différents laboratoires et n'ont pas fait l'objet de contrôle par nos soins. D'autre part, il faut tenir compte, dans la composition d'un litre de lait reconstitué avec une eau minérale, de la composition de l'eau en question, notamment pour les minéraux qu'elle contient.

Abréviations : AA : acide aminés ; AAE : acides aminés essentiels ; AET : apport énergétique total ; AGE : acides gras essentiels ; AM : amidon ; DM : dextrine maltose ; F : fructose ; G : glucose ; Gal : galactose ; H : hydrolyse ; L : lactose ; M : maltose ; PM : poids moléculaire ; PP : polypeptides ; PSH : protéines solubles hydrolysées ; TCM : triglycérides à chaîne moyenne.

Tableau 57.10 – Laits de régime

	Blédina	Gallia	Guigoz	Milupa		
	Blédilait AD	Galliagène Progress	Diarigoz	HN 25	HNRL	Prégomine
Protéines (g/L)	21	19	18	26	26	20
Nucléotides (mg)						
Taurine (mg)	48	51	57			60
Type	Caséine	Hydrolysat caséine	100 % PSH	Albumine/caséine 10/90	Albumine/caséine	Hydrolysat porc et soja
Lipides (g/L)	31	27	29	12	12	36
TCM rajoutés (%)	20	40	20	0	0	0
AGE (g/L)	6,10	5,10	3,42	1,80	1,60	6,6
Graisses végétales (%)	80	60	100	99	100	100
Carnitine (mg)	10	11	16			10
Glucides (g/L)	90 DM 100 %	96 AM 11 % DM 89 %	85 L 15 % S 16 % DM 42 % AM 27 %	91 AM 34 % G 8 % L 18 % S 11 % DM 18 % F 11 %	93 AM 37 % G 17 % GAL 8 % S 13 % DM 12 % F 11 %	86 DM 74 % AM 21 % G 5 %
Na (mmol/L)	19,15	19,60	10,44	17,4	17	17
K (mmol/L)	22	20	18,44	24	28	24
Cl (mmol/L)	9,60	16	11,80	15,25	16	13
Ca (mmol/L)	16,25	15,75	11	16	16,50	14,25
P (mmol/L)	13,60	13,25	17	15,50	15,50	9
Mg (mmol/L)	2,95	3,28	17,20	3,28	3,30	4,50
Cu (µg/L)		420	400			600
Mn (µg/L)	23	54	33			400
Zn (mg/L)	4	5	5			6
Fe (mg/L)		8	4	10		18
I (µg/L)	48	36	100			75
Vitamines A (UI)	2 100	2 850	2 100	1 980	1 850	2 360
B1 (mg)	0,50	0,80	0,50	0,40	0,40	0,50
B2 (mg)	1	1,20	1,00	0,50	1	0,60
B6 (mg)	0,50	0,50	0,50	0,30	0,40	0,40
B12 (µg)	1,4	2	2	2	2	2
C (mg)	72	80	67	60	90	75
D (UI)	432	440	400	440	440	480
E (mg)	8	15	5	6	7	8
K1 (µg)	72	110	54	20	24	47
PP (mg)	5	5	7	4	4	5
Acide folique (mg)	0,072	0,110	0,060	0,100	0,100	0,120
A. panthoténique (mg)	3	4	3	4	4	5
Choline (mg)	90	90	67	SA	SA	SA
Biotine (µg)	21	54	20	10	11	15
Osmolarité (mosm/L)		238		260		225
Calories (kcal)	720	700	670	580	590	750
Reconstitution (%)	15	15	13,9	14	14	13
AA essentiels (g/L) :						
Histidine		0,58	0,43			
Isoleucine		1,02	0,96			0,61
Leucine		1,87	1,84			1,32
Lysine		1,60	1,65			1,05
Méthionine		0,57	0,39			0,25
Thréonine		0,85	1,26			0,72
Tryptophane		0,30	0,39			0,28
Valine		1,37	1,05			0,78
Phénylalanine		0,94	0,57			0,55
Cystine		0,08	0,42			0,25
Tyrosine		0,64	0,57			0,55
Taurine	0,048	0,051	0,057			0,060

	Mead-Johnson					Nestlé	
	Nutramigen	Olac	Prégestémil	Prosobée 1	Prosobée 2	Alfare	ALL 110
Protéines (g/L)	19	15	19	20	22	22,40	19
Nucléotides (mg)							
Taurine (mg)	38	+	38	40			53
Type	Hydrolysat caséine	Albumine/ caséine 20/80	Hydrolysat caséine	Protéines de soja	Protéines de soja	Hydrolysat lactosérum	Caséine purifiée
Lipides (g/L)	34	36	38	36	30	32,60	33
TCM rajoutés (%)	0		55	7		50	0
AGE (g/L)	6,50	6,60	6,40	6,60	5,50	4,20	+
Graisses végétales (%)	100	100	100	100	100	20	20
Carnitine (mg)	12	+	12	10	10		20
Glucides (g/L)	74 DM 84 % AM 16 %	72 DM 100 %	69 AM 21 % DM 68 % G 11 %	66 Polymères de glucose	80 Polymères de glucose	70,30 DM 87 % AM 11,5 % L 1 %	74 DM 100 %
Na (mmol/L)	13,90	8,80	13,90	10,44	10,60	19	9,80
K (mmol/L)	19	19	18,90	20,70	20,75	21	20,50
Cl (mmol/L)	16,40	12,80	16,10	15,23	15,30	19,20	13,80
Ca (mmol/L)	15,90	13,85	15,85	16	16,10	13,60	15
P (mmol/L)	13,70	12	13,60	16,50	16,50	11,80	13
Mg (mmol/L)	3	2,20	3,07	3,07	3,07	3,36	2,75
Cu (µg/L)	507	440	660	510	510	400	400
Mn (µg/L)	170	101	370	170	170	37,50	47
Zn (mg/L)	7	7	5	8	8	4,90	5
Fe (mg/L)	12	8	12	12	12	8,20	8
I (µg/L)	101	101	48	100	102	49	47
Vitamines A (UI)	2 200	2 010	2 800	2 200	2 250	1 960	2000
B1 (mg)	0,54	0,54	0,66	0,54	0,54	0,40	0,40
B2 (mg)	0,64	0,61	0,60	0,61	0,61	0,40	0,90
B6 (mg)	0,41	0,41	0,40	0,41	0,41	0,40	0,50
B12 (µg)	2	2	4	2	2	1,20	1
C (mg)	81	81	75	80	81	53	53
D (UI)	400	400	440	400	400	390	400
E (mg)	9	9	11	9	9	8,20	8
K1 (µg)	54	54	110	54	54,20	54	55
PP (mg)	6,80	6,76	8,50	6,76	6,78	4,90	4
Acide folique (mg)	0,110	0,110	0,110	0,110	0,110	0,058	0,060
A. pantothénique (mg)	3,40	3,38	3,20	3,38	3,39	2,70	3,3
Choline (mg)	81	81	90	80	81	49	50
Biotine (µg)	20	20	50	20	20	15	15
Osmolarité (mosm/L)	260	180	270	160	180	175	190
Calories (kcal)	680	676	676	676	676	660	670
Reconstitution (%)	13,50	13	13,5	12,9	14,3	13,6	13,3
AA essentiels (g/L) :							
Histidine	0,58	0,36	0,57			0,44	0,53
Isoleucine	1,15	0,72	1,14			1,26	0,94
Leucine	1,93	1,51	1,92			2,64	1,85
Lysine	1,67	1,12	1,66			2,00	1,42
Méthionine	0,55	0,25	0,54			0,52	0,52
Thréonine	0,87	0,71	0,86			1,12	0,81
Tryptophane	0,25	0,22	0,24			0,43	0,24
Valine	1,50	0,67	1,49			1,36	1,20
Phénylalanine	0,96	0,52	0,95			0,87	1
Cystine	0,48	0,91	0,47			0,49	0,12
Tyrosine	1,32	0,54	1,31			0,92	1,08
Taurine	0,038	+	0,038	0,040			0,053

	Nutricia	Picot AD	Clintec NC		Sodilac
	Pepti Junior	**Picot AD**	**Reabilan**	**Vegebaby**	**Modilac**
Protéines (g/L)	18	21	31,50	24,5	15
Nucléotides (mg)					
Taurine (mg)	45				47
Type	Hydrolysat lactosérum	Caséine	Hydrolysat protéine	Protéine de soja	Albumine/caséine 60/40
Lipides (g/L)	36	28	39	28	36
TCM rajoutés (%)	50	20	40	0	
AGE (g/L)	8,4	4,90	13,90	3,90	6,34
Graisses végétales (%)	50	100		28	100
Carnitine (mg)	15	Oui			37
Glucides (g/L)	69 DM 78 % L 1,5 % Autres : 20,5 %	79 DM 62 %	131,50 DM 100 %	87,50 G 40 % M 10 % DM 50 %	72 DM 100 %
Na (mmol/L)	9	12	30,50	17,50	7
K (mmol/L)	17	21,2	32	14,10	18
Cl (mmol/L)	11,85	9,75	32,50	8,50	12,15
Ca (mmol/L)	14	15,50	12,50	17,50	13,75
P (mmol/L)	9	12,50	16,15	9,70	11,95
Mg (mmol/L)	3	2,55	10,25	1,65	2,50
Cu (µg/L)	400	415	1 000	400	330
Mn (µg/L)	400	275	2 000	600	
Zn (mg/L)	4,2	3,8	10	6	6
Fe (mg/L)	9	3,45	10	8	8
I (µg/L)	100	41	75	100	100
Vitamines A (UI)	2 500	1 780	2 400	2 250	2 475
B1 (mg)	0,40	0,40	1,50	0,70	1
B2 (mg)	1	0,80	1,50	2,50	1,5
B6 (mg)	0,40	0,40	2	2	0,6
B12 (µg)	1,9	1,20	2	100	2
C (mg)	77	66,2	100	50	90
D (UI)	520	380	0		440
E (mg)	12	7	15	22,50	7,4
K1 (µg)	51	69	SA	SA	67
PP (mg)	9	4,8	20	10	9
Acide folique (mg)	0,100	0,066	0,250	0,050	0,080
Acide panthoténique (mg)	2,6	2,7	5	7,50	3
Choline (mg)	64	82,8	200	SA	100
Biotine (µg)	15	20	100	SA	20
Osmolarité (mosm/L)	190		300		220
Calories (kcal)	670	655	1 000	700	670
Reconstitution (%)	12,8	14	Liquide	Liquide	12,5
AA essentiels (g/L) :					
Histidine	0,38		0,79	0,60	0,36
Isoleucine	1,14		1,61	1,10	0,72
Leucine	2,36		3,18	2,00	1,51
Lysine	1,80		2,67	1,50	1,12
Méthionine	0,46		0,72	0,40	0,25
Thréonine	1,00		1,39	0,90	0,71
Tryptophane	0,38		0,57	0,50	0,22
Valine	1,22		1,86	1,20	0,67
Phénylalanine	0,78		1,45	1,30	0,52
Cystine	0,44		0,50	0,30	0,91
Tyrosine	0,83		1,54	0,90	0,54
Taurine	0,045				0,047

Tableau 57.11 – Laits avec hydrolysats de protéines

Nom laboratoire	Nutramigen Mead-Johnson	GalliaGène Progess Gallia	Prégestimil Mead-Johnson	Alfaré Nestlé	Prégomine Milupa	Pepti-Junior Nutricia	Amirigé Nutricia	Gallia-Peptide Gallia
Présentation	Boîte de 400 g	Boîte de 400 g	Boîte de 450 g	Boîte de 400 g	Boîte de 400 g	Boîte de 450 g	Boîte de 100 g	Boîte de 150 g
Reconstitution	14 %	15 %	13,5 %	13,6 %	15 %	12,8 %		
Protides	1,9 g/100 mL (13 % AET)	1,9 g/100 mL (11 % AET)	1,9 g/100 mL (11 % AET)	2,24 g/100 mL (13,7 % AET)	2 g/100 mL (11 % AET)	1,8 g/100 mL (10,6 % AET)	90,8 g/100 mL	84,4 g/100 mL
Origine Type d'hydrolyse	H. enzymatique caséine + L. tryptophane + L. cystine + L. tyrosine	H. trypsique et pancréatique + L. tryptophane + L. cystine	H. enzymatique caséine + L. tryptophane + L. cystine + L. tyrosine	H. pancréatique prot. ultra- filtrées du lac- tosérum	H. pancréatique de collagène de porc et d'isolat de soja	H. enzymatique des protéines du lactosérum	H. enzymatique de caséine	H. trypsique de caséine + L. cystine et L. tryptophane
AA libres	15 %	2 %	15 %	20 %	1 %	15 %	10 %	20 %
PM < 5 000	85 %	68 %	85 %	79 %	79 %	85 %	90 %	75 %
PM 5 à 1 000					20 %			
PM maximum	1 300	1 500	1 300	6 000	1 000	6 000		
AAE	53,3 %	58 %	53,3 %	54 %	43 %	55 %	44 %	51,5 %
Lipides	3,4 g/100 mL (35% AET)	2,7 g/100 mL (34% AET)	3,8 g/100 mL (50% AET)	3,26 g/100 mL (45% AET)	3,6 g/100 mL (43% AET)	3,6 g/100 mL (48,5% AET)		1,4 g/100 mL
TCM		40 %	55 %	50 %		50 %		
Origine	végétale	végétale	végétale	végétale 20 % lactique 30 %	végétale	végétale 50 %		
AGE	0,65 g/100 mL	0,51 g/100 mL	0,64 g/100 mL	0,42 g/100 mL	0,5 g/100 mL	0,9 g/100 mL		
Glucides	7,4 g/100 mL (51 % AET) DM 84 % Amidon de maïs 16 %	9,6 g/100 mL (55 % AET) DM 8,6 g Amidon de tapioca 1,1 g	6,9 g/100 mL (40 % AET) DM 68 % Amidon de maïs 21 % Glucose 11 %	7,03 g/100 mL (43 % AET) DM 87 % Amidon de P. de T. 12 % Lactose 1 %	8,6 g/100 mL (46 % AET) DM 67 % Amidon de maïs et P. de T. 22 %	6,9 g/100 mL (41 % AET) DM 78 % Glucose 6 % Maltose 13 % Lactose 1,5 %	1,9 g/100 mL Lactose	0,5 g/100 mL
Calories	67 kcal/100 mL	70 kcal/100 mL	67 kcal/100 mL	66 kcal/100 mL	75 kcal/100 mL	67 kcal/100 mL	362 kcal/100 g	350 kcal/100 g
Osmolarité	260 mosm/L	238 mosm/L	270 mosm/L	175 mosm/L	210 mosm/L	190 mosm/L	2,7 mosm/g/L	1,5 mosm/g/L

H : hydrolyse ; AAE : acides aminés essentiels ; AGE : acides gras essentiels ; AET : apport énergétique total ; PM : poids moléculaires ; P : polypeptides ; DM : dextrine maltose ; TCM : triglycérides à chaîne moyenne ; PSH : protéines solubles hydrolysées.

Nom laboratoire	Nidal HA1 Nestlé	Nidal HA2 Nestlé	Guigoz HA Guigoz	Gallia HA Gallia	Blédilait HA Blédina	Lacto-Prégomine Milupa	Milumel HA Milupa	Enfamil HA Mead-Johnson	Modilac HA Sodilac
Présentation	Boîte de 400 g	Boîte de 400 g	Boîte de 400 g	Boîte de 400 g	Boîte de 400 g	Boîte de 400 g	Boîte de 400 g	Boîte de 400 g	Boîte de 400 g
Reconstitution	13,2 %	13,8 %	13,2 %	13 %	13 %	13 %	15 %	13 %	13 %
Protides	1,8 g/100 mL (93 % AET)	2,1 g/100 mL (12,5 % AET)	1,8 g/100 mL (9 % AET)	1,7 g/100 mL (9 % AET)	1,6 g/100 mL (10 % AET)	1,5 g/100 mL (9 % AET)	1,7 g/100 mL (9 % AET)	1,5 g/100 mL (9 % AET)	1,6 g/100 mL (9 % AET)
Origine Type d'hydrolyse	H. enzymatique et thermique de protéines du lactosérum	H. enzymatique et thermique de protéines du lactosérum	H. enzymatique et thermique de protéines du lactosérum	H. enzymatique et thermique de protéines du lactosérum	H. enzymatique protéine du lactosérum	Hydrolysat de collagène de porc et isolat de soja	H. enzymatique des protéines du lactosérum	Hydrolyse enzymatique de caséine	H. enzymatique de protéines du lactosérum et de caséine
AA libres	2 %	2 %	2 %	15 %	15 %	1 %	30 %		
PM < 5 000	75 %	75 %	75 %	85 %	85 %	79 %	60 %	100 %	
PM 5 à 1 000	23 %	23 %	23 %			20 %	40 %		
PM maximum									
AAE	53 %	53 %	53 %	60 %	60 %	43 %	53 %		
Lipides	3,7 g/100 mL (45 % AET)	3 g/100 mL (40 % AET)	3,7 g/100 mL (45 % AET)	3,6 g/100 mL (47 % AET)	3,5 g/100 mL (44 % AET)	3,6 g/100 mL (48 % AET)	3,6 g/100 mL (44 % AET)	3,7 g/100 mL (48 % AET)	3,6 g/100 mL (48 % AET)
TCM									
Origine	végétale 100%	végétale 100%	végétale et poisson	végétale et poisson	végétale 100%	végétale 100 %	végétale 100%	végétale 100%	végétale 100%
AGE	0,43 g/100 mL	0,46 g/100 mL	0,35 g/100 mL	0,7 g/100 mL	0,7 g/100 mL	0,43 g/100 mL	0,65 g/100 mL	0,5 g/100 mL	0,5 g/100 mL
Glucides	8 g/100 mL (44 % AET) DM 30 % Lactose 70 %	7,9 g/100 mL (47 % AET) DM 25 % Lactose 75 %	7,9 g/100 mL (44 % AET) DM 30 % Lactose 70 %	7 g/100 mL (42 % AET) DM 25 % Lactose 75 %	7,2 g/100 mL (45 % AET) DM 25 % Lactose 75 %	7,2 g/100 mL (43 % AET) Amidon 20 % Lactose 80 %	8,7 g/100 mL (47 % AET) DM 24 % Amidon 14 % Maltose 14 % Lactose 47 %	6,9 g/100 mL (43 % AET) Lactose 100 %	7,2 g/100 mL (43 % AET) Lactose 100 %
Calories	72 kcal/100 mL	67 kcal/100 mL	72 kcal/100 mL	67 kcal/100 mL	67 kcal/100 mL	67 kcal/100 mL	74 kcal/100 mL	67 kcal/100 mL	67 kcal/100 mL
Osmolarité	248 mosm/L	127 mosm/L	248 mosm/L	260 mosm/L	270 mosm/L	280 mosm/L	3157 mosm/L	260 mosm/L	

Tableau 57.12 – Tableau comparatif des laits pour prématurés

	Blédina	Gallia	Guigoz		Mead-Johnson
	PréBlédilait	PréGallia	PréGuigoz AGPI CL	PréGuigoz	PréEnfamil
Protéines (g/L)	20	20	23,1	20	20
Albumine/caséine	60/40	60/40	78/22	70/30	60/40
Taurine (mg)	50	50	64		50
Nucléotides (mg)	35	35			
Lipides (g/L)	34	34	42	34	34
TCM rajoutés (%)	20	20	29	37	40
AGE (g/L)	7	6,90	6,95	4,65	7,60
MG végétales ± poisson (%)	80	80	22		100
Carnitine (mg)	12	12	17	17	
Glucides (g/L)	79 L 70 % DM 30 %	79 L 70 % DM 30 %	86 L 65 % DM 35 %	79 L 76 % DM 24 %	74 L 40 % DM 60 %
Na (mmol/L)	12,20	12,20	14,40		11,75
K (mmol/L)	20,50	20,50	24,30		21,80
Cl (mmol/L)	11,30	11,30	14,40		16,10
Ca (mmol/L)	16,25	16,25	25,00		19,75
P (mmol/L)	12,90	12,90	17,10		14,20
Mg (mmol/L)	2,05	2,05	3,40		3,30
Cu (µg/L)	700	700	600		800
Mn (µg/L)	190	190	52		250
Zn (mg/L)	4	4	6		7
Fe (mg/L)	0,60	0,60	12	10	1,50
I (µg/L)	95	100	120		100
Vitamines A (UI)	2 100	2 100	2 160		2 840
B1 (mg)	0,40	0,40	0,48		0,59
B2 (mg)	1,40	1,40	1,10		1,10
B6 (mg)	0,40	0,40	0,60		0,50
B12 (µg)	1,50	1,50	1,80		3
C (mg)	70	70	130		130
D (UI)	420	420	800	700	400
E (mg)	8	8	14		11
K1 (µg)	84	84	84		60
PP (mg)	6	6	8		8,30
Acide folique (mg)	0,49	0,49	0,42		0,24
A. pantothénique (mg)	2,70	2,70	3,60		3,10
Choline (mg)	56	56	120		80
Biotine (µg)	12	13	20		20
Osmolarité (mosm/L)	296	296	290		230
Calories (kcal)	700	700	800	700	670
Reconstitution (%)	14,2	14	13	LIQ	13,7
AA essentiels (g/L) :					
Histidine	0,54	0,54	0,63		0,54
Isoleucine	0,93	0,93	1,53		0,93
Leucine	1,87	1,87	2,35		1,87
Lysine	1,63	1,63	1,85		1,63
Méthionine	0,46	0,46	0,60		0,46
Thréonine	1,09	1,09	1,10		1,09
Tryptophane	0,35	0,35	0,33		0,35
Valine	0,93	0,93	1,64		0,93
Phénylalanine	0,70	0,70	1,15		0,70
Cystine	0,31	0,31	0,20		0,31
Tyrosine	0,62	0,62	1,20		0,62
Taurine	0,050	0,050	0,064		0,050

	Milupa	Nestlé		Sodilac	
	PréAptamil	Prénidal AGPI CL	Prénidal	Prémodilac	SMA Relais
Protéines (g/L)	20	23,1	20	20	19
Albumine/caséine	60/40	78/22	70/30	60/40	60/40
Taurine (mg)	60	64		47	47
Nucléotides (mg)					
Lipides (g/L)	35	42	34	36	40
TCM rajoutés (%)	0	29	37	24	20
AGE (g/L)	4,45	6,95	4,65	5	6
MG végétales ± poissons (%)	52	22		100	100
Carnitine (mg)	18	17	17		
Glucides (g/L)	77 L 64 % DM 36 %	86 L 65 % DM 35 %	79 L 76 % DM 24 %	79 L 50 % DM 50 %	73 L 65 % DM 35 %
Na (mmol/L)	11,75	14,40		15,20	9,60
K (mmol/L)	18,20	24,30		21,80	20
Cl (mmol/L)	10,70	14,40		17	13
Ca (mmol/L)	17,50	25		18,75	17,50
P (mmol/L)	13,60	17,10		13,70	11,30
Mg (mmol/L)	2,45	3,40		3,28	2,15
Cu (µg/L)	640	600		825	520
Mn (µg/L)	130	52		–	–
Zn (mg/L)	4	6	10	8	6
Fe (mg/L)	0,70	12		8	8
I (µg/L)	100	120		100	100
Vitamines A (UI)	1 485	2 160		2 970	3 300
B1 (mg)	0,40	0,48		1,20	0,95
B2 (mg)	1,40	1,10		2	1
B6 (mg)	0,90	0,60		0,72	0,80
B12 (µg)	1,50	1,80		3	2
C (mg)	150	130		110	150
D (UI)	600	800	700	600	600
E (mg)	20	14		12	15
K1 (µg)	28	84		80	60
PP (mg)	6	8		13,20	13,20
Acide folique (mg)	0,43	0,42		0,48	0,50
A. pantothénique (mg)	3	3,60		4,50	4,00
Choline (mg)	SA	120		130	100
Biotine (µg)	11	20		24	20
Osmolarité (mosm/L)	230	290			
Calories (kcal)	700	800	700	720	730
Reconstitution (%)	LIQ ou 14	13	LIQ	14,3	13,6
AA essentiels (g/L) :					
Histidine	0,56	0,63		0,54	
Isoleucine	0,98	1,53		0,93	
Leucine	1,96	2,35		1,87	
Lysine	1,54	1,85		1,63	
Méthionine	0,42	0,60		0,46	
Thréonine	1,26	1,10		1,09	
Tryptophane	0,28	0,33		0,35	
Valine	1,12	1,64		0,93	
Phénylalanine	0,70	1,15		0,70	
Cystine	0,42	0,20		0,31	
Tyrosine	0,70	1,20		0,62	
Taurine	0,060	0,064		0,047	0,047

partie IX

Éthique et pédiatrie

➡ Définition du problème

L'éthique dans le champ de la médecine est une discipline qui s'est beaucoup développée ces dernières années, même si les bases sur lesquelles elle repose ne sont pas nouvelles. La médecine des enfants soulève des aspects éthiques particuliers par le fait que l'enfant est un sujet en développement, en général dans une famille, et qu'il a besoin d'une attention particulière, notamment lorsqu'il est malade ou souffrant.

L'éthique n'est pas la morale, ni la déontologie, ni le droit, mais la réflexion éthique est une démarche qui emprunte beaucoup à ces trois disciplines. Il est important pour les équipes soignantes de connaître les principes sur lesquels elle se base, car si une grande partie relève du comportement individuel, il est de nombreux domaines où la réflexion collective a permis de trouver des repères *(voir « Introduction à la pédiatrie »)*.

chapitre 58

Odile Kremp

Historique

Pendant longtemps, les médecins ont accompagné et soutenu les malades et les mourants, mais les moyens thérapeutiques restaient limités. Depuis Hippocrate, la relation malade/médecin/maladie était régie par des règles morales simples, qui sont les fondements des codes de déontologie, et que l'on retrouve dans les préceptes religieux : générosité, compassion, dévouement, désintéressement.
Les médecins, dans leur grande majorité, respectaient ces règles. Une atteinte systématique à ces principes fut réalisée par les médecins nazis, qui mirent en œuvre un programme d'euthanasie contre ceux « qui ne méritaient pas de vivre » et pratiquèrent des expérimentations sur l'homme dans les camps de concentration. Le Code de Nuremberg, rédigé en 1947 par le tribunal qui les jugea, instaura les bases de l'éthique médicale actuelle, en énonçant dix principes, « pour satisfaire aux concepts moraux, éthiques et légaux », en cas d'expérimentations médicales sur les êtres humains[1]. Ils ont été repris par l'Organisation mondiale de la santé (OMS) dans la déclaration d'Helsinki (1964), révisée à Tokyo en 1975, qui définit des principes de base de la recherche et précise les caractéristiques de la recherche clinique (associée à des soins médicaux), de la recherche biomédicale non thérapeutique.
Mais, à côté du développement de la recherche biomédicale, les changements rapides de la médecine, avec les progrès de la technologie et des thérapeutiques (réanimation, transplantation d'organes, imagerie médicale, assistance médicale à la procréation...), l'augmentation de l'espérance de vie, les demandes de la société (droit à l'enfant, interruption de grossesse, « rentabilité » des soins...) posent de nouvelles questions pour lesquelles il n'y a pas encore de morale de référence et qui nécessitent cependant de faire des choix : on parle de questions (ou problèmes) éthiques. Elles dépassent le colloque singulier médecin-malade, d'autant plus que l'auto-

1. http:\\www.ushmm.org.

rité longtemps peu contestée des médecins est de plus en plus confrontée aux exigences du patient, de ses proches, de l'équipe soignante et de la société en général.

C'est aux États-Unis que se sont développées le plus rapidement des réflexions élargies autour de l'éthique en médecine : le terme de bioéthique y est apparu dans les années 70, fondé sur quatre grands principes : l'autonomie, la bienfaisance, la non-malfaisance et la justice. Trois grandes questions sous-tendent ces concepts : le sens et le devenir de l'être humain dans le cadre des développements biomédicaux, la rectitude des comportements professionnels, le processus de décision dans les cas difficiles.

L'autonomie, signe du respect de la personne, vient en premier : les individus doivent être traités comme des agents autonomes et les personnes dont l'autonomie est diminuée ont le droit d'être protégées. On peut aussi définir l'autonomie comme le droit d'être protégé contre des décisions qu'une autorité impose de son propre chef. C'est donc la personne malade qui a la priorité et elle demeure responsable même si la maladie la rend vulnérable.

La bienfaisance associe le devoir de faire du bien au malade, d'agir au mieux des intérêts du malade. Elle passe après l'autonomie, car elle peut être sous-tendue par un certain degré de paternalisme (c'est le médecin qui décide ce qui est bon pour le malade) et/ou de philanthropie (idée d'une autorité qui, par charité, prend soin des plus faibles). Elle passe par la compétence professionnelle acquise et entretenue par la formation.

La « non-malfaisance » concerne le désir d'améliorer la condition des personnes malades pouvant être cause de souffrance. On parle quelquefois d'acharnement thérapeutique, de traitements inutiles. Jusqu'où a-t-on le droit d'aller ? On retrouve l'idée ancienne de *primum non nocere* : d'abord ne pas nuire.

La justice est le principe selon lequel les gens égaux doivent être traités de la même façon et selon lequel il faut pouvoir offrir le même service à chaque patient, quelles que soient ses ressources financières.

Dans le champ de la pédiatrie, une réflexion spécifique s'est développée, prenant en compte la fragilité particulière de l'enfant, la dynamique de son développement et sa famille. La déclaration d'Helsinki précisait que « les enfants ne devraient, en aucun cas, participer comme des sujets à des recherches ne recelant aucun avantage potentiel pour eux, à moins que l'objectif ne soit d'élucider des conditions physiologiques ou pathologiques propres à la petite enfance et à l'enfance ».

En 1982, lors d'un colloque rassemblant des pédiatres du monde entier, le professeur Pierre Royer avait pointé un certain nombre des problèmes éthiques liés à l'exercice de la médecine des enfants. Le docteur Ginette Raimbault y proposait ainsi comme règle de l'éthique, « la reconnaissance et le respect du Sujet, dans la singularité familiale et culturelle, quels que soient sa taille et son poids : un Sujet ne se mesure pas, ne se pèse pas ». Parmi les problèmes soulevés à l'époque, on peut retenir les difficultés à définir la notion de consentement éclairé de l'enfant et/ou de ses parents, à apprécier la non-nocivité probable pour un enfant, à définir l'utilité potentielle pour l'enfant lui-même, la nécessaire qualification de l'équipe pédiatrique. Apparaissaient déjà les réflexions sur la faisabilité ou non-faisabilité de recherches chez la femme enceinte, sur le fœtus vivant, le fœtus mort, ses cellules et ses tissus, les conflits potentiels d'intérêts entre la mère et son fœtus (accroissement du taux de césariennes dans le but de diminuer la souffrance fœtale, mais qui augmente la morbidité maternelle ; administration de médicaments au fœtus à travers sa mère, efficaces pour lui, potentiellement toxiques pour elle), sur le développement de techniques qui remettent en question l'intégrité du corps humain (transplantations d'organes, perspectives de la thérapie génique), sur les perspectives de développement de la chirurgie fœtale, sur les limites de la réanimation des grands prématurés présentant des problèmes neurologiques et/ou des nouveau-nés gravement malformés, sur la variabilité des approches culturelles de la santé et de la mort de l'enfant, sur la prise en charge des maladies chroniques graves...

Bibliographie

DOUCET H. *Au pays de la bioéthique*. Genève : Labor et Fides ; 1996 : 217 p.

ROYER P., GUIGNARD J. *Éthique et pédiatrie*. Paris : Flammarion Médecine-Sciences ; 1982. 304 p.

chapitre 59

Odile Kremp

Les modifications du contexte médical

La diminution de la mortalité infantile

La mortalité infantile et ses différentes composantes ont beaucoup diminué, de 40 ‰ au début des années 50 à moins de 5 ‰ dans les pays d'Europe du Nord en 2000. Alors que les causes infectieuses de mortalité prédominaient il y a quelques années dans les pays développés (et sont toujours majoritaires dans les pays en développement), on considère qu'actuellement un tiers de la mortalité fœtale et néonatale, voire un tiers de la mortalité infantile, est due aux anomalies congénitales, contre 3 % seulement au début du siècle *(voir « La mortalité infantile », chapitre 3)*.

Les progrès de la génétique et du suivi de la grossesse

Depuis le début des années 70, la connaissance de l'état de santé de l'embryon et/ou du fœtus est devenue possible grâce au développement rapide des techniques de surveillance de la grossesse, en particulier l'échographie et l'amniocentèse. Plus récemment, les progrès de la biologie moléculaire ont permis de faire le diagnostic précis d'un nombre croissant de maladies héréditaires *(voir « Diagnostic prénatal », chapitre 16)*. On est donc passé en une génération du conseil génétique qui reposait sur un calcul probabiliste établi par des cliniciens (souvent pédiatres dans notre pays) au diagnostic prénatal (DPN) qui fait appel à un ensemble de techniques en évolution constante, mises en œuvre par des spécialistes nombreux et variés *(voir partie III)*.

Le développement de l'assistance médicale à la procréation

Le développement de l'assistance médicale à la procréation, avec les différentes combinaisons théoriques possibles (don d'ovules, don de sperme, mère porteuse), permet à des couples stériles (l'un, l'autre, ou les deux membres du couple) d'avoir des enfants, au prix d'une extrême médicalisation de la grossesse.

La prise en charge des enfants de plus en plus petits

L'amélioration de la surveillance de la grossesse, le dépistage des facteurs de risque de prématurité, la bonne coordination obstétrico-pédiatrique amènent dans les unités de soins néonatales des enfants de plus en plus petits. Si, jusqu'à très récemment, on savait qu'en diminuant la mortalité périnatale, on diminuait aussi la morbidité, on n'en est plus aussi sûr pour les enfants les plus jeunes en terme. Jusqu'à quel terme/poids peut-on descendre les limites de la prise en charge ?

La modification des techniques

Les techniques de soins se sont miniaturisées, des moyens d'explorations sont utilisés presque en routine (échographie, scanner, IRM), des thérapeutiques nouvelles apparaissent : surfactant artificiel, greffe de moelle osseuse dans les maladies métaboliques. Mais, jusqu'à très récemment, 42 % des médicaments utilisés chez l'enfant n'avaient pas d'autorisation de mise sur le marché (AMM) pédiatrique (de 20 % pour les antibiotiques à 85 % pour les produits à usage cardio-vasculaire). La pharmacocinétique des médicaments et la réponse à ces médicament sont très diverses selon l'âge et il n'est pas toujours possible d'extrapoler à l'enfant les résultats obtenus chez l'adulte.

Les progrès thérapeutiques

Des maladies autrefois mortelles chez l'enfant voient leur pronostic se transformer progressivement grâce à la meilleure compréhension de leur physiopathologie et à une prise en charge thérapeutique coordonnée et plus « agressive ». Par exemple l'espérance de vie des enfants atteints de mucoviscidose, qui était de 5 ans dans les années 60, dépasse maintenant 30 ans. Les traitements font appel aux antibiotiques, à la nutrition, mais aussi à la transplantation cœur-poumons et sans doute bientôt à la thérapie génique.

Les circonstances de la mort

La mort de l'enfant devient donc un événement exceptionnel, progressivement effacé de la vie quotidienne des familles. Avant 1 an, la mortalité est due essentiellement aux affections d'origine périnatale et aux anomalies congénitales. Après 1 an, la première cause de mortalité des enfants est constituée par les accidents, suivie par les tumeurs. Quand la mort survient, c'est de plus en plus souvent à l'hôpital, dans les services de réanimation ou dans les unités d'onco-hématologie.

Bibliographie

LACHAUX B., GRISON-CURINIER J., LACHAUX A. Aspects législatifs et éthiques de l'expérimentation des médicaments chez l'enfant et l'adolescent. *Archives de pédiatrie.* 1998 ; 5 (4) : 425-31.

chapitre 60

Odile Kremp

Les bases actuelles de la réflexion éthique en pédiatrie

La Convention internationale des droits de l'enfant

Elle donne déjà une base solide de réflexion. Elle a été adoptée en 1989 par l'assemblée des Nations unies *(voir p. XVII)* et est maintenant ratifiée par 191 pays (sauf les États-Unis et la Somalie). Certains articles s'appliquent plus particulièrement à l'enfant malade : le droit au bien-être, le droit à la vie et au développement, le droit à l'information, les droits de l'enfant handicapé, le droit à la santé et aux services médicaux, le droit à la sécurité sociale, le droit à l'éducation, les droits des enfants des minorités ou des populations autochtones...

Le Comité consultatif national d'éthique pour les sciences de la vie et de la santé

En France, il a été créé par un décret du président de la République le 23 février 1983. Sa mission est de « donner des avis sur les problèmes éthiques soulevés par les progrès de la connaissance dans les domaines de la biologie, de la médecine et de la santé, et de publier des recommandations sur ce sujet ». Il a depuis publié plus de 60 avis[1] dans les champs de l'épidé-

1. http://www.ccne-ethique.org.

miologie et de la prévention, de la fin de vie, de la génétique, des neurosciences, des prélèvements d'organes, de la procréation, de la recherche biomédicale, du sida... En pédiatrie, six avis font spécifiquement référence à l'enfant :
— 2000 : réflexions éthiques autour de la réanimation néonatale ;
— 1996 : avis sur la prise en charge des personnes autistes ;
— 1995 : génétique et médecine, de la prédiction à la prévention ;
— 1994 : avis sur l'implant cochléaire sur l'enfant sourd ;
— 1988 : avis sur l'expérimentation médicale et scientifique sur des sujets en état de mort cérébrale ;
— 1984 : avis sur les essais de nouveaux traitements chez l'homme.
Cependant, de nombreux autres avis concernent le fœtus, l'embryon, les dons de gamètes et d'embryon, le dépistage des risques de trisomie 21, la prévention et la répression des atteintes sexuelles sur les mineurs...

La loi Huriet

La **recherche biomédicale** est encadrée par la **loi Huriet** votée en 1988, modifiée plusieurs fois et reprise dans le Code de la santé publique (art. L. 209-1 à L. 209-23). C'est un texte fondamental, qui a instauré la création du Comité consultatif de protection des personnes qui se prêtent à des recherches biomédicales (CCPPPRB) et posé les conditions générales applicables à l'ensemble des essais ou expérimentations pratiqués sur l'être humain, à l'exception des études épidémiologiques, lorsqu'elles ne supposent pas d'intervention sur l'être humain.
En matière d'essais thérapeutiques, on distingue quatre phases avant le lancement d'un nouveau médicament. Après essai chez l'animal, on réalise :
— des essais de phase I, ou études sans bénéfice individuel direct, sur des volontaires sains, pour étudier la tolérance d'une administration unique ou répétée de la nouvelle molécule, pour étudier la nature et la vitesse des réactions chimiques du produit dans l'organisme ;
— des essais de phase II, ou études avec bénéfice individuel direct, sur des malades volontaires, pour étudier l'efficacité pharmacologique du produit et déterminer les posologies optimales et le meilleur rythme d'administration ;
— des essais de phase III, ou études avec bénéfice individuel direct comparatives, sur des malades volontaires, pendant plusieurs années, pour apprécier l'efficacité réelle de la molécule par rapport à d'autres ou par rapport à un placebo et pour confirmer l'efficacité et la tolérance à long terme (6-12 mois). Une fois cette phase réalisée, le médicament peut être proposé à la commission d'AMM ;

— des essais de phase IV, en comparant pendant plusieurs années des malades témoins, pour améliorer la marge de sécurité et le rapport bénéfice/risque, déceler les effets indésirables graves et affiner la posologie.
La loi Huriet a donc défini la notion de recherches à finalité thérapeutique directe et de recherches sans finalité thérapeutique directe et stipulé que « le consentement libre, éclairé et exprès » de la personne sollicitée doit être recueilli, dans des conditions qu'elle précise, notamment pour les mineurs.

➡ Le consentement éclairé

Il est difficile chez l'enfant : à quel âge a-t-il la possibilité de le donner ? Dans les pays de langue anglaise, les juristes chiffrent cet âge à 14 ans pour beaucoup, 12 ans pour d'autres, 7 à 8 ans pour quelques-uns. Le consensus actuel est autour de 10 ans. La loi française dit que le consentement doit être donné par les titulaires de l'autorité parentale, mais aussi que le consentement du mineur doit être recherché lorsque celui-ci est apte à exprimer sa volonté. Il ne peut être passé outre à son refus ou à la révocation de son consentement. La loi rend impératif de remettre à la personne dont le consentement est sollicité (ici les parents) un document écrit résumant l'objectif de la recherche, sa méthodologie, sa durée, les contraintes et les risques prévisibles, et l'avis du CCPPPRB. Le consentement doit être donné par écrit.
Un problème demeure : il faut le consentement écrit des deux parents, ce qui peut poser problème en cas d'urgence, en cas de séparation mère-enfant (transfert postnatal par le SAMU)...

➡ L'utilité potentielle

Il est difficile de la définir pour l'enfant lui-même. La loi Huriet n'autorise chez les mineurs que les recherches dont on peut attendre un bénéfice direct pour leur santé, donc en principe au moins de phase II. Des recherches sans finalité thérapeutique directe peuvent cependant être admises chez les mineurs si trois conditions sont remplies :
— ne présenter aucun risque prévisible pour leur santé ;
— être utiles à des personnes présentant les mêmes caractéristiques d'âge, de maladie ou de handicap ;
— ne pouvoir être réalisées autrement.

➡ La non-nocivité probable

Il demeure difficile de l'apprécier pour un enfant, surtout si on veut y inclure la notion d'absence de douleur. Il est admis que les essais thérapeutiques de phase II ne peuvent être entrepris que lorsque l'innocuité du médicament nouveau a été prouvée chez l'homme adulte et chez les animaux en développement après leur naissance et sous contrôle, chaque fois que cela est possible, de la cinétique sanguine du médicament. Il est alors indispensable de disposer d'une forme galénique adaptée (posologie pédiatrique). Pour établir la cinétique des médicaments, il faut employer les techniques les moins invasives possible, faire des microprélèvements, utiliser des cathéters à demeure, une crème anesthésiante type Emla *(voir chapitre 48)*.

➡ La nécessaire qualification pédiatrique

Tout ce qui précède suppose donc la **nécessaire qualification pédiatrique** de l'équipe de recherche. De plus, les recherches sans bénéfice individuel direct doivent être effectuées dans des locaux spécifiques par des équipes dûment autorisées (art. R. 2021 du Code de la santé publique).

Les lois « bioéthiques »

Les dons d'organes, l'assistance médicale à la procréation et le diagnostic prénatal sont encadrés par les trois **lois dites « bioéthiques »**, parues en 1994, et dont les conditions d'application ont été précisées par plusieurs décrets les années suivantes.

➡ La première

Elle est « relative au don et à l'utilisation des éléments et produits du corps humain, à l'assistance médicale à la procréation et au diagnostic prénatal » (livre VI du Code de la santé publique).

Prélèvement d'organe sur une personne vivante

Le prélèvement d'organes sur une personne vivante, qui en fait le don, ne peut être fait que dans l'intérêt thérapeutique direct d'un receveur, qui doit être apparenté, sauf en cas de prélèvement de moelle osseuse. Aucun pré-

lèvement ne peut être effectué sur des mineurs (sauf dérogation pour le prélèvement de moelle osseuse au bénéfice de sa fratrie).

Prélèvement d'organe sur une personne décédée

Il ne peut être fait qu'à des fins thérapeutiques ou scientifiques. Si la personne décédée était un mineur, le prélèvement en vue d'un don ne peut avoir lieu qu'à la condition que chacun des titulaires de l'autorité parentale ou le représentant légal y consente expressément par écrit. Aucun prélèvement à des fins scientifiques autres que celles ayant pour but de rechercher les causes du décès ne peut être effectué sans le consentement du défunt (pour un mineur, le consentement est exprimé par un des titulaires de l'autorité parentale).

Recours aux techniques d'assistance médicale à la procréation

Le recours aux techniques d'assistance médicale à la procréation (fécondation *in vitro,* transfert d'embryon, insémination artificielle) est possible pour les couples hétérosexuels vivants, en âge de procréer, mariés ou vivant en commun depuis au moins 2 ans. L'assistance médicale à la procréation a pour objet de remédier à une infertilité, dont le caractère pathologique a été diagnostiqué, ou d'éviter la transmission à l'enfant d'une maladie grave. Un des gamètes au moins doit provenir du couple. Les embryons surnuméraires peuvent être conservés et les deux membres du couple sont consultés, chaque année pendant 5 ans, pour savoir s'ils maintiennent leur demande parentale. Le don, et donc l'accueil par d'autres couples, des embryons conservés sont autorisés. Mais l'accueil de l'embryon est subordonné à une décision de l'autorité judiciaire qui reçoit préalablement le consentement écrit du couple à l'origine de la conception. L'anonymat et la gratuité sont, là encore, requis. Toute expérimentation sur l'embryon est interdite. À titre exceptionnel, cependant, le couple peut accepter que des études soient menées sur ses embryons, à condition qu'elles aient une finalité médicale et ne portent pas atteinte à l'embryon. Ces techniques ne peuvent être mises en œuvre que dans des établissements de soins agréés par décret.

Diagnostic prénatal

Il est destiné à détecter *in utero* une affection d'une particulière gravité et doit être précédé d'une consultation médicale de conseil génétique. Une interruption de grossesse peut, à toute époque, être pratiquée si deux médecins attestent, après examen et discussion, que la poursuite de la grossesse met en péril grave la santé de la femme ou qu'il existe une forte probabilité que l'enfant à naître soit atteint d'une affection d'une particulière gravité reconnue comme incurable au moment du diagnostic. Ces dispositions existaient déjà dans la loi Veil de 1975. La loi de 1994 introduit la nécessaire qualification de l'équipe : un des deux médecins doit exercer son activité dans un établissement d'hospitalisation public ou participant au service public. Si l'interruption est proposée en raison d'une affection fœtale, un des deux médecins doit exercer son activité dans un centre de diagnostic prénatal pluridisciplinaire. La liste de ceux-ci a été fixée par décret. Tout établissement ou laboratoire autorisé à pratiquer des activités d'assistance médicale à la procréation ou au diagnostic prénatal, tout centre pluridisciplinaire de diagnostic prénatal sont tenus de présenter au ministre chargé de la santé un rapport annuel d'activité.

➡ La deuxième

Elle est « relative au respect du corps humain, modifiant le Code civil ». La loi assure la **primauté de la personne**, interdit toute atteinte à la dignité de celle-ci et garantit le respect de l'être humain dès le commencement de sa vie. Elle stipule, de plus, que chacun a droit au respect de son corps, le corps humain étant inviolable, ses éléments et ses produits ne pouvant faire l'objet d'un droit patrimonial (être commercialisés).

Nul ne peut porter atteinte à l'**intégrité de l'espèce humaine**. Toute pratique eugénique tendant à l'organisation de la sélection des personnes est interdite. Sans préjudice des recherches tendant à la prévention et au traitement des maladies génétiques, aucune transformation ne peut être apportée aux caractères génétiques dans le but de modifier la descendance de la personne. Le fait de mettre en œuvre une pratique eugénique tendant à l'organisation de la sélection des personnes est puni de 20 ans de réclusion criminelle.

Le corps humain, ses éléments et ses produits ainsi que la connaissance de la structure totale et partielle d'un gène humain ne peuvent, en tant que tels, faire l'objet de **brevets.**

Filiation en cas de procréation médicalement assistée : le consentement donné à une procréation médicalement assistée interdit toute action en contestation de filiation. Le consentement est, cependant, privé d'effet en cas de décès, de dépôt d'une requête en divorce ou en séparation de corps ou de cessation de la communauté de vie survenant avant la réalisation de la procréation médicalement assistée. En outre, est judiciairement déclarée la paternité hors mariage de celui qui, après avoir consenti à l'assistance médicale à la procréation, ne reconnaît pas l'enfant qui en est issu.

➡ La troisième

Elle est « relative au traitement des données nominatives ayant pour fin la recherche dans le domaine de la santé ».

Pour chaque demande de mise en œuvre d'un traitement de données, un comité consultatif, institué auprès du ministre chargé de la recherche, émet un avis sur la méthodologie de la recherche, la nécessité du recours à des données nominatives et la pertinence de celle-ci par rapport à l'objectif de la recherche. Il dispose de 1 mois pour transmettre son avis. La mise en œuvre est ensuite soumise à l'autorisation de la CNIL (Commission nationale informatique et liberté), qui dispose à compter de la saisine par le demandeur d'un délai de 2 mois, renouvelable une seule fois. Lorsque les données permettent l'identification des personnes, elles doivent être codées avant leur transmission. Toute personne a le droit de s'opposer à ce que des données nominatives le concernant fassent l'objet d'un traitement automatisé. Dans le cas où la recherche nécessite le recueil de prélèvements biologiques identifiants, le consentement éclairé des personnes concernées doit être obtenu préalablement à la mise en œuvre du traitement de données.

Le nouveau Code de déontologie médicale [1]

Il reprend bien sûr largement les lois que nous venons de citer. Il précise que le médecin appelé à donner des soins à un mineur doit s'efforcer de prévenir ses parents et d'obtenir leur consentement. Si l'avis de l'intéressé peut être recueilli, le médecin doit en tenir compte dans toute la mesure du possible. Le médecin doit être le défenseur de l'enfant lorsqu'il estime que l'intérêt de sa santé est mal compris ou mal préservé par son entourage. Lorsqu'une médecin discerne qu'une personne auprès de laquelle il est appelé est victime de sévices ou de privations, s'il s'agit d'un mineur de moins de 15 ans ou d'une personne qui n'est pas en mesure de se protéger en raison de son âge ou de son état physique ou psychique, il doit, sauf circonstances particulières qu'il apprécie en conscience, alerter les autorités judiciaires, médicales ou administratives.

---

1. Décret n° 95-100 du 6 septembre 1995 portant réforme du Code de déontologie médicale.

chapitre 61

Odile Kremp

Des questions en suspens

Nous avons vu que grâce à l'enrichissement de la législation française et internationale, certaines questions éthiques posées dans les années 70-80 ont été en grande partie éclaircies, notamment en ce qui concerne la recherche biomédicale, la réglementation du diagnostic prénatal et celle de l'assistance médicale à la procréation. Mais de nombreux points prêtent encore à réflexion.
Dans d'autres domaines, il n'y a pas encore de réglementation, ce qui suscite beaucoup de discussions au sein des instances professionnelles, de groupes de travail variés, de commissions pluridisciplinaires. On a vu ainsi apparaître la notion d'éthique clinique, à savoir une éthique qui s'élabore en milieu de soins, à partir de discussions sur des cas cliniques qui ont posé ou posent problème à l'équipe soignante ou dans des situations plus générales. En pédiatrie, un certain nombre de situations réclament une réflexion particulière, dans lesquelles les équipes peuvent être interpellées et/ou impliquées : la médecine prédictive, la réanimation des nouveau-nés et/ou d'enfants porteurs de graves lésions cérébrales, la maltraitance à enfant, l'accompagnement des enfants atteints de cancer, la prise en charge de la douleur. Certaines notions sont abordées ailleurs *(voir chapitres 48 et 49)*.

En matière de diagnostic prénatal

Si l'idée de départ était de permettre à des couples à risque pour diverses raisons d'avoir quand même des enfants, le développement des différentes techniques a complètement modifié cette approche, dans un contexte où la diminution de la taille des familles et l'apparition des nouvelles modalités de reproduction conduisent de plus en plus vers la demande d'enfants « parfaits ». La prévention primaire des anomalies du nouveau-né, rendue possible par le DPN, s'exerce aux dépens du fœtus. Une malformation, même découverte tardivement, peut donner lieu à une amniocentèse ou à un prélèvement de sang fœtal et éventuellement à une interruption de grossesse, même très tardive. La loi française est une des plus « libérales » en la matière, rendant ainsi possibles les interruptions de grossesse jusqu'à terme (par exemple aux États-Unis, les interruptions de grossesse sont interdites après 24 semaines, car le fœtus est considéré comme viable).

Si, en France, il est admis de ne faire le diagnostic chromosomique du sexe fœtal que pour les maladies liées au sexe, dans certains pays où l'on accorde plus d'importance à la naissance d'un garçon (pour des raisons coutumières, religieuses ou sociales), le diagnostic anténatal du sexe conduit parfois à l'interruption de grossesse lorsque le fœtus est une fille.

Le regard sur le handicap en général s'est modifié : il n'est plus forcément une fatalité que l'on doit accepter, puisque l'on peut essayer de le prévenir ; la tolérance, si elle existe, varie en fonction des individus, du type de handicap et des possibilités de prise en charge.

En matière d'assistance médicale à la procréation

Lors d'une fécondation *in vitro,* on obtient en général plusieurs embryons et on en réimplante plusieurs dans l'utérus de la mère. Comme le pronostic des grossesses doubles est nettement meilleur que celui des grossesses triples, on voit se développer la « réduction embryonnaire », qui consiste à pratiquer une interruption sélective de grossesse lorsque trois embryons se développent. La loi interdit l'expérimentation sur les embryons surnuméraires. Ceci sera peut-être modifié lors du réexamen des lois bioéthiques, initialement prévu en 1999. Le Conseil d'État a en effet estimé en novembre 1999 qu'il était désormais nécessaire d'autoriser les recherches scientifiques sur les embryons congelés et « orphelins », cette proposition résultant de la recherche d'un juste équilibre entre deux principes essentiels : le respect de la vie dès son commencement et le droit de ceux qui souffrent à voir la collectivité entreprendre les recherches les plus efficaces possible pour lutter contre leurs maux.

Les conséquences du développement de la médecine prédictive

Son principe est de prévoir l'apparition de certaines maladies avant l'expression de leurs symptômes. Un de ses grands intérêts est de pouvoir mettre en place une prévention. Faut-il dépister chez l'enfant des maladies pour lesquelles on n'a pas encore de traitement préventif à proposer ? On peut penser que savoir que l'enfant en est porteur permettra de le traiter plus précocement quand la maladie se déclenchera.
Certains éléments ont été abordés par les lois de 1994 : l'examen des caractéristiques génétiques d'une personne ou son identification par empreintes génétiques, lorsqu'elle n'est pas réalisée dans le cadre d'une procédure judiciaire, ne peuvent être entrepris qu'à des fins médicales ou de recherche scientifique. Il faut recueillir le consentement, par écrit, de la personne, sauf à titre exceptionnel dans son intérêt et dans le respect de sa confiance. Des sanctions sont prévues pour ceux qui procèdent à l'étude des caractéristiques génétiques sans avoir recueilli le consentement et ceux qui détournent les informations recueillies de leur finalité médicale ou scientifique ou qui divulguent ces informations. Le Comité consultatif national d'éthique (CCNE) dit que les parents peuvent demander l'analyse d'un génotype de leur enfant seulement si la maladie liée à ce génotype peut se déclarer avant 18 ans ou peut bénéficier de mesures préventives instaurées avant 18 ans.

L'arrêt des traitements

Nous avons vu que la **mort de l'enfant** survenait de plus en plus à l'hôpital, dans les services de réanimation et d'onco-hématologie. Dans un certain nombre de cas, ces décès surviennent chez des enfants pour lesquels la problématique de l'acharnement thérapeutique est soulevée : si leur vie biologique est entretenue grâce à une technologie sophistiquée, ils peuvent être porteurs de lésions corporelles et/ou cérébrales irréversibles. L'équipe soignante, la famille de l'enfant ou les deux ensemble peuvent se poser la question de suspendre ou de cesser un traitement prolongeant la vie.
Le CCNE a rendu au début de l'année 2000 un avis général sur l'euthanasie, définie comme « l'acte d'un tiers qui met délibérément fin à la vie d'une personne dans l'intention de mettre un terme à une situation jugée insupportable ». Le CCNE unanime condamne un tel acte, envisagé et effectué hors de toute forme de demande ou de consentement de la personne elle-

même ou de ses représentants, mais il ne fait qu'effleurer les problèmes de l'enfant et du nouveau-né dépendant des techniques de réanimation.
Certaines notions, bien explicitées en Amérique du Nord, peuvent guider la réflexion qui est de toute façon difficile et doit être menée en équipe :
— la notion de mesure disproportionnée : les interventions autour de l'enfant demeurent-elles proportionnées aux objectifs cliniques que l'on cherche à atteindre ?
— la qualité de vie (mais qui décide des critères ?) ;
— la futilité : certains traitements sont futiles car ils ne permettent pas d'obtenir un effet physiologique désirable, d'autres parce qu'ils ne permettent pas d'atteindre un objectif clinique valable ;
— la proportionnalité : il est contre-indiqué de prolonger la vie d'un patient lorsque les mesures pour y parvenir entraînent plus de souffrances que de bienfaits ;
— l'autonomie, que nous avons déjà abordée, avec les problèmes liés à l'âge de l'enfant et à ses faculté de compréhension ;
— les convictions religieuses des familles.
Une cotation des malades est proposée par certains, afin de fixer un degré d'intervention approprié pour chaque malade : soutien total, soutien total sauf réanimation cardio-respiratoire, pas de réanimation cardio-respiratoire ni aucune manœuvre de réanimation, arrêt inconditionnel de toutes les mesures thérapeutiques. Mais cette classification n'est bien sûr pas faite pour planifier l'abandon progressif de l'enfant et ne peut se substituer au jugement clinique.
La décision d'arrêter des mesures disproportionnées doit être partagée entre la famille et l'équipe soignante ; c'est au médecin que revient la responsabilité de déterminer l'état et le pronostic de l'enfant et d'évaluer les avantages, les dangers ou la futilité des mesures thérapeutiques possibles ; mais il a besoin que l'enfant (s'il le peut), sa famille et le personnel infirmier lui fournissent toutes les informations qui lui permettront d'évaluer quelle est l'attitude à adopter en fonction du meilleur intérêt de l'enfant. S'il est clair pour la plupart des équipes que les parents doivent être associés à la décision, les opinions divergent sur le fait de leur laisser porter le poids de la décision.
Le moment de l'arrêt des traitements est quelquefois difficile à déterminer, mais il n'est jamais urgent. Il faut souvent un certain temps (plusieurs jours à plusieurs semaines) aux parents pour réaliser que leur enfant est gravement atteint et qu'il ne guérira pas. Certains parents sont demandeurs d'une poursuite « à tout prix » des traitements. L'équipe doit donc savoir attendre. Cette période est en général très difficile à vivre pour l'équipe infirmière, qui poursuit les soins de l'enfant au quotidien. Dans tous les cas, les parents, les frères et sœurs de l'enfant doivent être accompagnés tout au long de cette période et, si arrêt des traitements il y a, être revus à distance.

L'intervention auprès de familles en difficulté

Elle demande à être réfléchie.
La loi de 1989 donne mission aux services départementaux de protection maternelle et infantile, sous la responsabilité du président du conseil général *(voir chapitre 2)* :
— d'organiser des actions médico-sociales préventives à domicile pour les femmes enceintes et les enfants de moins de 6 ans requérant une attention particulière ;
— d'assurer le recueil d'informations en épidémiologie et en santé publique, qui est fait notamment grâce aux certificats de santé obligatoires.
Nous avons vu que le Code de déontologie autorisait les médecins à alerter les autorités judiciaires ou administratives en cas de suspicion de maltraitance. Dans le but généralement louable de protéger l'enfant, les équipes pédiatriques hospitalières et/ou de protection maternelle et infantile tissent donc souvent des réseaux autour des familles considérées comme à problèmes, pendant la grossesse, au moment de la naissance ou dans les années qui suivent. Des grilles de clignotants sont établies, dans le but de repérer les troubles de l'attachement et/ou de la relation parents/enfant et d'essayer d'y remédier. Le travail auprès des familles du quart-monde, comme d'ailleurs auprès des familles de culture étrangère, montre que leurs repères peuvent être différents. **Il faut sans doute réfléchir à ne pas empiéter trop sur leur autonomie au nom de la bienfaisance.**

Conclusion

Le personnel soignant, dans sa pratique individuelle ou en équipe, est constamment confronté à des questions d'éthique : **il ne peut se dérober à ses propres responsabilités.** À coté de situations où les questions posées entrent dans des cadres répertoriés donnant lieu à des réponses précises, les circonstances sont nombreuses où les décisions sont difficiles à prendre du fait de leur complexité. Il est et il sera toujours nécessaire de se reporter aux repères donnés par la réflexion et la législation du moment. Toutes deux évoluent rapidement, non seulement en fonction de la connaissance mais aussi en regard de l'interprétation que la société s'en fait et qu'elle traduit par la loi. La problématique telle que nous l'avons abordée ne reflète que l'état actuel de la question et de la législation.

Bibliographie

COLIN C., OUELLET Q., BOYER G., MARTIN C. *Extrême pauvreté. Maternité et santé*. Montréal : Éditions Saint-Martin ; 1992. 253 p.

COMITÉ CONSULTATIF NATIONAL D'ÉTHIQUE POUR LES SCIENCES DE LA VIE ET DE LA SANTÉ. *Génétique et médecine ; de la prédiction à la prévention*. Paris : La Documentation française ; 1997. 188 p.

ROY D.-J., BOUTON J.-M., LACROIX J. Laisser mourir ? L'éthique de l'arrêt des mesures disproportionnées. In : LACROIX J., GAUTHIER M., BEAUFILS F., éd. *Urgences et soins intensifs pédiatriques, une approche multidisciplinaire*. Paris : Doin ; 1994. p. 881-97.

INDEX

A

B

C

E

H

I

J

K

L

M

N

O

P

Q

R

S

T

U

W

X

Y

Z

Notes

Composition, mise en pages : Le vent se lève...
Achevé d'imprimer en mars 2002
sur les presses de Normandie Roto Impression s.a.
Dépôt légal : mars 2002
Numéro d'impression : 020530